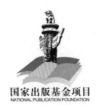

国家出版基金项目
NATIONAL PUBLICATION FOUNDATION

中华战创伤学
Zhonghua Zhanchuangshangxue

总主编 付小兵

第 10 卷 战创伤修复、再生与康复
DISHIJUAN

ZHANCHUANGSHANG XIUFU ZAISHENG YU KANGFU

本卷主编 付小兵 程 飚 唐金树

郑州大学出版社

郑 州

图书在版编目(CIP)数据

中华战创伤学. 第10卷,战创伤修复、再生与康复/付小兵总主编;
付小兵,程飚,唐金树分册主编. —郑州:郑州大学出版社,2016.6
ISBN 978-7-5645-2511-8

Ⅰ.①中… Ⅱ.①付…②程…③唐… Ⅲ.①创伤-军事医学-修复术
②创伤-军事医学-康复医学 Ⅳ.①R826

中国版本图书馆 CIP 数据核字(2016)第 025064 号

郑州大学出版社出版发行
郑州市大学路 40 号   邮政编码:450052
出版人:张功员   发行电话:0371-66966070
全国新华书店经销
河南省瑞光印务股份有限公司印制
开本:890 mm×1 240 mm   1/16
印张:34
字数:1 099 千字
版次:2016 年 6 月第 1 版   印次:2016 年 6 月第 1 次印刷

书号:ISBN 978-7-5645-2511-8   总定价(11 卷):5 050.00 元   本卷定价:350.00 元

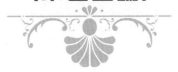

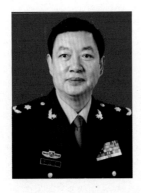

付小兵　中国工程院院士,研究员、教授、博士研究生导师。现任中国人民解放军总医院生命科学院院长、基础医学研究所所长、全军创伤修复与组织再生重点实验室主任,北京市皮肤损伤修复与组织再生重点实验室主任等职务。任南开大学教授,北京大学、中国医科大学等国内10余所大学客座教授。

学术任职:担任国际创伤愈合联盟(WUWHS)执行委员、亚洲创伤愈合学会(AWHA)主席、国务院学位委员会学科评议组成员、国家自然科学基金评委和咨询委员、国家技术发明奖和国家科技进步奖评委、国家高技术发展项目("863"项目)主题专家、中华医学会理事、中华医学会组织修复与再生分会主任委员、中华医学会创伤学分会前主任委员、全军医学科学技术委员会常委、全军战创伤专业委员会主任委员,国际《创伤修复与再生杂志》(WRR)、《国际创伤杂志》(IWJ)、《国际下肢损伤杂志》(IJLEW)、国际《创伤治疗进展》(AWC)、《再生医学研究》(RMR)、《中国科学:生命科学》及《中华创伤杂志》(中、英文版)编委,《军事医学研究》(MMR)主编等学术职务。2009年当选为中国工程院院士。

研究贡献:长期从事创伤和创伤后的组织修复与再生研究工作,主要领域涉及创伤弹道学、生长因子生物学、干细胞诱导分化与组织再生、严重创伤致重要内脏缺血性损伤的主动修复与再生等。20世纪80年代中期曾赴云南老山前线参加战创伤调查和救治。在国际著名医学杂志 Lancet 上报道了表皮细胞通过去分化途径转变为表皮干细胞的重要生物学现象。与盛志勇院士一起带领团队在国际上首先利用自体干细胞再生汗腺获得成功,为解决严重创(烧)伤患者后期的出汗难题提供了基础,该研究被国际同行评价为"里程碑式的研究"。培养博士研究生、博士后研究人员等50余人。

作为首席科学家获国家重点基础研究发展计划项目("973"项目)、国家自然科学基金创新群体项目、国家杰出青年科学基金(1995年度)、全军"十二五"战创伤重大项目等28项资助。主编《再生医学:基础与临床》《再生医学:原理与实践》《现代创伤修复学》等专著20部,参编学术专著30余部,在 Lancet 和其他国内外杂志发表论文500余篇。特别是2012年应 Science 杂志邀请,组织中国科学家在该杂志出版了一期有关《中国的再生医学》(Regenerative Medicine in China)的增刊,显著提升了我国再生医学在国际上的影响力。获国家和军队二等奖以上成果23项,其中以第一完成人获国家科技进步一等奖1项、二等奖3项。

个人荣誉:1993年获"国务院政府特殊津贴",被评为"首届全国百名优秀中青年医学科技之星"。1995年和2004年分别获"总后十大杰出青年"和"科技金星"荣誉称号。2002年和2004年分别获"求是杰出青年奖"和中国工程院"光华青年奖"。2008年获"中国人民解放军杰出专业技术人才奖"。2009年获"何梁何利基金科学与技术进步奖"。2008年被国际创伤愈合联盟授予"国际创伤修复研究终身成就奖"(Lifetime Achievement Award),为获此殊荣的唯一华人学者。2011年获中欧创伤修复联盟"终身成就奖"。2012年当选为"科学中国人2012年年度人物",并被评为"全军优秀共产党员"。2013年获"中华创伤医学终身成就奖"和"中华烧伤医学终身成就奖"。2014年被评为"全军优秀教师"。荣立个人一等功、二等功和三等功共4次。

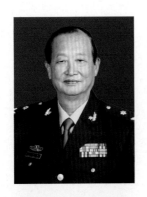

王正国　中国工程院院士,中国人民解放军第三军医大学教授,我国冲击伤、交通伤和创伤弹道学的主要奠基人之一,著名的创伤医学专家。

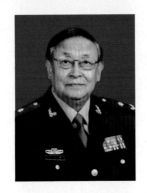

卢世璧　中国工程院资深院士,中国人民解放军总医院教授,我国现代骨科学和骨组织工程与再生医学的重要奠基人之一,著名的骨科医学专家。

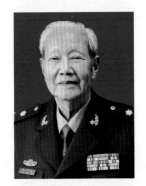

程天民　中国工程院资深院士,中国人民解放军第三军医大学教授,我国防原医学的主要奠基人之一,著名的防原医学专家和教育家。

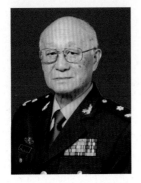

盛志勇　中国工程院资深院士,中国人民解放军总医院教授,我国烧伤医学和创伤医学的主要奠基人之一,著名的烧伤和创伤医学专家。

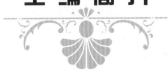

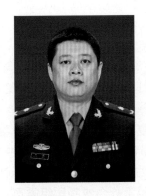

　　程飚　主任医师、教授、博士研究生导师。1990年毕业于中国人民解放军第四军医大学临床医学系,2000年获医学博士学位,随后在中国人民解放军总医院第一附属医院做博士后研究2年,曾赴美国耶鲁大学医学院做高级访问学者半年。现任中国人民解放军广州军区广州总医院整形外科副主任、全军热区损伤救治与组织修复重点实验室副主任。

　　学术任职:现任中华医学会组织修复与再生分会常委、中国医师协会创伤医师分会副会长、全军烧伤专业委员会委员、广州军区烧伤专业委员会副主任委员、广东省生物医学工程学会干细胞与再生医学专业委员会副主任委员、广东省整形美容协会第一届理事会理事、广东省医学会医学美学与美容学分会常务委员,以及《中华烧伤杂志》《中国修复重建外科杂志》等杂志编委。*Dermatologic Surgery*、*International J Dermatology*等国际杂志的特约审稿人。

　　专业特长:从事整形烧伤外科临床救治与应用基础研究近30年。在耳、鼻等器官再造,急性与慢性、复杂难愈性创面的综合修复等方面有丰富的经验。

　　学术成就:先后承担国家及省部级科学基金项目近20项,其中国家自然科学基金面上项目5项;获国家科技进步二等奖1项、军队科技进步二等奖2项;以第一或通讯作者在国际SCI、国内核心期刊发表论文100余篇,其中50余篇被PubMed收录,获得第三届中国科协期刊百篇优秀学术论文奖;主编、副主编专著2部,参编《现代高新技术与创伤修复》《分子创伤学》《组织工程学》《现代烧伤病理学》和《再生医学:原理与实践》等专著10余部;多次被国内外学术会议特邀做学术报告;培养博士、硕士研究生近20人。

　　个人荣誉:2008年获得中华医学会创伤学分会组织再生与修复创新奖,2009年成为首期全军高层次科技创新人才工程拔尖人才,曾享受军队优秀专业技术人才一类与二类岗位津贴。荣立个人三等功1次。2013年作为中国军事医疗救援队成员参加东盟10+8防长扩大会议军事医学演练,获广州军区"先进个人"称号。

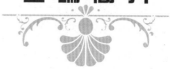

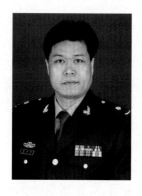

唐金树　主任医师、教授、博士研究生导师。1987年毕业于中国人民解放军第一军医大学,2004年在中国人民解放军总医院获医学博士学位。2006年赴德国进行骨科疾病特别是颈腰椎疾病的康复研修。现任中国人民解放军总医院第一附属医院骨科副主任兼康复中心主任。

学术任职:现任中国康复医学会创伤康复专业委员会委员、脊柱脊髓专业委员会脊髓损伤学组副主任委员,中国医师协会康复医师分会委员兼骨骼肌肉专业委员会常委、创伤康复专业委员会委员,中华医学会骨科学分会康复学组委员。《中国神经再生杂志》(英文版)、《中华物理医学与康复学杂志》审稿专家,《中国脊柱脊髓杂志》及《中国骨与关节杂志》执行编委。北京市自然科学基金、首都卫生发展基金和全军医学科技项目评审专家。2010年受聘为国家足球队医学保健专家。2014受聘为国家奥运代表队水上项目保健专家。

专业特长:师从我国著名骨科专家卢世璧院士,从事周围神经损伤基础理论及修复材料、骨与关节损伤康复、脊柱脊髓损伤及颈腰椎疾病康复、康复外科、周围神经损伤修复等的研究。在骨与关节术后早期康复、脊髓损伤后膀胱功能障碍处理、颈腰椎疾病的非手术治疗及术后康复、关节内外粘连的手法松解与手术松解、周围神经损伤后修复与功能重建等方面有较深入的研究。擅长关节僵硬松解、周围神经损伤修复、骨科康复、颈腰痛非手术治疗。

学术成就:2004年,在著名骨科专家侯树勋教授的指导下率先在国内组建骨科专科康复中心,在骨科康复一体化模式的建立、骨科创伤后早期康复、创伤晚期关节功能重建及康复、脊柱脊髓损伤康复、周围神经损伤后的修复与功能康复、矫形支具在骨科康复中的应用等领域进行了大量有益的探索;刻苦学习,潜心研究,将骨科治疗和康复技术有机地融合起来,提出了多项骨科康复新的技术方法,在创伤后早期康复和创伤晚期关节功能重建等领域的成就得到国际国内同行专家的广泛认可。主持及参与完成国家和省部级科研课题5项。参编专著5部,译著2部。在国内外学术期刊发表论文40余篇。获省部级科技成果奖3项。

个人荣誉:2009年和2012年分别获总后勤部和解放军总医院临床工作"先进个人"称号。荣立个人三等功1次。

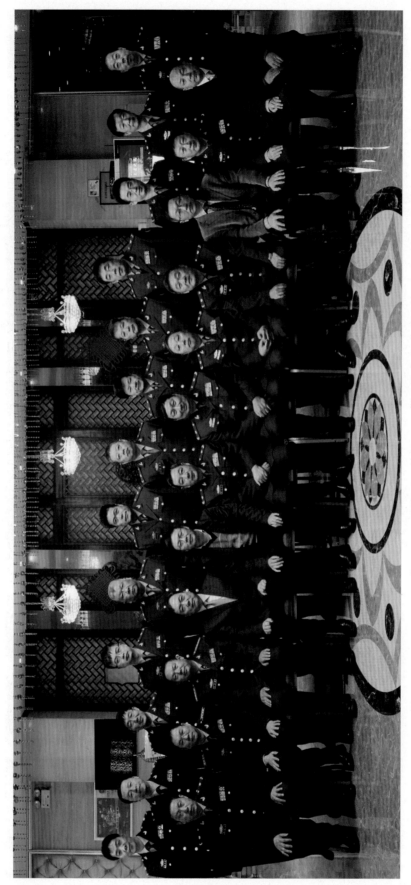

《中华战创伤学》总主编付小兵院士与分卷主编合影

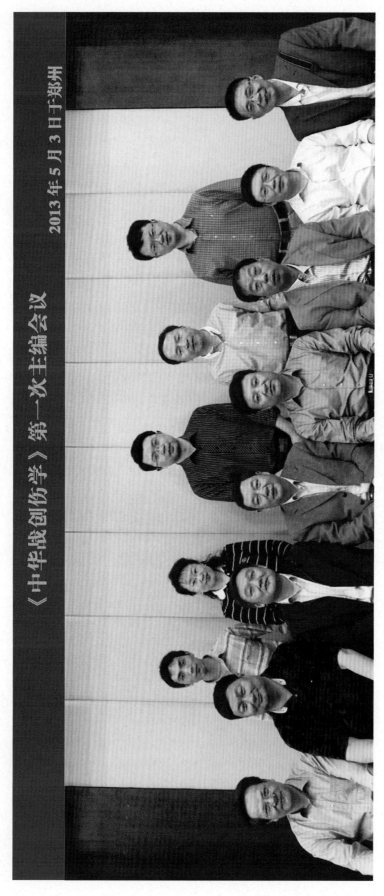

《中华战创伤学》第一次主编会议

2013 年 5 月 3 日于郑州

《中华战创伤学》第一次主编会议参会人员合影

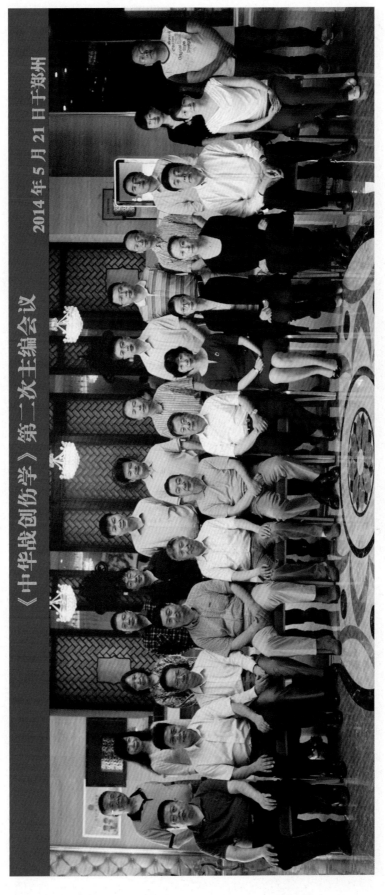

《中华战创伤学》第二次主编会议参会人员合影

《中华战创伤学》第二次主编会议

2014 年 5 月 21 日于郑州

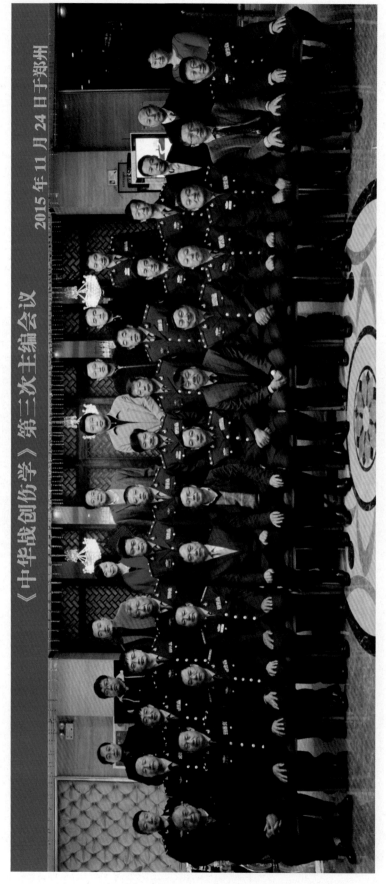

《中华战创伤学》第三次主编会议 2015 年 11 月 24 日于郑州

《中华战创伤学》第三次主编会议参会人员合影

《中华战创伤学》
编委会名单

总 主 编

付小兵　中国工程院院士　中国人民解放军总医院生命科学院、全军创伤修复与组织再生重点实验室

学术顾问

王正国　中国工程院院士　中国人民解放军第三军医大学野战外科研究所

卢世璧　中国工程院资深院士　中国人民解放军总医院全军骨科研究所

程天民　中国工程院资深院士　中国人民解放军第三军医大学全军复合伤研究所

盛志勇　中国工程院资深院士　中国人民解放军总医院第一附属医院专家组

分卷主编（以卷次排序）

第 1 卷　战创伤学总论

姚咏明　教授　中国人民解放军总医院第一附属医院创伤外科研究室

刘良明　教授　中国人民解放军第三军医大学野战外科研究所

梁华平　教授　中国人民解放军第三军医大学野战外科研究所,创伤、烧伤与复合伤国家重点实验室

第 2 卷　颅脑战创伤

费　舟　主任医师、教授　中国人民解放军第四军医大学西京医院神经外科

冯　华　主任医师、教授　中国人民解放军第三军医大学西南医院神经外科

江基尧　主任医师、教授　上海交通大学医学院附属仁济医院神经外科

第 3 卷　口腔颌面部战创伤

谭颖徽　主任医师、教授　中国人民解放军第三军医大学新桥医院口腔科

何黎升　主任医师、教授　中国人民解放军第四军医大学口腔医院颌面创伤外科

周中华　主任医师、教授　中国人民解放军第二军医大学长海医院口腔科

第4卷　眼部战创伤

张卯年　主任医师　中国人民解放军总医院眼科

姜彩辉　主任医师　中国人民解放军空军总医院眼科

第5卷　耳鼻咽喉头颈部战创伤

杨仕明　主任医师　中国人民解放军总医院耳鼻咽喉头颈外科

第6卷　胸腹部战创伤

张连阳　主任医师、教授　中国人民解放军第三军医大学大坪医院全军战创伤中心

张　茂　主任医师、教授　浙江大学医学院附属第二医院急诊医学科

赵云平　主任医师、教授　重庆医科大学第一附属医院胸外科

第7卷　四肢、脊柱与骨盆战创伤

唐佩福　主任医师、教授　中国人民解放军总医院骨科

吴克俭　主任医师　中国人民解放军总医院第一附属医院骨科

陈　华　副主任医师　中国人民解放军总医院骨科

第8卷　特殊致伤原因战创伤

黄跃生　主任医师、教授　中国人民解放军第三军医大学西南医院,创伤、烧伤与复合伤国家重点实验室

粟永萍　研究员　中国人民解放军第三军医大学军事预防医学院防原医学教研室、全军复合伤研究所

周继红　教授　中国人民解放军第三军医大学野战外科研究所、交通医学研究所

第9卷　特殊军事作业环境战创伤

高钰琪　教授　中国人民解放军第三军医大学高原军事医学系

殷作明　主任医师　中国人民解放军西藏军区总医院

苏　磊　主任医师　中国人民解放军广州军区广州总医院重症医学科

第10卷　战创伤修复、再生与康复

付小兵　中国工程院院士　中国人民解放军总医院生命科学院、全军创伤修复与组织再生重点实验室

程　飚　主任医师　中国人民解放军广州军区广州总医院整形外科

唐金树　主任医师、教授　中国人民解放军总医院第一附属医院骨科康复中心

第11卷　战创伤护理与心理

魏　力　教授、主任护师　天津医科大学总医院空港医院护理部

冯正直　教授　中国人民解放军第三军医大学心理学院

第10卷 战创伤修复、再生与康复
作者名单

主　编　付小兵　程　飚　唐金树

编　委（以姓氏笔画为序）

王安庆　主任医师　中国康复研究中心

孔亚男　博士　中国人民解放军广州军区广州总医院整形外科

付小兵　中国工程院院士　中国人民解放军总医院生命科学院、全军创伤修复与
　　　　组织再生重点实验室

刘宏伟　主任医师、教授　暨南大学第一附属医院整形外科

许光旭　主任医师、教授　南京医科大学第一附属医院康复医学科

李学拥　主任医师、教授　中国人民解放军第四军医大学唐都医院整形外科

李建华　主任医师、教授　浙江大学医学院附属邵逸夫医院康复医学科

李跃军　主任医师、教授　中国人民解放军第四军医大学唐都医院整形外科

张　浩　副主任医师、副教授　南方医科大学第三附属医院骨科

张　斌　副主任医师、副教授　中国人民解放军广州军区广州总医院整形外科

张松涛　副主任医师　中国人民解放军第534医院骨科

张翠萍　副研究员　中国人民解放军总医院第一附属医院创伤外科研究室

姜玉峰　博士　中国人民解放军总医院创面治疗中心

宣　敏　博士　中国人民解放军广州军区广州总医院整形外科

唐金树　主任医师、教授　中国人民解放军总医院第一附属医院骨科康复中心

唐建兵　副主任医师、副教授　中国人民解放军广州军区广州总医院整形外科

崔寿昌　主任医师　中国康复研究中心北京博爱医院骨科

程　飚　主任医师、教授　中国人民解放军广州军区广州总医院整形外科

新苏雅拉图　副主任医师　内蒙古鄂尔多斯市中心医院骨科

本卷编审 郭　方　中国人民解放军总医院第一临床医院《感染、炎症、修复》杂志编辑部

其他参编人员 （以姓氏笔画为序）

万　雨　中国人民解放军广州军区广州总医院整形外科

石秀秀　中国人民解放军总医院第一附属医院骨科康复中心

朱江婷　成都医学院第一附属医院皮肤科

刘文忠　中国神华神东煤炭集团神东总医院

杨　域　中国人民解放军广州军区广州总医院整形外科

邹吉平　中国人民解放军第458医院整形外科

张国佑　上海第九人民医院整形外科

郑志芳　中国人民解放军第458医院整形外科

黄　翀　中国人民解放军广州军区广州总医院整形外科

黄小玲　中国人民解放军总医院第一附属医院骨科

曹晶晶　中国人民解放军总医院第一附属医院骨科

彭　艳　中国人民解放军广州军区广州总医院整形外科

潘良利　中国人民解放军广州军区广州总医院整形外科

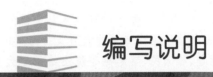

编写说明

　　军事医学是现代生物学和医学的重要组成部分,而战创伤救治又是现代军事医学的核心内容,特别是未来战争是新军事变革背景下的信息化战争,要求卫勤保障必须实现"全维、全程、无缝"。各种高、精、尖技术在军事上的广泛运用,使得武器的种类、性能及杀伤能力均发生了巨大变化,从而导致战时伤病的发生机制更加复杂、救治难度更大。与此同时,各种突发事件、自然灾害及非战争军事行动等,对军事医学技术应用于和平时期的医学救援提出了更高的要求。转化医学的提出与实施,为平时和战时医疗救治理论与技术的应用提供了桥梁并受到空前的关注。因此,战创伤救治作为军事医学的核心内容已成为未来战争卫勤保障的重要领域之一,其保障的好坏将可能对战争的结局产生重要影响。据统计,伤后 6 h 内,伤员因大量失血和颅脑伤等死于阵地者约占伤亡总数的 50%。而有研究表明,现场有效的快速急救可挽救 20% ~ 30% 伤员的生命。因此,战创伤救治理论和相关技术的普及与提升,对提高战创伤救治水平十分重要。而出版一部与现代战争战创伤救治有关的学术专著,对进一步提高我军战创伤救治成功率和降低伤死率、伤残率,显著提升部队战斗力,乃至对我军健康保健体系的建设具有非常重要的军事价值和现实意义,是当前应对多种安全威胁、执行多样化军事任务的战略需求,是实现军队"能打仗、打胜仗"的前提和重要保障措施之一。

　　基于此目的,立足于全军战创伤专业委员会在人才、技术与管理方面的优势,我们以军队著名战创伤临床治疗与基础研究专家为主,同时聘请部分地方著名专家,组成强大的专家队伍,共同编著了这部《中华战创伤学》。全书共 11 个分卷,35 篇 283 章,1 500 余万字(第 1 卷战创伤学总论;第 2 卷颅脑战创伤;第 3 卷口腔颌面部战创伤;第 4 卷眼部战创伤;第 5 卷耳鼻咽喉头颈部战创伤;第 6 卷胸腹部战创伤;第 7 卷四肢、脊柱与骨盆战创伤;第 8 卷特殊致伤原因战创伤;第 9 卷特殊军事作业环境战创伤;第 10 卷战创伤修复、再生与康复;第 11 卷战创伤护理与心理)。本专著的特点:一是在作者队伍上,以具有丰富经验和参加过战创伤救治或重大突发自然灾害医学救援的老一代科学家为学术顾问,以活跃在一线的优秀中青年专家为主,组成强有力的专家型作者队伍,保证了专著的权威性;二是在内容上,既传承国内外战创伤救治已经形成的优秀成果,同时又增加了近年来历次战争或重大自然灾害等非战争军事行动中战创伤救治的宝贵经验,做到了传承与发展并举;三是在选材上,既体现了不同致伤环境和不同武器所致战创伤的特点及其对战创伤救治的特殊要求,同时又反映了在非战争条件下各种自然灾害及意外事故(如地震、火灾及交通事故等)医学救援中对我军战创伤救治的需要,做到平时与战时相结合;四是在内容的安排上,不仅包括战创伤救治从早期救命到后期康复的整个过程,而且还涉及战创伤救治的组织与管理、相关基础理论研究的最新进展及护理与心理干预等,使得本书反映的战创伤救治内容更加全面和系统;五是在编辑形式上,在体现战创伤医学整体性的前提下,按照不同部位、不同原因、不同环境等战创伤救治的特殊性以分卷的形式进行编辑和出版,方便读者阅读和购买。总之,希望这部专著的出版能够为广大医务工作者,特别是从事战创伤救治基础研究和临床治疗的专家、学者、医生、护士和相关人员提供帮助。

这部专著从策划、组稿、撰写、编校到出版是一项系统工程,于2013年启动,计划在2016年全部完成,呈现在读者面前。参编的500多位专家学者群策群力,团结协作,在百忙之中不辞辛苦,贡献了聪明才智,付出了心血和辛劳的汗水。这部专著在策划、组稿、撰写、编辑等方面得到了我国广大从事战创伤基础研究和临床治疗专家的大力支持与帮助。特别是我国战创伤医学领域的老一代著名科学家王正国、卢世璧、程天民、盛志勇等院士给予了大力支持和指导。中国人民解放军军事医学科学院前院长、中国科学院院士吴祖泽教授在百忙之中为本书作序。郑州大学出版社有限公司董事长王锋教授,社长张功员编审,李振川、赵怀庆等编审校人员,及《感染、炎症、修复》杂志编辑部郭方副编审,在策划、组稿、编辑、校对、出版等方面付出了辛勤劳动。在此一并表示衷心的感谢。

由于本书涉及的内容较多,参与编著的专家多,所以在内容组织与撰写风格和方式等方面可能存在诸多不足,希望广大读者提出批评建议,以利于我们进一步改进。

中国工程院院士
全军战创伤专业委员会主任委员
中华医学会组织修复与再生分会主任委员
中国人民解放军总医院生命科学院院长
《中华战创伤学》总主编

2014年1月30日(农历大年三十)于北京

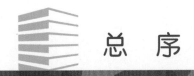

　　卫勤保障是军事斗争准备的重要环节,战创伤医疗救护工作是卫勤保障的重要组成部分。鉴于我军多年没有经历大规模的战争,部分医护人员虽然有平时普通创伤的救治经验,但缺乏战时战创伤救治的实践。面对严峻的国际形势和平时创伤(尤其是群发性创伤)发生率的不断增高,以及武器装备的更新换代,新型的、大规模的杀伤性武器的使用使致伤机制和伤情更加复杂,对医疗救护人员救治水平的要求也随之增高。

　　《中华战创伤学》由中国人民解放军总医院生命科学院院长、中华医学会组织修复与再生分会首届主任委员、中华医学会创伤学分会前任主任委员、国家"973"创伤和组织修复与再生项目首席科学家、中国工程院付小兵院士担任总主编,并组建了以中华医学会创伤学分会和全军战创伤专业委员会的专家(包括王正国、卢世璧、程天民、盛志勇等院士在内的著名战创伤学专家担任学术顾问)为依托的编写队伍。其中部分专家参加过局部战争战创伤救治或地震、雪灾及矿难等灾害事故的医疗救援,是战创伤学方面的著名专家和(或)优秀的中青年技术骨干。他们提供了珍贵的原始资料,为撰稿奠定了坚实的基础。

　　这是一部科学、实用、高水平的战创伤学学术专著,对于做好军事斗争卫勤准备及应对平时创伤和地震等自然灾害引起的群发性创伤的医疗救治、降低战创伤伤员伤残率和死亡率、提高部队战斗力具有重要作用。这部学术专著代表了目前我国战创伤研究领域的水准,填补了该学科研究领域的空白。它的出版,对于从事战创伤学专业的各级医护人员了解战创伤救治的全过程,进一步提高临床救治能力,促进我国战创伤学领域科研与临床工作的学科发展,具有重要的理论价值和实践指导意义。

中国科学院院士
中国人民解放军军事医学科学院前院长

2014 年 10 月 30 日于北京

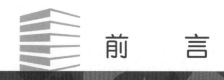

前　言

　　严重战创伤后的组织修复、再生和后期的康复治疗是现代战创伤救治的重要内容，是战创伤救治链中的重要环节，历来受到各国的高度重视。各国竞相开展研究。特别是 20 世纪中后期以来，救治理念的变化和各种高新技术广泛应用于战创伤救治，使得严重战创伤后的组织修复、再生和康复治疗发生了革命性的变化，主要表现在：一是在救治理念上把早期的生命救治和后期的修复、再生与康复连为一体，强调在早期救命时就考虑到为后期的修复、再生和康复创造条件，以最大限度提高生存率和降低伤残率；二是卫勤决策的变革使得在战创伤救治一线或后送的早期就可以开展相关的组织修复与再生的治疗，从而大大缩短了损伤组织修复与再生的时间，为快速修复和再生创造了条件；三是各种与组织修复和再生以及康复有关的高新技术和产品的研发与快速转化应用，使得组织修复和再生与康复治疗具有了多样化技术和方法，为提高修复、再生和康复质量提供了技术保障；四是人们对美好生活的向往促使科学家和临床医生密切协同，为满足人们日益增长的对美的需求而不断研发和创新，以持续提供理论和相关技术保障。

　　总之，作为战创伤治疗中的重要环节，进一步加强战创伤损伤组织的修复和再生与康复的基础研究、临床治疗、转化应用和相关知识与技术的普及与提高，具有重要的社会、经济与军事意义，值得我们大家关注。

　　基于以上原因，我们组织国内战创伤修复、再生与康复领域的相关专家，共同编著了这部涉及战创伤组织修复与再生和后期康复治疗的学术专著。它的特点是：既继承前辈们在该领域取得的重要成果和成熟的治疗经验，也吸收近年来这一领域或相关领域的最新进展；既有国内外同道的经验，同时也体现编著者自己的成果；既有相关的理论描述和最新进展介绍，也有临床实用技术和治疗方法的展现。

　　现代医学的特点是预防、救治和康复紧密结合，相互促进。随着康复医学的发展，康复治疗在战创伤全面救治中的作用越来越突出，并受到广泛的重视。本卷对战创伤康复的相关内容进行了全面详细的论述，突出了早期康复和系统康复的特点，重点在于康复评定和康复治疗方法的介绍，以便于读者了解和掌握战创伤发生后应注意的康复重点和方法，帮助伤员更好地恢复功能，尽快回归家庭和社会。

　　作为《中华战创伤学》大型系列学术专著的一卷，我们希望它能够为系列学术专著的完整性做出相应的贡献。

　　由于编著者的认识和经验所限，本书可能存在一定的不足，敬请读者批评指正。

付小兵　程　飚　唐金树

2014 年 3 月 18 日于北京

目　录

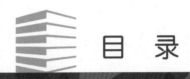

第一篇　战创伤组织修复与再生

第二篇　战创伤康复

第 一 篇

战创伤组织修复
与再生

第一章
战创伤组织修复与再生概论

第一节　战创伤组织修复与再生医学的发展简史

　　自从有了人类,就有了人与大自然做斗争的历史,也就出现了创伤和创伤后的修复与治疗。伴随人类的发展,产生了阶级、宗教,战争也开始出现,战地救护和医治战争中的伤病员便成为战创伤医学的起源,并伴随战争的发展与升级而逐渐发展和完善。公元 4 世纪前,战伤为冷兵器伤,对战伤的救治十分简单。14 世纪,火器逐步代替冷兵器大量装备军队,彻底改变了战伤的性质。16 世纪,法国外科医师安布鲁瓦兹·巴累(Ambroise Paré,1510—1590 年)(图 1-1)提出,由于火器伤周边存在大量组织破坏,故伤口严重,应进行切开(图 1-2)。17 世纪出现"清创"一词。18 世纪,火器伤初期的处理已包括切开、切除和引流等手段。18 世纪,拿破仑战争时代,法国外科医生多米尼克·吉恩·拉瑞(Dominique Jean Larrey,1766—1842 年)(图 1-3)开创了战场救护的先例,将伤员运送至安全地带进行进一步救治,并建立了战地救护站,为现代创伤修复医学奠定了救治模式(图 1-4)。第一次世界大战期间,在战场死亡的人数约 1 000 万人,受伤人员达 2 000 万以上。第二次世界大战期间,各交战国因战争总共死亡约 5 000 万人,伤亡的数量远远超过了第一次世界大战。这充分说明,现代战争武器越来越先进,杀伤威力越来越大,除了早期开展战地救护,数百万人由于致残需要得到理想和精细的中后期外科修复治疗。外科医师要面对裂开的颅骨、严重的面部灼伤、粉碎性颌骨骨折,以及鼻与唇部枪伤等,创伤的类型和严重性前所未有。以往的战争统计显示,第二次世界大战期间(1941—1945 年)美军伤亡总数达 963 403 人,其中战斗中死亡 291 557 人(约占 30%)。越南战争(简称"越战")(1961—1973 年)美军伤亡总数 200 727 人,战斗中死亡 47 424 人(约占 24%)。随着运输、通信工具及医疗装备的进一步改善,以及救治人员素质和技术水平的提高,战创伤的致死率逐步下降。据美国国防部 2004 年 11 月 17 日统计,美军在阿富汗和伊拉克战争中伤亡人数达 10 726 人,其中在战斗中死亡的士兵 1 004 人,仅占 10%。因此,大量工作是损伤后的修复。和平年代,交通工具的飞速发展导致的死亡人数大大增加,加上其他因素导致的伤亡,损伤已成为社会人口的主要死因之一。1966 年,美国科学院发表了题为《意外伤害导致的伤亡:被现代社会忽视的疾病》的纲领性文件,从而改变了人们对创伤的认识和观念,即从"创伤为意外事件"转变成"创伤是可以防治的疾病",有效地推动了现代创伤急救系统的发展,美国各州相继建立各自区域性创伤急救中心。此后,英、法、德、日等发达国家也相继建立各自的创伤急救系统,经过 30 多年的发展,发达国家已形成较完善的创伤急救网络,制定各种相应的规范性文件,大大提高了创伤救治的成功率。以加拿大为例,不断完善的创伤急救系统使严重创伤致死率从1992年的51.80%逐步下降到2002年的8.60%。目前,战伤的处理不再是外科军医的专利。随着现代冲突中非战斗人员受伤数量的增加,和平时期的外伤救治设备和技术已不能满足救治要求。因此,建立完善的战创伤救治体系,把现场、转运、医院救治和后期的康复与再生连在一起,形成完整有效的救治链势在必行。

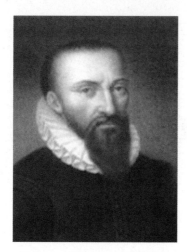

图1-1 安布鲁瓦兹·巴累
(Ambroise Paré)
法国人,外科学领域最伟大的
学者之一

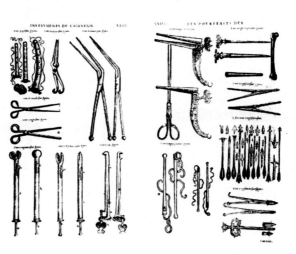

图1-2 Paré曾使用的外科器械

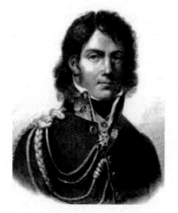

图1-3 多米尼克·吉恩·拉瑞
(Dominique Jean Larrey)
法国外科医生

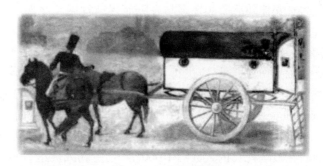

图1-4 飞快救护车
Larrey提倡的伤兵及依伤势严重度的检伤方法(triage),成为后代紧急医疗救护运作的准绳。飞快救护车上有医生、军需官、士官与一名鼓手

一、世界战创伤修复医学发展的简要回顾

早在公元前3500年,四大文明发源地之一的美索不达米亚地区已经有医生参与战伤救治的记录。古埃及在公元前1600年即有48个实例记录伤口处理的方法,且与今天的外科处置原则相似;巴比伦王朝的法令中也有"若自由人因手术而死亡,则外科医师的右手必须砍掉"的记载。但此时期对解剖学尚无系统性的了解,直至中世纪(6—15世纪)外科医学仍进展有限。在罗马帝国极盛时代,公元前30年至公元38年,已经有受过高等教育的罗马贵族Celsus为罗马帝国的士兵再造阴茎龟头、面、唇、鼻、耳等部位的手术修复资料。根据历史文稿记载,古代埃及人并没有施行过以活体组织移植为手段的修复外科手术。古代印度有割鼻之风,战争胜利者可将战俘的鼻子割去,政府也可对罪犯施以割鼻之刑以示惩罚。因此,这个时期的缺鼻者不乏其人。由于鼻的位置在颜面上最为突出,它的畸形十分显著,所以缺鼻之人大多渴望再获一个新鼻。为了满足这种需要,当时印度社会就发明了额部

正中皮瓣造鼻术。

公元前 6 世纪,印度人 Sushruta 在其有关的医学专著里对此技术曾做详细的记述,这项技术属于对器官缺损进行修复的再造外科。公元前 5 世纪至公元前 4 世纪,西方尊为"医学之父"的古希腊著名医生希波克拉底(Hippocrates,前 460—前 377 年)(图 1-5),阐述了止血、包扎及提供清洁器械对严重伤口愈合的重要性,并提出"战争是外科医生最好的训练地"的概念。该学派对创伤的处理原则是:让伤口保持安静,尽量减少外界的刺激,通过仔细的对接使断离的组织和骨髓愈合。这是关于外科缝合和骨折修复理论的雏形。公元 2 世纪,罗马最著名外科医生盖仑(Galen,129—200 年)(图1-6)为角斗士缝合剑伤,并尝试肌肉与神经的修复,他的工作在几个世纪内影响了人们关于软组织修复的观念。

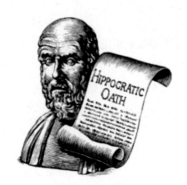

图 1-5　希波克拉底(Hippocrates)
古希腊伯里克利时代的医师

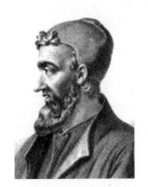

图 1-6　盖仑(Galen)
古罗马最伟大的医生

公元 7 世纪(695 年前后),拜占庭皇帝 Justinian II 在一次平乱中被砍掉鼻子,由于利用前额皮肤修复再造鼻子形成明显的瘢痕,不符合当时皇帝不能有明显生理缺陷的规则,所以没能再回到皇帝的宝座上。13 世纪,Theodoric 对创面愈合,尤其是延迟愈合有了新的、较为深刻的认识,对形成军队外科创面愈合的现代观念做出了巨大贡献。1337—1453 年,英法之间的百年战争(Hundred Years' War)断断续续进行了 116 年。战争中涌现出不少的新武器。特别是后期,法军大规模使用的火药及火炮,不仅改写了战争进程,同时也带来了大批严重损伤或者烧伤的伤员,加速了创伤修复外科的发展。在挽救战士生命的同时,尽量减少受伤士兵的残疾程度,使他们能够自食其力,成为创伤修复外科重要的工作。14 世纪,巴伐利亚(Bavarian)军队的外科医生 Pfolspreundt 描述了鼻整形,而阿尔萨斯(Alsatian)军队的外科医生 Brunschwig 对枪伤处理做出了贡献。到 15 世纪,Brancas 使用意大利式的鼻再造,避免了面部瘢痕。16 世纪,哥白尼的《天体运行论》发表,从此,自然科学的发展给宗教神学以沉重的打击。这不仅是科学史上的一次革命,也是一场思想解放运动。随后,维萨留斯《人体的构造》的发表,使医学摆脱了唯心神学统治,奠定了近代解剖学的基础。17 世纪,物理学、机械学的迅猛发展,很快渗透到医学领域,给医学带来了空前的繁荣,也为创伤骨科的兴起奠定了基础。1610 年,英国解剖学家哈佛报道了"骨组织的血液循环及其构造",开创了骨组织形态解剖生理学,使人类对骨的认识从宏观进入微观。在解剖学和解剖生理学发展的基础上,1741 年,安德雷在巴黎大学首次提出了骨科学的学名,并被广泛接受,标志着近代骨科学的兴起。因为创伤骨科是初期骨科学的精髓(由于人类对骨科的感染、肿瘤等认识都比较粗浅,创伤骨科还没有从骨科这个大家族中分化出来),所以,近代骨科学的兴起,也反映出创伤修复的进步。15—18 世纪,机械力学是自然科学的带头学科。机械力学向创伤骨科的渗透,使创伤骨科领域的研究一开始就受到了机械唯物主义自然观的影响。16 世纪,人们开始使用人工假肢、人工关节,说明机械力学已经开始渗透到骨科领域。机械唯物主义自然观,使创伤骨科从古代笼统直观的猜测中解放出来,成为一门以分析和实验为主的学科。但是,机械唯物主义形而上学的局限性,使创伤骨科走向了局部论、静止论。直到 19 世纪,托马斯仍主张在对骨折的处理上坚持"持续、无间歇广泛的固定",影响了近代创伤骨科的发展。软组织方面,16 世纪,Tagliacozzi 介绍使用管型皮瓣修复鼻子。这种方法在第一次世界大战中被 Filatov 和 Gillies 等人应用

（图1-7）。

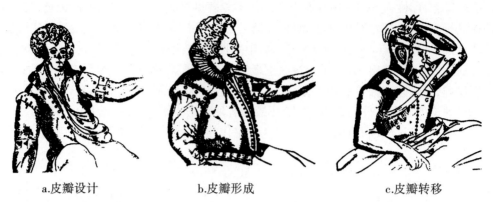

a.皮瓣设计 　　　　　b.皮瓣形成 　　　　　c.皮瓣转移

图1-7　Tagliacozzi 利用上臂皮瓣修复鼻缺损的情况

1572年，Brahe在一次决斗中失去了鼻子，有人将金银做成假体，再用蜡粘上去进行修复。这虽然谈不上是真正的修复，但却是后期创伤修复外科材料学应用的启蒙。1682年，von Meek′ren报道，一名俄罗斯贵族被鞑靼人（Tartar）的剑砍伤，造成部分颅骨缺失，他用狗的头骨进行了修复。1724年，Garengeot报道两名士兵争斗中砍下了对方的鼻子，军医立刻用石膏绷带重新将切下的鼻子固定在受伤部位，伤口居然完全愈合。1794年，两个来自孟买（Bombay）的医疗绅士（medical gentlemen）目睹印度鼻再造方法，首次将它介绍到 *Gentleman′s Magazine* 杂志，并描述到："1792年，英国一名军队司机Cowasjee被俘，在监狱中被割掉鼻子，医生利用前额皮瓣进行了成功的修复。"但直到1814年，这一手术方式由英国传到欧洲，Carpue这名军队的第1位整形外科医生，才在战争中完成了两例该类手术。1816年，Graefe对拿破仑战争中受伤的士兵进行了"意大利式"的鼻整形修复。

美国国内战争时期，Jones建议对面部受损的伤口进行一期修复，并主张尽可能保留皮肤，对于不整齐的伤口边缘应进行必要的修整。整形外科医生开始再造眼睑、鼻子、面颊、唇、腭和下巴。Buck完成了第1例全面部严重毁损伤的再造，其中鼻再造用的也是前额皮瓣。1832年，法国军队的火炮手M. Louis在围攻安特卫普（Antwerp）的战役中，炮弹的碎片几乎将他致死。患者左侧面颊和大部分上唇缺失，右侧则涉及半英寸耳垂，软腭广泛撕裂至食管上部。舌也被广泛撕脱，下颌几乎完全缺损，4个磨牙断裂。下颌骨只有右侧小部分仍然完好。他的右前臂也被弹片造成复合性骨折伴广泛软组织损伤。M. Louis被立即疏散到霍博肯（Hoboken）战地医院，有人认为死亡不可避免。Forjet医生作为北方军队的外科医生，为他完成了初步的颌面部止血和清创手术，并进行了包扎。伤口愈合后，整个下颌骨缺失导致的颅颌面畸形，使他几乎无法吃饭与说话。此时，还没有相关的医生有这方面的知识来解决这一问题——再造下巴。最终一个银器匠用打制的面罩掩盖了其缺失的面下部。第1个描述这一事件的是爱丁堡（Edinburgh）军队外科教授Ballingall。在几乎一个世纪里，英法的士兵如果有严重的面部损伤都是戴面具掩盖其面部的畸形。

1863年，Gibson在军队服役期间完成了一例复杂的整形外科手术，修复了因枪伤造成的下颌及下唇缺失。同年，Gouley利用两个旋转皮瓣完成了一例下颌再造。1868年，美国军队的外科医生Prince指出，在军队外科中整形外科大有用途。Hamilton作为美国军队的医学巡视员，在整形外科方面做出了杰出的贡献：他通过转移皮瓣的运用使局部血供增加，进行延迟后，14 d时将交叉腿皮瓣成功断蒂，保证了皮瓣的成活。

战争对近代创伤修复外科发展具有明显的促进作用，从战争中骨创伤的发生率即可看出这点。1870—1871年的普法战争中，四肢损伤占全部损伤的72.5%。短时间内，大量的伤员出现，不仅对创伤骨科的发展是一个推动，也为创伤骨科的发展提供了大量的实践机会和经验教训，使创伤骨科得以迅速推广和发展。石膏固定技术是比利时军医Anfonins Hathigsen在战争期间发明，并迅速推广使用的。进入20世纪，两次世界大战的爆发更是让创伤修复外科迅猛发展，并不断细分。

第一次世界大战期间发明了很多新式的武器装备，如坦克、飞机等，造成大量严重的创（烧）伤患者的出现。壕沟、钢盔的使用虽然保住了许多战士的性命,同时却带来了大量的面颈部创伤,特别是颌面部的骨、软组织缺损,非致命性颌面部创伤占了全身创伤的 10% 左右,这些伤员迫切要求进行晚期修复性手术矫治。以德军为例,四肢损伤占全部创伤的 63.30%。因此,来自英国、法国、德国、俄罗斯的医生面对如此严重而又众多的伤员,纷纷建立了外科医生小组,使整形外科、创伤骨科(包括手外科)和再造外科迅猛发展,同时造就了一大批的创伤修复外科专家,美国有 Varaztad Kazan-Jian、Blair、Maliniac、Gustave 等,法国有 Veau 和 Dufourmentel,西班牙有 Trueta,德国有 Lexer,英国有 Gillies 和 Reinsford Mowlem,土耳其有 Halit Ziya Konuralp 和 Cihat Borcbakan,加拿大有 Risdon、Waldron,新西兰有 Henry Pickerell,澳大利亚有 Newland。美国的 Blair 与法国的口腔医师 Kazanjian 在美国创建了美国的整形和颅颌面外科。这位被尊称为"西线传奇人物"的 Kazanjian 日后成为哈佛大学首位整形外科教授。美国出版的 *The Medical Department of the United States Army in the World War* 一书 15 卷中,第 11 卷有 3 章讲到了颅颌面外科。1917 年,外科医生 Gorgas 组建了整形和口腔外科,并指派 Blair 负责管理,一名来自费城(Philadelphia)的牙科医生 Ivy 做助手。他们的首要任务就是训练普通外科和牙科的医生共同处理颅颌面伤口。1917 年 *SGO Surg Gynecol Obstet* 杂志倡议修订 Blair 在 1913 年的教科书 "*Surgery and Diseases of the Mouth and Jaws*" 一章,并将有关枪伤处理的新信息编入,有关整形和口腔部分被分发到美国驻扎在海外的所有医院。颅颌面外科最新文章的摘要也被公开发表在 *Review of War Surgery and Medicine* 和 *Survey of Head Surgery* 两本杂志中。

在英国做外科医生的新西兰人 Gillies 上尉(后晋升少校)对战创伤修复外科的发展做出了突出贡献,其撰写的专著 *Plastic Surgery of the Face* 描述了枪伤、炮弹碎片炸伤,还有一些发生在汽车事故中的颅颌面损伤的修复情况。虽然早在 16 世纪 Tagliacozzi 就已经描述了运用带蒂移植的修复手段来完成鼻子的再造,但 Gillies 并不了解 Tagliacozzi 的经典手术。他借了一本德国外科医生 Lindeman 写的书,邀请当时欧洲最著名的法国整形外科医生 Morestin,说服医学权威机构组建处理颅颌面损伤的专业处理中心。仅仅不到 1 年的时间,坐落在 Aldershot 的剑桥医院就开始工作,只要有面部损伤的伤员都会被送往这个新的医疗机构。Gillies 将写有"Faciomaxillary injury-cambridge hospital,Aldershot"的标签,散发到法国的医院,并固定于伤者胸前。共有近 2 000 名伤员被送到这里。他用皮瓣再造鼻、口、眼睑和耳郭,用肋骨充填下颌缺损。很多复杂的手术都是原创性的,如 Gillies 和他的同事皇家牙科专家 Valadier,首先进行腭的再造,用骨骼等组织修复下颌缺损,称得上是颅颌面外科的启蒙者。整形外科的图像资料十分重要,Gillies 请 Tonks 用图画的方式描绘了所有这些损伤和手术的过程,这些在今天看来仍然是十分难得的资料。由于他的贡献,战后 Gillies 被英国封以爵位,返回国内后他继续从事整形外科的工作。Gillies 在他后来出版的 *Principles and Art of Plastic Surgery* 一书中专门给米勒德(Millard)留了较大篇幅,共同撰写了颅颌面外科部分。很多颅颌面外科的紧急救治原则产生于第一次世界大战,但完善于第二次世界大战,如结合口腔感染、损伤和下颌骨骨折的牙科专业知识与普通外科医生的经验,对颅颌面患者的救治由指定的医院完成。他强调要启动早期治疗,并使后期修复具有系统性。当有口腔内部组织、下颌骨及覆皮部分缺损时,期望立刻进行良好的美学替代并尽快恢复正常的功能。肌皮瓣和游离皮瓣成为替换组织的基本手段。这一时期的很多手术都开创了历史。1917 年,Filatov 发表了有关管型皮瓣设计情况的文章,主要解决慢性骨髓炎的问题。除了皮管,第一次世界大战期间的另外一些重要贡献还有游离软骨移植再造鼻、双蒂头皮瓣再造唇部、颈部皮瓣修复口内缺损等。

第二次世界大战期间的欧洲战区,第 298 综合医院于 1942 年 12 月建立了第 1 个整形外科中心,到 1944 年 6 月 6 日诺曼底登陆,仅仅 18 个月,英国已拥有 10 所功能性的整形外科中心,分布在贝辛斯托克(Basingstoke)、格洛斯特(Gloucester)、伯明翰(Birmingham)、爱丁堡(Edinburgh)等地区。非洲战区则设在阿尔及尔,意大利战区在那不勒斯。这使得所有的伤员在伤后几小时内就能够得到救治。美国对日德宣战后,1942 年 10 月从纽约将医疗队派往英格兰,利物浦登陆后,11 月份成立了营房式的医院,整形外科有 1 个病区 25 张床,而 1945 年 5 月欧洲战场结束时,已有 3 个病区。飞机、坦克的使用,导致大量烧伤、面部损伤患者的出现,加速了整形外科成长。为分享救治工作的体会,英国出现了《整形外科杂志》。在战争后期,仅在英格兰 Kent 地区的 Queen 医院就完成了 11 572 例颅面部手术。驻扎在北非和意大利的第四颌面外科病区也处理了近 5 000 名严重伤员,其中 3 000 名有颌面损伤,1 000 名为烧伤伤员。

20 世纪 30 年代,英国只有 2 名整形外科医生。第二次世界大战开始时,英国有 4 名整形外科医生,但到了战争后期,已有 25 名从事整形外科的医生,而美国此时已有超过 150 名的整形外科医生。Davis 甚至称,美国的整形外科发展就是第二次世界大战送给美国的礼物。第二次世界大战开始时,加拿大有 4 名整形外科医生,其中 Tilley 处理了几百位因战争受到严重损伤、需要器官再造的盟军飞行员。有人甚至开玩笑,认为这些伤员就像实验中的"豚鼠",让 Tilley 等人返回加拿大时带回了大量的战创伤后组织修复的治疗经验。即使战争结束了,战创伤修复工作依然没有停止,这些"豚鼠"仍然继续扮演着他们的角色。1946 年,美国整形外科医师协会创办了《整形再造外科》(*Plastic and Reconstructive Surgery*)(图 1-8)。

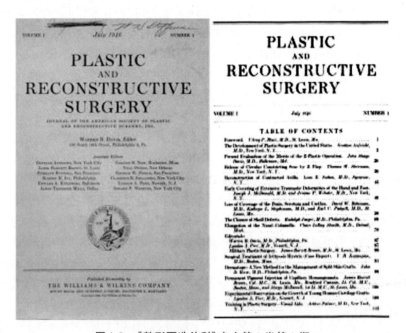

图 1-8　《整形再造外科》杂志第 1 卷第 1 期
1946 年在美国出版,其中有很多反映第二次世界大战后整形再造的文章

如果说第一次世界大战仅仅是初步建立颅颌面外科,那么,第二次世界大战后,法国整形外科医生 Tessier 才真正创建并发展了颅颌面外科。他在神经外科同事 Guiot 的帮助下,对一系列的整形手术根据情况进行改革,并将它们用以纠正面部畸形,使之更接近正常的面部轮廓。另外,真正的皮肤移植技术(1823 年德国人 Bunger 首先报道)广泛应用并取得突破也是借助于第二次世界大战的经验,且相关组织如软骨、筋膜、脂肪、神经等的移植都在这一阶段得到发展。Bunnel 建立的手外科专业训练基地,使整形外科的救治手段有了极大的提升。同时,整形外科的心理工作也得到极大的重视。

第二次世界大战之前,手外科基本是一个空白领域。20 世纪 30 年代,英、美、德、日相继建立手外科。伴随人类对感染的认识和控制手段的进步,手外科从截指(趾)/肢逐渐进步到保指(趾)/肢,功能恢复重建。1994 年,Sterling Bunnell 出版了第 1 部手外科专著 *Surgery of the Hand*。

朝鲜战争、越南战争和两伊战争期间,借助显微外科的发展,血管外科获得巨大进步,截肢的比例降到极低水平。同时,血管外科的进步也为颅颌面外科技术提供了强有力的保障。高速子弹的打击,导致士兵的损伤往往是由外及里,伴有皮肤、骨骼和肌肉的多种组织伤,使损伤更加严重和复杂,由此对损伤和修复的要求更高。髂骨嵴和腓骨有可靠的血管蒂,而且继发畸形少,常常被作为供区修复复合性缺损。

总之,现代创伤修复外科专业发展到现在的水平,在很大程度上是受 20 世纪上半叶的两次世界大战的影响。现代化战争武器迅速更新,高速度、高杀伤力的武器致使骨、软组织创伤发生率高,而且伤情复杂,加之神经、血管的受损,多发伤、合并伤多。1982 年英阿马岛战争中,四肢损伤率为67.5%,严重创伤占 90%。美军在战斗中受伤的总体死亡率已经从第二次世界大战的 23%下降到伊拉克战争时的 12%以下,死亡率的降低使严重和复杂伤口的救治增加。当前的战伤患者常见多发伤,平均每位受伤战士约 2.3 个伤口,这主要是战争中使用高能爆炸装置的直接结果,呈现为 53%的贯通伤或软组织损伤,26%的骨折(其中 82%为开放性骨折)。由于肢体功能恢复受限,差不多有 45%的战士不能回到自己的岗位,亟待良好的创伤修复工作。如何减少卫生减员,确保部队战斗力,使创伤修复外科适应现代化战争中军事卫勤保障的需要,是创伤修复外科面临的重要研究课题。

第二次世界大战以后,全球发生了 200 多次局部战争或武装冲突,对战创伤的组织修复外科不断提出新的研究课题。俄罗斯对局部战争或武装冲突中伤员的伤情、伤类特点以及外科救治的组织进行了深入的研究,并引入了早期专科救治的概念。

1996 年,美国军队特种兵部队为了优化战术环境下的伤员救治及改善伤员转归,形成了战术战伤救治(tactical combat casualty care,TCCC)指南,核心是减少可避免的死亡,并将医疗救治与战术相结合。该指南将一线救治分为火力下、战术环境下(无敌火力时)和战术后送 3 个阶段,强调止血、抗休克(损害控制、复苏)、维持呼吸道通畅和解除张力性气胸等措施,并在不同的阶段使用适宜的方法。

2001 年美国军队成立了战术战伤救治委员会(the Committee on Tactical Combat Casualty Care,CoTCCC),三军联合经过反复论证和循证研究对该技术进行研究和评估。美国陆军外科研究所(US Army Institute of Surgical Research,USAISR)未来关注的重点是四肢战伤。其他主要研究领域包括肢体创伤与再生医学、损害控制性复苏、疼痛控制、先进的紧急医疗监护、紧急护理工程、临床试验、眼外伤、颅颌面伤和血液(包括凝血功能障碍)。肢体创伤和再生医学的终极目标任务就是:随着对伤病的了解,通过一个创新手段迎接临床最终挑战,使受伤战士功能完全恢复并返回战场;将实验室研究进行产品开发并转化到临床试验;与行业伙伴合作,给战场提供最优秀的医学产品。

局部战争或武装冲突伤员救治的特点是:战争在有限的地域进行,参战人力物力有限,每日到达各救治阶梯的伤员数明显较少;由于采用有效的直升机空运,伤员到达各阶梯的时间明显缩短;医疗条件改善,可行早期专科救治;作战人员不多,而医疗救护人员储备充足,可持续使用加强力量,可广泛使用高效的战场外科技术。据此,俄罗斯野战外科重点研究了局部战争条件下伤员救治组织的问题:在阿富汗战争和车臣战争中广泛采用直升机后送的方法,同时减少多阶梯,缩短专科治疗的时间,使阿富汗战争的伤死率降为 4.7%,归队率达到 82%;结合战争的实际情况,以及对阿富汗战争时大量地雷爆炸伤进行的研究,提出降低并发症发生率和伤亡率的措施;在治疗火器性长骨骨折时首次使用外固定器械,大动脉损伤时首次使用临时血管内连接方法;同时,在伤员救治方面,实行了两阶梯救治模式,即给予首次医生救治后,直接后送到第 1 梯次多专科医院进行专科治疗,并将新的治疗技术,如外固定、内镜、损害控制技术及感染并发症的综合治疗技术等用于实战。此外,科学技术的发展以及远程医疗技术的应用,对战创伤救治的组织、勤务、技术等的应用都可能产生重要的影响。

除以上相关历史简要回顾以外,进入 20 世纪以来,国际上围绕战创伤组织修复与再生的基础研究、产品研发和临床治疗都取得了突飞猛进的发展,这在一定程度上显著促进了战创伤组织修复与再生学科的发展。主要表现在:对组织修复与再生过程和认识的加深,使传统有关组织修复与再生治疗过程的描述由以往用 3 个"R"[resection(切除)、repair(修理)和 replacement(替代)]来概括的处置理念,到后来加上了第 4 个"R"(regeneration,再生)和第 5 个"R"(rehabilitation,康复),由此使修复与再生形成一个整体;损伤组织清创的方法由以往单纯的手术刀清创发展到采用物理(声、光、电等)、化学(各类药物)和生物等,如蛋白酶清创、超声清创等多种方法;有关创面湿性愈合理论的建立与发展,使得许多先进敷料(革命性敷料)得以研发、生产和应用于临床,从此创立了采用敷料促进创面愈合的理论与技术;组织工程概念的提出,使得人们可以在体外构建相关的组织修复材料,从而改变过去取东墙补西墙,采用损伤方式修复损伤组织的方法;基因工程技术的突破,使得人们可以生产大量应用于组织修复与再生的蛋白质或多肽,从而实现在分子和基因水平上对修复细胞增殖与分化的调控;干细胞的研究与应用和组织修复与再生关系的阐明等,使得许多技术和方法已经应用于组织修复与再生的治疗。2008 年,美国国防部成立军队再生医学研究所(Armed Forces Institute of Regenerative

Medicine，AFIRM），主要任务是开发干细胞生物材料活性剂，以及外科操作流程。5 个主要的先进组织工程治疗领域涉及烧伤修复、瘢痕愈合、肢体和数字化修复、颅面重建和筋膜室综合征。2 个临床试验主要是自体脂肪移植修复烧伤瘢痕和移植细胞外基质的骨骼肌再生。另外，美军还采用高通量体外微流体系统测定纳米粒子是否能有效传递新型抗微生物剂治疗矫形外科的生物膜。利用山羊体内伤口感染模型建立污染伤口冲洗的临床实践指南、评估负压伤口治疗对细菌污染的影响、评估骨诱导骨移植生物材料中控制抗生素释放、研发促进骨再生又防止感染的可降解生物材料——聚氨酯骨微粒复合材料。这些理论、技术和方法将在相关章节中进行详细介绍。

二、中国创伤修复外科发展的简要历史

在各科疾病医治中，时间最早、经验最丰富的莫过于外科。可以说古人从原始石器时代，已有了一定的医治知识。晋宋时代，已经形成了比较系统的外科创伤学专科理论。当时的名家高伯济、刘涓子等人，对痈疽的发病原理、诊断和治疗方法等，较《灵枢·痈疽篇》所述有更大的发展。这时的创伤整修吻合、缝补等治疗方法，虽各有不同，但大都具有较大的科学价值。如用桑皮做缝线来缝合伤口，用竹帘、夹板等进行矫正、固定、复位等，都达到了理想的治疗效果。总之，该门医术虽源于公元 2 世纪时的华佗，但大有青出于蓝而胜于蓝之势。

在"金创"方面，曾有两部专书都与痈疽同名，惜俱已亡佚。然甘氏世袭家业，医道精深，著述甚多，在我国创伤学史上留下了光辉史迹。

至于外科方面的名著，更是层出不穷。如《灵枢》《刘涓子鬼遗方》《痈疽部党杂病疾源》《葛氏方》《小品方》《外科正宗》《疗痈疽毒愧杂病方》等，均为后世外科学发展提供了丰富的实践和理论指导依据。其中南齐时龚庆宣所撰写的《刘涓子鬼遗方》，是我国现存最早，而且又有较大实用价值的外科名著。

在过去很长一段时间内，中国人始终认为"身体发肤受之父母，不敢损伤"。公元前 11 世纪的周代，在医疗分工上已有专人掌管骨科疾病的治疗。《周礼》中记载的"疡医"，就是负责"肿疡、溃疡、金疡、折疡"的治疗。这里所说的"金疡"，即"金创"，指由金属器刃损伤肢体所致创伤；"折疡"概括了击、堕、跌、扑所致的骨断筋伤等疾病，其治疗办法也比较丰富，除内服中药外，还有敷药（祝药）和手术（刮杀）等治疗措施。那时虽无伤科专著，但在同时期现存最古老的几本医学文献中都记载有这方面的内容。如《黄帝内经》中，就有对跌打损伤的症状、诊断和治疗的论述。《神农本草经》收集的"主金创续绝筋骨伤"药物达数十种之多。《金匮要略》载有治"金疮"的王不留行散、治马堕及一些筋骨损伤方。可见当时创伤学已经有了一定的发展。《灵枢·经水篇》指出："若夫八尺之士，皮肉在此，外可度量，切循而得之，其死可解剖而视之。"《灵枢·骨度篇》通过体表测量人体骨骼的长短、大小、广狭，按头颅、躯干、四肢各部折量出一定的标准分寸。《灵枢·经筋篇》论述了附属于一二经脉的筋肉系统。解剖学、生理学的发展，促进了创伤学的发展。公元 9 世纪，第 1 部创伤骨科专著《仙授理伤续断秘方》问世，形成了以"整复、固定、活动和内外用药"为原则的治疗骨折大法，标志着人类对创伤骨科的认识逐步深入，形成了创伤骨科的雏形。

春秋战国时期，中医外科学已初步形成。马王堆汉墓帛书《脉法》中已采用"砭石治痈脓"，并且把脓深砭浅、脓浅砭深、脓大砭小、脓小砭大 4 种脓疾轻重与砭石大小不符者谓之"四害"。《五十二病方》是另一部较早的医学文献，其中记载了创伤、冻疮等多种外科病。当时系统的理论著作《黄帝内经》中的《灵枢·痈疽篇》记载了外科病名 17 种，对痈疽的病因、病理已有相当的认识，指出"发于膝名曰疵痈……须其柔，乃石之者生"。"石之"即砭石切开之意，乃古代中医中药疗法，也称砭术或砭疗，砭石是我国最古老的中医外治法治疗工具。有的篇章提出用截趾手术治疗坏疽，说明当时外科从理论到实践都有了较大发展。

汉代，是祖国医学的隆盛时代。历史上著名的外伤科医学家华佗，既能用方药、针灸治病，又擅长外科手术。熟练的外科技巧，使他能够在促进创伤愈合、消除化脓感染和治疗脏腑疾病均有很高造诣。且他曾用"麻沸散"麻醉患者后施行手术，这是世界医学史上应用全身麻醉进行手术治疗的最早记录。

晋代，陈延之所撰《小品方》最早记载了使用"火针"治疗外科疾病，如"附骨疽，若失时不消成脓者，用火针、膏、散"。成书于公元 499 年的《刘涓子鬼遗方》，为我国现存较早的外科学专著，主要内容有痈疽的鉴别诊断，治疗金疮、痈疽、皮肤病的许多经验，外治法处方 140 个。其中，卷四《相痈疽知有脓可破法》篇的排脓所用"铍针挑破"使脓泄出，所破之法强调的"应由下逆上破之，令脓得易出"可谓今天"低位引流"的先驱。而"凡里有脓毒，诸药贴不破者，宜用熟铜针于油火上燎透，先用墨笔点却当头，后以铜针浅浅针入，随针而出脓者，顺也。若不随针出脓，当用白纸作细纤，纴入针孔，引出其脓毒，当时肿褪几分便好"，实为后世纸捻药线引流法之始祖。葛洪习用羊踯躅（即闹羊花）、乌头等作为麻醉药物。

隋代，巢元方的《诸病源候论》探求诸病之源、九候之要，列述了 1 700 余症，为我国第 1 部病理专著。巢元方在《金创伤筋断骨候》中指出，筋伤后可引起循环障碍（营卫不通），创虽愈合，但仍可遗留神经麻痹和运动障碍的症状，并提出伤口必须在受伤后立即缝合的观点，甚至详细介绍"8"字缝合法和连续缝合法。还指出，如果缝合不当会引起感染，一旦发生感染就应拆除缝合，而对于污染重者，则主张免去缝合，以利引流。这些方法较前代更加完善。

唐代，孙思邈著《千金方》中记载了颞颌关节脱位的复位手法。他指出："一人以手指牵其颐以渐推之，则复入矣，推当疾出指，恐误啮伤人指也。"（治失欠颊车磋开张不合方）他还指出，整复后可采用蜡疗和热敷方法，以助关节功能的恢复。这是世界上最早的治疗颞颌关节脱位的复位方法，直至现在仍被普遍使用。孙思邈还用大麻作为麻醉药物，并对麻醉深度、麻醉药用量、中毒解救都进行了研究。王焘所著《外台秘要》，主张用毡做湿热敷，以减轻损伤肢体的疼痛。蔺道人著《仙授理伤续断秘方》，是我国第 1 部伤科专著，它阐述了骨折的治疗原则为正确复位，夹板固定，功能锻炼，药物治疗直至骨折愈合。王焘的《外台秘要》以竹筒拔吸治疗："煮此筒子数沸，及热出筒，笼墨点处按之良久。以刀弹破所角处。又煮筒子重角之，当出黄白赤水，次有脓出，亦有虫出者，数数如此角之，令恶物出尽，乃即除。当日明身轻也。"这是当时对竹筒拔吸法引流最详尽的表述。

宋代，外科发展得较快，切开引流术得到了进一步完善。在病因病理上，重视整体与局部的关系，治疗上注重扶正与祛邪相结合、内治与外治相结合。《圣济总录》提出"五善七恶"。其中，第 145 卷详细地记载了烙法排脓引流的方法。《太平圣惠方》指出应鉴别"五善七恶"，总结了内消、托里等内治方法，关于脓已成的切开引流理念较前期更为积极。陈自明的《外科精要》载有托里排脓的多个方药，至今仍在临床应用（图 1-9）。

元代，蒙古族善骑射，对于伤科颇为专长，在医制十三科中，就有正骨科。危亦林著《世医得效方》在伤科学上有伟大的成就。他认为："颠扑损伤，骨肉疼痛，整顿不得，先用麻药服，待其不识痛处，方可下手。"麻醉药量按患者年龄、体质及出血情况而定，再按照患者麻醉程度逐渐增加或减少，"已倒便住药，切不可过多"。危亦林是世界上第 1 个采用悬吊复位法治疗脊柱骨折的人。

明代，大医院十三科，其中就有接骨科。薛己著《正体类要》指出，"肢体损于外，则气血伤于内，营卫有所不贯，脏腑由之不和"，阐明了伤科疾病局部与整体的辩证关系。这一时期也是中医外科学发展的重要阶段，清创缝合术有了进一步完善。精于手术治疗的明代大家陈实功在《外科正宗》中明确提出，"已坏死者，不能复活，只救将来未坏死者可也……但腐不痛者，逐一剪割"，对这一问题的认识和阐发更加透彻。申斗垣在他所著《外科启玄》（图 1-10）中亦云："内多有死肉停蚀好肉，若痛难禁，不早去，愈加腐烂……当视其缓急，死骨大小或以针刀割法……如不去净，亦不能愈。"明代赵宜真在《秘传外科方》中指出："脓若出尽，用镊摘出腐肉，脓根方尽。"两者对清除坏死组织及其问题严重性的认识，以及处理措施都有新的补充。

清代，伤科又有了新的发展。吴谦集历代伤科之大成，著《医宗金鉴·正骨心法要旨》。该书系统地总结了清代以前的骨伤科经验，对人体各部位的手法、夹缚器具及内外治法方药记述详细，既有理论，又重实践，图文并茂，是当时较完整的一部正骨著作。

1840 年鸦片战争以后，中国沦为半殖民地半封建的国家。随着帝国主义的文化侵略，西方医学传入中国，中医骨伤学受到极大摧残。在此期间，骨伤学著作甚少，极其丰富的伤科经验散存在老一辈中医师和民间，缺乏整理和提高，甚至濒于失传。

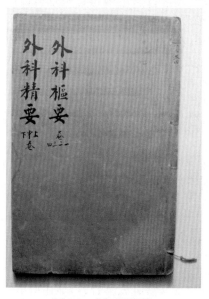

图 1-9　《外科精要》

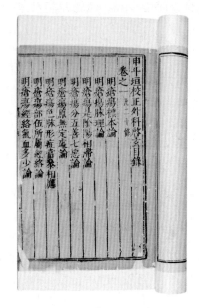

图 1-10　《外科启玄》

　　20 世纪二三十年代在欧美接受骨科训练的中国西医骨科先驱相继回国,在上海、北京、天津等大城市相继开展了骨科手术治疗,开设西医骨科病房、骨科医院。这些前辈包括孟继懋、胡兰生、牛惠生、方先之、朱履中、任廷桂、叶衍庆等。1937 年他们在上海创建了中华医学会骨科学组,为我国现代骨科的起步奠定了基础。新中国成立后,中医创骨科又重新焕发活力,西医的骨科同样也在中国迅猛发展。20 世纪 50 年代,北京积水潭医院创建了手外科专业,开设了手外科病房。1960 年,上海华山医院也成立了手外科。20 世纪 60 年代,天津医院方先之、尚天裕教授等吸收了传统中医骨伤理论和西医骨科医学的优点,提出了以动静结合、筋骨并重、内外兼治、医患配合为主要内容的新的骨折治疗原则,并于 1966 年编著出版《中西医结合治疗骨折》,还在全国推广治疗经验。1978 年,中国出版了第 1 部手外科专业经典专著《手外科学》。1980 年中华医学会骨科学会成立,1984 年后又相继成立了多个专业学组。如 1984 年,中华医学会骨科分会成立了手外科学组,1994 年改名为中华医学会手外科学会。1985 年,《手外科》杂志正式创刊,1993 年更名为《中华手外科》。在临床工作中,断肢(指)再植成活率不断提高,并且出现了前臂皮瓣(杨果凡)、手再造(于仲嘉)及健侧颈₇神经移位(顾玉东)手术。1999 年,南方医院裴国献教授成功地开展了异体肢体移植(世界第 3、4 例)。中国手外科成就斐然。

　　我国显微外科从 20 世纪 60 年代初开始,大体经历了起步、发展、提高和逐步成熟 3 个阶段。20 世纪 60 年代初至 70 年代初,是我国显微外科的起步阶段。设计和改进显微外科器械,探讨小血管吻合技术,提高小血管吻合通畅率,开展断肢及断指再植术是这一阶段的主要进展。杨东岳教授大胆探索,开拓创新,在 1966 年、1973 年分别首创了第二足趾和游离皮瓣移植。1970 年,顾玉东首创膈神经移位治疗臂丛根性撕脱伤,这使中国的手外科在起步阶段就跻身于世界手外科的先进行列。70 年代初至 80 年代中期是我国显微外科的发展阶段。进一步提高小血管吻合通畅率,广泛开展断指再植术,拓展显微外科技术的应用领域是这一阶段的主要进展。80 年代后期至今是我国显微外科的提高和逐步成熟阶段。显微外科技术走向成熟,并在基础及各应用领域取得丰硕成果,同时逐步完善了系统的理论体系,发展成为一门新兴的临床学科。我国学者为显微外科事业的发展做出了重大的里程碑式的贡献。

　　创伤修复中尤为重要的整形外科在中国的发展大约始于 20 世纪上半叶。倪葆春(1899—1997 年)1925 年获约翰霍布金斯大学医学博士学位,1926 年师从著名的整形外科专家约翰·戴维斯,1927 年回国,先后任圣约翰大学代理校长、圣约翰大学医学院院长,1952 年任上海第二医学院副院长。倪葆春于 1929 年,在圣约翰大学医学院附属同仁医院(St. Luck's 医院)开设整形外科门诊,任整形外科主任,兼职上海医学院解剖学和整形外科学的教学。在20世纪50年代初出版的《沈克非外科学》中,他撰写了"整形外科"章节。根据现在能查阅到的资料,倪葆春应被称为中国现代整形外科学科的最早开拓者,是在医学院校建立中国现代整形外科学科的第一人。在同一时期,在20世纪三四十年代,石光海在新中国成立前即与杨树荫等人在上海和北京开美容诊所。1948年9~12月,美国著名整形外科教授J. Webster,在上海中山医院举办了整形外科学习班。朱洪荫、张涤生、宋儒耀、汪良能、李温仁等参加了学习班,他们是后来中国整形外科发展的种子与前辈。

新中国成立之初,特别是抗美援朝战争之后,创伤修复外科进入稳定发展阶段(图1-11)。以颌面外科为例,20世纪50年代以前,我国口腔颌面部创伤及修复外科学还未建立,1949年以后,随着战伤和工伤、交通事故及其他意外损伤不断增加,口腔颌面部损伤及修复外科不断发展。如抗美援朝战争时,上海和天津的志愿医疗队、西南整形外科手术队以及后来的南京医疗队等参加了颌面创伤的抢救工作,开创了我国口腔颌面部战创伤及修复外科学,随后在高等医学院校建立了专科病房,举办了各类的专科班,培养了大量的专业人员(图1-12)。1955年,我国教育部聘请苏联莫洛托夫口腔医学院柯什赫教授在北京医科大学举办的全国口腔颌面外科学高级师资班,系统地介绍了苏联在第二次世界大战中抢救口腔颌面部损伤患者的经验。20世纪70年代后期中越边境对越自卫反击战中,在救治颌面部伤员过程中,我国口腔颌面部损伤与修复外科有进一步的发展。

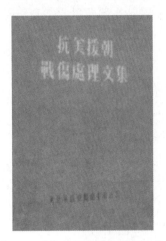

图1-11　《抗美援朝战伤处理文集》

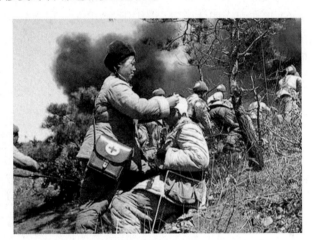

图1-12　抗美援朝战场我军的战伤救治

我国的整形外科就在这一时期发展起来:①在美国费城宾夕法尼亚大学医学进修学院学习的宋儒耀,是美国整形外科创始人艾维教授的学生。1948年他从美国回到中国,成为华西大学附属医院颌面外科、整形外科教授。在随后发生的抗美援朝战争中,美军使用了除原子弹以外的多种现代化武器,志愿军伤员的伤势和伤情都远远比抗日战争和解放战争时期复杂和严重,战创伤救治与修复的难度远远超过以往。1951年,在全国各大医学院校纷纷组织抗美援朝医疗队的时候,身为华西大学附属医院整形外科教授的宋儒耀也和医学院及牙医学院的讲师和助教们一起组织了抗美援朝整形外科手术队,到前线去为伤员进行整形与颌面外科的治疗。这次为抗美援朝伤员进行的整形与颌面外科治疗意义十分重大。首先,它是我国第1次大规模正式开展战伤的整形外科工作;其次,它让中国人民充分地认识了战创伤中整形外科的重要。没有整形外科,诸多颜面和手部烧伤或炸伤的伤员将无法得到最佳的救治。在抗美援朝战争中,美国空军大量使用凝固汽油弹低飞轰炸,志愿军有大批被凝固汽油弹烧伤的伤员。这些伤员的伤情严重,人数众多。如果一成不变地采用常规治疗方法,就不能完成对大批伤员的治疗任务。因此,在救治工作中他们发明了连续取皮、一次手术完成全脸烧伤植皮和全手烧伤植皮等创新性治疗方法。这一时期成为新中国烧伤外科启蒙与发展的重要阶段。1952年,宋儒耀成为协和医科大学附属医院整形外科教授。1954年,中国人民解放军整形外科医院诞生,宋儒耀任院长。1957年中国人民解放军总后勤部决定,将总后勤部和平医院与北京协和医院整形外科合并,朱德总司令为医院亲笔题名"中国人民解放军整形外科医院"(图1-13)。1958年国务院决定将中国人民解放军整形外科医院等7个部队院所移交中央卫生部,让其归属地方领导,隶属中国医学科学院。②1939 年毕业于燕京大学生物系、1943 年毕业于协和医学院获得医学博士学位的朱洪荫,于 1949 年 9 月,在北京医学院附属医院建立成形外科,历任北京医学院教授,北京医学院第四附属医院副院长、外科主任,北京医学院第三附属医院副院长、整形外科研究室主任,北京医科大学教授,卫生部医学科学委员会委员。新中国成立后他曾率中国第 1 个整形外科代表团,去捷克参加国际整形外科学术交流会议。③张涤生和宋儒耀都先后师从美国整形外科医师 Ivy,并回国开展整形外科工作,参加过抗美援朝战伤整形外科医疗。④上海交通大学仁济医院的陈绍周,1948 年从美国回国后,被震旦大学(上海)聘为口腔及面颌整形外科教授,同时在上海广慈医院(现上海交通大学瑞金医院)担任科主任,1951 年进仁济医院(现上海交通大学附属仁济医院)成立整形外科。⑤1942 年毕业于国立中央大学医学院的汪良能,于 1949 赴美国留学。1951 年 9 月,满怀一腔爱国热情的汪良能教授踏上回归祖国的征程,却遭到美国政府的重重阻挠。途经檀香山时,美国海关以"战时科技人员不准离美"为由阻止其离境,致使他回归心愿未能实现。1954 年,他借赴香港接家属的机会,只身离开美国,在中国驻香港旅行社地下党组织的帮助下,终于回到了祖国的怀抱,并在第四军医大学附属医院创建了西北第 1 个烧伤整形科。⑥张光炎早年先在齐鲁大学医学院读医预科,后转入华西医学院就读,1938 年毕业留校,1941 年在华西医学院牙学院毕业,并于当年受推荐赴美留学,就读于芝加哥西北大学,主攻牙科和整形专业。1945 年抗战胜利后,张光炎教授学成回国,先后在北京医学院和河南医学院创建整形外科,1963 年在河南医学院第一附属医院建立了河南省第 1 家整形外科专科。⑦董淑芬,1941 年从哈尔滨医科大学毕业,在长春和天津做口腔医师。1950 年参加抗美援朝的天津医疗队。1954 年赴苏联莫斯科大学口腔医学研究所学习,回国后,于 1957 年在西安医学院附属医院成立颌面成形外科。

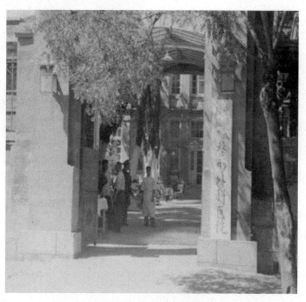

图 1-13 中国人民解放军整形外科医院
中国人民解放军整形外科医院前身为中国人民解放军总后
勤部和平医院,位于北京市东交民巷 39 号

20 世纪 50 年代设有整形外科的医院主要分布在北京、上海、西安。随后,郑州、南京、沈阳、太原、大连、南昌、甘肃、乌鲁木齐、福州、广州、湛江等城市纷纷建立整形外科。20 世纪 70 年代,北京整形外科医院编著的 7 本《整形外科进修讲义》,对促进我国整形外科的发展起到了重要作用。1949—1978 年,多种整形外科专著出版,包括张涤生的《唇裂与腭裂的整复》(1957 年),朱洪荫、王大枚、孔繁祜等的《成形外科学概要》(1959 年),宋儒耀的《手部创伤的整形外科治疗》(1962 年),孔繁祜的《实用成形外科手术学》(1964 年)和宋儒耀的《唇裂与腭裂的修复》(1965 年,1980 年第 3 版)等,对我国的整形外科的普及和发展起到了推动作用。1966 开始,因"文化大革命"的影响,我国整形外科事业的发展受到挫折。据 1978 年北京整形医院恢复重建前的统计,当时国内从事整形外科的医师仅 170 余人。

在中印边境、珍宝岛、西沙群岛和中越边境对越自卫反击战中,中国创伤修复中的重点学科整形外科有所进步,摸索到一些良好的经验。近年来,通过抗震救灾,部队创伤救治与组织修复工作得到加强,促进了战创伤救治与组织修复外科水平的进一步提高。

20世纪80年代中期以后,中华医学会创伤学分会(含组织修复学组)、中华医学会整形外科学会、中华医学美学美容外科学会、中国修复重建外科学会、中华手外科学会、中华显微外科学会、中国医师协会整形美容医师分会等与创面治疗、组织修复与再生相关的学术组织相继成立。与此同时,相应的专业学术杂志先后诞生,军队也成立了各专业委员会。1962年中国人民解放军全军烧伤专业组正式成立,每两年召开一次全军学术会议,对我国新时期整形与创伤修复外科的大发展起到了重要的推动作用。在这一时期,我国的整形再造外科、显微再造外科已经进入世界先进行列。2007年,全军整形外科专业委员会从烧伤专业委员会中独立出来。2014年,分别成立中华医学会组织修复与再生分会(图1-14)和中国医师协会创伤学分会。

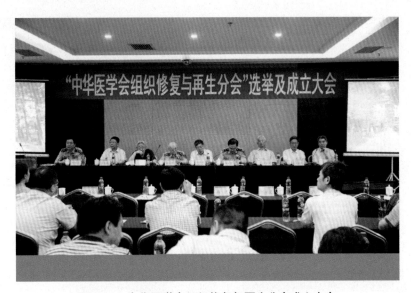

图1-14　中华医学会组织修复与再生分会成立大会

2013年2月6日,经民政部批准同意,历经1年筹备,2014年6月在北京成立中华医学会组织修复与再生分会

　　新时期中国的组织修复与再生大发展得益于现代科学技术的进步、相关治疗理念的转变、多学科的协同以及新理论和新技术的快速转化应用等多种因素。

我国系统和深入的战创伤组织修复与再生基础与临床研究开始于20世纪80年代以后,其中以生长因子(细胞因子)、干细胞和新型敷料的发展及应用的基础与转化应用研究为代表。

1986年,随着以神经生长因子和表皮细胞生长因子为代表的生长因子的研究获得诺贝尔生理学或医学奖,人们逐渐认识到各种生长因子(细胞因子)是参与调控组织修复与再生的重要因素,从而开始将传统的组织修复由病理学描述转向从细胞、分子和基因水平进行的研究。当时,基因工程重组蛋白质技术还不够成熟,许多应用于组织修复与再生的生长因子只能从牛和大鼠的器官中提取,既费时间又费精力和经费,而且获得的生长因子量还非常少,不能够满足基础研究的需要,更不用说临床应用了。同时,广大科技工作者对生长因子本身了解较少,这方面的知识非常缺乏。20世纪90年代初期,人民军医出版社出版了由付小兵编著的比较全面地介绍生长因子和组织修复与再生的学术专著《生长因子与创伤修复》(图1-15)。这是国际上第1本专门论述生长因子与组织修复和再生的学术专著。这本书的出版,给国内专家提供了一个比较全面和系统了解生长因子生物学以及生长因子参与创面修复和组织再生调控基本知识的渠道,对国内随之大规模开展相关领域的基础研究、新药开发和临床应用有积极的推动和促进作用。之后,由王正国院士等主编的国际第1部《分子创伤学》专著的出版,进一步细化和完善了创伤和创面治疗的细胞、分子与基因学基础,使我国在创伤和创面治疗等领域的研究处在国际先进地位(图1-16)。

　　与此同时,暨南大学林健教授等开始了采用基因工程技术重组牛碱性成纤维细胞生长因子(basic fibroblast growth factor,bFGF)的研究。当时成立的珠海东大生物工程有限公司很快开发出第 1 代重组牛碱性成纤维细胞生长因子。通过许多大医院的科研人员和临床专家的密切合作,于 1998 年获得国家药监局新药证书并开始在临床应用,成为我国第 1 个用于创伤烧伤创面治疗的基因工程国家一类新药。相关研究结果分别在《柳叶刀》(*Lancet*)和《创伤修复与再生》(*Wound Rep Reg*)等国际著名医学杂志发表,引发国际同行的高度关注和积极评价,如英国 BBC 评价,牛的蛋白促进了创面治疗。《柳叶刀》杂志评价,这是一个缩短创面愈合时间的好方法。之后,国内外相继开发出了重组人成纤维细胞生长因子(recombinant human fibroblast growth factor,rhFGF)、重组人表皮细胞生长因子(recombinant human epidermal growth factor,rhEGF)等。这些产品已经作为治疗创伤烧伤创面的常规药物应用于临床,取得了显著的效果。

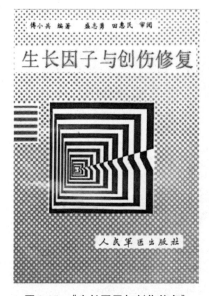

图 1-15　《生长因子与创伤修复》

付小兵编著的国际第一部比较全面论述
生长因子与组织修复和再生的学术专著,于
1991 年由人民军医出版社出版

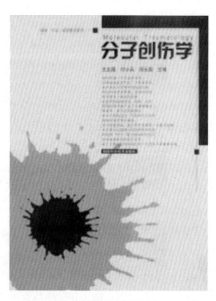

图 1-16　《分子创伤学》

王正国、付小兵、周元国主编,于 2004
年由福建科学技术出版社出版

　　传统的治疗思路认为,对一个比较大的开放创面,为了防止细菌的感染,应当采用干燥的方法进行治疗。20 世纪 60 年代,英国科学家 Winter 通过动物实验证实,创面保持一定的潮湿度,不仅细菌的感染率没有明显升高,而且创面愈合的速度比对照组显著加快。这一发现改变了人们对创面愈合环境的基本认识。根据这一原理,人们从 20 世纪 80 年代开始生产保湿敷料为代表的各种先进敷料(又称革命性敷料)。这一大类敷料的显著特点是:一方面能够为创面提供相对保湿和微酸的愈合环境,以利于坏死组织的溶解和多种与创面愈合有关生长因子的释放,同时又不明显提高细菌的感染率;另一方面,由于采用半透膜的形式,既有利于创面与外部环境进行气体交换,同时患者的创面采用这类敷料后,又不影响日常的工作和劳动,甚至不影响洗澡,还可以达到以每周为单位较长时间更换一次敷料的目的,节约了大量的人力和财力。临床应用证明,这些敷料的应用显著减轻了患者的痛苦,而且从总体上节约了医疗成本和劳动力的消耗。到目前为止,各种以保湿、抗菌和促进创面坏死组织溶解和损伤组织修复与再生的先进敷料已经普遍应用于各种急性和慢性创面的治疗。创面治疗的敷料从单纯地以纱布覆盖创面,以"隔绝"创面与外界的联系,避免创面再次受到污染的传统理念,到以先进敷料促进创面"主动"修复和愈合的理念转变,完全得益于创面治疗理论的发现和对传统观念的突破,是一个转化医学的成功范例。中国在先进敷料领域进行的虽然不是原创性的工作,但是,通过引进、消化和集成创新,显著推动了这一技术和产品在中国的应用。

　　干细胞和组织工程的基础研究与应用于临床的相关试验和治疗是战创伤组织修复与再生研究领域的重要发展方向。目前,通过成体干细胞诱导技术,已经观察到其对慢性创面治疗、创面血管再生和汗腺再生的初步效果。组织工程皮肤、神经、肌腱、软骨等已经开始初步临床应用,证明其对战创伤组织修复和再生有较好的作用。

20 世纪 90 年代,国内相继出版的涉及组织修复与再生的主要学术著作还有《创伤修复基础》(付小兵、王德文主编,人民军医出版社,1997 年)、《创伤愈合与组织修复》(王正国主编,山东科学技术出版社,1998 年)以及《现代创伤修复学》(付小兵、王德文主编,人民军医出版社,1999 年)等,对进一步扩大组织修复与再生的学术影响和交流起到了积极的作用。

进入 21 世纪以来,国内外创伤和创面的流行病学发生了很大的变化。付小兵等的相关研究表明,1998 年,中国因慢性难愈合创面而住院患者的主要病因是创伤、烧伤和感染等,占 67% 左右,而糖尿病足导致的慢性难愈合创面仅占 4.9%。但是,2008 年新的研究表明,仅仅过了 10 年时间,中国慢性难愈合创面的主要病因发生了根本的改变,糖尿病足等成为慢性难愈合创面发生的主要病因,占 36% 左右,而创伤、烧伤等引起的慢性创面下降到 20% 左右。这一结果显示,随着中国经济的快速发展和人民生活水平的不断提高,慢性难愈合创面已经成为影响中国人民身心健康和生活质量的重要慢性病之一,其发生的流行病学特征与西方发达国家相一致,其导致的社会经济负担和医疗资源的消耗应当引起全社会的高度重视。这一时期,国内开始了系统研究慢性难愈合创面发生机制、治疗以及防控等方面的工作。在治疗方面,除了传统的手术治疗外,采用了新型敷料、生长因子、光学治疗和负压吸引等新的技术和药物,对加快慢性难愈合创面愈合速度和提高愈合质量起到了积极的作用。在学术方面,相继出版了《现代高新技术与创伤修复》(付小兵、王正国主编,人民军医出版社,2002 年)、《现代创伤敷料理论与实践》(付小兵、吴志谷主编,化学工业出版社,2007 年)和《慢性难愈合创面防治理论与实践》(付小兵主编,人民卫生出版社,2008 年)等(图 1-17)。

在慢性难愈合创面防控的宣传教育与培训方面,国内相继在上海、杭州、西安、北京等地建立了专门针对复杂的慢性难愈合创面的治疗专科(新建或在以往已经建成的烧伤和创伤科基础上扩大功能),开创了将复杂慢性难愈合创面作为一个疾病进行专科治疗的新的模式,其代表性专家包括陆树良教授、韩春茂教授和谢挺教授等。同时,中华医学会创伤学分会组织修复专业委员会(China Tissue Repair Society,CTRS;中国组织修复学会)、世界糖尿病基金会(World Diabetes Foundation,WDF)和康乐保健康之路基金会(Access to Healthcare,AtH)密切合作,利用国际基金在中国开展为期 3 年的慢性难愈合创面防控的宣传教育,通过组织高水平的专家队伍,编写不同层次的培训教材(图 1-18)以及建立培训基地等,在全国 20 余个省(市)、自治区的近 40 家医院建立了培训基地,总计培训医生和护士 3 000 余人,取得了明显的效果。

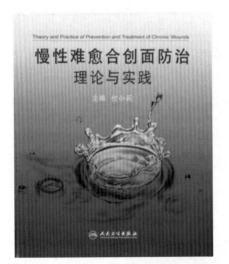

图 1-17 《慢性难愈合创面防治理论与实践》
付小兵主编,人民卫生出版社 2008 年出版

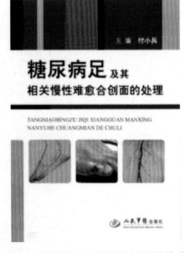

图 1-18 《糖尿病足及其相关慢性难愈合创面的处理》
中国糖尿病足及其相关慢性难愈合创面的处理防控项目培训教材

完美的组织修复与再生是战创伤损伤组织治疗的最高目标,同时也一直是我国科技工作者研究的主要内容和攻关课题。在国家层面,相关部门对这一领域的研究高度重视,除中国科学院和中国工程院在相关科技规划中把组织修复与再生作为主要研究方向进行规划外,1999 年以来,先后投入了 3 个国家重点基础研究规划项目("973"项目)研究创伤和创伤后的组织修复与再生的关键科学问题与技术难题,首席科学家分别是王正国院士、蒋建新教授和付小兵院士。在学术层面,王正国院士、吴祖泽院士和付小兵院士先后发起组织召开了 3 次以"再生医学"为主题的香山科学会议,所推出的重大建议案对进一步凝练关键科学问题、组织学术技术团队进行攻关和把组织修复与再生作为国家战略行动等起到了积极的推动和促进作用。在这一时期,相继出版的《再生医学:原理与实践》和《再生医学:基础与临床》两部大型学术专著(图 1-19),在学术界产生了良好的影响。特别是 2012 年国际著名学术杂志 *Science* 邀请付小兵院士组织中国科学家在该杂志以副刊形式出版一期《中国的再生医学》(*Regenerative Medicine in China*)(图 1-20),文章发表后引起了较好的国际反响,除 *Science* 杂志主刊和副刊发表相关评论进行高度赞扬外,部分其他国际杂志也有进一步的评述,从而显著扩大中国组织修复与再生成果在该领域的国际学术影响。

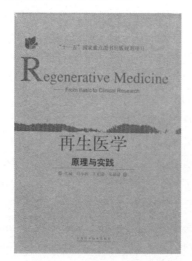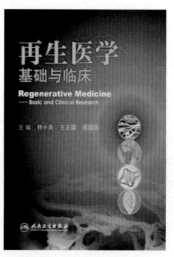

图 1-19 《再生医学:原理与实践》及《再生医学:基础与临床》

付小兵院士、王正国院士和吴祖泽院士共同主编的两部再生医学专著,
于 2008 年和 2013 年分别由上海科学技术出版社和人民卫生出版社出版

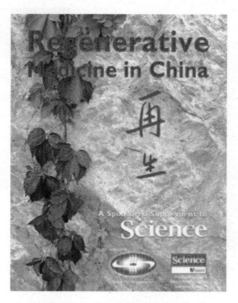

图 1-20 《中国的再生医学》

三、科学技术发展对创伤修复与组织再生学科发展的推动作用

(一)消毒、麻醉、止血、输血为现代创伤修复外科的建立打下良好基础

旧时代,感染、出血和疼痛限制了外科的发展。伴随 19 世纪 40 年代伤口感染、手术疼痛和止血、输血等问题的先后解决,外科手术的范围得以扩大,手术的安全性也大大增加。创伤修复外科也同样受到影响。

1. 感染与消毒 伤口"化脓"是 100 余年前外科医生所面临的最大困难之一,战创伤外科学最大成就就是伤口感染的处理。当时,截肢后的死亡率竟高达 40%~50%。第一次世界大战前,人们对土地年复一年的耕种和施肥(动物粪便),使得每一位在战壕交火中受伤的士兵都带有不同数量的致病菌。当时的战争前线,脓毒症十分普遍。虽然采取了许多措施,但这些尝试都是徒劳,而对感染伤口进行消毒治疗被证明行之有效。外科医生尝试过无数种消毒溶液以及外科敷料,最终,修剪坏死组织和反复冲洗在伤口处理的原则中脱颖而出。Henry Dakin(1880—1952 年)是一位英国化学家,Alexis Carrel(1873—1944 年)是一位法裔美籍外科医生、诺贝尔奖获得者,这两位是这种伤口处理方法的主要倡导者。除了伤口的无菌处理外,外科学的成就还体现在将 X 射线用于战伤的诊断以及对外科手术操作精细设计方面,后者在战伤面部重建术以及战伤骨折处理方面得到了证明。

无菌术(aseptic technique)就是针对感染来源和途径所采取的一种有效的预防方法,是决定诊疗效果及手术成败的关键。1864 年匈牙利的 Semmelweis 首先提出在检查产妇前用漂白粉溶液洗手,这是抗菌技术的开端。1867 年英国外科医生李斯德(Bavon Joseph Lister,1827—1912 年)奠定了抗菌技术的基本原则,被公认为抗菌外科创始人(图 1-21)。1877 年德国的 Bergmam 发明了高压蒸气灭菌法,建立了现代外科学中的无菌技术。

2. 疼痛与麻醉 手术疼痛曾是妨碍外科发展的重要因素之一。1846 年美国的 Morton 首先采用乙醚作为全身麻醉剂,并协助 Warren 用乙醚麻醉施行了很多大手术。自此,乙醚麻醉就被普遍地应用于外科。1892 年德国的 Schleich 首先采用可卡因做局部浸润麻醉,但由于其毒性大,不久即被普鲁卡因所代替,至今普鲁卡因仍为安全有效的局部麻醉药。麻醉发展经历了 3 个阶段:①古代麻醉发展阶段,即麻醉的发现与萌芽;②近代麻醉发展阶段,即临床麻醉学的形成;③现代麻醉学的发展阶段。自第一次世界大战开始,麻醉技术的改进,使得手术过程可以持续 12 h 以上,且保证了安全。这使得组织移植修复的成功率获得极大提高。

3. 出血与止血 血液是维持人体生命的重要物质。成年人血量约占其体重的 7%,而当出血量超过总血容量的 15% 时可导致休克的出现;当出血量超过总血容量的 40% 时,即会出现神志不清甚至死亡。根据血管的类型将出血分为毛细血管出血、静脉出血、动脉出血。正常情况下,微小血管受损后引起的出血在几分钟内就会自行停止,这种现象称为生理性止血。生理性止血是机体重要的保护机制之一,是多种因子和机制相互作用的结果。止血过程主要包括血管收缩、血小板血栓形成和血液凝固 3 个过程。当外界因素易造成较大血管的断裂出血必须采取有效的止血措施。止血的方法有徒手止血法、器械止血法和药物止血法。16 世纪,欧洲的外科医生进行手术时,通常使用烙铁止血的办法使创面局部结痂止血。到 19 世纪 80 年代,止血技术和手段有了初步进步。法国的帕雷医生发明了一种用丝线结扎血管的新方法——结扎法。这种用结扎血管来代替烧灼组织的结扎法,使外科的止血技术取得了重大的突破,对外科手术的发展起了重要的推动作用。止血技术一直在发展,现在已由过去单纯的器械止血措施发展为现代外科条件下的各种措施综合应用的专门技术体系,出现了很多用于术中减少出血的手术器械,如高频电凝、红外线凝固止血器、等离子刀、微波止血器等器械和工具;止血药物也有巨大发展,可吸收止血纤维、纤维蛋白原、凝血酶原、胶原蛋白、大分子聚合物制品等的应用,使外科手术止血更加有效。

4. 输血 最早的输血记载是在 1667 年,一个法国贵族将 280 ml 的小牛血输给了一个精神失常的流浪汉,企图治疗他的精神问题。这位倒霉的患者经历了严重的免疫反应,在鬼门关徘徊数次之后,

居然奇迹般地活了下来,并且维持了一段时间的平静,因而输血疗法被一些有创新想法的医生所接受。在随后的 300 年间,输血疗法仍然处在探索阶段。由于没有相关知识(比如血型),输血造成了很多人的死亡,但医生们也发现输血真的能够挽救生命。直到 1912 年法国人 Alexis Carrel 因创造血管吻合术进行输血而获得了诺贝尔奖,输血疗法才获得了较大范围的肯定。真正使输血成为科学有效的治疗方法的人是奥地利著名医学家、病理学家卡尔·兰德斯坦纳(Karl Landsteiner,1868—1943年),他从 1901 年开始发现了人类的 ABO 血型及凝集规律,为现代输血技术提供了坚实的病理生理学基础。在随后的 20 年里,其他医生又逐步建立了血液抗凝和交叉配血技术,输血成为一种常规而有效的治疗方法。而 Landsteiner 也于 1930 年获得了诺贝尔生理学或医学奖(图 1-22)。

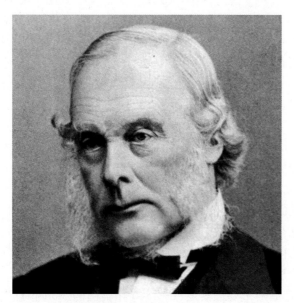

图 1-21 英国外科医生李斯德(Bavon Joseph Lister)

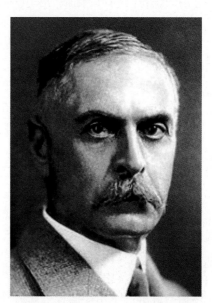

图 1-22 奥地利著名医学家、病理学家卡尔·兰德斯坦纳(Karl Landsteiner)

(二)免疫学的建立与发展为创伤修复中各类移植取得突破提供了理论基础

所谓"免疫"由拉丁语"immunis"而来,其原意为"免除税收"(exception from charges),也包含着"免于疫患"之意。免疫学是研究生物体对抗原物质免疫应答性及其方法的生物-医学科学。免疫应答是机体对抗原刺激的反应,也是对抗原物质进行识别和排除的一种生物学过程,是机体识别"自身"与"非己"抗原,对"自身"抗原形成天然免疫耐受,对"非己"抗原产生排斥作用的一种生理功能。正常情况下,这种生理功能对机体有益,可产生抗感染、抗肿瘤等维持机体生理平衡和稳定的免疫保护作用,在某些情况下却可能成为组织移植的障碍。

免疫学这门既古老而又新兴的学科,是人们在实践中不断探索、不断总结和不断创新发展起来的。在经历免疫学的 4 个时期(即经验免疫学时期、经典免疫学时期、近代免疫学时期和现代免疫学时期)后,组织移植技术得到极大提高,无论是同体还是异种移植都有突破性进展。世界范围内有了多个"换脸""换手"和"换肢"成功的报道。

(三)显微外科的出现为创伤修复外科提供了全新技术手段

从广义来说,显微外科不是某个专科所独有,而是手术学科各个专业都可采用的一门外科技术,甚至可以从该专业分出专门的分支学科,如泌尿显微外科、神经显微外科等。有些学科如手外科、眼科和耳鼻喉科已将手术放大镜作为常规手术器械用于手术解剖、缝合操作。但从狭义来说,显微外科本身的发展,有其自身的理论体系,例如小血管吻合与大、中血管吻合有许多原则性区别。早期由于缺乏专于小血管吻合的手术研究,只好借用中血管吻合的原则,故术后通畅率不高;在发现小血管吻合的特殊规律后,术后通畅率大为提高。又如以往皮瓣仅限于腹股沟皮瓣、足背皮瓣、肌间隙皮瓣,甚至用肌皮瓣的较大肌皮血管分支作为皮瓣的主要供血血管,如股前外侧皮瓣;现在可利用肢体血供特点,开发逆行性皮瓣等。这些都有赖于理论研究的不断深入,以发展新的方法。故显微外科一方面要在外科各专业中,大力发展采用显微外科技术的新手术方法,从这方面提高专业水平;另一方面要有它本身的学科研究,从中发现其新理论和新规律,推动学科发展。对显微手术器械设备的研究,也在不断提高,两者相辅相成。

显微外科的出现为创伤修复提供了强有力的手段,极大地拓展了创伤修复的适应证。血管修复术是最佳的血管损伤救治方法。外科领域最令人惊异的技术之一就是断肢再植,即成功地再植因事故被机器切断,或在战创伤中断离的手指、手、手臂或脚。要重接离断的肢体并使其重新拥有功能,就要把血管、神经以及皮肤和骨骼缝合在一起。早在 1912 年就已经有了断肢再植的方法,当时,亚历克西斯·卡雷尔发明了缝合大血管的方法。1952 年,显微外科开始用于血管战伤的救治,将截肢率从 51.4% 降至 13.0%,采用的手段有侧壁修补、血管吻合和间置移植物等,Nanobashvili 等报道清创后直接吻合比例为 38%,而约 56% 的血管损伤需要间置移植物。20 世纪 60 年代,更好的显微镜、细针和细丝线的问世使小血管的缝合有了可能。但重建被破坏的周围神经,则在 1967 年才见报道。1968 年,卡马楚和塔马伊利用当时所有的新技术,对断离的大拇指进行了再植。

在野战环境下血管修复的移植物多采用自体大隐静脉,或者人工血管,两者孰优孰劣,尚未有一致意见。自体大隐静脉作为移植物的历史悠久,最早在越南战争中,Rich 等即开始将其应用于血管战创伤救治。但自体静脉取材部位及长度有限,并有增加新伤口、延长手术时间等缺陷,且与修补血管口径不匹配。另外,虽然采用自体大隐静脉作为移植物的早期保肢率较人工血管高,但两者的累积通畅率和保肢率却没有明显差异。故人工血管可替代自体静脉用于急救或自体静脉不可用的情况。

对于火器外周神经伤的修复,显微外科同样功不可没。1979 年对越自卫反击战中,我国采用显微外科修复火器外周神经伤,优良率提高 10% 以上。

(四)生物工程和各种材料的应用为创伤修复工作扩宽了领域

20 世纪生命科学领域中细胞生物学和分子生物学的两大飞跃,使人类对生命本质的认识达到了一个前所未有的高度。随着科学技术的发展,人类为了自身的生存与发展,把对生命科学的研究作为一条主线,不断应用其他现代科学技术,逐渐形成了一门理工医相结合的交叉学科——生物工程。

1949 年,美国首先发表了医用高分子的展望性论文,在文章中,第 1 次介绍了利用聚甲基丙烯酸甲酯作为人的头盖骨和关节,利用聚酰胺纤维作为手术缝合线的临床应用情况。据不完全统计,截至 1990 年,美国、日本、西欧等发表的有关医用高分子的学术论文和专利已超过 30 000 项。有人预计,现在的 21 世纪,医用高分子将进入一个全新的时代。除了大脑之外,人体的所有部位和脏器都可用高分子材料来取代。

组织工程学是一门将细胞生物学和材料学相结合,进行体外或体内构建组织或器官的新兴学科。它是从机体获取少量的活体组织,用特殊的酶或其他方法将种子细胞从组织中分离出来并在体外进行培养扩增,然后与可吸收的生物材料混合,使细胞黏附在生物材料上,形成细胞-材料复合物;将复合物植入机体病损部位,一方面生物材料在体内逐渐被降解和吸收;另一方面,植入的细胞在体内不断增殖并分泌细胞外基质,最终形成相应的组织、器官,从而达到修复创伤和重建功能的目的。由于组织工程有可能复制"组织""器官",因而有的学者称组织工程是"再生医学的新时代",甚至是"一场意义深远的医学革命"。目前,骨、软骨、肌肉、肌腱、韧带、皮肤、血管、牙周、周围神经等都有组织工程的研究,其中有些已临床试用或成为市售商品。

美军用猪肠黏膜下来源的细胞外基质材料修复大量肌肉缺失的四肢受损士兵,取得显著效果。

(五)信息网络为提高创伤修复水平搭建了平台

远程医学(telemedicine)即应用远程通信技术,交互式传递信息,开展远距离的医疗服务,是一种现代医学、计算机技术和通信技术紧密结合的新型医疗服务模式。远程医学服务形式多样,综合运用了卫星传输、光纤通信、电视传播等一系列现代通信技术进行点对点远程会诊、多方会诊。医生和患者都可以通过远程视频系统进行面对面的交流。远程医学还可全面利用网络技术,通过网络传输和存储患者资料,容纳不同地区的多个专家同时对同一患者进行会诊。远程医学中传递的医学信息包括数据、文字、视频、音频和图像等。按应用范围不同,远程医学可分为全球、洲际区域、国家、地区、医院、社区以及家庭远程医学。军事远程医学的建设与发展对军队卫勤保障工作的价值,随着美军在世界各地历次军事行动中的成功应用,越来越受到各国军队的高度关注。

美国制订了美军医学研究和物资战略计划(USAMRMC)用以为美军国内外的前线战场解决关键性的医学难题。远程医学研究部分战略项目作为其中的一部分,其内容包括相关关键技术的鉴定、开发、论证以及能解决医学和军事双重障碍的生物医学相关技术研究等。其主要目标是:①为发展军队重要医学领域的专业化及获得相关支持提供快速灵活的途径;②在战地中融入健康意识;③提高医疗服务人员的技能和效率;④在整个战场提高内外科医疗服务的质量和协作水平。

我国从 20 世纪 80 年代开始远程医学的探索,近年来发展迅速。1982 年首次通过 e-mail 进行病历会诊,这是最早的远程医学实践活动。90 年代后期,我国的远程医学从理论探索走向实际应用,卫生部、中国医学基金会和解放军总后卫生部先后启动了金卫网络工程、中国医学基金会互联网络工程和军卫Ⅱ号工程(远程医学网),一些著名的医学院校和医院都成立了远程会诊中心,与全国上百家医院相继开展了各种形式的远程医学工作,目前已可为各地疑难急重症患者实施可视实时专家会诊、传输共享诊疗数据、进行病理形态学诊断等。在军队,借助网络覆盖,我军的远程医学信息系统已装备到边防一线连队和偏远的执勤哨卡,充分利用现有资源,发挥专家云集和学科门类综合齐全的优势,同时积极探索新的运营模式,由服务器进行权限管理,为战创伤患者提供免费的信息浏览服务和导医、咨询、初诊、检查、治疗及出院病情跟踪等全程诊疗服务。远程医学使战创伤的组织修复更加规范化、普及化。

军事远程医学的战略目标是:通过先进技术,提高临床医疗救护系统的保障能力,确保本土各级医疗中心对作战前沿的伤病员从救护到后送治疗的连续性;缩短伤病员的归队周期,保证作战人员的在位率;减少作战前沿医疗设备配置和一线部队保障人员数量以及专业人员的配备。

综观世界各国军队远程医学的发展,可看出该技术具有广阔的应用前景。未来战争的多样性、多变性,使得战时卫勤保障变得更加困难。如何使前线的指战员能在受伤后第一救治时间内得到后方大型医疗机构及高水平医学专家的及时救治指导,挽救伤员生命,是新时期各国军队重点研究的课题之一。军队远程医学的出现及其快速发展,给高科技条件下的现代战争中卫勤保障提供了一种重要的手段。

(六)数字医学为精准的创伤修复提供了保障

医学已由古代医术历经传统医学再到今天的数字医学,许多新的技术已经或正在被用于医学领域的研究和应用,数字化人体技术及由其衍生出的数字医学技术,就是这样一项被日益关注和深入研究的新技术。中国工程院院士戴尅戎教授在中国工程院、国家自然科学基金委员会主办的第 11 次"工程前沿"数字医学研讨会上提出:"数字医学是应用数字化技术,解释医学现象、解决医学问题、探讨医学机制、提高生命质量的一门科学。"它涵盖了生命科学和信息科学、医学和工学等交叉研究的许多领域,所涉及的研究方法和成果惠泽精准外科手术的实施和普及。同时,数字医学技术作为现代医学的重要组成部分,也将推动现代医学技术向个性化、精确化、微创化和远程化的方向发展。

数字医学技术是数字化人体研究在医学应用领域的延伸,是集医学、生物力学、机械学、材料学、计算机图形学、计算机视觉、数学分析、机械力学等诸多学科为一体的新型交叉研究领域,通过现代计算机技术(主要是虚拟现实技术),建立用于解剖的人体结构模型、用于恢复评估的治疗效果模型、用于术式评估的入路模型和用于手术练习的现场模型等。数字化人体的研究也从最初的单纯的人体数据集的构建,向数字解剖学及其实际应用方向发展,其研究方向和重点大致集中在特殊人体组织如神经、淋巴与微小器官信息的获取,图像分割和重建技术,网格计算存储与数据同步共享,在医学及其相关领域以及其他领域的应用等。

美军正积极研究将 3D 打印技术用于颅面部骨缺损修复,并研究 3D 打印的皮肤和用于耳再造的身体软骨细胞培育与植入技术。

(七)再生医学新方法为创伤修复与组织再生展现了美好的未来

近年来,基因工程技术和干细胞的研究突飞猛进,取得了许多重大的进展。如前面所述,基因工程技术的发展使得临床和基础研究可以获得大量的生长因子,而这些生长因子或细胞因子正是调控创伤修复与组织再生的重要因素。目前,已经有经过国家食品与药品监督管理总局(SFDA)批准的表皮细胞生长因子(EGF)、成纤维细胞生长因子(FGF)等应用于临床,对促进创面修复和损伤组织再生起到了非常好的作用。相关资料表明,应用生长因子治疗急性创面(如供皮区、浅二度烧伤创面等)的愈合时间比对照提前 2~4 d,而慢性难愈合创面的治愈率由以前的84%左右上升至94%左右,产生了很好的社会效益与经济效益。干细胞是再生医学发展的灵魂,干细胞与基因治疗均是最具代表性的再生医学高新生物技术,应用于战(创、烧)伤创面治疗与修复潜力无限。经过大量的研究发现,将具有多向分化潜能的骨髓间充质干细胞(bone mesenchymal stem cell,BMSC)在体外和体内经诱导分化可以转变为角质形成细胞[keratinocyte,KC,又称表皮细胞(epidermal cell)或上皮细胞]、血管内皮细胞等,直接参与创面修复。与此同时,BMSC 还具有分化为汗腺细胞和皮脂腺细胞的潜能,为将来实现受创皮肤的功能性修复提供了重要的生物学基础。应用于创伤修复的基因治疗主要是将生长因子基因通过转染的方式注入组织修复细胞,使其在修复细胞内表达产生一定量的生长因子来促进创面愈合。目前,科学家们已成功从皮肤、骨、骨髓、脂肪等组织器官中分离培养出干细胞,并尝试把这些细胞用于组织修复,如意外损伤和放射损伤等患者的植皮,神经修复,肌肉、骨及软骨缺损的修补,血管疾病或损伤后的血管替代,切除组织或器官的替代等。该项技术已经在某些领域崭露头角,并取得一些成绩,但要应用于战(创、烧)伤的救治与修复还有很多棘手的技术难题。

在军事医学中,再生医学的地位同样举足轻重。这些年美国一直没有停止发动大大小小的战争,越来越多的美国士兵在战斗或事故中失去胳膊或腿,他们在余生不得不忍受巨大的残疾之痛。面对这一问题,美国军事科学家向人体四肢再生技术发出了挑战,加紧研究,希望加速治疗受伤的士兵,找到四肢再生之术,使残疾士兵重新变成完人。2008 年 3 月美国国防部(US Department of Defense,DOD)宣布了他们将快速发展再生医学领域,筹资 2.5 亿美元组成新的军队再生医学研究所(Armed Forces Institute of Regenerative Medicine,AFIRM)。这一组织将研究方向主要集中在严重创伤手指的再生长、粉碎性骨折再生、面部残疾的重建以及严重烧伤创面相匹配的皮肤覆盖。AFIRM 由大学和医院研究中心组成的两家研究联盟共 30 个研究机构组成。匹兹堡大学主持麦高恩再生医学研究院的生物化学家爱伦·罗塞尔将帮助领导 AFIRM,努力开发骨头、肌肉、腱、神经和血管的再生治疗。

在我国,由中国人民解放军总医院生命科学院院长付小兵院士主导的战创伤"生物医学治疗"工程于 2011 年启动。该工程的实施将对我军应用干细胞技术全面治疗战创伤,提升卫勤保障能力产生深远影响。拟建设的"再生医学与干细胞技术"平台将为国内全面展开干细胞技术临床应用和救治官兵战创伤奠定坚实基础。

再生医学中的组织工程、干细胞和基因治疗的相关基础与应用研究将使人类修复和制造组织器官的梦想得以实现,是医学科学发展的必然方向。

(程　飚　付小兵)

第二节　战创伤后组织修复与再生医学在军事医学中的地位

一、概　述

战伤与一般创伤既有共同的内在联系,相互间又有明显差别。

军队中早有卫生组织和医生为官兵医伤治病,但在很长时期内军队的医学处于经验医学阶段,19世纪以后才上升为科学的军事医学。军事医学是运用一般医学原理和技术,研究军队平时和战时特有的卫生保障的科学。其成果是通过卫生勤务的实施,达到维护部队健康,提高野战医疗、防疫水平,巩固与增强部队战斗力。现代军队在作战和训练中常常遇到许多社会上少见的医学问题,需要专门研究解决,这就促进了军事医学的发展。

曾恒德《洗冤录表》载:"枪子伤人着肉里者,以大吸铁石吸子,其子自出。"《军中医方备要》诸书,也有此说,但此法对铜子就没有办法,不得不采用外科手术。外科手术法首见于《军中医方备要》,在"中枪炮伤"条中说:"苦铜子难出,必用利刀割而取之,取尽方无患,再用童便洗伤处,洗净敷药,外用太乙膏护之。"该书还载有服用麻醉药以取子弹的办法,所用药有川乌、草乌、闹羊花等,至于用内服药以治子弹在内不出之方,不过是使用金创常用药治疗枪炮伤而已。

清代在新军成立以前,军队中似无固定的军医名额。遇有将士患病,临时奏请派遣。据《东华录》的记载,从乾隆以至光绪朝,一般高级将领负伤或患疾病时,如军情紧急或病势较轻,则派御医或医官前往,令其在营调治,或至附近城市与省城就医,藉资坐镇;如病情严重,则给假返里,或回京调治。受伤患病兵丁,战时在营调养,战后则遣回治疗。这样,在军队中既无固定军医,又无经常卫生设施,只是临时应付,根本无法解决军队的医疗问题。

19 世纪以后,一般医学与科学技术的发展,为军事医学的迅速发展创造了条件。普法战争中,普鲁士军队基本上建立了从救护所经野战医院后送到后方医院的医疗后送体系。第一次世界大战期间,俄国军医 V. A. 奥佩利提出了阶梯治疗的设想。虽然手术、麻醉、用药及治疗技术比前代有所进步,但仍远远落后于当时军事医学的需要。第二次世界大战后,抗生素品种增多,创伤弹道学的知识增加,显微外科的发展,加之用直升机后送伤员直达医院救治,使伤口感染率、截肢率和伤死率都进一步下降。苏联红军在十月革命胜利后逐步实施分级救治,在第二次世界大战中对伤病员实行指定性后送。其他国家军队也在第二次世界大战中先后实行分级救治。

俄罗斯是世界上较早成立野战外科专门研究机构的国家,也涌现了较多对野战外科学产生和发展做出重要贡献的学者。同时,俄罗斯还经历了大大小小无数次战争,在野战外科方面积累了较为丰富的经验,形成了自身的优势和特色。我军野战外科在很多方面都是在借鉴俄罗斯的经验教训中发展起来的。野战外科学是研究野战条件下,对大批伤员进行分级救治,特别是早期救治的理论、技术和组织方法的一门学科,是外科学的一个分支,也是军事医学的重要组成部分。我军的野战外科学,是在历次革命战争的战伤救治实践中逐渐形成的,并随作战武器、战争形态、战术变化以及一般科学和医学的发展而发展。

以后的几十年里,与创伤有关的医药学有极大发展,制成破伤风类毒素,合成了磺胺剂、多种抗疟药和滴滴涕,生产了青霉素,研究成功新鲜血液保存技术,倡导了对创伤早期清创和延期吻合术,推广了对多发性骨折石膏封闭疗法等。第二次世界大战美军伤死率降低,与破伤风的控制密切相关。

常规武器的发展和新式武器的出现,导致了性质或程度不同于以往的创伤,需要研究治疗和防护这些创伤的方法,提高救治率。例如,弹速增快,加重了伤情;集束弹导致多处伤;普遍使用燃烧弹造成大批严重烧伤;核武器扩大了杀伤范围,增加了辐射损伤和复合伤;出现了强毒性的神经毒剂伤和生物战剂传染病等。军事装备的改进,对操纵人员提出了体格和心理上的特殊要求。需要从医学上研究选拔符合特殊条件的兵员,以便更好地掌握新式武器和装备。战争规模扩大,有更多的重伤员需要快速后送,这就要求大力研究战伤病理和战伤外科学,实施最合理的分级治疗,使伤死率降到最低限度。野战的特殊条件,要求研制轻便、实用、便于携带的医疗技术设备,以适应部队机动作战的需要。

目前发生全球性世界大战的可能性虽然很小,但区域性战争或冲突却接连不断。此外,平时创伤也是当今危害人类健康的重大疾病。所以战创伤与伤后的组织修复学始终是临床医学和军事医学的重要课题。

二、我军战创伤后组织修复与再生医学的发展简况

中国古代战争,在冷兵器时代,战场上多以拳脚及刀、枪、箭、戟取胜,在治疗上以"金创折疡"为主。因此,古代军事医学很少专门著作,而是附载于伤科之中。宋以后,随着火器的发展,枪炮用于战

争,其杀伤力实百十倍于刀箭时代,但在 1840 年以前枪炮的应用不多。因此,在中国古代军事医学上,其疗法仍与冷兵器伤的内容相似。

我军的战创伤修复外科是在历次革命战争的战伤救治实践中逐渐形成的,并随作战武器、战争形态、战术变化以及一般科学和医学的发展而发展。

建军初期,红军的卫生学校中设置了战伤外科和部队多发病防治的课程。土地革命战争时期是我军的萌芽阶段,在多次反围剿战争中积累了经验,提高了战伤救治能力,在不断总结多次战斗中战伤救治、卫勤组织经验和教训的基础上,我军的战创伤修复外科逐步建成。1927 年 10 月在井冈山创建了第 1 所红军医院,分轻伤、重伤、病员几个所;统一了各种卫生勤务工作制度,印发了《创伤疗法》,颁布《卫生法规》等;强调无菌观念,妥善止血、包扎、固定和处理创面;重视弹片摘除、截肢等技术操作;就地取材,中西医结合对伤员进行救治。野战医院开始注意急救手术和伤口的早期处理,在组织方面,形成了连有卫生员、营有卫生所、团有卫生队、师以上有卫生部的组织体系;从前线到后方设立了一系列的伤员救治机构,建立了从连营火线抢救组、团绷带所、师军野战医院、兵站医院到后方医院的比较完整的医疗后送体系。

抗日战争时期,由于抗日民族统一战线的建立,国内外有更多的医务人员来到根据地,尤其是诺尔曼·白求恩率领的加(美)援华医疗队,加强了我军的卫生技术力量。但由于技术基础薄弱,物资缺乏,野战外科的组织修复工作发展仍受到较大的限制。在理论技术方面,广泛开展了群众性的自救互救活动,加强了火线抢救。医疗队、手术队尽量接近阵地,推行 12 h 内的早期清创术,对骨折伤的治疗有了显著改进,野战外科手术范围有所扩大,改变了换药方法,积极防治创伤休克、创伤感染和并发症;开始采用了输血、输液等技术,对毒剂伤的预防和治疗有了初步的经验。在组织方面,规定了各级组织的任务:连队卫生员主要在火线抢救伤员,进行包扎、止血、固定和搬运,并教育战士学会使用急救包和包扎知识,以便在紧急情况下自救和互救;营救护所前接后送火线上下来的伤员,并进行补充包扎;团救护所对伤员进行初步救治后,除短期可愈者留队治疗外,其他送师或军区医院治疗。

解放战争时期吸取第二次世界大战各国军队卫生勤务的先进经验及战伤救治技术,建立了比较正规的阶梯治疗体系,不断总结战伤救治实践经验,野战外科的救治和组织修复工作得到了较快发展。在理论技术方面,普遍开展了战伤救治新技术的学习与应用,强调了尽早施行以清创为主的初期外科处理,推行了石膏绷带的应用,积极防治破伤风、气性坏疽等特殊感染,采用正确的换药方式,综合防治休克等。《野战救护治疗工作暂行条例》《战伤处理暂行简则》《战伤医疗条例》等相继制订,使我军的战伤救治基本技术向条例化、制度化发展,标志着我军的战伤救治工作提高到了一个新的阶段。在组织方面,制订了《战时卫生勤务条例》《暂行卫生法规》等,进一步健全了连、营、团、师的各级卫勤机构,对各级救治机构的组织与任务、工作原则与要求都做了较明确的规定,使伤病员的救治从火线救护、团绷扎所、师(旅)救护所到纵队(军)医院,形成了统一的既有分工又有连续性的阶梯治疗体系。

新中国成立以后,1952 年军事医学科学院组建了实验外科系,1962 年更名为野战外科研究所,1978 年与第三军医大学第三附属医院合并,划归第三军医大学建制。沈克非、盛志勇等专家为我军实验外科的发展做出了杰出贡献。此外,早期由吴公良、赵连壁教授主编的《野战外科学》对我国战创伤外科和组织修复与再生医学的发展起到了积极的推动和促进作用,之后,王正国院士主编的新版《野战外科学》对继承和发展我军野战外科学起到了重要作用(图 1-23)。野战外科学于 1984 年被批准为硕士学位授权学科,1986 年被批准为博士学位授权学科,1989 年被批准为国家重点学科,1994 年被批准为博士后科研流动站,2005 年被批准为军队"2110 工程"重点建设学科。

新中国成立以来,我军的战伤救治技术在医学科研的支撑下,特别是经过抗美援朝战争和中印边境、珍宝岛、西沙群岛及中越边境等自卫作战的考验,在完善原来救治体制和处理原则的基础上又有了新发展。1982 年,我军将通气与长期沿用的止血、包扎、固定、搬运技术统列为战伤急救五项基本技术;2006 年,在新版战伤救治规则中增加了基础生命支持技术,从而将卫生员初级急救技术扩展为六大技术,并在卫生员原应掌握的技术范围基础上增加了环甲膜穿刺与切开技术和周围血管结扎止血技术。

针对武器、作战理念、作战样式等的变化,我军在核化生武器伤、新概念武器伤、冲击伤、烧伤、挤

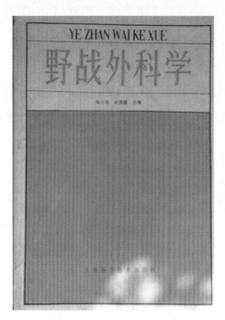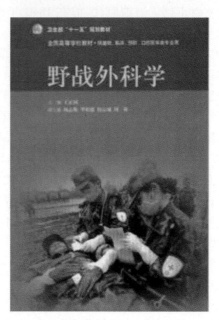

图1-23 我国先后出版的两部《野战外科学》

压伤、特殊环境伤等方面开展了深入的研究,提出了防治原则,极大地提高了我军的战伤救治水平,丰富了野战外科学的内涵。其中,我军对烧伤、冲击伤和核武器损伤等的基础和临床研究处于国际先进水平。1999年,第三军医大学将3个军队重点(开放)实验室组建成"创伤、烧伤与复合伤联合实验室"。2001年创伤、烧伤与复合伤联合实验室作为部门开放重点实验室进入国家重点实验室的评估行列,2003年被国家科技部列入国家重点实验室建设计划,2005年11月通过国家科技部验收,正式成为军队第一个国家重点实验室。2012年8月,第三军医大学联合军事医学科学院、中国人民解放军总医院、中国工程物理研究院等7家军队与地方单位成立了我军首家"战创伤防治协同创新中心"。该中心是由王正国院士领导,以"百千万人才工程"国家级人选和国家杰出青年基金获得者为核心骨干的高水平学术团队,承担了军队历年来战创伤救治的一系列重大研究项目,依托已建成的国家重点学科——野战外科学、烧伤外科学、军事预防医学,以及运行良好的创伤、烧伤与复合伤国家重点实验室,确定了战创伤防治的创新理论,战创伤防治的关键技术,野战卫生装备、战救器材和药物研发,以及战创伤理论、技术及装备、器材、药物的转化等重大研究方向。

特别在创伤组织修复方面,我军科研工作取得丰硕成果。20世纪90年代初,国家自然科学基金第1个重点项目就涉及烧伤和创伤后的创面修复,由上海第二医科大学瑞金医院的史济湘教授和第三军医大学西南医院的黎鳌教授等牵头,重点研究烧伤创面修复的病理生理机制。1999年,创伤医学领域获得国家重大项目"973"计划的资助,首席科学家是王正国院士。之后,蒋建新教授和付小兵院士又先后作为首席科学家承担了国家"973"有关创伤和组织修复与再生的项目。该系列研究在"严重创伤救治与损伤组织修复的基础研究"上取得了突破性进展;围绕提高严重创伤救治水平和损伤组织修复质量两个核心问题,协同攻关,针对与创伤休克缺血缺氧发生有关的血管反应性、通透性和"休克心"展开的系列研究,发现了新的调控靶点;针对神经内分泌、免疫调节细胞、免疫抑制分子的相互调节与控制作用,提出了创伤后免疫功能紊乱的新机制,从遗传背景差异、免疫分子、免疫细胞表型改变等方面,提出了早期发现创伤并发症的系列生物指标,建立了拮抗病原菌感染、增强机体自身抗损伤能力、早期防治创伤并发症的系列综合措施;进一步确证了角质形成细胞存在去分化这一重要生物学现象,并通过接种移植干细胞的方法,培养出类似汗腺的组织结构,解决深度烧伤患者的排汗问题;从临床角度证明长时程亚低温治疗严重脑损伤患者的疗效优于短时程亚低温治疗;建立10余种用于创伤相关研究的转基因、基因敲除(低)小鼠,发现了促进骨折愈合的新靶点,率先提出激活态施万细胞的概念,发现激活态施万细胞更有利于周围神经缺损的修复,为周围神经损伤的治疗提供了新的方法;揭示了创面微环境促进成体干细胞修复作用的调控机制,创建了多种成体干细胞修复损伤组织的关键技术。另外,慢性创面修复、皮肤软组织爆炸伤及海水浸泡伤的损伤机制和防治方法,战创伤面部畸形救治新技术等研究也取得巨大进步。

以面部损伤的修复为例,随着高爆炸武器的广泛使用,颜面战伤比例由第二次世界大战时的3.4%骤增至伊拉克战争时的23%,其修复救治是国际公认的军事医学难题。第四军医大学的科研团队,经过20年的刻苦攻关,形成了自体移植修复——"造脸"、异体移植修复——"换脸"、假体仿真修复——"替脸"、组织再生修复——"长脸"为一体的严重颜面战创伤缺损与畸形的形态修复和功能重建技术体系,这个体系可以满足多种颜面伤情的修复需求。2011年度国家共评出科学技术进步一等奖20项,其中"严重颜面战创伤缺损与畸形的形态修复和功能重建"作为军队专用项目,从众多申报项目中脱颖而出,最终获得国家科学技术进步一等奖。

我国创伤和创伤修复与组织再生领域的学科建设和人才培养也取得快速的发展。人才是学科发展的关键,我国创伤医学不仅人才辈出,而且后继有人。在这里面既有像黎鳌院士、盛志勇院士、程天民院士、王正国院士等为代表的老一代学科的创建者和开拓者,近年来又涌现出一大批创新性强,既立足于本职工作,又具有国际视野的优秀的中青年一代。初步统计表明,担任过中华医学会创伤学分会委员,后来成为两院院士的专家有8位(黎鳌、盛志勇、程天民、黎介寿、王正国、顾玉东、周良辅、付小兵);担任过中华医学会创伤学分会委员或学组委员,或参加过国家"973"创伤和组织修复与再生项目,从事创(烧)伤医学基础研究和临床治疗的国家杰出青年基金获得者共有9位(付小兵、蒋建新、黄跃生、夏照帆、姚咏明、姜保国、刘良明、陈林、赵敏)。解放军总医院的"组织修复与再生医学"创新群体于2011年获得国家自然科学基金创新群体资助,标志着该群体的整体水平获得国家的认可。"十一五"期间,第四军医大学西京医院整形外科和第二军医大学长海医院整形外科先后成为全军整形外科研究所和整形外科中心,3所军医大学的整形外科均已进入国家重点学科行列。在国际创伤修复领域,2008年,在加拿大的多伦多,付小兵院士因"在组织修复和再生领域的重要发现以及这些发现对临床治疗的推动作用"相关研究获得第三届国际创伤愈合大会颁发的"国际创伤愈合研究终身成就奖"。

在几十年的发展历程中,我军野战外科学从无到有、从弱到强,为我军战伤后组织修复的研究与临床救治提供了理论支撑和技术服务,维护了部队广大指战员的生命健康,提高了部队战斗力,为国防卫生事业做出了极大的贡献。但我国战创伤救治体系仍然与国外最先进的救治体系有较大的差距。今后我们应进一步健全医疗急救网络,急救组织、急救人员、医疗设备、交通工具和通信器材等要做到规范化,特别是要强化现场急救和运输途中救治,努力做到院前急救和院内救治一条龙。

三、未来战创伤后组织修复与再生医学的发展方向

在医学科学技术突飞猛进、新军事变革方兴未艾、军事斗争卫勤准备紧锣密鼓的新形势下,野战外科学中创伤救治与创伤后的组织修复面临的严峻挑战,同时也是重大机遇。广大野战外科工作者使命崇高,任重道远,期待着他们书写新的篇章。

拓展武器创伤学的研究领域。未来的战争,新型杀伤武器种类和杀伤因素增多,会使非火器性战伤所占的比例增加,空袭和反空袭的非直接接触的战争形式也会增多。因此,首先要对各种新的杀伤武器的致伤效应及致伤机制进行研究。其次,要加强对爆炸性武器伤的研究。从近年发生的局部战争看,爆炸性武器正逐步成为现代战争中的主要杀伤武器。爆炸性武器不仅杀伤威力大,而且其致伤因素是多方面的,所造成的伤害具有多发伤、多部位伤、复合伤、重伤多等特点。预测在未来的高科技局部战争条件下,战伤可能出现以下几个特点。①冲击伤增多:随着高爆炸武器和燃烧空气炸弹的应用,冲击波将在杀伤因素中扮演更重要的角色,如敌方使用战术核武器强冲击波弹,则冲击波的杀伤作用更为突出,由此造成的冲击伤将会更多、更严重。②机械伤和多发伤增多:强冲击波作用,可造成大批房屋倒塌、工事被摧毁,建筑物被破坏后的砖石、木块等又可以继发投射物的形式击中人体,由此会出现许多挤压伤等机械伤和多发伤伤员。③烧伤增多:建筑物、树林等被炸弹等击中后常引起大火,如敌方使用燃烧性武器、反坦克武器或燃料空气炸弹,则更易招致火灾,在这种情况下,烧伤必然

会增多。④复合伤增多:两种或两种以上的杀伤因素同时或相继作用于人体而造成的损伤叫复合伤。在未来战争中,不同致伤因素的武器可能会同时使用,同一种武器有时也可能有多种杀伤因素,因而复合伤的数量会增多,因此,应加强对爆炸性武器致伤特点和救治的研究,特别是冲、烧、破片与挤压伤复合效应的研究。如果使用了战术核武器,还可能发生放射性复合伤。⑤精神创伤增多:由于战争的突发性和残酷性,一些缺少战争经验的人员,特别是心理和精神稳定性较差的年轻军人,易发生因巨大精神压力而造成的战斗应激症,如果同时有其他战伤,其病情则会更重。⑥其他新武器伤:以往战场上从未见过的激光伤、微波损伤、次声损伤等,在某些特定的局部战争条件下可能发生。依据以上这些特点,在组织修复基础与临床研究重点上应加以调整,加强对特殊环境条件下的战伤研究。在高寒、高热、高原、海上等条件下,各种战伤的伤情特点与救治明显不同。

尽管致伤因素多种多样,且创伤可发生在身体各个部位,但经历任何一种战创伤后,机体全身反应和损伤组织的修复都有共同规律。加强战创伤基础研究,阐明这些共性问题,对于指导各种战创伤早期救治以及后期的组织修复具有重要意义。在死亡的战创伤患者中,除重要生命器官直接受到严重损伤而立即致死外,至少 50% 是死于伤后并发症。多数组织受损后在结构上能够修复,但功能修复都很差,如大面积烧伤创面虽然愈合,但有大量瘢痕形成,特别是缺乏皮肤附件,故仍遗留严重残疾。因此,只有进一步加强战创伤医学的基础研究,才能更好地提高战创伤的救治水平。

伤后早期全身损害、内脏并发症和损伤组织修复是各类战创伤的共性问题,探明其基本规律,可指导各类创伤的救治。①重视创伤感染发生机制与防治研究。创伤感染主要为寄生在体内的常驻菌及其毒素移位到体内所致的内源性感染。严重创伤时机体免疫功能下降、黏膜屏障机械受损、体内菌群失调,是导致创伤后内源性感染发生的重要机制。②关注严重创伤早期神经、内分泌、免疫反应与创伤后并发症发生发展的内在联系,探讨损伤性和抗损伤性反应间的相互作用关系。严重创伤时,不仅损伤性反应很重,机体抗损伤反应或内源性保护机制也明显减弱,两者的严重失衡是导致创伤后进一步损害的重要基础。③深刻认识组织再生与修复的机制,内容包括:创伤修复细胞、胞外基质生物学行为变化及其对组织修复结局的影响,各种修复细胞、生长因子、创面微环境在创伤愈合过程中的作用;结合发育学、比较生物学的相关研究,对组织的瘢痕愈合、延迟愈合有新的认识。④重视骨骼、周围神经和中枢神经等组织的修复研究:一方面研究这些组织受损后自身再生修复的规律或细胞和分子基础,以及影响其再生修复的因素;另一方面探讨人为促进这些组织修复的措施,主要是各种生物(重组生长因子等)、物理(光、电磁场刺激等)因素的促愈作用。⑤研究高新生物技术在创伤修复和组织再生中的应用,主要是组织工程和干细胞方面的研究。组织工程是创伤修复领域的一项新技术,在研制与开发生物相容性更好的新型组织代用品和充填剂,利用组织工程原理与技术构建组织工程化组织与器官,异体(种)复合组织移植的临床探索和基础研究等方面,虽与临床应用有很大差距,但初步显示出其广阔的应用前景。

总之,重视战创伤后损伤组织修复与再生的研究对提高战创伤救治水平、增强部队士气具有重要意义,在军事医学中的地位无可替代。

(张　斌　程　飚　付小兵)

第三节　战创伤修复和组织再生的概念

一、概　述

创伤是一个古老的医学问题,同时又是一个新近值得关注的社会问题。国外资料显示,在爆炸和地震所造成的伤员中,有皮肤软组织损伤者占 50% 以上。随着社会生产力的发展、工业化水平的提高和医疗保健条件的改善,创伤的发生率不仅没有下降,反而持续上升,不论在发达国家还是发展中国家,创伤已成为导致死亡的主要原因之一。

创伤不论大小,均存在着组织修复的问题。传统对创伤修复的认识主要停留在大体以及细胞水平,这主要是基于不同时代人们的认识水平,以及当时的研究手段所限。从 20 世纪 80 年代开始,科技的发展已使人们有能力和条件在分子与基因水平上重新认识创伤修复的基本过程,从而为进一步的基础理论研究和临床治疗打下了良好的基础。

一般来讲,创伤本身即启动修复过程。创伤后组织修复从凝血开始,由许多细胞、胞外基质和调节因子相互协作共同参与完成。最初,血小板、中性粒细胞和巨噬细胞等大量进入创伤区,以清除受损组织和污染的微生物,其中血小板和巨噬细胞还分泌一些与成纤维细胞和内皮细胞有关的生长因子。接着成纤维细胞和内皮细胞逐渐取代受损基质。同时,角质形成细胞也从创缘向内生长,直至覆盖伤口。因此,创伤修复的快慢取决于上述细胞进入伤口并在此增生的速度,而细胞的进入和增生又依赖于趋化因子和生长因子的调节作用。

趋化因子通常是肽类、蛋白质或蛋白质片断,它可引起细胞向一定方向移动,如从低浓度向高浓度方向移动。细胞对趋化因子的反应取决于其拥有的相应生长因子受体的数目。不同细胞对不同的趋化因子有不同的反应。趋化因子产生于凝血过程,聚集的血小板是其主要来源。因此,有些能减少循环血小板数量的细胞毒性药物,同时也会影响到创伤愈合过程,如抗巨噬细胞抗体。另外,巨噬细胞、成纤维细胞和内皮细胞本身也会产生一些趋化因子和分裂因子。

生长因子也是蛋白质或肽类,它们单独或几种生长因子协同作用,诱导 DNA 的合成和细胞分裂。目前已发现的生长因子有几十种乃至上百种,但研究较多且能为基础和临床所用的不过 10 余种,其代表性的因子有血小板衍生生长因子(platelet derived growth factor,PDGF)、酸性或碱性成纤维细胞生长因子(fibroblast growth factor,FGF)、表皮生长因子(epidermal growth factor,EGF)、转化生长因子(transforming growth factor,TGF)以及胰岛素样生长因子(insulin-like growth factor,IGF)等。它们主要通过自分泌、旁分泌等机制参与创伤修复。在低浓度条件下,细胞对生长因子的反应性取决于细胞上是否存在相应生长因子受体,如 PDGF 只对成纤维细胞起作用,而 FGF 对成纤维细胞和内皮细胞均有作用。需要指出的是,某些生长因子也有趋化作用,这种双重作用对创伤愈合具有特别的意义。因此,有时也将它们称为分裂趋化因子。在创伤愈合早期的细胞间作用就需要这种双重作用的因子,而在后期,如 DNA 合成时,就不再需要趋化作用的存在。研究证实,这些生长因子在治疗中均能表现出明显的效果,且无明显的不良反应。生长因子的基础研究和临床应用,目前正处于积极的发展阶段。尽管以生长因子为代表的基因工程药物应用于创面治疗已经显示出独特的效果,但其仍然只是促进修复的方式之一,不能代替清创、抗感染及植皮术等基本治疗手段。因此,生长因子的应用只有在外科治疗的基础上,才能更好地发挥作用。生长因子对创面的修复仍为瘢痕修复,缺乏汗腺、皮脂腺以及毛囊等结构,甚至神经末梢。这些在愈合组织功能的恢复和重建上的缺陷,以及局部创面应用生长因子可能带来的不良反应,生长因子之间及与创面之间的调控关系等问题,是目前关注和研究的重点。

在创伤部位加入某些组织内提取的物质来促进其愈合已有相当长的历史。20 余年来,随着对生长因子研究的深入,特别是基因工程技术的发展,人们能在体外大量生产该类基因工程产品,已有许多利用生长因子促进急慢性创面愈合的报道。但也有一部分人认为,局部加入生长因子后受创面环境(包括酶类、盐类以及污染等)影响,其有效浓度难以维持,往往需要给予大剂量的生长因子。为了解决这一难题,目前试图采用转基因方法。这种方法是利用基因枪、微种植等技术,将目的基因通过体内法和体外法转入待愈合部位,使促修复的因子能在创伤部位持续产生。但其安全性及方法学上的问题没有完全解决,故这种方法尚不具有实用性,局部应用生长因子的安全性及长期效应仍是人们关注的重点。富含血小板血浆(platelet-rich plasma,PRP)是含有超过生理浓度数倍血小板的血浆,主要通过释放多种高浓度的生长因子(如 PDGF、FGF、TGF、IGF 等)发挥修复作用。利用 PRP 修复创面成为近年研究的重点,具有比较肯定的效果,是促进创面愈合的新疗法之一。

瘢痕张力大小取决于胶原的合成和沉积。后者与成纤维细胞数量有关,还与伤口氧张力、维生素水平和营养状况有关。生长因子通过增强细胞分裂来促进胶原的合成,大多数生长因子同时还促进胶原酶的产生,从而使胶原降解加强。然而,TGF-β 虽然也促进胶原合成,但它同时又抑制胶原降解。因此,人们认为 TGF-β 可能与某些纤维化疾病的发生有关。

随着人民生活水平的日益提高,过去那种以最终达到创面解剖修复为目标的修复模式已难以适应人们的需要,特别是大面积烧创伤患者,瘢痕修复的创面由于没有汗腺与毛囊,患者不仅从生理上难以适应环境的变化,而且心理上也不能回归社会。因此,创面从解剖修复到功能修复的转变正日益受到人们的关注。

可以预言,严重创伤和疾病导致的重要内脏器官损伤与修复将成为人们下一步研究的另一项重点:一方面是缺血再灌注所致重要脏器损伤后的主动修复;另一方面是一些疾病所致脏器损伤后的过度修复,即纤维化的防治等。随着研究的深入,这两方面的问题都有望获得解决。对于已衰竭器官采用人造的功能器官进行置换也是人们正在努力的方向。

干细胞技术、克隆技术以及组织工程技术等,有的本身就是创伤修复与组织再生的研究内容,有的则是为创伤修复与组织再生研究提供基础和条件。它们是 21 世纪创伤修复研究的重要内容,应当加以重视。医学工作者应当与从事生物学、组织工程以及材料学方面的专家密切配合,共同攻关,只有多学科的协作才有可能获得突破。

高科技局部战争的最大特点就是突发和快速推进,官兵们若不能在短时间内迅速适应战场环境或高科技武器装备的威慑,就可能出现一系列心理障碍甚至心理崩溃。加强战场应激和精神病症的防治研究是近年来关注的重点。我军在军事心理训练上还存在着部分盲区,对于战场应激和精神病症,以及它们对创伤修复能力的影响还缺少深入系统的研究,故须进一步加强。

二、战创伤修复基本概念

1. 创伤 经典的创伤(trauma)概念是指机体遭受机械力的打击后造成的局部组织破坏和可能发生的全身反应。它包括挤压伤、切割伤、火器伤以及烧伤等。近年来,随着人口老龄化以及糖尿病等代谢性疾病的不断增加,由疾病导致的创面也日益增多。因此,以现代眼光来看,这些由疾病并发症所致的创面也当归入创伤之列。

2. 战伤 战伤(war injury)是指作战过程中,由杀伤性武器直接或间接造成的各种机体损伤。与一般创伤相比,战伤的特点是伤类多、伤情复杂及伤口污染严重。不同时期的战伤定义有一定差别。如 1997 年出版的《军事医学辞典》将战伤定义为敌对双方在战斗中由武器直接或间接造成的创伤。由于现代战争前后方界线已经比较模糊,以往的战伤概念不能科学涵盖现代战伤的范围。如上述定义中所指的"战斗中"太局限,在远离前线的后方人员也可能受到导弹、飞机轰炸等袭击,此时所受武器创伤也应归于战伤;有的武器所致损伤也不能明确归为创伤,如毒剂伤等,定义为损伤更为准确;有的因素并不直接造成人员伤害,仅影响人员损伤的程度及伤势的发展变化。经过多年努力,我国军标《战伤分类及判断准则》已正式批准执行,新的战伤分类将战伤定义为:在战斗环境中,由武器直接或间接造成的损伤,以及战场环境因素直接造成的损伤。此定义包括了两个重要方面:一是指在战斗环境中,无论是前线还是后方,由武器直接或间接造成的损伤,既包括武器造成的创伤,也包括一些特殊武器导致的损伤;二是指在战斗环境中,由战场环境因素直接造成的损伤,如战斗环境下发生的冻伤等直接导致的损伤,但不包括高原环境及海水浸泡等环境因素影响造成的损伤。另外,一些与武器无关因素所致的损伤,如操作意外事故和自然塌方等所致损伤,也不应归于战伤范畴。

三、战创伤愈合中涉及的概念

组织修复或创伤愈合是指外伤或其他疾病过程造成组织缺损(如伤口、创面等)后,局部组织通过增生或再生方式来进行修补的一系列复杂的病理生理过程,本质上它是生物在长期进化过程中所获得的一种保护与更新方式的具体表现。目前在创伤领域,组织修复与愈合是一个混用的名字,并无人刻意将其区分。但从内容上来讲,愈合强调组织修复(愈合)发生时自身一系列的病理生理过程,而修复的含义则更广些,除这些基本的病理生理过程外,还包括许多在处理创面过程中的人工技巧等,如对缺损创面采用手术方式修补的方法等。不同组织遭受创伤后都有各自的修复特征与规律,软组织特别是体表软组织创伤后的修复过程与规律最具代表性,是目前研究最多的一类组织修复形式。

1.**创面愈合**　创面愈合(wound healing)概念主要强调机体自身参与组织修复的能动过程。它是指由于致伤因子的作用造成组织缺失后,局部组织通过再生(regeneration)、修复(repair)、重建(reconstruction),进行修补的一系列病理生理过程。创面愈合本质上是机体对各种有害因素作用所致的组织细胞损伤的一种固有的防御性、适应性反应。这种再生修复表现在丧失组织结构的恢复上,也能不同程度地恢复其功能。丢失的组织细胞的修复可以是原来组织细胞的"完全复原",也称之为"再生";也可以是由非特异性的结缔组织增生来替代原有的组织细胞,形成"不完全复原",也称之为"修复"。不过,这两种不同的结果,其过程却是相同的。

2.**炎症浸润**(inflammatory infiltration)　一旦组织损伤,愈合的启动阶段即开始,创面愈合第一阶段就是局部炎症反应。局部炎症反应由多种炎症介质介导。炎症细胞和炎症介质引起的炎症反应不仅为清除坏死组织和异物所必需,而且同时启动和调控创面修复。炎症反应表现为血管通透性增加,血液中中性粒细胞、单核-巨噬细胞、淋巴细胞等炎症细胞在趋化因子作用下游走至创面。组织损伤激活 Hagemen 因子(XII因子),启动外源性凝血,血小板 α 颗粒释放血小板衍化生长因子(PDGF),吸引中性粒细胞和单核细胞向创面部位迁移,这一趋化过程由 PDGF 通过前列腺素类物质 PGI_2 和 PGE_2 所致,这些前列腺素类物质也是强烈的血管舒张剂,可造成局部充血。补体 C_3 和 C_5 被活化,C_{3a} 和 C_{5a} 增加血管通透性和刺激肥大细胞、嗜碱性细胞释放组胺。C_{3a} 和 C_{5a} 又是重要的中性粒细胞趋化因子。早期炎症反应启动创面愈合,但持续、过度的炎症反应有害,中性粒细胞释放损害组织的蛋白酶、活性氧和 OH 补体形成攻击复合物膜。中性粒细胞介导的损伤可引起组织进行性损害,导致创面加深。

3.**肉芽组织**　肉芽组织(granulation tissue)也被称为"暂时的、原始的组织或器官",指由毛细血管、成纤维细胞以及细胞外基质等构成的幼稚结缔组织。肉眼观察呈鲜红色、颗粒状,富于血管,质地柔软,触之易出血。它是严重创伤或溃疡创面组织修复的主要成分。镜下观察,可见大量由内皮细胞增生形成的实性细胞索及扩张的毛细血管,向创面垂直生长,并以小动脉为轴心,在周围形成袢状弯曲的毛细血管网。在毛细血管周围有许多新生的成纤维细胞,此外常有大量渗出液及炎症细胞。炎症细胞中常以巨噬细胞为主,也有多少不等的中性粒细胞及淋巴细胞。巨噬细胞能分泌 PDGF、FGF、TGF-β、IL-1 及 TNF,加上创面凝血时血小板释放的 PDGF,进一步刺激成纤维细胞及毛细血管增生。巨噬细胞及中性粒细胞能吞噬细菌及组织碎片,这些细胞破坏后释放出各种蛋白水解酶,能分解坏死组织及纤维蛋白。肉芽组织中毛细血管内皮细胞亦有吞噬能力,并有强的纤维蛋白溶解作用。肉芽组织中一些成纤维细胞的胞质中含有细肌丝,有收缩功能,因此这些成纤维细胞应称为肌成纤维细胞(myofibroblast)。肌成纤维细胞产生基质及胶原,其早期基质较多,以后胶原则越来越多。肉芽组织在组织损伤修复过程中有以下重要作用:①抗感染,保护创面;②填补创口及其他组织缺损;③机化(organization)或包裹(encapsulation)坏死、血栓、炎症渗出物及其他异物。机化是指由新生的肉芽组织吸收并取代各种失活组织或其他异物的过程。最后肉芽组织成熟,转变为纤维瘢痕组织。包裹是一种不完全的机化,即在失活组织或异物不能完全被机化时,在其周围增生的肉芽组织成熟为纤维结缔组织形成包膜,将其与正常组织隔离开。

4.**伤口收缩**　在受创后 2~3 d,伤口边缘的皮肤和皮下组织向伤口的中心移动,使伤口不断缩小。这种伤口收缩(wound contraction)一般持续 14 d 左右,收缩的意义在于不断缩小创面。伤口收缩由伤口边缘增生的肌成纤维细胞不断牵拉引起,而与胶原纤维的合成无关,因为伤口收缩的时间正好是肌成纤维细胞的增生时间。不同的伤口部位、大小和形状引起的伤口收缩程度不同,据试验研究,伤口收缩最大可使伤口缩小80%。机体分泌的5-羟色胺、血管紧张素和去甲肾上腺素能促进伤口的收缩,而糖皮质激素和平滑肌收缩拮抗剂则能抑制伤口的收缩,抑制胶原的合成对伤口收缩没有影响,此期植皮可使伤口收缩停止。

5.**瘢痕与挛缩**　瘢痕组织(scar tissue)的形成是肉芽组织逐渐纤维化的过程。此时网状纤维及胶原纤维越来越多,网状纤维胶原化,胶原纤维变粗,与此同时成纤维细胞越来越少,少量剩下者转变为纤维细胞;间质中液体逐渐被吸收,中性粒细胞、巨噬细胞、淋巴细胞和浆细胞先后消失;毛细血管闭合、退化、消失,留下很少的小动脉及小静脉。这样,肉芽组织乃转变成主要由胶原纤维组成的血管稀少的瘢痕组织,肉眼呈白色,质地坚韧。瘢痕形成后瘢痕本身仍在缓慢变化,常发生玻璃样变。有的瘢痕则发生瘢痕挛缩,这种现象不同于创口的早期收缩,它是瘢痕后期因水分显著减少所引起的体积变小,有人认为这也与肌成纤维细胞持续增生以致瘢痕中有过多的肌成纤维细胞有关。由于瘢痕坚韧又缺乏弹性,加上瘢痕收缩可引起器官变形及功能障碍,如在消化道、泌尿道等腔室器官则引起管腔狭窄,在关节附近则引起运动障碍。一般情况下,瘢痕中的胶原还会逐渐被分解、吸收,以至改建,因此瘢痕会缓慢地变小变软。偶尔也有的瘢痕胶原形成过多,成为大而不规则的隆起硬块,这些具有浸润特征的硬块被称为瘢痕疙瘩(keloid)。

挛缩(contracture)是大的伤口内组织丢失的过程,而且正常组织内迁移减少。从成纤维细胞转变的肌纤维细胞,具有平滑肌细胞及成纤维细胞两种特性。其表现为形成黏结(由于有肌动球蛋白)并挛缩(肌纤维中发现有收缩性的蛋白)。挛缩开始于第 5 天。在肉芽发生与上皮形成的结合中,能够彻底封闭伤口。如果组织损失太大,收缩(挛缩)关闭缺损,伤口呈慢性开放或单独由上皮组织覆盖。这样修复后发生挛缩的伤口,需要外科手术处理,以减轻挛缩、缺损。

6. 再上皮化(re-epithelialization) 上皮的形成主要是经过伤口角质形成细胞移行,以保护脱水及防止感染。角质形成细胞经有丝分裂增生并开始从伤口缘向伤口的中心移行。受损伤以后的 12 h 内,伤口损失的皮肤就开始上皮形成。24 h 后缝合的伤口具有牢固的防渗功能。深部伤口在上皮覆盖移行前要求有胶原蛋白形成及肉芽组织形成。角质形成细胞以自身的分类向前移动,直至像一纸张似的上皮覆盖着伤口。毛囊上皮同样如此,如果伤口中心有滤泡出现,上皮围绕滤泡再生长并形成粉红色上皮组织岛,上皮组织岛又相互移行,与其他上皮组织相接后停止有丝分裂。伤口被上皮覆盖后可防止液体再丢失及细菌入侵,新生而完整的上皮有良好的保护功能。

7. 组织重塑 伤后约 21 d 开始组织重塑(tissue remodeling)。在这期间,成纤维细胞数减少,而胶原蛋白继续黏着,改变了模型,形成瘢痕,表现成熟体征明显。瘢痕变成猩红色约 4 个月,然后逐渐褪去红色,最后变成银白色。再塑形期前,产生大量的胶原蛋白,并不断增加纤维强度直至充分稳固。在此基础上,瘢痕继续通过增加胶原蛋白分子之间的交叉来再塑形而增大强度。成纤维细胞迁移并与绷紧的条纹平行重新组合。伤口内液体丢失时,不断压缩胶原蛋白并黏着绷紧,因而使伤口更牢固。

四、修复与修复"失控"

(一)修复

修复(repair)是指外伤或其他疾病过程造成组织缺损后,由机体局部组织通过增生或再生等方式主动修复创面或通过人工干预影响创面修复作用的一系列病理生理学过程,如通过手术技巧转移皮瓣来修复创面等。该概念既包括了生物体自身的愈合过程,同时也包括了人为因素对创伤愈合的影响。修复分为两种:由周围同种细胞来修复的称为再生,由纤维结缔组织来修复的称为纤维修复。

(二)修复"失控"

修复"失控"是一个有待进一步明确的学术概念。从理论上讲,生物体生长、发育以及修复是一个有序的生物学过程,组织受损后受创局部创面均应达到解剖与功能的完全康复。但在人体出生后这一目标往往难以达到。目前,我们把由于某种原因导致创面经久不愈(难以愈合),或修复过度形成增生性瘢痕或瘢痕疙瘩的修复结局称为修复"失控"。

(三)瘢痕组织

瘢痕组织主要由胶原和成纤维细胞构成。在创面缺损小、创缘整齐、无感染以及对合良好的创面,瘢痕组织如画线样,不明显,对功能无影响;而在缺损大、创缘对合不整齐或伴有感染的创面,往往瘢痕形成大,常高出于创面,不仅影响组织功能,而且还影响外观。根据组织病理学可将瘢痕组织分成正常瘢痕和病理性瘢痕。一般的皮肤伤痕在数周内逐渐愈合,可能出现红肿以及硬化的情况,但在半年到两年内会自动消退,留下颜色较暗的正常瘢痕。病理性瘢痕又可分为增生性瘢痕和瘢痕疙瘩。这两种病理性瘢痕在形态、病理学改变及生物学行为上存在差异,且治疗方法迥然不同。

1. 瘢痕组织的作用及影响

(1)对机体有利的一面 瘢痕组织的形成,可将损伤的创口或缺损的组织长期牢固地连接起来,并能保持组织器官的完整性及坚固性。

(2)对机体的不利影响 ①由于瘢痕组织弹性较差,抗拉力的强度弱,如局部承受过大的压力,可使愈合的瘢痕组织向外膨出,如腹壁瘢痕处因腹压增大可形成腹壁疝,心肌梗死形成的瘢痕向外凸出则形成室壁瘤。②瘢痕组织可发生收缩,导致有腔器官管腔狭窄、关节活动障碍、器官粘连或硬化等。③少数患者瘢痕组织过度增生形成隆起的斑块,称为瘢痕疙瘩。经过较长一段时间后,瘢痕组织内的胶原纤维在胶原酶的作用下,分解吸收,使瘢痕缩小、变软。胶原酶主要来自巨噬细胞、中性粒细胞和成纤维细胞等。④一些瘢痕组织,因愈合质量不佳,某些因素下可发生破溃,形成瘢痕性溃疡,其中部分可发生恶性癌变,如马乔林溃疡(Marjolin ulcer)。

2. 增生性瘢痕 增生性瘢痕(hyperplastic scar,HS)也称肥厚性瘢痕,多发于损伤深度仅及真皮的创伤。增生性瘢痕与正常瘢痕的病理组织差别仅在于其瘢痕深部的胶原纤维增厚,表现为排列不规则,或呈波浪形,或缠绕成绳索状。增生性瘢痕多发生于深度烧伤的创面愈合后。三度烧伤创面植皮后在皮片四周缝合处也常见网状增生性瘢痕。另外,最常见的切口经缝合后的切口瘢痕也属于这一种。增生性瘢痕表现为表面凸出,外形不规则,高低不平,潮红充血,质实韧,有灼痛及瘙痒感。增生过度的瘢痕高出创面,但仍仅限于创面局部。瘢痕生成后的两年时间中会有较明显的萎缩和变淡现象。

3. 瘢痕疙瘩 瘢痕疙瘩(keloid)是指增生过度的瘢痕超出创区本身而向周围皮肤扩展。有色人种(尤其是黑色与黄色人种)发生率较高。皮肤伤痕在愈合过程中持续增生并且向周围扩散,似脚足或者蝴蝶形状,质硬,有时伴有疼痛感,这些瘢痕通常被称为瘢痕疙瘩。瘢痕疙瘩常见于前胸、肩胛、耳垂以及上臂,且以女性发病率为高。容易出现瘢痕疙瘩的人的体质称为瘢痕体质。瘢痕疙瘩中的血管周围常见一些肥大细胞,故有人认为,持续局部炎症及低氧,促进肥大细胞分泌多种生长因子,使肉芽组织过度生长,因而形成瘢痕疙瘩。目前研究发现,瘢痕疙瘩的病因及发病机制与诸多因素相关,其中有细胞因子综合作用和细胞外基质胶原代谢障碍,核转录因子(NF)-κB信号转导通路在皮肤生理中的作用,家族遗传性因素等。唯有对瘢痕疙瘩的发病机制有更明确的认识,才可能为临床瘢痕疙瘩的治疗提供依据,带来突破。

4. 溃疡 溃疡(ulcer)又称慢性创面(chronic wound),国际伤口愈合学会对于慢性创面的定义为:无法通过正常有序而及时的修复达到解剖和功能上完整状态的创面。这些创面常延迟愈合甚至不愈合,存在特定病因,如糖尿病、缺血、压力等。临床上,慢性创面指各种原因形成的创面经1或3个月(时间并非完全绝对)以上治疗未能愈合,也无愈合倾向者,其原因涵盖创面大小、病因、个体一般健康状况等多种。

5. 其他 还有一类特殊的瘢痕,也称不稳定性瘢痕,可发生溃疡变,甚至转为恶性。广义上,这类疾病也称瘢痕癌、马乔林溃疡,由法国外科医生马乔林于1928年首先提出。

五、代偿与改建

1. 代偿 代偿(compensation)是指某器官、组织的结构遭受破坏,代谢和功能发生障碍时,由该器官、组织正常部分或别的器官、组织来代替、补偿的过程。代偿主要有以下3种:代谢代偿、功能代偿、结构代偿。①代谢代偿,是指在疾病过程中体内出现以物质代谢改变为其主要表现形式,以适应机体新情况的一种代偿,如三大营养物质代谢加强或减慢;②功能代偿,是指机体通过器官功能的增强来补偿病变器官的功能障碍和损伤的一种代偿形式;③结构代偿,是指机体在功能加强的基础上,伴发形态结构的改变来实现代偿,主要表现为器官、组织的实质细胞体积增大(肥大)或数量增多,或两者同时发生。结构代偿分为生理性肥大、病理性肥大 2 种。

2. 改建 改建(remodeling)是指器官、组织的功能负担发生改变后,为适应新的功能需要,其形态结构发生相应变化。它主要分为 3 种,即血管的改建、骨组织的改建、结缔组织的改建。在伤口愈合过程中,也称成熟和重建(maturation and remodeling),是伤口愈合后,胶原蛋白沉积以有序的方式逐渐形成一个稳定的网格体系。

六、创伤修复涉及的新概念

1. 生长因子 生长因子(growth factor,GF)是指广泛存在于生物体内的,对生物的生长、发育具有调节作用的多肽或蛋白质,如与创伤修复和组织再生密切相关的表皮生长因子(EGF)、成纤维细胞生长因子(fibroblast growth factor,FGF),以及血小板衍生生长因子(PDGF)等。生长因子也称生长激素。生长因子是 30 余年来医学和分子生物学研究的一个重要领域,也是现代医学研究中具有里程碑意义的重大收获之一,1986 年生物学家 Levi-Montalcini 和生物化学家 Cohen 就因研究神经生长因子(nerve growth factor,NGF)而获得诺贝尔生理学或医学奖。至今发现的能促进细胞生长分化的生长因子约有50 种。细胞表面有大量生长因子的受体。GF 受体的本质是糖蛋白或单纯的膜蛋白,分子量为130 000~170 000,其组成一般分 3 个部分:①细胞外部的配体亲和部位;②细胞内部的酪氨酸激酶结合部位;③细胞膜的连接部位。

各种生长因子与其相应受体结合后可能通过下述 3 种方式发生作用:①GF 细胞内移行。GF 与受体结合后,细胞将之内吞,形成受体粒(receptosome),受体粒对细胞核发生作用而引起效应。②酪氨酸磷酸化。GF 与受体结合后直接引起此过程而发生效应。③通过第二信使 cAMP 和 cGMP 的介导作用。GF 与受体结合后,使 cAMP 等的浓度提高而引起效应。

2. 细胞因子 细胞因子(cytokine)为一组激素样的调节分子,人体内含量极微,在皮克(picogram,pg)水平即可发挥作用,主要以自分泌和旁分泌的方式作用于局部,即作用于分泌细胞自身或邻近的组织细胞。过去按其来源分为淋巴因子和单核细胞因子。近年来研究发现,不少细胞因子可由不同类型的细胞(免疫细胞和非免疫细胞)产生。为避免混淆,现更多地用细胞因子(cytokine)这一名称。细胞因子是通过与靶细胞上相应的受体结合把信号传送到细胞内,进而产生生物学效应的。许多不同的细胞因子可作用于同一靶细胞,介导出相同或相似的作用,而同一种细胞因子又可作用于不同的靶细胞,产生不同的效应。比如白细胞介素-1(interleukin,IL-1)除了可以调节免疫系统外,还可以作用于下丘脑-垂体-肾上腺轴(HPA)的不同位点,产生神经内分泌效应。不同的细胞因子之间形成网络,相互调节产生和发挥效应。细胞因子除了受免疫系统的调控外,同时还受神经内分泌系统的调节。细胞因子大体可分成干扰素(interferon,IFN)、白细胞介素(interleukin,IL)、集落刺激因子(colony stimulating factor,CSF)、肿瘤坏死因子(tumor necrosis factor,TNF)和转化生长因子(transforming growth factor,TGF)5 组。

3. 基因治疗 基因治疗(gene therapy)是指应用基因技术将特定的外源基因导入细胞内并使其获得表达,从而获得或增强其特定的功能而达到治疗目的的方法。长久以来,皮肤是最适合进行基因治疗的器官之一。大量研究已证实,在创伤愈合过程中,选择具有一定调控作用的治疗性基因,通过基因转染技术将其导入细胞,可以促进创伤的修复。制约临床应用的问题主要包括安全性、转染效率及经济实用性等。同时,经体外分离、培养细胞,然后将目的基因导入,再回植到创面上的体外转染方法需要较长的准备时间。因此,探索安全、有效的体内转染方法也是目前研究的一个重要方向。此外,由于创面愈合是一个多因素调控的过程,寄希望于通过单一基因转染实现改善创面愈合进程的愿望也是不符合实际的。多种生长因子综合治疗的基因治疗方式,应能更有效调节创面的微环境,从而最大限度地发挥它们的生物学效应。利用细胞因子基因疗法、细胞凋亡基因调控、自杀基因等治疗病理性瘢痕也是创伤修复中的重要方向。

4. 细胞治疗 细胞治疗(cell therapy)也称活细胞治疗(live cell therapy),包括用活细胞修复损伤的组织。细胞治疗已有数百年历史,可追溯到 1493 年,细胞治疗的概念由菲律宾学者 Auredus Paracelsus 首次提出。1912 年德国医生将细胞治疗第一次用于"小儿胸腺功能减退和甲状腺功能低下",瑞士的代保罗·尼汉斯(Daul Niehans,1882—1971 年)是用细胞治疗使皮肤年轻化的著名医师,被称为"细胞治疗之父"。细胞治疗可分为两类:①细胞代替治疗(成纤维细胞、软骨细胞、色素细胞、角质形成细胞、成骨细胞、骨骼肌细胞、巨噬细胞、肾角质形成细胞、膀胱细胞);②细胞刺激治疗(细胞再生和再生医学)。创伤修复过程中,这两类都被应用。细胞治疗最早用于创面治疗是在 1975 年,Green 用含培养的角质形成细胞的复合表皮治疗烧伤创面。

5. 干细胞(stem cell) 一般的概念是指机体存在的那些能自我更新和产生出一种乃至多种具有特殊功能的未分化和非特异性的细胞。根据其发育阶段可分为胚胎干细胞和成体干细胞,根据其分化潜能的大小又可以分为全能干细胞(totipotent stem cell)、多能干细胞(pluripotent stem cell)和专能干细胞(special stem cell)。随着组织工程技术的不断发展和人类对干细胞的认识不断加深,干细胞在疾病治疗中的作用越来越受到人们的重视。理论上讲,当机体的任何组织、器官受到损伤后,干细胞都可以修复,甚至替代丧失功能的组织和器官。应用自身干细胞替代丧失功能的组织、器官,最大的优势就是来源充足,取材比较方便,而且可以避免外来移植器官带来的免疫排斥问题以及一系列的慢性综合征。

6. 组织工程 组织工程(tissue engineering,TE)最初是用来描述体外构建组织或器官的有关理论和技术,现在它的内涵在不断扩大,凡是能引导组织再生的各种方法和技术均被列入组织工程范畴。组织工程被认为是继细胞生物学和分子生物学之后,生命科学发展史上一个新的里程碑和一场意义深远的医学革命。它的科学意义不仅在于提出了一种新的治疗手段,更重要的是它提出了复制组织、器官的新理念,使再生医学面临重大机遇与挑战。它是应用细胞生物学和工程学的原理,研究与开发用于组织修复,维护或增进人体组织、器官的形态和功能的新的医学领域。它利用仿生学的原理,以可以降解的高分子聚合物为载体,将有生物活性的细胞与该载体结合在一起,形成一个具有特定三维结构并且具有生物活性的复合体,之后,将该复合体在体外或体内进行培养直至最终形成目的器官或组织。目前,国内外生产的组织工程化人工皮主要有三大类型:①只含细胞成分的替代物,代表产品有 Epicel 等;②只含细胞外基质的替代物,代表产品有 Integra、Pelnac;③由细胞与细胞外基质组成的合成物,代表产品有 Dermagraft 等。

7. 再生医学 再生医学(regenerative medicine,RM)是指利用生物学及工程学的理论和方法,促进机体自我修复与再生,或构建新的组织与器官,以修复、再生和替代受损的组织和器官的医学技术。这一技术领域涵盖了干细胞技术、组织工程等多项现代生物工程技术,力图从各个层面寻求组织和器官再生修复和功能重建的可能性,而且它的内涵还在不断扩大,乃至包括细胞和细胞因子治疗、基因治疗、微生态治疗等。其核心内容与最终目标是再生出一个与受创前一样的组织和器官。

8. 其他 ①皮肤替代物(skin substitutes):已商品化应用于临床的皮肤创面覆盖物,有表皮移植物、真皮移植物(如异体真皮、去表皮的死真皮)、合成网膜、无细胞胶原海绵等,以及复合皮肤移植物(如胶原凝胶皮肤替代物)等。②敷料(dressing):随着对创面愈合过程病理生理的深入研究,人们对创面愈合过程的理解也越来越深刻,从而导致了创面敷料的不断改进与发展。今天,新型的创面护理用敷料相对于早期而言,已经发生了革命性的变化,而且有多种不同性能可供临床护理人员选用。

(程 飚 付小兵)

第四节 战创伤修复和组织再生的分类

战伤是机体受到的一种特殊伤害,战伤发生的环境、损伤种类和处理方法等与平时的创伤有所不同。我军对各种不同类型战伤做了划分,但并未提出"战伤分类"的概念。分类是根据事物的某些特征,按照一定的规则进行分门别类。分类法是根据事物的某种外部或内在特征将事物分组排列、组合的方法,是统计、分析的前期工作,是认识事物发展规律、研究事物本质的一种行之有效的手段。提出战伤分类的标准,能够使战伤分类得以科学化、标准化、规范化,意义重大。

一、战伤分类

对于战伤的分类,国内外由于分类目的不同,采用的标准也有所不同,所反映的战伤特点和意义也不同,相互之间存在着差异和交叉重叠。常用的分类依据主要包括受伤部位、致伤原因、致伤机制、伤口类型、体腔是否开放、伤势、后送需要、手术与否、预后和结局等。如仅采用简单的几种标准进行分类,则既不能全面反映战伤的性质、状况与特点,也不能适应现代战伤诊断、急救和治疗需要。但标准设定过于繁杂重复,在前线战伤分类与救治过程中亦难以采用。

所以战伤分类是根据战伤的某些特征,将战伤按一定的规则,把同类战伤分组排列,使其成为一个有序的组合。通过对战伤进行分类,才能有效地研究战伤本质。

我军 2000 年版的伤票是依照伤部、伤类、伤情、伤型和伤势对战伤进行分类的。其中伤类实质上主要就是致伤原因,而伤情和伤势在临床救治过程中常被混淆,甚至导致错误。科学的战伤分类既应较全面地反映战伤的性质、状况与特点,又应满足战伤早期诊断、急救、后送和治疗需要。因此,新的战伤分类突出了科学、简明和实用原则,分别依据受伤部位(伤部)、致伤原因(伤因,原称伤类)、伤型和伤势等 4 个方面进行分类。新分类法基本能实现对伤部、损伤性质、特点与程度等特点和状况进行较为全面的描述,使得医护人员在伤员伤部+伤因+伤型+伤势基本框架的基础上,稍加具体描述即可形成较为完整的战伤临床诊断,因此能够满足战伤早期快速诊断和救治的需要。

(一)伤部分类

各部门和专业对伤部的分类有所不同。如现代战伤外科学和我军 2000 年版伤票,把伤部分为颅脑、颌面、颈、胸(背)、腹(腰)、骨盆(会阴)、脊柱、上肢、下肢和内脏等 10 个部分。而目前国内外临床创伤多是参照和采用美国简明创伤计分(AIS)的分类法,即将伤部分为头部、面部、颈部、胸部、腹部和骨盆、脊柱、上肢、下肢、皮肤及其他等 9 个部分。AIS 对创伤的解剖结构、损伤性质、伤情计分等均有详细描述和区分,已被国内外学者广泛认可并采用。考虑到机体功能及区域特点的区分,战伤的救治与研究和长期发展,以及与国际接轨和交流等因素,新的战伤分类已将伤部分为头部、面部、颈部、胸(背)部、腹(腰)部及骨盆(会阴)、脊柱脊髓、上肢、下肢、其他及多发伤等 9 个部分。其中头部伤包括颅脑损伤;面部伤包括颌部损伤;脊柱脊髓伤包括颈椎、胸椎、腰椎及相应的脊神经损伤;颈、胸(背)、腹(腰)部伤则不包括相应部位的脊柱和脊髓、神经的损伤;其他伤主要包括电击伤、体温过低损伤、电离辐射伤、微波损伤等难以判定具体伤部的损伤;多发伤是指在同一致伤因素作用下,机体同时或相继发生两个或两个以上解剖部位的损伤。

(二)伤因分类

根据致伤因素的不同进行伤因分类,是战伤分类中具有特色的部分。以往伤因分类主要是根据致伤物进行,但由于现代武器发展非常迅速,种类不断增加,要详尽列举其致伤物几乎是不可能的。因此,新的战伤分类方法是选用武器的致伤因素作为分类基础,将其分为炸伤、枪弹伤、刃器伤、挤压伤、冲击伤、撞击伤、烧伤、冻伤、毒剂伤、电离辐射损伤、生物武器伤、激光损伤、微波损伤、其他和复合伤等。对于尚未武器化、对人员致伤作用尚不明确的新概念武器损伤因素,暂未列入战伤伤因之中,可将之列入其他。根据致伤因素及致伤武器又区分了不同战伤种类。以致伤因素种类划分,按致伤因素的多少,战伤可分为单一伤和复合伤:单因素造成的损伤为单一伤,有烧伤、冲击伤、放射损伤、炸伤、枪伤、挤压伤、冻伤、毒剂伤等;两种以上致伤因素造成的损伤为复合伤,有烧冲、烧放、烧冲放复合伤等。战伤以致伤武器类型可分为常规武器伤、核武器伤、化学武器伤、生物武器伤及新概念武器伤等 5 类。

1.枪弹伤 在冲突中枪弹伤的发生率取决于战斗的类型和强度。在大规模的战争中枪弹伤亡比例普遍低于低强度战争或非对称战争。枪弹致伤的原因有:伤道区重要结构直接损伤组织(空腔)的拉伸引起血管的破裂和组织失活,继发性污染。弹道损伤的性质和程度取决于子弹传递给机体组织的能量,同时与受累组织的特点也有关系。子弹通过把自身的能量传递给组织导致机体发生损伤,而且能量传递与子弹类型有关,空心弹和达姆弹可最大限度地传递自身能量,军用步枪发射出来的高速子弹具有更大能量,因而比手枪有更大的损伤潜能。如果子弹仅仅穿透四肢而不损伤骨骼,则可减少其传递给机体的能量,引起的损伤也相对较轻。

2. 冲击伤　爆炸物如火箭、航空炸弹、迫击炮、手榴弹等的爆炸可造成冲击伤。小体积的爆炸物在爆炸后可在短时间内产生大量的气体,使爆炸点处产生高压,引起气体分子快速从爆炸点向四周传递,从而形成所谓的冲击波,其前沿被称为冲击波阵面。冲击伤的特点:①原发冲击伤,它是接近爆炸点伤员最常见的一种损伤,由爆炸的冲击波阵面与体内含气的脏器(如中耳、肺、肠等)相互作用而引起。②继发冲击伤,爆炸激起物撞击机体产生的损伤,如现代武器含有的预制金属破片,由于缺乏空气动力学特征,弹片飞行速度下降迅速,因此主要是低能量传递所致的损伤。③第三类冲击伤,受害者受到冲击波的冲力后被抛掷到一个固定物体(如墙等)上所发生的损伤。④第四类冲击伤,由于冲击波的作用,各种建筑物倒塌导致的继发性损伤。冲击波受害者通常是多系统的损伤,损伤类型也很复杂,如钝器伤、穿透伤和烧伤等复合存在。

3. 热力伤和化学性损伤　热力伤和化学性损伤由冷或热、组织损伤性射线、酸或碱引起。皮肤损伤情况取决于受伤持续的时间、作用强度和范围。烧伤、烫伤等热力伤,分一度、浅二度、深二度和三度。冻伤可分为Ⅰ~Ⅳ级:Ⅰ级出现红斑;Ⅱ级有水疱形成;Ⅲ级坏死;Ⅳ级有血栓形成,血管闭塞。

4. 复合伤　复合伤的伤口可由穿透伤的钝力伤引起,也可由热力伤或机械伤所致,如大面积软组织损伤、开放性骨折伴脱套的严重挤压伤、撕脱伤等。在复合伤情况下,还有一个重要问题,即二次损伤,主要为局部缺血、再灌注现象或骨筋膜室间综合征引起的血管损伤所致。穿透伤与复合伤伤口常难以区分。

(三)伤型分类

根据伤部组织损伤特点进行分类,能较明确地反映组织局部损伤的性质与特点,有助于伤势的判断和救治措施的选择。由于单一组织损伤特点及分类标准难以反映战伤各种组织损伤的特点与性质,而不同分类方法之间的目的、依据不同,又导致了不同分类方法下的伤型间可能存在一定的重叠和交叉。如在按照组织损伤特点分类中通常有的烧伤和挤压伤,就与伤因分类中的烧伤和挤压伤重复。新的战伤分类方法通过对分类标准的归纳和综合,既能反映战伤组织损伤特点,同时又尽可能减少不同伤型之间的交叉重叠。新的战伤伤型分为贯通伤、穿透伤、非贯通伤(盲管伤)、切线伤、皮肤及软组织伤(擦伤、挫伤、撕裂伤、撕脱伤)、骨折、断肢和断指(趾)及其他。绝大部分战伤属机械性损伤,以伤道类型划分,根据伤道有无出入口分为贯通伤、盲管伤(非贯通伤)、切线伤与反跳伤。在我军现行伤票中,上述4种伤道类型及闭合伤被归为伤型。由于这是依据投射物在机体产生伤道的特点进行分类的,所以基本上反映了局部组织学损伤特点。如穿透伤是指致伤物穿透体腔(脑膜腔、脊髓膜腔、胸膜腔、腹膜腔、关节腔等)而造成体腔与外界相通的损伤,在战伤急救治疗中有着鲜明特点和重要地位;皮肤及软组织伤(擦伤、挫伤、撕裂伤、撕脱伤)伤型基本反映了皮肤软组织损伤的类型与特点;骨折、断肢和断指(趾)则反映骨与肢体损伤的伤型特点。其他少见的非机械性损伤(电离辐射损伤等)及无法归类者,则被归入其他伤型之中。

(四)伤势分类

以往将伤势分为轻伤、中等伤和重伤,其分类依据为伤后所需治疗时间长短和是否留有残疾。由于治疗时间长短及预后与转归不仅与受伤程度有关,还与损伤性质、是否得到及时合理救治、医疗救治水平高低等因素密切相关,这种分类不确定性较大,故新的战伤分类方法立足于伤势分类应准确反映损伤对人体组织器官损伤程度、生命危险程度和预后影响的严重程度,以伤员组织器官损伤的病理解剖损害程度、损伤对生命的危险程度及愈后对人体健康影响程度为基础进行判断。新的伤势分类将伤势分成4类,即轻伤、中度伤、重伤和危重伤。对生命的危险程度可通过伤员的生命体征进行判断,有利于及时准确分类和急救措施的确定。

(五)其他

1. 以不同作战环境划分 在不同条件下,战伤有其特殊性,因此可划分为高原地区战伤、沙漠地区战伤、高寒地区战伤、山岳丛林地带战伤和城市战伤5类。

2. 按受伤解剖系统划分 人体各部位的组织器官各有其结构和功能的特点,受伤后病理改变各不相同,可划分为皮肤系统、运动系统、消化系统、呼吸系统、泌尿生殖系统、心血管系统、内分泌系统、神经系统、感觉器(视器、听器)、全身性10类战伤。

3. 根据受伤时间、伤口累及皮肤的深度等划分 根据受伤时间可分为急性伤口和慢性伤口;根据伤口累及皮肤的深度,可分为部分皮层受损伤伤口和全层伤口;根据受伤的原因,可分为机械性或创伤性伤口、热损伤伤口、化学性损伤伤口、溃疡性伤口、放射性损伤伤口;根据颜色,可分为红色、黄色、黑色、混合伤口。

(1)急性伤口 指突然形成且愈合较快的伤口。此类伤口愈合方式通常为一期愈合,如择期手术切口、二度烧伤烫伤伤口、浅层皮外伤、皮肤急性放射性一度损伤、二度褥疮(压疮)等创面。

(2)慢性伤口 各种原因所致的皮肤组织受伤,其愈合过程长于8周,如溃疡性伤口(三度、四度褥疮,糖尿病足溃疡,静脉性下肢溃疡,动脉性下肢溃疡,慢性放射性二度、三度损伤)、深度烧伤或烫伤、外伤所形成的肉芽创面等。

(3)部分皮层受损伤伤口 创伤累及表皮层和真皮层的伤口,如二度烧伤或烫伤、三度褥疮。

(4)全层伤口 指创伤从表皮、真皮一直蔓延到皮下脂肪,有时深及筋膜和肌肉,甚至侵犯到肌腱和骨骼,测量其深度,大部分至少大于1 cm,如三度、四度褥疮,三度烧伤或烫伤,脱套式皮肤撕脱伤等。

二、创伤愈合与再生分类

(一)创伤愈合分类

创伤愈合是一个复杂的生物学过程,包括出血与凝血、炎症渗出、血管和肉芽组织的形成、再上皮化、纤维化以及组织重建等。在这一系列的生物学活动中,各种生长因子均发挥着重要的作用。创伤愈合是指外伤或其他疾病过程造成组织缺损后,局部组织通过增生或再生等方式修复创面的一系列病理生理过程。创伤愈合概念主要强调机体自身参与组织修复的能动过程,根据愈合情况可分为以下3类。

1. 一期愈合 一期愈合(healing by first intention)一般指伤口两侧新生的角质形成细胞、毛细血管内皮细胞和结缔组织在短时间内越过伤口,使伤口愈合的过程。一期愈合是最简单的伤口愈合形式,由组织的直接结合所致。这类愈合主要发生于组织缺损少、创缘整齐、无感染,经过缝合或粘合的手术切口。其基本过程是,在组织损伤后,血液在创面形成血凝块,使断端两侧连接,并保护创面。具体的病理表现为:伤后早期(24 h以内),创面的变化主要是炎症反应,渗出以及血凝块的溶解等。之后,创面浸润的巨噬细胞能清除创面残留的纤维蛋白、红细胞和细胞碎片。从伤后第3天开始,可见毛细血管胚芽以每天2.0 mm的速度从伤口边缘和底部长入,形成新的血循环网。同时,邻近的成纤维细胞增生并移行进入伤口,产生基质和胶原。伤后1周胶原纤维可跨过伤口,将伤口连接。之后,伤口内的胶原继续增加并进行改造,使伤口张力增加。过去人们曾长期认为,此类愈合是两侧新生的角质形成细胞、毛细血管内皮细胞和结缔组织在短时间内越过(长过)伤口所致,无肉芽组织形成。近来的研究表明,这一过程同样也有肉芽组织参与,其过程与其他软组织损伤修复类似,只是由于创缘损伤轻,炎症反应弱,所产生的肉芽组织量少,在修复后仅留一条线状瘢痕而已(图1-24)。

2. 二期愈合 二期愈合(healing by second intention)一般指创面先由肉芽组织填充,继之再由新生角质形成细胞覆盖的愈合过程。当然也有研究认为此类愈合是先有角质形成细胞再生,继之为肉芽组织形成与增生,或是肉芽形成与角质形成细胞再生同步进行。这一过程首先来自于多种生长因子(TGF、FGF等)刺激创面底部或创缘"休眠"的血管内皮细胞,使之激活后再通过"发芽"方式产生新的毛细血管胚芽,这些毛细血管胚芽经相互勾通而形成新生肉芽组织中的毛细血管网。与一期愈合相比,二期愈合的特点是:由于创面缺损较大,且坏死组织较多,通常伴有感染,因而上皮开始再生的时间推迟;由于创面大,肉芽组织多,因而形成的瘢痕较大,常给外观带来一定影响;由于伤口大、易感染等因素的影响,常导致愈合时间较长,通常需要 4～5 周或以上。二期愈合主要见于创面缺损大或伴有感染的创面(图 1-25)。

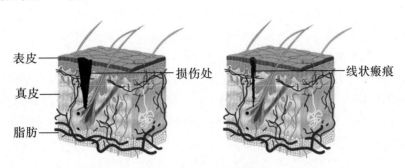

图 1-24　创面一期愈合

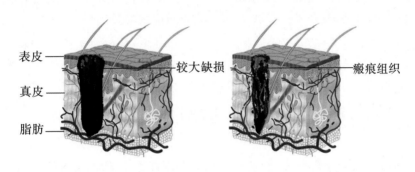

图 1-25　创面二期愈合

3. 痂下愈合　痂下愈合(healing under scab)是一类特殊条件下的创面愈合过程。主要指创面由渗出液、血液及坏死脱落的物质干燥后形成的一层黑褐色硬痂下所进行的二期愈合过程,如深二度或三度烧伤后皮革样硬痂下的愈合过程。其愈合过程首先也是创缘的表皮基底细胞增生,在痂下生长的同时向创面中心移行,同时创面肉芽组织也发生增生。痂下愈合的速度较无痂皮创面愈合慢,时间长。硬痂的形成一方面有保护创面的作用,另一方面也阻碍创面渗出液的流出,易诱发感染,延迟愈合。因而临床上常须采用"切痂"或"削痂"手术,以暴露创面,利于修复。

痂下愈合是指外伤或其他疾病过程造成组织缺损后,由机体局部组织通过增生或再生等方式主动修复创面或通过人工干预影响创面修复作用的一系列病理生理学过程,如通过手术技巧转移皮瓣来修复创面等。该概念既包括了生物体自身的愈合过程,同时也包括了人为因素对创伤愈合的影响。

(二)再生分类

根据组织再生的情况可分生理性再生与病理性再生。

一个细胞周期是指从上次有丝分裂结束开始到下次有丝分裂结束的过程,它由 G_1 期(DNA 合成前期)、S 期(DNA 合成期)、G_2 期(分裂前期)和 M 期(分裂期)构成。生理性再生与病理性再生的基本过程相似,都是细胞重新进入细胞周期进行分裂和增殖。

1. 生理性再生　在正常生理过程中有些组织和细胞不断地消耗、老化和消失,同时又不断地由同种细胞分裂和增殖加以补充,这种再生过程称为生理性再生(physiological regeneration)。其特点是再生后的细胞与组织能完全保持原有组织的结构和功能,如子宫内膜的周期性脱落与皮肤的不断更新均属此类,故又称之为完全性再生。

2. 病理性再生　在病理状态下,细胞或组织因损伤所致缺损后所发生的再生,称为病理性再生

(pathological regeneration)。如果损伤轻微,可由同种细胞分裂增殖,并保持原有的结构和功能,这类再生称为完全性病理性再生。如果损伤严重,损伤仅能靠另一种组织来加以填补,而失去原有的结构与功能,则称为不完全性病理性再生。

按再生能力的强弱,可将人体组织细胞分为 3 类。①不稳定细胞(labile cell):这类细胞总在不断地增殖,以代替衰亡或破坏的细胞,如角质形成细胞、呼吸道和消化道黏膜被覆细胞、男性及女性生殖器官管腔的被覆细胞、淋巴及造血细胞、间皮细胞等。这些细胞的再生能力相当强。②稳定细胞(stable cell):在正常生理情况下,这类细胞增殖现象不明显,似乎在细胞增殖周期中处于静止期(G_0 期),但受到组织损伤的刺激时,则进入 DNA 合成前期(G_1 期),表现出较强的再生能力。这类细胞包括各种腺体或腺样器官的实质细胞,如肝、胰、涎腺、内分泌腺、汗腺、皮脂腺和肾小管的角质形成细胞等;还包括原始的间叶细胞及其分化出来的各种细胞。原始间叶细胞不仅有很强的再生能力,而且还有很强的分化能力,可向许多特异的间叶细胞分化。例如骨折愈合时,间叶细胞增生,并向软骨母细胞及骨母细胞分化。平滑肌细胞也属于稳定细胞,但一般情况下其再生能力弱。③永久性细胞(permanent cell):属于这类的细胞有神经细胞、骨骼肌细胞及心肌细胞。中枢神经细胞及周围神经的神经节细胞,在出生后都不能分裂增生,一旦遭受破坏则永久性缺失。但这不包括神经纤维,在神经细胞存活的前提下,受损的神经纤维有着活跃的再生能力。心肌和横纹肌细胞虽然有微弱的再生能力,但其再生对于损伤后的修复几乎没有意义,基本上通过瘢痕修复。

(张 斌 程 飚 付小兵)

第五节 战创伤后组织修复的特点

火器伤是战创伤的主要伤型之一,指火药燃烧、炸药爆炸等化学能迅速转变为机械能的过程中,弹丸、弹片、弹珠等物体向外高速抛射,击中人体所造成的损伤。一般来讲,枪弹等轻武器所针对的目标多为个体,而炮弹、导弹等重武器所针对的目标多为群体,因此常将前者称为点杀伤武器,后者则被称为面杀伤武器。现代轻武器不仅威力大、精度高,且有枪炮合一、点面结合的特征,因而上述点、面杀伤的称谓只是一种对武器的相对区分而已。

通过研究海湾、巴尔干和阿富汗局部战争,可以看出,由于高科技发展,武器性能及致伤因素发生巨大变化。战争形态已由常规的、全面的战争向大量使用高科技武器装备的中小规模地域性武装冲突,即高技术条件下的局部战争演变。战争呈多层次、全方位而无前后方的界线,突发性、隐蔽性、破坏性、残酷性增大。因此,其战伤类型和救治系统也初见雏形。

一、现代战创伤后组织修复主要特点

(一)现代战创伤的特点

复合伤多由于现代武器改进和性能的提高,致伤因素叠加复合,尤其是核武器、生物、化学武器的同时或交替使用,致使烧冲、冲毒复合伤,爆震伤增多。冲击波可造成肺水肿、肺出血、肺破裂、听觉器官和胃肠道损伤,这些损伤外轻内重,发展迅速,伤情复杂。爆炸现场,无明显外伤而处于休克状态,或大面积烧伤者大多为以冲击伤为主的复合伤。多发伤是指同一致伤因素直接或序贯造成 2 个以上解剖部位的损伤。多处伤是指同一解剖部位或脏器有 2 处以上的创伤。海湾战争中,伤员平均有 9 处以上损伤,头、胸、心、肝、脾分别占 20.00%、73.30%、10.00%、43.30% 和 6.70%,伤口污染重,感染率高,重度、极重度伤多,休克率高。救治中相互影响大,涉及多种专科理论与技术,现场急救时间性强。

大血管伤、联合伤多损伤广泛,全身反应强烈,挫伤表现显著,中枢神经紊乱,意识不清,脑局灶性软化。心挫伤占45.60%,肺挫伤占22.80%。地雷伤74.5%伴有休克,其中16.7%(1/6)死于手术台上。弹片伤突出,骨折多(33.30%),盲管伤多(92.70%)。现代局部战争中,各种爆炸性武器仍是主要的战略战术武器。爆炸威力大增,弹片增多,且可扇形或立体投射,杀伤面积扩大,攻击目标准确。中越边境对越自卫反击战40%、中东战争56%、海湾战争74%为弹片伤或弹片复合伤。弹片以初速1 360 m/s、多数量、高能量、高密度进入体内,因组织形态、密度、弹性不同,阻力各异,弹片在组织内翻转散射,形成多方向次级盲管、多处骨折,可伴有大到2 000 ml、小到50 ml的残腔,并有残留异物,残死率高。战地死亡占整个死亡的50%,大部分死于伤后6 h以内。伤死比例:第二次世界大战3.10:1,朝鲜战争4.10:1,马岛海战3.60:1,越南战争3.70:1。第二次世界大战中因战伤致残6%,越南战争12.40%,对越自卫反击战29.80%,阿富汗战争30%。失能与精神障碍增多。随着现代局部战争形态、作战手段的变化,高科技的激光、次声、电磁非致命武器使用,可导致伤员无明显伤口,内脏功能基本正常,作战能力、技术效能发挥不佳,注意力不集中等失能症状。心理障碍甚至精神异常发病率增高,这也是高技术条件下局部战争较突出特点之一。

总之,战创伤的典型特点表现为:①已被污染;②含有受伤的组织,涉及多个体腔;③同一伤员常有多处受伤部位;④75%伤及肢体;⑤症状常较重。高科技武器不断发展,并在一些局部战争中使用,使战伤的类型和特点发生了显著的变化:肢体伤急剧增多,达96%,同时有70%~87%是各种炸伤,使伤情更加复杂;炸伤和烧伤的比例明显增加,导致体表软组织大片缺损的伤情增加,损伤范围更加广泛;破片等致伤时形成的负压,促使周围环境的细菌、异物等更深、更多地向伤腔内侵入,加之广泛而严重的组织损伤,使感染非常严重;伤残和后遗畸形发生率增加,并且更加严重;高能爆炸伤可致远位器官的损伤。

未来战争,可能使用电磁炮、核脉冲、激光、微波等新概念武器。这些被称为超级杀手的武器,使伤员的救治更为困难。必须从未来战场复杂电磁环境特点入手,研究复杂电磁环境下战创伤种类的特点,探索新的诊断方式、分类标准和救治方案,以便做好复杂电磁环境下战创伤救治与修复工作。

(二)现代战创伤组织修复特点

1. 准确的伤势评估是组织得到合理修复的保证 伤员复苏后,必须进行从头到脚的全面检查,在检查有无躯干穿透伤的同时,不能忽略背部、臀部、会阴和腋窝等处,必须对每处伤口都做出评估和记录。伤情的评估包括位置和大小,有无空腔存在,污染程度可能损伤到的解剖学结构,末梢血运情况,有无骨折肢体的损伤,是否严重到无法重新连接。

2. 合理清创术是后期组织修复的基础 清创术包括清除坏死或污染组织,如果残留有这些组织,将会成为感染的媒介。四肢有损伤,应使用充气止血带以减少失血量。清创术第一步是沿纵轴线切开皮肤,从而使伤口减压并使损伤后的组织不受肿胀的压迫。这种切口不得沿纵轴线越过关节。当减压完成后,污染组织和无活力组织就必须得到清除。因为皮肤组织具有弹性,所以切口可以尽量地小,通常典型的做法是围绕伤口边缘进行。虽然伤口中所有异物都应被清除,但是对离开伤道较远较小的金属异物,不能过分追求都取出,以免过多地损伤健康组织。伤口中的坏死和污染组织要全部去除,但是,坏死或污染组织的范围往往很难确定。坏死的肌肉组织通常有颜色暗红、切开时不出血、钳夹肌纤维不收缩等特点。完全游离于软组织的骨片应去除,如果留下可引起感染或骨髓炎。损伤的神经和肌腱组织应该用缝线做标记以便延期修复。在清创过程完成后,用大量生理盐水反复冲洗伤道,然后敞开伤口不缝合,用大量干燥无菌纱布加以覆盖。有些低能量损伤伤口,例如手枪弹伤,无须做广泛的清创和组织切除,在某些情况下,这些伤口可以不做外科处理。对于继发冲击伤所致的多发性小损伤的处理,还没有理想的治疗方案。由于小损伤数量大,对每个伤口逐一进行清创是不可行的。而且造成这些损伤的无规律飞行的弹片能量较低,穿透能力差,因而损伤常常较轻,也不伴有空腔形成。因此,适当的处理方法是在全身麻醉下尽量彻底地冲洗伤口,手术清除那些带有大量污染或大块组织坏死的主要伤口。

3. 清创后延迟一期闭合是战创伤组织修复的原则 清创后将伤员送入病房继续进行监护和止痛处理,伤口应一直用敷料包扎直到进行延期闭合手术时。国际红十字会委员会建议的进行延迟一期闭合的伤口观察时间为间隔 5 d,但是目前发达国家实际操作中倾向于把观察时间缩短到 2～3 d。在观察期结束前,有脓毒症或包扎伤口敷料发出难闻气味是重新进行手术的指征,而导致脓毒症的常见原因是清创不彻底。去除敷料应该在适当的麻醉下在手术室中进行。如果伤处没有感染、坏死或污染物残留的征象就可缝合伤口或植皮。不过,也有患者需要多次清创。据国际红十字会委员会的统计,在第一次清创后,只有 45% 的伤口可闭合,33% 需要再次清创,22% 需要多次清创。如果伤口开始趋向闭合,这时必须保证伤口无张力,以利伤口开始修复。

4. 准确的截肢平面是战创伤组织修复的关键　一些弹道伤,特别是地雷伤有时需要进行截肢。当然,其他一些肢体严重损伤也可能需要截肢。在伤情评估时就要做出是否要截肢的决定。肢体损伤的评分系统与弹道伤严重程度的相关性较差,而远端肢体无感觉和无血供是截肢术的重要指征。皮肤和骨骼对冲击或弹片传导具有相对大的阻挡作用,而肌肉组织的阻挡作用较弱,因此污染可能一直沿着筋膜面扩散。污染或失活组织的范围通常远远大于初期外观所见的区域。军队外科医生习惯采取传统的固定水平面切断皮肤、肌肉和骨骼的截肢术,虽然这种方式简单、快速,但是伤口未必闭合,且截肢平面往往高于实际需要。近来一些外科组织建议在截肢术前进行皮瓣形成术,这样可保留更多的残肢并有利于伤口闭合,而且采用带肌肉的皮瓣来覆盖截肢残端应得到大力提倡。为了减少失血,截肢时应采用止血带止血。战伤截肢外科策略与其他的战伤相似:清创去除污染和坏死的组织,决定肢体功能的最佳截肢水平,构造皮瓣。伤处应该适时开放,而伤口用大量干燥、无菌敷料覆盖,直到延迟一期闭合手术。

二、外军现代战创伤后组织修复研究特点

自 2001 年开始,美国军队一直在进行军事行动,因此对战创伤救治研究非常重视。美陆军外科研究所为美军研究战创伤的主要机构,其研究覆盖军事行动中从战创伤自救互救、各级救治,到康复的全过程。现对该研究所在美军四肢外伤和再生医学、疼痛管理、临床试验与转化研究等领域的进展简要介绍如下。

(一)四肢外伤和再生医学

四肢和头颈部为战创伤发生率最高的部位,其发生率分别达 55% 和 30%。四肢外伤主要为软组织贯通伤和开放性骨折,感染、骨折延迟愈合和肌肉功能障碍或缺失是最常见的并发症。四肢外伤和再生医学研究小组对伤情、预后及并发症进行评估研究,建立了军事骨科创伤数据库,以明确骨折后导致临床预后不佳的原因,如合并软组织缺损、神经损伤、感染及不同的固定类型等。目前,已确定骨骼肌肉损伤是骨折后功能恢复不全的主要原因。此外,还开展了治疗方法评估的临床前研究,利用创伤动物模型评估感染、软组织及骨损伤的治疗方案和技术方法,已建立了处理污染伤口的临床操作指南,构建了筋膜间隔综合征、大面积污染性缺损和大块肌肉缺损的动物模型,研制出了用于促进再生并防止感染双重目的的植入骨材料。同时,该研究所还在进行干细胞与生物材料联合用于皮肤、肌肉和骨损伤治疗的再生医学项目研究。在此基础上,该研究所的相关战创伤救治领域临床试验研究,通过四肢创伤骨科研究计划合作协议,与其他军队医院骨科进行多中心临床试验合作,将促进军队医疗资源的利用和人才培养。此外,陆军外科研究所还通过管理四肢创伤骨科研究计划,与陆军再生医学研究所等军内外机构建立了合作关系,并计划在未来 5 年内显著改善四肢伤的预后。

维克森林大学(Wake Forest University)的器官工程师和军队再生医学研究所研究员安东尼·阿塔拉(他的人造膀胱技术屡获殊荣),正在建造能按需打印整体器官的"喷墨打印机",以便能代替严重受损的肝、肾,甚至心脏。装置的"墨水盒"里装的是特殊的混合物,内中有来自相应器官的细胞、生长素,以及特别营养物。打印机在电脑控制下一层复一层地打印需要的器官,现在,已能初步打印出像鼠心那样结构复杂的器官。阿塔拉打算在未来 5 年内为战场研制便携式版本,以便直接将皮肤打印到深度创伤的创口。对于表面创伤,如烧伤,美国陆军再生医学研究所正着手开发一种手持式喷筒,就像化妆用的喷发胶,能将一薄层称为角质的未成熟皮肤细胞喷到创口。这些细胞从伤员本人的

皮肤中提取,能刺激创口的愈合。最近的临床测试让人信心十足:16 位烧伤伤员全部在 1～3 周显示"优良痊愈"。另一个主要研究重点是"筋膜间隔综合征":内部肌肉损伤或其他损伤,导致上肢或下肢的组织迅速肿胀,压迫神经和血管。如果不迅速处理,肌肉死亡,截肢通常是必要的。利用再生医学技术使断手指和脚趾重新长出是人们追逐的梦想。

(二)疼痛管理

急性和慢性疼痛被视为美军伤员面临的首要问题,在 2 级和 3 级机构急诊入院的伤员中,有71%经历了 5 级或以上重度疼痛(按照 0～10 分级)。疼痛通常合并多种疾病,包括创伤后应激障碍(post-traumatic stress disorder,PTSD)、焦虑和抑郁,且慢性疼痛和 PTSD 经常伴随发生并相互影响。美陆军外科研究所的疼痛研究覆盖了从受伤至康复过程中的所有疼痛诊治研究,如新的靶标和疼痛通路的分子机制,以及战地疼痛和镇痛对急性及慢性疼痛综合征、PTSD 发生率和精神病理中长期预后的影响等。目前的研究重点包括镇痛药对短期预后的影响及与 PTSD 的并发机制、阿片类药物的成瘾性与耐受性、慢性疼痛等。美军还进行了对控制急性疼痛的"虚拟现实"技术评估,以降低阿片类药物的需求并改善镇痛效果,提高清醒度水平,并配合进行每天的康复训练。伤员通过进入虚拟寒冷世界,减轻创伤和烧伤换药过程中的疼痛、焦虑和精神应激。其他正在进行的研究项目包括:①评估麻醉条件下快速阿片类脱毒剂在烧伤患者降低麻醉药摄入量和对类阿片药物依赖中的作用;②针对麻醉药氯胺酮开发的一套标准化电子处方系统和指南,显著改善该药在烧伤中的应用;③研制可作为战场士兵镇痛装备的鼻腔内喷雾制剂;④在严重烧伤手术中利用血管内温度控制,降低低温性休克的发生率。

(三)临床试验与转化研究

临床试验与转化研究由美国陆军外科研究所临床试验部承担,主要针对当前战场伤亡的规律提出最佳救治方案,并将相关研究由临床前研究转化至临床治疗应用,如测试敷料的性能、评估烧伤创伤的救治复苏策略等。进入临床的研究包括本地及远程救护设备和康复方案、防护装备、持续性肾替代治疗、烧伤手术室中的失血控制、重症监护室及门诊康复住院期间的营养补给等。此外,美陆军外科研究所作为国防部经美国烧伤联合会认证的唯一一个烧伤中心,接收从伊拉克和阿富汗战场撤回的所有严重烧伤伤员,并对烧伤的原因进行了研究。同时,针对大量发生的手烧伤,制订了防火手套的装备研究计划;针对防弹衣覆盖躯干部分的热损伤,开发了改良的保护性服装;开展了烧伤康复的规范化临床路径,以确保预后良好的研究等。

三、创伤弹道学的现代战创伤特点与伤后组织修复的原则

(一)创伤弹道学的现代战创伤特点

创伤弹道学是研究弹头、破片等投射物在体内的运动规律、致伤效应及作用机制的一门分支学科。它既是终点弹道学的一个组成部分,又是野战外科学的重要内容,更是指导现代火器伤救治的理论基础。理论上讲,有火器就有火器伤,有火器伤就得救治。但第一次世界大战前的所谓火器伤救治,仅仅是某些医务人员对战伤类型、损伤部位、损伤情况以及致伤投射物的简单记录和非常原始而简单的外科处理。第二次世界大战前后,由于创伤弹道学的建立和发展,人们才对火器伤有了较为系统、深入的认识,特别是自 1962 年美制 M16 自动步枪(发射 M1 式 5.56 mm 弹丸,初速度 970 m/s)问世并继之投入越南战争以来,创伤弹道学研究从技术和理论上都得到了很大发展,从而不仅加深了人们对现代火器伤的认识,也使现代火器伤的救治在理论指导下更加正确和规范。例如在掌握火器伤特点方面,人们认识到投射物的致伤效应不仅和其质量有关,更取决于其速度、形状和结构,同时也和受伤组织的结构特性密切相关;在火器伤局部伤口的处理方面,人们增强了清创意识,并制定了早期清创、延期缝合这一原则;在判断火器伤损伤范围方面,明显而反复脉动的瞬时空腔加深了人们对损伤范围之大的理解,同时也让人们意识到火器伤伤口污染的必然性和严重性;广泛而严重的全身反应则使人们深刻体会到对伤员整体检查和处理的重要性与必要性。

爆炸伤的产生拓展了创伤弹道学和火器伤的研究内容。由于精确制导技术的引进,爆炸性武器

在现代战争中被大量应用,由此产生了数量众多的爆炸伤伤员。爆炸性武器致伤的主要物理因素为破片和冲击波,因而创伤弹道学和火器伤所针对的内容必须拓展。就破片而言,破片形状不同,其阻力系数、速度衰减、能量释放、能量传递等也不相同,故损伤特点有异。三角形和方形破片速度衰减快,但能量传递率高,因此常形成入口大、出口小的伤道,或没有出口的盲管伤;球形破片的表面光滑,因此它一方面承受阻力小,速度衰减慢,侵入组织深,但能量传递率比较低,另一方面在体内遇到不同密度的组织时,往往改变弹道方向,形成迂回曲折的复杂伤道,从而伤及多个器官;圆柱状破片损伤特点介于三角形和球形破片之间。破片的形状不同,形成的伤腔容积亦不相同。速度相同时,三角形破片的伤腔容积最大,然后依次是方形、圆柱状和球形。由于不同材料具有不同的比重和结构特性,因而破片击中组织时的能量传递和物理状态存在差异,如此造成的损伤必然不同,所以破片本身的构成材料也是影响破片致伤能力的重要因素之一。就冲击波而言,以往的冲击伤研究主要集中于致伤物理参数和致伤效应的关系以及冲击伤的发生机制等方面。在量效关系方面,压力峰值、正压作用时间、压力上升时间以及负压的致伤作用得到了较为深入的研究,并依此制定了很多防护标准;在冲击伤发生机制方面的研究,揭示了在正压和负压的直接作用下,机体可因血流动力学变化、内爆效应、碎裂效应、惯性效应以及不同部位之间的压力差而致伤,从而总结出了冲击伤具有外轻内重、伤情复杂和发展迅速等特点。就破片和冲击波的共同作用而言,其特点是,不仅局部损伤范围大,组织缺损多,伤道污染重,伤道弯曲复杂,而且复合伤多,多发伤多,合并伤多,并发症多。因而爆炸伤伤员阵亡率高、伤死率高、残废率高。破片和冲击波也具有相互加重损伤的作用。

环境因素增加了创伤弹道学和火器伤的研究方向。军事斗争并非按着人们的意愿,总是在常规环境下展开,高原、寒区、热区、沙漠、海岛等特殊环境里也经常发生军事斗争,特别是当政治、经济形势和某些信仰发生突变而无法用和平方法解决时,某一特殊环境便成为发生战争的高度敏感地区。不同地理环境下的特殊气象条件以及其特有的大气物理特征必然会影响投射物的弹道学特征和火器伤后的局部伤情、整体反应与伤情转归。因此,特殊环境下的火器伤救治原则与通常必然有所不同。基于这些考虑和需要,国内自 20 世纪 90 年代后就高原、高寒、高温、高湿以及海水条件下的火器伤进行较多的创伤弹道学和救治方面的研究。例如,在高原与平原相同的弹丸和距离致伤时,动物局部的损伤程度要严重得多。另外,由于高原气候寒冷、干燥,紫外线强,火器伤伤口的感染率也比较低,但全身反应重,容易发生肺水肿、脑水肿等并发症。又如海水浸泡后的火器伤伤道,不能用平时的 4C (colour,组织颜色;consistency,组织致密度;contractility,肌肉收缩性;capillary bleeding,毛细血管出血)法作为判断火器伤肌组织失活的外科判定标准,颜色受到很大影响,很难用于判断。

现代武器的种类繁多,武器的作战目的也在不断变化。虽然武器致伤有非常多相通性,但种类不同和作战目的不同的武器必然有其自身的受伤特点和机制,因而救治原则和方法必然不同。像多头弹、箭形弹、空心弹、无壳弹等特殊弹种的致伤特点和机制应该予以研究;密闭作战兵器内人员的受伤特点和救治方法也需通过研究来证实,特别是随着钻地弹不断投入作战,掩体和地下工事内的人员也不再安全;尽管战救器材不属于创伤弹道学的专业内容,但其研制却离不开创伤弹道学的理论指导,例如外科力量尽量前伸的火器伤早期救治原则,更是直接来自于火器伤的研究结果;虽然激光、微波、次声、基因、动能、粒子束等新概念武器的致伤研究很大程度上未被列入火器伤范畴,但毫无疑问当属武器创伤学关心的对象。

(二)弹道创伤的组织修复

弹道创伤的组织修复与常规创伤的修复原则不同。常规组织修复的原则就是要缩小或覆盖创面,防止再损伤和促进组织再生,尽量从解剖和功能水平获得恢复。2002 年,在第 14 届国际创面愈合年会上,致力于创面修复的 Sibbald 等学者根据目前对创面愈合机制的认识和创面治疗经验的总结提出了创床准备的 TIME 原则。TIME 为创面处理过程中创床准备 4 项原则的首个英文字母的缩写:T(tissue)指清除创面坏死组织;I(infection/inflammation)指控制炎症、减轻感染;M(moisture)指保持创面正常的湿度,为肉芽组织生长和创面上皮化创造条件;E(epidermis,nonmigrating)指去除创缘迁移受损的表皮。这 4 项创面处理的原则最早于 2003 年初以表格的形式发表在 *Wound Repair and Regeneration* 杂志,2003 年 9 月又进行了修订,将"epidermis"改成了"edge of wound"。

战创伤中常见的由高能爆炸引起的损伤,表现为严重而广泛的组织缺损、缺血,并发症发生率及死亡率高。此类软组织缺损对创伤修复外科提出了新要求。传统观点认为,爆炸伤损伤广泛,一次清创难以彻底,创面易感染,早期吻合血管失败率高,应在创面洁净、肉芽良好后再行手术修复。

软组织爆炸伤是战场中军事人员伤亡的最常见致伤因素。因为恐怖炸弹的威胁,这些伤害在平民中出现的概率也越来越高。高速高能软组织爆炸伤修复的关键在于早期、及时、彻底清创,切除坏死组织,充分引流,注意包扎固定,合理使用抗生素,择期修复骨质及软组织缺损,延迟伤口覆盖或关闭,术后加强康复练习以及伤员教育。

(张　斌　程　飚　付小兵)

第六节　战创伤后组织修复基本过程

一、战创伤愈合的基本病理生理过程

现代高新生物技术的发展已从细胞、分子乃至基因水平揭示了创伤修复的许多奥秘,但传统上人们在描述组织修复的病理生理过程时仍局限在病理学领域。尽管在创面愈合的分期上不同学者有不同的区分方法,但一般来讲,比较公认的分期法仍习惯将创伤愈合的基本病理生理过程大致分成创伤后早期(出/凝血炎症反应)、肉芽组织增生和组织重构 3 个阶段,当然它们之间并无明显的分界线,既相互联系,又各具特征。

(一)出/凝血炎症反应期

创伤后的炎症反应从时间上来讲,主要发生于伤后即刻起至 48 h 内。

从创面形成的一瞬间开始,机体首先出现的反应是自身的止血过程。这一过程包括一些非常复杂的生物学反应:先是创面周围的小血管、毛细血管等反应性收缩使局部血流量减少;继之而来的是暴露的胶原纤维吸引血小板聚集形成血凝块;随后血小板释放血管活性物质如 5-羟色胺及前列腺素等,使血管进一步收缩,血流减慢,同时释放的磷脂和二磷酸腺苷(adenosine diphosphate,ADP)将吸引更多的血小板聚集;最后,内源性及外源性凝血过程也将被启动。凝血过程结束后,机体即开始进行创面愈合的炎症反应期。

在创伤发生最初几分钟内,损伤区域的血管经过短时间的收缩后,受损血管内开始有血栓形成,局部未闭合的小血管扩张。血小板与受损伤的血管内皮和暴露的胶原相互作用,形成栓子堵塞破损血管。补体系统被激活并激发一系列炎症反应,其中包括局部血凝系统、纤维蛋白溶解系统和血管舒缓素系统。创伤局部出现纤维蛋白的沉积和溶解,并且释放诸多炎症介质,尤其是缓激肽、自由基、过氧化氢和组胺。在此期间,炎症反应产生的各种介质,增加了血管的渗透性,使正常的血管腔内的液体、蛋白激酶经血管壁漏入细胞外间隙引起局部水肿、发红。此时的炎症细胞浸润以中性粒细胞为主,3 d 后巨噬细胞成为创伤区域执行免疫功能的优势细胞。

在炎症过程中,一方面单核细胞、肥大细胞等炎症细胞在伤口附近吞噬、清除细菌等有害物质,同时释放炎症因子,炎症因子和生长因子相互协调作用促进受损的组织修复和愈合;另一方面则是血管通透性增加,由于血管内皮完整性的破坏和通透性改变,大量富含蛋白质的液体渗出到血管外,形成炎症水肿,局部组织水肿可稀释毒素,减轻毒素对局部的损伤作用,为局部浸润的中性粒细胞带来营养物质并运走代谢产物;渗出物中所含的抗体和补体有利于消灭病原体,为伤口愈合创造有利条件。如果炎症反应过于强烈,如并发感染等,细胞或体液免疫反应引起细胞和组织变性坏死,血管通透性增加,大量中性粒细胞和富含蛋白质的液体渗出到血管外,可引起组织水肿和化脓性溶解破坏,延迟伤口愈合。因此,炎症反应对于伤口的愈合是一把双刃剑,适当的炎症反应有利于伤口愈合,而过于强烈的炎症反应及渗出则对伤口愈合不利。

最新的研究表明,炎症反应的本质与核心是生长因子/细胞因子的调控及其结果。组织受伤后,出血与凝血等过程中释放出的 PDGF、FGF 以及 TGF-β 等多种生长因子,在炎症反应期可以发挥如下作用:①作为趋化剂,趋化中性粒细胞、巨噬细胞等向创面集聚并释放多种蛋白水解酶,以溶解消化坏死组织,同时这些炎症细胞本身又释放出新的生长因子/细胞因子,进一步调控创面炎症反应过程;②趋化与直接刺激成纤维细胞、血管内皮细胞分裂、增殖,为后期修复打下基础。

需要指出的是,在此阶段炎症细胞的聚集和大量的局部渗出可以发挥如下作用:①聚集的中性粒细胞能吞噬和清除异物与细胞碎片;②局部渗出物能稀释存在于局部的毒素与刺激物;③血浆中的抗体能特异性中和毒素;④渗出的纤维蛋白凝固后形成局部屏障;⑤激活的巨噬细胞等不仅释放多种生长因子/细胞因子,还能进一步调控炎症反应,同时也影响后期肉芽组织中胶原的形成。总之,这一阶段的变化是为后期的修复打基础的。

1. 免疫应答 机体出现伤口后的急性炎症反应期,伤口附近收缩的小动脉在组胺、5-羟色胺、激肽等血管活性物质的作用下扩张,使伤口血液灌注增加,局部新陈代谢加强,以帮助有害物质清除;同时伤口使神经末梢暴露,大量炎症介质如缓激肽等的释放刺激伤口,引起局部疼痛;细胞吞噬和免疫反应贯穿整个过程,炎症期间血小板的裂解除了起凝血与止血作用外,还生成血小板活性因子(PAF)及血小板衍化生长因子(PDGF)。这些细胞因子具有粒细胞和巨噬细胞趋化作用,促使免疫细胞向伤口聚集。吞噬细胞移入伤口后识别异物,然后向异物移动、黏附,最后伸出伪足将异物包裹、吞噬,其吞噬体与溶酶体形成吞噬溶酶体,最后将异物消化,此过程称为伤口的首次清洁。白细胞的移行约持续 3 d,直到伤口"清洁"。适当的炎症反应有利于伤口愈合,但炎症期若有感染发生,炎症反应强烈,则白细胞持续移行,吞噬活动也随之加强,使炎症期延长,伤口延迟愈合。

末梢血白细胞计数增加是炎症反应的另一典型表现,特别在细菌感染引起炎症时更是如此。白细胞计数增加主要是由于白细胞介素-1(interleukin-1,IL-1)和肿瘤坏死因子-α(tumor necrosis factor-α,TNF-α)引起白细胞从骨髓贮存库释放加速,而且相对不成熟的杆状核中性粒细胞比例增加(此现象称为"核左移")。因此,目前国内外大部分研究均选择特定的细胞因子,如 IL-6、IL-8、TNF-α 等作为反映炎症程度的指标。控制炎症反应程度对伤口愈合快慢有至关重要的影响,故预防感染和抗炎在促进伤口愈合的过程中显得尤为重要。

2. 血管通透性 在伤口诱发的炎症反应中,炎症细胞释放大量炎症介质和氧化产物,这些物质的积聚导致血管内皮细胞功能异常,主要表现为:血管内皮细胞通透性增加、黏附分子表达异常、内皮细胞与炎症细胞黏附增加以及血管调节障碍,导致局部炎症水肿。一定范围内局部炎症水肿有助于伤口愈合,但是血液中过多的水和蛋白渗出引起过度的组织水肿,将会导致伤口延迟愈合。因此在促进伤口愈合的研究中,血管通透性状况非常值得关注。

血管通透性增加主要由 2 个途径介导:穿细胞途径和旁细胞途径。穿细胞途径主要通过内皮细胞本身,由质膜囊泡及"囊泡-空泡细胞器"(vesicles-vacuolar organelle,VVO)介导来实现物质的运转。VVO 是一串葡萄糖状的未包裹囊泡,由内皮质膜内化形成多种小泡,再由囊泡-空泡融合构成。它由 3 层单位膜包围,彼此之间和内皮质膜之间由小孔连通,大分子示踪物质(如铁蛋白、辣根过氧化酶等)通过 VVO 可以迅速地从微静脉渗出到血管外。用连续高度超薄切片、透射电镜、三维重构等技术,在高热、高压、血管内皮细胞生长因子(vascular endothelial growth factor,VEGF)等作用下形成急性炎症状态,发现内皮细胞有穿细胞的开口。这些开口并非位于内皮间,而是位于内皮本身细胞的周边部位,可能就是细胞内囊泡融合成的穿细胞通道,从而使血管通透性增加。此外,炎症介质(如 TNF-α)引起穿细胞通道形成过程中,同时还会使内皮细胞骨架收缩,胞质变薄,促进通道开口形成,这也是增加穿细胞途径通透性的一个因素。血管通透性增加的另一途径为旁细胞途径,它是血管通透性增高和大分子物质透出的重要途径。有研究表明,当内皮细胞受到各种内源性或外源性刺激时,内皮细胞受外源性信号途径影响,使细胞间连接打开,形成内皮细胞间的裂隙,导致通透性增加。神经肽中的 P 物质(substance P)所引起气管血管通透性增加,其机制就是通过旁细胞途径完成。正常微静脉内皮间连接部有 1~2 μm 的重叠,没有裂隙,而炎症时(注射 P 物质后 1 min)48% 内皮细胞连接部位出现裂隙,表明炎症反应破坏了内皮细胞的紧密连接,通过旁细胞途径使得血管通透性增加。血管内皮细胞间连接的完整性和紧密程度直接影响着血管的通透性。维持其紧密程度的结构依靠血管内皮间连接及其相关蛋白,包括内皮细胞–细胞之间的紧密连接和黏附连接,以及内皮细胞–基底膜之间的黏附连接。其中黏附连接的血管内皮钙黏蛋白(VE-cadherin)是血管内皮细胞黏附连接的主要结构蛋白,其本质是 1 个跨膜蛋白,细胞外 N′ 端与相邻细胞 VE-cadherin 的 N′ 端相互连接,使 VE-cadherin 在细胞间的结合处聚集成簇,从而使内皮细胞紧密黏附在一起,构成一个选择性的半透膜,在血液与组织之间形成屏障,控制着血管壁两侧的物质交换。当发生炎症反应时,在炎症介质的作用下,其功能和结构发生改变,可引起黏附连接解离,细胞间缝隙加大,从而导致血管通透性升高。在炎症反应中,炎症细胞及炎症介质通过不同途径最终均导致 VE-cadherin 复合体的解体,造成内皮细胞间连接的分解而增加内皮通透性。

(二)肉芽组织增生期

约在伤后第 3 天,随着炎症反应的消退和组织修复细胞的逐渐增生,创面出现以肉芽组织增生和角质形成细胞增生移行为主的病理生理过程。此时组织形态学的特征为毛细血管胚芽形成和成纤维细胞增生,并产生大量的细胞外基质。肉芽组织的生长很大程度上由血管化决定。

新生的毛细血管主要以"发芽"方式形成(图 1-26)。首先,多种生长因子作用于创面底部或邻近处于"休眠"状态的血管内皮细胞(特别是静脉的血管内皮细胞),使其"活化"并生成毛细血管胚芽,在形成毛细血管胚芽后呈裥状长入创区,最后相互连接形成毛细血管网。毛细血管以每日 0.10~0.60 mm 的速度增长,其方向大都垂直于创面,由于肉芽组织中没有神经,故无感觉。这些新生血管的基底膜不完整,且非常脆弱,容易渗漏。毛细血管内皮细胞分泌一种胶原酶,它可以降解成纤维细胞分泌的胶原,便于毛细血管内皮细胞移动。以这种方式形成的毛细血管将来可以参与大血管的形成,或停止发挥功能,进而溃变消失。

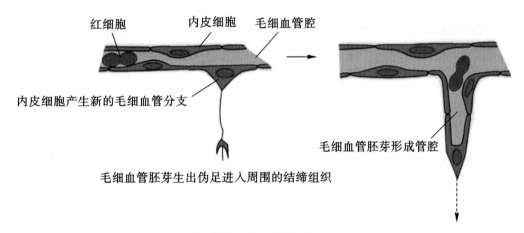

图 1-26 毛细血管形成的模式

小鼠皮肤切割伤模型研究显示,新生肉芽组织中的血管生成以 5 d 时最为明显,对新生微血管密度的测定与该病理学观察结果一致。损伤后伤口发生出血、坏死及炎症反应,导致局部促血管生成因子(如 VEGF、PDGF、TGF-β、bFGF 等)增加,刺激损伤周围组织的血管胚芽生长和血管构成细胞的前体细胞转化,启动血管生成过程,同时间质中的间充质干细胞激活转化为成纤维细胞、肌成纤维细胞等,共同在损伤伤口形成肉芽组织,达到修复伤口的目的。

在参与促进伤口血管化及伤口愈合的过程中,VEGF 起到极其重要的作用,它是目前发现的作用最强的促血管生成细胞生长因子。VEGF 能促进细胞的增殖和移行、血管内皮的生长和伤口血管化,增强血管通透性,提高葡萄糖转入内皮细胞的能力,从而使血管形成期细胞所需的高能量得到相应补充,从多个方面促进伤口的愈合。免疫组化方法证实,在大鼠伤口形成后第 1 天,伤口附近的中性粒细胞开始表达 VEGF,伤后第 3~7 天在巨噬细胞、成纤维细胞和内皮细胞中均可检测到,并且在伤口组织的表达远远高于周围正常组织;同时通过 RT-PCR 检测出在伤后第 1 天,VEGF 的表达远高于第 3 天 和第 7 天,证实 VEGF 的表达主要是在伤口愈合早期由炎症细胞产生。因此,伤口形成早期促 VEGF 表达被认为是促进伤口愈合的一条重要途径。VEGF 被广泛认定为促血管生成的物质,并被发现除促血管生成作用外还具有促有丝分裂功能的活性氧的特性。最近的研究指出,VEGF 的表达与内源性 H_2O_2 和 VEGF 信号因子的生成关系密切。这些新发现为临床上开发促进血管生成的药物和治疗手段提供了大量新的理论依据。

另外一种促进血管生成作用较强、特异性较高的血管内皮细胞生长因子是 bFGF。它也是一种多功能细胞因子,具有强烈的促进细胞分裂和血管生长的作用。在组织修复过程中其生物学功能包括促进毛细血管新生及毛细血管结构的重建,促进内皮细胞、成纤维细胞、平滑肌细胞等的生长和增殖等。在炎症反应期,bFGF 刺激成纤维细胞和内皮细胞趋向性迁移,启动纤维组织的形成和血管化。在肉芽组织形成阶段,bFGF 激活成纤维细胞向伤口边缘迁移、增殖并合成新的细胞间质(如胶原等),还诱导毛细血管内皮细胞迁移和增殖,形成血管芽,并使新血管向创伤区域基质伸延,为局部细胞提供营养,改善局部代谢产物的排泄,从而为促进伤口愈合创造条件。实验证实,bFGF 在体内及体外均能促进血管形成,并与 VEGF 有协同作用,通过调节 VEGF 的基因表达可上调 VEGF 的产生,进而影响血管生成。

细胞外基质主要由透明质酸、硫酸软骨素、胶原以及酸性黏多糖等组成,其主要成分来自于成纤维细胞。成纤维细胞按一定模式产生以甘氨酸、羟脯氨酸、羟赖氨酸为基本成分的,以 3 条肽链互成螺旋状盘绕逐级聚合而形成的胶原纤维。胶原纤维有高度的韧性,使创口的抗张强度增加。胶原纤维的形成在第 14~21 天达到高峰,临床表现为瘢痕色淡红,稍隆起,常有痒痛,触之质硬韧。

肉芽组织形成的意义在于填充创面缺损,保护创面,防止细菌感染,减少出血,机化血块、坏死组织和其他异物,为新生上皮提供养料,为再上皮化创造进一步的条件。再上皮化过程与肉芽组织增生同步进行,主要由创缘或创面底部残存的角质形成细胞(包括表皮干细胞)增殖、分化和迁移来完成。在一系列调控因素的作用下,创面新生的表皮以“爬行”方式向创面中心运动,最终覆盖创面。

(三)组织重构期

瘢痕的形成是软组织创伤修复的最终结局之一。肉芽组织转化为瘢痕组织及胶原组织不断生成的阶段,可持续几个月,其间成纤维细胞转化为肌成纤维细胞收缩创面,胶原组织大量生成,角质形成细胞通过上皮化覆盖创伤表面。

角质形成细胞的增殖、分化和移行使伤口皮肤边缘形成新生上皮,直到覆盖整个伤口。这一过程是由多种细胞和调控因子共同参与完成的,其中角质形成细胞生长因子(keratinocyte growth factor,KGF)被认为是作用较强、特异性较高的一种。KGF 作为一种角质形成细胞特异性的生长因子,能够促进角质形成细胞增殖、迁移和分化,与皮肤伤口愈合密切相关,可提高伤口愈合质量。皮肤伤口基底部位的成纤维细胞能够合成和释放 KGF,诱导伤口周围的角质形成细胞增殖,并向伤口迁移。此外,KGF、胰岛素样生长因子-1(insulin-like growth factor-1,IGF-1)和两者的复合体 cDNA 还能够显著增加 IGF-1、KGF、FGF、VEGF 和Ⅳ型胶原的表达,加速新生血管形成,增强真皮再生,加速再上皮化,促进角质化细胞由伤口边缘向伤口基质移行。实验证实,成纤维细胞能够产生和释放 KGF,并通过 KGF 促进角质形成细胞增殖和迁移,从而促进伤口的愈合。

KGF-2 是另一种特异性较高的促角质形成细胞增殖的生长因子,它的主要生理作用是完成间质细胞和角质形成细胞之间的信号传递,促进角质形成细胞增殖,刺激伤口周围细胞的再生、分化和迁移,从而促进伤口的愈合。实验证实,KGF-2 的特异性靶细胞为角质形成细胞,能促进角质形成细胞的增殖,刺激伤口周围角质形成细胞的再生、分化和迁移,但对成纤维细胞和内皮细胞则无直接作用,可以减轻伤口愈合过程中的瘢痕组织形成。

形成瘢痕的影响因素很多。如果是缺损少、对合整齐、没有发生感染的创面(如清洁的手术切口),伤后 2~3 周即可完成修复(愈合)。此时的瘢痕不明显,对功能无影响。缺损大、对合不整齐或伴有感染的创面,常需要 4～5 周时间才能完成愈合,此时瘢痕形成较广,影响外观,甚至造成功能障碍。瘢痕的形态学特征为大量的成纤维细胞与胶原纤维沉积,生化与分子生物学特征为成纤维细胞产生胶原代谢异常。有研究显示,异常瘢痕成纤维细胞中的 I、III 型胶原前体 mRNA 之比高达 22∶1,而正常皮肤仅为 6∶1,表明 I 型胶原前体 mRNA 转录选择性增强,而这种基因学的改变又与局部创面生长因子/细胞因子(TGF、TNF)、局部免疫(IgG、IgA、IgM)改变有关。瘢痕的形成与消退常取决于胶原纤维合成与分解代谢之间的平衡。在创面愈合初期或纤维增生期,合成作用占优势,局部的胶原纤维会不断增加。当合成与分解代谢平衡时,瘢痕大小无变化。当胶原酶对胶原的分解与吸收占优势时,瘢痕会逐渐变软、缩小,持续时间视瘢痕的大小、位置而异,通常需数月之久。研究发现,在胚胎早期皮肤受损后为无瘢痕愈合,但胚胎发育后期以及出生后为瘢痕愈合。

二、枪弹伤的特点与修复

子弹的致伤作用是其在极短时间内释放大量能量的过程,涉及的物理因素包括子弹的质量、速度、形状及飞行状态,同时还与靶组织的特性,如密度、弹性、黏滞性、韧性等有关。传统观点认为,子弹致伤机制有以下 3 种。①直接损伤作用:主要是指撕裂效应,与冷兵器相似,是投射物穿过组织时造成的组织断离、撕裂。速度不超过 340 m/s 的低速子弹主要为撕裂效应;而在高速子弹对组织的损伤作用中,撕裂效应居于次要地位。撕裂效应没有多少能量传递给周围组织。②瞬时空腔效应:子弹进入软组织后产生的压力波在数毫秒甚至数微秒内将伤道周围组织向前向外推,形成一个比原发伤道直径大数倍甚至数十倍的瞬时空腔,并反复收缩、膨胀。空腔内压力的迅速变化使伤道周围的组织、器官在极短时间内受到压迫和牵拉,发生广泛的撕裂、挫伤。③压力波效应:子弹致伤机体时,一部分能量以压力波、冲击波的形式传递给周围组织器官,造成损伤。

我国学者较早注意到对伤道组织进行病理学观察和分区的重要性,认识到合理的病理分区可为确定清创范围和临床治疗提供科学依据。王正国等于 20 世纪 80 年代初指出枪伤伤道及其周围组织可分为原发伤道区、挫伤区和振荡区 3 区。其中原发伤道区为子弹穿过造成的空腔,挫伤区为紧靠原发伤道的组织坏死区,挫伤区之外为振荡区。

北大西洋公约组织(北约)1975 年版的《战伤急救手册》曾明确规定:"对高速子弹造成的枪伤须予以大范围清创。"因为此类子弹的瞬时空腔效应可致其 30 倍直径以内的所有组织失活。但 1988 年版的手册对此予以更正。在战争环境中,救治人员常倾向于采取类似切除恶性肿瘤的方法,将所有坏死、损伤和值得怀疑的组织全部予以切除,这虽然可能导致比枪伤本身更大的损伤,但从军事医学角度来看有其合理性和必要性。战场上伤口常污染严重,得不到及时处理,伤员众多、医疗资源有限、医生经验不足等客观条件使人容易倾向于采取彻底清创的方法。以往战争的救治经验也提示,不彻底的清创常引起更高的感染率和病死率,从而导致不必要的医疗资源浪费。然而近二三十年来有越来越多的人提倡采取保守疗法,有人发现空腔效应只不过是机械牵拉造成的组织位移,如果及时解压并控制感染,损伤的骨骼肌有恢复的可能。

(一)枪弹伤的特点

枪弹伤,即枪弹射击人体所致的损伤。典型的枪弹伤,有射入口、射创管和射出口。①射入口:弹头射入人体时形成的创口。射入口组织缺损,不能合拢,皮肤内翻。在射入口的周围有 1～2 mm 的环状表皮剥脱,称为挫伤轮或冲撞轮,由弹头顶压皮肤并旋转前进时挫压组织形成。在挫伤轮的内缘有污黑色的轮状痕迹,称为擦拭轮或污垢轮,它由弹头披甲表面黏附的铁锈、油垢、灰尘以及火药残留物形成。若贯穿衣服时亦可见于衣服的破口处。在近距离射击时,射入口周围可附有未燃烧完的火药颗粒和烟晕。距离越近射击附着物越密、面积越小,故对判断射击距离有重要意义。如果贴近射击时,还可见到枪口印痕。射入口的大小和形态与射击距离、射击方向有很大关系。远距离射击时,创口呈圆形(垂直射击)或椭圆形(斜向射击),由于弹头穿过皮肤以后,牵张的皮肤又回缩,故射入口直径常小于弹头直径。接触射击或近距离射击时,由于高温、高压的爆炸气体冲撞创口,使创口周围皮肤损伤,故射入口中央组织缺损较大,边缘呈星芒状或"十"字状撕裂。②射创管:弹头穿过人体组织形成的创道。通常呈直线形,其方向与射击方向一致。但如遇骨骼,常可改变方向而形成曲折射创管。在射创管的射入口端,常有随弹头带入的衣服碎片及烟灰火药等异物,在射出口端常有骨或脏器组织碎片。③射出口:进入人体的弹头在穿出体外时所形成的创口。射出口的形状不规则,多呈裂隙状。创口边缘外翻,局部组织无缺损能合拢在一起。创口周围无挫伤轮、擦拭轮和射击附带痕迹。射出口的大小与射击距离有一定关系。一般远距离射击时,射出口大于射入口,尤其是弹头变形或弹头穿过骨质而形成骨质碎片时,可使创口撕裂扩大呈星芒状。近距离射击时,因高温高压气体冲击力大,严重破坏了射入口的组织,而弹头进入机体后能量明显减少,射出口小于射入口。稍远距离射击时,射出口与射入口大致相同。

枪弹伤的特点:①常常发生在多部位,若发生在颅脑、颌面、胸腔、腹腔、四肢可以有独特的特点;②常伴有骨、关节、神经及软组织损伤,污染重,血管、神经及邻近软组织床破坏严重;③火器伤除直接造成组织和血管损伤外,冲击波和热力间接损伤范围比肉眼观察范围还大,缺损边缘不整齐;④伤道局部的高能量损害造成受损血管严重栓塞、血管内膜损伤和缺损;⑤弹头或金属异物嵌在血管破损处,术前可无大出血,但应警惕。

(二)枪弹伤的修复原则

由于各部位的不同特点,枪弹伤的修复有很大的不同(可参考各专科的介绍)。通常枪弹伤包括原发性伤道区、挫伤区和振荡区,由于其特有的病理变化,术中应充分显露术野,常规探查神经、血管及肌腱等,以确定有无神经、血管损伤以及损伤部位、性质及程度。寻找损伤血管,彻底清创并去除异物,按骨骼、血管、神经、软组织顺序进行修复重建;同时寻找附近有活力的肌肉覆盖,必要时行邻近肌肉移位,为修复重建血管提供血供良好的组织床。缺损血管移植时应切至内膜正常处,否则易形成血栓导致手术失败。如患者全身情况极差,则应果断截肢挽救生命。如无截肢手术条件,则寻及血管断端并结扎,有效止血后立即终止手术。

三、软组织爆炸伤的特点与修复

爆炸伤是战场中军事人员伤亡的最常见致伤因素。

(一)现代软组织爆炸伤的分类

爆炸是一种能量瞬间释放的现象。爆炸伤分为以下 4 个类型:1 型爆炸伤,损伤来自于冲击波形成的超压和负压作用,作用靶器官为耳、肺、肠管等空腔脏器;2 型爆炸伤,损伤来自于投射物产生的穿透性损伤;3 型爆炸伤,爆炸产生的建筑物坍塌和交通工具破片,造成挤压伤、钝挫伤、骨折创伤性截肢、开放性或者闭合性颅脑损伤;4 型爆炸伤,包括烧伤、窒息以及有毒气体损伤。爆炸性武器在爆炸瞬间产生大量高压气体、热、冲击波以及飞散的破片,形成多种创伤如破片伤、冲击伤、烧伤等,共同对人体产生损害。

(二)爆炸伤的临床特点

1. **多部位、多器官、多种组织的损伤** 爆炸性武器种类繁多,致伤方式多样,致伤部位及程度各不相同。Peleg 等对以色列国家创伤登记处 2000 年 10 月 1 日至 2002 年 9 月 30 日间 1 155 例恐怖活动相关伤员进行分析,比较了枪弹伤与爆炸伤的不同,总结得出:爆炸伤患者损伤部位多,62% 合并多部位损伤,枪弹伤为 47%;爆炸伤患者病情严重,17.3% 的爆炸伤患者创伤严重度评分(ISS)大于 25 分,而枪弹伤患者则为 14.9%。

2. **软组织缺损严重** 压力波在不同密度介质中传播,产生散裂、爆聚加速减速和压力差等多种效应,造成组织的撕裂伤、爆震伤,软组织毁损严重,深面组织裸露。近年来,自杀式炸弹袭击给爆炸伤的特点带来了新变化,爆炸物内加入多种异物,导致损伤部位增多,软组织损伤程度加重,异物存留多。美军对伊拉克战争中的伤员致伤原因进行统计,路边自制简易爆炸装置居首位。这类爆炸常穿过无防护的腋下区域造成胸部以及肢体损伤。所造成的四肢压榨性损伤,表现为四肢的软组织、骨、血管严重损伤,潜在致死率高。据 Geiger 报道,下肢较上肢更容易受损,下肢伤占 61.76%,上肢伤占 29.4%;下肢损伤范围广,肌肉与神经血管的缺损程度不一致。

3.感染复杂,处理难度大 爆炸伤软组织缺损严重,伤道周围及深面存有泥沙、碎屑、毛发等异物加重了创面污染;感染率高,病情发展迅速;多种组织严重受损后免疫反应受到抑制,容易出现感染及其他并发症。现代战伤中,感染细菌谱发生了明显变化,伊拉克战争伤员中多重抗药的鲍曼不动杆菌感染呈现上升趋势,其原因可能与药物使用以及士兵机体寄居菌群有关。据统计,50% 的爆炸伤创面细菌培养阳性,其中 57% 合并鲍曼不动杆菌感染。

4.肢体毁损率高,功能影响重,修复困难 爆炸伤毁损严重,软组织和骨质广泛缺损,深面以及伤区周围血管神经受损,关节、骨质、肌腱外露,严重影响功能,手术修复难度大,部分伤员最终截肢。部分伤员保肢失败的原因主要是存在其他器官损伤,并有危及生命的严重失血和败血症。

5.后送不及时,延误最佳治疗时机 战争条件下伤员数量大,伤情复杂,医疗救治受限于医疗环境、仪器、人力资源等多种因素。据 Coupland 和 Samnegaard 统计,国际红十字医院收治的 18 877 位平民战伤伤员,伤后 6 h 内送达医院的仅有 2 012 位。转运后送的延迟导致伤员错过最佳治疗时机,伤员创面内的细菌大量繁殖,感染率增高;部分可逆损伤的组织发生缺血坏死或者炎症进展,导致损伤加重,最终发生组织坏死;部分伤员未能得到及时的急救复苏治疗,最终死亡。

(三)爆炸伤的修复

高速高能软组织爆炸伤修复的关键在于早期、及时、彻底清创,切除坏死组织,充分引流,注意包扎固定,合理使用抗生素,择期修复骨质及软组织缺损,延迟伤口覆盖或关闭,术后加强康复练习以及病患教育。

传统观点认为,爆炸伤损伤广泛,一次清创难以彻底,创面易感染,早期吻合血管失败率高,应在创面洁净、肉芽良好后再行手术修复。Leininger 等认为,高能投射物可以产生空洞化和冲击效应,造成与烧伤中"淤滞区"相似的组织缺血区域,在初次清创时无明显异常,但伤后早期 24 ～ 72 h 会出现进展性的栓塞和组织失活,所以初次清创时即行创面封闭是危险的。现代观点认为,由于高效抗生素的运用,在清创彻底、创面改善的前提下,可以提前修复创面。文献报道,普通创面的早期修复有利于患者后期的恢复,爆炸伤创面损伤广泛,损伤组织和坏死组织交替存在,单纯依赖清创无法防止继发感染,创面失去皮肤的屏障作用,导致水和蛋白质丢失,细菌感染率升高,引起代谢亢进及脓毒血症;创周组织受伤后血运和抗感染能力较差,因此重建创面的生理屏障非常重要。早期关闭创面可以挽救更多可逆损伤的组织,利用生物性清除作用,去除坏死组织和细菌,减少病原微生物增殖的培养基,防治感染,促进愈合。近年来,越来越多的战伤专家强调早期修复的重要性,并对软组织爆炸伤修复进行了研究。

比较伊拉克战争与越南战争的伤情特点后发现,作战人员的胸、腹及头颈部因保护装具得到了很好的保护,肢体伤则相对较重,且容易受伤。与口腔颌面部相比,四肢和躯干的血运较差,抗感染能力和修复能力较弱。皮瓣、肌皮瓣等具有血供良好、抗感染能力强、适应证广泛等优点。爆炸伤组织损伤广泛,一般无法行局部皮瓣转移,须选择吻合血管的游离移植或者远位皮瓣转移。游离移植住院时间长,存在感染、栓塞及皮瓣坏死、供区继发畸形等风险,手术难度大,对医疗人员要求高,故游离移植不适合于战场环境大批量伤员的创伤修复。远位皮瓣转移手术简单,但术后需长时间的肢体固定,容易造成关节的粘连和僵化,战伤患者常合并骨折,早期活动非常重要,所以远位皮瓣转移较少选择。皮片移植修复手术操作简单,供区畸形轻,对于患者活动的影响不明显,网状皮片富有弹性,可适应术后的肿胀,透气性好,便于组织液引出。且早期封闭创面,可以减少感染发生。关于软组织爆炸伤后植皮修复,部分野战外科专家认为早期植皮成活率低,主张延期植皮。有报道,2 例枪弹伤患者伤后即行清创、异物取出术,第 2 天出现筋膜间隔综合征,减张后进行网状皮片移植,取得良好效果。

负压创面治疗技术(negative pressure wound therapy,NPWT)已逐渐应用于战伤创面的救治,取得良好效果,拓宽了植皮修复的适应证范围。战伤创面损伤严重,常伴有严重污染,伤员后送距离远、时间长,NPWT 的特点决定了它适合于此类创面的治疗,可使创面与周围战场、病室环境相隔离,有效保持创面清洁并减少创面感染,同时可进行创面的冲洗治疗。对于爆炸导致的合并肌腱、骨质外露的巨大软组织缺损患者,Helgeson 等联合应用 NPWT 和 Integra 人工皮进行创面准备,待创面情况改善后行皮片移植修复,术后效果良好,避免了操作复杂的皮瓣移植,减少了供区畸形、皮瓣坏死等风险。Sharony 等对第 2 次以色列与黎巴嫩战争伤员救治经验进行总结,强调了 NPWT 及外固定系统的应用,认为 NPWT 可用于创面治疗的各个阶段,可关闭多发的皮下窦道,强化组织瓣与创面周边和基底更好贴附,进行创面的准备或者覆盖皮片供区创面。

　　爆炸伤致伤因素多样,伤情各异,必须进行深入的研究,全面认识软组织爆炸伤的损伤机制及伤情特点,这是对爆炸伤后软组织缺损进行有效救治的前提。在此基础上,临床医师可积极运用外科手术,结合新的方法和技术,重建受损组织及器官,改善畸形并恢复功能。

(张　斌　程　飚　付小兵)

第七节　战创伤后组织修复的研究与进展

　　近 20 年来,随着科学技术的不断发展,分子生物学、材料学、组织工程学等各方面研究的深入,创伤愈合的整体水平得到了极大的提高,创伤愈合的目标也由过去的追求愈合速度逐渐转变为重视愈合质量,并更加关注如何解决心理、功能修复的问题。

一、战创伤后组织修复研究中局部与整体的关系

　　人体是由多层次结构组成的统一整体,人体的生命运动是自然界的一种高级运动形式,机体内部以及机体与外界环境之间始终处于动态的矛盾运动过程中。科学的人体观,将指导人们更好地揭示人体生命活动的运动规律。人是自然界长期进化的产物。人体包含有 60 多种化学元素,与地球表面的化学成分基本一致,并且多是处于元素周期表中前 20 号的轻元素和偶数元素。从微观到宏观,可以将人体依次归纳为:量子—分子—亚细胞—细胞—组织—器官—系统—机体。高级层次是由低级层次组成的,但高级层次并不是低级层次的简单堆积,不同的层次有着各自不同的形态结构和功能活动。各个不同层次之间的有机联系,形成了人体系统的整体,并与赖以存在的外界环境组成生态系统。因此,人体的整体统一性,主要表现在形态结构与功能活动的统一,局部与整体的统一,以及机体与环境的统一等方面。第一,结构与功能的统一。在人体中,物质和运动的统一表现为形态结构与功能活动的统一。形态结构是功能活动的物质基础,而一定的功能活动是一定形态结构的运动表现。所以,形态结构和功能是相互制约的。不同的器官,以其不同的形态结构来完成不同的功能活动。各个器官一定的形态结构都表现为一定的功能活动。而由各个器官分别组成的不同系统,其功能作用亦各异。细胞的形态结构与其功能活动是相一致的,诸如肌细胞呈梭形和长圆柱形,富含肌原纤维,适于收缩和舒张;神经细胞则有轴突和树突,适于接受刺激,传导兴奋等。在分子水平上,核酸、蛋白质分子的线性一级结构的严格有序性,决定了它们的功能活动的专一性。如果器官、细胞或生物大分子的结构发生改变,那就会影响到相应的功能活动。反之,功能活动也影响形态结构。机体各种器官的形态结构,实际上也是机体在环境影响下,随着功能活动的适应,不断进化的结果。第二,局部与整体的统一。人体是由众多的细胞、组织、器官组成的。局部和整体、局部与局部之间存在着复杂的相互作用,纵横交错地构成了局部与整体的统一。整体的功能是由各个局部的活动互相配合、协作来完成的。在人体这个统一整体中,任何一个局部变化,都不是孤立的,或迟或早,或多或少都会影响到其他局部,最终导致整体变化。人体各个系统、器官的功能活动通过神经-体液的调节作用完成。第三,机体与环境的统一。人体是一个开放的系统,一种耗散结构,不断与外界环境发生联系,输入各类物

质、能量和信息,经过身体内环境的变化再向外环境输出加工处理过的物质、能量和信息。外部环境包括气候、水、土壤、阳光、空气,以及作业条件、精神生活因素,它仍交互在一起,错综复杂,不断变化。

医学在现代科学技术的基础上,正在向微观和宏观两个方向迅速发展。向微观的深入,既是向亚细胞、分子直到量子层次深入,也是向生命活动和疾病过程的内在机制深入。向宏观的扩展,既是向人体整体、人群、生态环境方向的扩展,又包括医学与社会学日益紧密的结合,医学的社会职能不断得到加强。现代医学向这两个方向的纵深发展,相互结合,相互渗透,相互交叉,形成一种综合研究发展的趋向。向微观深入,是生命科学和医学科学自身发展的要求,也是医疗实践日益迫切提出的客观要求。随着分子生物学的发展和向医学的渗透,形成了分子生理学、分子病理学、分子药理学、分子遗传学、分子免疫学等,直接推动了医学研究从现象的描述进入对内在机制的分析。了解这种整体与局部的观念,有助于战创伤与伤后组织修复学的研究。

目前,现代医学的发展,日益具有微观与宏观相结合的特点。向微观的深入,使人们能够说明整体联系中各个部分的复杂变化和相互关系,形成对整体复杂系统的本质说明;而对生命活动中宏观现象的研究,则揭示了局部变化的前提和现实过程中的相互关系,推动着对微观变化的探讨。所以,微观的深入和宏观的综合是相互推动的,两者的结合是客观的、必然的。复杂的生命活动,正是各个部分按照一定关系有规律地相互结合的结果,现代医学中微观与宏观的结合,必将导致对生命活动本质的认识上的飞跃。

神经、内分泌以及激素变化对皮肤修复与再生的影响近来已受到人们的高度重视。从解剖层面上看,随着近年来对皮下组织及皮肤附件,特别是脂肪细胞、间质细胞认识的深入,人们已将脂肪组织不仅看成是能量贮存器官,而且将其作为性激素的代谢器官以及内分泌器官。脂肪组织能够产生大量的生物活性肽,包括脂肪因子(adipokine)和瘦素等。这些生物活性肽在局部与脂肪细胞表面特异性受体结合,以自分泌和旁分泌的形式发挥作用。从功能上讲,哺乳类动物种群间皮肤的功能或多或少有些不同。其中人类皮肤的功能主要有:维持内环境的稳定(endogenous homeostasis),如调节体温和体液平衡;参与物质代谢,如维生素 D 合成;进行感觉传入;阻挡外来损伤,如感染、机械性损伤、紫外线照射。另外,它也是构成机体免疫系统最初始、最基础的部分。除了最初发现的皮肤所具有的这些功能之外,越来越多的证据显示,皮肤是一个具有极大活性的"生物工厂",能够合成或参与许多生物活性物质(如结构蛋白、糖蛋白、脂质和信号分子)的代谢。人们对皮肤功能的认识变得更加明确和完整,免疫-神经-内分泌系统交互作用(cross-talk),为皮肤组织修复与再生方面的研究开辟了诸多新领域,引发了许多新思路。

战创伤的组织修复也必须将局部处理和整体功能调整结合起来,把内科治疗和外科处理整合起来,这样才可能获得较为理想的修复。

二、战创伤后组织修复研究由被动修复转为主动修复

创伤、外科手术、器官移植以及其他一些严重疾病过程对脏器的损伤作用及其后果已愈来愈受到人们的重视,人们竞相开展有关其发生机制与防治的研究。传统治疗方法主要以"保"为主,即以受损脏器的自我修复为主,等待受损脏器自身的新陈代谢产生自愈。这种被动的修复方式不仅延长治疗时间,易导致一系列不良并发症发生,而且还加重了患者的心理负担与经济负担,对治疗极其不利。20 世纪 80 年代有关生长因子对创伤修复作用的研究,使人们对现代创伤修复概念的认识发生了根本变化:一是修复的内涵已从单纯的体表创面修复扩展到了内脏以至全身;二是通过人工干预,创面愈合的自然过程可以得到某种程度的"促进"或"加速"。在这一现代认识的指导下,有关生长因子对创伤修复作用的研究已成了近 10 年来组织修复领域研究的热点。用生长因子促进受损组织损伤主动修复的理论基础来源于在胚胎发生、组织生长等生物学过程中生长因子与系统器官的相互依存与相互作用。研究表明,在胚胎发育早期的肝、胰腺、胃肠道等组织,已发现表皮生长因子(EGF)、胰岛素样生长因子(IGF)、肝细胞生长因子(hepatocyte growth factor, HGF)以及转化生长因子(TGF)等细胞因子的基因表达增加以及随器官胚胎发育,以上生长因子 mRNA 水平增高等现象。以上事实从一个方

面说明生长因子是这些器官固有的成分之一,它们不仅参与了脏器的胚胎发生等过程,而且对成熟脏器生长的维持与修复也有重要作用。

三、战创伤后组织修复研究由解剖性修复向功能性修复发展

理想的创面愈合与组织再生修复应当是使受创组织从解剖结构到生理功能均能达到完全彻底的修复。目前这一现象只能在胎儿皮肤上看到。在临床工作中,大量的组织修复结果是受创组织的解剖结构基本得以恢复,而其生理功能只得到部分恢复,在受创部位还得留下部分瘢痕组织。除此之外,还有两种修复异常现象,我们称之为修复失控。这是我们所面对的和需要解决的主要问题。一种是大面积全层皮肤烧伤后的瘢痕愈合,虽然患者保全了生命,但由于大面积的瘢痕中没有汗腺、皮脂腺和毛囊等皮肤附属器,这些患者不能排汗调节体温,存在严重的生理功能障碍,降低了生活质量。另外,瘢痕增生和(或)瘢痕疙瘩出现,严重地影响患者的身心健康,有的患者甚至不能融入社会生活,使其生活质量明显下降。另一种是创伤愈合不足或愈合困难,导致慢性溃疡形成。难以愈合的慢性溃疡、瘢痕增生是修复失控的两种不同表现形式。尽管修复失控不像癌症那样迅速致人死亡,但它们发生在体表,病程长,治疗困难、费用高,所以确实给患者带来极大的痛苦,严重影响患者的生活质量。为了使修复失控得以解决,我们提倡大力开展组织修复由解剖修复到功能性修复的基础研究:一方面希望医学家重视在创伤早期救治中考虑到患者后期的功能康复问题,尽力避免功能丧失;另一方面希望通过深入细致的基础研究以获得突破,为临床治疗学的革命性发展打下基础。目前国内外对开展创伤组织功能性修复的研究均给予了足够的重视,其研究的焦点主要集中在深入探索组织再生修复的发生机制以及如何将组织再生修复领域内的高新生物技术转化为临床治疗手段等方面。

四、战创伤后组织修复研究的转化医学

转化医学于 1993 年首次见诸文献,也称为转化医学研究模式(clinical translational research,CTR)。2003 年,美国国立卫生研究院(NIH)制订了发展生物医学的长期计划,2004 年初步投入 1.25 亿美元,2009 年投入总额达到 20 亿美元,最重要的目标之一是培养拥有不同专业背景、在基础科研和临床工作间互相协作研究的新研究团队。2012 年前,全美成立了 60 个临床与转化科学中心(Clinical and Translational Science Center,CTSC)。

在创伤领域,传统上人们往往着重于对具体部位、具体机制的救治研究,而对涉及多个器官、多种机制以及多个调控水平的多发伤,在其治疗、预后的研究及临床实践等都较为薄弱。转化医学对于创伤临床实践的重要推动作用,将在以下方面体现出来:①多发伤及危重伤预后预测,建立更为敏感和高效的高危患者预警诊断技术,早期发现具有不良预后倾向的患者;②对现有诊疗技术进行系统生物学导向的再评价,筛选更具针对性和特异性的诊疗或诊疗组合方案;③损伤修复及再生,结合新材料及新技术,发展针对中枢神经损伤、大面积组织缺损及复杂创面的修复技术。

我国创伤研究及实践必须积极主动地投身于这场由转化医学掀起的浪潮之中,才能在未来国际同行的激烈竞争中获得一席之地。未来的几十年,创伤领域内必将出现进一步把医学实践与实验室紧密结合,以产出临床可用成果为导向的研究和研究机构,从而极大提高创伤医疗的服务水平。作为世界上人口最多、创伤发生人数和危重创伤人数也居于前列的国家,我们应把握趋势,创立一批具有国际先进水平的创伤转化医学研究机构,为人类健康做出更大贡献。

(程 飚 付小兵)

参考文献

[1]付小兵,王正国,吴祖泽.再生医学:基础与临床[M].北京:人民卫生出版社,2013.
[2]付小兵,王正国,吴祖泽.再生医学:原理与实践[M].上海:上海科学技术出版社,2008.

［3］付小兵,吴志谷.现代创伤敷料理论与实践［M］.北京:化学工业出版社,2007:2-98.

［4］王正国.分子创伤学［M］.福州:福建科学技术出版社,2004:68-230.

［5］王正国.外科学与野战外科学［M］.北京:人民军医出版社,2007:3.

［6］程黎阳,谢正勇.快速康复外科在战创伤救治中应用的可行性及意义［J］.临床军医杂志,2011,39(6):1235-1237.

［7］冯志凯,刘华.伤口愈合机制的研究进展［J］.中华外科杂志,2012,50(4):368-372.

［8］付小兵,程飚.创伤修复和组织再生几个重要领域研究的进展与展望［J］.中华创伤杂志,2005,21(1):40-44.

［9］付小兵,程飚.伤口愈合的新概念［J］.中国实用外科杂志,2005,25(1):29-32.

［10］付小兵,创面治疗中的转化医学:部分成果的研发和转化应用与思考［J］.中华烧伤杂志,2014,30(1):3-5.

［11］付小兵,十年磨一剑:中国创伤医学十年的创新成果与转化应用［J］.中华创伤杂志,2014,30(1):2-5.

［12］付小兵.中国的再生医学研究:需求与转化应用［J］.解放军医学杂志,2012,37(3):169-171.

［13］郭恩覃.我国整形外科的历史和展望［J］.第二军医大学学报,2005,26(1):2-3.

［14］郭树忠.野战整形外科进展［C］.中华医学会整形外科学分会第十一次全国会议.中国人民解放军整形外科学专业委员会学术交流会、中国中西医结合学会医学美容专业委员会全国会议论文集,2011.

［15］侯春林.中国显微外科发展历程［J］.中华创伤骨科杂志,2005,7(1):16-18.

［16］蒋建新,王正国,尹志勇.战创伤研究进展［J］.人民军医,2007,50(1):22-24.

［17］李青峰.严重创伤畸形的修复与功能重建研究进展［J］.上海交通大学学报(医学版),2012,32(9):1251-1253.

［18］李勇,罗长坤.我军野战外科学的历史演进［J］.解放军医院管理杂志,2009,16(9):839-841.

［19］穆广态.创伤骨科与显微外科修复［J］.宁夏医学杂志,2013,35(8):673.

［20］钱玉鑫,芦立轩,侯强,等.爆炸性四肢软组织战伤特点及其早期修复的研究进展［J］.创伤外科杂志,2012,14(1):80-82.

［21］盛志勇,付小兵.深入开展组织由解剖修复到功能性修复的应用基础研究［J］.中华外科杂志,2002,18(1):7-8.

［22］谭颖徽.现代战伤特点和口腔颌面部火器伤处理原则［J］.中华口腔医学杂志,2006,41(11):690-693.

［23］田玥,刘莺莺,汪爱媛.四肢战伤高发生率、高伤残率特点及致残原因分析［J］.武警医学,2012,23(9):747-749.

［24］王玲.高技术战争条件下战伤救治原则探讨［J］.西南国防医药,2005,15(2):223-224.

［25］王正国.外科学发展的回顾与展望［J］.中国医科大学学报,2013,42(4):289-292.

［26］肖南,李勇,张治纲,等.美国军队战伤救治发展及启示［J］.创伤外科杂志,2014,16(5):465-467.

［27］岳茂兴.现代特种战伤特点及其对策［J］.人民军医,2003,46(1):3-4

［28］COBB J P. Injury research in the genomic era［J］. Lancet,2004,363(9426):2076.

［29］GAUSE W C,WYNN T A,ALLEN J E. Type 2 immunity and wound healing:evolutionary refinement of adaptive immunity by helminths［J］. Nat Rev Immunol,2013,13(8):607-614.

［30］MANI R,TEOT L,SHUKLA V. Wound healing and global action on poverty and development［J］. Int J Low Extrem Wounds,2007,6(4):241-242.

［31］MULDER G,WALLIN K,TENENHAUS M. Regenerative materials that facilitate wound healing［J］. Clin Plast Surg,2012,39(3):249-267.

［32］SHIEH S J,VACANT I J P. State of the art tissue engineering:from tissue engineering to organ building［J］. Surgery,2005,137(1):1-7.

第二章
战创伤修复的机制

第一节　战创伤修复的分子机制

随着分子生物学的迅猛发展、高新技术的应用和学科间的相互渗透,创伤修复的研究已从单纯对伤后形态学、生化、病理变化的研究发展到细胞、分子及基因水平的观察。在遭受创伤后,为维护机体的完整性,机体启动并进行相关的修复活动。该过程复杂而多变,受内外环境、遗传学特性、精神因素乃至社会因素的影响。遗传基因决定个体生物活动模式,是细胞与整个机体生物学变化的基础,基因的表达变化又受多种因素的调节。在这个动态、连续性的过程中,信号转导是外界因素与内在因素联系的纽带,完成机体细胞相互识别、相互反应和细胞内相互影响、相互作用,可以在生物系统的多个水平调节各类与生物学活动有关的靶基因、结构蛋白、生长因子和蛋白激酶等的表达量与表达时程,影响细胞的增殖、分化、迁移和凋亡,并最终决定机体能量代谢、生理反应与生长修复需要。

不同类型创伤引起机体的修复活动大致相似,主要经历创伤后的心理应激、神经内分泌的信号传递,炎症细胞募集与迁移、修复细胞的增殖和分化,再上皮化后细胞的分化、凋亡等阶段。彼此之间相互交错,循序发生。

一、修复相关基因的研究

(一)创面愈合相关基因学研究概况

创伤愈合经历炎症反应、组织修复和再塑形3个主要阶段。一般地说,任何组织细胞的生长和发育均由其自身的遗传学特性决定。但受系统(如年龄、种族等)和局部(如部位、污染等)因素的影响,细胞与细胞、细胞与基质间的相互作用形成的生物学动力可以使愈合的走向发生改变。分子生物学的研究表明,决定组织预后的分子基础是细胞的浸润、增殖、迁移、分化和凋亡,以及细胞外基质成分的沉积与降解。因此,创伤愈合的分子生物学指标反映愈合的病理生理过程。

皮肤由多种细胞组成,造成不同个体间存在很大差异。表型不同导致的细胞反应差异既可以是基因组(genome)导致的DNA多态性(DNA polymorphism),也可以是遗传表达(genetic expression)不同的转录RNA(differentially transcribed mRNA),抑或蛋白合成(protein synthesis)造成。运用基因芯片技术已筛选到一些创伤修复相关的基因。Cole(2001年)对5例外科手术患者皮肤与未受损组织进行基因表达谱分析,4 000 个基因中有22 个(占0.5%)较正常的表达增加3 倍以上。

伤后30 min,增加2~3 倍表达的基因有102 个,占所测4 000 个基因总量的2.6%,其中包括 myosin、protein phosphatase、fatty acid binding protein、gastrin-releasing peptide、human cytoplasmic β-actin gene、c-fos proto-oncogene protein、human tumor。1 h 后,基因表达仍增加3 倍的有10 个。只有SOCS 持续高表达,其他几个明显升高的基因有:BB1,作为细胞表面的蛋白,它能引导抗原的表达,刺激炎症细胞,BB1 反映了促炎反应的启动;低密度脂蛋白(low density lipoprotein,LDL)受体的前体,它与脂质代谢相关,通过细胞外基质介导纤维蛋白溶酶依赖性的平滑肌细胞的迁移,同时可能也与炎症细胞与创面边缘驻留细胞的迁移有关。伤后60 min,有36 个基因的表达增加可达到2~3 倍。主要增加的基因与蛋白降解(泛素结合酶,ubiquitin conjugating enzyme;也称遍在共轭酶)、细胞结构(β-肌动蛋白和 α-肌动蛋白)和细胞的转录机制(核糖体蛋白)有关。这些基因产物可能造成伤口驻留细胞与炎症细胞迁移(骨架蛋白和整合素)和增殖(SWI/SNF 复合物)变化。

伤后30 min,基因表达无明显下降,但是在伤后60 min 有264 个基因显著下降。特别值得关注的有8 个基因,它们能够下降1/3 以上。

Cao 应用cDNA 微矩阵技术观察愈合中的基因表达发现:与正常未损伤的皮肤相比,创伤愈合组织中的1 176 个基因有37 个上调和27 个下调。上调的基因有白细胞介素(IL)-1β、laminin-5 和 thrombospondin-1,还有细胞间黏附分子-1(intercellular adhesion molecule-1,ICAM-1)、巨噬细胞炎症蛋白(macrophage inflammatory proteins)、细胞信号蛋白的抑制因子(suppressor of cytokine signaling protein,SOCS)、白细胞介素-10 受体(IL-10 receptor)等。下调的基因则有连接蛋白-31(connexin-31)、缝隙连接蛋白(gap junction protein)、smad 2 等。众多的基因探针结果存在着一定差别,可能与取材的时间、部位、种属、种族,以及其他很多因素有关。1998 年Clark 偶然发现MRL/MPJ-Fas^{lpr}(MRL-F)品系的小鼠当在耳部打孔形成直径2 mm 的缺损后,与C57BL/6J(B6)品系的小鼠完全不同,其损伤部位能完全愈合,而对照组则形成30% 的瘢痕组织。人们希望通过寻找不同品系小鼠的基因差异使创面愈合的基因学取得突破,目前虽取得一定成果,但仍有诸多问题等待解决。

2010 年,Greco 对45 例非全层皮肤烧伤患者和正常人的皮肤进行观察后发现,在伤后不同时间点(早期1~3 d,中期4~6 d,后期7~18 d),38 000 个已知基因中有2 139 个基因发生了变化,其中 1 136个基因上调,1 003 个基因下调。

愈合的基因学研究不仅应包括损伤后的基因表达,还应涉及愈合过程及塑形阶段的基因表达。当前很多基因的功能尚无法完全确定,限制了对创面愈合过程中基因学变化的真正认识。受早期胚胎损伤的不可行性,以及多种基因功能的冗长、重叠造成单个基因功能的不确定性的影响,创面愈合的基因研究一直受到限制,单一评价某一成分在创面愈合中的作用十分困难。基因敲除(gene knock-out)和转基因动物技术消除了某些限制,对深入认识创伤愈合的靶基因的作用具有积极的作用。

(二)在创伤修复中发挥重要作用的几个基因

1. 早期生长反应因子 创伤初期重要的细胞转录因子——早期生长反应因子(early growth response factor)在机体遭受损伤后迅速表达,伤后几分钟,早期生长反应因子主要在受伤区血管内膜的边缘表达、汇聚并与相关基因的启动子结合,调控这些基因的转录,促使细胞迁移和增生,加快血管新生内膜的形成,随后调节胶原的合成,加速伤口的闭合。伤后组织严重缺氧引起异源转录因子——缺氧诱导因子-1α(hypoxia-inducible factor-1α,HIF-1α)持续表达,调节创面愈合。在缺氧条件下α 亚基特别稳定,持续调节和表达各种氧依赖型基因血管内皮细胞生长因子和红细胞生成素(erythropoietin)。

2. 热休克蛋白 热休克蛋白(heat shock protein,HSP)是细胞受应激原刺激后诱导产生的一组应激蛋白。其中,HSP70 在热休克家族中是研究最广泛也最深入的一个分子。它可以提高细胞的应激能力,抵御各种损害因素的影响,起到保护细胞的作用。HSP70 的保护作用须通过分子伴侣作用来实现,它可使蛋白质正确折叠、组装及转位,从而维护细胞功能和维持细胞存活。正常情况下,HSP70 可以作为ATP 依赖的分子伴侣协助新生多肽的折叠、多聚蛋白复合物的组装和蛋白的跨膜运输。在应激环境下,HSP70 诱导性的表达增高,提高细胞应付非折叠或变性蛋白增高等多种情况的能力。另外,HSP70 可提高细胞对低浓度 ATP 的耐受性,帮助线粒体修复损伤。多项研究提示,HSP70 参与创伤愈合修复,除了对细胞应激的保护作用,还具有增加组织对损伤因素耐受性的作用。同时,HSP70 还具有抗凋亡作用,HSP70 诱导的数量与抗凋亡保护作用的强弱呈正相关。有学者观察到,创伤早期伤口渗液作用前后,真皮多能干细胞 HSP70 蛋白表达显著增加,提示 HSP70 参与创伤愈合的过程可能与真皮多能干细胞的某些作用密切相关。

3. 单核细胞趋化蛋白-1 炎症反应阶段是创面修复的初始阶段,Langerhans 细胞、巨噬细胞、角质形成细胞、成纤维细胞和血管内皮细胞通过主动和被动释放细胞介质启动创面愈合的信号通路。其中尤为重要的细胞介质就是单核细胞趋化蛋白-1(monocyte chemoattractant protein-1,MCP-1),上述各种细胞对创伤的反应是通过 MCP-1 表达完成的,采用原位杂交方法测定创面 MCP-1mRNA 的水平来反映创面愈合的能力是近年来的一种手段。

4. 血管生成素 血管生成素(angiopoietin)是调节血管发育的生长因子家族成员之一。angiopoietin-1 敲除鼠和 angiopoietin-2 转基因鼠常在胚胎发育中死亡。皮肤特异型 angiopoietin 转基因鼠能够存活,发红的皮肤表型乃因表面血管扩张所造成。内皮细胞的来源反映创面愈合新生血管化的形成情况。血管生成素的受体是 Tie-2。将骨髓移植到野生型鼠的伤口,利用血管内皮细胞生长因子受体——FIK-2 和 Tie-2 启动子引发 Lac2 转基因表达,伤后 4 d 和 1 周转基因鼠的内皮前体细胞形成新生血管。这一结果说明,骨髓来源的内皮前体细胞进入伤区可促使新生血管化发生。

5. 一氧化氮合酶 一氧化氮合酶(nitric oxide synthase,NOS)是伤口愈合过程中调节血管生成、角质形成细胞增殖和成纤维细胞合成胶原的重要因子。内皮型 NOS(eNOS)敲除鼠虽然有高血压但不影响成活,敲除的伤口内 NOS,使伤口张力作用明显减弱,创面的闭合延迟。最近的研究发现,NO 直接调节内皮细胞迁移,介导 VEGF 对内皮细胞的增殖作用。将生长因子注入 eNOS 敲除鼠与野生对照组鼠的皮肤,研究 eNOS 缺少情况下生长因子对血管形成的作用,结果发现 10 d 后血管内生长恢复。体外用大动脉片段的培养量化分析内皮细胞发芽情况,结果显示血管形成明显受损。

6. 骨架蛋白 多种细胞骨架蛋白(cytoskeletal protein)在调整细胞迁移运动中具有重要作用。骨桥蛋白(osteopontin)是一个与整合素(integrin)结合的基质糖蛋白,伤后 2 h ~ 6 d 在组织中的含量持续上调。骨桥蛋白敲除鼠可以正常存活,发育良好,但坏死组织清除、基质重组能力下降,胶原纤维直径减少;巨噬细胞浸润正常,但活性(甘露糖受体的表达)下降。黏着斑蛋白(vinculin)是经特殊蛋白(如 talin)与整合素相连的细胞骨架肌动结合蛋白,黏着斑蛋白敲除鼠在胚胎的早期发育过程中,由于严重的心肌畸形造成死亡,导致伤口愈合的实验研究无法进行。离体伤口愈合的模型中测试细胞游动和黏附发现,敲除鼠胚胎成纤维细胞连接减弱、迁移率增加,再次证明细胞骨架蛋白在细胞迁移上的作用。角蛋白(keratin)是角质形成细胞的中间丝,肌动蛋白皱缩牵拉角质形成细胞的边缘,替代角质形成细胞的迁移,使表皮伤口被"拖拉"在一起,迅速上皮化,该过程需要 K8 的参与。凝溶胶蛋白(gelsolin)是一种肌动蛋白丝蛋白,调整着肌动蛋白丝长度,在细胞运动中决定胞质黏滞性。Gelsolin 基因敲除鼠成纤维细胞的迁移能力下降,挛缩性增加,化学刺激导致炎症细胞迁移的炎症反应减弱。这说明凝溶胶蛋白敲除鼠上皮创面愈合时胶原沉积和炎症细胞聚集不协调。桥粒粘连蛋白(desmosomes cadhadhesion protein)基因被破坏后,裸鼠皮肤变薄,中型粒细胞的募集能力下降,角质形成细胞的分化不正常。大疱性类天疱疮抗原(bullous pemphigoid antigen,BPAG)是半桥粒结构内部的重要成分,在健康皮肤组织中起连接角质形成细胞和基底膜的作用。敲除该基因的老鼠对机械性应激产生持续脱毛和水疱反应,伤后 24 h 创面再上皮化严重受损。这说明角质形成细胞需要半桥粒和细胞骨架正确相连才能迁移。基底层上过量表达胶原酶(collagenase)的转基因鼠实验中,组织愈合能力明显下降,再上皮化速度显著低于野生对照组。转基因鼠伤口边缘和创基胶原酶的过量表达,导致角质形成细胞间的内部结构被破坏。细胞内的连接丧失可能是角质形成细胞迁移能力下降的主要因素。

7. 癌基因 癌基因(oncogene)是正常基因组中的组成成分,通过编码生长因子、受体和细胞内的信息传递物质,调节细胞的生长与分化。癌基因参与创面的愈合主要是由于:①某些癌基因产物与生长因子相似,如 Sis 蛋白与 PDGF 同源、int 与 FGF 同源等;②某些产物与生长因子受体类似,如 Erb、

Fms 蛋白与 EGFR 和 GM-CSF 同源;③癌基因可以具有酪氨酸激酶活性,如 src、ros 等;④癌基因的表达和激活受生长因子的诱导,如 c-Myc、c-Fos、c-Jun 都是生长因子的靶蛋白;⑤癌基因产物与信号通路中的重要底物类似,如 Ras、Raf 等都可参与信号的传递。癌基因参与上皮的闭合,胶原酶基因的调节,修复细胞的增殖、分化甚至凋亡。无论是愈合的时间还是愈合的结局都受到影响。

8. 与创伤愈合相关的细胞凋亡基因

(1)ced 3/ICE 家族基因　线虫(C. elegans)是一种透明的蠕虫,体细胞数为 1 090 个,在发育过程中有 131 个细胞要发生凋亡,因此成为研究细胞凋亡的极好材料。目前发现线虫中有 14 个与细胞凋亡相关的基因,其中研究得比较深入的就有 ced 3 和 ced 4。如果 ced 3 和 ced 4 基因发生变异,细胞则不进入死亡,并可以分化存活。研究表明,ced 3 蛋白有 530 个氨基酸(包括约 100 个氨基酸长度的丝氨酸富含区),并编码与 Ca^{2+} 结合有关的蛋白,提示 Ca^{2+} 和蛋白磷酸化可能介导细胞凋亡过程。无独有偶,哺乳动物中也克隆出了与 ced 3 同源的基因,即白细胞介素-1β 转化酶(interleukin-1β converting enzyme,ICE),由此构成 ced 3/ICE 家族。ICE 是一种特异性半胱氨酸蛋白酶,可裂解 33 000 的 IL-1β,前体为 17 500 的成熟形式的 IL-1β。肌动蛋白是 ICE 的作用底物,而肌球蛋白可抑制凋亡过程中与 DNA 核小体间断裂相关的 DNase I 的活性。ICE 可从两个位点切割肌球蛋白,引起聚合减少和提高 DNase I 活性而导致细胞发生凋亡。因此,它和 ced 3 一样属于促进细胞凋亡的基因。目前已至少发现 7 个 ced 3/ICE 家族中的亚家族:ICE、PrICE/Cpp32/Yama/appopain、ICErel-Ⅱ/TX/Ich-2、ICErel-Ⅲ、Ich-1/Nedd-2、Mch-3 和 Mch-2。

(2)bcl-2 基因　该基因最初是从小鼠 B 淋巴细胞淋巴瘤中分离得到的。人类的 bcl-2 基因定位于第 18 号染色体,在淋巴瘤中极易发生染色体易位(14;18),使 bcl-2 基因与第 14 号染色体上 IgH 基因并列而导致过表达。它编码 26 000 的 bcl-2β 蛋白,能在各种正常细胞的激活和发育过程中表达,而不在成熟的或走向凋亡的细胞中表达。该基因和 bcl-xl、bcl-xs、mcl-1、bax、bak、bad 及 bik-1 等共同构成 bcl-2 基因家族。另外,线虫的 ced 9 基因的功能与 bcl-2 基因相似,可能也属于该基因家族。bcl-2 在体内和保守的类似物 Bax 在蛋白水平上的同源性为 20.8%,它们可以各自形成同源二聚体,也可以相互之间共价结合形成异源二聚体,但这两种基因的作用是完全相反的。这种同源二聚体和异源二聚体的比例在调控细胞凋亡中的作用十分显著。当 Bax/Bax 二聚体在体内过量表达时,可促进凋亡的发生;当 bcl-2 的表达量上升时,则可与 Bax 形成异源二聚体或与其本身形成同源二聚体,抑制细胞凋亡。但是如果用点突变的方法使 bcl-2 的 145 位的甘氨酸(glycine,Gly)和 188 位的色氨酸(tryptophan,Trp)发生突变,则 bcl-2 丧失功能,且不能和 Bax 形成异源二聚体,但它本身仍可形成同源二聚体。因此,bcl-2 是通过与 Bax 形成异源二聚体而行使其功能的。bcl-2 基因属于抑制细胞凋亡的基因。

通过对比增生性瘢痕患者和正常人外周血单核细胞表面凋亡调节蛋白的表达发现,增生性瘢痕组中 bcl-2 蛋白的含量较对照组明显升高。增生性瘢痕及其周围正常组织成纤维细胞体外培养后,用免疫过氧化物酶法检测,未能检测出 bcl-2。这一现象提示创伤异常愈合的根本原因可能与机体内环境紊乱有关。

(3)c-myc 基因　该基因是一个多功能的癌基因,也是调控细胞周期和细胞凋亡的主要基因之一。c-myc 基因编码的蛋白是一种转录因子,其氨基端具有反式激活功能区,其羧基端具有基本的螺旋-环-螺旋结构域(helix-loop-helix domain,HLH)和亮氨酸拉链结构域(leucine zipper motif),可介导聚合及与特异的 DNA 顺序结合。利用 c-myc 基因反义寡核苷酸转染 T、B 淋巴细胞后可抑制这些细胞的凋亡,而在中国仓鼠细胞 CHO 中诱导 c-myc 基因的表达可引起细胞凋亡,提示该基因属于促进细胞凋亡的基因。研究发现,c-myc 基因可以与另外一种癌基因 max 基因形成异源二聚体,并且可以和同样的 DNA 功能区(CACGTG)结合。该结构有利于推进细胞周期并激活诱导细胞凋亡。然而,c-myc 基因对凋亡的诱导必须建立在同时缺乏相关生长因子的基础上。如果在环境中有足够的生长因子存在,即使 c-myc 基因表达,细胞也不一定走向凋亡;只有生长因子缺乏,同时 c-myc 基因表达,才可能导致细胞凋亡。

(4)p53 基因　p53 基因是典型的抑癌基因。将野生型 p53 基因转入 p53 基因缺乏的细胞内可以使细胞停滞在 G₁ 期并发生细胞凋亡。提示 *p53* 基因具有生长抑制因子的作用,可以阻断细胞周期,属于促进细胞凋亡的基因。该基因往往通过作用于 *bcl-2* 基因的表达来调控细胞凋亡。通常野生型 *p53* 基因的蛋白产物结合于 *bcl-2* 基因的 5′端非翻译区以阻止其翻译;而突变型 *p53* 基因则可降低这种结合能力,使 *bcl-2* 基因得以表达,从而抑制细胞凋亡。虽然 *p53* 基因并非所有细胞凋亡机制中不可缺少的成分,但该基因在介导细胞对 DNA 损伤的应答,并将细胞周期阻断在 G₁ 期与决定细胞凋亡结合起来的过程中起着很关键的作用。目前这种结合的准确机制仍不明了。

(5)*fas/apo*-1 基因　 *fas* 和 *apo*-1 基因是分别从人的 T 淋巴细胞瘤 KT3 细胞株和人 B 淋巴细胞瘤 SKW6.4 细胞株分离得到的两个 cDNA 克隆。序列分析结果表明两者属于同一分子并命名为 CD95。人 *fas* 基因定位于第 19 号染色体长臂上,全长 2 534 个核苷酸,开放阅读框长 1 005 bp,编码含 355 个氨基酸的肽链。该基因产物系 I 型跨膜蛋白,分子量为 45 000,属于肿瘤坏死因子受体(tumor necrosis factor receptor,TNFR)和神经生长因子受体(nerve growth factor receptor,NGFR)家族。其中胞质区包括约 70 个氨基酸组成的保守序列,称死亡区(death domain),是凋亡信号转导所必需和有效的区域。Fas 蛋白发挥作用离不开与 Fas L(Fas Ligand)的结合,后者属于肿瘤坏死因子(tumor necrosis factor,TNF)家族的一个新成员,蛋白质分子量为 40 000,两者结合后可以诱导细胞凋亡。因此,*fas/apo*-1 基因属于促进细胞凋亡的基因,但具体激活细胞凋亡的机制不详。

9. **血管生成因子**　 血管生成因子(angiogenic factor)属细胞外基质相关蛋白,除对细胞的增殖与迁移起作用,还参与血管的生成、炎症反应和细胞外基质的调节。氧调节蛋白(oxygen-regulated protein,ORP)是伴随 VEGF 在创面表达的另外一种血管生成素,用腺病毒将它转移至糖尿病鼠的创面后,在创基产生有效的靶基因产物,加速血管的生成和修复活动。若抑制 ORP150 的表达,VEGF 的表达就会减弱或停止;反之则促进其分泌。结缔组织生长因子(connective tissue growth factor,CTGF)伴随整合素 α6β1 形成更广泛的伪足,并激活 Rac 基酶,通过 P42/P44 延长 MMP 的表达,在创面愈合的血管形成中调节细胞外基质。

10. **选择蛋白**　 选择蛋白(selectin)是膜整合糖蛋白的一个家族,能够识别从另外一个细胞表面伸展出来的特异的糖基团,并与之特异性结合,因此它也是细胞表面受体。选择蛋白有一个小的细胞质结构域,一个单次跨膜的结构域,一个大的细胞外片段。这个片段可分为几个结构域,包括最外端的具有凝集素作用的结构域。已知有 3 种类型的选择蛋白:E-选择蛋白,在内皮细胞表达;P-选择蛋白,在血小板和内皮细胞表达;L-选择蛋白,在各种类型的白细胞中表达。这 3 种选择蛋白都识别小的出现在某些糖蛋白或糖脂的四糖基团,同糖配体的结合是 Ca^{2+} 依赖性的。选择蛋白主要介导循环中的白细胞在有炎症和血块的血管壁部位暂时性的相互作用。与选择蛋白起作用的靶细胞上的蛋白通常称为黏蛋白(mucin)。选择蛋白主要介导细胞与细胞间相互作用:先于整合素克服淋巴细胞黏附之前,选择蛋白增加多形核颗粒细胞进入伤区,内皮和血小板中 P-selectin 表达及内皮 e-selectin 延迟表达使淋巴细胞游出血管壁。单一或联合敲除鼠的模型显示,选择蛋白对伤口淋巴细胞功能的调节具有互补性,某些情况下也可单独作用。p-selectin 敲除鼠中性粒细胞的募集延迟,淋巴细胞游出能力下降,但没有感染的发生。p-selectin 敲除鼠与野生型动物的愈合能力无差别,甚至白细胞计数和巨噬细胞募集也不发生变化。作为颗粒细胞浸润的指标髓过氧化物酶(myeloperoxidase,MAO)活性表达增加。单纯 e-selectin 敲除鼠存活良好,不发生淋巴细胞功能缺陷,伤口组织活检无改变。p-selectin 和 e-selectin 双重敲除鼠呈现严重的溃疡感染表型,白细胞增多,粒细胞形成和中性粒细胞募集降低,而且不发生淋巴细胞的游走,伤口闭合及再上皮化延迟。

11. **整合素**　 整合素(integrin)大多为亲异性细胞黏附分子,其作用依赖于 Ca^{2+}。介导细胞与细胞间的相互作用及细胞与细胞外基质间的相互作用。几乎所有动植物细胞均表达整合素。整合素是由 α(120 000~185 000)和 β(90 000~110 000)两个亚单位形成的异二聚体。迄今已发现 16 种 α 亚单位和 9 种 β 亚单位。α 亚单位的 N 端有结合二价阳离子的结构域,胞质区近膜处都有一个非常保守的 KXGFFKR 序列,与整合素活性的调节有关。整合素是由 α 和 β 亚基杂二聚化构成的粘连分子,有 20 余种,主要在细胞-基质多样性的相互作用中发挥功效,包括血小板黏附、淋巴细胞募集、成纤维细胞内生和基质牵缩,以及角质形成细胞迁移等。利用基因敲除技术,整合素功能的研究取得巨大成功。皮肤中有很多整合素亚型,在活体创面愈合过程中,整合素 αVβ5 和 αVβ6 在伤口边缘迁移的角质形成细胞中高表达,介导玻连蛋白(vitronectin)和细胞黏合素 C 结合。β5、β6 及 β5-β6 双敲除鼠发育正常,与同窝野生型鼠的伤口愈合能力无显著差别。α6β4 整合素与层粘连蛋白的结合相关,是皮肤角质形成细胞中主要的整合素。由于大量表皮松弛大疱的产生,α6 敲除鼠新生即死亡。相反,α6A 敲除鼠,特别是 α6 亚基的剪接变体显示正常的亚型。创面愈合过程中再上皮化和伤口愈合速度不受影响,说明整合素剪接变体能相互替代。αVβ3 缺失影响角质形成细胞和纤维蛋白原的作用。

12. MMP/TIMP 基质金属蛋白酶(matrix metalloproteinase,MMP)是一个大家族,因其需要 Ca^{2+}、Zn^{2+} 等金属离子作为辅助因子而得名。其家族成员具有相似的结构,一般由 5 个功能不同的结构域组成:①疏水信号肽序列;②前肽区,主要作用是保持酶原的稳定,当该区域被外源性酶切断后,MMP 酶原被激活;③酶催化活性区,有锌离子(Zn^{2+})结合位点,对酶催化作用的发挥至关重要;④富含脯氨酸的铰链区;⑤羧基末端区,与酶的底物特异性有关。其中酶催化活性区和前肽区具有高度保守性 MMP,包括胶原酶(MMP-1、MMP-8)、明胶酶(MMP-2、MMP-9)和基质溶解素(MMP-3、MMP-10)等,是由 MMP 基因编码的一个金属依赖性蛋白酶家族。白细胞蛋白酶抑制因子(SLPI),可以对抗各种丝氨酸蛋白酶的活性,且 SLPI 还有抗炎、抗细菌、抗真菌、抗反转录病毒等多方面的活性。SLPI 可能还同细胞的生长增殖有关。MMP 能参与皮肤的许多病理生理学过程,如被覆上皮的修复、皮肤组织的老化、神经细胞和神经纤维的形成、枝芽状血管的新生等。MMP 对细胞的增殖和分化过程也有显著调节作用。在创伤愈合早期,MMP 可以降解细胞外基质(extra cellular matrix,ECM)中的胶原肽段,并产生趋化因子,加速炎症细胞吞噬作用,对清除炎症反应有重要作用。在此过程中,炎症细胞的移动也要通过 MMP 降解 ECM,引起营养成分的进入,加速愈合。不仅炎症细胞需要 MMP 的参与,与创伤愈合有关的其他细胞,如成纤维细胞、肌成纤维细胞、血管内皮细胞和基底细胞也需要 MMP 的参与,此过程也与降解 ECM 有关。MMP 还能通过受体激活血管内皮细胞生长因子,加速血管的新生。MMP 在形成过程中其表达常失控,尤其是表达过多时将引起创伤愈合的障碍。

在细胞外基质的降解中存在另外一类起重要作用的物质——基质金属蛋白酶抑制剂(tissue inhibitor of metalloproteinase,TIMP)家族。目前证实,TIMP 家族有 4 个成员,即 TIMP-1、TIMP-2、TIMP-3、TIMP-4。相关研究认为,TIMP-1 和 TIMP-2 对 MMP 家族成员的活性均有抑制作用,故 TIMP-1 的表达升高能起到保护Ⅳ型胶原和细胞外基质大分子的作用,同时可以有效地减少胶原酶对其细胞外基质的降解作用。而且,TIMP 可以促进生长因子的表达,进而调控由 MMP 引起的细胞增殖和细胞凋亡。TIMP-1 可以导致胶原水平降低。总之,MMP 和 TIMP 之间的平衡影响着组织修复的结局。

(1)MMP-1 在皮肤角质形成细胞发挥功能和创伤愈合的过程中,成纤维细胞、肌成纤维细胞、鳞状上皮细胞、基底细胞和血管内皮细胞等均可以表达 MMP-1 蛋白。由于细胞外基质中的Ⅰ型胶原对诱导细胞表达 MMP-1 有重要作用,可能作为重要的细胞外信号转导分子,因此 MMP-1 和胶原有密切的相关性。MMP-1 不仅可以有效地促进相关细胞和蛋白的迁移,还可以有效地使创面Ⅲ型和Ⅳ型胶原比例增多,进而影响组织的重塑,对创面的愈合有明显的促进作用。紫外线可导致 MMP-1 合成减少,这可能与射线对多种细胞包括成纤维细胞的损伤作用有关,也说明射线对成纤维细胞和未分化间充质细胞的损伤是放创复合伤创面难愈的主要机制。

MMP-1 在伤口愈合过程中的作用机制主要有:①新生角质形成细胞中,MMP-1 的表达可帮助清除损伤产生的坏死组织,促进细胞的定向移动能力,对再上皮化进程有明显的促进作用;②在成纤维细胞中高表达 MMP-1 时,细胞的迁移作用将增加,对基质的降解作用也增加,从而参与组织的改建;③毛细血管内皮细胞中 MMP-1 高表达是枝芽状血管新生的重要促进因素,有利于填补组织缺损,加速创伤的愈合;④巨噬细胞中高表达 MMP-1,有助于清除坏死组织,增加炎症细胞的吞噬作用,增强炎症区的抗感染能力。

(2)MMP-2 不同愈合阶段,MMP-2 在角质形成细胞中表达分布特征存在差异,在调节细胞外基质的降解、细胞移动方面的作用显著。有研究显示,MMP-2 活化后能促进细胞的迁移功能,主要对血管内皮细胞、成纤维细胞和肌成纤维细胞的运动起作用。血管内皮细胞在移动过程中,可以有效地促进血管内皮细胞生长因子的表达,进而对血管的生芽起重要作用。在血管内皮细胞的增殖高峰期,血管内皮细胞中 MMP-2 高表达。MMP-2 能降解血管基底膜中的Ⅳ型胶原,使内皮细胞通过基底膜进入间质区。从生物学功能上讲,MMP-2 虽然不像 MMP-1 那样能降解过量沉积的胶原,却能降解基底膜的主要构成胶原。MMP-2 是广谱的水解酶,较 MMP 家族其他成员的水解作用都强。MMP-2 也能激活特殊的潜在活性蛋白,以及其他的 MMP,如活化的 MMP-2 激活 MMP-3 间接降解细胞周围 ECM。MMP-2 可以释放出 ECM 中Ⅳ型胶原隐藏的刺激血管发生的抗原表位,促进创伤愈合的血管发生。

(3)MMP-3 MMP-3 是基质溶解素,能降解明胶、Ⅲ型和Ⅴ型胶原层粘连蛋白及纤维连接蛋白(fibronectin,简称纤连蛋白)等多种蛋白成分,与多种病理过程及肿瘤转移密切相关。MMP-3 是锌离子依赖的内分泌蛋白酶,它的作用机制主要是通过直接降解细胞外基质和基膜成分、调节细胞与基质的黏附、激活具有潜在活性的蛋白质等作用来促进细胞的迁移。ECM 乃储存多种生长因子和细胞活素类物质的容器,MMP-3 可活化和动员 ECM 中的血管内皮细胞生长因子、转化生子因子(TGF)等,来加强血管内皮细胞间的空隙,增加通透作用。MMP-3 对炎症过程、再上皮化和修复后改建有重要的调节功能。

13. Smad Smad 蛋白家族是 TGF-β 与其受体结合后产生的信号从胞质转导到细胞核内的信号中介分子。在哺乳动物中共发现了 8 种不同的 Smad 蛋白。这些蛋白可分为 3 个不同的亚族:途径限制型 Smad(receptor -regulated Smad,R-Smad)、共同中介型 Smad(common-partner Smad,C-Smad)和抑制型 Smad(inhibitory Smad,I-Smad)。R-Smad 亚族可以进一步分为两组:BMP-Smad 和 TGF-β/activin-Smad。Smad 1、Smad 5 和 Smad 8 由 BMP Ⅰ型受体(ALK-2、ALK-3 和 ALK-6)和 ALK-1 磷酸化,Smad 2 和 Smad 3 由 TGF-β、activin Ⅰ型受体(ALK-5 和 ALK-4)和孤儿受体 ALK-7 活化。R-Smad 包括 Smad 1、Smad 2、Smad 3、Smad 5 和 Smad 8。C-Smad 中蟾蜍 C-Smad 为 Smad 4β,哺乳动物只有一种即 Smad 4。I-Smad 包括 Smad 6 和 Smad 7,它们通过与Ⅰ型受体竞争结合,对 R-Smad 信号转导过程起抑制作用。

有研究使用 Smad 3 完全敲除型、野生型、杂合型的小鼠,在其背上制作皮肤全层缺损伤口,结果 Smad 3 完全敲除型小鼠伤口的再上皮化加快,炎症反应降低,于伤口第 2 天即完成再上皮化,创伤愈合质量也明显优于另外两组,创伤部位胶原沉积减少。用相同的 Smad 3 敲除型小鼠,制作辐射损伤后 6 周的创面模型,结果 Smad 3 敲除型小鼠皮肤的炎症反应和纤维化状况均较野生型小鼠明显减轻。而同样作为 R-Smad,Smad 2 的杂合型小鼠模型上没有产生对创面愈合的影响,或许与 Smad 2 和 Smad 3 在核内转录机制上存在差异有关。Smad 3 可以促进细胞凋亡,在创伤愈合中起抑制作用。它可以促进胶原分泌、炎症反应、细胞分化和迁移,表明可以影响创伤愈合进程。然而,Smad 敲除鼠伤口愈合情况显示,Smad 3 敲除鼠的炎症反应降低,未见胶原合成不足及细胞迁移等问题,伤口愈合的速度是加快的。这或许与胶原分泌、细胞分化和细胞迁移的调节还存在其他信号通路有关,仅抑制 Smad 3 途径不影响胶原分泌、细胞分化和细胞迁移。另外我们发现,外源性 Smad 7 过度表达和成纤维细胞中Ⅰ、Ⅲ型胶原的表达抑制显著相关。

14. 生长因子 有关生长因子(growth factor,GF)的内容书中多处涉及,请参阅相关章节,这里不再赘述。

二、在创伤修复中发挥作用的几条信号通路

(一)磷脂酰肌醇 3 激酶信号通路

1. 磷脂酰肌醇 3 激酶的结构特点及活化调节 磷脂酰肌醇 3 激酶(phosphoinositide 3-kinases,PI3K)是磷脂激酶家族中的一个重要成员,是由一个催化亚单位 p10 和一个调节亚单位 p85 组成的异源二聚体,具有脂类激酶活性和蛋白激酶活性,其中 p85 调节亚单位是许多受体酪氨酸激酶的磷脂蛋白底物。根据 PI3K 结构可将其分为Ⅰ型、Ⅱ型和Ⅲ型。Ⅰ型 PI3K,以 PI、磷脂酰肌醇-4-磷酸(PIP)及磷脂酰肌醇-4,5-二磷酸(PIP2)为底物;Ⅱ型 PI3K,以 PI 和 PIP 为底物,包括 PIK3C-α、PIK3C-β 和肝特异性表达的同型 PIK3C-γ;Ⅲ型 PI3K,由催化亚基 Vps34 和调节亚基 p150 构成,以 PI 为底物,主要

参与细胞生长与存活的调控。目前,研究最广泛的是能被细胞表面受体活化的Ⅰ型PI3K。Ⅰ型PI3K
又分ⅠA和ⅠB 2个亚型,它们分别从酪氨酸蛋白激酶偶联受体和G蛋白偶联受体传递信号。ⅠA型
PI3K具有磷脂酰肌醇激酶和丝氨酸-苏氨酸蛋白激酶的双重活性,是由催化亚基p110和调节亚基
p85所组成的异源二聚体。催化亚基包括p110α、p110β和p110δ 3个同工型,分别由PIK3CA、
PIK3CB和PIK3CD 3个基因编码;调节亚基由PIK3R1、PIK3R2和PIK3R3 3个基因编码,但其存在
p85α、p85β、p55γ、p55α和p50α 5个同工型。

对于PI3K的活化调节,目前我们仅对Ⅰ型上游活化过程有所了解,而对Ⅱ、Ⅲ型尚不完全清楚。
各种刺激如生长因子等可依赖于受体酪氨酸激酶来活化PI3K,也可通过非受体型酪氨酸激酶如Src、
FAK等活化PI3K。

2. PI3K/Akt 与创伤愈合相关的生长因子

(1)PI3K/Akt 与PDGF　PDGF来源于血小板的α颗粒,能引起成纤维细胞、平滑肌细胞和单核细
胞的增生和游走,并能促进胶质细胞增生,在创伤愈合尤其是血管生成过程中起着重要作用。PDGF
与其特异受体结合后,通过介导细胞内一系列信号转导,激活多种丝氨酸-苏氨酸蛋白激酶,调节一系
列与细胞增殖和抑制相关的基因。如通过酪氨酸激酶磷酸化激活的PI3K/Akt信号通路可启动下游
一系列信号通路,Akt的磷酸化可进一步阻滞线粒体膜的弥散,减少细胞色素C从线粒体膜中的释放,
从而抑制天冬氨酸特异性半胱氨酸蛋白酶(caspase)的活化,caspase活化可降解一系列底物而导致细
胞解体,从而减缓细胞凋亡。Akt的激活可磷酸化并调节参与细胞增殖和凋亡的蛋白如促凋亡蛋白
Bad和叉头转录因子FoxO1/3a,调节平滑肌细胞的增殖、血管内膜新生。

(2)PI3K/Akt 与EGF　EGF对角质形成细胞、成纤维细胞和平滑肌细胞都有促进增殖的作用。
EGF诱导细胞表面受体EGFR的磷酸化,激活下游信号通道中与细胞增生密切相关的三磷酸肌醇激
酶PI3K/Akt途径的Akt发挥作用。基质金属蛋白酶(MMP)是一组蛋白水解酶,对细胞移行和伤口愈
合中细胞介导的收缩是必需的。有报道指出可以通过抑制MMP的活性来减少基质的收缩和细胞的
移行。由结缔组织细胞分泌的明胶酶A(MMP-2)活化后能降解一种或多种胶原和蛋白质,具有降解
变性胶原明胶的特性,对纤维结合素、弹性蛋白也有一定作用。研究表明,EGF通过时间依赖的方式
诱导了培养的人晶状体上皮细胞(human lens epithelial cell,HLEC)中MMP-2的过度表达,完成细胞的
移行,这一作用可以被EGFR和Akt的抑制剂阻断。这些均表明PI3K/Akt通道是EGF刺激MMP-2
的表达的必要条件。

(3)PI3K/Akt 与TGF-β　TGF-β和PI3K/Akt信号通路在多水平、多环节相互作用中实现特定环
境下对细胞的精细调控,如在配体水平、受体水平,以及某些调节分子的转录上进行协同调控。众所
周知,TGF-β能够诱导多种细胞类型(如角质形成细胞、内皮细胞、造血细胞、神经细胞等)停滞在G_1
期,而处于激活状态的PI3K/Akt信号通路则能促进许多细胞的增殖。这两个信号通过相互作用以及
协同作用调节细胞的增殖,维持细胞的稳定。

(4)PI3K/Akt 与VEGF　血管内皮细胞生长因子(VEGF)最初在肿瘤细胞中分离提纯,可促进正
常胚胎的发育、创伤愈合及慢性炎症时的血管增生,还可明显增加血管的通透性,进而促进血浆蛋白
在细胞基质中的沉积,为成纤维细胞和血管内皮细胞长入提供临时基质。VEGF被认为是一种对内皮
细胞有高度选择性且强有力的促细胞分裂素,可特异性地作用于血管内皮细胞,同时也诱导基质金属
蛋白酶和胶原酶的表达,促进细胞外基质降解,利于内皮细胞移行,从而诱导内皮细胞的迁移,为新生
血管的产生做准备。缺氧诱导因子-1α(hypoxia-inducible factor-1α,HIF-1α)在缺氧时充当转录激活的
介质。生长因子、细胞因子等经过PI3K或MAPK的活化刺激HIF-1α的合成。HIF-1通过结合VEGF
启动子缺氧效应元件HRE调节VEGF的表达及其受体的转录,促进肿瘤新生血管的形成。PI3K或
Akt的过度表达使VEGF mRNA表达水平增高,而LY294002可抑制VEGF mRNA的表达,但PI3K或
Akt过度表达可恢复抑制作用。表明PI3K可能通过调控HIF-1或VEGF的表达来诱导血管的生成。

(5)PI3K/Akt 与IGF-1　胰岛素样生长因子-1(IGF-1)是一种主要由肝细胞生成和分泌的单链多
肽,能诱导碱性成纤维细胞生长因子等细胞因子表达,促进纤维连接蛋白、聚葡萄糖胺和胶原等胞外
基质的合成和分泌,影响创面修复后组织的改建,与特异性IGF-1受体结合后可刺激母细胞有丝分

裂。有研究提示,糖尿病患者血浆 IGF-1 水平明显低于正常对照者,而糖尿病足溃疡高风险患者 IGF-1 水平低于无风险和低风险患者,即随着糖尿病足溃疡风险的升高,血浆 IGF-1 水平逐渐下降,说明血浆 IGF-1 水平的变化与糖尿病足溃疡的发生发展有密切关系。众所周知,糖尿病患者溃疡愈合较正常人慢,说明它在溃疡的愈合过程中也发挥了一定的作用。许多研究证实了 IGF-1 介导的多种细胞功能是通过 PI3K/AKt 信号通路实现的。IGF-1 与 IGF-1 受体结合后主要导致两条信号通路的活化,即丝裂原激活的蛋白激酶(MAPK)和磷脂酰肌醇-3-激酶/蛋白激酶 B(PI3K/Akt)途径,而激活 PI3K/Akt 信号通路可以干扰细胞凋亡。PI3K/Akt 信号通路干扰细胞凋亡的机制主要有以下几方面:①直接调节作用,活化的 Akt 可以使 Bad 的 Ser136 位点磷酸化,有效阻断 Bad 诱导的细胞凋亡,可以使 caspase-9 Ser196 位点磷酸化而失活,抑制其促凋亡作用;②通过直接或间接影响转录因子家族(Forkhead、NF-κB、p53 等)发挥细胞存活调控作用;③通过调节细胞周期影响细胞增殖;④防止线粒体释放凋亡因子。IGF-1 对心肌细胞的保护,多通过激动 PI3K/Akt 通路发挥作用。PI3K/Akt 通路是介导存活的一条经典通路。

(二)丝裂原活化蛋白激酶

丝裂原活化蛋白激酶(mitogen-activated protein kinase,MAPK)是广泛存在于动植物细胞内的一类丝氨酸/苏氨酸蛋白激酶,主要作用是将细胞外刺激信号转导至细胞及其核内,并引起细胞生物学反应(增殖、分化、应激、凋亡等)。目前已发现存在着多条并行的 MAPK 信号通路,不同的细胞外刺激可激活不同的 MAPK 信号通路,介导不同的细胞生物学反应。在哺乳动物中已经发现了 4 种不同的 MAPK 通路,即细胞外信号调控激酶(ERK)通路、JNK/SAPK 通路、P38/MAPK 通路、ERK5 通路。4 条通路由独立的(有时交互,cross-talk)信号级联激活。

1. 细胞外信号调节激酶　细胞外信号调节激酶(extracellular signal-regulated kinase,ERK)是一类分布于细胞质内且具有丝氨酸和酪氨酸双重磷酸化能力的蛋白激酶,是 MAPK 家族的重要一员。ERK 包括 ERK1/ERK2、ERK5、ERK3/ERK4。其中 ERK1/ERK2 是 MAPK 家族中第一个被克隆的成员,几乎在所有哺乳类动物细胞中丝裂原都可以激活 ERK1 与 ERK2。ERK1 和 ERK2,也称 p44MAPK 和 p42MAPK,分子量分别为 4 400 和 4 200,是多种生长因子(EGF、BFGF、NGF、PDGF、IGF 等)的下游信号蛋白,其基本的信号传递步骤遵循 MAPK 的三级酶促级联反应,即上游激活蛋白→MAPK 激酶的激酶(MAPKKK)→MAPK 激酶(MAPKK)→MAPK。它所介导的信号传递途径是涉及调节细胞生长、发育及分裂的信号网络的核心。ERK 还可因离子射线和过氧化氢等激活而磷酸化(p-ERK),进入细胞核作用于 c-myc、AP-1、NF-κB 等转录因子,促进某些基因的转录与表达,与细胞的死亡和转化等过程相关。

作为机体最大器官的皮肤,其表皮层的结构和功能维持主要依赖于表皮基底层细胞。该部位的细胞由表皮干细胞和短暂扩增细胞组成。干细胞快速分裂增殖,形成短暂扩增细胞后进一步分化,产生大量具有特殊结构和功能的细胞。这些细胞向表皮层和真皮层迁移的过程中,一方面补充已凋亡或坏死脱落细胞,另一方面形成新的结构和组织,引起表皮和真皮增厚。干细胞由增殖向分化的转变发生在细胞周期的 G_1 期,而细胞从静息期向 G_1 的转化需 ERK1/2 信号转导途径的参与。对增生性瘢痕组织的观察显示,Ras 和磷酸化 ERK1/2 的阳性细胞率较高。这可能与皮肤干细胞通过激活 ERK1/2 途径快速分裂增殖,分化形成具有特殊结构和功能的终末分化细胞,特别是成纤维细胞发生组织纤维化与该通道相关联有关,是增生性瘢痕形成和成熟的机制之一。

2. c-Jun N-terminal kinase(JNK)信号通路　JNK 蛋白激酶有 3 个基因编码,jnk1 和 jnk2 基因在机体各种组织中广泛表达,而 jnk3 限制性表达(仅在脑、心等组织)。jnk 基因通过选择性剪接而产生 10 种 jnk 形式,jnk 基因编码的蛋白具有或无—COOH 末端,结果产生 46 000 和 54 000 两种蛋白。它也是通过 MAPKKK→MAPKK→MAPK 激活,当受 TNF、IL-1 和诸多环境刺激后,激活上游 MAPKKK 类。JNK 不但能使 c-Jun 磷酸化还可以增加其转录活性,主要以 c-Jun 为底物并提高活性蛋白-1(activator protein-1,AP-1)的转录活性。JNK 是细胞内主要的信号转导分子,在损伤后应激反应中既可诱导凋亡,又与细胞增殖密切相关。有研究显示,在增生性瘢痕组织中,p-JNK 存在于细胞基底层和部分成纤维细胞中,而正常皮肤中,p-JNK 则定位于表皮基底层。甚至有研究发现,在小鼠皮肤切割伤愈合过程中,多核粒细胞、单核细胞和成纤维细胞表达 p-JNK,对这类细胞的凋亡具有调节作用,进而影响其创面的愈合。

3. p38 丝裂原活化蛋白激酶 第一个被发现的 p38 成员是 p38α,它是一个分子量为38 000的蛋白质,在受到脂多糖(lipopolysaccharide,LPS)刺激后其酪氨酸位点被迅速磷酸化。该蛋白是吡啶咪唑类药物的作用靶点,在受到 LPS 刺激的单核细胞中该类药物可以抑制白细胞介素-1(IL-1)和肿瘤坏死因子(TNF)等炎症因子的产生。另外,该蛋白能够在细胞受到热击、亚砷酸盐或 IL-1 作用时激活MAPK 活化蛋白激酶2(MAPK-activated protein kinase 2,MK2)。另外 3 个 p38α 的同源物也陆续被发现,即 p38β、p38γ(SAPK3、ERK6)和 p38δ(SAPK4)。这 4 个 p38 家族的成员由不同的基因编码,在不同组织中的表达也不同。p38α 和 p38β 几乎在所有的组织表达,p38γ 主要存在于肌肉组织,p38δ 主要在睾丸、胰腺和小肠中表达。这些成员的作用底物有部分重叠,但各自也有其特异性的底物。所有的 p38 成员都具有苏氨酸-甘氨酸-酪氨酸(Thr-Gly-Tyr,TGY)双位点磷酸化模块。序列比对说明每个 p38 成员之间都有 60% 左右的相似性,而与其他 MAPK 家族成员的相似性仅为40%~45%。

p38 丝裂原活化蛋白激酶的生物学作用包括细胞分化、迁移,细胞周期调控,以及炎症反应。实验结果显示,小鼠正常皮肤中,皮肤的表皮层、肌层、毛囊、皮脂腺等均有 p-p38MAPK 的表达,这与p38MAPK 的生理作用、分布、维持皮肤稳态有关。p38δ 则能在角质形成细胞的分化过程中调节外皮蛋白的活性。有报道,正常状态下,酪氨酸 323 位点发生自我磷酸化,通过 T 淋巴细胞受体(T cell receptor,TCR)激活 T 淋巴细胞中的 p38MAPK 的表达,而在 B 淋巴细胞中却不存在这种改变。皮肤损伤修复的过程,炎症期、纤维增生期和组织重建期中主要是中性粒细胞、单核细胞和成纤维细胞发挥主要作用。该信号参与细胞的迁移、炎症反应,以及细胞周期调控。在皮肤损伤初期中性粒细胞大量浸润损伤区域,然后中性粒细胞发生凋亡,通过的巨噬细胞对其有吞噬清除作用。有报道表明,中性粒细胞静息时就有凋亡发生,并且在中性粒细胞自发性的凋亡发生 72 h 时,凋亡率可达94.3%,因此可见中性粒细胞在接受刺激 3 d 后基本上全部凋亡。在中性粒细胞中 p38MAPK 可被 LPS、TNF-α、GM-CSF、血小板激活因子或白细胞介素-8(IL-8)等物质刺激所激活。过去认为中性粒细胞凋亡和Fas/FasL、ROS 有关。另有研究表明,在中性粒细胞凋亡的过程中一直有 p-p38MAPK 的表达,而没有ERK 和 JNK 蛋白的激活。p38MAPK 对中性粒细胞的凋亡作用不一定通过激活 Fas/FasL、ROS 完成。总之,至少有 2 条通路介导中性粒细胞的凋亡,一条是 p38MAPK,另一条是 Fas/FasL,并且最终可能通过 caspase 发生凋亡。研究显示,0~12 h 浸润的中性粒细胞数量逐渐增多,细胞数和阳性细胞率均达到高峰,提示皮肤损伤后就开始启动了机体的防御系统,同时发生凋亡的中性粒细胞也逐渐增多。12 h 时,p38MAPK 介导的中性粒细胞凋亡最多,可能与炎症因子刺激导致中性粒细胞的快速凋亡有关。1~3 d 时可见中性粒细胞数量明显减少,同时产生的单核细胞数量逐渐增加,并可见大量成纤维细胞增生,说明组织通过单核细胞/巨噬细胞的吞噬作用来清除过多的中性粒细胞,以免造成组织的损伤。第 1~5 天阳性细胞率都相对较高,第 3 天最高,说明此时可能是单核细胞凋亡的高峰。且有研究表明,caspase-3 的表达高峰也在皮肤损伤后的第 3 天。其他研究证实,皮肤损伤愈合过程中单核-巨噬细胞及成纤维细胞均表达 Fas/FasL,部分共同表达 Fas/FasL 的细胞发生凋亡。在巨噬细胞的凋亡过程中发现有 p-p38MAPK 的表达,并且发现了转化生长因子(TGF-β)和诱导性 NOS 通过不同途径可以激活 p38MAPK,进而可启动外源性细胞死亡途径 Fas/FasL 和内源性细胞死亡途径 p53 和 Bax,并最终通过 caspase-3 使巨噬细胞发生凋亡。另外也有研究表明,在血清中单核细胞的分化和其趋化性也是由 p38MAPK 的激活来介导的。说明 p38MAPK 可以传递不同的信号来对单核细胞的功能起到调节作用。一般情况下伤后第 5 天正处于单核细胞减少、成纤维细胞逐渐增多的阶段,此阶段细胞数较少,组织进入了重建阶段。第 5~14 天,成纤维细胞阳性表达先增多后逐渐减少,最后阳性细胞的表达及 p38MAPK 的含量趋近于正常皮肤。此阶段 ERK 通路对加速伤口的愈合起到比较重要的作用,而 p38MAPK 可能是通过 Fas/FasL 来介导成纤维细胞凋亡的,并且可能是建立在对 ERK 通路去磷酸化的基础上。在增生性的瘢痕组织中,p38MAPK 的蛋白表达高于正常皮肤,这可能是炎症因子刺激细胞,通过 p38MAPK 上调 *c-jun* 基因表达后,诱导碱性成纤维细胞生长因子(bFGF)等因子的合成与分泌,促进肉芽组织过度增生和纤维化的结果。

(三)TGF-β/Smad 信号转导通路与组织修复

TGF-β 信号是以一种非放大的化学计量的方式向细胞核内传递的,需要两种单跨膜丝氨酸/苏氨酸受体及 Smad 蛋白的参与。TGF-β 超家族的二聚配体与细胞膜表面的 I 型和 II 型受体具有高度的亲和力,结合形成异四聚体。在该复合物中,II 型受体在自主磷酸化同时可将 I 型受体 GS 结构域磷酸化而激活,活化的 TβR I 使 R-Smad SSxS 区域两个丝氨酸残基磷酸化并与 Smad 4 结合形成异三聚或四聚体进入胞核,与许多辅助活化因子和辅助抑制因子协同作用调节靶基因的转录。

TGF-β 可以促进细胞外基质(ECM)的合成,而 ECM 的构成中主要含有 I ~ IV 型胶原。在 TGF-β 促进 ECM 合成的过程中,Smad 可以与 COL1A1、3A1、5A2、6A1、6A3 和 TIMP-1 基因发生作用而调节这个过程。但是实验也发现,存在着非 Smad 依赖途径,如 JNK 途径等。在人皮肤成纤维细胞中 Smad 3 可以促进 I 型胶原合成。从以上发现可以看出,Smad 3 及其家族参与胶原合成,但是 Smad 3 及其家族参与的胶原合成在伤口愈合方面是否发挥作用,以及如果通过抑制 Smad 3 及其家族而抑制胶原合成,这种作用是否影响愈合尚待证明。外源 Smad 7 的过度表达和成纤维细胞中 I、III 型胶原的表达抑制有显著关联。

在细胞周期方面,TGF-β 可以通过 Smad 3 来调节抑制 G_0/G_1 期 RB(retinoblastoma protein pathway)途径的磷酸化,未磷酸化 RB 可以结合 E2F。因此,E2F 不能转录激活其他基因来发挥其促进细胞周期的作用,相反 CDK/cyclin 可以磷酸化 RB,磷酸化的 RB 可以释放 E2F 而发挥其作用。Smad 3 还可以介导有关细胞增殖的下游效应分子,如促进 P21、P15、P27 表达。P21、P15、P27 可以通过与 CDK 结合,抑制 CDK 的促进细胞周期的作用。同时,Smad 3 还可以抑制 cyclin D 的产生等。此外,在 Myc 途径中 TGF-β 可以通过 Smad 3 下调 Cdc25A 和 Myc 的作用参与抑制细胞周期的进行。

在细胞凋亡方面,TGF-β 可以通过 Smad 2、Smad 3 和 Smad 4 来调节 DAP-kinase(the death-associated protein kinase),DAP-kinase 通过调节线粒体释放 cytochrome C 等促凋亡因子,从而诱导细胞凋亡。Jang 等在对造血细胞的实验中发现,TGF-β 可以通过上调 SHIP(Src homology 2 domain-containing 5′ inositol phosphatase),而调节 caspase-9 和 caspase-3,促使细胞凋亡,并且 SHIP 基因的转录激活是依赖 Smad 信号转导途径的。Smad 3 可以促进细胞凋亡,在创伤愈合中起抑制作用,但是可以促进胶原分泌、炎症反应、细胞分化和迁移,表明其具有促进创伤愈合的作用。

对 TGF-β 对多种细胞的多功能作用、TGF-β 与其他多种细胞因子的相互作用等的新认识,将为有目的地调控和干预 TGF-β/Smad 信号转导途径,阐明创伤愈合和异常修复的理论,同时为加快愈合速度、提高愈合质量、减轻瘢痕形成提供新手段。

(四)Wnt 信号转导通路与组织修复

1973 年,Sharma 等最早在对果蝇胚胎发育的研究中发现了无翅基因(wingless gene)。1982 年,Nusser 等在研究小鼠乳腺肿瘤时发现一种可以在细胞间传递增殖分化信号的蛋白质,当时称其为 Intl。后经研究发现果蝇的无翅基因即为 Wnt 样基因,后统一命名为 Wnt1 基因。迄今为止,包括 Wnt1 基因在内,人们在人和脊椎动物中共发现了 19 种 Wnt 基因。这些基因编码 Wnt 蛋白家族,是一组富含半胱氨酸的分泌性糖蛋白。Wnt 蛋白在多种组织细胞中均有表达,它们通过自分泌或旁分泌的方式激活膜受体而发挥作用。Wnt 基因编码的 Wnt 蛋白及其受体、调节蛋白等共同组成复杂的信号通路,称为 Wnt 信号转导通路。它与胚胎正常发育、细胞的增殖与分化以及肿瘤形成密切相关。Wnt 信号转导通路主要有 3 条途径。①经典 Wnt-β-catenin-LEF/TCF 通路:这条通路激活后将募集细胞内的 β-catenin,将后者活化后转移入细胞核,与转录因子 LEF/TCF 等共同作用激活特异基因的转录。②细胞极性通路:主要调控细胞骨架的重排。③Wnt/Ca^{2+} 通路:通过钙依赖性激酶、钙调蛋白和转录因子 NF-AT(nuclear factor of activated T cell)起作用。已有研究证实 Wnt/β-catenin 信号转导通路能促进创面愈合,Wnt 信号通路相关糖蛋白也与创面愈合有密切关系。

正常情况下,成年机体 Wnt 基因多处于相对静止状态。皮肤损伤后,TGF-β 提高创面中 β-catenin

表达。TGF-β 通过 Smad 3 和 p38 MAPK 通路激活 β-catenin 介导的人上皮成纤维细胞转录,并且 TGF-β 在增生性瘢痕和瘢痕疙瘩中也诱导 Wnt/β-catenin 信号转导通路的上调。β-catenin 在真皮成纤维细胞核内持续增高,有利于成纤维细胞增殖与迁移,同时又反馈激活 TGF-β 信号转导通路。增强的 Wnt/β-catenin 信号转导通路在 TGF-β1 诱导的正常皮肤从成纤维细胞到肌成纤维细胞的转化中发挥了负反馈作用,而这种转化是创面愈合的关键。

非经典 Wnt 信号转导通路,即细胞极性通路和 Ca^{2+}蛋白激酶 A 通路,无须激活靶基因即可引起细胞效应,即直接作用于胞质效应蛋白。激活非经典 Wnt 信号转导通路的主要蛋白为 Wnt5a 与 Wnt11。Wnt5a 能够以不依赖 GSK-3β 的方式,通过 Siah2 和 APC 降解 β-catenin,从而和经典 Wnt/β-catenin 信号途径相互作用。内皮细胞之间相互作用是影响创面血管增生与血管功能的重要因素。研究显示 VEGF 与胎盘生长因子通过受体 VEGFR-1 促进血管增生,且两者具有协同效应。运用 siRNA 或 Wnt5a 拮抗剂阻断 Wnt/Ca^{2+}信号通路可抑制内皮细胞增殖与迁移,添加 VEGF 可逆转这一现象,表明 Wnt5a 介导的非经典 Wnt 通路(Wnt/Ca^{2+})在内皮细胞增殖与迁移中发挥正面作用。

(五)Slit-Robo 信号转导通路

Slit 是 1984 年由 Nusslein-Volhard 等在果蝇体内发现的分泌型细胞外基质蛋白,由基因 4p15.2 编码,分子量约为 200 000。Robo 蛋白家族是 Slit 的受体家族,是一种单通道的跨膜受体。该家族在哺乳动物中有 4 个成员,即 Robo1/Dutt1、Robo2、Robo3/Rig-1 和 Robo4/Magic Roundabout。Slit 通过 N-端的 D2 区(第二亮氨酸重复区)与 Robo 的 Ig1-2 区结合。硫酸肝素蛋白多糖是 Slit 和 Robo 的共同受体,能与 Slit2 D2 及 Robo 的 Ig1 结合形成三元复合物(Slit-Robo-heparin),从而稳定 Slit 与 Robo 的结合。早期研究发现,Slit-Robo 信号转导通路是神经轴突导向因子、神经元迁移的排斥性因子,对白细胞趋化有抑制作用,近年来发现它在细胞迁移、凋亡和血管生成中都有重要作用。

感染与损伤部位的中性粒细胞是炎症反应的重要组成部分,中性粒细胞趋化、游走和黏附是炎症反应的重要过程,而多种趋化因子和化学诱导物能对白细胞趋化进行调控。Robo1-Slit2 被证明是白细胞趋化的内源性抑制因子,在炎症反应中能抑制中性粒细胞、淋巴细胞及巨噬细胞的迁移。通过实验发现,Slit2 一方面能通过 PI3K(Slit-Robo 信号下游的效应器)促进嗜酸性粒细胞趋化因子介导的嗜酸性粒细胞的趋化,另一方面又通过 srGAP1(Slit-Robo Rho GTPase activating protein 1)抑制基质细胞衍生因子-1(stromal cell-derived factor-1,SDF-1)介导的中性粒细胞趋化。

Slit2 可以抑制 VEGF 诱导的野生型血管内皮细胞迁移、管道形成和通透性增加,从而阻滞血管发生和血管渗漏。Slit-Robo 信号转导通路控制着血管内皮细胞的完整性,Slit2 很可能成为一个新的治疗新生血管形成和血管通透性增加的药物。Slit 能介导 Robo4 活化,从而形成 paxillin-GIT1(ArfGAP)复合体,这种复合体能使 Arf6 失活,最终增强血管稳定性。Slit2 还可通过 mTORC2(mmalian target of rapamycin)依赖的 Akt 和 Rac 的活化诱导血管发生。

(程 飚 付小兵)

第二节 战创伤愈合异常的分子机制

严重战创伤畸形,是指由大面积的烧伤、枪弹伤和爆炸伤等所致的体表器官缺损、畸形和功能障碍。这类损伤具有两大特点,一是高发性和多发性,二是高危害性。战创伤治疗目前可应用的修复技术存在很大的不足和局限性,如仍然以"创面修复"为主,治疗手段仍采用"创伤-修复-创伤"模式,尚不能达到形态和功能重建的治疗目标。受创组织甚至在愈合过程中出现两种极端现象,即病理性瘢痕(增生性瘢痕和瘢痕疙瘩)的发生与慢性难愈合溃疡的形成,它们已经成为当今战创伤修复领域亟待解决的难点、重点与热点。它们所带来的问题也不再仅仅是一个纯粹的医学问题,而表现为严重的社会问题,既严重影响患者自身的生活与工作,又干扰了患者家庭成员的生活与工作。完美愈合一直是人们追求的创伤修复终极目标。微创外科的出现为人们预防这些失控修复提供某些可行性,但尚没有根本性解决此类问题,主要是目前人们对它们发生的生物学机制并没有真正了解。因此,目前有关增生性瘢痕发生与慢性难愈合溃疡形成与防治并没有取得突破性进展。

根据愈合的影响因素,将异常愈合(病理性瘢痕发生与溃疡)可能涉及的病因与发病机制归纳如下。

1. 创伤与原发性疾病　组织解剖结构受损是诱导瘢痕发生与溃疡形成的共同原因,但结局却大相径庭。创面深、面积大的烧伤所致增生性瘢痕的形成是其主要修复结局;糖尿病以及慢性静脉曲张诱发的下肢(足部)溃疡,不仅创面长期不愈或难愈,并且愈合后也很少有瘢痕形成。为什么这两种均伤及表皮、真皮乃至皮肤全层的创伤竟有不同的修复结局,人们尚不清楚。高效能武器除广泛的局部损伤外,也可造成机体整个微循环的紊乱,神经-体液因子的变化可能对局部修复产生影响。

2. 创面位置、大小和深度　创面大小和深度与瘢痕发生和溃疡形成具有一致性。创面越大、越深,发生瘢痕与溃疡的概率越大。实践中发现,小面积浅二度以下烧烫伤以及较小的切割伤,会迅速愈合,一般不形成瘢痕,或只形成线形或浅表瘢痕,不影响生理功能。损伤只要伤及真皮深层,瘢痕增生的概率就大大增加。前胸、肩胛、上臂和会阴等处为瘢痕疙瘩的好发部位,有时也见于臀部。慢性溃疡则多发生在四肢,尤其是足踝区。战创伤时,高能量武器所致周围软组织挫伤较重,肿胀明显,伤腔压力较高,血液循环受影响明显。

3. 创面感染和细菌种类　感染不仅增加创面的深度和广度,导致严重的并发症,而且也是延缓创面愈合以及诱导瘢痕发生的主要原因之一。有学者发现,反复感染的创面发展成为慢性溃疡和增生性瘢痕的概率较其他创面大数倍。如创面 10 d 愈合者,瘢痕的发生率为 0% ~ 6%,而伤后 21 d 才愈合的创面,增生性瘢痕的发生率高达 50% ~ 83%。但是目前尚没有关于不同细菌种类和菌量与瘢痕发生和溃疡形成关系的报道。战伤的伤道污染严重,清创又不及时,因此产生异常愈合的可能性大。

4. 种族和遗传因素　增生性瘢痕的发生在不同生物和同一生物的不同种族之间差异十分明显。动物受创后一般不形成增生性瘢痕,而人类则易形成增生性瘢痕;同一人群中,胎儿受创后一般为无瘢痕愈合,而成人则为瘢痕愈合。同一个体,手、脚、睑部以及生殖器等部位损伤后一般无瘢痕形成,而其他部位则易形成增生性瘢痕。研究发现,黑种人瘢痕发生率高出其他人群 5 ~ 15 倍。这些资料均强烈提示种族和遗传学因素在瘢痕发生中起重要作用。近来,采用基因芯片技术已发现瘢痕愈合组织与正常愈合之间差异表达的基因多达上千条,主要涉及细胞骨架、免疫与炎症、增殖和凋亡基因等,结果初步证实了创面愈合与遗传学的联系。近来,瑞士科学家发现在皮肤伤口愈合中起关键作用的基因过氧化物酶体增生物激活受体-β(peroxisome proliferator-activated receptor-β,PPAR-β)。在遗传易感性方面,已发现 HLA-B、HLA-D 以及人类白细胞抗原 DR-16 与瘢痕疙瘩的发生密切相关。有关创面溃疡发生是否有遗传学背景正在研究之中。

5. 细胞因素　瘢痕发生与溃疡形成共同的细胞学基础是修复细胞表型和功能发生改变。研究发现,瘢痕组织中的成纤维细胞已由正常表型向异常表型转变,变得十分粗壮,合成与分泌功能极强,因而使得在细胞外基质中的大量胶原和硫酸软骨素等沉积,其中胶原合成量为正常细胞的 3 倍,纤维连接蛋白(fibronectin,FN)是正常细胞的 4 倍,此外还有胶原排列紊乱与降解迟缓。肥大细胞、T 淋巴细胞、朗格汉斯细胞以及 IL-2 受体阳性细胞在受创部位表皮、真皮中的异常聚集对胶原代谢与异常排列均有重要影响。而慢性溃疡创面,成纤维细胞常处于休眠状态,特别是由放射因素所致的慢性难愈合创面,其形态和功能与增生性瘢痕创面相差很远。有关创伤局部氧的情况,即"缺氧"造成的氧化-还原之间的转化,可能导致修复细胞功能改变。战创伤使用止血带,可能诱导创伤局部细胞生物学性能的变化。

6. 主要调控因素　生长因子被认为是调控创面愈合的主要因素。在瘢痕创面,TGF 的几种异构体及其 3 种受体均与瘢痕形成有关。它们早期促进炎症反应,后期则通过自分泌方式促进 I 型胶原产生,并通过胶原酶选择性破坏Ⅲ型胶原,从而导致 I／Ⅲ型胶原比例失调,诱发瘢痕形成。胰岛素样生长因子(IGF)可能通过对胶原酶及其活性的抑制来促进增生性瘢痕的发生。研究发现,不论在动物还是人胚胎皮肤,碱性成纤维细胞生长因子基因和蛋白均为低表达或无表达,结果强烈提示这种

bFGF 基因和蛋白低表达或无表达可能与胚胎无瘢痕愈合有关。在凋亡调控方面,角质形成细胞、成纤维细胞以及血管内皮细胞凋亡发生增加,近来被认为是阻碍修复的重要原因。研究发现,抑制凋亡基因 p53 和 bcl-2 表达在溃疡创面显著受抑,而在瘢痕创面则表达增加。肿瘤抑制蛋白 R6 以及凋亡相关基因 bax 等不仅与瘢痕发生有关,而且还与其成熟程度密切相关。人们还发现部分瘢痕过度生长与癌基因的表达和 R6p53 基因突变或丢失有关。而生长因子的改变与机体全身和局部的免疫、内分泌(包括各类性激素和其他激素)密切相关,应该是创伤后应激状态影响愈合结局的具体实施者。

7. 其他因素　人们从心理、社会和环境因素方面对创伤修复严重并发症发生的相关机制进行的研究不多。有研究初步证明,感觉神经功能障碍的患者体表创面难以愈合,与此同时这部分患者发生瘢痕的概率大大增加。此外,心理状态不稳定、焦虑等心理因素均可能与溃疡发生和瘢痕形成有关。如压力小和无焦虑的患者,其伤口愈合速度是有焦虑表现的人的 2 倍多。易怒的人伤口愈合慢,可能是其应激激素皮质醇分泌量比较多,同时引起免疫系统功能下降所导致的。

战创伤本身导致的心理状态变化,对预后的影响极大。

(程　飚　刘宏伟)

第三节　战创伤致皮肤损伤与修复

皮肤是人体面积最大的器官,具有阻挡异物和病原体侵入、防止体液流失等功能,起到重要的屏障保护作用。同时,皮肤还具有感觉、保护和调节体温等重要生理功能,能够维持机体和外界环境之间的稳态。另外,皮肤又是机体免疫系统的重要组成部分。任何原因造成皮肤连续性被破坏以及缺失性损伤时,必须及时予以闭合,否则会产生创面的急慢性感染及相应的并发症。尤其对于老年人以及其他抵抗力低下的人更易导致伤口的延迟愈合,造成水、电解质和蛋白质的过量丢失,甚至可导致机体的营养不良。皮肤损伤后,除了皮肤组织自身的再生修复功能,也可采用移植等方法或手段覆盖创面,如自体组织修复或移植、异体组织移植、应用人工替代物等。自体组织或器官移植虽然具有良好的修复治疗效果,但其面临供体来源缺乏、须二次手术等条件的制约;异体、异种移植不仅面临供体来源少的限制,而且存在引起免疫排斥反应、传播病原等风险;人工替代物则仅能起到有限的组织或器官的修复或填充作用。总之,上述 3 种治疗方法均存在一定程度的缺陷,无法满足临床的需要。近年来兴起的以组织工程皮肤为主的修复方式,对于皮肤损伤修复领域有着深远的影响。

一、一般性损伤的皮肤自身修复

(一)炎症反应

当机体出现伤口后,组织损伤促发急性炎症反应,一般在伤后48~72 h达到高峰,此后逐渐消退。它是复杂的机体防御反应,其目的是去除有害物质或使其失活,清除坏死组织并为随后的增生过程创造良好的条件。

(二)血管生成

血管生成是指从周围已经存在的成熟血管芽生出新的微血管的过程。它开始于伤口形成后24~48 h,第5天达到高峰,在伤口修复过程中发挥了重要作用。微血管主要由内衬的内皮细胞和外围的周细胞组成,血管生成涉及这两种细胞的分化、增殖、迁移和共同作用等重要过程。已有的研究认为,血管生成在缺氧等情况下促血管生成因子与抑制因子的平衡打破后启动,首先是内皮细胞激活,形成血管生成表型;基质金属蛋白酶激活,降解基底膜、细胞外基质,从而使内皮细胞迁移成为可能,内皮细胞增殖、迁移,形成新生血管芽;此后,血管芽在血流的冲击下出现管腔,同时招募间质中的周细胞黏附于新生血管,完成新生血管塑形。

周细胞在肉芽组织内血管生成中的作用机制尚不清楚。早在1970年,Dan. J. Croker等人利用仓鼠创伤愈合模型研究血管生成的过程,发现血管生成的早期就有周细胞存在。Shan Wakui首次以人类肉芽组织为对象,通过超微结构的观察发现,周细胞与内皮细胞间存在接触调节,通过这种调节,周细胞对血管生成进行控制。Volker Nehls等人进一步确定周细胞参与早期的血管生成。周细胞位于内皮细胞出芽的尖端,在许多部位能见到周细胞与相对的内皮细胞芽尖端之间有桥粒连接,提示周细胞在内皮细胞形成新生血管时起着引导的作用。

在血管生成早期,周细胞与内皮细胞共同组成血管壁;当肉芽组织发生纤维化时,闭合、退化、消失的毛细血管的周细胞可能转化为纤维细胞;而部分毛细血管由于功能的需要,其周细胞可转化为平滑肌细胞,使之改造成管壁增厚的小动脉或小静脉(图2-1)。确切机制尚待进一步研究。

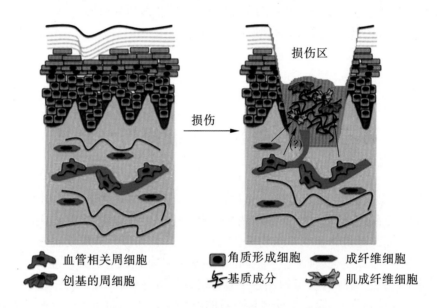

图2-1 创面中周细胞参与创面愈合的方式

血管形成是创伤修复的重要环节,多种细胞和调控因子等参与了此过程(图2-2)。

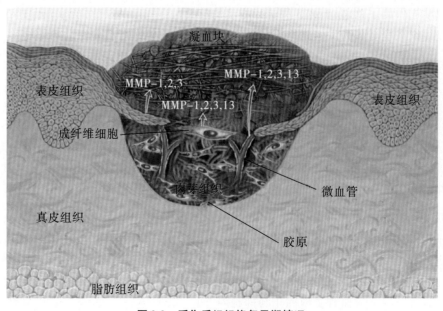

图2-2 受伤后组织修复早期情况

（三）肉芽组织生长

增生期肉芽组织的生长也是伤口修复、愈合过程中的关键环节,新生肉芽组织的质量直接影响着伤口的修复、愈合程度及其预后。肉芽组织由成纤维细胞、内皮细胞和新生毛细血管共同构成。它的形成可填充和修复伤口的组织缺损,有利于伤口抗感染和吸收、清除坏死组织,同时还可使伤口发生收缩,有利于伤口愈合,并为上皮爬行创造必要条件。肉芽组织的生长速度、生长量与伤口的愈合速度成正比。而肉芽组织的生长又与伤口血管化程度密切相关:血管生成活性增强,则肉芽组织易生长;反之,若血管生成活性降低,肉芽组织不易生长,伤口则不易愈合。另有研究证实,氨基酸是促进肉芽组织生长的重要物质,肉芽组织生长的质量与肉芽组织中各种氨基酸的含量有关。对临床所见的 3 种不同肉芽(即正常、凹陷型、高凸型肉芽)分别进行了动物实验及离体实验研究,通过对肉芽组织中 17 种氨基酸含量的测定分析发现,高凸型肉芽与凹陷型肉芽中的甘氨酸、丙氨酸、脯氨酸含量均比正常肉芽低,差异有统计学意义;同时在体外培养乳鼠角质形成细胞培养基中添加甘氨酸,能明显促进角质形成细胞游走,表明肉芽组织中甘氨酸含量与表皮再生有关。文献报道,组氨酸可加强伤口强度;精氨酸能促进伤口愈合;甘氨酸和脯氨酸均为胶原蛋白的合成所必需,而胶原蛋白对角质形成细胞是一种很好的基质,因为它可以促进细胞的相互接触和扩散,促进角质形成,进而促进伤口的愈合。并非所有氨基酸的含量越高越有利于伤口的愈合。羟脯氨酸在形成稳定的胶原蛋白中有重要作用,羟脯氨酸的测定可用作伤口修复的指征。

（四）角质形成细胞的增殖和迁移

伤口愈合过程中增生期的另一关键步骤是角质形成细胞的增殖和移行。角质形成细胞的增殖、分化和移行使伤口皮肤边缘新生上皮,直到覆盖整个伤口。而这一过程也是由多种细胞和调控因子的共同参与完成的,其中角质形成细胞生长因子(KGF)被广泛认为是作用较强、特异性较高的一种。KGF 是一种角质形成细胞特异性的生长因子,能够促进角质形成细胞增殖、迁移和分化,与皮肤伤口愈合密切相关,可提高伤口愈合质量。皮肤伤口基底部位的成纤维细胞能够合成和释放 KGF,诱导伤口周围角质形成细胞增殖,并向伤口迁移。此外,KGF、IGF-1 和两者复合体 cDNA 还能够显著增加 IGF-1、KGF、FGF、VEGF 和Ⅳ型胶原的表达,加速新生血管形成,增强真皮和表皮再生,加速再上皮化,促进角质形成细胞由伤口边缘向伤口基质移行(图 2-3)。

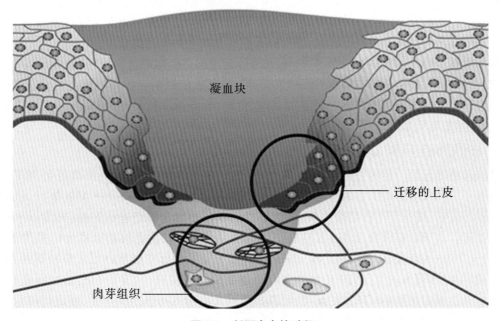

凝血块

迁移的上皮

肉芽组织

图 2-3　创面愈合的过程

二、外 科 修 复

（一）外科直接闭合

闭合是将已经切开或外伤断裂的组织、器官进行对合或重建其通道,恢复其功能,是保证良好愈合的基本条件,也是重要的外科手术基本操作技术之一。不同部位的组织器官须采用不同的方式方法进行闭合。闭合可以用持针器进行缝合,还可以用皮肤钉合器、医用胶水等。缝合应分层进行,按组织的解剖层次进行,使组织层次严密,不要卷入或缝入其他组织,不要留残腔,防止积液、积血及感染。缝合的分类及常用的缝合方法很多,目前尚无统一的分类方法。按组织的对合关系分为单纯缝合、外翻缝合、内翻缝合 3 类,每一类中又按缝合时缝线的连续与否分为间断和连续缝合两种;按缝线与缝合时组织间的位置关系分为水平缝合、垂直缝合。有时则将上述几种情况结合取名,按缝合时的形态分为荷包缝合、半荷包缝合、U 形缝合、"8"字缝合、T 形缝合、Y 形缝合等。另外还有用于特别目的所做的缝合,如减张缝合、皮内缝合、缝合止血等。

（二）换药等治疗

1. 中医药应用 中医认为"提脓祛腐,煨脓长肉"是创面愈合的治疗原则,生肌中药的外用对创面愈合具有独特的疗效。研究较多的生肌药有生肌玉红膏、去腐生肌膏等,这些方药可以促进创伤局部血液循环,增强创面免疫细胞的活性,改善创面的营养状况,促进慢性创面的愈合。

2. 相关物理技术的应用 主要有高压氧治疗、负压治疗和紫外线照射治疗等。高压氧治疗能明显减轻创面的缺氧情况,加快愈合。国内在烧伤治疗中使用高压氧,并取得了初步成效。负压治疗也是近年发展起来的,人们发现使用负压吸引可以明显加速愈合速度,其作用机制仍在进一步研究。另外,研究表明,紫外线照射能刺激皮肤角质形成细胞产生多种细胞因子,刺激成纤维细胞、内皮细胞有丝分裂,促进胶原的合成和分泌,从而起到抗炎、促进肉芽组织生长、加速伤口愈合的作用。

3. 相关药物 生长因子的基础研究和临床应用,目前正处于积极的发展阶段。尽管以生长因子为代表的基因工程药物应用于创面治疗已经显示出独特的效果,但其仍然只是促进修复的方式之一,不能代替清创、抗感染及植皮术等基本治疗手段。生长因子的应用只有在外科治疗的基础上,才能更好地发挥作用。由于生长因子对创面的修复仍为瘢痕修复,缺乏汗腺、皮脂腺以及毛囊等结构。这些在愈合组织的功能恢复和重建上的缺陷,以及局部创面应用生长因子可能带来的不良反应,生长因子之间及其与创面之间的调控关系等问题,是目前人们对其关注和研究的重点。

4. 各类敷料 传统的敷料如纱布、棉垫等虽然目前应用仍然很广泛,但缺点也很明显,止血效果不佳,易与组织粘连,被浸透时易导致外源性感染等缺陷使人们对新型敷料的研究更加迫切。现在发展的新型敷料主要包括异体组织创面覆盖物、合成敷料、人造生物敷料、组织工程创面覆盖物及纳米敷料等(详见本篇第六章)。

（三）皮肤移植手术

1. 皮肤移植的起源 相传公元前 2500 年,古印度对犯人的惩罚是割鼻,那时就可用皮肤移植修复缺损的鼻子、耳朵、嘴唇等。手术由印度 Brahmin Koomes Caste 和 Tilemaker 家族执行,供区用木板拍打至充血肿胀后,按所需形状切取皮肤,与清创过的缺损面缝合固定进行移植,再涂以一种促进愈合的神秘油膏。几天后移植物成活。最早有记载的这种全厚皮肤游离移植被称为已失传的"古印度方法"。公元 750—800 年,印度外科之父 Sushruta 详细记载了颊部皮瓣推进修复鼻缺损的手术过程,这种方法被称为"印度方法"。1939 年 Padgtt 等研制成鼓式取皮机,后又发明滚轴式取皮机、电动式取皮机等工具。根据患者不同部位的情况,可选择不同大小和不同厚度的皮片,或进行邮票式或大块皮片移植,进行皮肤缺损的修复。

2. 皮片移植 皮片移植按照皮片厚薄可分为刃厚皮移植、中厚皮移植、全厚皮移植,以及真皮下血管网皮片移植。1920 年,Finochietto 设计了能精确控制皮片厚度的取皮刀;1930 年 Hunby 发明了徒手取皮刀;第二次世界大战之前的 1939 年,Padgett-Hood 发明取皮鼓,大量的植皮手术得以快速高效地实施并创立系统的皮片移植分类。后来,又出现了电动或气动取皮机。

(1)刃厚皮移植 1869 年 12 月 8 日,Reverdin 在皇家学会所做《用完全脱离供区的极薄的小片游离皮肤移植加速肉芽创面愈合》的报告,引起热烈的讨论,并迅速流传到英国、美国。1872 年,Reverdin 发表了 50 例关于表皮移植的临床报告。Reverdin 的小片表皮移植也称为"Pinch"移植。但是,人们很快注意到这种岛状植皮的不足之处:伤口明显收缩,加速瘢痕形成速度,常导致关节挛缩等。

(2)中厚皮移植 法国里昂的医生 Ollier 首先开始尝试克服上述植皮法的缺点,于 1872 年报道了面积达 4、6、8 cm² 的皮肤移植的成功病例。这些皮肤包含表皮全层和真皮浅层。这种皮肤显著加速愈合过程,瘢痕形成少,皮肤质量高。1874 年德国莱比锡的 Carl Thiersch 在一男孩的溃疡创面上用 Reverdin 法植皮失败后选择截肢,他在截肢前 18 h 再次植皮,截肢后立即注入染料并观察其皮片毛细血管情况,总结出:包含真皮浅层和表皮全层的皮肤移植比 Reverdin 表皮移植更好;清洁新鲜创面较肉芽组织更易接受移植物,建议植皮前去除受床肉芽。1886 年,Thdiersch 向德国外科协会报告了大张包含表皮全层和很薄真皮层的断层皮肤移植的应用,这种薄断层皮肤移植被命名为"Ollier-Thiersch 皮肤移植"。1893 年 Murray、McBurney 及 1895 年 Long 描述此种移植伤口仍有收缩,愈合后的伤口脆弱易受创伤,外观较差。植皮手术取皮时真皮厚度增加,包含了一半以上或 3/4 厚度的真皮层,取得了较好的移植效果,被称为厚断层皮肤移植或 Blair 中厚皮肤移植,以纪念美国整形外科界伟大的先驱 Blair VP。

(3)全厚皮肤移植 1804 年,意大利米兰的医生 Guiseppe Baronio 第 1 个宣称在羊背上进行全厚皮肤换位移植的实验成功,并开展了带皮下脂肪的皮肤移植,其中一块于手术后 13 d 正常愈合,另一块坏死后瘢痕愈合,仅存在少数真皮层毛囊,长出少数稀疏细弱的羊毛。1823 年德国 Christien Bunger 报道了一例参照古印度方法做适当修改的鼻子重建术。这是一位因患一种严重的皮肤传染病而失去鼻子的女患者,面颊、额部皮肤也严重破坏,导致毁容。由于颊部、额部皮肤不能利用,又考虑到臀部取皮不便于患者的日常生活和休息,换药、体检也比较麻烦,所以 Bunger 改用大腿上段外侧面作为供区,皮片为椭圆形,大小约 3 英寸×4 英寸(7.62 cm×10.16 cm),为了使皮片与受床紧密贴附,他修剪去皮片下多余的脂肪组织,移植意外成功。当时人们推测,这次巨大的成功可能是剪去皮下脂肪,使全厚皮片和其下受床之间建立快速的营养供应渠道而造成的。然而,Baronio 的伟大实验和 Bunger 的报道并未引起重视。直到 1840 年,波士顿的 Jonathan Warran、费城的 Joseph 分别成功地进行了从前臂到面部的全厚皮肤移植,1844 年费城的 Pancoast 用前臂全厚皮肤移植再造耳垂,1872 年 Lefort 用全厚皮肤移植修复睑外翻,1875 年美国格拉斯哥的 Wolfe 介绍了这种包含表皮、真皮全层,尽可能不含任何皮下脂肪的皮肤移植的临床应用,1885 年 Von Esmarch 报告了许多全厚皮肤移植在面部整形中的应用,1893 年 Feoder Krause 推广全厚皮肤移植在不同情况下的应用,提出全厚皮肤移植适用于薄断层皮肤移植不适用的病例,全厚皮肤移植被命名为 Wolfe-Krause 皮肤移植。

(4)真皮下血管网皮片移植 最早由家田贞夫提出。此皮片较中厚皮片难成活,一旦成活,其弹性好,对恢复功能有利。手术宜在放大镜下进行,尽量剔除皮下脂肪而又不损伤真皮下血管网的完整性,缝合时切忌连续缝合,力求对合严密,避免缝合过密过紧影响血运而导致皮片坏死。

按照移植皮片的形状,可将植皮术分为点状植皮、邮票植皮、大张网状自体皮移植术、皮浆移植术,以及微粒皮移植术等;按照是否使用异体/异种皮,植皮术可分为单纯移植和混合移植;按移植的方式又分为嵌入、相间等。

3. 皮肤移植的应用性研究 为减少供区损伤,使移植皮片获得较好的功能,皮肤移植的应用性研究目前主要集中在细胞移植(包括干细胞移植)、组织工程几个方面。

(1)细胞移植 又称细胞治疗。近年来不少学者提出以自体或异体角质形成细胞培养来解决治疗大面积烧伤皮源不足的问题。有人取自体断层皮片,用经 0.5% 胰蛋白酶和 0.04% EDTA 等量的溶液分离出单个细胞,采用异体皮真皮面"耕耘播种"自体角质形成细胞,覆盖切(或削)痂创面,创面表面细胞存活生长,很快闭合创面。创面闭合后,活检表明,新生皮肤有全层结构和真皮细胞组织,覆盖创面达 30～50 倍。1983 年,有报道将小白鼠异体表皮浸入 0.5% 胰蛋白酶溶液中,通过离心沉淀,获得角质形成细胞,调整细胞数在$(4 \sim 6) \times 10^6$个/ml,再接种在放着聚乙烯膜的玻璃培养瓶中,$4 \sim 7$ d 角质形成细胞单层膜形成,即可移植到创面上。移植后 $7 \sim 10$ d,细胞单层就可以在创面上长成类似角质形成细胞的复层上皮结构。1985 年和 1988 年,国内学者分别报道了角质形成细胞经过 4 周培养之后,单细胞在透析膜上生长集落成膜,移植到创面上,在临床上应用获得成功。有学者采用一种新的植皮方法,通过新型皮粒播撒器将剪成微粒的小颗粒状的自体皮直接播撒种植于创面,其供/受皮区面积比为 1 :(12.5±2.1)。其优点是手术简便迅速,植皮间隔均匀,节约自体皮源,可提高疗效。

(2)组织工程化皮肤 根据组织工程皮肤的结构可将其分为三大类:表皮替代物、真皮替代物和全皮替代物。表皮替代物由生长在可降解基质或聚合物膜片上的角质形成细胞组成。真皮替代物是含有活细胞或不含细胞成分的基质结构,用来诱导成纤维细胞的迁移、增殖和分泌细胞外基质。而全皮替代物包含以上两种成分,既有表皮结构又有真皮结构。国内第四军医大学采用免疫原性较低的胎儿皮肤为细胞来源,牛 I 型胶原为支架,研制出全层组织工程皮肤。光镜和电镜观察该皮肤具备表皮层和真皮层,其结构和正常皮肤接近。

皮肤是人类组织器官中免疫原性较强的器官。研究表明,不论对何种组织工程皮肤均存在着免疫排斥、异物反应和病毒感染等方面的问题。但随着细胞培养技术的不断提高及生物材料的改进,这一问题已得到很大改善。移植的组织工程皮肤不能在宿主体内无限期地生存,但皮肤替代物在一段时间后血管化和重建还是可能的,而且还可能通过分泌某些生长因子而刺激伤口快速愈合。目前为止还没有哪种组织工程皮肤能够真正生长在受皮区,相反,移植的皮肤将逐渐被受者自身细胞取代,这一现象称为"隐性排斥"。

综上所述,组织工程皮肤移植虽然在临床应用中取得了很大成功,但大面积推广应用仍有很多困难,主要是其适应证要求高,移植的成功率较低。如何提高组织工程皮肤的生物性能,使其移植过程简单、易于成活,同时保证远期疗效和安全性,仍是需要解决的问题,还需要做大量的动物实验及临床试验,才能得以推广。

4. 皮瓣移植 早在公元前 6—7 世纪,国外文献已有记载。15—16 世纪,Antonin、Branca 等以上臂皮瓣行鼻再造术。19 世纪 Filator、Ganzer、Gilles 等先后设计皮管成功,1973 年,Daniel、Willians 等将皮瓣分为任意皮瓣和轴形皮瓣两大类。任意皮瓣又分为局部皮瓣(分为推进皮瓣、交错皮瓣、旋转皮瓣)、邻位皮瓣(旋转带蒂皮瓣、皮下蒂皮瓣)、远位皮瓣(远位直接皮瓣、远位直接带蒂皮瓣)、管型皮瓣、筋膜皮瓣,轴形皮瓣又分为一般轴形皮瓣(以其知名动脉或其干分支和伴行的静脉为轴,与皮瓣的长轴平行的皮瓣)、岛状皮瓣(包括逆行岛状皮瓣)、肌皮瓣(1978 年 Mocraw 设计肌皮瓣获得成功)、含血管的复合组织皮瓣、吻合血管游离皮瓣(1974 年 Harii 等借用显微镜成功地进行微血管吻合,获得了吻合血管游离皮瓣的成功)。近几年又有带血管、神经、肌肉、骨骼的复合组织皮瓣(又分为岛状皮瓣和逆行皮瓣)。各种皮瓣的应用,为肢体的严重创伤(电烧伤、热压伤)、褥疮、骨髓炎、放射性损伤所致的局部皮肤及软组织缺损的治疗和整复提供了良好的方法。该部分详细内容见相关章节。

皮瓣移植手术的适应证包括:①改善营养状况较差的伤口愈合能力,如放射性溃疡、褥疮等;②洞穿性缺损的修复,如面颊部洞穿性缺损,用丰富血运的皮瓣制作衬里;③器官再造,如鼻、唇、眼睑、眉毛、耳、阴茎、手指的再造皆以皮瓣为基础,再配合其他支持组织(如软骨、骨、筋膜等)的移植;④修复有肌腱、骨、关节、大血管、神经干等组织裸露的新鲜创面或陈旧性创伤。

三、火器伤致软组织缺损与修复

四肢火器伤软组织缺损比较常见。由于局部创伤严重,组织缺损范围大,常常伴有复合组织缺损,临床处理颇为棘手,采用传统的治疗方法难以取得理想的效果。

四肢火器伤致软组织缺损具有如下特点:①高速投射物因其瞬时空腔大(为直接投射物的10 倍),前、侧冲击波压力更强,如伤道周围 8.0 cm 处可达 875 kg/cm,击中骨骼硬组织时还可产生更严重的冲击加速度,致使软组织损伤广泛,伤情加重,伤类复杂;②软组织缺损范围大,局部多有弹片或泥沙等异物存留,易感染,易坏死,局部血运及营养差,可供肢体组织缺损修复的组织来源较少,修复难度大。

根据四肢火器伤致软组织缺损特点,早期手术应注意:①清创时严格按照火器伤清创原则和要求进行;②对局部软组织缺损面积大、污染重,合并主要血管缺损者,在炎症区外结扎血管,以隧道式血管桥接法经非炎症区旁路桥接;③组织瓣切取应按"无创"操作原则,采用显微外科解剖技术,切取组织瓣时应逐层切开,使用锐性切割,严禁钝性牵拉组织,肢体部位的手术可使用止血带,不能使用止血带的部位要求使用电刀或电凝,以获得清晰的术野,并减少出血,解剖血管和神经蒂时,周围应携带部分组织,防止损伤血管,小心结扎血管分支;④吻合血管口力求稳、准、轻、巧,精确无误,防止吻合口狭窄,供区如无适当的血管吻合,可考虑在主干血管上行端侧吻合;⑤术后严密观察皮瓣血液循环,一旦出现血运障碍,要果断及时地处理。

(刘宏伟 付小兵)

第四节 战创伤致血管组织损伤与修复

一、血管损伤的分类

血管损伤有不同类型,大多数为切伤、刺伤、枪伤和炸伤等开放性损伤;闭合性损伤较少见,但不可忽视,如钝性挫伤,可引起血管栓塞或痉挛,闭合性骨折和爆震伤等也可引起血管损伤,造成内出血,应予足够重视。战创伤导致的血管性损伤除具有血管损伤的一般临床表现外,还有以下特点:①损伤广泛、伤情复杂,常造成大面积软组织缺损或毁损伤,全身反应剧烈,部分患者合并休克、脂肪栓塞、成人呼吸窘迫综合征等严重的并发症;②常合并骨与关节、神经及软组织损伤,污染重,血管损伤范围大,战创伤除直接造成组织和血管损伤外,冲击波和热力间接损伤范围比肉眼观察范围还大,缺损边缘不整齐,修复较困难;③伤道局部的高能量损害常常造成血管的严重损伤和缺损,导致受损血管的严重栓塞;④弹头或金属异物如嵌在血管破损处,术前可无大出血,术中一旦异物取出,即有大量出血。血管损伤按照损伤的程度,可以分为血管痉挛、血管受压、血管挫伤和血管断裂4类。前两类属于轻度损伤,后两类则属于重度损伤。

(一)血管痉挛

血管痉挛主要是动脉痉挛。动脉外膜中交感神经纤维的过度兴奋,引起动脉壁平滑肌的持续收缩,使血管呈细索条状,血管内血液减少甚至完全阻塞,有的血管因挫伤、缺血而在痉挛的同时有血栓形成。动脉痉挛多发生在受刺激部位,也可波及该动脉的全程及其分支。静脉痉挛一般无严重后果。

血管痉挛的原因:血管受到损伤、骨折端及弹片的压迫刺激,甚至暴露、寒冷刺激以及手术时骚扰都可引起血管痉挛。

血管痉挛时远侧动脉搏动减弱或消失,肢体可出现麻木、发冷、苍白等缺血症状,局部无大出血或张力性血肿现象,长时间血管痉挛可导致血管栓塞。

(二)血管受压

骨折、关节脱位和血肿,甚至夹板及止血带等可造成组织压迫,血管受压时间愈长,其预后愈严重。动脉严重受压可使血流完全受阻,血管壁也可受损伤,引起血栓形成甚至远端肢体坏死。此类压迫常见于膝部和肘部,因该处血管在解剖上比较固定,并邻近关节。

血管内皮细胞(vascular endothelial cell,VEC)不仅是循环血液与血管平滑肌细胞之间的机械屏障,而且是人体最大最重要的内分泌器官。它所具有的机械屏障作用,使它很容易受到体内外各种物理化学因素损伤。受损后的VEC内分泌功能必然失调,使其分泌的多种活性物质或与这种活性物质有关的其他物质之间的平衡被打破,从而导致心血管系统功能障碍。

(三)血管挫伤

动脉受到挫伤后,可发生内膜和中膜断裂分离,组织卷缩,血管组织内有出血。动脉挫伤不但伤后可发生血管痉挛,血栓形成,还可因血管壁的软弱,发生创伤性动脉瘤,动脉内血栓脱落而成为栓子,可阻塞末梢血管。对于动脉挫伤,应根据局部和肢体循环情况及时做出正确判断,必要时果断地进行手术,切除损伤部分,做端-端吻合术或用自体静脉移植修复。

(四)血管断裂

1.完全断裂 指四肢主要血管完全性断裂,多有大出血,常伴有休克。血管壁平滑肌和弹力组织的作用,能使血管收缩并回缩及血栓形成,可使完全断裂的血管出血减少或自行停止,常起到保护生命的作用。有时血管伤可形成大血肿,外出血不多,应注意防止漏诊(图2-4)。

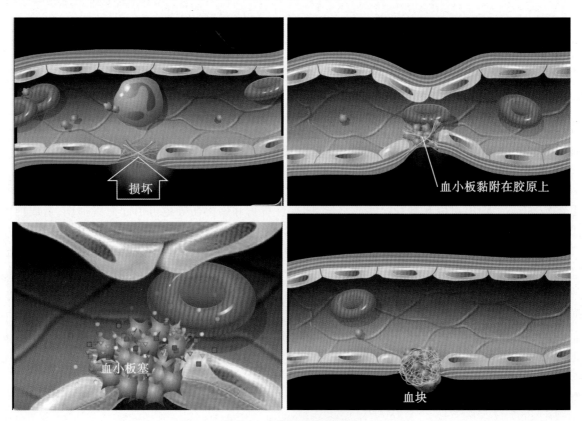

图2-4 血管损伤后的修复
轻度血管损伤后,血管收缩、血栓形成、血肿生成过程

2.部分断裂 血管伤可有纵形、横形或斜形的部分断裂。动脉的收缩使裂口扩大,不能自行闭合,而发生大出血。因此,有时部分断裂比完全断裂的出血更为严重,即使出血暂时停止,也有再度出血的危险。在动脉部分断裂后,少数可形成假性动脉瘤或动静脉瘘。

(1)假性动脉瘤 动脉部分断裂后,附近有较厚的软组织,伤道小而曲折,血液不能流出,血肿与动脉管腔相通,在局部形成搏动性血肿。伤后4~6周,血肿机化,形成外壁,内面为动脉内膜延伸而来的内皮细胞,形成假性动脉瘤。检查可发现局部有肿块并有"膨胀性"搏动,肿块可触及收缩期细震颤,可听到收缩期杂音。压迫肿块近侧动脉,肿块缩小,紧张度减低并停止搏动。

(2)动静脉瘘 发生率较假性动脉瘤大约多2倍,伴行的动、静脉同时部分受伤,发生直接交通,动脉血大部分不经毛细血管床而直接流入静脉,即形成动静脉瘘。患处可摸到和听见连续性细震颤和杂音,收缩期增强,如瘘孔小而远离心脏,则全身症状不明显;如瘘孔大而近心脏,动脉血经"短路"回心脏,使心脏负担加重而逐渐扩大,可出现心力衰竭。如果压迫"瘘孔"或瘘的近端动脉,健肢动脉压立即恢复,心率变慢,这叫作"脉搏迟缓试验"。

二、轻度血管损伤与修复

VEC 是覆盖全身所有血管内腔表面的连续单层扁平细胞,厚度 $0.1 \sim 1.0$ μm,总面积 $400 \sim 500$ m^2,质量约 1.50 kg,正常人约有 10^{12} 个内皮细胞。VEC 的功能主要有:①通过其表面结构如离子屏障、黏附连接结构及内皮细胞的收缩性来调节血管壁通透性,控制血液中的可溶性物质及各种血浆大分子和血液有形成分进入内皮下组织;②通过调控内皮依赖性扩血管因子和缩血管因子的合成与分泌,经不同的细胞信号途径实现对血管张力的调控;③将血小板和凝血因子与促进凝血的皮下细胞外基质隔开,同时还具有抑制血小板聚集、抗凝血、降解纤维蛋白的作用;④通过膜受体途径感知血流动力学变化和血液传递的信号,合成和分泌多种血管活性物质及炎症因子;⑤存在一系列感受器和受体。

轻度的血管损伤主要是内皮细胞的损伤,它包括两个方面:一是数量的减少,二是功能的缺失。

(一)血管内皮细胞损伤的主要机制

1. 炎症及免疫反应 VEC 在炎症递质,如干扰素-β、肿瘤坏死因子-α、白细胞介素-1 等作用下诱导 VEC 结构和功能的改变,称为激活。VEC 激活后,细胞表面形成促凝血微分子复合物,抗血凝活化蛋白质和胞膜血栓调节蛋白功能明显降低,促使血栓形成。研究表明,肿瘤坏死因子活化诱导的细胞因子作为炎症递质,增强内皮与白细胞相互作用和细胞间黏附分子、血管细胞间黏附分子在内皮细胞上的表达;通过磷脂酶 C、磷脂酰肌醇 3 激酶、蛋白激酶 C、ROS 等级联反应,导致 NF-κB 活化,启动 VEC 的炎症反应,引起血管病变。

2. 氧自由基的作用 病理条件下,炎症反应、缺血再灌注等导致氧自由基大量产生,同时清除能力降低,机体氧化–抗氧化的平衡被打破。氧自由基通过激活 NF-κB 参与 VEC 损伤,NF-κB 信号通路与心肌细胞凋亡、平滑肌细胞增殖和炎症反应有着密切的联系,如:NF-κB 激活,其下游因子白细胞介素-1、白细胞介素-6 和肿瘤坏死因子-α 等表达增加,这些炎症因子具有促进心肌纤维化和心肌细胞凋亡的作用。NF-κB 激活,还可上调诱导型一氧化氮合酶/一氧化氮表达,造成心肌组织损伤。

3. 氧化型低密度脂蛋白的作用 ①可使内皮细胞对低密度脂蛋白的通透性增高,细胞发生空泡变性,浆膜皱缩,甚至可使细胞最终坏死;②具有细胞毒性作用,可使内皮细胞的 Factin 微丝明显破坏、断裂、稀疏、分布紊乱,导致内皮细胞通透性增加,细胞间隙增大,从而有利于脂质成分通过内皮层进入内皮下;③促进细胞色素 C 从线粒体中释放到细胞质中,损坏了线粒体膜,诱导内皮细胞的凋亡。

4. 同型半胱氨酸的作用 ①同型半胱氨酸在血浆中可自身氧化并产生一系列活性氧,从而导致脂质过氧化,降低膜流动性,破坏细胞完整性,促使 VEC 凋亡或死亡;②抑制细胞内抗氧化酶,特别是谷胱甘肽过氧化物酶的表达,使机体不能及时清除体内产生的活性氧类物质及阻止一氧化氮氧化失活,增强脂质过氧化物和 H_2O_2 的细胞损伤效应;③可使 NF-κB 活化,上调血管细胞间黏附分子 1、单核细胞趋化蛋白 Ⅰ、白细胞介素-8、白细胞介素-6 的表达,诱导单核细胞黏附。

5. 血管紧张素 Ⅱ 的作用 ①血管紧张素 Ⅱ 可促使炎症细胞向受损的血管壁浸润,而炎症细胞可生成血管紧张素 Ⅱ,由此形成正反馈使炎症反应更趋严重;②血管紧张素 Ⅱ 可促进 NF-κB 的合成,NF-κB 可在基因水平增加黏附因子、化学因子、细胞因子、环氧化酶-2、血管紧张素原的合成;③血管紧张素 Ⅱ 使血管细胞间黏附分子-1、细胞间黏附分子-1、P 选择素的含量上调,从而促使淋巴细胞、单核细胞向血管内膜浸润。④血管紧张素 Ⅱ 可与骨髓的肾素–血管紧张素系统反应,抑制祖细胞的作用,而祖细胞具有恢复 VEC 功能和抗动脉粥样硬化作用。Akishita 等研究发现,血管紧张素 Ⅱ 可与外源性 H_2O_2 相互作用,提高大鼠的氧化应激水平,加速 VEC 的凋亡。

6. 内毒素的作用 内毒素进入血液后,通过其受体作用于细胞膜,引起 NF-κB 磷酸化,NF-κB 随之由胞质移至胞核内,结合于多种细胞因子基因启动区域,从而激活相关基因(如肿瘤坏死因子、白细胞介素-1 等)转录、翻译出有生物活性的细胞因子,最终使内皮细胞通透性增加。微血管通透性增加,导致血浆外渗和血流淤滞,引起组织器官功能损害。

7. 胰岛素抵抗 VEC 上有胰岛素受体,当胰岛素与其受体结合后,信号通过胰岛素受体底物和磷脂酰肌醇 3-激酶下传,激活蛋白激酶 B,使一氧化氮合酶第 1 177 位丝氨酸磷酸化,从而增强一氧化氮合酶的活性,导致内源性一氧化氮的产生并引起血管舒张。所以胰岛素抵抗可能会导致血管内皮功能异常。有研究发现,存在胰岛素抵抗的肥胖大鼠,内皮细胞蛋白激酶 C 的激活抑制了蛋白激酶 B 的激活,从而抑制了一氧化氮合酶的活性,引起肥胖大鼠的 VEC 功能紊乱。

8. 钙磷代谢异常 ①高血磷、维生素 D、甲状旁腺素均能诱导平滑肌细胞向成骨样细胞转化,细胞外高血磷通过 3 型钠依赖的磷共转运体进入细胞内,引起核心结合因子 1(调节成骨细胞分化和骨桥蛋白、成骨素及其他骨基质蛋白的转录因子)的高表达,导致血管钙化。②在血管的粥样硬化斑块局部,血小板衍生生长因子水平升高,通过诱导 3 型钠依赖的磷共转运体的表达增加,促进细胞内磷的吸收,启动骨化,加重对 VEC 的损伤。

9. 高尿酸血症 ①高尿酸血症患者血浆组织型纤溶酶原激活物抑制物 1 水平明显升高,提示高尿酸血症可造成 VEC 功能障碍。研究表明,尿酸在体外增加血小板聚集,而且尿酸盐结晶可激活血小板,使血小板活性增加,活化的组织型纤溶酶原激活物抑制物 1 增加,从而使血浆组织型纤溶酶原激活物抑制物 1 活性进一步增高。②高尿酸血症通过激活丝裂原活化蛋白激酶引起环氧化酶 2 活化,促进局部血栓形成。

10. 甲状旁腺素的作用 ①通过增加心肌细胞内钙、降低细胞内三磷酸腺苷浓度导致心肌代谢异常,通过和心肌成纤维细胞表面的甲状旁腺素受体结合使心肌间质细胞纤维化及胶原沉积增加,导致心肌结构、功能损害。②降低甘油酯酶、脂蛋白酶和血浆肝素化后脂解酶活性,引起血清总胆固醇和三酰甘油浓度增加,从而导致高脂血症、心肌缺血和抗动脉粥样硬化。③甲状旁腺素相关蛋白通过激活蛋白激酶 A 和 NF-κB 使单核细胞趋化蛋白 I 在平滑肌细胞表达上调,使单核细胞聚集,促进粥样斑块的形成。

11. 雌激素缺乏 正常生理水平的雌激素对机体有一定的保护作用。①雌激素可促进前列腺素(prostaglandin,PG)生成,降低血栓素与前列腺素比值(TXA$_2$/PG)。②雌激素可促进 VEC 合成并释放一氧化氮增多,一氧化氮使鸟苷酸环化酶增加环磷酸腺苷来抑制血小板的功能,与 PG 有协同作用,共同抑制钙离子升高及血小板聚集。③雌激素有助于抑制脂多糖、氧化型低密度脂蛋白等对 NF-κB 的激活,从而减弱血管细胞间黏附分子 1 及细胞间黏附分子 1mRNA 的表达,使中性粒细胞和 T 淋巴细胞对 VEC 的黏附及损害减弱。

12. 糖基化终产物、蛋白质氧化终末产物的作用 ①糖基化终产物(AGE)通过与 VEC 表面受体结合刺激单核细胞释放肿瘤坏死因子,加速 VEC 损伤。研究发现,糖基化终产物增加了分子间的交联,损害了内皮的功能。VEC 中的糖基化终产物受体通过激活 NF-κB 而有利于促炎症反应信号的增加。另外,氨基己糖通路的激活是引起血管并发症的另一机制。Brownlee 等研究发现,在 VEC 中高血糖通过增加己糖胺使与血管并发症有关的转化生长因子-β 和纤溶酶原激活剂抑制因子 1 的表达增加,从而引起血管内皮功能紊乱。②蛋白氧化终产物(advanced oxidation protein product,AOPP)是蛋白质被次氯酸氧化修饰的产物,由 Witko-Sarsat 等于 1996 年在慢性肾功能衰竭患者血浆中发现并命名。它是自由基和活性氧(主要是中性粒细胞髓过氧化物酶来源的氯氧化剂)作用于蛋白质而形成的。AOPP 被认为不仅在结构上与糖基化终产物(AGE)相似,而且具有与 AGE 相似的生物活性,如诱导促炎因子和黏附分子的表达。AOPP 与氧化应激的密切关系提示 AOPP 可能通过诱导内皮损伤有关。有研究提示,AOPP 对内皮细胞有毒性作用,并可诱导内皮损伤启动血管炎症反应。

(二)血管内皮细胞的修复

1. 内皮祖细胞 内皮祖细胞(endothelial progenitor cell,EPC)来源于骨髓,能结合到内皮发生损伤的部位。它们在损伤部位合并入内皮细胞层,变为成熟的内皮细胞,进而修复伤口。目前,内皮祖细胞介导的内皮损伤修复治疗多是通过体外内皮祖细胞培养扩增后体内移植。但是这种细胞治疗方式前期准备周期长,同时在体外扩增时模拟的体内微环境可能造成分离细胞表型的改变,从而改变细胞的免疫原性,增加机体产生免疫排斥的可能。因此,内皮祖细胞体外扩增方法、移植途径等还需改进,内皮祖细胞移植作为治疗血管内皮损伤的方法有待进一步研究。

2. 血管内皮细胞生长因子 血管内皮细胞生长因子是一种重要的内皮祖细胞动员的调节因子,它与血管内皮细胞生长因子受体-2 结合,介导骨髓血管形成细胞-早期内皮祖细胞-晚期内皮祖细胞轴的进一步成熟。动物研究表明,血管内皮细胞生长因子可以刺激 VEC 生长,给药 8 周后治疗组内膜面内皮化明显优于对照组。近年来,随着载体系统的改进和发展,直接将外源基因导入受者体内相关的靶组织或靶细胞内来达到治疗目的的基因导入方法发展较快。对于严重弥漫性冠状动脉病变的患者,经冠状动脉内导入血管内皮细胞生长因子基因,可使心肌细胞弥漫性转染,加速受损血管内皮的修复,抑制内膜增生。

3. 他汀类药物 他汀类药物即羟甲基戊二酰辅酶 A 还原酶抑制剂,在临床上用于治疗高胆固醇血症。他汀类药物保护 VEC 的机制:①抗氧化。通过抑制异戊烯化基团合成而抑制小 G 蛋白异戊二烯化的底物活性,从而抑制烟酰胺腺嘌呤二核苷酸磷酸氧化酶活性,减少心肌细胞和组织中活性氧生成。②抗炎。他汀类药物能降低炎症反应因子和抑制黏附分子水平,如降低肿瘤坏死因子-α,白细胞介素-1 和白细胞介素-6,并可降低患者 C 反应蛋白水平。③可抑制血管紧张素 II 诱导的血管收缩反应,抑制 β 受体激动导致的线粒体死亡通路和细胞凋亡。④可动员骨髓内皮祖细胞,促进内皮祖细胞存活、迁移和分化,抑制其衰老并促进其增殖,上调其整合素的表达而引导其黏附,从而促进缺血区的血管新生,修复损伤内膜。

4. 叶酸 叶酸在叶酸还原酶的作用下还原成具有生理活性的四氢叶酸,并以 N-5-甲基四氢叶酸的形式存在于血液中。叶酸保护 VEC 的机制:①抗氧化,5-甲基四氢叶酸抑制体内黄嘌呤氧化酶和一氧化氮合酶,降低其氧自由基生成,同时大剂量的叶酸明显抑制人单核细胞 NADPH 氧化酶的活性,进而抑制了单核细胞氧自由基的产生;②Guenther 等通过大肠杆菌模型研究认为,叶酸衍生物能增加亚甲基四氢叶酸还原酶和黄素腺嘌呤二核苷酸的亲和力,促进尿嘧啶脱氧核苷酸向胸腺嘧啶脱氧核苷酸合成转换,抑制染色体断裂的发生,从而具有 VEC 保护作用。

5. 人工给予 N-乙酰半胱氨酸 N-乙酰半胱氨酸是一种有效的氧自由基清除剂,通过巯基的直接作用,增强组织的抗氧化损伤能力,维持细胞氧化-还原平衡。Yoshida 等发现,N-乙酰半胱氨酸可以抑制醛固酮诱导的大鼠心肌炎症因子(如单核细胞趋化蛋白-1)和骨桥蛋白 mRNA 表达,改善心脏炎症损害和内皮损伤。N-乙酰半胱氨酸还可抑制醛固酮氧化应激诱导的细胞外信号调节激酶 1/2 (ERK1/2)磷酸化和基质金属蛋白酶-2、基质金属蛋白酶-9 表达,改善 VEC 功能,抑制心肌重构。

6. 内皮细胞"种植" 内皮细胞"种植"的基本思路是自体内皮细胞体外培养后,种植于病变内膜处,从而加快病变处内皮化。其难点在于如何将内皮细胞送到病变处并稳定附着。Conte 等将自身静脉内皮细胞修饰后送到被球囊扩张所损伤的兔股动脉内膜处,4~7 d 后通过扫描电镜发现原损伤内膜处 40%~90% 已被"种植"内皮细胞覆盖。动物研究中还将内皮细胞混于纤维蛋白基质中进行内皮细胞"种植",病理检查显示内皮细胞生长良好。

7. 人工低能量激光照射 在无明显热效应的情况下,人工低能量激光照射可加速 VEC 修复。①可增加血管内皮细胞生长因子的分泌,刺激内皮细胞生长;②可加快新生 VEC 内微管和微丝的产生,加快内皮细胞的修复;③可刺激一氧化氮合酶产生增加。因此,低能量激光照射不仅可加速内皮细胞修复,而且可改善血管内皮功能。

将体外培养扩增的正常 VEC 吸附于一种具有优良细胞相容性并可被机体降解吸收的生物材料上形成复合物,然后将细胞-生物材料复合物植入人体组织、器官的病损部位。在作为细胞生长支架的生物材料逐渐被机体降解吸收的同时,细胞不断增殖、分化,形成新的形态、功能与相应组织器官一致的组织,从而达到修复创伤和重建功能的目的。针对内皮细胞损伤的不同环节进行的药物研究也在进行中。包括 ACE 抑制剂,沙坦类药物、胰岛素增敏剂以及雌激素等可以减轻由氧化应激引起的内皮细胞功能异常、抑制黏附分子生成和释放、拮抗黏附分子作用的药物,作用于 LOX-1 受体的药物等受到了研究人员的重视。相信随着研究的进一步深入,造成 VEC 损伤的机制及其保护措施会日益清晰。

总之,内皮修复取决于两方面因素:一是成熟内皮细胞的增殖和迁移能力,二是循环内皮祖细胞归巢至内皮受损裸露部位和再内皮化的能力。

三、重度血管损伤与修复

(一)重度血管受损后的修复

血管吻合和静脉移植是显微外科修复主要血管重度损伤的最基本方法。通常情况下:①如果血管缺损小于 2 cm,则通过游离两断端、屈曲关节来解决。②如果主要动脉缺损,则利用次要动脉通过交叉缝合法代替修复主要血管。③自体动脉移植,在前臂或小腿两条主要血管在同一平面断裂,而且不能吻合或交叉吻合时,可结扎其中 1 条动脉并获得移植用的血管材料,来修复另 1 条动脉。④自体静脉移植,是常用修复动脉缺损最有效的方法。⑤火器伤血管长段缺损时,可应用经深低温冷冻保存的同种异体动脉修复。⑥在有成批患者的紧急情况下,迅速接上人造血管可以消除急性缺血,即使以后栓塞也可起到暂时应急作用,对保存肢体有积极意义,但其临床远期疗效有待进一步观察。⑦对于局部软组织缺损大、污染重的血管损伤可通过血管的旁置获得良好的修复组织床。即使伤口发生化脓性感染,旁路移植的血管仍可保护得很好,这解决了过去用一般方法不能解决的难题。⑧严重火器伤致皮肤及软组织缺损,使深部组织外露,血管伤易发生栓塞,伤肢处于严重急性缺血状态。此时应力争早期用带血管蒂的轴型皮瓣如前臂皮瓣、足背皮瓣等游离移植,一次修复血管及软组织缺损。这既可利用皮瓣内的轴型血管桥接损伤段的血管,使伤肢恢复血运,同时又可利用皮瓣修复软组织缺损。⑨对主要血管火器伤不能做血管修复手术时,立即采用塑料或尼龙管搭桥做暂时性动脉分流。

(二)修复后的注意事项

修复后应注意下列事项:①正确及时使用止血带,严防止血带失误造成严重后果。②彻底清创,防止战伤感染,特别是厌氧菌感染。③准确处理血管,提高血管吻合技术,防止术后血栓形成或继发性出血;术后注意伤口出血情况,若出血多且呈活动性,应考虑血管吻合口漏,应再手术探查。④注意患肢的颜色及温度,肢体的肿胀及血管的搏动。如肿胀明显,要注意有无筋膜间隔综合征,切开降压是防治筋膜间隙综合征的有效方法。⑤积极抗凝治疗,防止脂肪栓塞。Guerrero 等指出,术中、术后未立即采用抗凝治疗的患者截肢的比例明显高于使用抗凝剂组。⑥密切观察患者生命体征及内环境的变化,及时纠正酸碱失衡及电解质紊乱。⑦早期采取积极措施,防治急性肾功能衰竭。

(三)应注意的其他问题

血管伤的清创应切除肉眼所见内膜损伤外 1.0 cm 的血管,以避免吻合失败。近年来,也有人认为仅需切除肉眼所见血管损伤部分。由于血管火器伤是由子弹切、冲所致,无证据说明切除表面看似正常的血管(在损伤血管附近)是必要的。切除多少应依伤情而定,但至少应切至损伤区之外肉眼可见正常血管壁。血管修复的方法应依据损伤部位及损伤类型而定。血管的修补最好在 6~8 h 内完成。对于血管部分损伤者,一般不做部分缝合,因为部分缝合时清创不彻底,缝合后血管因扭曲易发生痉挛和栓塞。

一般认为,由于肢体火器伤污染严重,同时存在周围血管间接伤,做肢体血管吻合时,不采用异体或人工血管。但波黑战争中,有人成功地将人工血管用于肢体火器性血管伤的修复。虽然大多数学者认为,由火器伤严重污染及异体材料植入所致的感染,常导致修复失败,但如何减少失败病例仍是一个十分值得关注的重要课题。

(唐建兵　新苏雅拉图)

第五节　战创伤致中枢神经与周围神经组织的损伤与修复

现代战争中,火器伤造成的损伤无论是中枢神经的损伤还是周围神经的损伤,比例都很高,且伤情复杂,伤残、死亡率较高,正在成为野战外科研究的重点。本节只做简单介绍,详细内容请参看相关专科的叙述。

一、中枢神经组织损伤与修复

(一)一般性的中枢神经组织损伤

创伤性脑损伤(traumatic brain injury,TBI)是一种十分常见的战创伤疾病,世界卫生组织研究表明,到 2020 年创伤性脑损伤将成为导致死亡和致残的主要疾病。每年大约有 1 000 万人遭受创伤性脑损伤,主要集中在 15 ~ 24 岁的年轻人和 75 岁以上的老年人。TBI 后神经细胞受损、缺失或死亡,常使神经功能严重受损而导致偏瘫、失语、智力障碍或昏迷,甚至死亡。TBI 预后较差与损伤后神经功能的缺失相关,神经功能的缺失与中枢神经系统(central nervous system,CNS)难以再生与修复有关。

中枢神经系统已被证实并非不可再生,体外实验中枢神经可以再生,体内神经细胞的轴突不能再生可能为环境因素和抑制因素的限制所致。因此,认识影响神经组织再生和修复的因素,是当下研究的焦点。已有研究证实,神经干细胞(neural stem cell,NSC)移植对治疗脑损伤是一种有效的方法。目前多采取立体定向方式移植 NSC 进入脑损伤灶及其周围脑组织中,但是由于环境因素及抑制因素的影响,此方法细胞存活率很低,仅有 1.40% ~ 1.90%。如何提高移植细胞的存活率并且引导生长的轴突通过障碍,导入至正常的脑组织中,是目前中枢神经系统损伤修复研究的关键和难点。

脑损伤后损伤区轴突生长抑制因子 Nogo 蛋白受体(Nogo receptor,NgR)含量升高,沉默 NgR 基因表达有助于神经损伤修复。已有研究表明,中枢神经系统损伤后,损伤区域 NgR 表达量增加,而 RNAi 沉默细胞 NgR 基因的表达有助于神经修复。在中枢神经系统损伤中,抑制轴突生长的 3 个因素 MAG、Nogo-66、OMGP 都通过相同的受体 NgR 介导。NgR 在中枢神经系统灰质含量较高,分布广泛,大脑皮质、海马、脑桥、小脑蒲肯野细胞也有,但不存在于少突胶质细胞。NgR 分为 3 种不同的亚型, NgR1、NgR2 和 NgR3,与 Nogo-66 结合的是 NgR1,另外两种同源体 NgR2 和 NgR3 的功能尚不清楚。通过系统而有选择地截去部分 NgR1 结构域,并将 NgR1 的 GPI 跨膜结构域与 L1 细胞黏附分子跨膜结构域互换,发现所有的 NgR1 的 LRR 结构域对 Nogo-66 的结合都是必需的,C-端结构域对于 NgR1 信号转导是必需的,GPI 锚定结构对 NgR1 转导抑制信号并不是关键,但 GPI 锚定结构的存在能够使 NgR1 产生自身聚集。Nogo-66 通过与 NgR 结合而发挥其抑制神经元再生的作用。由于 NgR1 是 GPI 蛋白,GPI 的特点提示 NgR1 必须与另外一个跨膜协同受体结合才能转导细胞外信号。实验证实神经营养素家族生长因子受体的跨膜蛋白 p75 就是 NgR1 的协同受体。p75 是肿瘤坏死因子超家族的一个成员,是神经营养因子低亲和力受体,属于跨膜 I 型蛋白。LINGO-1(LRR and Ig domain-containing, Nogo receptor-interacting protein)是 LRR 家族的成员,它的氨基端含有 12 个 LRR,有 1 个免疫球蛋白结构区域、1 个跨膜区和 1 个转导信号功能的细胞内末端。LINGO-1 在成年哺乳动物中枢神经系统呈现头尾梯度表达,脑皮质中呈高表达,正常脊髓中表达很低,与 NgR1 的表达趋势相同,提示 LINGO-1 和 NgR1 在功能上通过配对发挥作用。最近研究发现,肿瘤坏死因子受体超家族新成员 TAJ/TROY 可以代替 p75 与 NgR1/LINGO-1 形成受体复合物激活 RhoA,最终抑制神经轴突再生。研究证实,通过多种方法抑制 NgR 的表达有助于损伤区域轴突生长,但不会延长轴突长度。因而,移植沉默 NgR 基因的 NSC,对于建立轴突网状连接的作用十分有限。

1.颅脑火器伤的中枢神经损伤　随着现代高尖端技术在军事领域的应用,武器具有小质量、高速度、高能量及多机制致伤的特点,杀伤力不断加大,颅脑战伤的部位、类型及程度都出现了新的变化。在现代局部战争环境下,颅脑火器伤(missile craniocerebral injury,MCI)十分常见,所占比例约50%,致残率及死亡率均居高不下。

(1)颅脑战创伤的伤道 包括组织破坏区和挫伤出血区。局部组织严重破碎,与凝血块混杂在一起的永久伤道,为组织破坏区;在破坏区外周,有脑组织的点片状出血,为挫伤出血区。远离伤道的脑干、小脑也常有点片状出血,神经元、脑胶质细胞水肿,这与投射物的瞬时空腔效应有关。由于颅骨骨片被带入,增加脑组织的损伤程度,破坏区与挫伤区的界限不清。

(2)颅脑火器伤现代观念的清创 包括自溶性清创、酶性(化学性)清创、机械清创、手术利器清创、冲洗清创和生物清创。

1)自溶性清创:应用湿性敷料水化伤口,软化坏死痂皮,通过渗液中含有吞噬细胞及中性粒细胞产生的溶解素溶解坏死组织,伤口内自身酶也使失活组织液化,每次更换敷料去除坏死组织,保持伤口洁净,此过程称之为自溶清创。

2)酶性清创:1940 年,Glasser 首次报道了使用木瓜蛋白酶进行酶清创的方法。1969 年,Garrett 报道了使用枯草菌酶治疗皮肤烧伤的方法。随后,越来越多的学者开始将目光投向酶清创这一非手术清创方法,研究不同酶类的清创效果和安全性。酶性清创应局限于腐肉内,避免接触创周正常组织,并且可以和其他清创法联合应用。目前常用的有胶原酶、木瓜酶、人纤维蛋白溶解酶、糜蛋白酶等。这些酶类外用于伤口,可发挥溶解不同坏死组织,抑菌、促进血管再生等作用。

3)机械清创:也称物理清创。有多种方式,如敷料法、水疗法、冲洗法、聚糖酐法。尽管这些方法都是常规使用,但很少有随机实验研究。机械清创的优点是清除坏死组织比其他方法快,缺点是疼痛和非选择性,同时去除坏死组织和有活力的组织。机械清创术通常用于较大的、渗出严重的创口,对于较小的创口润湿痂皮后再清除同样有效。

4)手术利器清创:由于能加速创口愈合并降低并发症,目前仍被认为是清创的金标准。

5)冲洗清创:具体内容可参见第 2 卷颅脑战创伤。

6)生物清创:最常用的是蛆疗。很多研究发现,蛆疗具有去除坏死组织、清除细菌、缩小创面、促进愈合、无痛的特点。

新的清创术概念不仅包括去除细菌性、坏死性、细胞性负荷,还强调保持创面处于密闭、湿润的易于愈合环境,以及去除创缘衰老细胞以利于新生角质形成细胞爬行。颅脑火器伤手术清创目的在于清除颅内血肿及碎化脑组织,取出手术区和伤道内易于取出的骨片和金属碎片,对于脑组织深部难以达到的骨片和金属异物不做勉强摘除,而仅对入口和出口做彻底清创,去除坏死组织,清除大量滋生的细菌和炎症介质,降低创口感染的风险。清创手术时,应充分考虑创口大小、深度、渗出情况、是否感染、创口组织特点、组织量等因素。随着对影响创口愈合的细胞和分子机制的深入认识,创口处理也由原来的简单创面覆盖发展到为了加速创口愈合或是为了方便其他促进创口愈合的治疗措施发挥疗效而采取的系统处理方法,称之为创面床准备。是否行外科清创应根据 GCS 评分、脑干功能及头颅 CT 三方面来决定。通过清创,可以评估创口的大小、深度以及是否存在感染。

更具体的内容详见第二卷颅脑战创伤。

2. 脊柱火器伤 脊柱火器伤可以分布在颈、胸、腰腹和盆腔多个部位,最常见的部位是胸椎,而肺、心脏和大血管都有受到损伤的风险。枪伤部位和受损器官密切相关,颈部枪伤经常伴有复杂的气道伤。咽喉部和食管部位的损伤常易伴发感染,特别是咽下部集中了大量的分泌腺,若发生巨大撕裂伤则常合并更高的感染率,内镜检查有利于诊断。一旦确定有撕裂伤,必须及时行外科手术修复。腹部检查的重点在于明确有无血管或脏器的损伤,特别是子弹穿透脊柱以前有无结肠穿孔,因为此类损伤若无合适的抗感染治疗,将并发较高的感染率。盆腔内有大量的器官,但骶部火器伤通常因大出血而使病情复杂化。

外科医生在处理脊柱火器伤时倾向于去除子弹和椎管减压,但其疗效不确定,且不可避免会发生并发症。关于椎管内子弹的处理,Waters 等证实,在 $T_{12} \sim L_4$ 节段行椎板减压术和去除弹片同非手术治疗相比较能显著恢复运动功能,但在更近头侧的胸椎和颈椎节段,减压和子弹摘除对神经功能的恢复并无明显影响。两组皆未有感染的报道。当椎管内出血、子弹或骨碎片伴有进展性神经功能恶化时,应该及时进行外科减压治疗。这种情况大部分是因为脊髓压迫导致神经功能的恶化,及时进行减压手术疗效良好。缘于椎管减压给脊髓的恢复提供了条件,在颈髓不完全性损伤中,许多学者提出去除颈椎椎管内骨碎片,并认为 1~2 个节段的神经功能恢复能够抵销脑脊液漏、瘘管和颈部不适感等并发症。但是,胸椎椎管内骨碎片摘除后仍很难有神经功能的恢复,故应慎行此术。

具体内容详见第 2 卷颅脑战创伤。

(二)中枢神经组织的再生或修复

1. 消除瘢痕组织　中枢神经系统损伤后,星形胶质细胞形成瘢痕组织是阻碍神经再生的一个重要因素。CNS 损伤后局部发生炎症、水肿并释放大量的细胞因子和化学因子,引起损伤周围组织中的胶质细胞发生反应。其中星形胶质细胞的变化最为典型,细胞增殖、肥大,胞内胶质纤维酸性蛋白表达增强,被激活的星形胶质细胞在损伤区周围聚集形成胶质瘢痕,形成严重阻碍神经轴突再生的屏障。很多研究者在防止或抑制瘢痕形成上做了许多研究,包括用尼龙薄膜和 TYPSIN 及药物溶解瘢痕等手段,促进轴突的再生。

2. 阻断抑制性因子　目前发现,中枢神经系统的髓鞘是少突胶质细胞,其产生的抑制因子不利于中枢神经系统的轴突再生。研究发现,抑制性蛋白越来越多,包括髓鞘相关蛋白 MAG、NOGO 和少突胶质细胞糖蛋白等。NOGO 蛋白的发现引起了神经学界对轴突再生抑制性蛋白的高度重视,与之相关的基因和药物治疗已成为研究中枢神经系统损伤后促进轴突再生和修复的手段。

3. 神经营养因子　随着生命科学研究的发展,近 30 年在神经系统发现了多种与神经生长再生相关的因子。应用神经营养因子增强中枢神经系统再生已成为常用手段,包括神经生长因子、神经营养因子、白细胞抑制因子、碱性成纤维细胞生长因子等。这些因子的主要作用包括 3 个方面:①神经再生作用,直接作用于再生组织激活各种分化分子,发挥引导和加快轴突再生的作用;②促进神经的芽生作用;③保护受损神经元,减少受损神经元的死亡和调控受损神经元的基因表达。

4. 细胞治疗

(1)干细胞　成年哺乳动物和人的神经干细胞一般情况下处于相对静息的状态,中枢神经损伤可诱导自身神经干细胞活化增殖、迁移和分化,进行内源性修复。但是成体内的神经干细胞数量很少,内源性修复作用有限。因此,众多的研究者关注自体或异体细胞移植。目前研究的主要干细胞有胚胎干细胞、诱导性多潜能干细胞、神经干细胞、骨髓间充质干细胞。体内干细胞移植的治疗作用可归纳为:①神经元置换,补充缺损;②神经保护,提供神经营养因子;③为基因治疗提供载体。

1)胚胎干细胞:胚胎干细胞源自受精卵分裂发育成的囊胚,是内细胞团(inner cell mass)的细胞。到目前为止,已经从灵长类和人类中分离出胚胎干细胞。胚胎干细胞具有体外培养无限增殖、自我更新和多向分化的特性,无论在体内还是体外环境中,都能被诱导分化成内、中、外 3 个胚层,甚至能分化成机体几乎所有细胞的类型。体外研究发现,胚胎干细胞能向 TH 阳性神经元分化,进一步的体内移植实验也证实了这一点。胚胎干细胞还能整合到基底节神经回路中,产生稳定的功能恢复,但是即使注射少量的细胞,仍然有 20% 的大鼠在移植后的 9 周内形成了畸胎瘤。同时,胚胎组织来源及取材有限,具有伦理道德的争议,存在宗教的排斥,相关的争议不断,并且已有相当一部分国家的相关法律禁止了胚胎干细胞的研究。

2)诱导性多潜能干细胞:胚胎干细胞的来源困难及伦理问题,阻碍了其实际应用。而成体干细胞可获得数量少、传代扩增有限及只能定向分化等限制,也给其应用带来不可回避的问题。2006 年,日本 Yamanka 研究小组将反转录病毒介导的 *oct-4*、*sox-2*、*klf*4 和 *c-myc* 等 4 个基因转入小鼠成纤维细胞,首次将体细胞直接重编程为 ES 细胞样的多潜能干细胞,并命名为诱导性多潜能干细胞(induced pluripotent stem cell,iPSC)。从此,iPSC 的研究与应用取得突破性进展,不同类型体细胞主要通过基因导入技术重编程为 iPSC,导入的转录因子个数不断减少,基因载体进一步优化 iPSC 的筛选与鉴定技术也日趋成熟。

iPSC 细胞绕开了胚胎干细胞伦理和法律等诸多障碍,一经问世,即在生命科学领域引起轰动,被誉为生命科学领域新的里程碑。由于其具备自我更新和多向分化潜能,iPSC 在疾病治疗和药物研究等领域具有非常广阔的应用前景。向神经组织细胞分化取得的诸多新成果使 iPSC 应用于神经系统疾病的细胞移植治疗成为可能。

3)神经干细胞:1992 年,Reynolds 等首次发现成人脑纹状体细胞可增殖分化为神经元和神经胶质细胞,从而打破了成人中枢神经不可再生的观念。目前研究认为,不仅在胚胎脑和脊髓,而且在成年哺乳动物和人脑纹状体、海马齿状回、脑室下区及脊髓等处均存在可再生的神经干细胞。尽管体外培养获得的神经干细胞在体外实验条件下保持了其生物学特性,但当其植入成年个体非神经发生区如小脑纹状体和脊髓时,主要分化为胶质细胞,如将神经干细胞移植至损伤的脊髓则主要分化为星形胶质细胞,而体外表现出的多样性被明显抑制。神经干细胞的发现是神经医学领域的重大发现之一。由于其可分化为神经元,因此为颅脑创伤的组织修复带来了希望。

神经干细胞要应用于临床目前尚面临许多问题:首先,神经干细胞来源有限;其次,其诱导、分化及迁移等调控机制还有待进一步研究,这对于神经干细胞是否致瘤问题的解决具有十分重要的作用;再次,对于神经组织的修复到底是干细胞分化的神经元起作用,还是干细胞分泌的神经营养因子在起作用,目前在国际上还存在争议。

4)骨髓间充质干细胞:研究表明,在骨髓中存在能贴附塑料培养皿,呈成纤维样生长的细胞。后证实此种细胞为骨髓间充质干细胞(BMSC),后续的研究中学者们发现它拥有其他干细胞无可比拟的优势,具有作为干细胞的独特优点,具有向多种细胞系转化的潜能。自体获取回输后不会发生免疫排斥反应,易于体外获取、分离、培养、扩增。在体外可长时间保持未分化状态,体外基因转染率高,并能稳定高效表达多种治疗性外源目的基因。骨髓来源丰富、采集方便、安全损伤小。骨髓间充质干细胞正日益为医学领域学者们所关注,成为组织工程、基因治疗和细胞治疗中首选的载体细胞之一。多项研究表明,骨髓间充质干细胞能分泌多种神经营养因子(NTF),如脑源性神经营养因子(brain-derived neurotrophic factor,BDNF)、神经生长因子(NGF)、胶质细胞源性神经营养因子(glial cell line derived neurotrophic factor,GDNF)和转化生长因子(TGF)等。而且随着微环境的改变,如创伤、局部细胞因子的增多,骨髓间充质干细胞分泌 NTF 也会增多,增多的生长因子将参与损伤组织的修复。

(2)嗅鞘细胞 嗅鞘细胞(olfactory ensheathing cell,OEC)是一种十分独特的细胞。它分泌一些营养因子、黏附分子和促进神经生长的因子,包括 NGF、PDGF、GDNF、BNDF、NT-3、NT-4、S100 等,使其具有很强的促进神经再生的能力,能为中枢神经的再生提供合适的微环境。目前,嗅鞘细胞已被用于治疗成年动物的中枢和周围神经损伤。研究表明,将嗅鞘细胞局部移植,可以促进损伤脊髓再生,可促进大鼠坐骨神经再生。英国哥伦比亚大学通过观察取材于转基因小鼠的可表达绿色荧光蛋白的嗅鞘细胞移植脊髓损伤后的情况发现,嗅鞘细胞促进 P 物质(substance P,SP)染色阳性的轴突再生,嗅鞘细胞内含有的一种富含半胱氨酸的酸性分泌蛋白(secreted protein acidic rich in cysteine,SPARC)则是该细胞处于活化状态的主要原因。

(3)施万细胞 脱髓鞘(demyelination)是指一类以髓鞘丧失或变薄而轴索相对完好为特征的疾病,可导致中枢神经功能受损。细胞移植特别是施万细胞(Schwann cell)自体移植治疗是修复脱髓鞘的可行方法。在啮齿类及灵长类动物脊髓损伤模型中,施万细胞能够显著增强受损部位的髓鞘化,而在正常的生理情况下,施万细胞难以迁移到中枢神经系统。所以,通过对施万细胞进行遗传改造从而增强其向中枢神经的迁移能力是解决该问题的较好方法。

5. 基因治疗 由于基因工程的发展,近年来人们致力于各种基因治疗,为颅脑损伤的治疗及恢复带来了新的希望。基因治疗是将目的基因通过载体系统导入靶细胞或组织,并表达出有疗效的产物,在体内发挥治疗疾病作用的治疗方法,是极具潜力的治疗手段。基因治疗理想的靶细胞要能在宿主中长期存活,能与宿主细胞相互作用、建立细胞间通信,以便导入基因得以长期表达而长久地发挥其治疗作用,并减少细胞移植次数、减少患者的痛苦及损伤。结合神经干细胞、分子克隆和重组基因技术等,基因治疗将使中枢神经病变的治疗充满希望。以帕金森病(Parkinson disease,PD)为例,PD 基因治疗的研究主要有两个方向:一是脑内导入酪氨酸羟化酶(tyrosine hydroxylase,TH)基因,通过 TH 基因的有效表达,提高脑内多巴胺(DA)水平,以缓解 PD 症状;或导入各种神经营养因子或抗凋亡基因（bcl-2）、抗氧化基因（CuZnSOD 和 MnSOD），改善黑质-纹状体的微环境，保护 DA 能神经元。二是联合基因治疗，即脑内导入两种以上的目的基因，以期同时达到上述目的。基因治疗的方法主要有：①体内直接转染法：携带有治疗基因的载体、非病毒、病毒被直接注入纹状体区，通过与周围细胞的黏附、吞饮、渗透，进入细胞内并与细胞内的染色体整合，或独自表达，释放表达产物，以生物药物泵的方式发挥治疗作用。此方法简便、直接，但转染率低，易受到体内溶酶体中核酸酶的降解，靶向性差，基因表达程度低，可控性差，无法进行筛选和鉴定。②体外细胞介导法：体外细胞介导基因治疗结合基因转移技术和脑内移植，可以在体外通过分子和生物化学技术对基因表达进行评估。首先是通过载体把目的基因转入培养的靶细胞内，在体外进行筛选、鉴定，再进行扩增，然后移植于靶位点。转基因的表达功能是通过生化技术和实验动物行为进行评估和监测的。目前脑部基因导入的主要方法是脑实质直接定位注射。该方法对脑实质造成破坏，伤害大，难以多次给药；仅局部注射不能将基因产物转运到脑的广泛范围，血-脑屏障（blood-brain barrier）连接紧密，经血管给药，治疗基因难以自主通过。因此，开发有效的基因载体并提高其脑靶向性成为脑部基因治疗的关键。实现经血管给药，使得外源基因在脑部广泛表达，是目前脑部疾病基因治疗领域的重点和难点之一。

6.中枢神经修复材料 新兴的组织工程技术将细胞生物学、材料学等技术相结合，利用仿生的原理模拟组织结构成分，在体外预先构建有生命的种植体，使其在形态和功能上尽可能接近受损的组织，然后植入体内，以修复组织缺损，替代或重建器官的结构，维持或改善组织器官功能，使中枢神经损伤修复成为可能。在组织工程中支架材料的选择及合成尤为重要。

（1）理想的中枢神经修复材料特性 理想的中枢神经修复材料需要具备以下特性：良好的组织生物相容性，以减少排异作用造成的移植失败；特定的力学强度，具有可塑形以便于加工；适当孔径和孔隙率的三维立体构型，以利于支架表面物质交换、细胞黏附生长；合适的降解速度，不可降解材料永久性留在体内，往往不能完全替代生物组织的所有功能，尤其是在复杂的脊髓神经，实现支架降解速度和组织回复速度平衡则有望达到功能复原，甚至解剖复原；高表面积体积比、良好的材料细胞界面，以利于细胞黏附、生长和细胞特异基因表达。

（2）水凝胶是中枢神经系统修复材料的研究热点 目前主要的研究材料为水凝胶材料。水凝胶是以水为分散介质的凝胶，是在具有网状交联结构的水溶性高分子中引入一部分疏水基团和亲水残基，亲水残基与水分子结合，将水分子连接在网状内部，疏水残基遇水膨胀而形成的交联聚合物，是一种高分子网络体系，性质柔软，能保持一定的形状，能吸收大量的水。水凝胶聚合物在主链或侧链上有亲水基团—OH、—O—、—COOH、—COONa 等，溶胀后相当一部分水与这些亲水基团形成氢键，因而水凝胶能吸收和保持大量的水；水凝胶表面与周围水溶液之间的表面张力低，可以减少对体液中蛋白质的吸附作用，具有含水量高、与脑组织的力学性能类似等特性。水凝胶的多孔结构使得神经细胞能贴附和长入支架内部，而且水凝胶具有修饰促生长细胞外基质或黏附多肽的潜能，并可以向损伤部位输送生物活性分子，从而促进细胞黏附和组织生长。水凝胶作为生物医用材料具有很好的生物相容性。此外，部分水凝胶还具备原位凝胶化或可直接注射性，能填充任意形状的空腔琼脂糖、甲基纤维素、聚-N-2-羟丙基异丁烯酰胺［poly-N-(2-hydroxyprogyl) methacrylamide,pHPMA］、聚羟乙基异丁烯酸酯（poly-hydroxyethyl methacrylate,pHEMA）、透明质酸等水凝胶已经被用于中枢神经损伤修复。材料的原位凝胶化可以通过改变温度、离子交联，以及光激发来实现。胶原、甲基纤维素和琼脂糖是常用的生物可降解的温度敏感型聚合物，胶原、甲基纤维素、琼脂糖、海藻酸、PEG 基水凝胶已经广泛用于啮齿动物的脊髓损伤修复中，用来构建促进轴突再生的支架。

中枢神经系统的修复一直是尚未解决的重大难题，主要原因包括神经元本身再生能力有限、神经营养因子不足、局部微环境不利于轴突生长。在多因素的影响下，神经细胞缺乏神经生长因子、营养因子及神经元存活因子，导致神经细胞凋亡、坏死、数量减少及功能下降。目前，治疗措施主要是细胞移植、药物治疗以及生长因子的应用。中枢神经损伤修复的研究热点主要集中在细胞移植、联合基因治疗和抑制/生长信号蛋白的研究及机制研究。用于中枢神经修复的生物材料研究尚处于起步阶段，多种材料已经被尝试用于促进中枢神经系统的再生研究中，其中水凝胶材料以其高亲水性、可注射性、良好的生物相容性以及与中枢神经的力学性能相匹配等优点，成为目前研究的热点，借鉴目前临床应用细胞移植、基因治疗方法将进一步促进中枢神经修复材料的研究发展。

二、周围神经组织损伤与修复

周围神经损伤在临床上很常见,严重影响患者的生存质量。尽管显微外科技术有了很大的进步,但是修复的结果还不能令人满意。

(一)一般的周围神经损伤的分类和病理生理过程

周围神经由神经纤维、支持组织及营养血管组成,神经纤维分为髓鞘纤维和无髓鞘纤维。有髓鞘纤维轴索外包有一层髓磷脂构成的髓鞘,髓鞘外由施万细胞包绕构成施万鞘,如运动纤维及感觉纤维。无髓鞘纤维轴索外无髓磷脂鞘,直接被施万鞘包绕,如交感纤维。支持组织主要指神经外膜、神经束膜及神经内膜,其数量多少决定了神经干的张力和弹性。一个神经干内的神经束大小及数目,在不同水平各不相同,一个固定的束型最长不超过 1.50 cm。神经内膜紧贴神经纤维的施万鞘。当神经损伤发生退变时,神经内膜所形成的微型管不消失,以保证神经再生的通道。神经干的营养血管从神经系膜进入,主支平行神经干,分支深入分布于束间及束内。做游离神经损伤修复时,应尽量避免损伤神经系膜,以免影响血供。

1. 周围神经损伤的分类 由于周围神经损伤的原因、程度不同,周围神经系统对损伤的反应完全不同。Sunderland 将周围神经损伤分为 5 度。Ⅰ度神经损伤,即神经失用,轴突连续性存在但传导中断,传导阻滞的改变可逆恢复快而完全。Ⅱ度神经损伤,即轴突中断,轴突与髓鞘损伤,但神经内膜组织未受损,损伤部位以下即远侧段发生瓦勒变性,功能恢复是完全的。Ⅲ度神经损伤,即神经束内的神经纤维损伤,包括轴突、髓鞘和神经内膜,但神经束膜完整。因为神经内膜内瘢痕组织形成,一些再生纤维不能跨过瘢痕与远端的器官接触,所以再生是不完全的,功能恢复的程度根据神经内膜内瘢痕与束膜内运动与感觉纤维的混合情况会有很大的变化。Ⅳ度神经损伤,即神经束损伤断裂,包括轴突、神经内膜和神经束膜,仅神经外膜完整,神经干连续性仅靠神经外膜维持,神经内的瘢痕可完全阻碍再生神经到达靶器官。如果不采取外科治疗,就不会有运动与感觉功能的任何恢复。Ⅴ度神经损伤,即神经干断裂,神经束与神经外膜均断裂,神经干完全破坏,失去连续性。此种损伤是最严重的损伤类型,通常存在开放性损伤。MacKinnon 对 Sunderland 分类进行了补充,提出了Ⅵ度神经损伤的概念,它包含 Sunderland 神经损伤全部 5 种或包含其中的几种,是一种混合形式的损伤,即有些神经束仅发生了Ⅰ度或Ⅱ度损伤,有些则发生了Ⅳ度或Ⅴ度神经损伤。所以其功能恢复的变化很大。

2. 神经损伤的病理生理过程 当神经干受损时,随之而来的是各种不同程度的功能丧失。功能丧失的程度取决于损伤的病理解剖基础。

(1)神经干挤压伤和牵拉伤 轻度局部受压能引起神经干内微血管闭合,血管闭合后局部缺氧,导致快速的可逆性的局部代谢引流受阻。较强的挤压或过度的牵拉伸展将导致长时间局部运输障碍,不能很快逆转,甚至不可逆转。此种情况下,轴突将发生溃变,但预后好,因为保存了有利于轴突再生的神经内膜管,使损伤平面再生轴突在神经内膜管内有规则地再生。

(2)神经干断裂伤 神经干内神经纤维、神经内膜管、束膜和外膜同时遭到破坏,这是不可逆转的损伤。随着神经干连续性遭到破坏,其相应的神经细胞体经历了特有的结构和功能的变化。诸如细胞体积变大、核向周边偏移、细胞质的结构发生改变等。细胞体的反应可随损伤距细胞体的远近而变化。近细胞体的损伤有时可导致细胞死亡,细胞内变化的高峰是在损伤后第 23 周,神经干断裂伤后最初几天和几周内,损伤轴索近侧端向远侧长出许多旁侧和终末侧支芽,在每一侧芽末有一生长锥,其形状呈丝状伪足样,突起形成膨大,伪足中肌动蛋白使其有微细伸展和回缩,丝状伪足中肌动蛋白的数量在神经移植中起重要作用。神经干断裂伤后,其远侧端轴突发生沃勒变性(Wallerian degeneration)或溃变,由于水解蛋白破碎,导致轴浆细胞骨架崩溃,这个过程依赖于钙的活动,因为神经丝分裂靠轴浆内钙活动酶来调解。髓磷脂则被施万细胞和巨噬细胞吞噬,这个生理变化在最初几周内完成,但所有髓磷脂碎片的处理可能要持续几个月。轴突连续性丧失后,远侧端轴突段内施万细胞立即急剧地增生。放射自显影证明,轴突损伤后 3 d,施万细胞增殖达到高峰期,大约在损伤后 2 周时开始逐渐下降。随着神经纤维内膜管的分解,远侧端胶原成分同时逐渐增加。在去神经支配后的最初 3 个月内最大的内膜管可能减小到其原始直径的 10%~20%。神经损伤后,肌细胞皱缩,肌束膜和肌外膜增厚,损伤后 2~6 周将发生肌细胞的完全萎缩。损伤 12~24 个月后,运动纤维发生纤维化。损伤后 2 年,失神经支配的肌肉将破碎和溃变,新生的轴突侧芽从近侧端横过损伤带向远侧段生长,这是再生的关键时刻,决定再生的成败。一些侧芽可能进入神经干内或神经干外的结缔组织内形成神经瘤,另一些侧芽可能接近施万细胞柱并可能被引导到远侧。在损伤平面轴突侧芽无规则生长是影响周围神经再生的一个问题。

(3)周围神经损伤后的再生　周围神经损伤后,假如神经细胞体不发生死亡,神经元可能获得某种程度的恢复,以神经细胞体的营养维持和轴突再生为特征。周围神经再生在损伤后 24 h,以近侧轴突断端发出的神经轴芽形成开始,再生轴突将沿适宜的物理通道向远侧生长、延伸,以期取代已变性消失的轴突部分,最终与适宜的末梢器官形成功能突触。神经细胞体的再生反应主要表现在代谢的变化,即以原来适应合成神经介质,维持神经传导突触活性的需要,转变到适应产生轴突修复和生长所需物质的需要,轴突断裂伤后 24 h,近段轴突断端发出神经轴芽,形成生长锥。之后的生长行为取决于损伤性质与程度,神经内膜管状况起着关键作用。在神经再生过程中,损伤局部的微环境起着重要作用。施万细胞、巨噬细胞和细胞外基质在变性神经内提供足够的营养及类营养物质,对轴突的生长非常重要。施万细胞提供了适合轴突再生的基质,并且是各种营养因子的主要来源,在神经再生中起到了关键作用。施万细胞来源于神经嵴细胞,嵴细胞在分化因子存在的前提下,产生不成熟的施万细胞,进一步分化为成鞘细胞还是非成鞘细胞则依赖于相关信号机制。在成熟动物周围神经内施万细胞丧失了增生能力,而在神经损伤后,施万细胞增生,重新表达与分泌各种因子,支持轴突再生。

(二)周围神经组织损伤的修复

全世界每年超过 100 万人会遭遇周围神经损害,多由横断伤、烧伤或者变性疾病等所致。周围神经损伤后病理过程复杂,神经再生速度缓慢,再生神经与周围组织粘连,神经肌肉萎缩及运动终板退化变性等多种因素,均制约着损伤神经的功能恢复。小段神经缺损可通过内在的神经再生能力自动修复,而长段周围神经缺损严重影响患者的生活质量,其修复和功能重建仍然是手外科、显微外科面临的难题之一。常见的修复手段包括外科直接缝合修复、神经移植技术、组织工程技术和基因治疗等。

1.外科直接缝合修复　周围神经结构十分复杂,即使随着显微外科技术的不断提高,辅以神经束定位图、神经电刺激、胆碱酯酶组化染色及神经束的定位染色等手段,也难以达到神经束完全准确地对位,而易导致轴突错长及误向支配,所以尚不能取得令人满意的生理功能恢复。端对端的神经缝合术适用于无神经缺损或者两断端的缺口相对很小的周围神经损伤,临床应用较局限。准确进行神经功能束对位,仍是外科神经修复技术面临的一大难题。

2.神经移植技术　神经移植技术包括自体神经移植、异体细胞移植、异种细胞移植等。①自体神经移植能提供轴突生长所需的神经生长因子,免疫排斥反应小,被视为周围神经修复的金标准。但对于粗大、长段的周围神经缺损,如臂丛损害,存在供体神经支配区永久性失神经功能障碍、供移植神经的来源局限、受体区神经瘤形成等缺点,无法满足临床需要。②异体及异种细胞移植:自体神经移植适用于修复长度在 5 cm 以下的神经缺损,大于 5 cm 的缺损可以选择异体或者异种细胞移植,但是面临免疫排斥反应、移植成功率低、感染、肿瘤形成等风险。去细胞异种移植技术可降低上述风险。研究表明,动物实验中用去细胞动脉导管作为神经导管修复 1.2 cm 的周围神经缺损,手术后 4 个月组织学评估发现桥接部位轴突再生能力强于对照组,能有效防止肌肉萎缩和足部溃疡的发生。进一步研究发现,加入间充质干细胞的去细胞动脉导管组轴突再生能力强于单纯动脉导管组。该技术免疫排斥反应低,更加符合神经生长的生理要求,有良好的轴突生长引导作用,应用前景良好。

3.组织工程技术　组织工程技术的核心是建立细胞与生物材料的三维空间复合体,即具有生命力的活体组织,对病损组织进行形态结构和功能的重建并达到永久性替代。它具有 4 个基本要素:种子细胞、支架材料、细胞外基质、诱导和促进生长的神经营养因子。

（1）种子细胞 ①施万细胞：经损伤部位轴突虽然缺失，但幸存的施万细胞能自我增殖，产生层粘连蛋白、纤维连接蛋白、神经营养因子等物质促进轴突生长；能自我增殖形成 Büngner 带，为再生的运动神经元轴突生长提供生长通道；能包绕再生轴突，形成无髓及有髓纤维，促进再生轴突成熟，在周围神经损伤修复中发挥重要作用。最近研究表明，在采用施万细胞和生物材料体外培养构建时，引背根神经节感觉神经元共培养有助于工程化神经组织的塑形，形成较规整的施万细胞索带，这些为组织工程神经支架构建模式提供了更多思路和选择。②干细胞：研究较多的是间充质干细胞（mesenchymal stem cell，MSC）、脂肪源性间充质干细胞（adipose derived mesenchymal stem cell，ADMSC）和诱导性多潜能干细胞（induced pluripotent stem cell，iPSC）。MSC 可分化成不同类型的间充质细胞，通过旁分泌释放生长因子、抗细胞凋亡和抗炎分子，为神经元和髓鞘再生提供适宜生长的微环境。MSC 相对其他干细胞具有易获取、体外培养生存率高、低免疫反应、伦理争议少、可做自体移植等优点。用添加 MSC 的复合神经导管治疗坐骨神经损伤，定量形态测定分析证实有髓纤维的数量明显多于单纯导管组，能明显促进神经再生及功能的恢复。研究表明，ADMSC 有较强的轴突再生能力，可准确引导再生轴突到达远端靶点，用于修复 10 mm 缺损的坐骨神经损害时，运动和感觉功能恢复明显优于对照组。iPSC 来源于患者自身组织，移植所致的免疫排斥反应和伦理方面的问题均可避免。Wang 等将 iPSC 成功分化成神经嵴干细胞，并将神经嵴干细胞进一步分化为施万细胞，这些由 iPSC 生成的施万细胞能够加强轴突的再生并包裹轴突形成髓鞘。因此，iPSC 的研究为获取施万细胞实现自体移植开辟了新的途径。

（2）支架材料 除有好的种子细胞以外，构建利于种子细胞附着，接纳再生轴突长入，并且引导其生长的三维细胞支架材料，也是组织工程人工神经的重要因素。生物衍生物的神经导管材料，如动脉、静脉、小肠、肌肉等可能导致早期纤维化，组织间免疫排斥反应及瘢痕形成等不良反应，临床应用受限，从而导致了人造神经导管等支架材料的产生。人工合成的材料分为不可降解材料和可降解材料。最先应用的是不可降解人造神经导管，如硅胶管，动物实验表明，这类材料只能修复相当小的神经缺损（<10 mm），虽可达到部分形态学的连接，但很难恢复运动、感觉功能。可降解神经导管材料是组织工程学的一次革命，为重建神经缺损带来了希望。文献报道，用于制备组织工程神经支架的聚合物材料主要有胶原、壳聚糖、丝素、聚乙醇酸、聚丙交酯-乙交酯共聚物、聚己内酯等。采用模塑法将壳聚糖制成管壁多微孔的神经导管，内嵌纵行排列的聚乙醇酸纤维支架后构建成壳聚糖-聚乙醇酸人工神经移植物。该技术已获中国发明专利授权，用该移植物桥接修复犬 30 mm 坐骨神经缺损，术后 6 个月，移植物完全降解，再生神经组织修复了缺损，犬术肢神经电生理和运动功能恢复良好。

（3）细胞外基质 与神经细胞附着的支架相似，细胞外基质包括很多黏附分子如层粘连蛋白、纤维连接蛋白、免疫球蛋白家族、蛋白聚糖类和胶原等，其中层粘连蛋白、纤维连接蛋白可由施万细胞分泌。研究显示，以胶原-纤维蛋白琼脂糖为复合支架，在管壁内层注入 MSC 修复 10 mm 缺损的坐骨神经损伤，其运动和感觉功能恢复明显优于对照组。

（4）神经营养因子 组织工程神经支架荷载神经营养因子（neurotrophic factor，NTF）是增加修复神经缺损距离的另一种策略。施万细胞能合成和分泌多种 NTF，包括神经生长因子（nerve growth factor，NGF）、脑源性神经营养因子（brain-derived neurotrophic factor，BDNF）、神经营养蛋白 4/5（NT 4/5）、胶质细胞衍生的神经营养因子（gual cell derived neurotrophic factor，GDNF）、胰岛素样生长因子（IGF）等。

4.基因治疗 伴随人们对周围神经损伤后神经本身及其微环境构成在神经再生重要意义的认识，开始从多方面进行周围神经火器伤的新型救治技术的研究与开发。随着分子生物学研究的飞速发展，基因工程在周围神经损伤的治疗领域表现出广阔的前景。基因工程技术可利用载体工具将有特定功能的基因导入靶细胞，并使其在神经损伤部位持续表达，为受损神经性的再生提供条件，进而达到治疗效果。

（三）周围神经火器伤

1.周围神经火器伤的特点 与其他神经损伤不同，周围神经火器伤有其自身的特点。随着武器的现代化,在武器精度和威力都大大得到提高的同时,周围神经火器伤的发生率也呈现了逐渐增高的趋势。第二次世界大战时,美军的周围神经火器伤伤员约占伤员总数的 3%,占四肢伤伤员的 15%,上下肢神经伤的比例为 3∶1。越南战争中,美军 17 726 名伤员中,周围神经火器伤伤员占 6.6%。对越自卫反击战中,我军周围神经火器伤伤员占伤员总数的 8.3%,占四肢伤伤员的 17%,上下肢神经伤的比例为 2.6∶1。1991 年海湾战争期间,5 所医疗中心统计的 222 例多国部队伤员中,周围神经火器伤占 44%。1992 年初,克罗地亚的局部战争中,周围神经火器伤占四肢伤的发生比例高达 25%。

一般来说,上肢较容易发生周围神经火器伤,其发生顺序依次为尺神经、正中神经、桡神经、肌皮神经;下肢神经受伤的概率低于上肢神经,上、下肢周围神经火器伤的比例为 3∶1~2∶1,下肢神经容易受伤的顺序通常是坐骨神经、腓总神经、胫神经、股神经,但是,如果致伤因素不同(如地雷、炸弹等),则可能会有不同。

2. 周围神经火器伤的发生机制 从致伤因素上讲,周围神经火器伤的发生机制和投射物本身的物理因素是分不开的。投射物除对神经产生机械性的高速撞击和切割从而造成直接损伤外,还可在体内产生压力波和瞬时空腔,使神经被推移牵拉而造成间接伤或震荡伤。如投射物击中骨骼,四处飞溅的碎骨片也能伤及神经而形成继发伤。由于神经外膜、束膜等结缔组织包绕的周围神经具有很大的弹性,一般情况下并不容易断裂。但看似完整的神经实际上因牵拉变形而发生了鞘膜下广泛出血、束膜内严重出血、髓鞘断裂、轴索变性等损伤。一般认为,神经拉长超过 10% 即可出现神经功能障碍,达到 15%~20% 则出现形态学改变,而对周围神经出现上述严重病理改变的"变形量"缺乏研究。火器伤除造成局部的神经损伤外,还能使远离致伤部位的神经发生病理改变。伤后即刻和 48 h,镜下发现髓磷脂膨胀进入轴突、轴浆混乱、微管减少、施万细胞肿胀等现象,提示当临床检查和处理周围神经火器伤时,除注意受损神经外,还应注意那些所谓"正常的"邻近神经。

3. 周围神经火器伤的外科修复 按照传统认识,周围神经火器伤清创时不进行一期修复,而是在伤口愈合后 3~4 个月内行二期修复。主要原因是火器伤伤口污染重、感染率高,因而不宜进行早期修复。火器伤的损伤程度重、范围广,早期难以确定神经损伤的范围。但是数月的延迟处理无疑会使运动终板、肌肉等难以及时恢复神经营养而处于萎缩变性状态,从而使得修复效果不良。另外,后期所形成的广泛纤维化和致密瘢痕组织也影响了修复效果。因此,近来人们又提出了在伤口愈合后 1~3 个月进行修复的概念。

从目前的文献来看,国内外对周围神经火器伤的修复大多依然采用 20 世纪 60 年代问世的显微外科技术,进行神经松解、神经吻合、神经移植等手术。显微外科治疗的优点在于:①进行神经束的内外松解时,可辨别营养血管交通支,避免损伤;②神经缝合或移植时,可准确吻合纤维束;③神经植入时,利于分支埋入;④束膜切开时有利于清晰辨认,减少瘢痕,利于轴突生长。神经干细胞、转基因技术进行的基因治疗、神经组织工程都是颇具希望的治疗手段。

三、与神经损伤和再生密切相关的因子

随着细胞生物学、分子生物学和神经生物学的发展,特别是神经创伤修复和退行性神经顽症预防和治疗方面的深入研究,人们对一些与神经分化发育及再生修复密切相关的生物活性物质,如神经生长因子(NGF)、睫状神经营养因子(ciliary neurotrophic factor,CNTF)、胶质细胞源性神经营养因子(GDNF)、脑源性神经营养因子(BDNF)、成纤维细胞生长因子(FGF)、胰岛素样生长因子(IGF)等,进行了广泛而深入的研究,在理论和应用方面都取得了长足的进展。

(一)神经生长因子

1. NGF 的结构和生物学作用 从小鼠颌下腺提取的 NGF,分子量为 140 000,由 α、β、γ 3 种肽链以非共价键结合而成,分子中含有 2 个锌原子,从而增加了分子的稳定性。β 亚单位是 NGF 的生物活性部位,是由 2 条 118 个氨基酸组成的单链通过非共价键结合而成的二聚体。以小鼠 NGF 的 cDNA 为探针,从人的 DNA 库中克隆出了人类 NGF 基因。由该基因的碱基序列推导出的人类 NGF 氨基酸

序列中,有 90% 以上与小鼠 NGF 氨基酸序列同源。

NGF 具有多种重要生物学作用,因而受到人们的广泛关注。首先,NGF 具有保护交感神经、感觉神经和中枢胆碱能神经的作用,可维持其存活。动物实验显示,如果用 6-羟多巴胺化学阻断交感神经或手术切断大鼠颈上节的节后神经,则颈上节很快萎缩,节内多数神经元死亡。但是,如果在损伤后给予外源性 NGF,则颈上节不萎缩,节内神经元大都存活。如果将 NGF 抗体注入大鼠以消除其内源性 NGF 的作用,实验动物的交感神经严重受损,甚至造成交感神经的永久性损伤,称之为"交感神经免疫切除术"。还有人报道,给孕鼠注射 NGF 抗体,仔鼠的交感神经和部分感觉神经发育不良,甚至不发育。如果切断大鼠的坐骨神经,其相应的脊神经节萎缩,节内的感觉神经元死亡;如果给予外源性 NGF,神经节不再萎缩,节内感觉神经元大部分存活。

近年来的研究发现,NGF 具有促进神经细胞分化发育的作用。在 7 ~ 10 d 的鸡胚感觉神经节和 12 ~ 16 d 的鸡胚交感神经节的细胞培养中加入 NGF,可明显促进突起的长出和延伸,胞体内粗面内质网增多,高尔基复合体发达,蛋白合成旺盛,微丝、微管增多,酪氨酸羟化酶和 β-羟化酶的活性增高。实验显示,NGF 是胚胎神经管形成和分化的重要调节因子。

实验研究显示,当中枢神经系统或周围神经系统损伤时,NGF 可促进其再生和修复。Yip 等在钳夹法建立的金鱼视神经损伤动物模型上,局部给予 NGF,受损视神经内再生纤维的数量远比对照组多,光照反射的恢复也远比对照组快。在坐骨神经损伤大鼠实验模型上,局部给予 NGF,可明显促进受损坐骨神经的再生和修复。有实验显示,切断大鼠的穹窿后,向脑室注入外源性 NGF,可明显促进实验动物的行为和记忆的恢复,并观察到 NGF 可促进神经纤维长出侧芽,重建神经通路。近年来,关于 NGF 促进受损神经再生修复的研究报道很多,成效显著。

NGF 除作用于神经组织外,还具有促进伤口愈合、抑制某些肿瘤细胞增殖等作用。Lawman 等的实验显示,NGF 可提高创伤区域组织的反应性,发挥类似炎症趋化因子的作用。有人曾在嗜铬细胞瘤 PC12 细胞株和神经母细胞瘤的体外培养中发现,加入 NGF 可抑制瘤细胞的有丝分裂并促使其向良性方向分化。

2. NGF 在周围神经损伤修复中的应用　关于 NGF 在周围神经损伤后再生和修复中的作用已有若干实验研究,并开始实验性地应用于临床。尽管不同的实验方法、给予 NGF 的途径和剂量不同等所得到的实验结果有所不同,对实验结果的分析也有所不同,但几乎都得出了 NGF 可促进周围神经损伤后再生和修复的结论。

有学者切断成年大鼠的坐骨神经后,局部给予 NGF,30 d 后,$L_{4~6}$ 水平的脊神经节细胞存活率高达 98%,远远高于手术后未用 NGF 的对照组。有人在同样的实验中用体视学方法测量和分析了受累神经节中神经元的一些形态计量参数,结果显示,切断坐骨神经后应用 NGF 的实验组一定时间后各项参数接近正常,与未应用 NGF 的对照组相比有显著差异。类似的实验报道很多,说明周围神经损伤后局部应用 NGF 可降低受损神经元的溃变程度,提高受损神经元的存活率。

大鼠脊神经节细胞无血清培养实验显示,当培养中加入 NGF 时,24 h 神经节细胞突起长度和密度都明显地超过不加 NGF 的对照培养。杨琳等切断兔尺神经后进行肌束硅管桥接,在硅管内注入 NGF,于手术后不同时间进行 CB-HRP 逆行示踪、桥接处形态学和形态计量学观察,结果显示,与尺神经相关的 $C_{7~8}$ 脊神经节中的酶标记细胞出现的时间和数目较切断尺神经后只桥接未加 NGF 的对照组明显地早和多,桥接局部神经纤维的再生和修复状况也明显地好。其他学者的同类实验得到相似结果,说明 NGF 可促进受损神经纤维的再生和功能恢复。

有实验显示,NGF 不仅对受损神经中感觉纤维的再生和修复有促进作用,对运动纤维和运动终板也有明显的保护和修复功能。有学者观察到:切断大鼠双侧的坐骨神经并用硅管桥接,一侧为实验侧,局部给予 NGF;另一侧为对照侧,未给 NGF。3 个月后观察两侧腓骨肌上运动终板的变化,结果显示,实验侧腓骨肌上的运动终板变性程度低,终板区的乙酰胆碱酯酶(CHE)的免疫组化着色、轴突终末内的线粒体、突触小泡和微丝微管数以及运动终板的超微结构已接近正常,与对照侧相比均有显著差异。国内学者杨琳等切断尺神经,桥接并局部给予 NGF,做 CB-HRP 逆行示踪时,在相应节段的脊髓前角中也找到了标记细胞,而未用 NGF 的对照组的脊髓前角没有发现标记细胞。庞清江等在切断坐骨神经并局部给予 NGF 后,用银染核仁相关蛋白的方法观察到,坐骨神经相应节段的脊髓前角运动神经元的核仁相关蛋白较对照组明显增多,说明 NGF 可促进受损运动神经元的 RNA 的合成,从而促进受损神经的修复。Kaliatsos 和 Rend 等的实验显示,周围神经的损伤可诱导脊髓前角运动神经元表达 NGF 受体,从而获得 NGF 的营养和保护作用。

NGF 在周围神经损伤中的应用目前仍处于实验研究阶段,研究方式多采用细胞培养和动物实验,少数进行了谨慎的临床观察。NGF 的给予途径多为局部喷洒、桥接区硅管内注射、局部缓释等。有人设想应用转基因技术,将 NGF 基因导入神经干细胞或神经胶质细胞,治疗神经损伤。

(二)睫状神经营养因子

睫状神经营养因子(ciliary neurotrophic factor,CNTF)是 20 世纪 80 年代初 Barbin 等从鸡眼组织中分离提取出的一种 200 个氨基酸组成的微酸性单体蛋白,因能支持鸡胚睫状神经节细胞的存活而得名。近年来的研究发现,除睫状神经节细胞外,CNTF 对交感神经元、脊神经节的感觉神经元、脊髓运动神经元、胆碱能神经元、多巴胺神经元等多种神经细胞有作用,可促进这些神经细胞的分化、生长,支持其存活,促进神经损伤后的再生和修复。其生物效应与 NGF 相似,但其分子结构、靶源性等不同于 NGF,不属于神经营养素(NT)家族,而是细胞因子家族中的一员。目前,CNTF 的基因及其受体的基因均已被克隆。

在外周神经损伤再生和修复的研究中发现,CNTF 对周围神经和中枢神经、感觉神经和运动神经受到损伤后神经组织的再生和功能修复过程都有明显的营养和促进作用。近年来有实验显示,切断运动神经纤维后局部给予 CNTF,可防止受损运动神经元的溃变,由轴浆逆行运输至胞体的 CNTF 明显增多。脑外伤后,伤口边缘部位星形胶质细胞中 CNTFmRNA 急剧增多,说明中枢神经系统受损后,CNTF 对神经组织具有明显的营养和保护作用。在周围神经系统,CNTF 产生于施万细胞,当周围神经受到损伤后,受损部位的施万细胞释放 CNTF,促进受损神经的再生和修复。我国学者许家军等切断大鼠坐骨神经并用硅管桥接后,局部给予 CNTF,观察了相应节段脊髓前角运动神经元中胆碱酯酶和酸性磷酸酶(ACP)的活性。结果显示,受损运动神经元中的胆碱酯酶和 ACP 很快恢复至接近正常,说明 CNTF 可降低受损运动神经元的溃变程度,促进其再生和修复。

CNTF 对神经系统的生物学效应主要有:①维持神经元存活。CNTF 对多种神经元具有营养作用。经毒物处理可致培养中的脊髓运动神经元死亡,而应用 CNTF 对损伤的脊髓神经元有明显的促再生作用。外周神经切断可引起相应脊髓皮质运动神经元死亡,若局部应用 CNTF 则能够减轻运动神经元的变性、死亡,使细胞形态改善。②诱导神经元分化。在体研究发现,CNTF 能诱导胚胎神经元的发育、分化。③对胶质的作用。CNTF 能促进胶质细胞的存活和分化,还能保护少突胶质细胞免受肿瘤坏死因子-α、β 的杀伤。④促进周围神经再生。在大鼠坐骨神经损伤后的早期,损伤处远侧端中的 CNTF 被释放到细胞间隙以便更好地发挥其生物学作用,肌肉中 CNTF 和其受体的表达也显著增多,两者结合后对再生的神经轴突与失神经支配的靶区起诱导生长作用,并为神经再生与修复提供合适的微环境。

(三)胶质细胞源性神经营养因子

1993 年 6 月,美国 Synergen 生物技术公司的 Lin 等发现并克隆成功了一种新的神经营养因子——胶质细胞源性神经营养因子(glial cell line derived neurotrophic factor,GDNF)。最初人们认为它是一种较特异的多巴胺能神经元营养因子,近来发现它对胆碱能运动神经元等也具有较强的作用。

GDNF 在全身各种组织中均有表达,并不单一表达于富含多巴胺能神经元的部位,如中脑的黑质。GDNF 的 mRNA 在体内神经系统非多巴胺能神经元部位也可以检测到,在外周非神经组织中也有表达,在小脑蒲肯野细胞、三叉神经运动核等与运动有关的结构以及三叉神经感觉核、脊髓后角 Clarksy 核等与感觉有关的结构中也可以检测到。GDNF 在机体各个组织及器官中的广泛表达均提示其作用广泛。

GDNF 可以促进神经纤维生长并具有保护作用,从而可以促进感觉纤维的再生。GDNF 促进轴突再生的可能机制主要表现在:①GDNF 对神经元有营养和保护作用,在胚胎来源和新生动物的神经元损伤模型中,GDNF 能显著减少损伤后的神经元死亡,促进存活神经元的恢复。②GDNF 可能对轴突有直接的营养和促进生长作用。有研究表明,GDNF 显著促进培养的脊神经后根神经节的轴突发生,在脊髓半切损伤后,GDNF 可减少脊髓损伤后的轴突死亡,促进损伤后残留轴突的生长;或者促进残留轴突的侧支发芽,形成新的轴突。③GDNF 对施万细胞诱导神经的再生可能有促进作用。

(四)脑源性神经营养因子

脑源性神经营养因子(brain-derived neurotrophic factor,BDNF)对运动神经和其他中枢及外周神经系统是一个有效的营养因子,主要分布于脑,在心、肺和脊髓运动神经元的外周靶组织中也有一定分布。BDNF 主要在中枢神经系统合成,当周围神经受损后其 mRNA 合成增多,且并非来自于成纤维细胞。研究显示,外周神经损伤时,BDNF 主要来源于外周神经的施万细胞或靶组织的肥大细胞。神经损伤后 7 d 施万细胞表达最多,且 BDNF mRNA 明显增多,提示周围神经损伤后施万细胞是 BDNF 主要来源之一,即激活态的施万细胞合成 BDNF 增强,正常施万细胞有少量表达。BDNF 最初是从猪脑中纯化出来的碱性蛋白,生理状态下以二聚体形式存在,与家族中其他神经营养因子有 50% 的氨基酸序列有同源性。实验研究表明,大鼠坐骨神经损伤后 3 d,BDNF mRNA 开始缓慢增加,至 3~4 周达到最高峰,可达 NGF mRNA 的 10 倍,而且证实在新生小鼠的实验中逆向转运 BDNF 能够阻止损伤诱导的面神经运动神经元的死亡,同时还改善面神经再生后的组织学变化,影响神经轴突侧支的形成,促进神经生长。

神经损伤后会发生一系列内在和外在的变化。内在的变化:在 1~14 d 内,远端发生沃勒变性,髓鞘肿胀、萎缩和裂解;断端发生 Ca^{2+} 和 K^+ 的泄漏,发出损伤信号,同时有大量的细胞因子产生,导致"损伤事件"接踵发生,这时靶源性组织发出的生长信号相继失去;近端神经元细胞体肿胀,细胞核变异,断端被封闭,轴突泡形成。外在的变化:施万细胞被细胞因子、生长因子和巨噬细胞释放的因子激活,对髓鞘和细胞碎片有了吞噬作用;同时自身产生生长因子,包括 BDNF;连接形成 Bungner 带,以利于神经生长到靶组织。

BDNF 促进神经再生的机制主要包括:①调节细胞膜上钙离子通道蛋白的表达而影响钙离子流,或通过神经肽的表达来维持细胞内钙的稳态;②通过抗自由基损伤,提高细胞内抗氧化酶的活性及刺激细胞的修复;③通过转录因子等上游元件调节神经元内基因的表达;④神经营养因子促进表达正常神经元功能所必需的分子,并维持正常信号的传递。

(五)成纤维细胞生长因子

成纤维细胞生长因子(fibroblast growth factor,FGF)是一组活性蛋白分子,最早发现的是酸性 FGF(aFGF)和碱性 FGF(bFGF),两者的氨基酸序列有 55% 相同,对肝素都有很强的亲和力。随着分子生物学技术的发展,近年来又有新的 FGF 被发现,形成了由 24 个成员组成的 FGF 大家族。FGF 是一族很强的促细胞生长因子,又有很强的细胞丝裂原作用,参与调节细胞的生长发育和组织损伤后的修复。应该特别指出的是,aFGF 和 bFGF 在中枢神经系统中有高水平的表达。aFGF 在神经细胞中表达,其中感觉神经元和运动神经元高表达;bFGF 主要由星形胶质细胞表达。FGF 的生物效应由受体介导。FGF 的受体有 2 种,即高亲和性受体和低亲和性受体。高亲和性受体具有酪氨酸激酶活性,低亲和性受体是位于细胞表面的硫酸乙酰肝素蛋白多糖。

FGF 的神经营养作用主要体现在 aFGF 和 bFGF 上。体外培养实验显示,aFGF 和 bFGF 是施万细胞、星形胶质细胞和少突胶质细胞很强的有丝分裂原,并能促进神经干细胞的增殖和分化,与脑源性神经营养因子、神经营养素-3 协同作用可促进神经系统的早期分化发育。aFGF 和 bFGF 能支持周围神经系统的感觉神经元和交感、副交感神经元的存活,维持中枢神经系统中运动神经元的存活,同时还具有促进受损伤的中枢和周围神经再生和修复的功能。

正常情况下,内源性 FGF 具有引导神经组织分化、促进生长的作用。周围神经受到损伤后,FGF 对神经再生的促进作用表现在 4 个方面:①保护神经元;②促进神经胶质细胞分裂增殖;③促进神经纤维的再生;④促进血管发生,改善微循环。

（六）胰岛素样生长因子

胰岛素样生长因子（insulin-like growth factor, IGF）是一类多功能的细胞增殖、分化调控因子，其化学结构与胰岛素原相近，包括 2 种类型，即 IGF Ⅰ 和 IGF Ⅱ。前者由 70 个氨基酸构成，呈碱性；后者由 67 个氨基酸构成，微酸性。两者的氨基酸序列有 70% 相同。

IGF 可调控细胞的增殖和分化，支持细胞的存活，在胚胎发育中有重要作用。IGF 在神经系统的胚胎发生和分化中发挥重要作用，对成熟神经细胞的存活有支持作用。Hansson 等报道，局部应用 IGF Ⅰ 可促进损伤神经的再生和修复，还可通过促进神经胶质细胞的增殖而发挥营养神经的作用。IGF 与 bFGF 联合局部应用，可明显促进受损神经的再生和修复。

关于神经营养因子对神经再生的作用已经做了大量的研究，但是还有许多问题有待解决。不同神经营养因子的释放和扩散方式不同，且神经营养因子除了对损伤后神经元的存活和轴突生长有作用外，还有其他作用，如神经营养因子可以顺行运输并从突触前释放至突触后靶细胞，还可以调制细胞膜的兴奋性，影响细胞分化，导致广泛的系统效应。成年后神经系统具有惊人的内在复杂性和可塑形，使体内神经再生实验结果的解释变得十分复杂。总之，应关注未受损神经纤维的出芽和代偿对功能恢复的作用有多强，神经通路在解剖学上的恢复与生理学和行为学上的恢复有多少相关性等。相信更多的神经营养因子类及其他类别的与神经再生有关的因子，特别是起关键作用因子的发现，将有助于人类攻克神经再生这个难题。

（李学拥　李跃军）

第六节　战创伤致骨与软骨组织损伤与修复

一、一般性骨与软骨组织损伤与修复

（一）骨损伤后的再生与修复

1. 骨再生的传导理论　1907—1911 年，Axhausen 提出爬行替代（creeping substitution）学说，沿用了 80 多年。以植骨为例，一直以来认为，同种植骨片的大部分细胞都将死去，一方面由破骨细胞吸收植骨片，一方面由宿主骨床的外骨膜、内骨膜、骨髓和周围的软组织向死亡的植骨片内长入血管和间充质细胞以及软骨母细胞、软骨细胞、骨母细胞和骨细胞，产生新的软骨和骨组织，取代死骨，从而使植骨片复活，成为宿主的新骨，修复骨缺损或促进骨折愈合。这就是骨传导理论（osteoconduction）。

2. 骨再生的诱导理论　1934 年和 1938 年，Levander 首次应用 Speman 的胚胎诱导细胞转化的机制，提出骨诱导的学说。他将乙醇粗糙提取液注入肌肉内，从而产生肌内异位骨化。1965 年，Urist 成功地用脱钙骨基质（decalcified bone matrix, DBM）在肌肉内诱发异位成骨。Urist 预言，在 DBM 中含有一种特殊的蛋白，即骨形态发生蛋白（bone morphogenetic protein, BMP），它可以诱导血管周围游动的间充质细胞转化为不可逆性骨系细胞，从而可在骨骼部位或骨骼以外的任何部位产生软骨和骨组织。1982 年，从牛骨中提纯了牛的 BMP（bBMP），为骨折愈合新理论——诱导成骨的新概念打下基础。

3. 骨折修复　20 世纪中叶（即 1958 年）成立于瑞士的国际内固定研究学会（International Association for the Study of Internal Fixation, AO）首先提出骨折内固定的原则，即"解剖复位、坚强固定"。内固定理念的转变、内植物的创新及改进、微创技术的应用、关节镜技术的推广以及计算机导航技术的应用等使骨关节损伤的修复取得了长足进展。骨折治疗原则是"解剖复位，坚强固定，保护血运，早期功能锻炼"。该原则的应用在 20 世纪 80 年代达到高峰。随着临床和基础研究的深入，人们发现，过分强调骨折的解剖复位和坚强固定，严重破坏了骨折部位的血供，不利于骨折的愈合，增加了感染的机会。同时，由于接骨板的应力遮挡，取出接骨板后常发生再骨折，这暴露出 AO 早期治疗骨折

原则的缺陷。近年来发展起来的"生物学固定"理念充分重视局部软组织及骨的血运,固定坚强稳定。生物学固定原则为:间接复位,即远离骨折部位进行复位,以保护局部软组织附着;不以牺牲骨折部的血运来强求粉碎骨折块的解剖复位,对于必须复位的较大骨折块,也应尽力保存其供血的软组织蒂部;使用低弹性模量、生物相容性好的内固定器材;减少内固定物与所固定骨之间的接触面(髓内及皮质外);尽可能减少手术暴露时间。北京大学人民医院创伤骨科与国内其他 4 家医院的创伤骨科联合进行了一项"十一五"攻关项目的多中心研究,共同提出了"解剖复位、充填植骨、支撑固定、早期活动、择期负重"的 20 字治疗建议。

4. 骨缺损的修复 骨修复主要指骨缺损与骨折不愈合(骨不连)的修复,其本质是复杂的骨再生过程,这一过程包括骨的结构和功能重建。骨修复的基本思路是,以骨移植为主要手段,辅以适当的物理治疗手段(如电刺激、超声波、创造低氧梯度环境)。骨移植的材料包括自体骨、同种异体骨、异种骨、人工骨。其中自体骨的移植虽然是骨修复效果评价的"金标准",但受到骨来源及具体供区部位的限制,且增加新创伤(可能因此导致供骨区产生并发症);同种异体骨和异种骨的移植则易发生免疫排斥反应;人工骨可基本避免上述不足。人工骨中目前研究最多的当数组织工程化骨。基因工程是现代分子生物学技术飞速发展的产物。大量研究表明,将基因工程应用于组织工程骨的构建可以显著提高骨修复的质量和效率。

(二)关节软骨损伤的修复

这是骨科领域的一个难题,近年来受到广泛关注。外科治疗软骨损伤的方法有钻孔微骨折、自体(或异体)骨软骨移植和软骨细胞移植等。

1. 钻孔微骨折法 即通过克氏针或微骨折尖锥在软骨损伤区钻孔至软骨下骨,使软骨下骨的骨髓细胞、软骨源性和骨源性细胞渗透至损伤区,产生纤维软骨予以修复。对于年轻患者,纤维软骨能否长时间耐受高强度压力,仍需进一步探讨。

2. 自体骨软骨移植 最早由 Matsusueet 报道,他采用髁间窝骨软骨移植治疗软骨损伤。这种方法需要从非负重区将骨软骨取出,然后移植到软骨损伤区。大面积软骨损伤由于缺乏足够的自体骨软骨来源而使其适应证受到限制。年龄超过 50 岁者,由于损伤区周围的软骨质量欠佳,尽量不采用这种方法。自体骨软骨移植有两种手术方法:一种是从非负重区获取多个 4 ~ 6 mm 圆柱样骨软骨栓,在软骨损伤区清理成形,然后将骨软骨栓以马赛克样结构放置损伤区,即 Hangody 等提出的马赛克移植;另一种方法是由 Bobic 提出和设计的骨软骨自体移植(osteochondral autologous transplantation,OATS),和马赛克方法相似,但采用一个比马赛克方法中更大的单一骨软骨栓(5 ~ 10 mm)填充整个缺损区。上述两种方法在临床上应用较多,修复的均是透明软骨,较纤维软骨更为耐磨,经长期随访证实了其有效性,但由于供区有限,较大面积损伤的治疗受到限制;移植骨软骨嵌入不牢会导致脱落;骨软、骨栓、骨折等使之应用受限。

3. 异体骨软骨移植 最早由 Lexer 在 20 世纪初应用于骨肿瘤的治疗,报道 34 例,成功率 50%。1970 年,有人将这种方法应用于创伤性软骨损伤的治疗,长期随访获得满意疗效。异体移植可缩短手术时间,在组织大小和类型上有了更加广泛的选择,可采用与损伤区完全匹配的骨软骨栓,且具有相似的生物学特性,是其他方法不能比拟的,因此异体骨软骨移植在近 20 年得到了发展。目前异体骨软骨移植有两种方法,即新鲜异体骨软骨移植和冷冻新鲜异体软骨移植。

4. 自体软骨细胞移植 首先需要通过关节镜从患者自身获得健康的软骨细胞,然后将软骨细胞分离培养 4 ~ 5 周,再通过手术将培养的软骨细胞注入损伤区。

二、骨与软骨组织战创伤与修复

在四肢战创伤救治中,由高速投射物所致的火器伤骨折,甚至由较大创伤导致的骨缺损是战创伤修复的难点。近年骨骼创伤修复重建从理论到技术均有不少进展,使其治疗更加符合生物学要求,疗效也越来越好。

火器伤骨折几乎全为开放性粉碎性骨折。由于战争环境治疗不及时,伤口常发生感染,局部骨感染亦很常见,如处理不及时或不恰当可发生一系列并发症,如骨髓炎、骨折不愈合及骨缺损等,将严重影响治疗效果。火器伤骨髓炎为局部感染所致,随着抗感染措施的改进,火器伤骨髓炎的发生率日渐下降。第二次世界大战时苏军火器伤骨髓炎占全部骨折的 29.10%。抗美援朝战争时我志愿军 1 253 例骨折的统计中,发生骨髓炎者为 349 例,占 27.85%。对越自卫反击战中治疗火器伤骨折 351 例,发生骨髓炎 53 例,占 15.10%。多年来的经验证明,控制战创伤感染,首先要做好清创术,抗菌药物作为辅助。有人对 53 例火器伤骨髓炎的发病原因进行分析,结果显示全部与清创不彻底有关,如坏死组织切除不彻底占 48%,伤口深部异物没有清除占 21.40%,引流不畅、形成无效腔占 30.50%。提高清创技术可以避免大多数骨髓炎的发生。

火器伤骨缺损,局部瘢痕组织很多,血液供应不好,所以植骨容易失败。在治疗时要注意准备好局部条件,防止手术切口感染。这样,大部分可以植骨成功。植骨术的途径,应尽量选择由健康组织进入骨缺损处,避免由瘢痕组织处进入。因为经过瘢痕的途径,切口常发生组织坏死,导致手术失败。如将瘢痕组织切除再行植骨,则切口闭合常有困难。胫骨骨缺损,胫前方常有大量瘢痕组织,以往多在手术植骨术前先用交腿皮瓣置换瘢痕组织,再二期植骨,治疗时间很长,同时二期植骨时置换的皮瓣仍有坏死的可能。

2012 年,科技部将"严重创伤重要组织器官修复再生的细胞与分子机制研究"项目纳入国家重点基础研究发展计划("973"计划)。

(张 浩 张松涛 新苏雅拉图)

第七节 放创复合伤延迟愈合机制

放创复合伤(放射损伤复合创伤)是平时核事故以及核战争时所发生的主要伤类之一,因伤情重、发展快、诊治难,成为救治的重要对象。苏联切尔诺贝利核电站核事故时,大量放射性物质溢出,同时发生火灾,造成大量放创复合伤,也有为数不少的放烧复合伤。在临床治疗中,如对恶性肿瘤同时或相继进行手术切除和放射治疗,也可能形成放创复合伤。放射治疗不仅引起皮肤组织的严重损害,部分发生红肿、脱皮,甚至溃疡,而且使创伤愈合延缓,放创损伤常常使伤情进一步恶化。放创复合伤因有复合效应,故其治疗既不同于单纯放射损伤,又不同于单纯烧伤或创伤。

放射损伤延缓创面愈合的机制非常复杂,多年来虽然已有大量相关文献对此机制进行研究和报道,但其发病机制仍然不是十分清楚,因此,有必要对放创复合伤难愈机制进行更深入的研究。

创伤愈合是多种细胞、细胞因子和细胞外基质共同参与并相互调控的复杂网络作用过程,而辐射可以影响该过程中的多个环节。大剂量全身辐射后的创伤与单纯创伤相比,由于造血功能受到抑制,其愈合的病理过程表现为:炎症反应削弱,特别是创伤局部浸润的巨噬细胞和中性粒细胞等炎症细胞数量显著减少,创伤启动过程延迟,容易并发感染;肉芽组织形成和成熟均明显减缓,成纤维细胞数量和功能受损;血管损害,内皮细胞变性坏死,出血倾向加重;皮肤再上皮化过程延迟,功能恢复较差,创伤愈合时间延长。

一、放射与创伤后的炎症细胞

中性粒细胞、巨噬细胞、血管内皮细胞和成纤维细胞等多种细胞都参与了创伤愈合过程。近来发现,放射所致创伤难愈的机制之一就是放射损伤后创伤局部多种细胞的数量和功能异常。Gu 等用光镜和电镜观察了局部照射对大鼠创伤愈合的影响,发现局部照射后创伤愈合过程明显延迟,主要表现为早期炎症反应明显受抑制,创伤局部浸润的巨噬细胞、中性粒细胞等炎症细胞显著减少,而且血管也受到了损伤,出血较明显。

中性粒细胞(Neu)可分泌 IL-1、TNF-α、bFGF、TGF-β1 等因子参与修复启动过程。Neu 具有一定的促进成纤维细胞(Fb)和血管内皮细胞(VEC)增殖、迁移的作用,能增加 Fb 的 ^{3}H-脯氨酸的掺入,使 Fb、VEC 胞膜酪氨酸蛋白激酶(PTK)增高,是 Neu 激活 Fb、VEC 的分子基础之一。Neu 还能诱导巨噬细胞迁移,诱发后续修复过程。合并全身 6 Gy 照射后,伤口 Neu 数量减少,吞噬、运动、分泌等功能降低。Neu 胞内肌动蛋白(actin)作用受抑和细胞凋亡率增高是这些变化的重要基础。

巨噬细胞(MΦ)继 Neu 后进入伤部。巨噬细胞对创伤愈合起着重要的不可替代的作用。大鼠受 6 Gy 全身照射后进入皮肤伤口的巨噬细胞在整个炎症细胞中的比例没有变化,但因炎症细胞总数减少,巨噬细胞也减少。巨噬细胞在数量减少的同时,吞噬和分泌 IL-1、TNF-α 等功能均削弱,吞噬功能削弱程度大于分泌功能,表达 TGF-β1、PDGF 与 bFGF mRNA 减少,分泌 TGF-β1 的受抑程度重于 bFGF。巨噬细胞吞噬功能受抑的重要原因之一是膜表面 C3b 受体表达减少(C3b 受体能识别由血清 C3b 包被的病原微生物)。另外,巨噬细胞的功能有赖于胞膜电流的正常活动,受照射后伤口巨噬细胞阴离子通道的激活受抑,使通道活动减弱,这是巨噬细胞功能降低的一个重要原因。

有学者发现,合并全身放射损伤时软组织创伤局部巨噬细胞的数量和功能都与单纯创伤明显不同,表现为伤后 3、5、8 d 巨噬细胞数量和吞噬功能均显著降低。苯妥英钠可使伤口局部巨噬细胞数量增加,吞噬功能增强,从而改善全身放射损伤所致的软组织创伤难愈现象。

二、放射与创伤后的组织修复细胞

放射对血管内皮细胞也具有一定的损伤作用,使得放射治疗常伴有一定程度的血管功能异常,引起循环功能受损,这也是手术后进行放射治疗时发生术后并发症的主要原因。Sugihara 等用扫描电镜观察发现,正常和放射治疗(简称放疗)后的颈动脉内皮细胞形态均完整无损,两组之间差异无显著性。免疫组化方法发现,放射治疗组颈动脉内皮细胞缺乏一氧化氮合酶(NOS)表达,并且对乙酰胆碱和钙离子载体 A23187 所致的内皮依赖性血管舒张功能受损,而对去甲肾上腺素引起的血管收缩功能和硝普钠引起的血管舒张功能均反应正常。而乙酰胆碱作用后两组颈动脉内皮细胞超极化程度相似,提示辐射可使颈动脉内皮舒张功能受损。这种损伤由一氧化氮和前列腺素介导,而不是由内皮源性超极化因子介导。放射除了影响内皮依赖性的血管舒张功能外,还可抑制内皮细胞迁移。内皮细胞的迁移与其中的肌动蛋白有关。创伤后内皮细胞中肌动蛋白重新排列,并垂直朝向创伤边缘,可促使内皮细胞迁移,从而促使创伤愈合;放射可抑制内皮细胞中的肌动蛋白重排功能,从而使内皮细胞迁移能力明显受损,创伤愈合时间显著延长。放射使血管内皮细胞功能明显受损,可能是术后放射组织出现血管狭窄和术后愈合不良的重要原因。

放射对创伤局部成纤维细胞的数量和功能也有影响。如前所述,合并局部放射损伤的创伤局部成纤维细胞数量明显减少,合成胶原的能力也受损,从而使肉芽组织的形成和成熟明显减缓,创伤愈合明显延迟。放射后伤口渗液对成纤维细胞的功能也有影响,非放射动物伤口渗液可刺激成纤维细胞增殖和胶原合成,而放射动物伤口渗液的这种刺激作用明显降低。研究发现,全身放射损伤可使创伤局部成纤维细胞数量显著减少,这与其增殖受抑和凋亡增加有关。放射对培养的成纤维细胞也有影响,培养的成纤维细胞受到辐射后其生长明显受抑,但放射后成纤维细胞培养上清液中转化生长因子(transforming growth factor,TGF)和纤维连接蛋白(fibronectin,FN)含量均增加,并且放射后的成纤维细胞与正常成纤维细胞共同培养反而可刺激正常成纤维细胞生长。这种作用是剂量依赖性的,提示放射可诱导成纤维细胞合成刺激细胞生长的物质,其中可能包括 TGF 和 FN,但对整体动物水平的变化及意义仍有待于进一步研究。

三、放射对创伤后细胞因子的影响

细胞因子在创伤愈合过程中具有重要作用,特别是 TGF、FGF、PDGF、VEGF 等生长因子与创伤愈合关系尤为密切。电离辐射可通过影响创伤局部细胞因子含量和活性而使创伤愈合延迟。有研究表明,全身放射损伤后大鼠皮肤软组织创伤愈合明显延迟,伤口渗液中 TNF-α、IL-1、TGF-β、PDGF 等细胞因子的活性水平也明显下降,而苯妥英钠可以显著增加全身放射损伤后皮肤创伤伤口渗液中的细胞因子含量,并且可以促进创伤愈合,提示全身放射损伤所致创伤愈合延迟的重要原因之一就是创伤局部细胞因子水平的下降。研究发现,合并全身放射损伤的创伤局部 bFGF 和 NGF 含量均较单纯创伤显著降低,而用外源性 NGF 则可显著促进放射损伤所致的难愈性创伤愈合,提示这些因子是全身放射损伤时创伤难愈的重要原因。用 bFGF 对局部放射损伤后的皮肤伤口进行治疗,发现 bFGF 对伤口愈合有一定的促进作用,表现为:bFGF 可促进伤口内肉芽组织的形成,伤后 7 d,bFGF 组创面肉芽组织含量较对照创面明显增多;bFGF 可促进血管生成,伤后 7 d,bFGF 组创面肉芽组织中较对照创面有明显增多的新生毛细血管网;应用 bFGF 可间接增加胶原的合成和分泌;bFGF 可促进表皮重建,用药创面较对照创面约提前 2 d 愈合。因此,局部放射损伤所致创伤难愈也与生长因子异常变化有关。生长因子在创伤愈合过程中具有非常重要的作用,合并放射损伤后其变化规律与单纯创伤明显不同,并且不同的细胞因子变化可能具有不同的时空差异,这对创伤难愈的发生具有重要意义。寻找在创伤愈合不同阶段发挥关键作用的细胞因子,阐明它们与难愈创伤愈合的关系,并给予针对性治疗将是治疗难愈创伤的重要手段之一。

四、放射对创伤后细胞外基质的影响

胶原、透明质酸、纤维连接蛋白等细胞外基质成分的沉积、降解和重塑是创伤愈合的一个重要环节。细胞外基质的降解和重塑与基质金属蛋白酶(matrix metalloproteinase,MMP)密切相关。MMP 是一族锌依赖性内肽酶,可分为 6 个亚组,分别称为胶原酶、明胶酶、间质溶解素、膜型基质金属蛋白酶基质溶解酶及其他 MMP。它们可降解各类胶原、蛋白多糖及基质蛋白,其作用可被基质金属蛋白酶抑制剂(tissue inhibitor of metalloproteinase,TIMP)所抑制。电离辐射后创伤局部不仅细胞外基质含量减少,而且细胞外基质的降解和重塑也有显著变化。Seifert 等研究发现,电离辐射不仅可使 MMP 活性显著增强,而且可以延长其活性升高的时间,主要表现为明胶分解和溶胶原活性增强,从而减少或延迟胶原及细胞外基质蛋白的沉积,影响创伤愈合。

五、放射对组织再生及创伤整体愈合的影响

肿瘤患者术前放射治疗可以减少复发,提高总体存活率。但是术前放射治疗对肠道肿瘤患者吻合口愈合的速度及质量均有一定影响,部分患者因此而发生较严重的术后并发症,如腹膜炎、吻合口狭窄、吻合口漏等,这也是影响术前放射治疗广泛应用的关键原因之一。近来,Ceelen 等报道,术前只对吻合一侧进行放射治疗,对腹膜炎发生率、吻合口并发症、吻合口牵张强度及羟脯氨酸含量均无明显影响,但放射治疗动物术后体重增加明显减慢。这些结果提示放射损伤对创伤愈合具有明显影响。电离辐射对骨组织再生也具有显著影响。McDavid 等报道,虽然用冷却喷雾法可去除 CO_2 和钇铝石榴石激光器等激光的直接热损伤作用,但这些辐射仍能使骨组织的愈合反应显著延缓。Esenwein 等在观察放射治疗对异位骨形成的组织学和酶学作用时发现,碱性磷酸酶是指示间充质干细胞转化为软骨细胞的最初信号,而酸性磷酸酶与初始的破软骨细胞和破骨细胞活性一致。提示放射损伤可以抑制基质介导的骨生成,并且主要通过使 MSC 受损和数量减少来实现。

总之,放射损伤的创伤难愈机制归纳起来为:①造血功能障碍;②ECM、细胞因子对细胞的正向反馈作用减弱;③电离辐射对细胞的直接损害作用;④以细胞损害为关键环节的愈合网络失调。

(宣　敏　程　飚)

参考文献

[1]付小兵,王正国,吴祖泽.再生医学:基础与临床[M].北京:人民卫生出版社,2013.

[2]付小兵,王正国,吴祖泽.再生医学:原理与实践[M].上海:上海科学技术出版社,2008.

[3]陈雁,杨晓晶,白海涛,等.血管内皮损伤与修复的研究进展[J].医学综述,2010,16(17):2537-2540.

[4]冯志凯,刘华.伤口愈合机制的研究进展[J].中华外科杂志,2012,50(4):368-372.

[5]付小兵,盛志勇.对创伤修复中信号转导机制的认识[J].中国危重病急救医学,2002,14(7):387-388.

[6]付小兵,程飚.创伤修复和组织再生几个重要领域研究的进展与展望[J].中华创伤杂志,2005,21(1):40-44.

[7]付小兵,程飚.伤口愈合的新概念[J].中国实用外科杂志,2005,25(1):29-32.

[8]付小兵.创面治疗中的转化医学:部分成果的研发和转化应用与思考[J].中华烧伤杂志,2014,30(1):3-5.

[9]付小兵.十年磨一剑:中国创伤医学十年的创新成果与转化应用[J].中华创伤杂志,2014,30(1):2-5.

[10]付小兵.中国的再生医学研究:需求与转化应用[J].解放军医学杂志,2012,37(3):169-171.

[11]韩昌鹏,姜文成,李福伦,等.Wnt信号通路与创面愈合[J].中国美容医学,2012,21(7):1257-1260.

[12]何旭,张元信,屈志刚,等.周围神经损伤与再生的研究进展[J].山西医药杂志,2013,42(4):397-400.

[13]贺晓生.神经干细胞移植在创伤性脑损伤再生与修复中的作用和影响因素[J].中华神经外科疾病研究杂志,2012,11(1):1-3.

[14]李兵仓.周围神经火器伤的研究进展[J].中华创伤杂志,2003,19(4):251-254.

[15]刘靖祎,叶茂昌.皮肤创伤修复的研究现状及前景[J].口腔医学,2010,30(9):561-563.

[16]刘静,张向阳.血管内皮细胞损伤与修复机制的研究进展[J].新疆医科大学学报,2009,32(9):1385-1388.

[17]刘丽华,王浩宇,刘涛,等.Slit-Robo信号转导通路与组织损伤修复[J].心血管病学进展,2012,33(5):673-676.

[18]邬宗周,邓辉,袁定芬.毛囊干细胞参与创伤修复及相关信号通路[J].中国组织工程研究与临床康复,2009,13(23):4581-4584.

[19]吴同亮,张小军,王守森,等.现代战争环境下颅脑火器伤的研究概况[J].中国临床神经外科杂志,2009,14(11):699-702.

[20]吴贞天.创伤愈合与组织修复的研究进展[J].中国现代医生,2011,49(8):21-23.

[21]夏朝红.中枢神经修复的研究进展[J].武汉大学学报(医学版),2012,33(5):758-764.

[22]曾波,王培信,谢逸波,等.四肢火器伤软组织缺损的显微外科治疗[J].中国矫形外科杂志,2009,17(24):1896-1897.

[23]张文贤,王小燕,冯康虎,等.创伤性骨关节炎软骨细胞损坏与修复机制[J].中国组织工程研究,2012,16(46):8727-8732.

[24]张耀丹,王晓明,黄更珍.周围神经损伤修复技术的研究进展[J].中华损伤与修复杂志(电子版),2013,8(2):210-213

[25]ABE M, YOKOYAMA Y, ISHIKAWA O. A possible mechanism of basic fibroblast growth factor-promoted scarless wound healing: the induction of myofibroblast apoptosis[J]. Eur J Dermatol, 2012, 22(1):46-53.

[26]AKASAKA Y, ONO I, KAMIYA T, et al. The mechanisms underlying fibroblast apoptosis regulated by

growth factors during wound healing[J]. J Pathol,2010,221(3):285-299.

[27]BROUGHTON G,JANIS J E,ATTINGER C E. Wound healing:an overview[J]. Plast Reconstr Surg, 2006,117(7 Suppl):294S.

[28]DEONARINE K,PANELLI M C,STASHOWER M E,et al. Gene expression profiling of cutaneous wound healing[J]. J Transl Med,2007,5(1):11.

[29]GRECO J A Ⅲ,POLLINS A C,BOONE B E,et al. A microarray analysis of temporal gene expression profiles in thermally injured human skin[J]. Burns,2010,36(2):192-204.

[30]HERDRICH B J,LIND R C,LIECHTY K W. Multipotent adult progenitor cells:their role inwound healing and the treatment of dermal wounds[J]. Cytotherapy,2008,10(6):543-550.

[31]KAJDANIUK D,MAREK B,BORGIEL-MAREK H,et al. Vascular endothelial growth factor (VEGF) part 1:in physiology and pathophysiology[J]. Endokrynol Pol,2011,62(5):444-455.

[32]LE M,NARIDZE R,MORRISON J,et al. Transforming growth factor Beta 3 is required for excisional wound repair in vivo[J]. PLoS One,2012,7(10):e48040.

[33]STAVROU D. Neovascularization in wound healing[J]. J Wound Care,2008,17(7):298-300.

第三章

细胞/生长因子和几种细胞在战创伤愈合中的作用

第一节　血小板与愈合

一、血小板的形态与结构

　　血小板(blood platelet)也称血栓细胞(thrombocyte),是哺乳动物血液中的有形成分之一,由骨髓内巨核细胞的胞质脱落而形成。它的形状不规则,比红细胞和白细胞小得多,无细胞核,成年人血液中血小板数量为$(100 \sim 300) \times 10^8$个/L。它有质膜,没有细胞核结构,直径在$2 \sim 4 ~\mu m$。一般呈双凸扁盘状,当受到机械或化学刺激时则伸出突起,呈不规则形。在血涂片中,血小板呈多角形,聚集成群。血小板中央部分有蓝紫色的颗粒,称为颗粒区(granulomere);周边部呈均质浅蓝色,称为透明区(hyalomere)。电镜下可见血小板的膜表面有糖衣,细胞内无核,但有小管系、线粒体、微丝和微管等细胞器,以及血小板颗粒和糖原颗粒等。

　　血小板颗粒有特殊颗粒、致密颗粒和溶酶体颗粒。特殊颗粒又称 α 颗粒,体积较大,圆形,电子密度中等,内含凝血因子Ⅲ、酸性水解酶、纤维原、纤维连接蛋白、von Willebrand 因子及多种生长因子和细胞因子,如血小板衍化内皮细胞生长因子(platelet-derived endot cell growth factor,PDECGF)、血小板衍生生长因子(platelet derived growth factor,PDGF)、转化生长因子-β(transforming growth factor-β,TGF-β)、碱性成纤维细胞生长因子(bFGF)、表皮细胞生长因子、白细胞介素、肿瘤坏死因子等。致密颗粒较小,电子密度大,内含 5-羟色胺、ADP、ATP、钙离子、肾上腺素等,人血液中 5-羟色胺全部由血小板产生。两种颗粒内容物的释放均与血小板功能有关。溶酶体颗粒和过氧化酶小体,分别含有酸性水解酶和过氧化氢酶。血小板小管系也有两种:开放小管系和致密小管系。开放小管系散在分布,管腔明亮,开口于血小板表面,借此摄取血浆物质和释放颗粒内容物。致密小管系是封闭的小管,多分布在血小板周边,管腔电子密度中等,能收集钙离子和合成前列腺素等。血小板周边有环行排列的微丝和微管,它们与血小板的形态变化有关。

二、血小板在炎症和创伤愈合中的作用

　　血小板在止血和凝血过程中所起的重要作用已为人所共知,同时血小板还能利用其本身生物学

特点参与炎症反应:吞噬病原体,聚集在病原体周围防止其扩散,吸引吞噬细胞集中在炎症区,释放杀菌物质,参与组织损伤和修复反应,还可表达多种细胞因子,释放许多生物活性物质,参与炎症反应(表3-1)。血小板的寿命为7~14 d,由网状内皮系统清除或参与凝血栓形成。

表3-1　血小板衍生的创面愈合相关因子及凝血因子功能

名称	功能	名称	功能
血小板衍生因子		凝血因子	
细胞因子、生长因子	调节趋化作用,有丝分裂,纤维组织生成	纤维蛋白、血浆纤维连接蛋白	凝血、趋化作用,黏附,细胞迁徙支架
纤维连接蛋白	早期基质,血小板聚集的配体	凝血因子XII	诱导趋化和黏附作用
血栓素A2	血管收缩,血小板聚集,趋化	循环生长因子	调节趋化作用,有丝分裂,纤维组织生成
5-羟色胺	增加血管通透性,趋化中性粒细胞	补体	抗微生物活性,趋化作用
PAF	血小板聚集		
血小板因子IV	成纤维细胞和单核细胞趋化剂,中和肝素活性,抑制胶原酶		
腺嘌呤二核苷酸	刺激细胞增殖和迁徙,诱导血小板聚集		

(一)血小板的止血和凝血功能

伤口总会发生出血,血小板等可触发血液凝固,血凝块可填塞伤口,起到保护作用。同时,血液凝固被认为是创伤愈合开始的第1个信号。血小板在止血和凝血过程中起重要作用。正常情况下,血液中流动的血小板没有黏性,也不会相互聚集成团。当血管壁破损时,血小板受刺激,由静止相变为功能相,迅即发生变形,表面黏度增大,凝聚成团;同时,在表面第III因子的作用下,血浆内的凝血酶原转化为凝血酶,后者又催化纤维蛋白原变成丝状的纤维蛋白,与血细胞共同形成血凝块止血。血小板的表面糖衣能吸附血浆蛋白和凝血因子,血小板颗粒内含有与凝血有关的物质。血小板颗粒物质(GPⅠb、PAF等)的释放,进一步促进止血和凝血。

(二)血小板的修复功能

有实验证实,血小板通过黏附于血管壁和插入内皮细胞之间或并入内皮细胞的细胞质中来修复血管内皮,保持内皮的完整性。血小板具有极好的血管内皮修复作用。另外,它可直接替代丢失的白细胞,发挥诸多抗炎作用。

(三)血小板产生的多种介质参与创伤愈合过程

血小板在伤口愈合的过程中主要在止血和炎症阶段发挥重要作用。在止血阶段,组织血管破裂后,血管收缩,血小板立即在受损部位聚集。凝血系统被激活,产生凝血酶,促进纤维蛋白原转化为纤维蛋白。纤维蛋白形成一种基质,有效地吸引和结合血小板。聚合的血小板分泌糖蛋白等多种促进伤口愈合的介质,使更多血小板黏附,血栓形成,产生止血作用。纤维蛋白支架还可释放和黏附大量的血管活性物质和趋化因子。在炎症阶段这一过程包括血管收缩及血管渗透反应,此外还有大量的生长因子生成和细胞质分裂。炎症期血小板释放出多种细胞因子和介质,如血管内皮细胞生长因子(VEGF)、血小板衍生生长因子(PDGF)、胰岛素样生长因子-1(insulin-like growth factor-1,IGF-1)、表皮生长因子(EGF)、转化生长因子-β(TGF-β)等,从而"启动"和"驱使"整个愈合过程。

1.血小板衍生生长因子　血小板衍生生长因子(PDGF)在许多生理和病理过程中都有重要作用,包括创伤修复、血管形成、炎症和纤维化、胚胎发生和发育、动脉粥样硬化、肿瘤发生及类风湿性关节炎等,尤以其在创伤愈合中的重要作用而曾被称为"创伤因子"。体外实验证明,PDGF能刺激间叶来源细胞进行有丝分裂,并促进其增殖分化;能趋化中性白细胞、单核细胞、成纤维细胞和平滑肌细胞迁移至受伤部位;还能直接刺激细胞外基质的分泌与降解,对细胞外基质的正常代谢有一定作用。PDGF 不仅对成纤维细胞、单核细胞及中性粒细胞有趋化吸引作用,还可刺激成纤维细胞增殖,生成基质,表达整合素受体,迁移到伤口区,在损伤后期诱导成纤维细胞向肌成纤维细胞转变。PDGF 及其受体可直接促使成纤维细胞和血管内皮细胞参与肉芽组织形成。Piazuelo 等将含 PDGF 基因的真核表达载体转染小鼠成纤维细胞,发现转染阳性细胞中有 PDGF 蛋白表达,并可促进小鼠成纤维细胞增殖和胶原合成,进一步证实 PDGF 参与了创面愈合过程。有些研究者指出 PDGF 可能需要在其他因子存在时才能发挥有效作用。局部应用 PDGF 能增进慢性褥疮的愈合。PDGF 可能对许多与创伤愈合有关的细胞有致分裂原和趋化作用。此外,PDGF 能特异性地刺激某些类型胶原的产生,一些前瞻性的随机研究表明,在慢性不愈皮肤溃疡的修复中局部应用 PDGF 极有效。

2. 转化生长因子-β 转化生长因子-β(TGF-β)是一种与损伤相关的多肽生长因子,以血小板及骨组织中含量最丰富。凝血酶可使血小板脱颗粒而释放活性 TGF-β。其主要功能是参与组织损伤与修复,调节细胞外基质形成;对单核细胞、角质形成细胞和成纤维细胞有极大的趋化活性和促有丝分裂活性。这些细胞均能自分泌产生 TGF-β1。体外实验证实,TGF-β 对单核细胞、中性粒细胞和成纤维细胞等具有化学趋化作用,并呈现剂量依赖性。单核-巨噬细胞和成纤维细胞到达伤处后以自分泌方式表达 TGF-β,以维持 TGF-β 在局部的高浓度。除趋化作用外,TGF-β 作用于伤口成纤维细胞,刺激多种基质蛋白包括纤维连接蛋白和胶原基因等的转录,并通过调节基质金属蛋白酶的表达抑制基质降解。还可以刺激成纤维细胞转化为肌成纤维细胞,后者具有合成和分泌 α-平滑肌肌动蛋白的能力,可引起伤口收缩。在众多参与创面愈合过程的细胞因子中,TGF-β1 的作用最为广泛,它可介导多种细胞的多种功能。TGF-β1 在创面愈合过程中的多功能性表现在它可根据细胞的种类不同和分化状态不同而对细胞趋化、增殖或黏附等起不同的作用。动物活体实验表明,TGF-β1 对基质产生具有强大的刺激作用,皮下注射 TGF-β1 可诱导局部肉芽组织形成和胶原沉积。用 TGF-β1 治疗模型兔耳溃疡,局部胶原含量增加;不论全身还是局部应用 TGF-β1,均可提高大鼠皮肤切割伤伤口的张力。TGF-β1 有助于促进多种难愈合创面的修复,应用外源性 TGF-β 1甚至可以促进放创复合伤口的愈合。外用 TGF-β1 对成纤维细胞和巨噬细胞功能有刺激作用,但对角质形成细胞的作用却难以确定。

3. 白细胞介素-1 血小板表达的白细胞介素-1(interleukin-1,IL-1)为细胞结合型,以 IL-1β 为主,与单核细胞表达的以 IL-1α 为主不同。血小板表达的 IL-1 在炎症反应中可调节血管内皮细胞的促凝/抗凝活性,调节单核-巨噬细胞的活性及其他能够与血小板黏附的细胞活性。在炎症初期,血小板黏附到损伤的血管内皮,通过表达 IL-1 而改变内皮细胞的表型。IL-1 可诱导细胞黏附分子 ICAM-Ⅰ表达,ICAM-Ⅰ是中性粒细胞、单核细胞、嗜酸性粒细胞、嗜碱性粒细胞黏附到内皮细胞所必需的物质。IL-1 有较强的粒细胞趋化活性,可促进粒细胞内超氧阴离子的合成和脱颗粒。它对粒细胞的趋化活性并非直接作用,而是作用于内皮细胞,使其合成相应的趋化因子,如 IL-8、血小板活化因子等而吸引白细胞向炎症区域游走。IL-1 在炎症中的其他作用包括致热、致痛、循环血小板增加刺激成纤维细胞分泌 PGE_2,在慢性炎症中增强平滑肌细胞增殖和胶原合成。

4. 白细胞介素-6(IL-6) IL-6 是炎症急性反应期的关键诱导剂,为自分泌的细胞因子,在巨核细胞上表达,参与巨核细胞的终末分化。它在体外与 IL-3 协同作用可促进人巨核细胞增殖,使巨核细胞体积增大,DNA 含量增加,表明在巨核细胞增殖过程中 IL-6 是协同因子,而对未成熟巨核细胞分化则是直接效应因子。在体内 IL-6 可促进血小板产生。

5. 肿瘤坏死因子 肿瘤坏死因子(tumor necrosis factor,TNF)是炎症区域内最早检测到的细胞因子。TNF 在炎症反应中的主要作用是:①诱发多种细胞因子(如 IL-1、IL-6、IFN-β1 等)及其他介质(如 PAF、PG3 等);②上调 ICAM-Ⅰ以及其他能够促进白细胞黏附到血管内皮细胞表面分子的表达,介导炎症反应;③诱导中性粒细胞的呼吸爆发过程及肥大细胞的脱颗粒反应;④上调 ICAM-Ⅰ类抗原的表达,促进炎症反应;⑤刺激下丘脑合成前列腺素 E_2(prostaglandin E_2,PGE_2),引起发热反应;⑥是强烈的缩血管多肽,在败血症休克中参与多器官功能衰竭的发生。

6. 血小板活化因子 血小板活化因子(platelet-activating factor,PAF)是不稳定的磷脂介质,可由血小板释放,参与许多炎症性疾病的发生与发展,如支气管哮喘、肾小球肾炎、感染性休克等。PAF 与花生四烯酸代谢关系密切。血小板及其他许多组织及细胞接受 PAF 作用立即释放花生四烯酸(arachidonic acid,AA)代谢产物,如脂质氧化酶家族的白三烯 C4(LTC4)、LTB4、5-羟花生四烯酸(5-HETE)、前列腺素 $F_{2\alpha}$、PGE_2、血栓素 A_2(TXA_2)等,通过花生四烯酸代谢产物促进炎症反应。有实验证实,血小板可增加脂质氧化酶活性,促进 LTB4 合成,有助于白细胞通透,用抗血小板抗体清除血小板则可抑制这些反应。

7. 血小板因子4 血小板因子4(PF_4)是一种酸性蛋白质,存在于血小板的 α 颗粒中。血小板活化后能大量释放 PF_4。PF_4 对中性粒细胞有强烈的化学趋化作用,并呈剂量依赖性。PF_4 对单核细胞、嗜碱性粒细胞、成纤维细胞也有不同程度的趋化作用,因而参与哮喘、炎症、损伤与修复等生理病理过程。

(三)富含血小板血浆及血小板胶

富含血小板血浆(platelet-rich plasma,PRP)是新鲜全血经离心后提取的血小板含量比正常全血高 4~5 倍的血浆,用于治疗各种原因导致的血小板减少或出血性疾病。1977 年 Harke 等首次分离制备了 PRP,成功地将其用于心脏外科手术,避免了体外循环期间血小板功能的损伤和术后失血。1984 年 Assoian 等发现人血浆中提取的 PRP 在体外与 $CaCl_2$ 和凝血酶混合后,血小板被激活,其中的 α 颗粒释放出多种生长因子,并形成凝胶状物质即血小板胶(autologous platelet gel,APG)。APG 中的生物活性分子能刺激成纤维细胞、平滑肌细胞和成骨细胞增殖,吸引多种细胞成分参与损伤组织的修复,对抗感染,在止血、凝血、促进伤口愈合、骨骼生长等方面发挥作用。这些因子包括 PDGF、TGF-β、VEGF、EGF、IGF、FGF 等。血小板在 PRP 中起着主要的修复作用,当血小板被激活后,这些生长因子从血小板中释放,转化为活性状态。同时,PRP 形成一种三维的、具有生物相容性的纤维蛋白支架。随后这些活性蛋白通过内分泌、自分泌、旁分泌等方式作用于靶细胞,与其表面的跨膜受体结合,进而激活细胞内的信号转导途径,引起基因序列的表达,合成组织再生过程中所需的蛋白质,从而促进组织的修复。

创面的修复是一个复杂的过程,主要依靠修复细胞、炎症细胞、胞外基质和生长因子的协同作用来重建受损的软组织。在这个过程中血小板来源的生长因子起到了重要作用。PRP 应用于伤口局部,可以增加胶原沉积,刺激血管再生,缩短伤口炎症反应期,增加早期伤口的强度;可以加速表皮化生长,减轻创伤后局部肿胀和疼痛,减少术后伤口的渗出。Man 等将 PRP 凝胶用于皮瓣移植术,发现 PRP 凝胶应用 3 min 后,血管创面出血会被凝住封闭,提高了手术的成功率。Carter 等在用 PRP 修复马小腿伤口的实验中发现,PRP 加快了角质形成细胞增殖,促进了伤口胶原合成以及血管再生;而内含的大量生长因子弥补了马小腿伤口处生长因子过少的不足,较快地启动修复机制,形成上皮组织,加快血管再生,为伤口的修复提供较好的环境和血供。另外,实验中还发现,使用 PRP 组伤口瘢痕少,经考虑可能是由于 PRP 内含有大量白细胞和单核细胞,抑制了伤口处的炎症反应,导致瘢痕减少。将 PRP 用于外科手术中,可减少伤口出血、防止伤口感染等。

(宣 敏 程 飚 付小兵)

第二节 细胞因子和生长因子与愈合

随着方法学的进展以及认识的深化,人们对创伤修复这个古老的医学研究已从大体深入到细胞、分子以及基因水平。特别是分子生物学的迅猛发展,将该领域引入了一个新的研究高潮和"活跃期"。如果说传统理论上将组织损伤后的愈合过程分为出(凝)血、炎症与渗出、肉芽组织的增生、瘢痕形成与重塑等主要阶段,那么根据分子生物学对细胞的影响及其在修复中扮演的角色,可将组织创伤修复的过程看作是各种修复细胞增殖、分化、迁移、凋亡和消失的过程。它也是一系列不同类型细胞、结构蛋白、生长因子和蛋白激酶等形成网络式交互作用的结果。

一、创伤修复的基本分子活动

修复过程起始于损伤。损伤处坏死的细胞、组织碎片被清除后,由其周围健康细胞分裂增生来完成修复过程,期间包含多种细胞分子学活动。

(一)炎症

具有血管系统的活体组织对损伤因子所发生的防御反应为炎症(inflammation)。局部组织受损后,白细胞会在内皮细胞连接处伸出伪足,以阿米巴运动的方式穿过间隙到达炎症灶,需时 2 ~ 12 min。而游出的细胞也分先后,早期先是中性粒细胞游出,48 h 之后再轮到单核细胞。游出的白细胞会在炎症灶附近搜索细菌产物、补体成分、细胞因子和白三烯。这些物质能吸引甚至激活白细胞,将白细胞带到炎症部位并发挥其吞噬、免疫和组织损伤作用。中性粒细胞和巨噬细胞能吞噬病原体或组织碎片,而巨噬细胞还会执行其抗原呈递功能,激活 B、T 淋巴细胞,以杀伤病原体,还会分泌各种趋化因子、生长因子等各类细胞因子,诱导血液中的单核细胞进入局部创伤组织成为巨噬细胞,执行后续修复功能。各类修复细胞也会受此作用,到达损伤部位。炎症细胞通过自分泌、旁分泌等途径导致级联式的放大效应,驱使各类修复细胞增殖、迁移进入创面,可能还会诱导成体干细胞进入局部损伤区,进行增殖、分化来完成创伤修复。实施主要功能后,中性粒细胞将通过凋亡程序消失(图 3-1)。

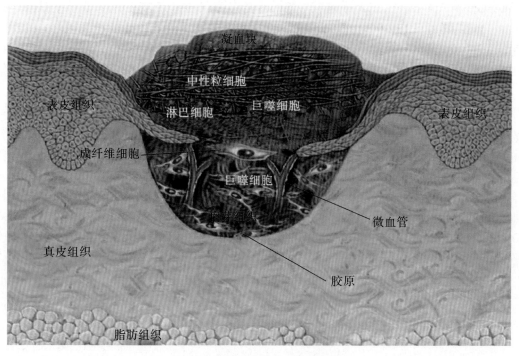

图 3-1 创面炎症阶段的分子活动

(二)迁移

细胞迁移(migration)指的是细胞在接收到迁移信号或感受到某些物质的浓度梯度后而产生的移动。移动时细胞不断重复着向前方伸出突足,然后牵拉胞体的循环过程。细胞骨架和其结合蛋白是这一过程的物质基础,另外还有多种物质对之进行精密调节。

损伤发生后,首先是炎症细胞浸润,在早期炎症细胞的趋化作用下,全身及创区周边的部分细胞迅速动员起来,向创区迁移。随后角质形成细胞、成纤维细胞、血管内皮细胞等均发生迁移(图 3-2A)。角质形成细胞的迁移可能有两种形式:滑动方式和蛙跳方式(leapfrog)。滑动方式是指创伤边缘的基底细胞带动其后面的与上面的细胞以细胞块的方式一起向前移动,如果阻断迁移细胞对底物的黏附,迁移层即缩回。哺乳动物的表皮迁移还有蛙跳方式,即创缘细胞不迁移而其后面和上面的细胞越过创缘细胞移动,以此循环往复,直到两侧细胞接触。用逆病毒标记证明,除了基底细胞本身,基底上层细胞也能"蛙跳"过基底细胞。而一些深度创面局部新来的成纤维细胞可能就是血循环中的单核细胞迁移至局部转化而成的,而这类能"演变"成成纤维细胞的单核细胞究竟是已经存在于循环中的单核细胞,还是由骨髓间充质干细胞被诱导分化而来,尚有待于进一步的科学研究来证明。

(三)增殖

增殖(proliferation)是通过细胞分裂增加细胞数量的过程,是生物繁殖的基础,也是维持细胞数量平衡和机体正常功能所必需的。经诱导迁移到达创缘或底部的基底层细胞在局部高浓度生长因子的刺激下,进入快速分裂增殖期(图 3-2B)。这种增殖活性的转变,主要通过细胞周期素(cyclin)的调控来实现。细胞周期素与细胞周期素依赖性激酶(cyclin-dependent kinase,CDK)结合形成复合物,被磷酸化而激活。细胞周期素与 CDK 均有多个亚型,其中 CDK2 与 cyclin E 结合,CDK4、CDK6 与 cyclin D1、cyclin D2、cyclin D3 结合,启动位于 G_1 期的细胞,使其进入 S 期,从而打开细胞快速增殖的阀门。

(四)凋亡

细胞凋亡(apoptosis)是一种重要的生物学现象,存在于机体生长发育的各个阶段,对组织生长有重要影响。就创面的修复而言,一般经历炎症期、肉芽组织形成期和上皮化的过程。组织损伤与修复的整个过程均有凋亡机制参与,特别是角质形成细胞与成纤维细胞在组织修复中增殖与凋亡之间的平衡决定和影响着创面修复的进程、结局和预后。正常创面和慢性溃疡创面愈合过程中都存在细胞凋亡现象,该过程受相关基因、蛋白、细胞因子的调控。当肉芽成熟、进入塑形期,向瘢痕组织转化时,大量的细胞消失。正常成熟的瘢痕组织在病理上以细胞外基质为主(主要是 Ⅰ、Ⅲ 型胶原),细胞成分较创伤初期明显减少(图 3-2C)。大量的研究证实,这些细胞是通过凋亡途径被清除的。

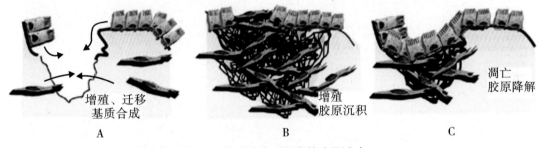

图 3-2 创面愈合过程中的分子活动

二、调控创伤修复的重要生长因子

就单个细胞而言,细胞增殖是受基因控制的,细胞周期出现的一系列变化是基因活化与表达的结果,已知的有关基因包括癌基因(oncogene)及细胞分裂周期基因(cell division cycle gene)。机体是由多细胞组成的极其复杂的统一体。部分细胞、组织丧失引起细胞再生予以修复,修复完成后再生便停止,可见机体存在着刺激再生与抑制再生两种机制,且两者处于动态平衡。刺激再生的机制增强或抑制再生的机制减弱,促进再生,否则再生受抑。目前已知短距离调控细胞再生的重要因素包括以下三个方面。

(一)细胞与细胞之间的作用

细胞在生长过程中,如果细胞相互接触,则生长停止,这种现象称为生长的接触抑制。细胞间的缝隙连接(可能还有桥粒)也许参与了接触抑制的调控。

(二)细胞外基质对细胞增殖的作用

实验证明,正常细胞只有黏着于适当的基质才能生长,脱离了基质则很快停止于 G₁ 或 G₀ 期。基质各种成分对不同细胞的增殖有不同的作用,如层粘连蛋白可促进角质形成细胞增殖,抑制成纤维细胞的增殖,而纤维连接蛋白(也称纤连蛋白)的作用则正好相反。组织中层粘连蛋白与纤维连接蛋白的相对比值可能对维持角质形成细胞与间质细胞之间的平衡有一定作用。

(三)生长因子的作用

近年来分离出许多因子,它们是某些细胞分泌的多肽类物质,能特异性地与某些细胞膜上的受体结合,激活细胞内某些酶,引起一系列的连锁反应,从而调节细胞生长、分化。这些影响细胞增殖、迁移和分化的多肽称为生长因子(growth factor,GF)。

GF 是一类对靶细胞增殖和分化有调节作用的肽类,作为体内重要的信号分子,在调节生长发育、组织修复、肿瘤发生等多方面发挥重要作用。GF 种类繁多,通常按照 GF 的受体(靶细胞)及特性将其分为表皮生长因子(epidermal growth factor,EGF)、成纤维细胞生长因子(FGF)、神经生长因子(nerve growth factor,NGF)、血小板衍生生长因子(PDGF)和转化生长因子-β(transforming growth factor-β,TGF-β)等。GF 自 20 世纪 80 年代开始应用于临床,对创伤修复的促进作用逐渐明确(图 3-3)。

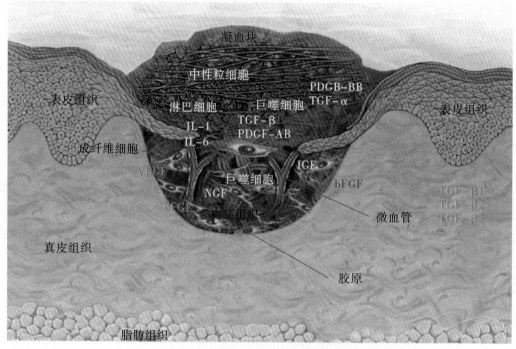

图 3-3 生长因子在创面愈合中的角色

目前已分离、纯化出一些重要的生长因子,现分述如下。

1.表皮生长因子

(1)发展历史 表皮生长因子(epidermal growth factor,EGF)是最早发现的 GF 之一。20 世纪 60 年代 Montalcini 和 Cohen 教授描述了一种从小鼠颌下腺分离的蛋白质,它能使新生小鼠提早睁眼和长出牙齿。由于在组织学上能引起实验小鼠表皮成熟和生长,这种蛋白质被命名为表皮生长因子。1974 年从人尿中提纯出人表皮细胞生长因子(hEGF),得到其氨基酸组成和三级结构。现在发现,EGF 广泛存在于体液和多种腺体中,主要由颌下腺、十二指肠合成,在人体的绝大多数体液中也均已发现,且在乳汁、尿液、精液中的含量特异性地增高。EGF 在血浆中的浓度极低,但血小板中含有大量的 EGF。

(2)生物学特性 人和小鼠的 EGF 都含有 53 个氨基酸残基。人 EGF 基因位于染色体 4q25-27,mRNA 约长 4 750 bp,编码含 1 217 个氨基酸残基(130 kd)的 EGF 前体。EGF 前体为 9 000、28 000 和

30 000 个氨基酸残基的多肽,对热稳定,分子量为 6 054,等电点 4.6,含有 3 个二硫键,活性中心位于 48～53 位氨基酸残基之间。EGF 家族的十几个成员具有一个共同的结构特点,就是有 6 个半胱氨酸残基形成的分子内二硫键,键的次序是 c1-c3、c2-c4、c5-c6,这一环形结构对其与受体的结合非常重要。EGF 的主要形式有 4 种,即 EGF、TGF-α、肝素结合的表皮生长因子、两性调节因子(AB)。它们具有相似的结构,结合 EGF 受体,但有不同的生物学活性。EGF 主要调节细胞的迁移、增殖和伤口内修复细胞的分化。

1988 年,Besner 等在人巨噬细胞培养液中发现一种肝素结合性生长因子。1991 年,Higashiyama 等从人组织细胞淋巴瘤 U-973 巨噬细胞样细胞培养液中,纯化出大量该生长因子后,进行了一系列研究,鉴定其为 EGF 家族成员,并将其相应地命名为肝素钠结合表皮生长因子(HB-EGF)。HB-EGF 与 EGF 家族其他因子有 40% 的同源性,N 端高亲水性,是与肝素结合的区域。也就是说,HB-EGF 除了能与 EGF 受体结合外还可以与肝素结合。肝素在角质形成细胞膜上以肝素硫糖铝蛋白形式存在。肝素硫糖铝蛋白可以作为 HB-EGF 低亲和力受体,增强该生长因子在细胞膜表面的稳定性。HB-EGF 对平滑肌细胞、成纤维细胞和角质形成细胞有促分裂作用。另外,最新研究发现成纤维细胞和角质形成细胞共培养时,角质形成细胞增殖和迁移能力均加强,而 HB-EGF 在这一现象中起着关键的作用。实验中观察到细胞密度达到一定程度后,仍需加入 EGF,否则角质形成细胞增殖和迁移速度将减慢,这可能是因为角质形成细胞自分泌的 HB-EGF 对角质形成细胞的生物学作用根据细胞密度不同而有所差异。体外实验证实,HB-EGF 与胰岛素样生长因子协同促角质形成细胞分裂增殖。HB-EGF 在创面再上皮化和肉芽组织形成阶段起着重要的作用。目前已有多个研究证实,仅应用 HB-EGF 而非 EGF 也能够明显加速创面愈合,且认为 HB-EGF 的作用持续时间较 EGF 作用时间更长。

EGF 家族中另一个重要的成员转化生长因子-α(TGF-α)因能够诱导恶性细胞转变成为正常细胞而得名。创伤愈合过程中,创面渗液中的 TGF-α 绝大多数是由巨噬细胞和角质形成细胞合成分泌的,因而 TGF-α 主要通过自分泌和旁分泌途径发挥生物学作用。TGF-α 在结构和功能上与 EGF 相似,也具有相似的保守三环结构域。TGF-α 和 EGF 均能促进角质形成细胞和成纤维细胞的分裂增殖。研究发现,TGF-α/HA 复合物与 ErbB1 结合促进鼓膜角质形成细胞增殖和迁移。研究发现,TGF-α 促角膜创伤愈合的作用强度比 EGF 要高,并认为这是因为前者能够促进 EGFR 的“回收重利用”。体外实验发现,TGF-α 能诱导角质形成细胞形成较大的单层克隆株,并产生更多的前列环素。另外,TGF-α 促血管作用也较 EGF 强。

EGF 的受体是一个单链的跨膜糖蛋白,分子量为 170 000。受体有 3 个主要的区域:细胞外区域含约 620 个氨基酸,有 12 个 N 糖基化部位,2 个半胱氨酸富含区,是生长因子的结合区域;跨膜疏水区含 23 个氨基酸;膜内区域含 542 个氨基酸,含有酪氨酸专一的蛋白激酶。正常细胞含有大约 20 000 EGF 受体。EGFR 属于 ErbB 受体家族,包括 4 种跨膜酪氨酸激酶受体:EGFR(ErbB1/HER1)、ErbB2(neu/HER2)、ErbB3(HER3)和 ErbB4(HER4)。EGFR 是一种 I 型酪氨酸激酶受体的前体,在不同物种中是高度保守的。所有 ErbB 受体的结构类似,包括胞外区、跨膜区和胞内区 3 个部分。胞外区负责与配体结合,胞内区含有酪氨酸激酶结构域和多个自磷酸化结构域。ErbB 受体与配体结合后被激活,受体形成同源或异源二聚体,使胞内特定酪氨酸残基磷酸化,进而激活下游信号通路。

相对于 EGF 敲除鼠,EGFR 敲除鼠的生长发育明显不正常,这可能是不同成员的 EGF 结合相同 EGFR 的结果。两种不同遗传背景的基因敲除鼠能产生不同的表现型,一些新生鼠表皮严重发育障碍,导致动物无法存活。这类皮肤生后第 2 天仍无毛发,极为菲薄,表现为严重的发育延迟。将野生鼠和基因敲除鼠皮肤移植到裸鼠后,伤口边缘维持了表皮的增生,移植后 10 d 仍持续。进一步证实这些作用需要特殊的配体。

(3)作用机制　尽管创面愈合过程中,EGF 的主要靶细胞是角质形成细胞,但是 EGF 对其他细胞,如角质形成细胞、成纤维细胞、神经胶质细胞、平滑肌细胞和软骨细胞等均具有趋化性和促分裂作用。EGFR 除主要表达在角质形成细胞外还表达于几乎所有其他细胞上。EGF 能够刺激角质形成细胞迁移和分裂以及某些蛋白质如纤维连接蛋白的合成,后者能促进细胞连接和迁移。EGF 能够增强创面新生组织的张力强度。EGF 对成纤维细胞也具有趋化作用和促分裂作用,并促进后者表达胶原酶和透明质酸,而创面成纤维细胞数量的提高将产生更多的胶原。值得一提的是,EGF 对成纤维细胞合成胶原无直接作用。有研究显示,rhEGF 治疗的创面羟脯氨酸含量在伤后第 8、11、14 天显著高于盐水对照($P<0.05$),提示 rhEGF 有促进创面肉芽组织形成的作用。皮肤中 I、III 型胶原含量较高。III 型胶原是一种新合成的胶原,在创面修复过程中以 III 型胶原为主。有实验证明,III 型胶原还可促进角质形成细胞增殖,当胶原中新生胶原增加时,I 型、III 型胶原比值降低。在 rhEGF 治疗创面该比例降低更明显。合理使用外源性 rhEGF 能促进新生胶原增加,从而加快细胞外基质的重建,为细胞的迁移和增殖提供良好支架,加速创面的愈合。

创面修复是皮肤细胞不断活化增殖的过程,对细胞周期进行分析,可以反映细胞的分裂增殖能力。当细胞分裂增殖时,G_0/G_1 期细胞不断进入 S 期,发生 DNA 复制的 S 期细胞增多,意味着 DNA 的合成和含量增加,细胞增殖活跃。研究表明,rhEGF 治疗创面的 G_0/G_1 期细胞的比例较对照创面下降明显,S 期比例显著增加,提示 rhEGF 在细胞周期转换中促进 G_0 和 G_1 期细胞转入 S 期,使治疗创面中的细胞增殖能力提高。

EGF 主要由激活的血小板、单核细胞、巨噬细胞和角质形成细胞合成分泌。将损伤组织浸浴在含有 EGF 的液体中,EGF 基因伤后第 3、5 天表达明显增强,且处于较高的血清水平,而此期角质形成细胞周期 S 期细胞明显增加,伤后第 7 天 EGF 基因表达下降,角质形成细胞周期中 G_2 期和 M 期细胞增加,提示在创面愈合中 EGF 基因表达与角质形成细胞周期间的作用可能是相互的,EGF 促进角质形成细胞从 G_1 期进入 S 期,而角质形成细胞进入分裂相,不再需要 EGF 促分裂作用,G_2+M 期细胞可能反馈性下调 EGF 的基因表达。有研究还发现,EGF 刺激活化 EGFR 信号持续时间相对短暂,因而临床上应用 EGF 制剂须频繁使用以达持续刺激,发挥最佳效果。

(4)应用研究　EGF 应用于创伤实验如皮肤切割伤和烧伤、角膜损伤,以及胃溃疡等,都能有意义地加快创伤的愈合速度。临床试验表明,在皮肤移植的供给部位,应用硫化二嗪(二氮苯)银软膏和 EGF 处理表面,比没有 EGF 处理的伤口愈合的时间缩短,加速皮肤供给部位的再生。同时,没有证据表明应用 EGF 后会引起瘢痕增生和皮肤癌变。

在我国,基因工程"重组人表皮生长因子"对 2 000 多例烧伤、外伤、慢性溃疡病等病例进行了临床试验,结果表明,重组人表皮生长因子外用药的治疗效果,有效率达 86% 以上,疗效肯定,至今未发现毒副反应。与此同时,中国医学科学院蔡良婉、黄秉仁教授领导的课题组,经过近 10 年开发研制的"重组人表皮生长因子滴眼液",用于外伤、溃疡、炎症等造成的角膜损伤,以及角膜移植、翳状胬肉等手术后的治疗,自 1996 年以来,经复旦大学附属眼耳鼻喉科医院等对数百名患者进行的临床治疗表明,可有效地促进角膜上皮的再生,缩短受损角膜愈合的时间。EGF 凝胶剂治疗糖尿病足皮肤溃疡的上市药品监察研究中观察到,135 例使用 EGF 凝胶的患者,溃疡愈合时间平均为 4.8 周,经 10 周的治疗,溃疡愈合率达 92%;而在该产品前期进行的包含 60 例病例的 III 期临床试验中,EGF 治疗组的愈合率为 69%,对照组仅为 21%。证实 EGF 对溃疡愈合具有促进作用。

EGF 对于急性创面同样有良好的作用。EGF 用于二度烧伤及刃厚皮供皮区创面的临床试验中,使用重组 EGF 溶液湿敷治疗的浅二度烧伤创面及刃厚皮供皮区创面,愈合时间分别为(9.75 ± 1.98)、(10.48 ± 1.38) d,较重组 bFGF(贝复济,珠海亿胜生物制药有限公司)湿敷组[(12.40 ± 2.25)、(13.06 ± 2.25) d]和生理盐水对照组[(12.80 ± 2.15)、(13.76 ± 2.15) d]均缩短约 3 d($P<0.01$),但 EGF 对深二度烧伤创面的愈合速度无显著影响。

2. 成纤维细胞生长因子

(1)发展历史　1974 年,Gospodarowicz 等从牛脑和垂体中分离纯化出一种多肽因子,因它对培养的成纤维细胞具有很强的促增殖作用,等电点为 9.6,故命名为成纤维细胞生长因子(FGF)。1984 年,Thomas 从牛脑中分离纯化得到酸性成纤维细胞生长因子(acid fibroblast growth factor, aFGF),它的等电点为 5~7,呈酸性,故以之命名。之后不断有新成员被发现,目前已发现的 FGF 有 24 种,人体内来源于中胚层和神经外胚层的组织细胞表面均有各种 FGF 受体存在。目前研究最多、最重要的是 FGF1 和 FGF2,因它们的等电点分属于酸性和碱性,故称酸性成纤维细胞生长因子和碱性成纤维细胞生长因子(basic fibroblast growth factor, bFGF)。目前,在 FGF 家族已经发现 24 个成员,其中 bFGF、 aFGF 和角质形成细胞生长因子(keratinocyte growth factor,KGF)研究得比较清楚。

（2）生物学特性　FGF 是一类具有广泛生物学活性的肽类物质,是多能信号分子,具有参与细胞增殖、分化和游走等功能。FGF 具有很强的促细胞生长作用和广泛的生物学作用,能影响多种细胞的生长、分化及功能。FGF 家族包括很多因子,其中有关创面愈合的有 bFGF、aFGF 和 KGF。

bFGF 受体可分为高亲和力受体和低亲和力受体两种。高亲和力受体即成纤维细胞生长因子跨膜受体(fibroblast growth factor transmembrane receptor,FGFR),低亲和力受体即硫酸肝素蛋白多糖(heparan sulfate proteoglycan,HSPG)。bFGF 发挥其生物学效应主要通过细胞膜上的 FGFR,但要依赖于 HSPG 的作用。FGFR 是一类穿膜的酪氨酸激酶受体,介导 FGF 信号传递入细胞中,其基本结构包括胞外区、跨膜区和酪氨酸激酶区。目前发现,脊椎动物的 FGFR 共有 4 种,分别为 FGFR-1、FGFR-2、FGFR-3、FGFR-4。其中 FGFR-1 和 FGFR-2 对 bFGF 有较高的亲和力。FGFR 的胞外部分含有 3 个免疫球蛋白样结构域和 1 个肝素结合结构域,在第 1 和第 2 个免疫球蛋白样结构域之间是一段由酸性氨基酸组成的序列,是 FGFR 统一的保守结构。这一保守结构与 FGFR 的功能有着重要关系,而第 3 个免疫球蛋白样结构域决定着其配体的特异性。FGFR 的胞内部分含有一段较长的近膜区和一个分离的酪氨酸激酶结构域。各种 FGFR 的 C 末端序列稍有不同,被认为是与胞内各种激酶发生特异性作用的部位。bFGF 主要的生物学特性有:①促血管生成作用。bFGF 在体内和体外均能明显促进新生血管形成,可趋化血管内膜的各类细胞,并促进其增殖和迁移,是主要的血管生成因子。②损伤修复作用。组织损伤后,局部 bFGF 表达增加,可通过趋化作用使单核细胞、中性粒细胞、巨噬细胞、成纤维细胞等向损伤部位聚集,而且能促进血管和肉芽组织的生成,促进软组织和骨组织中各种与损伤修复重建有关的细胞分裂增殖,对组织的损伤修复起至关重要的作用。③诱导胚胎发育。在体内,bFGF 作为早期胚胎发育的营养因子,能诱导中胚层的形成,并可作用于来自中胚层的多种细胞,刺激其增殖和分化。④神经营养作用。bFGF 广泛存在于中枢及外周神经系统中,对神经组织具有促进生长分化、维持存活的作用。有研究表明,bFGF 还能通过多种途径保护神经组织免受一些化学损伤,并可促进受损神经元的修复和再生。⑤与肿瘤的关系。bFGF 与肿瘤的关系一直是人们研究的热点。bFGF 具有促进多种细胞生长、繁殖以及促血管生成等作用,与肿瘤的发生、发展及预后密切相关。

aFGF 有 3 个主要功能区:一是肝素结合区,这是碱性氨基酸富集区域,在此区域带负电的肝素基团与带正电的碱性残基相结合,aFGF 与肝素(heparin sodium,HS)结合后改变其三级结构,可增加其稳定性、活性,防止被热、极性 pH 变性和蛋白酶水解;二是受体结合区,酸性成纤维细胞生长因子受体(acid fibroblast growth factor receptor,aFGFR)由配体结合部、跨膜螺旋结构和包含蛋白酪氨酸激酶活性的胞质部分组成;三是核转位区,aFGF 通过跨膜运动进入胞核,作为信号分子直接诱导核分裂,这个过程称为核转位,核转位是 aFGF 促有丝分裂所必需的。aFGF 的作用机制是活介导的跨膜 aFGFR 实现,若破坏 aFGFR 结构,aFGF 促有丝分裂的能力减弱。aFGFR 主要有 3 种:高亲和性受体,亦称酪氨酸激酶受体,共 4 种,aFGF 是已知的 FGF 家族成员中唯一一个与已知的这 4 类受体均具有高度亲和力的因子,反映了 aFGF 作用的多样性;富胱氨酸受体是另一种高亲和性的受体;硫酸肝素糖蛋白因能与 HS 紧密连接,又称肝素结合型成纤维细胞因子受体,属于低亲和力受体。在细胞外 HS 参与下,aFGFR 通过识别 aFGF β8、β9 界面上的氨基酸残基以及与连接 β9、β10 的环状结构结合,形成二聚体才能发挥生物学功能。创面愈合过程中,aFGF 具有两大类型的活性:促有丝分裂活性和非促有丝分裂活性。在生物学上主要表现有:①细胞增殖作用。有学者发现,创面外用 rhaFGF,在愈合早期,成纤维细胞(fibroblast,Fb)的数量及羟脯氨酸含量显著多于单纯创伤组。另外,aFGF 能主动与创面附近细胞膜上的受体相结合,使创面血管平滑肌细胞、血管内皮细胞(endothelial cell,EC)、角质形成细胞、肌成纤维细胞等分裂、增殖,促进其愈合。aFGF 是多种细胞的有丝分裂原,可能激活静止期的肿瘤细胞,导致肿瘤发生,故删除有丝分裂活性的改构体重组人酸性成纤维细胞生长因子(recombinant human acid fibroblast growth factor,rhaFGF)为 aFGF 的临床应用奠定了基础。②aFGF 促进新生血管分化、形成。正常组织内 aFGF 无促进血管生长的作用。缺氧后,组织对其表达上调,并刺激 EC 产生胶原酶和纤维蛋白溶解酶原激活物,进一步降解基底膜,同时诱导 EC 形成管腔样结构。在 HS 作用下,aFGF 促进血管生成的作用加强。Brewster 等将 HS 结合生长相关分子嵌入 EC,加入 aFGF 培养,结果细胞内皮化率、EC 有丝分裂指数与对照组相比大幅增加。aFGF 与血管内皮细胞生长因子(VEGF)在促血管生长方面有协同作用。有学者在大鼠皮肤创面模型中发现,aFGF 与 VEGF 共同调节血管生成。③aFGF 与调节免疫系统。B 淋巴细胞通过上调 aFGF 等细胞因子的表达,加速创面愈合。小鼠难愈合创面或瘢痕组织缺乏 CD19 的调节因子。建立含 CD19Tg B 细胞的小鼠模型,制作创面,结果显示实验组创面愈合显著快于其他对照组。造模后的第 3、7 天取创面组织,以 RT-PCR 测 aFGF 等因子的表达,实验组显著高于对照组。

KGF 由成纤维细胞分泌,是角质形成细胞增殖的重要调节因子。KGF 敲除鼠能正常发育,但在 2 个月后出现"油腻"表型的毛发,头发的长度或毛囊发育正常。与野生对照组动物相比,鼠尾切除及切开伤口的创面愈合无显著性差异。同时 KGF 和 TGF-α 双重敲除大鼠,有卷曲型毛发,但上皮伤口愈合无改变。角蛋白 14 启动子源的 KGF 转基因鼠证明松弛、增厚的表皮伴有毛囊丧失,证明 KGF 在基底细胞过度表达"迫使"细胞进入表皮的分化阶段。切除 KGF 受体的转基因鼠从出生后第 3 周开始,出现严重的表皮萎缩,基底细胞的增殖减少,基底层以上细胞角化,毛囊的数量减少且结构不正常。全层皮肤缺损创面的边缘无增厚的表皮,角质形成细胞的增殖减少,再上皮化受损。KGF 敲除鼠与正常愈合伤口的明显差别说明,KGF 受体是 KGF、FGF-1 和 FGF-2 的共同受体,截短的 KGFR 转基因鼠缺乏与细胞因子结合的能力。

(3)作用机制 FGF 的作用十分广泛,FGFR 是一类穿膜的酪氨酸激酶受体,它们介导 FGF 信号传递入细胞质中,组织培养中的大多数细胞都表达 FGFR。目前已经确定了由 4 种独立基因编码的 FGFR,即 FGFR-1、FGFR-2、FGFR-3 和 FGFR-4。它们均为单链的糖蛋白分子,由胞外区、跨膜区和胞内区组成。胞外区为 3 个免疫球蛋白样结构域(Ⅰ~Ⅲ),在Ⅰ与Ⅱ之间有一个酸盒;跨膜区是一个穿膜螺旋;胞内区是酪氨酸激酶区。

FGF 对形成血管的内皮细胞的活性表明其在正常的修复中起重要作用,体外内皮细胞培养和体内动物实验都证明 FGF 有明显的促血管生成作用。在创伤过程中细胞间基质、巨噬细胞、淋巴细胞都释放 bFGF,在急性和慢性创伤的体液中都证明有 bFGF 的存在。在皮肤切除创伤模型中,应用 bFGF 增加了肉芽组织的沉积,伴随着大量的多血管现象和细胞基质中暂时性葡萄糖氨基多糖的出现,bFGF 减少了胶原蛋白的含量,增加了表皮再生。然而与 PDGF-BB 相比,bFGF 在这种缺血的皮肤创伤模型中的作用很小,但在高压氧室内组织氧分压(PO_2)在 39.997 kPa 条件下效果增加。有趣的是应用 FGF-4 可以逆转这种缺血损伤修复的缺陷,表明两种 FGF 异构体有不同的生理作用。在兔耳创伤愈合实验中也观察到肉芽组织增生,bFGF 使组织纤维化。在大鼠皮肤切口创伤模型中,bFGF 增加损伤部位的纤维化,在高浓度的(每个创口 50 μg)bFGF,皮肤愈合后抗拉力强度有意义地小于正常对照。损伤皮肤的强度与胶原蛋白在创伤部位空间的桥联有关,这些结果与已知的 bFGF 在成纤维细胞培养中对胶原蛋白的沉积起负调节作用,以及 bFGF 促进成纤维细胞和内皮细胞生长是一致的。因此,过量 FGF 可能延缓组织修复,过量的血管生成因子对创伤修复可能没有意义。在一些应用 FGF 的创伤中,也有正向调节作用的实验报道。糖尿病患者的创伤修复有难以控制的障碍,机制不清,可能与高血糖有关。在用 Streptozotocin 诱导的糖尿病大鼠模型实验中,注入聚乙烯醇海绵的 bFGF 增加了创伤肉芽组织的形成,并增加了海绵中的胶原蛋白含量,而在正常对照大鼠,纤维化和胶原蛋白沉积都减少。应用 FGF 也部分改善了这种动物模型皮肤切口创伤的抗拉力强度。db/db 基因缺陷型糖尿病小鼠是另一个创伤修复障碍的模型,除糖尿病以外还有其他不正常的特点,如它的少毛皮肤更容易受损伤,表皮再生更加缓慢。应用 aFGF 和 bFGF 加速了这种模型全厚度创伤的愈合,肝素增加了 aFGF 的活性,一个可能的解释是 FGF 在这里的作用类似于 KGF,直接地刺激了表皮的生长。KGF 的受体存在于角质形成细胞,KGF 由成纤维细胞合成,经旁分泌促进皮肤和肠的角质形成细胞的增殖和分化。

(4)应用研究 FGF 调控着创面愈合的各个阶段,应用于治疗慢性难愈性创面和大面积烧伤创面有着广阔的前景。皮肤创伤早期,FGF 家族的 aFGF、bFGF、FGF-7 和 FGF-10 等表达均明显上调,提示它们可能参与了皮肤创伤愈合过程。FGF 与 FGF 结合蛋白(FGF binding protein,FGF-BP)结合在上皮修复过程中起重要作用,皮肤损伤后 FGF-BP 表达增加,尤其是伤口部位的角质形成细胞。FGF-BP 能够与 FGF7、FGF10 和 FGF22 相互作用,增强低浓度 FGF7、FGF10 和 FGF22 的活性。目前临床上应用比较多的是 aFGF 和 bFGF,KGF1 和 KGF2 的作用机制尚处于研究阶段:①已有成品的 aFGF 应用于临床,能够明显促进创面愈合,但利用率较低。②bFGF 对烧伤创面有明显的促修复作用,且 bFGF 可同时作用于成纤维细胞增殖、肉芽组织形成和新生毛细血管化两个环节,既可作为丝裂原和趋化因子作用于成纤维细胞和内皮细胞,又是一个潜在的血管形成因子和神经营养因子。局部应用基因重组碱性成纤维细胞生长因子(rhbFGF)能够治疗严重的皮肤溃疡。甚至最新的证据显示,bFGF 具有成纤维细胞凋亡诱导剂,是应用 bFGF 加速创面愈合、减少瘢痕的关键因素。

1)bFGF:将重组 bFGF 喷涂剂用于二度烧伤创面(bFGF 剂量 1 μg/cm²),创面愈合时间较对照组提前约 3 d(*P*<0.01),且 bFGF 治疗组创面增生性瘢痕形成率为 2.5%,而对照组为 11.5%。在创面愈合后 1 年,bFGF 治疗组创面瘢痕 Vancouver 评分及皮肤延展性、硬度、湿度和含水量等指标均显著优于对照组(*P*<0.01),表明局部应用 bFGF 在加快创面愈合的同时并不会增加增生性瘢痕形成的概率。另外,近年来的研究发现,bFGF 对 BMSC 的增殖具有重要的促进作用。体外培养的人间质干细胞在 bFGF 或 BMP-2 单独作用或合用 2 d 后,细胞数与对照组相比显著增加(*P*<0.01),显示了 bFGF 促间质干细胞增殖的作用。不同浓度的 bFGF 对大鼠 BMSC 增殖的研究结果显示,不同浓度 bFGF 对 BMSC 增殖具有不同效果。加入 bFGF 后,前 3 d 不同浓度的 bFGF 对 BMSC 增殖的影响不很明显,4 d 后细胞增殖明显,6 d 时达到高峰。bFGF 不仅能够促进 BMSC 的增殖,还与一些细胞的趋化性相关,通过改变细胞的趋化性,诱导或抑制细胞特殊蛋白质的合成或分泌,从而调节内分泌或神经功能。目前认为,bFGF 促进 BMSC 向血管内皮样细胞的分化,可能与以下机制有关:创造了有利于 BMSC 向血管内皮样细胞分化的微环境,对 BMSC 的增殖可能有直接促进作用;通过正反馈促进创缘细胞自分泌或旁分泌 bFGF,从而创造了利于 BMSC 向血管内皮样细胞转化的微环境。但其具体机制仍有待于进一步深入分析。

2)aFGF:我国于 2001 年批准了与 aFGF 相关的两项国家专利,并批准了暨南大学医药中心研究的由大肠杆菌生产的重组 rhaFGF 作为一种外用创伤药物(艾夫吉夫)进入临床试验阶段。aFGF 已经成为我国具有独立知识产权的一类基因工程新药。

虽然 rhaFGF 尚未广泛使用,但是其疗效是可以肯定的。以 rhaFGF 作用于乳腺癌根治术中转移的皮瓣,防止其坏死,治疗组较对照组显著降低该并发症的发生率。将 rhaFGF 用于深二度烧伤创面的治疗,与对照组相比,愈合时间显著缩短,愈合率显著增高。

临床上,GF 局部喷涂的烧伤创面(剂量 100 U/m²)在治疗第 12、15、21 天时创面愈合率均优于对照组(*P*<0.001)。经 21 d 治疗,aFGF 治疗组创面愈合率为 71.79%,高于对照组的 53.85%。而供皮区创面也有类似结果,治疗组创面愈合率在第 9、12 天时均优于对照组(*P*<0.001),aFGF 治疗组创面平均愈合时间较对照组明显缩短(*P*<0.001)。基因治疗的结果也显示,aFGF 转移至伤口表达可以加速伤口愈合,增加伤口的张力,瘢痕形成较小,伤区细胞密度高、真皮薄,毛囊器的密度增加。

3)KGF:KGF 具有许多独特的生物学作用。KGF 一般分布于邻近的间充质细胞,且一般晚于 FGFR-2-Ⅲb 表达。2004 年,重组人角质形成细胞生长因子——Palifermin 已由 FDA 批准用于治疗放化疗导致的严重口腔黏膜炎,商品名为 Kepivance。

其他 FGF 中,FGF7 及 FGF10 能够刺激角质形成细胞的增殖与迁移,参与组织上皮化过程,而且还可以改善伤口区活性氧类(reactive oxygen species,ROS)的清除,有助于减少活性氧诱导的角质形成细胞的凋亡,维持正常的上皮化过程。此外,FGF7 在血管管腔及基底膜形成时有着重要作用,FGF7 被认为是一种有效的血管内皮细胞的有丝分裂原,可以上调 VEGF 的表达,刺激血管内皮细胞产生新生血管形成所需要的尿激酶型纤溶酶原激活剂。

总之,成纤维细胞生长因子的研究及其应用主要集中于神经修复、五官科的修复、骨修复创伤愈合、组织的修复、痔瘘术后创面愈合的应用及脏器的修复等,临床上尚未见不良反应,但仍然存在一些不足之处。药物给药途径与剂型方面有待改进。改进后可使药物定位准确,具有选择性的治疗作用,从而使受损部位达到有效浓度。如眼科用药可以通过改变剂型,改善眼部生物利用度;局部定位给药或持续给药,如胶粒系统、微粒系统、凝胶系统、插入剂、植入剂、眼后段给药系统。此外,其效价受放置时间和温度的影响,用药时存在诸多不便,因此对于其稳定性研究还需努力。总之,成纤维细胞生长因子相关药物的开发具有良好前景。

3. 转化生长因子

（1）发展历史 1978 年，De Larco 和 Todaro 最早报道由 Moloney 肉瘤病毒转化的小鼠 T3 细胞产生多肽生长因子，其在表皮生长因子（EGF）参与下可使贴壁生长的正常大鼠肾成纤维细胞特性发生改变，获得在软琼脂培养基上克隆的能力。随后，Roberts 等用酸性乙醇从肿瘤细胞、胎儿生殖器组织细胞上抽提转化多肽。转化生长因子（transforming growth factor, TGF）的命名主要是根据它能使成纤维细胞的表现类型发生转化而确定的。根据生物学活性特点，转化生长因子有不同的名称，如泛调素、多功能素、软骨诱导因子、组织衍生的生长抑制物以及 BSC-1 细胞生长抑制物等。

（2）生物学特性 TGF-β 是由两个结构相同或相近、分子量为 12 500 的亚单位借二硫键连接的二聚体蛋白。虽然人和小鼠 TGF-1β、TGF-2β、TGF-3β 由不同基因编码，分别定位于染色体 19q3、1q41 和 14q24，但活性结构区域之间却具有 60%~80% 的同源性，所编码的前体分子 C 端都有 9 个保守的 Cys，提示 TGF-β 这 3 个亚型享有相同的细胞内信号转导途径，因而在很多不同的细胞类型中具有相同的功能。activin 是二聚多肽，有 3 种不同的形式，即 βAβA、βBβB 和 βAβB，联合或单一亚基以及 Ⅱ 型 activin 受体敲除鼠出生后能存活。全厚皮缺损的创面，该基因敲除鼠再上皮化速度不一致，随着细胞密度增加及早期检测的暂时性基质成分如纤维连接蛋白、细胞黏合素、Ⅰ/Ⅱ 型胶原 mRNA 表达增强，在其他 TGF 家族成员的表达方式没变的情况下，肉芽组织增加，组织连接形成。BMP-b 是 TGF-β 在皮肤发育中进一步的家族成员，在引导成人皮肤愈合的过程中，基底上特殊的 K10 启动子引导新生鼠 BMP-b 的强烈表达，抑制角蛋白的增殖。成人阶段 BMP-b 表达减弱，引起角质形成细胞过度增殖。转基因成年鼠的创面延迟愈合，再上皮化和肉芽成熟时间被推迟。TGF-β 几乎可以被创面愈合中的所有细胞分泌，而且它的生物学作用是调节伤口愈合的每一个过程，作为潜在的化学性趋化因子，调节细胞的增殖与基质合成过程。成人伤口中最主要的表型是 TGF-β1，单纯 TGF-β1 敲除动物胚胎妊娠期的死亡率达 50%，剩余 50% 的动物发育严重受损。其原因是大量炎症细胞浸润，导致多功能脏器衰竭。TGF-β3 敲除鼠对抗 TGF-β1 对胶原合成的调节作用，导致该型鼠出生后不久死亡的原因可能是腭裂形成和肺发育的延迟。角蛋白（K1）启动子调节 TGF-β1 持续转录，导致新生动物死亡的原因是紧绷的皮肤限制了呼吸运动。

（3）作用机制 TGF-β 受体有许多种。它不同于其他信号受体之处在于 TGF-β 因子必须和两种受体（Ⅰ 和 Ⅱ）结合才能够激活信号转导。根据受体的结构和功能特性，可将其分为 3 种。受体 Ⅰ 分子量 55 000~65 000，受体 Ⅱ 分子量 85 000~110 000，它们对 TGF-β1 有高亲和性，对 TGF-β2 有低亲和性。受体 Ⅲ 分子量 330 000，对 TGF-β1 和 TGF-β2 有高亲和性。Ⅰ 型和 Ⅱ 型受体共同组成有活性的 TGF-β 受体，但两者参与不同的信号传递。选择性地使 Ⅰ 型受体丢失可使 TGF-β 作用于细胞的生物学活性也丧失，说明 Ⅰ 型受体对于介导 TGF-β 的作用是不可或缺的。Ⅱ 型受体自身丝氨酸、苏氨酸磷酸化，结合 TGF-β 并不增强其活性，但同时与 Ⅰ 型受体组成多聚体后，可进一步磷酸化 Ⅰ 型受体的结构域，激活的 Ⅰ 型受体继续磷酸化下游的蛋白激酶等传递信号。目前对 Ⅰ 型受体是否需要 Ⅱ 型受体存在才能发挥作用尚不确定。TGF-β 聚糖缺失，即 Ⅲ 型受体的缺失，并不影响 TGF-β 作用。Ⅲ 型受体属于非活性受体，即不传递信号，但与 bFGF 结合后能够促进 TGF-β 和 Ⅱ 型受体的结合。

1）细胞外信号途径：TGF-β 亚型的信号系统通过配体（如 TGF-β1、TGF-β2、TGF-β3）与跨膜的丝氨酸/苏氨酸激酶异聚体结合组成结合型激活受体 Ⅱ（TGF-βRⅡ），再使 TGF-β 受体 Ⅰ（TGF-βRⅠ）磷酸化后开始。TGF-βRⅠ 也被称为活化受体样激酶（activin receptor-like kinase, ALK），其中 ALK5 和 ALK1 与 TGF-β1 信号有关。在内皮细胞中，被激活的 TGFβRⅠ 是确定的特殊信号，ALK1 的激活诱导增殖与迁移，而 ALK5 则抑制该反应。最近的研究认为，ALK1 的作用可能不仅局限于内皮细胞中，在纤维化过程中可能也发挥作用。第 3 种受体 TGF-βRⅢ 或称为 β 聚糖，可以促进 TGF-β 和 TGF-βRⅡ 的结合，这种作用对 TGF-β2 亚型尤为重要，因为一些不表达 β 聚糖的细胞可对 TGF-β1 和 TGF-β3 应答而对 TGF-β2 无反应。

2）细胞内信号途径：TGF-β1 的细胞内信号主要通过细胞质内 Smad 蛋白的磷酸化介导向细胞核传递。目前已知的受体 Smad 蛋白（R-Smad）主要分为 3 类：受体调节型 Smad 蛋白（Smad1、Smad2、

Smad3、Smad5、Smad8）、共同通路型 Smad 蛋白（Smad4）、抑制型 Smad 蛋白（Smad6、Smad7）。Smad 蛋白由氨基端和羧基端的保守序列 MH（Mad homology）1、2 及富含脯氨酸的连接区组成。MH1 可与 DNA 结合,MH2 与细胞内的一些转录因子结合并调节 TGF-β 目标基因的表达,Smad 的连接区含有其他调节因子结合的结构域。在 TGF-β 信号转导中,TGF-β 先识别结合位于细胞膜上的 TGF-βR Ⅱ,使 TGF-βR Ⅱ 自身磷酸化。磷酸化后 TGF-βR Ⅱ 具有磷酸激酶活性,能与 TGF-βR Ⅰ 结合形成 TGF-βR Ⅱ/TGF-β/TGF-βR Ⅰ 三聚体,再通过 TGF-βR Ⅰ GS 区磷酸化而激活,激活后 TGF-βR Ⅰ 也具有了磷酸激酶活性。活化的受体与胞质中游离的 R-Smad 暂时结合,并磷酸化 R-Smad C 端的 S（V/M）区的 ser 残基,受体对 R-Smad 的磷酸化促使活化的 R-Smad 构象发生变化后从受体上解离下来,与 Smad4 结合成异源复合物。结合后异源复合物转移到细胞核内,Smad 异源复合物与靶基因启动子特定 DNA 序列结合,激活特定基因转录。到目前为止,仍然没有就非 Smad 信号通路在 TGF-β 信号中的作用达成共识。因为它在不同的细胞类型中表现出不同的作用,而且研究信号通路的方法多种多样,导致难以得出一个清晰确定的答案。

现在已知,TGF-β1 在很多基因的转录和表达中起作用。TGF-β1 可上调的基因包括细胞骨架组成、基质形成和改建,新陈代谢和蛋白生物合成,细胞信号转导,增殖,基因转录和其他一些仍然不知道功能的基因。到现在为止,TGF-β 非 Smad 信号通路在基因转录中的作用仍然在探索,似乎不同来源的细胞可用不同的信号通路来转录不同的基因。

创伤反应是一种生物进化的固有应答,它可以保持组织的完整性。创口愈合常被描述为一系列的反应:可溶性介质从一个细胞释放最终引起另一些细胞发生一系列的反应,导致基因转录、蛋白翻译,最终修复创口界面。即:受损的血管产生纤维蛋白凝块,以防止更多的血液丧失并使细胞基质暂时性移行;包括 TGF-β1 在内的不同生长因子和细胞因子被释放出来;TGF-β1 可通过正反馈调节使自身基因转录。

在炎症期,受损的血小板立即释放 TGF-β1,通过与 ECM 相结合而活化。活化的 TGF-β1 具有单核细胞、中性粒细胞、成纤维细胞的强烈化学趋化作用,这些细胞又可分泌更多的 TGF-β1,形成正反馈途径,从而引起伤口处的炎症反应。TGF-β1 还能活化巨噬细胞,使其产生促血管化的细胞因子。

在增殖期,成纤维细胞是上皮化、创面修复及瘢痕形成过程中的主要修复细胞,其所合成的胶原是 ECM 的主要成分,因此它的表达量及存活时间直接决定后期创面愈合是正常创面修复还是瘢痕修复,影响创面修复的质量,而 TGF-β 家族中 TGF-β1 被认为是成纤维细胞最强的诱导趋化因子。TGF-β1 既可直接作用于成纤维细胞对 ECM 的蛋白合成,促进成纤维细胞向肌成纤维细胞分化,也可通过对单核-巨噬细胞、内皮细胞和肥大细胞等的作用对成纤维细胞产生影响而发挥作用。同时 TGF-β1 的作用还在于可以增强 ECM 基因的表达,增强成纤维细胞对胶原基质的收缩,引起结缔组织的收缩,达到创面愈合的目的。此外,TGF-β1 是刺激创面肉芽组织形成最有效的细胞因子,而这一诱生过程是可逆的,对表皮创面愈合有明显促进作用,可增加伤口组织抗张强度,促使新血管再生,这可能与 TGF-β1 刺激血管内皮细胞生长因子（VEGF）分泌,而间接影响血管生长有关。TGF-β2 具有类似 TGF-β1 的作用,对 TGF-β1 起促进作用,而 TGF-β3 则与 TGF-β1、TGF-β2 相拮抗,抑制成纤维细胞增生。

在创面修复和重塑阶段,ECM 及胶原蛋白的合成与降解决定了创面修复的质量。胶原是创面完成上皮化后由成纤维细胞分化而来,可以为创面上皮化提供支架,胶原合成后,角质形成细胞才能沿着胶原支架爬行,覆盖创面。皮肤中的胶原成分以 Ⅰ、Ⅲ 型胶原为主,正常成人皮肤中 Ⅰ 型胶原含量较高;在胎儿无瘢痕愈合创面中发现 Ⅲ 型胶原的含量占胶原蛋白总量的百分比明显高于成人创面。所以,愈合组织中 Ⅰ、Ⅲ 型胶原含量和两者的比例,常被用作衡量愈合组织质量的可靠指标,而 Ⅲ 型胶原/Ⅰ 型胶原比例的下降是增生性瘢痕形成的最终原因。在体外试验中,TGF-β1 可减少胶原酶调节的损伤基质的降解,促进 Ⅰ 型胶原增生,减弱 Ⅲ 型胶原的作用,因此,在创面修复后期有效降低 TGF-β1,抑制 Ⅰ 型胶原的表达是阻止增生性瘢痕形成的有效措施。TGF-β1 拮抗剂抑制瘢痕增生及瘢痕疙瘩已成为临床研究的热点。

TGF-β3 在胶原的合成和降解以及肉芽组织被结缔组织取代的过程中起着重要的调节作用。研究发现,TGF-β3 能够有效地提高 Ⅰ、Ⅲ 型胶原基因水平和蛋白表达的能力,尤其是相对提高 Ⅲ 型胶原的表达、降低 Ⅰ 型胶原的表达及分泌,提高创面修复质量。最近的临床实验研究发现,TGF-β3 以直接分泌或旁分泌的方式作用于后期创面封闭、抑制成纤维细胞向肌成纤维细胞分化及肉芽组织重塑过程,对于抑制后期增生性瘢痕作用显著。因此,创面修复后期 TGF-β1 表达降低及 TGF-β3 表达升高有明显促进创面愈合、减少后期瘢痕增生、提高创面修复质量的作用。

(4)应用研究 皮肤全层线性切口皮内注射重组 TGF-β 产品 Avotermin(TGF-β 剂量 0.25 ~ 500.00 μg)进行处理,视觉类比评分结果显示,伤后 6 个月和 12 个月瘢痕形成水平较对照组显著改善($P=0.001$、0.023),且存在明显的剂量-效应关系。使用 50 ng TGF-β 处理的创面,在伤后 6 个月组织学改变优于对照组创面,真皮内异常胶原纤维堆积的比例为 40%,亦显著低于对照组的 67%。除创面周围一过性红斑和水肿外,未见 Avotermin 治疗后显著不良反应。该研究结果展示了 TGF-β 抑制病理性瘢痕形成的作用,为治疗增生性瘢痕提示了新方向。

TGF-β1 在慢性难愈性创面上信号表达不规则,功能异常,数量下降,受体表达明显下降,尤其是 TGF-βRI,对 TGF-β1 失去反应能力,从而延迟创面愈合。早期促进 TGF-β1 的表达量被认为是促进慢性创面愈合的关键因素。临床试验表明,局部应用 TGF-β 可促进皮肤慢性溃疡创面愈合。有研究证实,体外低浓度的 TGF-β1 弥补了糖尿病创面中表达数量减少的缺陷,从而刺激成纤维细胞合成大量 ECM,促进新生血管生成,有效刺激肉芽组织形成,达到促进创面修复的目的。

近年来的研究发现,TGF-β2 转染 BMSC 后,BMSC 可持久稳定地表达软骨特异性基因和蛋白质,进而得出 TGF-β2 可有效诱导 BMSC 向软骨方向分化的结论。TGF-β 的 3 种异构体(TGF-β1、TGF-β2 和 TGF-β3)均可使软骨细胞特异性细胞外基质快速沉积,但 TGF-β2 和 TGF-β3 较 TGF-β1 更快速有效地促进 BMSC 向软骨方向分化,TGF-β2 与 TGF-β3 之间的诱导水平未见显著性差别。用基因克隆的方法构建 pCDNA3.1(+)-TGF-β1 真核表达载体,转染大鼠 BMSC,通过 RT-PCR、ELISA 和免疫细胞化学等方法证实了 TGF-β1 基因在 BMSC 中至少可以表达 1 个月,而 MTT 法提示转染 TGF-β1 基因可以促进 BMSC 增殖。

4. 结缔组织生长因子

(1)发展历史 结缔组织生长因子(connective tissue growth factor,CTGF)由 Bradham 等于 1991 年首次报道,表达蛋白为肝素结合型,含 349 个氨基酸,富含半胱氨酸,分子量为 36 000 ~ 38 000,可由成纤维细胞、平滑肌细胞、内皮细胞、神经细胞和癌细胞等分泌合成。

(2)生物学特性 CTGF 氨基端有一个分泌信号肽结构域,使 CTGF 在细胞内由内质网向高尔基体转运人 CTGF(hCTGF)基因位于染色体 6q23.1 区,其基因长度约为 3 000 bp,含有 5 个大小相对恒定的外显子和 4 个大小不定的内含子,这 5 个外显子分别编码 CTGF 的分泌信号肽和 4 个功能相关片段。5′非翻译区包含多种调控元件(如 APl、CaG、TATA、M-CAT、SPl)以及独有的 TGF 反应元件,3′端包含 3 个 ATTTA 位点,CTGF 将 38 个保守的半胱氨酸残基分成 2 个节段区,其中 22 个在 N 末端区,16 个在 C 末端区,其后依次排列着 4 个功能相关的片段,构成 CTGF 的调节结构:①N-端胰岛素样生长因子(IGF)结合区,包含 12 个半胱氨酸残基,属低亲和力 IGF 结合位点,与类胰岛素生长因子结合蛋白(IGF-BP)有相一致的序列,Gly-Cys-Gly-Cys-Cys-Xaa-Xaa-Cys(Xaa 是任意氨基酸),是一个公认的胰岛素结合模式;②vonwille-brand 因子 C 型重复区/CR 结构域(CR domain),包含 10 个半胱氨酸残基,可能与 CTGF 的聚集作用以及与其他蛋白质形成复合物相关联,并可能参与 CCN 家族蛋白的寡聚化过程;③血小板反应蛋白(thrombospondin,TSP)Ⅰ型重复区,包括了 6 个半胱氨酸硫酸化糖蛋白,含 1 个 WSXCSXXCG 位点,是一个细胞接触位点(即细胞黏附区),能够与硫酸甘氨酸结合物相结合,能够促进 CTGF 与可溶性或基质大分子物质相结合,例如与葡聚糖结合等;④二聚化区(即 C 末端),富含半胱氨酸,包括剩余的 10 个半胱氨酸,含有二聚化和受体结合区域,与受体结合和形成的二聚体有关。

(3)生物学作用 ①在发育和分化中的作用:有研究证实,CTGF 在 4.5 ~ 6.5 d 小鼠胚胎的内胚层和中胚层即可出现。胚胎发育 14 ~ 18 d 时,CTGF 在不同组织器官中表达,心血管系统、呼吸系统、皮肤和胎盘、分泌结构(如肾小管、唾液腺、黏液腺和皮脂腺)器官中 CTGF 表达呈阳性。②对血管生成的作用:血管生成这一复杂过程主要包括血管膜的溶解、血管平滑肌细胞和内皮细胞的迁移和黏附、血管管腔的形成。CTGF 可以改变 ECM 的结构或稳定性,从而间接促进血管发生。CTGF 诱导 MMP 生成,抑制组织基质金属蛋白酶抑制剂(tissue inhibitor of metalloproteinase,TIMP)表达,从而促进血管生成。另外,CTGF 本身也直接促进胶原蛋白合成,进而合成 ECM,支持新形成的血管床结构。因此,CTGF 对 ECM 代谢的双重作用暗示细胞周围环境中可能存在一种调控机制,调节 CTGF 表达及活性,进一步间接调节血管发生。与非血管新生肿瘤比较,免疫组化和 mRNA 检测证实,该血管新生与 CTGF 表达呈正相关。CTGF 诱导血管内皮基底膜组成部分的产生,也是表达所必需的因子,CTGF 作为血管重构的必要因子发挥着重要作用。③在伤口修复中的作用:许多研究已经证实,生长因子(TGF-β)参与伤口的愈合,CTGF 所表现的几种生物学特性(刺激细胞增殖、细胞黏附、趋化性、血管生成、细胞基质成分的产生和强化 bFGF 的作用)在伤口愈合过程中起潜在的重要作用。在大鼠皮下植入 Schilling-Hunt chamers 实验证实,CTGF 表达高峰出现在伤后第 9 天,而 TGF-β 表达高峰出现在伤后第 3 天,两种生长因子的顺序表达是生长因子级联反应表现,即 TGF-β 启动伤口修复和再生,同时激发 CTGF 表达,CTGF 是其后伤口愈合过程所必需的。CTGF 同时在伤口细胞及一定距离的正常细胞中诱导表达,提示诱导信号从受伤处传到了相隔一定距离的细胞,在此过程中 TGF-β、PDGF 和 bFGF 表达水平并没有变化。④在纤维变性病变中的作用:许多纤维变性病变是结缔组织和细胞外基质过度形成的结果,并伴有明显的 TGF-β 过度表达,关于 CTGF 生物学活性及 CTGF 产生和 TGF-β 活性的关系,在实验动物肝纤维化模型中,肝纤维化者 CTGF 水平明显高于正常肝的 CTGF 水平,CTGF 促进细胞增殖、生存、迁移、粘连和细胞外基质生产并激活肝星状细胞,从而促进肝纤维化途径。⑤在骨形成与修复中的作用:一般认为,处于生长期的骨与软骨部位有 CTGF 分布。众所周知,成年动物的生长软骨被骨细胞、成骨细胞等所取代,其长骨干中很少有 CTGF 表达,而在长骨骨化中心形成之前的早期阶段,生长软骨则高水平表达 CTGF。CTGF 对软骨生长和分化都有重要作用。目前已经证实,CTGF 能促进不同分化阶段的生长软骨增殖、成熟与肥大,能有效促进软骨内成骨和关节软骨再生,调节软骨细胞功能,并且还是成骨细胞增殖和分化的有效因子,在成骨细胞分化和功能发生方面也起重要作用。而 Schutze 等发现,在骨髓间充质干细胞向软骨细胞、骨细胞及脂肪细胞分化的过程中均有 CTGF 持续表达。这些研究显示 CTGF 在间充质基质细胞分化过程中具有重要作用。

(4)作用机制　CTGF 是转化生长因子(transforming growth factor,TGF)的下游介质,在多种细胞类型中,可在转录水平经多种途径被 TGF-β 诱导而产生,在此过程中需要 Smad(drosophila mothers against decapentaplegic protein)和 TEF(mouse translation elongation factor)两个启动子元件;CTGF 基因的启动序列 5′-GTGTCAAGGGGTC-3′定位在 −162 bp 和 −128 bp,该元件的点突变将导致 TGF-β 的诱导活性完全丧失。在生物体内几乎全部类型的成纤维细胞的研究中,能诱导 CTGF 表达的主要因子就是 TGF-β,CTGF 主要通过 Smad 介导的 TGF-β1 通路,TGF-β 可通过多种信号途径诱导 CTGF 的表达。TGF-β 以受体激活方式启动细胞内信号转导过程,主要有以下 4 种途径。①Smad 途径:通常 TGF-β 先与 TGF-βRⅡ结合形成复合物,接着使 TGF-βRⅠ磷酸化而激活,活化后的 TGF-βRⅠ的丝氨酸/苏氨酸激酶使胞质中 R-Smad2 和 R-Smad3 的 C 端 SSXS 基序磷酸化,随后 R-Smad2/3 与 Co-Smad4 结合成 Smad2/3-4 复合物,转移到细胞核内与 TGF-靶基因启动子区特异性 Smad 反应元件(Smad response element,SRE)结合,启动或抑制该基因的转录。Holmes 等通过对 CTGF 基因启动子结构和功能的研究发现,在其 175～168 位有一个 Smad 反应元件,DNA 基序(CAGACGGA)经凝胶迁移试验证实可被 R-Smad3 和 Co-Smad4 识别结合,而且与其他 TGF-β 靶基因启动子中的 SRE 基序(GTCTAGAC)结构相似,Smad3/4 显著上调 TGF-β 刺激后 CTGF 启动子的活性。I-Smad6/7 可阻断受体介导的 R-Smad 磷酸化,阻碍活化的 R-Smad 与 Co-Smad 异聚体的形成,还可与活化的受体或受体激活的 Smad 竞争性结合形成无活性复合物,从而对 R-Smad 和 Co-Smad 介导的基因表达产生抑制作用,可与激活的 I 型受体结合,抑制或调节 TGF-β 家族的信号转导。②丝裂原激活蛋白激酶途径。③cAMP/cAMP 依赖性蛋白激酶(cAMP-dependent protein kinase,PKA)途径。④通过活化的磷脂酶 C、蛋白激酶 C(protein kinase C,PKC)等通路来实现。

(5)应用研究　纳锐雄等人利用大鼠烫伤创面模型,对创面涂抹 CTGF,另一创面使用生理盐水涂抹做对照,每天用游标卡尺量取每个创面横轴和纵轴直径,计算创面愈合百分率。结果显示结缔组织生长因子具有促进皮肤创伤愈合的作用。谢正福制作深二度烫伤模型,于烫伤次日起,开始给药(中国医学科学院昆明医学生物学研究所提供 rhCTGF,3 mg/L),观察创面结痂时、创面完全愈合时情况。给药第 15 天,中剂量(30 ng)、高剂量(100 ng)组受试侧创面相对愈合面积与同组对照侧比较,差异显著($P<0.05$)。电子显微镜观察各剂量组受试侧纤维排列明显较对照侧更近似于正常皮肤,说明局部应用合适剂量 CTGF 可促进深二度烫伤创面愈合,缩短创面愈合时间。在糖尿病慢性创面愈合方面,有人证实,CTGF 的蛋白表达在正常皮肤组织表达低,但皮肤创伤可诱导 CTGF 呈高表达。正常对照组大鼠的 CTGF 表达总体上呈时间递增趋势,第 4 天明显增加,第 12 天后增加不明显;而糖尿病组大鼠的 CTGF 表达在第 4 天增加,第 12 天后表达明显下降;糖尿病组的 CTGF 表达在整个创面愈合过程的后期,即第 12 天后均明显低于正常对照组。Igarashi 等研究发现,CTGF 的表达在创面第 9 天达到高峰,与本实验的结果有差异,可能与伤口的深度不同有关。临床上一般而言,在 2 周内愈合的伤口多属表浅伤口;愈合超过 3 周表示伤口深及皮肤真皮层,易留下瘢痕。由于病理性瘢痕中 CTGF 的表达程度与成纤维细胞的增殖和细胞外基质的合成程度呈正相关,糖尿病组大鼠的 CTGF 表达在整个创面愈合过程的第 12 天后明显低于正常对照组大鼠,说明其促进伤口愈合的诱导作用减弱,这可能是糖尿病伤口愈合较正常对照组慢的原因之一。

5. 血小板衍生生长因子

(1)发展历史 1973 年,Ross 在人血清中发现血小板衍生生长因子(platelet derived growth factor,PDGF),其分子量为 27 000 ~ 31 000,是人们在寻找血清中能促进血管内皮细胞分化物质时发现了血小板源生长因子,并在血小板 α 颗粒中首先纯化出来的。由于最初是从血小板分离的,也因此有了血小板来源的生长因子的命名。现在看来这是不准确的,因为随后发现在所有紧邻间质细胞的角质形成细胞、内皮细胞、血管平滑肌细胞、成纤维细胞等细胞中均有表达 PDGF,激活的单核细胞和巨噬细胞等也能够表达。其家族有两个主要成员,即 PDGF 和血管内皮细胞生长因子(VEGF)。它们具有相似的结构,但结合不同的受体,产生不同的作用。PDGF 主要作用于间质细胞(如成纤维细胞、神经胶质细胞),而 VEGF 则作用于内皮细胞。近年来,随着分子生物学和细胞生物学的高速发展,对 PDGF 的研究逐步深入,它在细胞增殖和组织修复中发挥的重要作用也逐渐显示出来。

(2)生物学特性 PDGF 是由 A、B 两条亚基通过二硫键相互聚合形成的二聚体。机体内 PDGF 有 3 种异构体形式:PDGF-AA、PDGF-BB 及 PDGF-AB。3 种 PDGF 功能不完全相同,其中 PDGF-BB 和 PDGF-AB 在促进结缔组织来源细胞的有丝分裂方面作用可能更强。人血小板中常见的形式是 AB 型(65%)和 BB 型(23%),AA 型占 12%。PDGF 具有广泛的生物学活性,它作用于靶细胞膜上的相应受体,产生一系列生物学效应,在组织修复的生理和病理过程中起重要的作用。PDGF 能趋化炎症细胞和组织修复细胞到达创面,能促进血管内皮细胞、成纤维细胞、平滑肌细胞及角质形成细胞进行有丝分裂、增殖,从而促进血管再生、细胞基质形成和重建,以及再上皮化,形成肉芽组织,促进伤口愈合。

PDGF 家族及其结构:PDGF 系阳离子糖蛋白,是一种重要的促细胞分裂剂,分子量为 28 000 ~ 350 000,具有强烈的促进有丝分裂及细胞趋化作用,可以刺激多种细胞的分裂和增殖。传统的 PDGF 分子由 A 和 B 两种基因编码,蛋白具有 A、B 两种亚基,分子量分别是 1 300 ~ 1 500 和 1 600 ~ 1 700,两个亚基通过一条肽链氨基末端的第 1 位半胱氨酸残基与另一条肽链的第 4 位半胱氨酸残基以一硫键连接,形成 3 种聚体,即 PDGF-AA、AB、BB。

人 PDGF-A 和 PDGF-B 基因分别位于 7 号和 22 号染色体,均由 7 个外显子组成,外显子 1 编码信号序列,外显子 2 和 3 编码可被高尔基复合体胞内加工去除的前体序列,外显子 4 和 5 编码生长因子结构域,外显子 6 编码 COOH—端序列,在蛋白成熟过程中可被加工去除,外显子 7 基本不编码。PDGF-C 和 PDGF-D 是 PDGF 家族的新成员,是在进行 EST 数据库比对寻找新的 VEGF 同源体过程中被发现的。PDGF-C 和 PDGF-D 多肽链分别由 345 和 370 个氨基酸组成,信号肽剪接位点可能位于第 22 和 23 位氨基酸残基之间,分泌蛋白分别由 323 和 348 个氨基酸残基组成,分子量是 36.7 kD 和 40.2 kD。生物信息学分析,PDGF-C 有 3 个 N-连糖基化位点,分别位于第 22、55、254 位氨基酸残基处,PDGF-D 只含有 1 个 N-连糖基化位点,位于第 276 位氨基酸残基处。PDGF-C 和 PDGF-D 蛋白的同源性为 43%,均含有 2 个明确的结构域:位于 N-端的 CUB 结构域和位于 C-端的 PDGF 结构域。PDGF 亚基只有与靶细胞膜相应受体结合后才能使其生物学功能得以行使。

PDGF 受体含有 N-乙酸氨基葡萄糖和半乳糖残基,具有蛋白酶的性质,可分为胞外配体结合区、跨膜区、胞内近膜区和酪氨酸蛋白激酶区。PDGF 受体具有的 α、β 两种亚单位大小相似,具有 30% 同源氨基酸。一般情况下,α 和 β 亚单位以单体或不稳定二聚体形式存在。PDGF 家族 4 个成员的生物信号都是通过与这两种亚单位结合而进入胞内的。当 PDGF 与受体结合时,α、β 亚单位连在一起,呈 αα、αβ、ββ 形式产生效应。α 亚单位与 PDGF 的 A、B、C 链具有高度亲和力,而 β 亚单位则与 PDGF 的 B、D 链结合,因而 PDGF-AA 和 PDGF-CC 仅与 αα 亚单位复合体结合,PDGF-AB 可与 αα、αβ 亚单位复合体结合,PDGF-BB 可与 3 种亚单位复合体结合,PDGF-DD 仅与 ββ 亚单位复合体结合;但是有资料显示,PDGF-CC 也可与 αβ 所形成的异源二聚体结合。

PDGF 主要由巨核细胞产生,储存在血小板中,在适当的刺激下释放。创伤后,局部微环境的改变,如在低氧、凝血酶和各种生长因子及细胞因子的刺激下,PDGF 合成增加,并伴随血小板脱颗粒作用释放到创面。研究证实,创伤愈合过程中 PDGF 主要表达于上皮,而 PDGF 受体则表达于真皮层和肉芽组织,提示 PDGF 主要通过旁分泌途径发挥作用。转基因糖尿病小鼠及糖皮质激素饲养的小鼠创面 PDGF 及其受体减少,同时其创面愈合过程减慢。有研究证实,老年鼠创伤愈合慢与 PDGF-A 和 PDGF-B 基因的表达迟钝及 α 和 β 受体的迟表达有关。此外,人难愈性溃疡中 PDGF 的含量明显降低。然而,PDGF 的过量和持续表达又可能导致瘢痕增生和瘢痕疙瘩,因为在增生性瘢痕中检测到了较高水平的 PDGF,且瘢痕疙瘩来源的成纤维细胞对 PDGF 具有高反应性。PDGF 广泛的生物学活性还体现在诱导磷脂酰肌醇和花生四烯酸代谢产物的释放,激活磷脂酶 A2,参与前列腺素合成。PDGF 能趋化炎症细胞和组织修复细胞到达创面,能促进血管内皮细胞、成纤维细胞、平滑肌细胞及角质形成细胞进行有丝分裂、增殖,从而促进血管再生、细胞基质形成和重建,以及再上皮化,形成肉芽组织,促进伤口愈合。PDGF 能够使细胞跨越限制点从 G_0 期进入 G_1 期,又进一步与 EGF 和 IGF-1 一起使细胞跨越限制点从 G_1 期进入 S 期。这些事实提示,PDGF 在组织修复的生理和病理过程中所起的重要作用主要有两个:强烈地促进有丝分裂及细胞趋化作用;刺激血管收缩。

(3)作用机制　在细胞增殖中 PDGF 具有多种生物功能,能刺激间叶来源的细胞分裂、生长和细胞外基质的产生,是多种细胞的有丝分裂原和趋化物。关于 PDGF 是如何发挥其生物学效应的,目前则倾向于认为 PDGF 与细胞膜上相应受体结合后,激活特异酪氨酸蛋白激酶,即 PDGF-α 和 PDGF-β,从而促使有丝分裂信号向胞内传递引起 DNA 合成的增加,导致细胞的分裂、增殖。

1)ERK 途径:PDGF 与配体结合后,含有酪氨酸激酶活性的 PDGF 受体二聚化且其酪氨酸残基自身磷酸化,活化后的受体上的磷酸化酪氨酸作为一种高亲和的结合位点,被几种与下游信号转导有关的分子通过磷酸化酪氨酸结合区或 SH-2 区所结合。PDGF 受体和调节蛋白 Grb2 结合使替代因子 mSos 得以补充,从而激活 Ras,之后 Raf-1、MEK、ERK 相继被激活。ERK(MPKK 家族成员)磷酸化,启动下游转录因子,使 c-Fos 蛋白合成并分泌。糖尿病鼠模型中给予 PDGF 的局部应用研究发现 ERK 磷酸化和 c-Fos 蛋白的分泌。另外,PDGF 治疗静脉曲张引起的溃疡也依赖 ERK 途径。

2)PI3K 途径:因受体活化而被激活的另一种分子是 PI3K,它由 1 个具有 2 个 SH-2 区的 85 000 大小的调节子亚单位和 1 个具有催化活性的 110 000 大小的亚单位组成。PDGF 可使 PI3K 与其激活的受体作用,从而导致 P85 上的酪氨酸磷酸化。PI3-K 活化后激活下游效应因子 PKC、核糖体 S6 激酶、PKB 等。实验证明,PI3K 这一通道足以引发 PDGF 依赖的有丝分裂信号,且对于细胞趋化来说是必需的信号转导途径。

PDGF 激活受体上的酪氨酸激酶,进而激活磷脂酶 C,刺激肌醇磷酸产生二磷酸肌醇和甘油二酯。IP2 主要作用于内质网,甘油二酯可激活蛋白激酶 C,蛋白激酶可使核蛋白体上丝氨酸残基酸化,从而促进 DNA 的合成,而且肌醇三磷酸作为第二信使诱导 c-myc 基因表达,使胞内合成加快。PDGF 启动细胞核内 c-myc、c-fos 和 v-jun 基因的转录并使其水平升高,继而引发与细胞分裂有关的各种转录调节因子的合成。这些因子作用于次级反应基因 5′ 端的一些调控序列,如 AP-1、AP-2、NF-1、cAMP,进而加快有丝分裂细胞周期的进程。PDGF 可以引起受体自动磷酸化和在酪氨酸残基上的胞质底物的磷酸化,而 V-mos 基因的表达产物可以阻断 PDGF 受体的磷酸化反应,酪氨酸残基是磷脂酶 c-r、ras 的酶活化蛋白等的结合位点,从而有利于促有丝分裂。磷脂酶 C 的作用对细胞从 G_0/G_1 至 S 期很重要。

PDGF 可增加胞内 Ca^{2+} 和 Na^+/H^+ 的交换,这种交换对允许细胞分裂很重要,PDGF-A 链的 Arg159-Lys160-lys 与 B 链的 Arg108、Arg115、Arg154 是配体与受体结合及促有丝分裂作用不可缺少的结构功能区。胞内 Ca^{2+} 浓度的升高可作为生长因子作用的起始信号,并可引发细胞的有丝分裂,从而引起细胞的分裂和增殖。

总之,PDGF 对细胞增殖的作用机制是相当复杂的,是通过多途径、多步骤来传递信号的,并且各个信号传递途径并不是独立存在的,而是相互联络、相互影响和作用,形成复杂的信号转导系统。在细胞增殖的作用机制中,最重要的是 ERK 途径和 PI3K 途径。ERK 属于 MAPK 家族,是多种细胞因子调控细胞增殖、分化与凋亡的共同早期信号通路。

创伤发生后,PDGF 首先由被激活的血小板释放 α 颗粒分泌,随即巨噬细胞、成纤维细胞、内皮细胞等都开始分泌 PDGF,保证了 PDGF 在创伤愈合过程各时段的存在。由于血小板的凝聚和脱颗粒是对组织损伤的起始反应,所以现在认为 PDGF 是伤口愈合早期的重要介质。PDGF 参与伤后早期炎症反应、肉芽形成和基质沉积,被称为"创伤因子"或"损伤修复因子"。PDGF 是单核细胞、成纤维细胞等多种细胞强有力的黏附趋化剂,在炎症反应阶段,随着组织损伤的发生、血小板的聚集,PDGF 的大量释放,诱使单核-巨噬细胞的聚集并释放大量的炎症介质、细胞因子及 PDGF 等众多生长因子,因而形成正反馈,促进组织细胞的早期修复,同时促进成纤维细胞增殖,有利于炎症的局限,防止其进一步扩散。

细胞增殖是创伤修复的关键,而 PDGF 是多种细胞的有丝分裂原,不仅能促进成纤维细胞、神经胶质细胞、平滑肌细胞进入分裂增殖周期,形成瘢痕组织,合成所需的细胞外基质,抑制结缔组织溶解,选择性刺激结缔组织生长及刺激组织收缩,还能刺激血管内皮细胞、肌腱细胞、成骨细胞、神经细胞等实质的分裂增殖,加快组织修复。PDGF 及其受体存在于机体的多种组织细胞,当机体受到一定的刺激时,PDGF 与其受体结合,发挥作用。

血管形成是重要的生理过程,在组织细胞的发生、发展、再生和修复中发挥着重要作用。体外培养的血管内皮细胞、外膜细胞及血管平滑肌细胞,PDGF 均能刺激其分裂增殖,因为毛细血管的内皮细胞、外膜细胞及血管平滑肌细胞均表达 PDGF-β 受体,当 PDGF 与受体结合后,细胞的 DNA 合成增加,提示其在血管发生过程中发挥着重要作用。

有研究表明,在机体内 PDGF 也可促进血管的发生,这在基因敲除的小鼠模型中得到证实。将肿瘤移植到 PDGF 基因敲除的小鼠模型中发现很少有血管产生,而将肿瘤移植到表达 PDGF-β 受体的小鼠模型中时,则发现大量血管形成,其主要作用机制是 PDGF 刺激血管外膜细胞分裂增殖。血管外膜细胞被认为是微血管的支架,是血管的发生发展所必需的。

角质形成细胞 PDGF-A 表达增加,对修复细胞数量、血管化、I 型胶原沉积和伤口收缩都有短暂影响。活体转移到缺血和非缺血创面的 PDGF 能加快创面的再上皮化和肉芽组织成熟,增加伤口的牵拉力。

PDGF 不仅来源于血小板,还有巨噬细胞、激活的单核细胞、内皮细胞和成纤维细胞等,它们在伤口局部都可合成 PDGF。当皮肤损伤后,如外科处理不当或有感染等发生,常形成慢性难愈性溃疡。实验研究证实了 PDGF 不仅可加速皮肤伤口的愈合,还有助于慢性难愈性溃疡治愈。研究还发现,PDGF-A 在伤后炎症期、肉芽组织期和瘢痕形成期均有表达,并在肉芽旺盛期达到高峰,表明 PDGF-A 参与创伤愈合的炎症反应、肉芽组织和瘢痕形成。

PDGF 加速细胞增殖的机制可能与 PDGF 作为启动因子诱导处于接触抑制状态的细胞进入细胞周期有关。PDGF 与推动因子的协同作用在体内和体外都已被证实。PDGF 还可诱导成纤维细胞分泌 IGF-1,间接促进细胞增殖。另外,PDGF 能够诱导成纤维细胞分泌 TGF-β,促进纤维连接蛋白、聚葡萄糖胺和胶原等胞外基质的合成与分泌,影响创面修复后组织的改建。

(4)应用研究　多项临床试验共计超过 1 000 个病例的观察已表明,重组 PDGF 凝胶剂在皮肤切口、糖尿病皮肤溃疡等急慢性创面治疗中疗效确切。比较重组 PDGF 凝胶剂与传统标准创面治疗对糖尿病足皮肤溃疡的疗效结果显示，PDGF 治疗组患者溃疡创面愈合时间为(50 ± 23) d，而对照组为(86 ± 31) d$(P<0.05)$。两组溃疡面积愈合率在治疗 30 d（治疗组 60.05%，对照组 33.68%，$P=0.01$）与 60 d（治疗组 83.15%，对照组 52.20%，$P<0.05$）时比较，差异有统计学意义。这证实 PDGF 对慢性创面的治疗效果优于标准创面。

应用重组 PDGF 凝胶剂湿敷治疗手指指尖创伤创面，取得了较传统外科清创、皮肤移植、修补等干预措施更好的疗效，在创面愈合时间及握力、关节活动度、寒冷耐受能力等手指功能评价上，差异均有统计学意义$(P<0.05)$。表明 PDGF 对急性外科创面亦有较好的疗效。多项临床试验表明，PDGF 在短期内具有较好的安全性，但 PDGF 为癌基因 *sis* 产物，因此 PDGF 与肿瘤发生的关系一直是医学界关注的问题。2008 年美国 FDA 的一项回顾性研究指出，使用 3 管或以上 Becaplermin 的患者，其癌症发病率虽未增加，但癌症的病死率却增加了 5 倍。FDA 警告，对于已诊断为恶性肿瘤的患者不推荐使用该药物。

6. 血管内皮细胞生长因子

（1）发展历史　1983 年，Senger 等发现一种可使豚鼠皮肤血管通透性增高的因子，称之为血管通透性因子（vascular permeability factor，VPF）。1989 年，Gospodarow 等从牛垂体滤泡中分离纯化得到一种蛋白质，能特异性作用于血管内皮细胞，引起血管内皮增生，且体内能诱导血管形成，遂被命名为血管内皮细胞生长因子（VEGF）。后来 DNA 序列分析证实 VPF 即为 VEGF。

（2）生物学特性　VEGF 属于血小板衍生因子，是一种外分泌的同源二聚体糖蛋白，由两条相同的肽链通过二硫键连接起来，分子量为 3.40 万~4.50 万，等电点为 8.5，耐酸及耐热能力很强。VEGF 基因位于染色体的 6p21.3 区，基因全长为 28 kb，由 7 个内含子和 8 个外显子组成。VEGF 的 cDNA 克隆分析表明，已发现 VEGF 家族包括 7 个成员，即 VEGF-A、B、C、D、E、F 和胎盘生长因子（placental growth factor，PLGF）。VEGF-A 发现最早，在组织和细胞中含量最丰富，功能最强，故多数文献中的 VEGF 即指 VEGF-A。它是以二硫键相连的寡二聚体糖蛋白，经不同剪切方式可以 7 种不同的亚型出现，即 VEGF121、145、148、165、183、189 和 206。VEGF165 是最主要的同分异构体。各亚型与肝素的结合能力、生理活性和作用各不相同。VEGF 的生物学活性受到基因结构和蛋白水解酶的双重调节，这更符合机体对血管形成的应答调节机制。VEGF 广泛分布于人和动物的脑、肾、肝、脾、肺、骨骼、皮肤等组织中，多种细胞均可分泌，如 EC、骨髓基质细胞、成纤维细胞等，主要作用于增殖状态下的血管内皮细胞。

VEGF 的功能包括：诱导内皮细胞钙浓度短暂升高、形态改变、分裂及运动，影响内皮细胞基因表达，加快基底膜降解，诱导其合成大量蛋白水解酶，加速血管构建，从而发挥促血管生成功能；增强血管通透性，使血浆蛋白外渗，形成血管化纤维蛋白基质，为内皮细胞迁移形成网架。VEGF 与 Flt-1 结合增强微血管通透性的作用比组胺强 5 万倍，其通透作用快速而短暂，且不伴有肥大细胞的颗粒减少，也不能被抗组胺药物阻断。VEGF 对血管通透性的影响是通过促进血管内皮细胞 NO 和前列环素的合成而发挥作用的。

VEGF 作为局部内生性调节剂，通过调节血管内皮细胞 NO，起到维护血管正常状态及完整性的作用。Flt-1 与 Flk-1 功能不同：Flt-1 主要介导细胞骨架重排引起细胞迁移，并引起单核细胞趋化，与胚胎期内皮细胞形态形成有关；Flk-1 是 VEGF 发挥促血管生成作用的主要功能性受体，主要介导内皮细胞增殖和血管生成，引起血管通透性升高，抗内皮细胞凋亡，维持内皮细胞存活，与胚胎期内皮细胞分化有关。若 Flk-1 基因表达缺陷，可干扰内皮细胞分化，阻止新生血管形成，使 8~9 d 的胚胎死亡。

皮肤内 VEGF 主要分布在成纤维细胞及血管内皮细胞的胞膜和胞质中，正常时并无高表达，当机体受到损伤后局部及血浆中 VEGF 表达即升高，形成高峰后随创面愈合而逐渐降低，但瘢痕愈合后表达仍较高。大鼠皮肤锐器损伤后创面 VEGF 在角质形成细胞的表达于伤后 12 h 开始增强，72 h 表达最强，此时巨噬细胞及新生毛细血管胞质呈强阳性表达，96 h 开始下降；大鼠钝器伤后 VEGF 于伤后 1 d 开始表达增强，伤后 7 d 达峰值，9 d 开始下降。兔颌面部爆炸伤口渗液中 VEGF 含量于伤后 1 d 开始增高，伤后 7 d 达峰值，1 周内呈稳步上升趋势。有报道，臀部手术后血浆 VEGF 水平升高。这些实验结果表明,体表损伤后 VEGF 呈现高表达,是创面修复过程中重要的细胞因子之一,对于创伤的修复有着重要的作用。越来越多的研究发现,VEGF 还参与瘢痕的形成。动物实验观察到,阻断 VEGF 可以减少创面瘢痕组织的形成。有学者用 Bevacizumab 非特异性抑制 VEGF,观察到减轻青光眼手术后手术伤口的纤维化程度。体外 WST-1 实验发现,VEGF121 和 VEGF189 能够刺激成纤维细胞增殖生长。在进一步的机制探讨中,他们发现刺激成纤维细胞增殖生长的机制可能与 ERK 通路活化有关,因为该生物学反应能被 ERK 通路抑制剂 PD98059 阻断。这需要进一步的实验证实。研究 VEGF 在皮肤单纯性创伤和放射性损伤中表达的动态变化,发现单纯性皮肤创伤愈合过程中,VEGF 蛋白表达变化均在伤后第 1 天开始上升,伤后第 5~7 天达高峰,然后逐渐下降到接近正常水平。在放射性损伤愈合过程中,VEGF 先降低后升高,然后再降低,且无峰值出现。与皮肤单纯外伤组比较,放射性损伤组 VEGF 蛋白表达在第 1、7 和 14 天明显降低。放射性损伤愈合早期 VEGF 的蛋白表达明显降低,是放射性损伤愈合延迟的重要原因之一。

VEGF 的表达受多种因素调控,如类固醇激素的雌激素、孕激素、糖皮质激素、甲状腺素等可诱导 VEGF 表达;肽类生长因子的 bFGF、表皮生长因子(EGF)、血小板衍生生长因子、胰岛素类生长因子、IL-1、IL-6 和 TGF-β 均可使 VEGF 表达升高;癌基因及抑癌基因的 Ras 蛋白和酪氨酸蛋白激酶可诱导信号通路持续活化,引起 VEGF 转录增加,VEGF mRNA 量上升 6~16 倍,稳定性增强 3~5 倍等。这些血管因子之间相互促进、协调彼此的表达及作用强度,部分或全部通过 VEGF 作用于血管内皮细胞。阻断 VEGF 不仅能抑制大部分血管生成作用,而且能抑制 VEGF 与其他生长因子的协同作用。众多研究证明,缺血与低氧可以上调 VEGF mRNA 表达水平。低氧可以通过低氧诱导因子(HIF-1)介导,与 VEGF-5 端增强因子作用,迅速诱导 VEGF mRNA 的表达。

(3)作用机制 VEGFR 家族包括 5 种成员,其中有 3 种属于酪氨酸蛋白激酶受体超家族,命名为 VEGFRl(Flt-1)、VEGFR2(Flk-1/KDR)、VEGFR3(Flt-4),另两种受体是神经纤维蛋白(NRP1、2)等。Flt-1 和 Flk-1/KDR 为 VEGF 高亲和力受体,主要表达于内皮细胞,少量分布于造血细胞、单核细胞,而只有内皮细胞对 VEGF 产生应答。Flt-4 对 VEGF 特异性差,只分布于成熟器官淋巴管内皮细胞表面,参与肿瘤淋巴管生成的调节,被作为原(继)发恶性肿瘤淋巴内皮细胞特异性标志物。

VEGF 通过旁分泌和自分泌形式产生后,通过与其受体结合发挥生物学作用。VEGF 受体转导与酪氨酸激酶受体非常相似。VEGF 信号转导第一步是活化受体,使其具有酪氨酸激酶活性。通过 VEGF 结合受体,引起受体分子在细胞膜上的二聚化,并使受体细胞内激酶区特定的酪氨酸残基交叉磷酸化而实现的。活化的受体进而激活系列下游信号分子,如磷酸酯酶、蛋白酶、磷脂酰肌醇-3-激酶、丝裂原活化的蛋白激酶等,最终传递至细胞核内,通过特定基因的表达实现 VEGF 的生物学效应。VEGF 的细胞内信号转导涉及多条途径。

重组 VEGF 在诱导内皮细胞增生的同时,可加快创口炎症反应,清除坏死组织,趋化修复细胞向创面积聚,明显促进烧伤创面愈合。利用腺病毒作为载体转导 VEGF 治疗鼠烧伤创面时,表达的 VEGF 可促进修复期创面角质形成细胞的增殖、血管生成、细胞间质成熟,证明 VEGF 基因治疗能有效提高热损伤的临床疗效。

VEGF 潜在调节血管形成和发育过程中新生的血管生成,同时在伤区迁移角质形成细胞和促使巨噬细胞中 VEGF 表达上调,并高度集中在伤区液体中。VEGF 家族中包括 VEGF-A、B、C、D、E、F 和胎盘生长因子(PLGF)。PLGF 敲除鼠不适当血管的形成和生成影响胚胎内外血管的发育,造成胚胎期死亡。分别受 K14 启动子和 K6 启动子控制的两种 VEGF-A 转基因鼠模型,在基底细胞过度表达将导致真皮内扭曲的毛细血管密度增加。另外,淋巴细胞游出、黏附及浅层真皮中肥大细胞数量增加。基底层以上 VEGF-A 过量表达,高度血管化和水肿将造成皮肤的红肿,甚至新生动物死亡。基底层 VEGF-C 转基因鼠萎缩的真皮中淋巴管增生明显,说明 VEGF-C 是淋巴细胞的调节子,而不对血管内皮细胞增殖起作用。

最新的研究表明,VEGF 诱导 BMSC 在体外形成成熟的血管内皮细胞,并推断 VEGF 诱导 BMSC 向血管内皮样细胞分化可能是通过自分泌和旁分泌的途径。VEGF 可能通过诱导 BMSC 分泌重组人骨形态发生蛋白-2(recombinant human bone morphogenetic protein-2,rhBMP-2),rhBMP-2 再反作用于

BMSC,从而加速 BMSC 向血管内皮样细胞转化。另有研究发现,BMSC 向血管内皮样细胞转化的过程中,组织局部微环境促使 BMSC 表面的 VEGF 受体数量逐渐增加,BMSC 在局部 VEGF 的刺激下转化为血管内皮样细胞,从而完成组织的血管化进程。此外,也有研究发现 VEGF 能够诱导 BMSC 有丝分裂,增强 BMSC 迁移并改善其存活状态。

（4）应用研究　VEGF 临床应用的研究还处在临床前期,还需积极研究 VEGF 基因蛋白理想的使用方法和使用剂量,寻求合适的缓释系统延长 VEGF 的作用时间,寻求理想的载体,研究外源性应用 VEGF 的安全性问题,及其是否会引起肿瘤的发生等。在皮肤慢性难治损伤中 VEGF 表达低下,血管生成减少,创面愈合缓慢甚至迁延愈合。观察糖尿病足患者血清 VEGF 水平与糖尿病足部溃疡或坏疽的关系发现,VEGF 水平低下可能是糖尿病足部溃疡经久不愈的重要原因。比较烧伤创面与糖尿病溃疡创面的差异发现,糖尿病患者溃疡创面难愈的机制与血管化抑制以及调控血管生长的因子低表达密切相关。

VEGF 作为一种特异性作用于血管内皮细胞的多功能细胞因子,在皮肤损伤的治疗中具有广阔的应用前景,许多学者把它应用于皮肤创面修复的实验研究中。研究发现,应用 VEGF 基因注射也可促进血管形成,改善血流动力学功能,增加血液供应,对于诸如烧伤、溃疡、瘢痕、皮肤缺损及皮瓣修复等有明显效果。创面愈合中血管生成是重要阶段,许多学者应用 VEGF 转基因技术促进血管生成,发现外源性的 VEGF 可上调创伤组织中 VEGF 受体的表达,对创面愈合有很大帮助。以 VEGF 抗体为靶向的瘢痕治疗显示,可抑制增生性瘢痕血管形成、胶原表达及瘢痕生长。

相信随着分子生物学和基因研究的深入发展,VEGF 会早日用于临床,解决临床中出现的皮肤修复的难题。总之,一系列对烧伤、溃疡、皮瓣修复成活及其他体表损伤研究的结果提示:在病程的不同阶段,充分利用 VEGF 促进创面愈合的特性,或通过抑制其作用减少伤后体液渗出和瘢痕形成,将为皮肤促愈和提高修复质量开辟新的治疗途径。

7. 胰岛素样生长因子

（1）发展历史　1957 年,Salmon 和 Daughaday 在研究生长激素作用的过程中,发现对于体外去除垂体的大鼠软骨,在培养基中加入生长激素（GH）或加入切除垂体的大鼠血清均不能刺激软骨细胞对硫（^{35}S）的吸收,而加入正常大鼠的血清或加入切除了垂体后注射了生长激素后大鼠血清却能促进软骨细胞对硫的吸收,由此推测 GH 并不直接作用于软骨,而是刺激机体产生某种中间物质进入血液中,由此刺激软骨的生长。当时人们把这种物质称为"硫化因子"（sulfurization factor）,后来又叫作生长调节素。生长调节素的假说认为,生长激素依赖的血浆因子不仅促进硫酸软骨素的硫参入,也促进 DNA 的胸腺嘧啶、胶原蛋白的羟脯氨酸和 RNA 的尿嘧啶的参入。血清中发现有胰岛素样的活性,但不能被胰岛素抗血清抑制。1978 年这种对应于胰岛素样活性的分子被分离和定性,它就是 IGF-1。IGF-2 是在 1984 年由 Brissenden 和 Tricoli 等发现的,他们分别将人的 Igf2 基因定位于染色体 11p15～p11。IGF-2 是单链多肽,分子量 7 500,含有 67 个氨基酸,3 个分子内二硫键,前体分子有 180 个氨基酸,与 IGF-1 和胰岛素前体有高度同源性。哺乳类 IGF-2 的氨基酸序列也高度一致。

（2）生物学特性　IGF-1 是生长激素依赖的多肽,前体分子有 195 个氨基酸。经酶解得到 70 个氨基酸的 IGF-1,分子量为 7 649 D,有 3 个分子内二硫键。IGF-1 在哺乳动物中有高度的一致性,在人和大鼠之间只有 3 个氨基酸不同。IGF-1 分子分 4 个区域,NH_2—B—C—A—D—COOH,B 和 A 区域与 IGF-2 有 70% 的同源性,与胰岛素有 50% 的同源性。与胰岛素不同的是,前胰岛素的 C 端需要进一步酶切产生有活性的胰岛素,而 IGF-1 和 IGF-2 的 C 端保留,是活性所需要的部分。哺乳动物 IGF-1 基因 cDNA 全长为 80 kb,由 6 个外显子组成。IGF 通过结合特异的受体对细胞发生作用,胰岛素、IGF-1、IGF-2 都有各自不同的细胞膜受体,其结构已从 cDNA 克隆的分析中得知。IGF-1 和 IGF-2 的受体分别叫作 IGFR I 和 IGFR II。

IGF 的生物学作用包括:①促生长作用。去垂体大鼠和转基因小鼠的实验都证明,IGF-1 在缺少生长激素时刺激纵向生长,转基因小鼠还证明了 IGF 在胚胎过程的促生长和潜在分化作用。这表明除了生长激素,IGF 也是生长的基本因子。②促细胞增殖与分化作用。胰岛素和 IGF 在胚胎发育以及在出生后脊椎生长中起着重要作用,在体外 IGF 诱导许多细胞分化,如 IGF-1 和 IGF-2 促进成肌细胞分化,IGF-1 促进成骨细胞分化,并且与 FSH 协同作用促进培养的粒层细胞分化。③促进物质代谢、葡萄糖摄取及蛋白质与脂肪的合成,重建组织和骨组织作用。

(3)作用机制 当发生创伤时,血小板凝聚,IGF-1 和其他生长因子被释放,是血管内皮细胞的趋向剂。从血小板和成纤维细胞中释放的 IGF-1 可以刺激血管内皮细胞迁移到创伤部位,促进新生血管的形成。血液中的 IGF-1 主要来源于肝,器官、组织局部也可产生 IGF-1,它们通过自分泌、旁分泌的方式发挥作用。这种局部的 IGF-1 对肾、骨骼、神经等器官、系统有着重要作用。IGF-1 结合蛋白是 IGF-1 运输和储存的形式,它和 IGF-1 的高亲和力保护 IGF-1 不被分解,从而延长 IGF 在机体循环及细胞中的半衰期,进而保证 IGF-1 的生物功效。

IGF-1 通过 IGF 受体起作用,即主要通过其受体 IGF-1R 介导发挥广泛的生物学作用。IGF-1 不仅能模拟生长激素的一些生物学效应,同时也具有类似胰岛素的代谢活性,对多个器官、组织有生物学功能。生长激素通过肝生长激素受体促进肝 IGF-1 基因的表达,从而促进 IGF-1 的合成和释放。IGF-1 反馈抑制垂体生长激素的释放。

(4)应用研究 烧伤后的高代谢反应,促进创面的愈合。利用阳离子载体将 IGF-1 cDNA 注入伤口边缘,局部进行 IGF 基因治疗,伤后第 1、4、7 和 14 天收集皮缘的组织,进行 RNA 提取。结果 IL-1β mRNA 水平下降 20%,而 TNF-α mRNA 增加 8 倍,说明 IGF 具有减弱或延迟创面内炎症反应的作用,可促进伤口的再上皮化。

目前,IGF-1 还主要在实验研究阶段,它可以正调节 BMSC 向成骨细胞分化。用病毒作为 IGF-1 基因载体转染 BMSC,细胞呈软骨细胞表现型。IGF-2 是重要的细胞内调节剂,能刺激骨细胞的增生,也增加了骨细胞的分化和 I 型胶原的合成。IGF 主要通过刺激成骨细胞的分裂增殖作用于骨的生长与修复过程,可以促进成骨细胞合成胶原并防止胶原纤维的裂解,是全身性激素和外界机械力作用于骨的形成和修复的重要中介因子。另有研究报道,IGF-1 对未分化 BMSC 无影响,IGF-2 似乎只有促进 BMSC 葡萄糖代谢作用,无促进 BMSC 增殖的效应。

目前 IGF 已广泛应用于组织工程骨、肌腱,而且在组织工程脂肪的研究中也表现出广泛的应用前景。IGF 不但可以促进种子细胞增殖分化,而且在体内外培养条件下,IGF-1 与透明质酸(HA)联合应用显著促进了血管基质弹性蛋白的重构,并抑制血管平滑肌细胞(SMC)增殖,为组织工程产品成为组织代替物带来了新的希望。

8. 肝细胞生长因子

(1)发展历史 1984 年,Nakamura 等从部分肝切除大鼠的血清中分离到一种能刺激原代培养肝细胞生长和合成的肝源性因子,并首次命名为肝细胞生长因子(hepatocyte growth factor,HGF),也称散射因子(scattering factor,SF)。

(2)生物学特性 人类 HGF 基因位点位于第 7 号染色体 7q1112~21 区。HGF 是一个异二聚体,分子量为 82 000~85 000,由 69 000 的大亚基(重链)和 34 000 的小亚基(轻链)组成,两条链通过一对二硫键相连。其重链结构中包括 4 个 Kringle 结构,Kringle 结构是由 3 个二硫键连接成的双环状多肽结构,包含特征性的天冬氨酰、酪氨酸、半胱氨酸、精氨酸、天冬氨酸、脯氨酸、天冬氨酸序列。研究发现,HGF 中的 Kringle 结构与纤溶酶原和凝血酶中的 Kringle 结构相似,是一种蛋白质与蛋白质相互作用的结构域,对于 HGF 来说,Kringle 区是其与其受体相互作用的结合位点。轻链结构与丝氨酸蛋白酶的结构相似,其序列与扩散因子具有同源性。

HGF 的特异性膜受体 c-Met 是一种具有酪氨酸激酶活性的原癌基因,它以异二聚体的形式存在,由 α、β 两个亚基组成,其中 α 亚基位于胞外,而 β 亚基伸入膜内,形成其胞内区,且具有酪氨酸激酶活性。HGF 与其受体结合可诱导受体胞外区的构象发生变化,形成活性的受体二聚体,并激活其胞内区的酪氨酸蛋白激酶(tyrosine protein kinase,TPK)活性。活化的 TPK 先磷酸化自身的酪氨酸(tyrosine,Tyr)位点,进一步提高自身的激酶活性,继而磷酸化其靶蛋白上的 Tyr 位点。受体 TPK 的靶蛋白及参与受体后信号转导的细胞内蛋白较多,且功能各异,但它们都具有两个高度保守而无催化活性的结构,即 SH2 或 SH3。SH2 结构域能够识别磷酸化的酪氨酸残基,并能使含有 SH2 结构的蛋白结合到活化的酪氨酸激酶受体上。

（3）作用机制　HGF 促进创伤修复的主要分子基础是丝裂原活化蛋白激酶（mitogen-activated protein kinase, MAPK），其中细胞外信号调节激酶（extracellular signal-regulated kinase, ERK）是一种广泛存在于真核细胞的一系列丝/苏氨酸蛋白激酶。目前认为，MAPK 是细胞增殖、分化等信息传递途径的交汇点和共同通路，是一个典型的、在核内激活转录因子的级联反应通路。HGF 能明显增强犬肾角质形成细胞（MDCK）中 MAPK/ERK 激酶、磷脂酰肌醇-3-激酶和 Raf-1 激酶的磷酸化，而 MEK 特异性抑制剂 AMPC 能够抑制 HGF 诱导的犬肾上皮细胞的扩散作用，提示 HGF 通过激活 MEK 通路调节角质形成细胞的功能。

HGF 通过上调转录因子 Est1 的活性，增加 MMP-1 的表达，继而降解 I 和 III 型胶原，从而抑制瘢痕的产生。研究表明，HGF 能够增强 Est1 的表达和转录活性，而 Est1 与 MMP-1 的启动子结合，促进其转录表达。在高表达 HGF 的细胞中应用反义核苷酸技术抑制干扰 Est1 时，MMP-1 的表达也受到抑制。有人用人的皮肤成纤维细胞证明了 Est1 的这种作用。他们还认为，同是 Est1 家族的 Fli1 原癌基因起到相反的作用，而 HGF 则是通过 ERK 信号通路来动态调控 Est1 和 Fli1 的表达以及结合活性，进而影响 MMP-1 表达的，因为这种作用可以被 MAPK 特异性抑制剂 PD98059 所阻断。整合素在伤口愈合中起重要作用，伤口边缘的角质形成细胞表达整合素，HGF 通过 ERK 信号通路调控角质形成细胞整合素重排和活化。

HGF 通过细胞外信号激酶 ERK 和转录因子 STAT3 来促进内皮细胞的增殖，而通过癌基因 Akt 下调 caspase-3 的活性和乳酸脱氢酶 LDH 的释放起到抗细胞凋亡的作用。用 HGF 刺激人角质形成细胞发现，MEK/ERK 激酶和 Jun 蛋白激酶都参与 HGF 对转录因子 AP-1 活性的影响，而在调控 MMP-9 的产生和细胞迁移能力方面，Jun 蛋白激酶则不起作用。

由此可见，在 HGF 相关的细胞信号调控途径中，MAPK 激酶占有重要的地位。HGF 通过激活其受体 c-Met 酪氨酸激酶，继而通过鸟苷酸交换因子，结合蛋白增加 GTP 与 c-ras 基因的结合，使 c-Ras 激活。活化的 c-Ras 能够激活 c-Raf 激酶，进而磷酸化丝裂原活化蛋白激酶激酶（phospharylation of mitogen-activated protein kinase kinase, MAPKK），后者进一步激活 MAPK，从而导致一些激酶转录因子、原癌基因的活化，由此启动一系列胞质和胞核反应的发生，引起基因表达水平的改变。

（4）应用研究　HGF 作为高效的多功能生长因子，具有促进皮肤创伤愈合和毛囊再生，抑制病理性瘢痕形成和皮肤色素沉着等重要作用。目前，该生长因子还在实验室研究阶段。

运用携带人 HGF 的仙台病毒融合脂质体转染大鼠皮肤创面，采用反转录聚合酶链反应、酶联免疫吸附测定、原位杂交和免疫组化的方法检测人和大鼠 HGF 表达的结果显示，转染后人 HGF 表达升高，同时也促进了大鼠自身 HGF 的表达，而且转染 HGF 的大鼠与对照组相比，其巨噬细胞、成纤维细胞增殖、血管再生以及再上皮化的过程加快。体外试验也证明 HGF 能够促进角质形成细胞的增殖和迁移。多项研究证实 HGF 能够促进血管内皮细胞的增殖和迁移。用 HGF 蛋白处理血管内皮细胞系 ECV304 后发现，HGF 能诱导细胞出现明显的管状化结构。HGF 能通过增加凋亡抑制因子 bcl-2 的表达，减少 caspase3 的活性来抑制内皮细胞凋亡，从而促进血管的形成。除此以外，HGF 还能以剂量依赖的方式诱导角质形成细胞和成纤维细胞产生纤溶酶原激活剂和多种基质金属酶。这些物质能够参与降解外周毛细血管膜和伤口边缘的基质成分，使血管内皮和角质形成细胞得以向外迁移增殖，从而促进毛细血管的出芽生长和创面的再上皮化。将 HGF 和前列环素合成酶（prostacyclin synthase, PGI）共转化至鼠皮肤伤口可以加速伤口的愈合。PGI 是一类与前列腺素相关的花生四烯酸衍生物，能够抑制血小板的凝集和平滑肌细胞的增殖。研究显示，HGF 和 PGI 共转染至大鼠局部缺血肢体，能够促进局部的血液循环，增加毛细血管的数量。

体内外实验都证实，HGF 能刺激成纤维细胞、角质形成细胞和巨噬细胞等分泌多种基质金属蛋白酶。TGF-β 对角质形成细胞具有趋化作用，能够促进角质形成细胞分裂增殖和提高角化细胞的运动能力，但是其过量表达可诱导胶原合成和聚积，从而导致瘢痕和纤维化的形成。

有文献报道，慢性溃疡组织中 HGF 和其受体 C-met 呈高表达，但溃疡分泌的 HGF 没有生物活性，不能促进培养的角质形成细胞分裂增殖，其蛋白被降解还是生物活性受到抑制还有待于进一步的研究。

9. 神经生长因子

（1）发展历史 神经生长因子（NGF）是生长因子家族最早被发现的成员之一，由 Rita Levi-Montgalcini 在 1953 年首先发现。1986 年 Rita Levi-Montgalcini 和 Stanley Cohen 因发现 NGF 和 EGF 被授予诺贝尔生理学或医学奖。NGF 是一类具有维护交感神经及感觉神经的生长、发育、功能以及促进创伤修复等作用的多功能细胞因子。近年来，随着研究的深入，特别是 NGF 在非神经系统生物效应的发现，NGF 的研究突破神经系统的界限，成为多学科、多领域研究的热门，对于现代创伤整复外科的临床治疗具有重要的指导意义。一方面，NGF 能有效地促进创面修复；另一方面，高浓度的 NGF 又在病理性增生性瘢痕的形成中起关键的作用。

（2）生物学特性 经典的 NGF 是从小鼠颌下腺中分离得到的分子量为 140 000 的糖蛋白，因其沉降系数为 7 s，故称之为 7 sNGF。NGF 是由 α、β、γ 3 种亚基组成的多聚体，亚基间以共价键结合，表示为 α2βγ2。此外，该分子还包括 2 个锌指，以增加复合物的稳定性。其中 β 亚基是 NGF 的活性亚基，由于其沉降系数为 2.5 s，故又称之为 2.5 sNGF。γ 亚基的分子量为 26 000，等电点为 5.5，是一种精氨酸特异性的酯肽酶，可能与 β 亚基活化有关。α 亚基的分子量大约也为 26 kD，等电点为 4.3，其生理作用尚不清楚。

（3）作用机制 NGF 需要与其受体结合发挥作用。NGF 受体蛋白有 2 种：一种是高亲和力的 NGF 受体 TrkA，是由原癌基因 *trk* 编码的一种酪氨酸蛋白激酶受体；另一种是低亲和性 NGF 受体 P75。P75 是一种糖蛋白，主要在对 NGF 起反应的细胞上表达，与细胞凋亡和细胞迁移有关。

NGF 生物学效应广泛，分神经系统和非神经系统两大类。在神经系统中，它对成熟神经细胞的作用除了对正常神经细胞起营养因子的作用外，还对损伤的神经起保护和修复作用；对胶质细胞起保护和修复作用。随着研究的深入，NGF 对非神经细胞的生物效应也逐渐被发现：NGF 具有促进新血管形成的作用，如在皮瓣移植手术中能够增加血液供应，其机制在于 NGF 能促进神经细胞内 Ca^{2+} 向细胞外释放，Ca^{2+} 外流导致神经细胞紧张性增强，兴奋性降低，使血管扩张增强，从而加大血流量；NGF 能促进神经病损后的肌梭的细胞分化，可促进皮肤和肺的成纤维细胞的修复。新近也有研究发现，NGF 是成年大鼠胰腺细胞生理学中的重要调节因子之一，能增强葡萄糖引起的胰岛素分泌作用，有可能是细胞自分泌或旁分泌调节的机制之一。NGF 在糖尿病代谢紊乱、血管损害、免疫因素中有重要作用。

在早期炎症、局部炎症反应阶段，应用 NGF 后损伤组织中有明显的趋化活性，诱导趋化免疫细胞、成纤维细胞、血管内皮细胞等有核细胞向受伤部位移动，不仅激活巨噬细胞的吞噬功能，清除坏死组织、细胞、不良的细胞外基质，也为创面修复、上皮增殖爬行创造条件。NGF 具有促进新血管形成、促进皮肤成纤维细胞增殖的作用。

国外研究显示，大鼠皮下注射 NGF 后，局部出现了多形淋巴细胞、单核细胞及成纤维细胞，类似于一般创面的愈合过程，且细胞聚集的速度和整个反应的时间与 NGF 的浓度呈正相关。由此推测 NGF 起了类似炎症趋化因子的作用，能加速创面的愈合。国内也有很多学者做了 NGF 与创面愈合关系的相关研究。采用区组随机对照法应用 NGF 观察大鼠创面愈合的实验及 NGF 受体免疫组化法检测到创伤早期 NGF 在创面组织中高于正常组的表达、运用 NGF 治疗后明显高于对照组的 NGF 表达，以及创面血管的新生、上皮化的时间缩短，发现 NGF 能趋化炎症细胞浸润，促进创面血管新生，而在创面外敷、创底注射、肌内注射这 3 种给药途径方面，又以创面外敷效果最为显著。用小白家猪复制深二度烧伤创面，建立区组随机对照实验模型，采用组织学检查、创面组织细胞 DNA 周期分析、创面组织羟脯氨酸含量测定，探讨 NGF 对烧伤创面愈合的作用以及愈合机制。其研究也证实了 NGF 的细胞趋化作用，组织学观察到创面治疗组新生角质形成细胞迁移与增殖十分活跃，而对羟脯氨酸含量测定结果的分析显示，创面组织在第 5 天有核细胞数也明显增多，说明烧伤创面局部应用 NGF 通过对免疫细胞的趋化，使后者在释放生长因子的同时，释放胶原酶等有关基质蛋白酶，帮助分解、清除损伤创面变性坏死的细胞及细胞外基质成分，为新生上皮的爬行、细胞增殖创造一个良好的场所。创面组织细胞 DNA 周期分析则显示，创面治疗组在细胞周期的 S 期，其百分比较对照组明显增高，也就是说应用 NGF 后，处于分裂增殖期的细胞增多，证实了 NGF 具有刺激细胞的有丝分裂而有利于细胞的增殖，加速创面愈合的作用。

(4)应用研究 在临床应用方面,国内有学者通过 NGF 制剂恩经复注射用鼠神经生长因子,国药准字(20060052)的使用和随访结果发现,NGF 对创面愈合和末梢感觉的恢复作用良好。联合应用 NGF 制剂贝复济和恩经复治疗Ⅱ~Ⅲ期褥疮取得了较为满意的效果。

NGF 在非神经系统领域中的应用,目前的研究仍没有系统性。在创伤修复领域仍然面临着相关的问题,如 NGF 与炎症细胞密切相关,而创面愈合或者上皮化后增生性瘢痕中炎症细胞存在的原因目前尚不清楚,很多 NGF 作用的机制有待进一步阐释。

10. 粒细胞-巨噬细胞集落刺激因子

(1)发展历史 1977 年,Burgess 等在鼠的肺条件培养液中首次发现粒细胞-巨噬细胞集落刺激因子(granulocyte-macrophage colony stimulating factor,GM-CSF)能刺激造血前体细胞形成粒细胞-巨噬细胞集落,故而得名。1985 年,人 GM-CSF 基因(human GM-CSF gene,hGM-CSF)被首次克隆表达。此后,重组人 GM-CSF(recombinant human GM-CSF,rhGM-CSF)应用于临床。

(2)生物学特性 GM-CSF 的来源及特性:①GM-CSF 属于糖蛋白因子家族,在特有的激活信号作用下,被一系列细胞合成、分泌。T 淋巴细胞、巨噬细胞、肥大细胞、内皮细胞、成纤维细胞、软骨细胞、平滑肌细胞都能够被诱导分泌 GM-CSF 蛋白。其中,T 淋巴细胞和巨噬细胞可直接在免疫应答或炎症介质刺激过程中被激活分泌,而内皮细胞、成纤维细胞、软骨细胞和平滑肌细胞则需要经细胞因子如 IL-1 和 TNF 的诱导才能分泌。②GM-CSF 是一种分子量为 15~35 kD 的多功能细胞因子。GM-CSF 的初产物是一个由 144 个氨基酸组成的多肽片段,从其氨基末端切除一个 17 个氨基酸的片段后,由 127 个氨基酸组成的多肽蛋白即为成熟的 GM-CSF。编码人类 GM-CSF 的基因位于第 5 号染色体 5g21-5q32,而此区还包括编码 M-CSF、IL-3、IL-4、IL-5 的基因片段,所以在 GM-CSF 基因剔除的小鼠体内缺乏 GM-CSF、IL-3、IL-4、IL-5 的功能。③在正常状况下,血循环中 GM-CSF 的浓度极低,甚至难以检测到,但在 LPS(脂多糖)等物质的刺激下,其浓度可显著升高。创面上的 GM-CSF 来源于角质形成细胞、成纤维细胞、血管内皮细胞以及炎症细胞(如多形核白细胞和巨噬细胞),并通过自分泌作用作用于这些细胞。

人的 GM-CSF 受体由 α、β 两条链组成,其中 α 链是连接亚单位,负责和配体部分的结合,而 β 链主要和信号转导有关。单独 α 链与配体的结合为低亲和力,β 链单独不结合配体,但与 α 链共同组成高亲和力受体,在信号转导中起主要作用。无论是 β 或 α 链都是细胞因子超家族成员。hGM-CSF 的受体分布于造血细胞(单核细胞、中性粒细胞、嗜酸性粒细胞及祖细胞等)、非造血细胞(成纤维细胞、成骨肉瘤细胞系、乳腺癌细胞系、小细胞肺癌系、内皮细胞、成骨样细胞、胎盘和 SV-40 转化的 COS 细胞)中,在中性粒细胞上只有高亲和力位点而无低亲和力位点,而在单核细胞上则有高和低 2 种位点。

GM-CSF 有如下生物活性:①GM-CSF 是一种糖蛋白,不仅能刺激造血祖细胞增殖、分化和成熟并从骨髓向外周转移,而且在体外可以被用于刺激粒细胞和巨噬细胞集落形成,促进巨噬细胞、中性粒细胞和树突状细胞及其他单核细胞的生成和分化,在细胞因子网络中占有重要地位。Rh-GM-CSF 在临床上已经被用于骨髓抑制患者(肿瘤放射治疗及骨髓或外周造血干细胞移植后等)促进骨髓细胞的恢复。②GM-CSF 在免疫反应中可促进体液免疫及细胞免疫的建立。因此,人们开始考虑应用 GM-CSF 作为一种免疫佐剂,以及将其作为免疫基因治疗途径的一部分来研究。③GM-CSF 可通过提高免疫细胞的吞噬活性来杀灭病原体,可以刺激嗜酸性粒细胞的功能,提高 NK 细胞的活动能力,以及诱导单核细胞产生 IFN-γ、IL-12 和 IL-15。另外,GM-CSF 可以作为中性粒细胞和巨噬细胞的趋化因子,调节其分化、增殖,并活化其功能。

(3)作用机制 GM-CSF 不仅可以通过自分泌的方式促进皮肤修复细胞的增殖,而且可以通过介导其他细胞因子发挥其促进创面愈合的作用。有不少学者对 GM-CSF 的作用机制进行了探讨。Malik 等认为 GM-CSF 促进创面愈合的机制可以做如下解释:可以提高中性粒细胞和血液中单核细胞的数量并活化其功能,促进其抗菌活力、吞噬能力、氧化代谢及上调 Fc 受体的数量。它可以诱导角质形成细胞进行增殖和迁移、影响肌成纤维细胞的形成、刺激角质形成细胞的增殖。有研究显示,被活化的巨噬细胞可以产生大量的血管生成因子。GM-CSF 也可刺激 TNF 的合成和释放,后者反过来和创面愈合中起重要作用的几个细胞因子相互作用,促进创面的愈合。GM-CSF 对白细胞的浸润,单核细胞的聚集和成纤维细胞、角质形成细胞的增殖有很大的影响,同时诱导新生血管的形成等,所有这些均有助于创面的愈合。Falanga 认为,GM-CSF 通过多重机制来促进创面的愈合。正常创面愈合的 4 个时相,止血、炎症反应、增殖和组织重塑,其中每个时相都可能受 GM-CSF 影响。①止血阶段:血管收缩、凝血级联反应的启动及止血栓的形成,共同起到了止血的作用。已有报道,从 GM-CSF 的注射部位打孔活检组织观察到,GM-CSF 注射部位的止血速度要比其他部位快。②炎症反应阶段:吞噬细胞要清除创面坏死物质、细胞碎片及有害微生物。GM-CSF 具有对大量细胞(如朗格汉斯细胞、巨噬细胞、中性粒细胞、成纤维细胞和内皮细胞)的化学趋化作用。GM-CSF 通过促进中性粒细胞和巨噬细胞的增殖和活化能力来提高其吞噬活性和杀菌能力,同时,GM-CSF 也刺激巨噬细胞生成有利于创面愈合的一些生长因子,如 PDGF、FGF、TGF、EGF、VEGF 等。③增殖阶段:胶原基质形成,肉芽组织生成,角质上皮增殖、爬行覆盖创面及进一步分化。GM-CSF 刺激增加成纤维细胞中 α-肌动蛋白的产生,而后者是肉芽组织形成所必需的。GM-CSF 同时刺激新生角质形成上皮的增殖反应。GM-CSF 注射部位的组织学观察显示表皮的厚度因为角质形成细胞数目的增加和体积的增大及层数的增加而增厚。且 GM-CSF 注射部位的表皮蛋白、角蛋白等物质表达增加,而这些蛋白的表达增加正好是角质形成细胞迅速分化的结果。GM-CSF 可以加速并诱导内皮细胞的增殖和迁移,从而加速新生血管化的进程。④组织重塑阶段:伤口收缩,胶原纤维有序重排,创口上皮的抗张力强度增加。GM-CSF 除可以刺激人角质形成细胞和内皮细胞的增殖外,还可以刺激迁移,这样便加速了创面的再上皮化进程。GM-CSF 可增加伤口的收缩,也可增强创口周围组织的抗张力强度。这些因素的单独或协同作用,促进创区的愈合。

(4)应用研究　Dinc 等发现局部应用 GM-CSF 可以明显加快手术中由放射、局部缺血因素及长期应用糖皮质激素治疗导致的肠吻合不良的愈合,同时对正常的肠吻合创面也有促进愈合作用。我国 FDA 批准 2004—2006 年,以烧伤药物临床试验机构上海瑞金医院为组长单位,在 8 家知名烧伤医院进行了严格的临床试验,采用多中心、随机、双盲、安慰剂平行对照研究方法,分别把 rhGM-CSF 凝胶 ($n=201$)或空白基质($n=103$)应用于基础资料可比的深二度烧伤创面,结果显示,rhGM-CSF 组创面愈合时间显著缩短,为 17 d,而对照组为 20 d($P=0.001$)。rhGM-CSF 组各固定时相的创面愈合百分率、总有效率及总疗效都明显提高,并且应用安全,无明显不良反应。

GM-CSF 可促进难愈性创面愈合。Da Costa 等人于 1994 年报道,局部创周注射应用 rhuGM-CSF 治疗 3 例慢性下肢难愈创面,表明有促进伤口愈合作用,而且除了局限性瘙痒症外没有其他不良反应出现。随后又对 25 位下肢静脉曲张导致慢性溃疡的患者进行随机、双盲和安慰剂创周注射对照实验,结果表明,治疗组 16 例患者中有 3 例(19%)在 1 周之内痊愈,8 例(50%)约 2 个月痊愈,而安慰剂对照组 9 例中除了 1 例于 1 周内痊愈外,8 例迁延不愈,且整个 rhGM-CSF 治疗过程中无明显不良反应出现。之后,Da Costa 等又对 rhGM-CSF 的剂量范围进行了研究。创周注射 400 μg 比 200 μg 具有更加明显的促进创口愈合作用;而对于不良反应的报道,200 μg 剂量组的 21 例中 5 例有腰痛的表现,400 μg 剂量组的 19 例中只有 3 例感到身体不适,但均没有发生严重不良反应。除了这些实验研究之外,大量的临床病例也报道 GM-CSF 具有促进创面愈合的作用。De Ugarte 等在对 3 例遗传性白细胞功能缺失,伴发有经久不愈创面的患者局部皮下应用 GM-CSF 治疗后,创面在 1~4 周内均完全愈合。Pieters 等于 1995 年、Mery 等于 2004 年分别报道对镰刀状红细胞性贫血患者伴发的下肢慢性溃疡应用 rhGM-CSF 治疗有效,Raderer 等于 1997 年对 10 例癌症患者术后不愈创面的局部应用 rhuGM-CSF 证明有明显促进愈合作用。另外,Shpiro 等和 Bulvik 等报道 rhGM-CSF 对于坏疽性脓皮病等创周注射及全身应用有效。Canturk 等对实验糖尿病鼠的切口模型全身应用 GM-CSF 随机对照实验结果显示:①糖尿病鼠的中性粒细胞计数下降,GM-CSF 治疗组中性粒细胞计数及吞噬功能明显增高;②糖尿病鼠创区羟脯氨酸的水平明显低于用药组,表明 GM-CSF 对于创面愈合有促进作用,且对于患有糖尿病等全身疾病者伴发的难愈创面有促进作用。Remes 等观察临床两位因糖尿病脂性渐进性坏死导致下肢慢性迁延不愈创面的胰岛素依赖型糖尿病患者,在溃疡局部连续应用 rhGM-CSF 10 周后,创面愈合,从而推论局部应用 GM-CSF 可能是治疗糖尿病患者伴发慢性迁延不愈创面的一种有效方法。Cianfarani 等选择 8 例病程 2~12 年标准传统治疗无效的静脉性溃疡患者,局部皮损处 4 个基点皮内注射 rhuGM-CSF 150 μg/次,隔周 1 次,视疗效进行 4~9 次治疗,1 例痊愈,剩余病例溃疡面缩小 30%~73%,说明 rhGM-CSF 治疗有效。在治疗前及首次治疗后第 5 天,分别从 8 例溃疡边缘取活检组织进行 GM-CSF 对创面愈合的影响机制研究。结果 GM-CSF 用药 5 d 后溃疡床的新生血管密度明显增加,原位杂交及免疫组化提示溃疡处大量的微血管内皮细胞表达增殖细胞核抗原(proliferating cell nuclear antigen,PCNA)新生血管正活跃地形成;溃疡底部出现大量表达 VEGF 的细胞,主要是巨噬细胞,另有少量肌成纤维细胞及树突状细胞,而治疗前仅有创缘的角质形成细胞表达 VEGF。这提示增强的新生血管化与 GM-CSF 治疗慢性静脉性溃疡有关,炎症细胞来源的 VEGF 可作为 GM-CSF 促慢性溃疡愈合作用中血管形成的调节者。

GM-CSF 促进皮肤移植物成活。因血管化不足致皮肤移植物被排斥,可使创面不愈。研究显示 GM-CSF 可促进移植皮肤成活。骨髓再生不良患者,因骨折致皮肤缺损,移植物不能顺利上皮化后存活,创周皮下注射 rhGM-CSF,10 d 后中性粒细胞数量增加,上皮化快速开始,25 d 后创面愈合。另一研究针对自体皮肤移植失败的 6 例患者(移植前用 GM-CSF 孵育移植皮片),其中 3 例难愈性创面仅 GM-CSF 处理的移植皮片存活。

GM-CSF 与其他促进创面愈合的因子相比较,还有一突出的作用优势,即 GM-CSF 可趋化并活化中性粒细胞及单核-巨噬细胞,而这两种细胞是实现创面自溶性清创及抵御病原入侵的主要细胞,从而提高创面局部本身的自溶性清创及抗感染能力,有利于预防创面继发感染,并有助于感染创面的愈合。

有学者对 10 位健康志愿者进行随机、双盲、空白对照实验研究,发现 GM-CSF 并没有表现出对健康人皮肤创口促进愈合的作用,分析可能是因为 GM-CSF 只是起到诱导其他对创口愈合有促进作用的细胞因子(如 PDGF、FGF、TGF、EGF、VEGF 等)的作用,而这种作用的表现又不很稳定。同时发现创区渗液内 IL-8 的含量增高,故推测在感染创面里 GM-CSF 也许是和其他功能受损的趋化因子协同起效,促进创区愈合。然而,Jorgensen 等通过对外科手术后患者创区局部应用 GM-CSF 来研究对结缔组织剂量依赖性作用时发现,局部应用 GM-CSF 可刺激炎症细胞浸润,但却减少了肉芽组织中成纤维细胞的数量。GM-CSF 特异性及剂量依赖性地抑制了胶原的沉着。当 GM-CSF 的剂量达到 4 μg 时,可表现为全身性抑制组织修复的作用。GM-CSF 对于胶原选择性的下调作用同样在体外培养的成纤维细胞实验得到了证实,从而不支持 GM-CSF 单一应用于外科手术切口的促愈合作用。所以,GM-CSF 是否可以真正促进创面的愈合,其机制又是怎样的,有待进一步研究。

11. 白细胞介素

(1)发展历史　白细胞介素(interleukin,IL),简称白介素,是指在白细胞或免疫细胞间相互作用的淋巴因子,它和血细胞生长因子同属细胞因子。两者相互协调、相互作用,共同完成造血和免疫调节功能。白细胞介素在传递信息,激活与调节免疫细胞,介导 T 淋巴细胞、B 淋巴细胞活化、增殖与分化及炎症反应中起重要作用。

(2)生物学特性　根据在修复中的作用,IL 大致可分为:促炎因子,主要为 IL-1、IL-11、IL-17 和 IL-18 等;抗炎因子,主要为 IL-4、IL-10 和 IL-13 等;调节因子,主要为 IL-6 和 IL-8。IL-1 和 IL-6 是皮肤中的重要细胞因子,前者主要由角质形成细胞产生,后者主要由成纤维细胞产生。

(3)作用机制　有研究发现,IL-1α 可刺激 IL-6 的产生,而 IL-6 反过来可促进角质形成细胞的增殖,于是提出可能存在一个"角质形成细胞→IL-1α→成纤维细胞→IL-6→角质形成细胞"的调节环路。在此环路中,IL-1α 和 IL-6 介导了角质形成细胞和成纤维细胞的相互作用。这一调节环路可能对维持皮肤的正常功能和在炎症、创伤愈合等过程中角质形成细胞和成纤维细胞发挥作用有一定调节作用。Cinat 进行动物实验发现,应用外源性 IL-2 不仅提高烧伤鼠的存活率,还可促进人体成纤维细胞的代谢和胶原合成。

(4)应用研究　有报道,10 例烧伤患者,按烧伤面积和深度分 Ⅰ、Ⅱ 两组,各 5 例。研究发现,烧伤后 1 d,两组血清 IL-8 水平均逐渐上升,且于伤后 3 d 达峰值,推测早期血清中 IL-8 升高可能与创伤后机体的应激反应有关。伤后 2 周,Ⅱ 组血清的 IL-8 出现第 2 个高峰,而 Ⅰ 组无明显升高。可能是由于 Ⅰ 组三度烧伤面积手术范围较小,伤后 2 周,二度创面大部分已自行愈合,三度创伤经手术植皮后基本覆盖。而Ⅱ组由于烧伤总面积和三度烧伤面积大,所以在伤后 2 周大部分创面尚未愈合,未手术创面及手术后未植皮的暴露创面,可能会诱发全身感染,无论是局部还是全身均处于一个易感状态。推测,Ⅱ组患者 2 周后血清 IL-8 再次升高可能与感染有关。另外,Ⅱ组患者血清中 IL-8 均显著高于Ⅰ组患者,尤其是伤后 3 d 和 2 周呈高度显著,可能与烧伤面积和深度有关。另有研究发现,烧伤后局部创面组织释放 IL-8 显著增多,而在未烧伤部位则含量甚微,甚至创面边缘正常皮肤组织 IL-8 的含量也只有创面组织的十几分之一。提示组织细胞释放 IL-8 具有很强的区域性或针对性,而烧伤创面局部高浓度的 IL-8 则可吸引中性粒细胞向烧伤创面组织浸润,介导局部的炎症反应,并启动和放大创面愈合过程。若炎症反应过强,局部大量中性粒细胞被激活,则可损伤血管内皮,导致创面组织局部血管进行性栓塞,从而成为组织进行性坏死的始动因素之一。Brivio 等观察发现,结肠、直肠癌患者术前输注 IL-2 有助于伤口愈合。还有人证实,应用重组人 IL-2 能明显提高抗伤口裂开的应力。

战伤中,辐射损伤引起的造血障碍和免疫抑制是主要病理变化,由此引发的感染和出血等并发症是导致患者死亡的主要原因。造血细胞生长因子,如干细胞因子(stem cell factor,SCF)、粒细胞集落刺激因子(granulocyte-colony stimulating factor,G-CSF)或血小板生成素(thrombopoietin,TPO),因能够刺激造血功能恢复而具有较好的抗辐射作用。因此,细胞因子成为新型辐射防护药物研究的焦点。近年来,具有免疫调节作用的 IL-12 日益受到关注,研究发现 IL-12 具有显著的辐射防护作用。它可能主要从以下几方面发挥作用:抑制造血干/祖细胞凋亡,促进其增殖;调节造血细胞增殖周期;保护造血微环境;与其他细胞因子协同刺激造血;调节免疫及保护肠道。

12. 肿瘤坏死因子

(1)发展历史 肿瘤坏死因子-α(tumor necrosis factor-α,TNF-α)是一种由多核巨细胞产生的有广泛生物学活性的细胞因子,一方面可调节机体的免疫功能,使某些肿瘤细胞坏死;另一方面则介导炎症过程、组织损伤、休克等病理生理反应。1975 年,在被细菌感染的小鼠血清中发现有一种蛋白类物质可致肿瘤出血,并能抑制、杀伤体外培养的肿瘤细胞,将其命名为肿瘤坏死因子,也称恶病质因子(cachectin)。肿瘤坏死因子分为两种,分别被命名为 TNF-α 和 TNF-β。TNF-β 由活化的淋巴细胞产生,也称淋巴毒素;TNF-α 由活化的单核-巨噬细胞产生,也称恶病素。两者有相似的活性。

(2)生物学特性 人类 TNF-α 基因大小为 2.76 kb,由 3 个内含子和 4 个外显子组成,与主要组织相容性复合物(MHC)紧密连锁,定位于第 6 对染色体短臂上。TNF-α 来源极广泛,体内的多种细胞均具有产生和释放 TNF-α 的能力,如单核-巨噬细胞、淋巴细胞、平滑肌细胞、成纤维细胞、内皮细胞、角质形成细胞、星形细胞和成骨细胞等。

TNF-α 的主要生物学功能有:①通过对机体免疫功能的调节作用,促进 T 淋巴细胞及其他杀伤细胞对细胞的杀伤;通过作用于血管内皮细胞,损伤内皮细胞或导致血管功能紊乱,使血管损伤和血栓形成,造成肿瘤组织的局部血流阻断而发生出血、缺氧坏死。②能促进髓样白血病细胞向巨噬细胞分化,如促进髓样白血病细胞 ML-1、单核细胞白血病细胞 U937、早幼粒白血病细胞 HL60 的分化,其机制尚不清楚。③可促进细胞增殖和分化。TNF-α 的调控与核因子-κB(NF-κB)的关系密切。细胞外刺激信号使体内 NF-κB 活化,可以增强 TNF-α 的基因转录,促进后者的生存和表达;随后 TNF-α 通过正反馈机制再次激活 NF-κB,不但使 TNF-α 的分泌进一步增加,还可诱导其他促炎症细胞因子 IL-1、IL-8 的生成和释放,引起级联反应,导致最初的炎症信号进一步放大。此外,TNF-α 还能更强地诱导一氧化氮(NO)和诱导型一氧化氮合成酶(iNOS)的合成,进一步加重炎症反应。

(3)作用机制 TNF-α 是重要的生物应答调节因子,调节多种组织和细胞的代谢与功能活动。主要通过局部分泌(自分泌和旁分泌)方式,作用于细胞膜上的 TNF-α 受体而发挥其生物效应。TNF-α 的生物学作用取决于其受体亲和力的大小和数目的多少,并受受体内在化(internalization)和脱落(shedding)的影响。另外,TNF-α 还具有直接细胞内作用。TNF-α 生物作用的多样性主要归纳为:①TNF-α 受体存在于几乎所有被检细胞,如巨噬细胞、淋巴细胞、多形核白细胞、成纤维细胞、内皮细胞、滑膜细胞、肌肉细胞、原粒细胞等。另外,多种肿瘤细胞也具有 TNF-α 受体。②TNF-α 可导致多种信号传递旁路、激酶和转录因子激活。③TNF-α 可导致许多细胞基因的活化。不同细胞表面 TNF-α 受体数目和亲和力有很大差异,并且细胞表面受体数目与该细胞对 TNF-α 的敏感性不呈平行关系,平

均每个细胞有 $10^3 \sim 10^4$ 个 TNF-α 受体。TNF-α 活动大多通过与其受体结合而介导。

（4）应用研究　TNF 参与红细胞生成、血管生成等生物进程，是内皮细胞的趋化物，促使毛细血管管样结构在三维空间溶胶中成形。在兔角膜和小鸡绒膜尿囊中，具有直接的血管生成活性。在伤口愈合中，可能增加组织的氧张力而使成纤维细胞成熟。将 $1 \sim 500$ ng TNF-α 盐液及溶胶体液局部置于正常及注射过阿霉素的小鼠伤口中，待致伤 11 d 后，杀死小鼠，取与伤口垂直的皮片测量伤口裂开力（WDS）并观察组织学改变。另一组创伤小鼠每日腹腔注射 TNF $25 \sim 75$ μg/kg，同法观察其伤口裂开力及组织学改变。第 3 组，自创伤后局部运用 TNF，6 个月后再观察伤口的组织学改变。结果显示，局部应用 $5 \sim 500$ ng TNF 盐液对伤口愈合及组织学变化无显著影响。局部应用 5、25 或 50 ng TNF 溶胶体液于注射过阿霉素的小鼠中可增加伤口裂开力 33%～65%，在普通鼠中局部应用 10～500 ng TNF 溶胶体液可使伤口裂开力增加 14%～49%。局部应用 TNF 溶胶体液于注射过阿霉素的小鼠中可增强其伤口愈合的组织学反应。而腹腔注射 TNF 对伤口裂开力无影响。局部应用 TNF 6 个月后，其对伤口愈合的组织病理学改变无影响。TNF 是巨噬细胞功能中的免疫介导物质，在创伤的同时局部应用其溶胶体液可使普通小鼠及注射过阿霉素小鼠的伤口裂开力增加，组织学变化改善。

另外，还有很多生长因子通过影响修复细胞的增殖与分化表型，在创面愈合过程中发挥作用。创面的愈合过程是一个细胞、ECM、细胞因子等多因素互相作用的过程。而生长因子及其受体在这一复杂的信号转导通路网中发挥的功能尚不完全明确，须进一步研究解释其生物学特性及对细胞增殖、分化的调节机制。生长因子的作用具有一定的细胞特异性，因此对于创面修复的各种细胞增殖及 ECM 合成的调节作用亦有所差异。现已证实，EGF 主要作用于角质形成细胞，而 FGF 对肉芽组织生长的促进作用更强，PDGF 则对间充质细胞、胶质细胞增殖具有显著的调节作用。临床研究也显示，EGF 对浅二度烧伤创面、FGF 对深二度创面修复有更好的促进作用（表 3-2）。

表 3-2　生长因子/细胞因子在创面愈合中的作用靶细胞和生物学作用

生长因子/细胞因子	细胞	急性创面	功能	慢性创面
EGF	血小板 巨噬细胞 成纤维细胞	+	再上皮化	－
FGF-2	角质形成细胞 肥大细胞 成纤维细胞 平滑肌细胞	+	肉芽组织形成、再上皮化、基质形成与塑形	－
TGF-β	血小板 角质形成细胞 巨噬细胞 淋巴细胞 成纤维细胞	+	炎症、肉芽组织形成、再上皮化、基质形成与塑形	－
PDGF	血小板 角质形成细胞 巨噬细胞 内皮细胞 成纤维细胞	+	炎症、肉芽组织形成、再上皮化、基质形成与塑形	－

续表 3-2

生长因子/细胞因子	细胞	急性创面	功能	慢性创面
VEGF	血小板	+	肉芽组织形成	−
	中性粒细胞			
	巨噬细胞			
	内皮细胞			
	平滑肌细胞			
	成纤维细胞			
IGF	成纤维细胞	+	肉芽组织形成、再上皮化	−
	平滑肌细胞			
	巨噬细胞			
HGF	内皮细胞	+	肉芽组织形成、再上皮化、基质形成与塑形	−
	成纤维细胞			
	角质形成细胞			
NGF	角质形成细胞	+	肉芽组织形成、再上皮化、基质形成与塑形	−
	成纤维细胞			
	肥大细胞			
	内皮细胞			
IL-1	中性粒细胞	+	炎症、再上皮化	+
	单核细胞			
	巨噬细胞			
	角质形成细胞			
IL-6	中性粒细胞	+	炎症、再上皮化	+
	巨噬细胞			
TNF-α	中性粒细胞	+	炎症、再上皮化	+
	巨噬细胞			

目前对于生长因子在不同类型创面、创面愈合不同阶段的作用特点尚无系统研究。不同类型的生长因子在各类创面修复中疗效亦缺乏全面比较。因此,各种生长因子交互作用的网络关系及时空效应,应当作为下一阶段的重点研究方向,以指导临床合理选择使用生长因子产品。与生长因子功能相关的 Ras-MAPK、P13K、Wnt 等信号途径与肉芽组织过度增生、肿瘤发生关系密切。因此,生长因子产品对病理性瘢痕和肿瘤的诱导作用仍是医学界应当关注的问题。

虽然目前的研究结果显示,生长因子在短期内安全性良好,与瘢痕过度增生亦无确切关系,但最长为 5 年的追踪调查期限不足以否定其对于癌症发生率的影响。另外,作为基因工程药,生长因子有许多药理和毒理问题尚未完全研究清楚,在临床应用上还有许多问题要进一步解决:①明确生长因子调控创面愈合的网络机制;②关注局部创面应用生长因子可能带来的不良反应;③关注局部应用生长因子的有效性与方式方法;④关注局部应用生长因子适应证的选择与不同创面对生长因子的选择;⑤明确局部应用生长因子促进创面愈合只是促愈合的方式之一,生长因子并不能代替外科清创术以及抗感染等创面处理的基本技术方法。因此,对一个皮肤缺损创面选择何种方法进行治疗,应具体情况具体分析。只有选择适当的治疗方法,才能促进皮肤缺损的尽快修复。

(程 飚 付小兵 刘文忠)

第三节 炎症细胞与愈合

伤后的自我修复过程一定经过局部组织的炎症反应。在这类炎症反应过程中,中性粒细胞首先进入损伤区,其主要功能是分泌大量趋化因子,诱导血液中的单核细胞进入局部创伤组织成为巨噬细胞。除此之外,中性粒细胞分泌大量的酶类,一定程度起到杀伤某些微生物的作用。实施主要功能后,中性粒细胞将通过凋亡程序消失。巨噬细胞通过分泌包括各种趋化因子、生长因子在内的各类细胞因子诱导各类修复细胞到达损伤部位,并通过自分泌、旁分泌、近分泌等途径导致这类细胞因子级联式的生物学效应,促进各类修复细胞的增殖、迁移,行使其修复功能。适度的炎症反应有利于创面愈合(图3-4)。

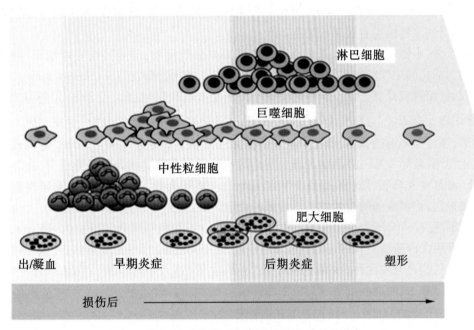

图 3-4 创面愈合过程中炎症细胞的作用

一、中性粒细胞

(一)概述

白细胞(white blood cell)为无色有核的球状血细胞,较红细胞大,能做变形运动,具有防御和免疫功能。成人白细胞的正常值为$(4.0\sim10.0)\times10^9/L$。根据白细胞胞质有无特殊颗粒,可将其分为有粒白细胞和无粒白细胞。有粒白细胞又根据颗粒的嗜色性,分为中性粒细胞、嗜酸性粒细胞和嗜碱性粒细胞;无粒白细胞有单核细胞和淋巴细胞两种。

中性粒细胞(neutrophil)占白细胞总数的50%~70%,是白细胞中数量最多的一种。细胞呈球形,直径10~12 μm,核染色质凝集成块状。核的形态多样,有杆状核,有分叶核。细胞核一般为2~5叶,正常人以2~3叶者居多。一般情况下,核分叶越多,表明细胞越接近衰老,杆状核粒细胞则较幼稚。中性粒细胞的胞质染成粉红色,其中含许多小的淡紫色颗粒。颗粒分为嗜天青颗粒和特殊颗粒两种。嗜天青颗粒较少,约占颗粒总数的20%,光镜下着色略深,是一种溶酶体,含有酸性磷酸酶、过氧化物酶等,能消化分解吞噬的异物。特殊颗粒数量多,约占颗粒总数的80%,颗粒较小,呈哑铃形或椭圆形,内含碱性磷酸酶、吞噬素、溶菌酶等。

中性粒细胞的胞质内含有初级颗粒、次级颗粒、三级颗粒 3 种不同颗粒成分,各具不同的酶谱及形态学、生物学特征。初级颗粒,也称嗜苯胺蓝颗粒,含有能消化多种生物活性物质的酸性水解酶,包括弹性蛋白酶、组织蛋白酶 G 等,还含有能促进中性粒细胞与靶细胞的黏附、启动对某些类型细胞杀伤作用的阳离子蛋白。其他具有杀菌活性的酶类包括:溶菌酶和磷脂酶 A_2,它们分别降解细菌的细胞壁和细胞膜;髓过氧化物酶,在 Cl、I 等卤族元素存在下产生 H_2O_2,增加细胞毒作用。次级颗粒与初级颗粒结构相似,亦含有磷脂酶 A_2 和溶菌酶。此外,还包括阳性蛋白、乳铁蛋白(一种维生素 B_{12} 结合蛋白)及抗 IV 型胶原的胶原酶。三级颗粒,即 C 颗粒,含有组织蛋白酶和明胶酶,后者可消化基底膜,使胶原变性。三级颗粒在中性粒细胞趋化物质作用下释放,是驱动细胞穿越基底膜和组织从而进行迁徙的酶的来源。单核细胞和巨噬细胞中含有相同颗粒。中性粒细胞的这些颗粒成分是其通过吞噬作用、氧自由基杀菌效应等不同机制杀灭入侵病原微生物,清除损伤、变性组织细胞的结构基础。

通过细胞膜表面的 FCR、CR,中性粒细胞与经过补体、免疫球蛋白调理的细菌吸附、内吞,形成吞噬体,经细胞内 G 蛋白、蛋白激酶、Ca^{2+} 流等信号传递,引起溶酶体、特殊颗粒、嗜苯胺蓝颗粒等多种颗粒成分释放,释出的多种酶类直接杀伤细胞。

除了吞噬杀菌,中性粒细胞的氧杀菌机制在其消灭外来致病物,清除损伤变性组织、细胞中同样起着关键作用。活化的中性粒细胞氧耗量明显增加,称之为"呼吸爆发"(respiratory burst),低氧可阻断该反应,引起抗菌效应减弱。该反应中起关键作用的是 NADPH 氧化酶,后者将 O_2 还原成 O_2^-,随后 O_2^- 经歧化作用转变成 H_2O_2。在有 Cl^- 的情况下,髓过氧化物酶可以催化 H_2O_2 生成 HOCl。HOCl 是高效的杀菌剂,通过与邻近的巯基、氨基反应发挥其杀伤毒性。O_2、H_2O_2、HOCl、OH^- 等氧代谢产物通过脂质过氧化作用,破坏 DNA 结构,氧化蛋白质中的巯基基团及降解细胞外基质成分,破坏细菌关键蛋白质、脂质、血红素及核酸等成分,最终导致细胞死亡。呼吸爆发在清除微生物的同时也会对机体正常组织造成损伤,许多疾病的发生均与活性氧的代谢有关。

嗜酸性粒细胞(eosinophil)占白细胞总数的 0% ~ 1%。细胞呈圆球形,直径 10 ~ 15 μm,核常为两叶。胞质内充满粗大的嗜酸性颗粒,染红色,其中含有酸性磷酸酶、芳基硫酸酯酶、过氧化物酶和组胺酶等。嗜酸性粒细胞具有趋化性,以变形运动穿过毛细血管,进入结缔组织,吞噬抗原-抗体复合物,释放组胺酶灭活组胺,从而减弱过敏反应。

(二)中性粒细胞在创伤愈合过程中的作用

创伤愈合的炎症早期即以中性粒细胞向受伤部位的快速聚集为特征。在创伤愈合过程中,中性粒细胞并不起必要的作用。不论创面清创还是肉芽组织的形成均不依赖于中性粒细胞,中性粒细胞在创伤愈合过程中的主要作用为抗感染。中性粒细胞不直接参与纤维增生和伤口愈合,它仅在创面愈合的早期阶段,作为最早进入创面局部的炎症细胞,吞噬、溶解细胞,清除坏死组织,使坏死组织分离脱落,为组织修复、创面愈合奠定基础,同时分泌多种炎症介质和酶类,参与其他炎症细胞的活动及炎症反应的调控过程。

1. 中性粒细胞的渗出和向组织损伤部位聚集 白细胞的渗出过程是极其复杂的,经历附壁、黏着、游出和趋化作用等几个阶段才能到达创伤局部。中性粒细胞在 LPS、IL-1、IL-8、TNF、PF_4、血小板活化因子(PAF)、缺氧、LTB_4、创面坏死组织及激肽、纤溶、凝血系统等多因素、多机制作用下被激活,细胞膜表面黏附分子表达增加。参与炎症反应时血小板聚集和炎症细胞在创面募集的黏附分子主要有以下几个家族:①选择蛋白(selectin)主要表达于内皮细胞、白细胞和血小板表面,影响白细胞在炎症部位的局限化。②整合素,构成黏附分子的另一大类,可调节细胞与基质、细胞与细胞间黏附,在白细胞局限化、向炎症部位迁徙以及淋巴细胞的归巢中发挥重要作用。③细胞间黏附分子-1 (ICAM-1)是另一类使白细胞在损伤部位局限化的黏附分子。ICAM-1 表达于经细胞因子刺激的内皮细胞和白细胞表面,可与表达于中性粒细胞和巨噬细胞表面的 CD11a/CD18 和 CD11b/CD18 结合;ICAM-2 表达于内皮细胞表面,与 CD11a/CD18 结合,在中性粒细胞于损伤部位的最初局限化中发挥重要作用。

内皮细胞也可被激活参与中性粒细胞-内皮细胞的黏附作用,但其反应的时间较晚。白介素-1 (IL-1)和肿瘤坏死因子(TNF)以及细菌的脂多糖(lipopolysaccharide,LPS)可诱导、培养人的内皮细胞增强对中性粒细胞的黏附性。但这是一个可逆的时间依赖过程,需要 4～6 h 达到最大反应,且需要 mRNA 转录和蛋白质合成。

黏附于内皮细胞表面的白细胞沿内皮细胞表面缓慢移动,遇到内皮细胞连接处,伸出并插入巨大伪足。整个白细胞胞体逐渐从内皮细胞之间挤出,到达内皮细胞和基底膜之间,在此停留片刻,最后穿过基底膜到血管外。一个白细胞通常需 2～12 min 才能完全通过血管壁。白细胞游出是以阿米巴样运动方式进行的主动移动过程。白细胞游出之后,血管内皮细胞的连接结构恢复正常。

一旦中性粒细胞通过了内皮细胞层,它还必须穿过基底膜和间质结缔组织才可以到达组织损伤部位。这个过程可分为 3 步:第一步,中性粒细胞附着于基底膜,可能由特异的糖蛋白如层粘连蛋白通过其在中性粒细胞质膜上的受体介导;第二步,中性粒细胞分泌水解酶,降解局部基底膜和细胞间基质成分;第三步,中性粒细胞穿过细胞间基质向前移动。

2. 中性粒细胞在组织损伤部位的吞噬和杀菌作用　中性粒细胞在 IgG 和 C3b 等活性物质的调解作用下伸出伪足将细菌包围、吞入,形成吞噬体(phagosome),进而与吞噬细胞胞质中的溶酶体结合形成吞噬溶酶体(phagolysosome)。细菌在溶酶体内被杀伤、降解。

吞噬细胞摄入异物的过程需要消耗能量,故随形态变化引起氧耗量激增,分布于吞噬细胞膜外表面的还原型辅酶Ⅰ(NADH)氧化酶和还原型辅酶Ⅱ(NADPH)氧化酶在吞噬过程中被快速激活,使 O_2 还原为超氧阴离子。大多数超氧阴离子通过自发性歧化作用途径转变为 H_2O_2,由此形成的 O_2^- 和 H_2O_2 就在吞噬溶酶体内有效地杀灭细菌。

吞噬细胞杀伤和降解被吞噬的细菌主要通过吞噬细胞的溶酶体酶及其代谢产物两条途径。溶酶体酶包括溶菌酶、富含精氨酸的阳离子蛋白质、乳铁蛋白、酸性水解酶和髓过氧化物酶(myeloperoxidase,MAO)。吞噬细胞代谢产物主要包括氧代谢活性产物和酸性代谢产物。其中髓过氧化物酶与过氧化氢和卤化物构成中性粒细胞的有效杀菌系统。

3. 中性粒细胞与组织损伤　中性粒细胞在激活后发挥杀菌作用的同时也对周围组织造成损伤。虽然中性粒细胞在创伤修复过程中不起重要作用,但若伤口出现细菌感染,细菌体的某些成分如革兰氏阴性菌的胞壁成分脂多糖可大大地增强机体的防御反应,特别是增强中性粒细胞对其他炎症介质的反应,引起一系列的病理变化:LPS 增强中性粒细胞黏附于内皮细胞的作用并诱导中性粒细胞对炎症介质的反应更加剧烈,从而引起更多的氧自由基、中性蛋白酶和脂类介质的释放,大大加剧组织损伤。

中性粒细胞释放的氧自由基对内皮细胞、成纤维细胞和角质形成细胞均有毒性。脂肪酸的氧化作用也可形成毒性代谢产物。氧自由基除直接损伤细胞外,还可灭活或氧化循环中的抗蛋白酶以使蛋白水解酶无限制地发挥作用,过氧化阴离子还可产生趋化因子,而过氧化氢可改变基底膜和结缔组织以使蛋白水解酶更易发挥降解作用。伤口存在细菌尤其是革兰氏阴性菌的感染,将会大大增强这些毒性产物的释放。

中性粒细胞颗粒内的弹力蛋白酶是一个丝氨酸蛋白酶,分子量约 35 000,能降解大量的底物,包括弹力蛋白、Ⅳ型胶原、纤维连接蛋白、纤维蛋白原、蛋白多糖和免疫球蛋白。但它最主要的作用是降解补体 C3 和 C5 以产生活性片段。组织蛋白酶 G(cathepsin G)的分子量为 27 000,等电点为 11。它能降解纤维蛋白酶原、蛋白多糖、血红蛋白、补体、免疫球蛋白和酪蛋白。组织蛋白酶 G 还可发挥某些细胞内的功能,包括激活一些潜在的酶如胶原酶和明胶酶。弹力蛋白酶和组织蛋白酶共同作用可更有效地降解基质。除此之外,中性粒细胞还含有大量的胶原酶和明胶酶。除弹力蛋白酶可降解Ⅳ型胶原外,胶原酶可降解Ⅰ、Ⅱ、Ⅲ型胶原,而明胶酶只能降解Ⅳ型胶原和变性的胶原。胶原酶可能在中性粒细胞的迁移过程中发挥重要作用。体外实验还证明中性粒细胞释放蛋白酶可直接损伤细胞。

4. 中性粒细胞在创伤修复过程中的作用　中性粒细胞通过在凝血和补体激活等过程中产生的多

种介质的作用,经附壁、黏着、渗出血管后游向组织损伤区。血流动力学的改变和创伤部位的急性炎症反应促进了这一过程。在伤口无明显感染的情况下中性粒细胞对创伤修复过程无影响。它在创伤愈合过程中的作用还有待于深入研究。

二、巨 噬 细 胞

(一)巨噬细胞的产生与迁移、分化与成熟

巨噬细胞(macrophage cell)也称组织细胞(histocyte),是由血液中的单核细胞穿出血管后分化而成的。单核细胞进入结缔组织后,体积增大,内质网和线粒体增生,溶酶体增多,吞噬功能增强。巨噬细胞的寿命因所在组织器官而异,一般可存活数月或更长。

单核细胞向巨噬细胞分化的过程中还伴随某些表型的改变,包括:①细胞表面受体如补体 iC3b 和转铁蛋白的受体表达增加;②细胞内酶如 α-氨基己糖苷酯酶(α-amino glycoside esterase)、肌酸激酶、组织谷氨酰胺转移酶(tissue transglutaminase)和 cAMP 依赖的蛋白激酶表达增强;③分泌过氧化氢和超氧离子的能力降低。同时,此过程还明显受 IFN-γ 和激素的负调节。

(二)巨噬细胞的形态

巨噬细胞分布广泛,在疏松结缔组织内数量较多。巨噬细胞形态多样,因其功能状态不同而变化,一般为圆形或椭圆形,并有短小突起,功能活跃者常伸出较长伪足而呈不规则形。胞核较小,呈圆形或椭圆形,着色较深。扫描电镜下,细胞表面有许多微皱褶和突起,呈彩球状。透射电镜下,胞质含有大量初级溶酶体、次级溶酶体、吞噬小泡和吞噬小体,此外还有较发达的高尔基复合体、少量线粒体和粗面内质网等。巨噬细胞在体外培养时可附着在玻璃和塑料表面,其胞质非特异性脂酶阳性,常以此收集和鉴别巨噬细胞。

(三)巨噬细胞的活化

在正常组织中的巨噬细胞处于静息或未活化状态,但能对外界的免疫炎症刺激快速做出反应甚至活化。巨噬细胞的活化是巨噬细胞发挥强大生理功能的状态,目前根据活化状态不同,巨噬细胞主要可分为 M1 型即经典活化的巨噬细胞(classically activated macrophage),以及 M2 型即替代性活化的巨噬细胞(alternative activated macrophage)。M1 型巨噬细胞的主要特点是促进炎症。IFN-γ 和 TNF-α 可诱导 M1 型活化,触发呼吸爆发,释放活性氧,进一步分泌 TNF-α 和 IL-12,诱导诱生型一氧化氮合成酶,上调所有 MHC Ⅱ 类和程序性死亡配体1(programmed death ligand 1,PD-L1)分子表达。M1 型巨噬细胞被认为在吞噬病原微生物和促发细胞性免疫反应中起关键作用。M2 型活化模式与 M1 型相对应,主要表现为抗炎症;M2 型巨噬细胞能被 IL-4 和 IL-13 诱导,上调限定的部分 MHC Ⅱ 类和 PD-L2 分子,分泌较少的 IL-12 和 NO,吞噬病原微生物能力减弱,在组织修复及针对寄生虫的体液细胞免疫过程中发挥作用。

(四)巨噬细胞在创伤愈合中的作用

巨噬细胞通过变形运动吞噬和清除异物与衰老伤亡细胞;通过分泌多种生物活性物质刺激组织血管生成,调节结缔组织基质的合成与降解。此外,它还参与和调节免疫应答。因而巨噬细胞在创伤愈合过程中具有重要作用,是创伤愈合的"指导者"和"管理者"。

1.巨噬细胞在炎症期清除坏死组织过程中的作用 损伤修复开始之前必须首先清除损伤部位的坏死组织、细胞碎片和细菌裂解物等。巨噬细胞在清除坏死组织过程中起着关键性作用,其降解结缔组织基质的过程分为细胞外降解和细胞内降解两种方式。

细胞外降解指巨噬细胞分泌或诱导产生一些酶类物质至胞外,参与结缔组织的降解过程。这些酶类物质包括弹性蛋白酶(elastase)、胶原酶和纤溶酶原激活剂(plasminogen activator)。弹性蛋白酶可降解基质内的弹性蛋白(elastin)和糖蛋白组分;高度纯化的成纤维细胞胶原酶对基质内的胶原成分具有特异活性;纤溶酶原激活剂本身的蛋白水解活性很低,但在纤溶酶原存在时会形成具有强大蛋白

水解能力的纤维蛋白溶酶(plasmin),它能降解 50% ~70% 的糖蛋白组分,但对胶原和弹性蛋白无作用。超微和生化观察发现,巨噬细胞与结缔组织基质的作用发生于细胞最近处,有时可延伸至几毫米远处。

细胞外降解之后进行细胞内降解过程,亦即巨噬细胞吞噬细胞外降解产生的小片段基质成分、细胞碎片和细菌裂解物等,然后被溶酶体降解的过程。巨噬细胞有活跃的非特异性吞噬和免疫吞噬功能,这种功能是基于细胞具有趋化、移动、接触、包围、吞入及胞内消化等一系列能力。所谓趋化性(chemotaxis),即巨噬细胞受到某些化学物质如细菌的产物、炎症组织的变性蛋白等(总称趋化因子)的吸引而向该处的定向运动。巨噬细胞的变形运动是借助于胞质的溶胶和凝胶状态的交替转变,以及微丝、微管的作用形成伪足来实现的。巨噬细胞接触到细菌、异物、衰老伤亡的细胞时,即伸出伪足将其黏附和包围,进而吞入胞质,形成吞噬小体和吞饮泡。吞噬小体与初级溶酶体接触、融合,成为次级溶酶体,溶酶体酶消化分解异物,残留的异物则形成残余体。此外,巨噬细胞表面有多种受体(如抗体 Fc 段的受体、C3 补体的受体等)。当有抗体、补体和免疫反应存在时,吞噬细胞的吞噬作用显著增强,即为免疫吞噬功能。有多种溶酶体酶参与此过程,其中对组织蛋白酶 B(cathepsin B)和组织蛋白酶 N(cathepsin N)的研究较为清楚。两者均为硫依赖蛋白酶,最适 pH 值为 3.5,均在胶原无螺旋结构的 N 端肽区切割,随后被溶酶体的内肽或外肽酶所降解。巨噬细胞不表达髓过氧化物酶,但它通过产生 NO 继续杀灭创面细菌,激活巨噬细胞一氧化氮合成酶产生 NO,通过 TNF-α 和 IL-1 与过氧化物氧自由基相互作用产生毒性更强的过氧化亚硝酸盐和羟基;激活的巨噬细胞合成和释放的多种活性因子如 IL-1、淋巴细胞活化因子等发挥其细胞毒性作用,杀伤靶细胞。

2.巨噬细胞在肉芽组织增生期的作用　巨噬细胞与创伤愈合过程中肉芽组织增生期的细胞增殖有密切关系。巨噬细胞可产生作用于成纤维细胞和其他间质细胞的生长因子,也可产生与血管生成有关的因子,从而参与血管生成。

(1)分泌多种生长因子　已有证据证明,巨噬细胞在成纤维细胞、平滑肌细胞和其他间质细胞以及内皮细胞的增生过程中起一定作用。动物体内实验证明,应用氢化可的松和抗巨噬细胞血清处理以除掉血循环中的单核细胞和组织内的巨噬细胞后,成纤维细胞增生和结缔组织生成均受到抑制。随后证实,巨噬细胞可活跃分泌诱导静止期成纤维细胞增生的因子,这些因子统称为巨噬细胞衍生生长因子(macrophage-derived growth factor,MDGF)。MDGF 不留在细胞内,而是合成后直接分泌至细胞外。某些物质如细菌内毒素 Con A、纤维连接蛋白和 phorbol diester 刺激巨噬细胞后其分泌 MDGF 水平可明显提高。MDGF 的确切本质并不清楚,它代表多种生长因子,包括 PDGF、IL-1 和成纤维细胞生长因子(FGF)等,其活性主要由 PDGF 产生,某些活性源于 FGF(主要为 aFGF)。FGF 除能趋化并刺激成纤维细胞等间质细胞增生外,还可趋化内皮细胞并刺激其增殖,所以它具有较强的刺激组织血管生成的作用。

(2)促使组织血管生成　巨噬细胞在创伤愈合中可产生多种血管生成因子(如 FGF 等)。这些因子刺激新生毛细血管向创伤区域内无血管、由胶原和成纤维细胞构成的网中生长。新生毛细血管的生长是血管生成因子诱导内皮细胞的直接迁移或者刺激与新生血管形成有关的内皮细胞、平滑肌细胞和其他间质细胞增生的结果。巨噬细胞参与组织血管生成与以下 3 种机制有关。第一,活化的巨噬细胞可直接分泌诱导新生血管生长的细胞因子。巨噬细胞可被低氧或高浓度乳酸激活,也可被内皮细胞产生的细胞因子激活。第二,巨噬细胞可产生能降解连接组织基质的因子,这对毛细血管内皮细胞芽生具有重要作用。巨噬细胞可产生金属蛋白酶(如胶原酶)和丝氨酸蛋白酶(如组织型和尿激酶型纤溶酶原激活物 t-PA、u-PA),这些酶可以降解细胞外基质(extra cellular matrix,ECM),调整机械结构并使与 ECM 结合的生长因子释放。第三,巨噬细胞可分泌某些因子刺激其他细胞(如毛细血管内皮细胞、成纤维细胞和角质形成细胞)分泌高水平的促血管生成因子。

3.巨噬细胞在组织改建中的作用　伤口愈合通过再生上皮覆盖或瘢痕形成实现后,组织修复并未完成,仍需进行局部组织的改构和重建,以期达到结构和功能尽可能恢复,主要是肉芽组织向正常结缔组织的转变。在此过程中巨噬细胞可通过调节结缔组织基质的合成与降解,使胶原反复溶解、沉积和更新,达到组织改建的目的。

巨噬细胞可调节结缔组织基质的合成。已有证据证明,巨噬细胞可通过控制其他细胞合成结缔组织基质蛋白而调节创伤愈合的组织重建。ROSS 等曾观察到豚鼠经氢化可的松和抗巨噬细胞血清处理后伤口纤维化明显延迟。Hunt 等实验显示,在体内角膜测试实验中伤口内巨噬细胞也分泌能提高胶原合成的因子,并且在这些细胞被注射入鼠角膜前先与高浓度内毒素共孵 30 min,结果胶原合成作用加倍。

巨噬细胞可调节成纤维细胞分泌胶原酶。巨噬细胞通过分泌生长因子 PDGF、IGF-1、bFGF 引起纤维增生;分泌合成酶类,如弹性蛋白酶、纤溶酶原激活剂和胶原酶等降解基质,调节基质形成。

4.参与和调节免疫应答　巨噬细胞主要从两方面参与免疫应答。一是捕捉、加工处理和传递抗原,进而触发机体的免疫应答。如果没有巨噬细胞加工和传递抗原,就很难发生免疫应答。二是巨噬细胞及其合成和释放的多种活性因子(如 IL-1、淋巴细胞活化因子等)能作用于免疫活性细胞,调节免疫应答,或共同杀伤靶细胞(如肿瘤细胞)。淋巴细胞产生的巨噬细胞趋化因子还能增强巨噬细胞的功能。

三、淋巴细胞

淋巴细胞亚群及其分泌的细胞因子在创伤愈合的各个阶段均起着不可忽视的作用。这不仅表现在淋巴细胞直接参与创伤后的免疫抑制,更重要的是其分泌的细胞因子在整个创伤愈合过程中起着举足轻重的作用。

(一)淋巴细胞及其亚群

严重战创伤可引起机体非特异性和特异性免疫功能障碍,而在特异性免疫障碍中又以细胞免疫功能受损最突出。淋巴细胞数量和功能的改变导致巨噬细胞趋化性、吞噬功能、杀菌活性及廓清能力均明显下降,成为创伤后易发生感染的重要原因。

已经证实,淋巴细胞参与创伤早期阶段的炎症反应。炎症反应是机体组织对有害刺激物产生的损伤反应,在本质上属于防御性反应,如消灭入侵的有害微生物、中和毒素、清除被破坏的组织、促进组织修复和痊愈,但也会带来不利影响。已经知道,战创伤的致伤因素就是致炎因素,坏死组织本身即引发炎症反应。炎症细胞虽然一般以中性粒细胞为主,但在某些严重损伤、放射复合创伤情况下,炎症部位内以及"脓肿"内却极少有中性粒细胞,而代之以单核样或淋巴细胞,有时甚至形成淋巴细胞隔离带。这可能是在中性粒细胞减少或功能降低情况下的一种代偿现象。

多数资料显示,T 淋巴细胞在创伤愈合过程中具有重要的双重调节作用:早期能刺激巨噬细胞、内皮细胞和成纤维细胞增生,晚期的负调节作用可能对创伤修复的有序完成起着重要作用。在创伤早期,当巨噬细胞迁移到创伤部位以后,辅助性 T 淋巴细胞(helper T cell,Th)减少,抑制性 T 淋巴细胞(suppressor T cell,Ts)增加,因而与外周血和脾比较,创伤部位的 Th/Ts 细胞比值明显降低。T 淋巴细胞的减少能明显影响伤口愈合程度和创伤部位胶原的合成,这种影响表现在创伤过程的所有阶段。Efron 用抗 T 淋巴细胞抗体给 Balb/c 小鼠注射,观察 T 淋巴细胞对创伤愈合的影响,发现 T 淋巴细胞缺乏能明显减缓创伤愈合过程。而 Barbul 则认为,抑制性 T 淋巴细胞亚类对创伤愈合是一个负调节过程,即抑制性 T 淋巴细胞的增加对创伤愈合有抑制作用,包括抑制伤口愈合的程度和减少肉芽肿期羟脯氨酸的含量。研究证实,使用增加 T 淋巴细胞功能的药物(如生长激素、维生素 A、精氨酸等)可使创面抗张强度和胶原沉积增加,相反,使用抑制 T 淋巴细胞功能药物(类固醇、枸橼醛、环孢素 A 等)则明显抑制创面愈合过程。通过胸腺切除术阻止 Ts 的成熟,使创面愈合加快,胸腺切除鼠腹腔内移植同种胸腺则抑制此作用,应用纯化的胸腺激素血清、胸腺因子、促胸腺生成素和胸腺素 V 同样抑制创面愈合过程,使创面抗张强度减弱,胶原沉积减少。以上事实提示,胸腺可能通过增加 Th 的活性抑制正常创面的愈合。

关于 B 淋巴细胞在创伤愈合过程中的情况报道较少。一些学者报道其总含量未见明显变化,另一些资料则表明 B 淋巴细胞数减少。有学者指出,在创伤感染发生的初期,B 淋巴细胞以及对特定的微生物抗原发生反应的淋巴细胞起着重要作用。淋巴细胞亚类的变化规律及调控亦为人们所关注。在人骶尾窦切除创面愈合过程中发现,B 淋巴细胞大量集中于创面边缘,占总淋巴细胞数的比例从伤后 0 d 的 3.7% 上升至第 4 天的 27.0%,提示 B 淋巴细胞可能在创面愈合中发挥尚不为人知的作用。

还有学者指出,在创伤初期活性淋巴细胞含量的下降是预后不良的标志。创伤后淋巴细胞的激活,即辅助性 T 细胞增多和抑制性 T 细胞减少,对创伤预后判断具有特殊的参考价值。在治疗过程中,活性 T 淋巴细胞和 B 淋巴细胞以及有微生物抗原受体的淋巴细胞增多也具有重要意义,抑制性 T 细胞增多有不利的影响。此外,抑制性 T 细胞过多能导致患者的免疫缺陷。以上资料表明,研究 T 和 B 淋巴细胞亚群在创伤过程中的改变对于创伤的诊断、预后和治疗均具有重要意义。当这些过程不足或者倒转时需要及时采取适当的措施予以纠正。

(二)细胞因子在创伤愈合过程中的作用

从创伤愈合现代概念的描述可以看到它是一个错综复杂的病理过程。其基础是炎症细胞和修复细胞的一系列活动。在软组织伤中主要炎症细胞包括单核–巨噬细胞、中性粒细胞、内皮细胞、角质形成细胞等,这些细胞的活动受到局部和全身因素的影响。根据创伤愈合的现代概念,多种体液介质和细胞介质均能影响炎症细胞和修复细胞的行为,从而参与调控创伤愈合过程。

淋巴细胞除参与炎症过程的免疫反应外,还分泌多种体液和细胞介质。它们可以直接或间接、单独或协同作用于炎症细胞和修复细胞,如诱导炎症细胞浸润、促进修复细胞的增殖分化、刺激肉芽组织增生,进而影响创伤愈合和组织重建。从产生的生物学效应可将这些作用分为趋化作用、合成分泌作用和增殖分化作用 3 种。

1. 淋巴细胞分泌的可溶性免疫介质对巨噬细胞的趋化作用　抗原进入组织时的免疫反应(如创伤感染时的免疫反应),是从白细胞向炎症病灶游走开始的,这一过程叫作趋化性。淋巴细胞分泌的可溶性免疫介质对巨噬细胞显示出不同的作用,如巨噬细胞趋化因子(macrophage chemotactic factor,MCF)引导巨噬细胞移向炎症部位,巨噬细胞移动抑制因子(macrophage migration inhibitory factor,MIF)能使巨噬细胞固定在炎症病灶内,巨噬细胞活化因子(macrophage activating factor,MAF)能使固定在炎症病灶内的巨噬细胞激活和增强吞噬作用。淋巴细胞分泌的一些其他因子也能加强多形核白细胞、单核细胞的吞噬活性,在有调理素和免疫球蛋白的条件下,这些因子对吞噬细胞的激活作用更为明显。在创伤早期巨噬细胞吞噬、清理坏死组织,为创伤修复的第二阶段做准备。

2. 淋巴细胞分泌的细胞因子在创伤愈合中的调控作用

(1)白细胞介素(interleukin,IL)　IL 是由 T、B 淋巴细胞等免疫活性细胞分泌的具有多种生物学功能的免疫活性蛋白,在创伤反应的各个阶段都具有重要作用,因而白细胞介素在创伤后的变化以及在创伤后免疫抑制中的作用受到关注。

1)IL-1:主要由单核–巨噬细胞及 T、B 淋巴细胞产生,也可由自然杀伤细胞、肥大细胞等产生。IL-1 能调节多种免疫活性细胞,参与造血、神经内分泌及抗肿瘤等多种生理过程,并与炎症以及某些疾病的病理变化有关。IL-1 对 B 淋巴细胞有直接激活作用,诱导其活化、生长、分化及合成免疫球蛋白。外来因子对 IL-1 产生的刺激作用能够通过 IL-1 的直接作用和细胞因子的级联激活而导致 T 淋巴细胞、B 淋巴细胞及 NK 细胞的活化。IL-1 单独或与其他细胞因子合用,刺激成纤维细胞增殖和结缔组织生长,从而参与创伤愈合及纤维化过程,因而在创伤的肉芽组织生成和组织重建过程中起着重要作用。研究表明,创伤后机体腹腔巨噬细胞、单核细胞或胸腺细胞在体外刺激产生 IL-1 多以降低为主,而血清及其他体液中 IL-1 含量则常见升高。进一步研究证实,创伤后体液中 IL-1 含量的升高可能以低免疫活性和无免疫活性的 IL-1β 为主,而此时免疫细胞受刺激后仅能产生低水平的 IL-1α,严重创伤患者的血清中几乎检测不出 IL-1α。已经知道,巨噬细胞抗原提呈及活化 T 淋巴细胞产生免疫应答主要是通过 IL-1α 的介导,因而 IL-1α 的降低无疑是创伤后免疫抑制的重要原因之一。

2)IL-2:IL-2 是由 T 淋巴细胞分泌并在机体免疫应答中起关键作用的细胞因子,它的主要功能是促进 T 淋巴细胞增殖。创伤后 IL-2 合成水平明显下降,导致 T 淋巴细胞增殖受抑制,从而降低机体免疫力,诱发感染。有学者认为,导致 T 淋巴细胞分泌 IL-2 下降的原因并非细胞本身分泌功能受损,而是第二信使传导受阻,因而淋巴细胞 Ca^{2+} 及蛋白激酶的改变可能为分泌 IL-2 能力下降的原因。此外,创伤后淋巴细胞膜上表达的 IL-2 受体数量明显下降,已经证实 IL-2 的产生及其与 IL-2 受体的结合为免疫反应中的关键步骤,因而淋巴细胞膜 IL-2 受体数量的下降无疑会降低机体的免疫功能,从而影响创伤愈合过程。

3)IL-3:IL-3 是由激活的 T 淋巴细胞释放的作用于早期造血阶段并具有广谱活性的多系造血细胞刺激因子,其功能包括:促进骨髓多能干细胞和各系祖细胞的分化增殖;刺激嗜碱性粒细胞释放组胺颗粒;激活嗜酸性粒细胞的吞噬功能;促进外周血 T 淋巴细胞增殖;刺激正常 B 淋巴细胞,并能促进由 IL-2 激活的 B 淋巴细胞分泌免疫球蛋白;能在转录水平上促进 TNF 基因的表达,使 TNF 的合成增加;还能促进肥大细胞的增殖分化,从而间接参与创伤愈合过程。

4)IL-4:由激活的 T 淋巴细胞和肥大细胞产生,可作用于 T 淋巴细胞、B 淋巴细胞、胸腺细胞、造血细胞和成纤维细胞等多种功能细胞。鼠 IL-4 单用或 IL-4 和 IL-3 合用均可促进肥大细胞释放组胺,IL-4 也具有巨噬细胞激活能力,还可增强补体和 IgG 介导的小鼠腹腔巨噬细胞吞噬颗粒的能力。IL-4 的另一作用是诱导细胞融合,进而形成多核细胞。这些结果提示 IL-4 可能在肉芽肿的生成中起一定作用。此外,IL-4 还可调节由其他细胞因子(如 TNF-α、IL-1 等)诱导的人成纤维细胞产生 C3 和 B 因子,增加内皮细胞对 T 淋巴细胞的吸附,调节已被 IL-1、TNF 或 IFN-γ 激活的内皮细胞上抗原的表达,在创伤愈合早期参与改变炎症反应的性质。

5)IL-5:活化的 Th_2 细胞是 IL-5 的重要来源。T 淋巴细胞经 IL-2 活化后产生 IL-5,嗜酸性粒细胞、肥大细胞和白细胞亦可产生 IL-5。其主要作用是调节嗜酸性粒细胞前体细胞的终末分化;活化成熟嗜酸性粒细胞,并延长其存活时间;增强其脱颗粒。

6)IL-6:主要由 T 淋巴细胞、B 淋巴细胞、单核-巨噬细胞及成纤维细胞等产生。它的主要功能有:诱导 B 淋巴细胞增殖分化,产生 IgE;诱导 T 淋巴细胞合成 IL-2 及表达 IL-2 受体;刺激 T 淋巴细胞生长。创伤后无论血中还是创伤局部均可见 IL-6 含量增多,且与患者的死亡有密切关系,因而动态观察创伤患者血清中 IL-6 的变化对于患者的预后判定具有重要意义。

7)IL-8:IL-8 由激活的单核-巨噬细胞、成纤维细胞、淋巴细胞等产生,通过对中性粒细胞、T 淋巴细胞等的趋化作用以及对中性粒细胞的活化而参与免疫调节和炎症过程,在几乎所有的以中性粒细胞浸润为特征的炎症性疾病中发挥作用。有资料表明,在多发伤和创伤感染患者,其外周血单核细胞体外产生 IL-8 的水平明显低于正常,但在创伤患者的血浆中 IL-8 的水平却显著升高,而且这种患者在病程后期往往发展成为 ARDS 或是 MOF。此外,在烧伤患者血浆、肺和创面皮肤组织中均发现 IL-8 蛋白的表达升高,且往往伴随有肺功能的损害。

(2)粒细胞-巨噬细胞集落刺激因子 激活的 T 淋巴细胞、B 淋巴细胞、巨噬细胞和肥大细胞均可产生粒细胞-巨噬细胞集落刺激因子(granulocyte-macrophage colony stimulating factor,GM-CSF)。GM-CSF 能增强中性粒细胞的功能,如脱颗粒、增强氧化代谢和吞噬杀伤功能,并能促进嗜碱性粒细胞释放组胺和巨噬细胞表达细胞因子,从而间接参与创伤愈合过程。

(3)转化生长因子-β 转化生长因子-β(transforming growth factor-β,TGF-β)由巨噬细胞、T 淋巴细胞等产生。TGF-β 影响创伤愈合过程的所有阶段,包括炎症反应及基质的积聚。在成人创伤中巨噬细胞是产生 TGF-β 的关键性炎症细胞。TGF-β 能通过成纤维细胞刺激纤维化,如它能刺激成纤维细胞产生胶原及其他基质成分的沉积;抑制胶原酶;阻断血纤维蛋白溶酶原抑制物,增加血管生成和趋化成纤维细胞、单核细胞、巨噬细胞。人们还发现在肝硬化、肺间质纤维化、肾小球肾炎及硬皮病中,TGF-β 量显著增加,在成人及胎儿创伤中应用外源性 TGF-β 均能促使瘢痕组织形成。研究显示,局部应用 TGF-β 能增加创伤愈合和愈合伤口的张力。分子生物学研究也证实,在 TGF-β 存在时,创面区域 Ⅰ 型和 Ⅲ 型胶原的 mRNA 表达水平明显提高,显示了 TGF-β 在创伤愈合过程中的重要作用。

(4)肿瘤坏死因子-α 肿瘤坏死因子-α(tumor necrosis factor-α,TNF-α)是由巨噬细胞、淋巴细胞产生的具有多种生物学效应的细胞因子,在创伤并发感染或濒临死亡患者的血浆中含量显著升高。

由于 TNF-α 可刺激产生一系列具有免疫抑制活性的花生四烯酸类代谢物,而这种刺激作用在创伤时尤为明显,因而加重了已有的免疫抑制。当机体感染后血中内毒素可促进 TNF 合成和分泌,这可能是导致 TNF-α 在感染状态下血浆水平增高的原因。因而抗内毒素单抗和抗 TNF 单抗的应用,能在很大程度上降低创伤患者的感染率。

(三)淋巴细胞与创伤后免疫抑制

创伤治疗后期感染直接或间接导致的死亡占治疗后期死亡率的 70%~80%。人们在 20 世纪 70 年代就注意到,创伤后机体免疫反应的受抑现象包括白细胞趋化能力减弱,吞噬杀菌能力降低,粒细胞呼吸爆发功能下降,单核-巨噬细胞功能减退,B 淋巴细胞合成抗体水平和 T 淋巴细胞刺激转化受抑等。80 年代后人们认识到,创伤后免疫功能抑制是导致感染的主要原因。

已经证实在正常情况下,细菌进入机体后由中性粒细胞迅速进行趋化游走,吞噬细菌,产生大量超氧离子(呼吸爆发)。同时细胞内酶活性增强,进而杀灭细菌。创伤后粒细胞趋化、调理、吞噬、呼吸爆发功能受抑。研究证明,外周血多形核白细胞的趋化、吞噬和呼吸爆发等作用通过免疫球蛋白 IgA 重链及补体因子与其表面受体的结合而得以调理增强。重要的调理受体包括 FCR Ⅰ 、FCR Ⅱ 和 FCR Ⅲ。严重烧伤后,FCR Ⅲ 表达受抑 58%,因而 IgA 对白细胞的调理作用也明显受到影响;同时 CR3 表达也受抑 30%,致使补体 C3b 调理作用也相应下降,从而使患者外周血白细胞趋化性和杀菌能力显著降低,创伤后粒细胞参与黏附、趋化和杀菌作用的膜表面 β-2 整合素的表达也明显下降。此外,创伤后 24 h 内,C3、C4、C5 和 C1 活化物的抑制因子、H 因子和 I 因子均显著下降。如烧伤感染患者血清 C3 水平低下,巨噬细胞调理吞噬作用也随之降低。此外,烧伤后血清中 C3 含量下降,而 C3a、C5a 则明显增高,这可能是 C3b 在血清及肺灌洗液中含量大大增加的原因,而这些患者后期往往发展形成 ARDS。

关于创伤后的免疫抑制机制还有待于深入研究。多数学者认为,创伤后机体处于应激状态,各种应激激素均可抑制免疫反应。已经证实,在创伤后,合成分泌增加的前列腺素 E$_2$(prostaglandin E$_2$,PGE$_2$)是一种较强的免疫抑制物。机体遭受严重创伤后,无论血中还是创面局部组织均可检测到高水平的 PGE$_2$。已经知道,淋巴细胞本身并不分泌 PGE$_2$,但其细胞膜上的 PGE$_2$ 受体能与 PGE$_2$ 结合,通过一系列信号传递途径,使淋巴细胞功能发生抑制。有资料表明,PGE$_2$ 在生理浓度下即可使 B 淋巴细胞产生抗体的水平下降,并能抑制 T 淋巴细胞的体外刺激转化及克隆增殖反应,抑制 T 淋巴细胞玫瑰花结的形成和多种淋巴因子的产生,而且对杀伤细胞的活化也存在抑制作用。PGE$_2$ 还能刺激 Ts 细胞的增殖,降低 IL-2 的合成。此外还发现,创伤后巨噬细胞亚群比例改变,抑制性巨噬细胞数量与活性的增加可能是导致 PGE$_2$ 水平增高的重要原因。因而这些研究者认为,创伤后抑制性免疫细胞,如抑制性巨噬细胞和抑制性 T 淋巴细胞数量及活性增高可能是创伤后机体免疫功能受抑的原因之一。

综上所述,淋巴细胞及其亚群以及所分泌的细胞因子不仅直接参与创伤后的免疫抑制,而且在创伤愈合的各个阶段均起着不可忽视的作用。因而深入研究淋巴细胞及其所分泌的多种细胞因子和创伤愈合的关系,不仅有助于阐明伤口愈合的复杂机制,而且可能为临床促进损伤组织修复提供一些新方法和药物。现有资料表明,在严重战创伤时合理使用(单独或联用)外源性生长因子确实能加速伤口愈合,促使组织结构和功能的较快恢复(表 3-3)。

表 3-3　淋巴细胞分泌因子对创面愈合的作用

名称	功能	名称	功能
IL-1	刺激白细胞趋化,调节炎症细胞因子的分泌,角质形成细胞迁移,成纤维细胞增殖	GM-CSF	刺激 B 淋巴细胞分化和骨髓祖细胞的粒细胞和巨噬细胞集落生长,抑制 T 淋巴细胞生长,刺激内皮细胞增殖与迁移、角质形成细胞生长、肉芽组织生长
IL-2	刺激 T 淋巴细胞生长,增加 Th 细胞活性,增加细胞毒性,刺激 B 淋巴细胞分化	成纤维细胞抑制因子(FIF)	抑制成纤维细胞迁移
IL-3	刺激 T 淋巴细胞和 B 淋巴细胞成熟及肥大细胞生长,间接参与愈合	巨噬细胞趋化因子(MCF)	刺激巨噬细胞迁移
IL-4	刺激 T 淋巴细胞、B 淋巴细胞、肥大细胞生长和 Ts 细胞抗体产生,抑制巨噬细胞活化,参与炎症反应,介导诸多黏附分子表达	巨噬细胞抑制因子(MIF)	抑制巨噬细胞活化
IL-5	刺激 B 淋巴细胞生长和抗体产生,促进嗜酸性粒细胞分化	巨噬细胞活化因子(MAF)	刺激巨噬细胞活化
IL-6	刺激 T 淋巴细胞、B 淋巴细胞活化,抑制成纤维细胞增殖与合成能力	TNF-α	刺激中性粒细胞和巨噬细胞活化及成纤维细胞增殖,抑制成纤维细胞的胶原合成和内皮细胞增殖
IL-8	刺激白细胞趋化和活化。促进炎症反应进程,刺激血管形成,促进有丝分裂	TNF-β	抑制 B 淋巴细胞生长,刺激成纤维细胞增殖和胶原合成
IL-10	抑制 Th 淋巴细胞和巨噬细胞释放细胞因子,具有防止瘢痕产生的作用	TGF-β	抑制 B 淋巴细胞生长以及 T 淋巴细胞和巨噬细胞活化,激活中性粒细胞,刺激成纤维细胞迁移和胶原合成,刺激或抑制成纤维细胞增殖,抑制内皮细胞增殖
IFN-γ	刺激巨噬细胞活化和 B 淋巴细胞分化,刺激或抑制成纤维细胞增殖,抑制胶原产生和交联,抑制内皮细胞增殖,增加内皮细胞对淋巴细胞的黏附		

四、肥大细胞

由多种因素参与的创伤愈合过程,不仅依赖于多种细胞各自的而又互相协同的活动功能,而且还依赖于它们分泌的化学介质和细胞因子的直接或间接作用。目前已经证实,参与创伤愈合的重要细胞成分——肥大细胞(mast cell,MC),在上述两个方面均起着不可忽视的作用。

(一)概述

肥大细胞在种族遗传上是古老的细胞,广泛分布于哺乳动物各器官,但主要分布于机体与环境的交界处,总体积大约相当于脾。MC 起源于骨髓中 CD34$^+$ 干细胞,以单核细胞的前体细胞释放入血,只有当它们到达周围组织,特别是皮肤、胃肠道和呼吸道,在微环境的影响下才能最终成熟,产生其特征性的胞质颗粒。在体内 MC 的生命期可长达数年,而且在组织中脱颗粒后仍能增殖,并且在适当环境中再次形成颗粒,恢复其原有形态,这被认为是 MC 不同于嗜碱性粒细胞和其他白细胞的一个独特的分化特点。MC 是 I 型超敏宿主,在抗寄生虫、细菌甚至病毒中也起重要作用。MC 通过释放各种前炎症和免疫调节分子,表达广谱的细胞因子和趋化因子的表面受体,在先天性或获得性免疫反应中起促进宿主防御功能的作用。越来越多的证据表明,MC 也执行明显的非免疫学功能,在组织改建、内环境稳定、纤维化和血管生成过程中发挥作用,在机体创伤愈合过程中有重要作用。

1. MC 与出血、凝血　创伤时凝血因子Ⅻ不仅启动凝血过程,也启动补体级联反应,产生过敏毒素 C3a 和 C5a,C5a 刺激 MC 向伤口迁移、合成并分泌活性介质。也就是说,在凝血早期 MC 的产物已经在受伤组织中发挥作用。MC 通过两种方式影响纤维蛋白凝血块形成:①活化的 MC 脱颗粒,释放肥大细胞类胰蛋白酶(mast cell tryptase,MCT)和肝素,抑制血栓素诱导的纤维蛋白原凝血活性。MCT 降解纤维蛋白原 α 和 β 链,因而抑制纤维蛋白原凝血活性。②MC 通过分泌 TNF-α 明显加强真皮的树突状细胞表达凝血因子Ⅻa,凝血因子Ⅻa 也被称为纤维蛋白稳定因子或血浆谷氨酰胺转移酶,与稳定纤维蛋白原纤维间的共价键结合,因而形成纤维蛋白凝块,有利于止血。同时纤维蛋白凝块为炎症细胞浸润到创伤组织提供了暂时性的基质。

2. MC 与炎症反应　MC 在创伤愈合的过程中可以吸引炎症细胞。MC 经依赖 IgE 或不依赖 IgE 途径被激活后释放大量促炎因子、免疫调节因子和组织调节介质在损伤部位积聚,提示它在创伤愈合中具有重要作用。研究证实,MC 具有吸引中性粒细胞到损伤部位的能力,但对巨噬细胞和 T 淋巴细胞趋化无明显影响。MCT 也具有增加血管通透性、诱导炎症细胞浸润功能。实验表明在创伤愈合中仅需要短暂的 MC 激活。MC 活化失控,也能造成其他的机体损伤。如烧伤可刺激 MC 脱颗粒而释放血管活性物质,参与出血性休克和烧伤后的炎症反应,导致多器官衰竭。组胺的分泌提高了黄嘌呤氧化酶的活性并使反应氧的产生增加。炎症介质和信号分子,如 ROS,可进一步活化 MC,形成级联反应,不断扩大炎症反应,促进多器官功能衰竭。而注射超氧化物歧化酶(superoxide dismutase,SOD)可明显减少 MC 脱颗粒,抑制活性组胺和 MCT 的释放。伤后 3 h,SOD 除掉 ROS 后,组胺和 MCT 也降至基线水平。

3. MC 与肉芽组织的形成　从形态学上可以将创伤愈合的动态过程清楚地划分为 3 个主要阶段:①坏死组织的溶解和经过炎症使伤口清除坏死物;②结缔组织增生和肉芽组织长满伤口;③肉芽组织纤维化和瘢痕形成及上皮形成。MC 在上述 3 个阶段,特别是在肉芽组织发生和成熟过程中,起着重要作用。在创伤愈合过程中,创伤部位 MC 含量发生变化。受伤后最初 24 h,MC 数量下降;到受伤后第 3 ~ 5 天时 MC 数量增多;至第 8 天,也就是肉芽组织生长期时增至高峰,也有研究资料表明,在创伤过程第 5 ~ 7 天时 MC 数量最多。关于其增多的意义,一般认为 MC 胞质内合成一系列生物活性物质,如肝素、5-羟色胺、组胺。这些生物活性物质积蓄在 MC 异染颗粒内,在 MC 脱颗粒时被分泌到周围环境中。很显然,MC 具有局部分泌型分泌功能,并且已经证实,它们的分泌不导致细胞死亡,相反,它能刺激被"破坏"的细胞核和胞质"改组"。伤后 MC 数量增加是 MC 及其前体募集增加和(或)存活增加所致,而不是局部 MC 增殖所致。MC 募集与单核细胞趋化蛋白-1(monocyte chemoattractant protein-1,MCP-1)表达平行,而与其他趋化因子无关。MC 主要通过分泌 MC 源性前炎症介质和生长因子来影响创伤愈合过程。皮肤伤口纤维化边缘 MC 不仅数量显著增加,而且有 60% ~ 70% MC 的 IL-4 呈强阳性表达,其他类型细胞多不表达 IL-4,提示 MC 通过产生 IL-4 和刺激成纤维细胞增殖影响创伤愈合过程中的细胞因子网络而发挥作用。Abe 等的体外实验证实,MC 的 MCT 可促进人真皮成纤维细胞增生和 Ⅰ 型胶原的合成。另外,MC 自身在高浓度组胺刺激下也合成胶原,直接参与细胞外基质的形成。

4. MC 与血管的形成　Walgenbach 等用兔血管生成的特殊模型研究新血管生成,将血液循环良好的腹直肌转移到缺血肢体,诱导新血管生成,证实 MC 的数量及其脱颗粒与邻近肌肉组织向创面液中释放的 bFGF 和生长因子呈正相关。MC 合成的 MCT 和胃促胰酶可降解细胞外基质和内皮细胞基底膜,这也是新血管开始发芽的必备条件。在体外实验中,MC 的 MCT 可诱导人真皮微血管内皮细胞的增生和管腔形成,因而被认为是一种血管生长因子。离体实验表明,MC 分泌的肝素能特异性地刺激毛细血管的内皮细胞迁移,在血管的生长过程中起重要作用;体内实验也证实,组胺能刺激血管内皮细胞增生,MC 还产生其他丰富的血管生成因子,包括 TNF-α、IL-8、bFGF 和至少 4 种 VEGF 亚型(121,165,189,206),可使内皮细胞活化、增生并形成血管。总之,MC 从多方面参与血管生成的调节过程。

5. MC 与纤维化、瘢痕改建和病理性瘢痕　MC 调节愈合过程的重要性已得到证实,脱颗粒后生物学介质的过剩或不足引起修复减弱,伴随大量肉芽组织的形成(如瘢痕疙瘩和增生性瘢痕),伤口闭合延迟和炎症阶段的慢性纤维化。MC 与纤维化、瘢痕改建细胞外基质的重建在各种炎症性疾病以及在正常的生理过程,如创伤愈合和血管生成中都是一个重要的方面。以前已经检出各种金属蛋白酶(如明胶酶 A 和 B)在上述情况下作为细胞外基质降解的关键作用因素。一方面,人 MC 的 β-MCT 是一种明胶酶,具有潜在降解明胶的特性,可降解基质。MCT 部分降解变性 I 型胶原,β-MCT 紧密结合于明胶上,形成稳定的高分子复合物。MC 在其分泌颗粒中储存预先形成的大量活性 MCT。MCT 能使细胞外基质的前胶原酶活化为胶原酶,裂解 IV 型胶原、纤连素、弹性蛋白酶和蛋白多糖。另一方面,体外实验表明 MCT 是一种潜在的成纤维细胞有丝分裂原,可促进成纤维细胞合成和分泌胶原增加。MCT 在创伤愈合瘢痕形成中,主要作用是促进合成和分泌胶原以及降解基质。MC 通过多种途径参与纤维化的病理过程,MC 与成纤维细胞的直接接触促进成纤维细胞的增殖,MC 产生的活性介质也对纤维化起一定的作用,如组胺、肝素、IL-1、IL-4 和 5-羟色胺均能不同程度地刺激成纤维细胞生长、胶原的转录、合成胶原增加,促进微血管内皮细胞分裂、迁移,导致微血管增生、胶原沉积,促进纤维化和瘢痕形成。

增生性瘢痕(hyperplastic scar,HS)组织学上是以成纤维细胞增多和胶原过量沉积为特征的病理性修复结局。其形成机制尚未阐明,有人认为与体质有关,也有人认为与缺血缺氧引起 MC 分泌生长因子,使肉芽组织增长过度有关。有学者观察到 MC 的数量在 HS 中明显增加,认为 MC 在其中起一定作用。研究发现,HS 增生期细胞外基质 MCT 表达量明显大于 HS 成熟期,表明 MC 的 MCT 参与了HS 的形成。

(二)MC 表达和合成的介质

一类是预先合成和储存的介质,包括:IL-1β、IL-3、IL-4、IL-8、IL-10;TNF-α、SCF(干细胞因子受体的配体),嗜酸性粒细胞趋化因子,巨噬细胞集落刺激因子(M-CSF),GM-CSF,血管内皮细胞生长因子(VEGF)121、165、189、206;MCT、胃促胰酶、组胺、肝素、氧化酶、羧肽酶、软骨素;趋化因子 CC 和 CXC;芳基磺胺酶、葡萄糖醛酸酶等。另一类是受刺激后合成的介质,包括:IL-6、IL-1、IL-13;TGF-β,白三烯(LT)B4、C4 和 E4;前列腺素(PG)D2、E2 和 F2;bFGF,PAF,PDGF,巨噬细胞炎症蛋白(MIP)-1α、MIP-1β,单核细胞趋化蛋白-1(MCP-1)。现仅就 MC 分泌的肝素、组胺、5-羟色胺、蛋白水解酶和蛋白多糖等主要活性物质的功能叙述如下。

1. **肝素** MC 分泌的肝素是重要的结缔组织成分之一,对毛细血管内皮细胞行使化学动力学的作用。离体实验表明,它能特异性地刺激毛细血管内皮细胞的迁移,因而在血管生长过程中起着重要作用。肝素还能促进胶原纤维的成熟,当肝素与组胺共同作用时,能促使瘢痕组织形成,特别是能直接刺激成纤维细胞生长增殖,且在一定范围内呈现出剂量-效应关系。

2. **组胺** 组胺存在于所有动物组织内。MC 是体内储存组胺的主要场所。在炎症和创伤过程中,组胺是初期病变的起始介质之一,在损伤时从组织的蛋白结合中被释放出来,特别是 MC 脱颗粒时被释放出来。组胺除了能增加中性粒细胞的游走和吞噬活性外,还能刺激成纤维细胞增殖和胶原合成。研究还发现,MC 颗粒能引起血管内皮细胞增生,并证实与刺激作用有关的可透析的颗粒因子是组胺。

3. **5-羟色胺** 5-羟色胺广泛存在于哺乳动物组织内,特别是存在于小肠嗜铬细胞内。作为神经递质,它主要参与血压的调节、神经冲动的传递、刺激化学感受器,进而调节肠、支气管、子宫等的活动。近期研究发现,5-羟色胺对离体培养的成纤维细胞具有促增殖作用,而且这种作用有时甚至比组胺还强。

4. **蛋白水解酶** MC 分泌的蛋白酶也能激活胶原酶。研究表明,MC 分泌的蛋白水解酶是参与纤维化的一个主要成分,并证实 MC 分泌的类胰蛋白酶是成纤维细胞的有丝分裂剂。

5. **蛋白多糖(氨基多糖)** 在创伤过程中,MC 的作用不仅限于刺激成纤维细胞生成胶原,它的另一作用是合成黏多糖(氨基多糖,结缔组织间质的重要成分)。现在已经证实,肉芽组织基质含有下列氨基多糖:透明质酸、硫酸软骨素、氨基葡萄糖、氨基半乳糖等。这些黏多糖是由成纤维细胞和肥大细胞合成分泌的。在伤口愈合的早期阶段,伤口内聚集有透明质酸型硫酸盐化黏多糖。研究证实,在细胞外间质的胶原分子周围的多糖,能够调节纤维的形成,多糖限制着胶原分子在细胞外间隙内迅速扩散,使它们在某些部位形成高浓度,对胶原纤维的生长和形成产生影响。透明质酸和硫酸软骨素对创伤愈合具有重要意义。首先是合成透明质酸和软骨素,而后是硫酸化黏多糖与胶原络合并参与胶原纤维形成。表明蛋白多糖对修复过程中纤维结构的形成是有一定意义的。在结缔组织内除了氨基多糖合成外,还常常发生氨基多糖的裂解,在创伤过程的早期氨基多糖发生强烈的解聚,结果使细胞间质的通透性和亲水性增高。由此可见,氨基多糖在伤口愈合的所有阶段都有着重大的代谢作用,证明研究氨基多糖合成和分解的调节,对于控制炎症和再生过程均具有重大的实际意义。

(三)细胞间的协同作用

1. 与成纤维细胞间的相互作用　以往在 MC 生长调节的研究中发现,与成纤维细胞的直接接触是 MC 赖以增殖的重要条件。近年来研究表明,MC 对成纤维细胞的生长增殖也有重要影响。形态学的研究证实,MC 与成纤维细胞之间存在着一种独特的细胞与细胞之间的接触结构,这种紧密连接对于两种细胞之间的物质传递无疑具有重要作用。因而有学者提出,MC 与成纤维细胞的紧密接触和 MC 颗粒活性介质是促进成纤维细胞增殖的两个重要因素。离体实验表明,在 50% WEHI-3 条件培养介质中,当小鼠骨髓 MC 与小鼠 NIH/3T3 成纤维细胞共培养时,成纤维细胞的形态、生物合成和数量均发生改变,如细胞内液泡增多,细胞表面红细胞戊糖酰神经酰胺表达量增加,细胞贴壁能力下降等。Nayton 等观察到上清液中丝氨酸蛋白酶含量增加,已知此酶能促使培养体系中的成纤维细胞从基质中分离,并能促进其增殖,因而他们认为,正是 MC 分泌的丝氨酸蛋白酶使共培养体系中的成纤维细胞失去其接触抑制作用,导致其生长速度明显增加,从而促使其表型发生了改变。还有人发现,MC 与成纤维细胞之间存在颗粒传递,即成纤维细胞吞噬 MC 释放的颗粒后细胞代谢发生改变,表明 MC 与成纤维细胞之间存在着双向的调节作用。

2. 与巨噬细胞间的相互作用　现已证实,巨噬细胞也能促进 MC 的生长增殖,而且能使其进入 S期的比例增加,而 MC 分泌的某些细胞因子,如 GM-CSF、白细胞介素、TNF-α 也促进巨噬细胞的生长分化、增殖和成熟,并且和巨噬细胞一起具有促进成纤维细胞生长和胶原合成的协同作用。

(宣　敏　程　飚　付小兵)

第四节　其他修复细胞与愈合

一、成纤维细胞

成纤维细胞(fibroblast,Fb)起源于胚胎时期的中胚层间充质细胞,是固有结缔组织中数量最多的主要细胞,也是参与创伤修复的主要细胞。成纤维细胞的胞体较大,多呈扁平或梭形,胞质弱嗜碱性,胞核较大,椭圆形,染色质疏松、着色浅,核仁明显。在电镜下,细胞质内有丰富的粗面内质网、游离核糖体和发达的高尔基复合体。成纤维细胞具有生成胶原纤维、弹性纤维、网状纤维及基质成分的功能。当成纤维细胞功能呈静止状态时,细胞体积变小,呈长梭形,核也变小,着色深,胞质粗面内质网和高尔基复合体不发达,此时可称为纤维细胞。在组织受损伤后的修复过程中,有的纤维细胞可再转变为功能活跃的成纤维细胞。

(一)成纤维细胞在创伤修复过程中的作用

各种创伤均会造成不同程度的细胞变性、坏死和组织缺损,其修复必须通过细胞增殖分化和细胞间基质的形成来填补组织缺损。在伤口愈合中,成纤维细胞主要来源于真皮乳头层的局部成纤维细胞和未分化的间充质细胞,以及血管周围的成纤维细胞和周细胞(pericyte),而来自真皮深层者较少。内脏损伤时,参与修复过程的成纤维细胞多来自间质和包膜,以及黏膜下或浆膜下层的结缔组织。创伤愈合中伤处有大量的成纤维细胞,一方面是由细胞分裂而来,另一方面,更多的是从邻近细胞演变而来或游走到达伤处的。

在伤口愈合过程中,成纤维细胞大量增殖,核分裂象多见,并从第 5 ~ 6 天开始合成和分泌大量的胶原纤维和基质成分,与新生毛细血管等共同形成肉芽组织,填补伤口组织缺损,为角质形成细胞的覆盖创造条件。成纤维细胞还可分泌胶原酶,参与创伤修复后的组织改建过程。在创伤修复的晚期,成纤维细胞逐渐转变为纤维细胞。

(二)生长因子和成纤维细胞的增殖分化

创伤愈合过程中最重要的细胞活动之一就是增殖分化。成纤维细胞的增殖是通过细胞有丝分裂实现的。每个细胞周期可分为分裂期(M 期)和间期(包括 G_1、S、G_2 期),暂时不进行分裂增殖的细胞称为 G_0 期细胞。成纤维细胞的增殖受多种环境因素影响,其中最重要的已知因素为生长因子。生长因子调控细胞分裂增殖与 G_0 和 G_1 期有关。有实验提示,在 G_1 期中间存在一个细胞分裂的限制点。G_1 期细胞停留在限制点内则处于休止状态,一旦越过限制点就进入增殖状态。而许多生长因子,包括 PDGF、FGF、EGF、TGF-α 及 IGF 等都可促使 G_0 和 G_1 期细胞跨越限制点,开始分裂增殖。这种作用通常分为两种: PDGF、FGF 等推动 G_0 和 G_1 期细胞进入分裂前的感受态,所以称作感受因子(competence factor),而 EGF、TGF-α、IGF Ⅰ 等促使感受态细胞进一步向 S 期过渡,所以称作增进因子(progression factor)。感受因子和增进因子共同作用的结果就是推动细胞通过限制点进入 S 期,进而完成整个细胞周期。

在组织修复中成纤维细胞的增殖是受控的有节制的过程,生长因子对细胞活动的调控也涉及抑制分裂和促进分化。这类作用可能通过两种方式:一是生长因子浓度的下降,二是细胞受体水平的下调。当培养液中 FGF 浓度降低时,培养的成纤维细胞明显地增殖减慢。同时成纤维细胞的多种生长因子受体水平呈动态变化。

(三)成纤维细胞与伤口收缩

肌成纤维细胞是创面收缩的主要动力细胞。它是兼有成纤维细胞与平滑肌细胞两者特点的一种成纤维细胞亚型,在细胞和细胞之间、细胞和胶原纤维之间有广泛而紧密的连接,因而收缩时可引起整个肉芽组织的收缩。该细胞在创面上的发生、发展和消亡过程,是其从细胞和分子水平上对创面收缩起调控作用。创缘静止的成纤维细胞,在生长因子的调控下,可分化为具有特异的平滑肌肌动蛋白的收缩表型,即肌成纤维细胞。其发生与转归的机制在于生长因子的调节,TGF 是促进成纤维细胞表型转化的重要因子,其他生长因子如干扰素也有同样作用。

(四)成纤维细胞与胶原的合成、分泌和更新

细胞间基质主要包括胶原、糖蛋白和蛋白聚糖等,在创伤修复过程中,成纤维细胞是它们最重要的来源。TGF-α、IL-1 和 TGF-β 刺激成纤维细胞产生胶原蛋白,检测表明此效应是和 α-肽链 mRNA 水平的增加相平行的,提示上述因子可能增加 α-肽链基因的转录。但也有可能是提高 mRNA 本身稳定性的结果。

成纤维细胞生成胶原纤维的过程如下。

(1)细胞内合成前胶原蛋白分子　成纤维细胞摄取氨基酸,在核糖体上以 mRNA 为模板合成前多肽链,后者进入粗面内质网腔内,经羟基酶羟化,3 条前 α 多链互相拧成前胶原蛋白分子,再转移至高尔基复合体中加上糖基,经胞吐方式分泌到细胞间质中。

(2)原胶原蛋白分子在细胞外整合重排　前胶原蛋白分子受肽内切酶的作用,切除其分子两端未扭拧的多余部分,形成原胶原蛋白分子,后者平行排列聚合。每个分子相互错落 1/4 长度聚合成束,形成具有 64 nm 周期横纹的胶原原纤维。

(3)多条胶原原纤维经糖蛋白彼此黏合形成胶原纤维　若以特殊的蛋白多糖黏合包被,则形成网状纤维。

(五)成纤维细胞与瘢痕形成

修复细胞(主要是成纤维细胞)大量增殖与凋亡抑制、细胞外基质中胶原合成与降解失衡、部分生

长因子大量产生及三者的密切关系构成了病理性瘢痕形成的生物学基础。现已认识到,成纤维细胞由于自身改变,被激活于某一分化状态,不受生长因子的调控而成为一种癌性生长可能是瘢痕形成的主要原因。近年来发现,瘢痕疙瘩成纤维细胞中Ⅰ、Ⅲ型胶原前体 mRNA 比值高达 12∶1,而正常皮肤为 6∶1。因而,成纤维细胞的活化、增殖、合成胶原以及分化的异常直接导致病理性瘢痕的形成。

二、血管内皮细胞

(一)血管内皮对创伤修复的影响

几乎机体所有部位的创伤都伴有不同程度的血管损伤和出血,正是由于暴露了损伤血管的基底膜,才使血小板被激活,激活凝血因子而使局部出血得以凝固。在此期间聚集的血小板可释放多种生物活性物质,主要包括 PDGF、TGF、IGF 和血小板因子等。这些因子可趋化炎症细胞使之浸润和聚集,同时也能促进炎症灶内某些细胞的增生,对肉芽组织增生和瘢痕形成是必不可少的重要一环。

随着炎症的发展,血管内皮细胞在缓激肽和组胺作用下间隙增宽,管壁通透性增加,血浆成分渗出,同时在 PDGF 等生长因子趋化下血液中白细胞透过血管壁向炎灶浸润,对创伤部位的坏死组织和异物进行吞噬清除。单核细胞在 PDGF、TGF-β 和其他化学趋化物作用下向创伤部位浸润并转化成巨噬细胞。巨噬细胞是炎症阶段的重要吞噬细胞,不但清除损伤细胞、坏死组织和病原菌,而且是创伤修复的细胞增生分化和肉芽组织增生过程的主要促进因素。它能分泌多种生长调节因子,如 TGF、TNF、干扰素、EGF、FGF、IL-1、IL-8、PDGF 等活性多肽和细胞因子,以及巨噬细胞衍生生长因子(macrophage-derived growth factor,MDGF)和数种集落刺激因子(colony stimulating factor,CSF),刺激炎症反应,促进组织修复,有益于创伤愈合。

各种创伤都存在不同程度的组织缺损,其修复必须由细胞增生分化和细胞间质的形成来完成,其中肉芽组织的增生有重要的作用。肉芽组织含有丰富的毛细血管,向修复中的组织提供氧和所需营养物质。在肉芽组织中毛细血管内皮细胞受许多血管生成因子的作用而发生增殖、趋化,向修复区域延伸和迁移。内皮细胞本身产生的纤溶酶原激活物和胶原酶有助于其本身的迁移,使其逐渐形成芽状毛细血管。芽状新生毛细血管逐渐延伸并融合成网状,血液随着管腔的开通流入毛细血管中。根据目前的研究结果,有两类作用不同的血管生成因子:一类包括 FGF、TGF-α 和血小板衍生内皮细胞生长因子(PD-ECGF),可诱导内皮细胞趋化和刺激内皮细胞分裂增生;另一类如 TGF-β、TNF-α 和血管调理素(opsonin)等可抑制内皮细胞增殖,促进内皮细胞分化,彼此相连形成开通的毛细血管。当肉芽组织生长并最后填满组织缺损时,此时的组织已基本恢复到正常的氧供给。随着胶原纤维交联增加,创面中丰富的毛细血管网逐渐消退。

(二)血管源性生长因子的细胞生物学效应

在组织创伤修复中,不但血管外源性的多肽类生长因子参与了组织修复过程,而且血管或血管内皮细胞衍生的生长因子也参与了这一过程,如 FGF、PDGF、IGF-1 及 IGF-2。

1. 成纤维细胞生长因子(FGF)　FGF 和其他生长因子一样具有多功能性,对某些细胞具有明显的活性,而对另一些细胞则只有局限性作用。提示这种组织细胞增殖可能是多种因子共同作用的结果。人们发现有些分子也有 FGF 活性,并且也是很强的血管生长因子,将其统称为 FGF。

许多对 FGF 有反应的细胞能够产生 FGF,其中包括毛细血管内皮细胞和平滑肌细胞。这些细胞合成的 FGF 同样能刺激自身细胞的增殖。

(1)促进和诱发血管生长　实验证明,FGF 能诱导毛细血管新生。将能缓慢释放 FGF 的小室植入兔无血管的角膜时,可见大量的血管从周围向植入部位生长。表明 FGF 是较强的血管生长因子,使用外源性 FGF 能够诱发血管新生。

毛细血管的形成较为复杂,其关键过程包括内皮细胞增生和新生毛细血管周围细胞间质的降解。FGF 具有诱导上述过程的能力,在体内能刺激大血管和毛细血管内皮细胞增殖和迁移,并能释放胶原酶和纤溶酶原激活物。与此同时,迁移的内皮细胞本身又可产生 FGF,并能降解细胞外的间质成分。

在内皮细胞和成纤维细胞中,FGF不仅能诱导释放间质降解酶,而且也能诱导产生新的细胞间质,如胶原和纤维连接蛋白等。在新生血管处,FGF能使内皮细胞和成纤维细胞突破细胞外骨架而形成新血管,参与修复过程。由此可见FGF最重要的作用是与其他生长因子一起参与血管新生过程。

对培养的内皮细胞,FGF除了刺激其增生外,还能维持其已分化的状态,增加特定类型胶原的合成,推迟细胞衰老,增加细胞与基质的附着。bFGF还能使内皮细胞重排为管状结构,构成毛细血管并刺激平滑肌细胞和外周细胞的增殖。

(2)促进创伤愈合 FGF对组织再生和创伤愈合具有重要作用,在创伤伤口的渗出液和脑组织损伤病灶中,bFGF的含量明显升高。在脑损伤的早期可见aFGF产生。FGF还能刺激角膜上皮细胞、内皮细胞损伤的修复。另外,FGF能明显地作用于软骨细胞,使软骨细胞和胞外基质大量增多,在骨移植的愈合过程中,FGF能刺激骨细胞和血管新生。

在创伤愈合过程中,FGF诱发一系列有利于组织修复的细胞反应,包括吸引一些重要细胞到创伤部位;刺激细胞在创伤部位分泌基质降解酶,如胶原酶、纤溶酶原激活物;刺激成纤维细胞增殖和合成新的胞外间质,如胶原、其他间质蛋白和糖蛋白。FGF促进创口愈合与促进血管新生有关,因为FGF能促进毛细血管芽中的内皮细胞以及血管外周细胞增生。

(3)促进组织再生 某些两栖动物具有断肢再生的功能,该过程依赖于断肢后的未分化细胞形成胚基细胞。由于在体外观察到bFGF能刺激胚基细胞增殖,刺激成肌细胞和软骨细胞的有丝分裂,所以bFGF受到特别重视。FGF也能通过促进胚基细胞的形成刺激蛙断肢的再生。通过哺乳动物模型人们发现,FGF能刺激外周神经的再生。将FGF注入切断的神经突起处,能促进神经元的存活、轴索的搭桥和神经损伤的修复。再生的神经组织能通过轴索向脊髓传输辣根过氧化物酶,表明其重新获得了部分功能。用切断的视神经做相同的研究,发现bFGF在体内能促进视网膜神经节细胞的存活。

2. 血小板衍生生长因子 血小板衍生生长因子(platelet derived growth factor, PDGF)作为一种普遍存在的促分裂因子,最初由它对培养于全血清中间充质细胞的促分裂活性而被发现。由于PDGF在创伤愈合中起着重要作用,故也称之为创伤因子。除血小板外全身许多细胞可以产生PDGF,激活的血管内皮细胞和新生的血管平滑肌细胞也能产生PDGF。PDGF诱导定向的细胞迁移和直接或间接的细胞增生作用,常与结缔组织的形成有关。因此PDGF在创伤修复的病理生理过程中起重要作用。在创伤初期,有许多激活的血小板沉积。由血小板释放的PDGF很容易与血小板释放的其他因子如TGF-β、血小板因子Ⅳ和β血栓球蛋白等同时出现,这些因子诱导细胞的化学趋化作用并进入伤口。接下来出现的单核-巨噬细胞、毛细血管、成纤维细胞和血管平滑肌细胞也开始产生和释放PDGF,使其能够在创伤修复过程的不同时期形成并分泌到伤口部位。实验证明,当把PDGF加入含有胶原和凝胶的创伤小室中,并植入大鼠皮下时,该小室能诱导结缔组织细胞的流入,增加DNA合成,并增加胶原的沉积。

3. 胰岛素样生长因子(IGF) 同其他多肽生长因子一样,IGF也有广泛的生物学作用。它不但是一类有丝分裂促进剂,参与创伤愈合过程,而且还能与其他生长因子一起协同促进多种细胞的分化成熟。IGF家族由两种相关多肽组成,即IGF Ⅰ和IGF Ⅱ。两者有相似的结构和体外活性,但体内生物学效应都不尽相同。①IGF Ⅰ的作用:人们最先认识的IGF的作用是它能调节生长激素对软骨生长的刺激作用,后来证实,对软骨生长的刺激物主要是IGF Ⅰ。实验发现,给垂体切除的大鼠灌注纯化的IGF Ⅰ,6 d后能使大鼠胫骨骺的宽度增加。IGF Ⅰ除了促进骨骼生长以外,重要的是还参与创伤的愈合过程。实验证实,损伤的神经、肌肉和内皮细胞中IGF Ⅰ增加。局部灌注IGF Ⅰ能促进受损坐骨神经的再生,而给予IGF Ⅰ抗体能抑制神经的再生。IGF Ⅰ还参与单侧肾切除后的代偿性增大过程,但似乎与部分肝切除后的再生过程无关。另外,IGF Ⅰ与PDGF合用可使创面肉芽组织生长率显著提高。②IGF Ⅱ的作用:IGF Ⅱ很少受生长激素(GH)调节,在刺激骨生长方面的作用比IGF Ⅰ微弱。

(三)内皮衍生收缩因子

内皮细胞是被覆于血管表面的机械屏障,是维持血液流动状态的重要条件。人体的内皮细胞总数约10^{12}个,表面积可达1 000 m^2。它不仅是机体的重要屏障,而且是重要的代谢和内分泌器官。内皮细胞可以合成和释放几十种生物活性物质,内皮衍生收缩因子(内皮素)就是其中之一。

内皮素(endothelin,ET)是内皮素前体原水解后形成的一种具有生物活性的由 21 个氨基酸组成的活性多肽。目前发现生物体内有 ET-1、ET-2、ET-3 和缩血管肠肽(VIC)4 种异型肽形式。不同的内皮素类型,其前体原、前体的氨基酸组成都有一定的差异。各型内皮素分子中都有两对二硫键,可成为一种环状结构。内皮素是体内广泛分布的活性多肽,其 RNA 和受体存在于机体的多种组织细胞上,因此内皮素具有极其广泛的生物学效应。

内皮素是成纤维细胞的有丝分裂原,可促进成纤维细胞分化增生,而且有受体特异性和剂量依赖性。人成纤维细胞株 FS-4 有高亲和性内皮素结合位点,可以结合 ET-1、ET-2 而不结合 ET-3。ET-1、ET-2 以受体后细胞内 Ca^{2+} 为第二信息系统,介导成纤维细胞的分化和增殖。内皮素刺激成纤维细胞增殖的效应具有剂量和时间依赖性。其机制与细胞内三磷酸肌醇(IP_3)生成有关。应用 ET-1、ET-2,5 s 后细胞内 IP_3 生成达到峰值,15 min 持续不降(约为基础水平的 4.5 倍)。另外,ET-1 可通过蛋白激酶 C(PKC)依赖和 PKC 非依赖机制激活磷脂酶 D(PLD),进而刺激成纤维细胞合成胆碱。

(四)血管内皮祖细胞

血管内皮祖细胞(endothelial progenitor cell,EPC)是一种能直接分化为血管内皮细胞的前体细胞。EPC 形成于胚胎期。胚外造血启动,卵黄囊的胚外中胚层的一些间充质细胞逐渐聚集成条索或团块状,形成血岛。血岛进一步出现腔隙化改变,中央的细胞分化成造血干细胞,外周细胞则分化为 EPC。由于它们共同表达 CD133,EPC 与造血干细胞被认为来源于同一前体细胞,即胚层造血/成血管细胞。以前的观点认为,EPC 仅仅出现于胚胎血管发生阶段,参与人胚胎血管的生成,人出生后即不存在。Asahara 等分离并证实人类出生后的外周循环血液中存在着能分化为血管内皮细胞的 EPC,它在成年机体的血管新生中起重要作用。这一重大发现,为揭开出生后血管新生的机制提供了重要线索。目前已经证实,骨髓来源的 EPC 对于创伤愈合、肢体缺血、心肌梗死、血管移植物的再血管化等过程中的血管再生起着重要作用。

1. EPC 促进血管生成的机制 细胞动员机制存在着共同的环节,如黏附、降解运动、迁移等,但各祖系细胞也有特异性的动员机制。局部的血管损伤能有力地刺激 EPC 的动员,在缺血、烧伤、创伤等情况下,周围血中的 EPC 明显增高。调节 EPC 动员的生长因子包括血管内皮细胞生长因子(VEGF)、粒细胞集落刺激因子、粒细胞-巨噬细胞集落刺激因子。它们是通过间接作用于骨髓基质细胞上的受体起作用的,同时 VEGF 也是 EPC 的趋化剂,促使 EPC 趋向缺血组织。其他的细胞因子如 IL-3、IL-8、IL-11、干细胞因子及巨噬细胞炎症蛋白 la 作用不如前面 3 种。EPC 与 VEGF 的关系十分密切,在血管形成的研究中应用 VEGF 基因治疗周围血管及冠状动脉疾病时发现,血液循环中的 EPC 数量明显增加,提示原来利用 VEGF 基因治疗成功的原因部分可能是它促进 EPC 的动员,使其数量增多从而发挥作用。

血管新生存在两种机制,即血管形成和血管生成。血管形成是血管内皮细胞增殖、迁移,微血管以出芽的方式从已存在的血管床长出和形成新的血管分支及毛细血管丛;而血管生成是来自中胚层的血管干细胞,尤其是骨髓来源的 EPC 原位分化形成血管。传统的观点认为,血管形成只存在于成体,而血管生成仅限于胚胎。随着 EPC 在成体的分离成功,已经证明,血管生成也发生于成体。因此,血管形成、血管生成可能是人类血管新生的基本过程。①治疗性血管形成。它是利用有促进血管生长作用的生长因子,如 VEGF、bFGF、PDGF 来促进血管内皮细胞增殖、迁移,从而加强血管形成的治疗方法。目前主要以基因转染技术来实现治疗部位生长因子的持续性分泌,达到治疗目的。但一些研究结果尚不肯定,许多学者认为单个生长因子难以产生明显的临床效果。②治疗性血管生成。利用成年机体血液循环中的 EPC 对缺血组织趋向能力及分化形成血管的生物学性能,可以通过移植 EPC 或通过诱导趋化,促进 EPC 动员、增生,使缺血组织局部的 EPC 数量增多,从而促进成体的血管生成,这种治疗被称为"治疗性血管生成"。目前已经证实,骨髓来源的 EPC 对于创伤愈合、肢体缺血、心肌梗死、血管移植物的再血管化等过程中的血管再生起着重要作用。部分研究中心已经将 EPC 应用于心肌缺血、外周缺血性疾病的治疗,证实了其良好的治疗潜力。

2. EPC 在创伤修复中的作用 EPC 发挥治疗作用通常被认为是通过两种机制完成的:旁分泌多种促进血管新生的因子;分化为成熟的血管内皮细胞后,参与新的血管形成。与治疗性血管形成相比,利用 EPC 的治疗性血管生成有几个优点:首先,作为一种以细胞为基础的治疗方法,它不只是能给予受体 EPC,而且同时能分泌对血管新生有重要作用的多种生长因子,目前检测到体外培养的 EPC 可以分泌 VEGF、EGF、FGF 等数十种生长因子;其次,EPC 具备归巢能力,可以向血管创伤或缺血部位趋化,能在最需要血管新生的部位发挥作用,而且自体的 EPC 移植无毒性及免疫反应。这些特性使 EPC 能成为生长因子基因转染的靶细胞,有可能使血管形成和血管生成互相协同、互相促进。

创伤修复愈合过程涉及组织对创伤的一系列复杂反应及多种细胞与周围介质相互作用的过程,组织愈合过程中一个很重要的因素是促进血管新生、血运及时重建,减少由缺血导致的组织坏死,促进新生组织的再生。特别是糖尿病患者,损伤后伤口难以愈合,经常发展成为慢性溃疡。在许多病例中,利用 VEGF 等生长因子治疗可以促进血管生成,但在一些糖尿病或高胆固醇血症病例中,血管内皮细胞功能缺陷,VEGF 等生长因子几乎不起作用,但 EPC 能克服这种限制,可以提供有活力的血管内皮细胞,因此能促进伴有糖尿病、高胆固醇血症的损伤缺血部位的血管新生及愈合。

三、角质形成细胞

(一)概述

角质形成细胞(keratinocyte,KC)是组成角化复层鳞状上皮的主要成分,在发育过程中它由外胚层分化而来。KC 最终产生角质蛋白,在向角质形成细胞演变的过程中,一般可以分为 5 层,由深层至表面分别为基底层、棘层、颗粒层、透明层和角质层,代表了表皮角质形成细胞分化和成熟的不同阶段。基底层和角质层是表皮的基本结构,基底层新生细胞不断分裂、增殖、迁移,角质层角化细胞不断脱落,两者保持平衡,维持表皮的一定厚度。

1. 基底层 也称生发层,是表皮角质形成细胞中分裂、增殖能力最强的一层,新生的细胞逐层向上推移,形成表皮的其他各层。基底细胞深层位于基底膜上,呈短柱状或方形排列,部分细胞随波浪形的基底膜深入真皮层内。基底层内存在着具有高度增殖能力和自我更新能力的细胞,称之为干细胞。它向终末方向分化为渐次成熟的短暂扩充细胞(transit amplifying cell,TAC)和有丝分裂后分化细胞(postmitotic differentiating cell,PM-D cell),三者共同构成表皮基底层,位于毛囊隆突部(皮脂腺开口处与立毛肌毛囊附着处之间毛囊外根鞘),含有丰富的表皮干细胞。此处的表皮干细胞有双向潜能,既可以形成毛囊,又可以分化为角质形成细胞。

2. 棘层 细胞呈多边形,4~8 层排列,向上逐渐变为扁平。细胞间连接牢固,因而此层有较大的张力和内聚力。此层细胞仍具有一定的分化和增殖能力。

3. 颗粒层 细胞呈扁平形或棱形。此层细胞的结构开始出现显著变化,细胞核固缩,细胞器逐渐退化、消失,胞质中嗜碱性的透明角质颗粒变大、增多。

4. 透明层 此层仅见于手掌和足跖表皮层厚的部位,细胞界限已不清,其均质性胞质具有强折光性,胞核及细胞器完全退化。

5. 角质层 为表皮的最外层,由老化死亡的角化细胞组成,其间充满了脂类,角蛋白纤维存在于角质形成细胞中。角质层参与构成皮肤的屏障。

(二)创伤后表皮角质形成细胞的迁移、增殖与分化

1. KC 的迁移 KC 受损伤刺激后可被激活,伤后数小时内就可见到角质形成细胞自创缘迁移到创面上,参与创伤修复。KC 迁移前需要被基质活化,局部的纤维连接蛋白(fibronectin,FN)和黏合蛋白-C(tenascin C,TN-C)的表达明显增强,提示可能与表皮 KC 迁移的“启动信号”相关。迁移的 KC 同静止时相比,有显著的形态学改变。当角质形成细胞离开基底膜迁移到皮肤创面时,它们变成扁平状,半桥粒结构从胞质缩回,缝隙连接数目增加,肌动蛋白丝在细胞质中表达,膜质层凸向迁移方向,细胞与基底膜失去连接。

2. KC的增殖　KC的增殖是再上皮化的基础之一。细胞增殖是通过有丝分裂的方式实现的。一般情况下,细胞无明显增殖活动,大多数细胞处于 G_0 期。当机体受到创伤、低氧等刺激后,细胞的增殖活动明显加强。研究显示,浅二度烫伤创面伤后48 h角质形成细胞已完成DNA合成的准备,从伤后3 d起大量角质形成细胞进行DNA的复制进入S期,在72 h前是细胞分裂的前奏,伤后第5天已完成DNA复制的角质形成细胞开始进入分裂,伤后7 d分裂达高峰。组织学观察与大体观察的结果一致。烫伤愈合过程中,增生的KC主要分布于紧邻迁移缘的基底层和基底上层,这与过去认为的“创伤细胞一般不增殖,而创缘外围细胞增殖,提供迁移缘迁移所需的细胞”一致。

3. KC的分化　增殖的KC必须分化成熟后才能开始行使正常的生物学功能,其过程主要通过角质蛋白的合成而完成。角蛋白(角阮素)是表皮KC分化的一项特征。已发现有30余种角蛋白基因和它们编码的蛋白质,根据其等电点不同可分为酸性(K9～K20)和碱性(K1～K8)两类,它们的分子量、生化特性及免疫特性均不同,分布也依细胞状态而不同。其中K10常分布于已分化的细胞作为细胞分化的检测指标。实验表明,正常时大鼠皮肤K10主要分布于角质层,烫伤后除基底层以外的表皮层均有K10分布,但强度较正常时明显减弱,提示细胞在迁移时可以失去成熟标记而成为类基底细胞样细胞,表明烫伤可使创缘KC偏离终末分化的进程,干扰了KC的正常分化。

(三)KC与伤口愈合

在健康的表皮中,KC在基底层缓慢增殖。当皮肤受到损伤时,KC被激活,转变为高度增殖的、迁移的细胞。它们产生特异的角蛋白使它们的细胞骨架发生改变,同时产生并分泌多种细胞外基质成分和信号多肽,参与损伤的愈合过程。这些变化是由KC自身和其他皮肤细胞产生的生长因子、趋化因子等细胞因子的综合作用改变了KC基因表达的结果。

1. IL-1　IL-1是皮肤中重要的前炎症介质,以无活性的前体存在于KC胞质中,当皮肤受损时,被受损的KC修饰并释放。释放的IL-1经IL-1受体激活KC,诱导细胞产生GM-CSF、TNF-α、TGF-α、IL-6、双调蛋白(amphiregulin)、ICAM-1、整联蛋白、纤维连接蛋白,诱导细胞产生角蛋白K6和K16。K6的表达可被视为KC被激活的指标,缺乏K6的小鼠可发生皮肤伤口愈合迟缓或缺陷。释放的IL-1作为一种旁分泌信号可激活真皮中的内皮细胞,使之表达选择素;作为淋巴细胞的一种化学引诱物,可使淋巴细胞溢出脉管游走至损伤处。在Maas-Szabowski N建立的皮肤器官型培养模型中,成纤维细胞与KC共同培养可提高成纤维细胞表达KC生长因子(KGF)和IL-1受体,提高共同培养中的KC表达IL-1α和IL-1β。成纤维细胞与KC之间存在双向的旁分泌调节途径,IL-1可诱导共同培养的成纤维细胞表达KGF,从而使KC增殖,但IL-1对成纤维细胞的作用是促进还是抑制仍存在争议。在创面愈合的后期,上皮已覆盖整个创面时,KC通过分泌IL-1α抑制真皮成纤维细胞表达结缔组织生长因子(CTGF),抑制成纤维细胞由CTGF激发的TGF-β1的表达。认为KC可抑制真皮成纤维细胞的活性,KC来源的细胞因子减少可能会使成纤维细胞持续产生细胞外基质,继而导致过度瘢痕的形成和瘢痕疙瘩。

2. IL-6　IL-6在激活宿主多种局部和系统防御机制中起关键作用,正常情况下,KC可产生IL-6以调节和促进正常KC的生长。炎症相关细胞因子、细菌产物和病毒感染可调节IL-6基因表达。近来的研究显示,IL-6对正常的创面愈合是必需的。在正常人表皮KC培养物中加入IL-6,可减少角蛋白K1和K10在KC的表达,KC来源的IL-1α通过转录因子NF-κB和C/EBPβ刺激受损的表皮产生IL-6。缺乏IL-6的转基因小鼠与野生型相比,其伤口愈合的特点为表皮间桥形成极少、炎症减少、肉芽组织形成减少,其伤口愈合的时间延长了3倍。

3. TGF-β1　TGF-β1是创面愈合过程中的一种多功能生长因子,通过诱导成纤维细胞合成胶原、纤维结合素和糖胺聚糖来刺激细胞外基质的合成和沉积。TGF-β1可调节蛋白水解酶及其抑制因子的表达,还是单核细胞和成纤维细胞的化学引诱物,并能促进新血管形成。TGF-β1可诱导角质形成细胞的移动和生长停滞,抑制KC增殖,诱导KC分泌细胞外基质,调节细胞表面受体的表达,诱导KC合成基底细胞特异的角蛋白K5和K14。KC也可通过旁分泌途径在蛋白水平和RNA水平抑制成纤维细胞表达TGF-β1。

4.基质金属蛋白酶(MMP) 在创伤愈合的过程中细胞迁移、血管发生、基质降解和肉芽组织重建等均需要一个有节制、有规律的细胞外基质降解。基质降解过度会导致慢性溃疡,反之则造成基质成分过度堆积,发生纤维化疾病,如肥厚性瘢痕和瘢痕疙瘩。MMP 可分为胶原酶、明胶酶、基质溶解素和膜型金属蛋白酶,降解所有的细胞间质蛋白。KC 主要产生 MMP-1 和 MMP-9。在完整健康的皮肤一般检测不到胶原酶,当基底膜破损后,KC 与真皮 I 型胶原的接触激发了 MMP-1 的表达及合成。MMP-1 主要降解Ⅲ型胶原,KC 利用 MMP-1 将胶原降解为明胶,使之更利于自身的迁移。因此,KC 表达与合成 MMP-1 的能力与创面再上皮化紧密相关。TGF-β1 和 INF-γ 可刺激 KC 产生 MMP-1。MMP-9 也被称为明胶酶-B 及Ⅳ型胶原酶,主要降解Ⅳ型胶原及被其他胶原酶降解过的产物,对胶原纤维的终末降解和组织重塑起重要作用。肿瘤坏死因子-α(TNF-α)可通过激活 MAKP 通路在基因和蛋白水平上调 MMP-9 在 KC 的表达。

第五节 细胞外基质在愈合中的作用

基质(matrix)是一种没有一定形态结构的均质性物质,也是细胞间质的重要组成部分,主要成分为生物大分子及水和无机盐类、葡萄糖、维生素等一些水溶性的小分子。细胞外基质由胶原(collagen)Ⅰ~Ⅸ型、结构型糖蛋白(层粘连蛋白,laminin,LN;纤维连接蛋白,fibronectin,FN)及蛋白多糖(proteoglycan,PG)等一系列复杂成分组成,分为可溶性和不溶性成分。不溶性基质由糖蛋白和蛋白多糖交联在一起,构成细胞外基质的骨架。目前认为,它们不仅起支架作用,且具有特殊的生理功能。各种基质成分之间相互关系密切,共同维持组织的精细结构和微环境,控制着一定的生理功能。例如,蛋白多糖分子由蛋白质分子和多糖分子相连,共同形成带有微小孔隙的分子筛。分子筛允许小于其微小孔隙的水溶性物质,如营养物质、气体分子和代谢产物通过,这样就可使血液和周围的细胞顺利地进行物质交换,但大于微小孔隙的颗粒物质,如病原微生物等则不能通过,对病原微生物的扩散起着屏障作用。

在创伤修复中基质成分的参与起很重要的作用。例如,机体通过胶原合成和胶原降解吸收,对创伤愈合中和愈合后的组织进行改造,使组织修复得以完成和完善;纤维连接蛋白可参与创伤修复的始终,它通过与多种细胞和细胞外基质成分相互作用,加速创伤修复的进程;蛋白多糖分子筛可以屏障病原微生物的入侵,预防感染,有效地加速创伤愈合。总之,正是由于基质成分的参与,才使创伤的组织得以修复。

一、胶原与创伤修复

(一)胶原的结构

胶原是细胞外基质(ECM)的主要成分,为纤维状的蛋白多聚体。胶原分子是细胞外基质的结构性大分子,是由 3 条 α 肽链螺旋状缠绕而成的蛋白质。其螺旋部长度为 $268 \sim 340~\mu m$,约含 1 000 个氨基酸。大部分胶原都含有 35% 甘氨酸、11% 丙氨酸、12% 脯氨酸和 9% 羟脯氨酸。后两种氨基酸是胶原蛋白分子组成的特点,特别是羟脯氨酸在其他蛋白中很少发现。胶原的氨基酸顺序是"甘氨酸+X+Y",三肽单位循环延长成链;X 和 Y 以脯氨酸和羟脯氨酸为多(约占 1/3);甘氨酸位于螺旋部的中央,每条 α 肽链的两端各有约 20 个氨基酸的延伸部(不形成螺旋)。后者以赖氨酸、羟赖氨酸形成分子内交联和分子间交联,未分泌出细胞之前为前胶原(procollagen),其分子的两端各多出一个球状结构,为 3 条肽链的延续卷曲,很少螺旋。前胶原被分泌出细胞入间质后才逐渐脱去两端球状结构,变为胶原。

(二)各型胶原的组织分布及生理功能

胶原蛋白有多种。一般认为,Ⅰ型胶原分布最广,量最大,起支架作用,见于皮肤、血管及脏器间质和包膜等,可由成纤维细胞等产生。Ⅱ型胶原只分布于软骨和眼球玻璃体,主要由软骨细胞产生,与Ⅹ型胶原及蛋白多糖等共同构成软骨基质,并具有促进软骨细胞分化的作用。Ⅲ型对Ⅰ型胶原形成可能有促进作用。Ⅳ型胶原又称基膜胶原,主要见于各种基膜,由内皮、上皮及平滑肌细胞产生,与Ⅴ型胶原、层粘连蛋白及蛋白多糖等共同形成基膜,为基膜的骨架大分子,有滤过、屏障及渗透等作用。此外,细胞的再生与肿瘤生长亦与Ⅳ型胶原有关。Ⅴ型胶原分子结构异质性,至少有4个亚型,其生化特性尚未完全了解,分布于肺、各实质器官和血管等,由内皮、上皮及平滑肌细胞产生,参与基膜形成,是角质形成细胞的外骨架,皮肤表皮再生时须先分泌Ⅴ型胶原,作为支架,然后角质形成细胞才可能向前移行、再生。此外,Ⅴ型胶原还具有抗凝血作用,并参与一些病理组织的纤维化。Ⅵ型胶原又称内膜胶原,广泛分布于皮肤浅层、内膜等处的结缔组织中,其功能未明。Ⅶ型胶原见于皮肤浅层且与基膜致密层有联系,起固定表皮作用。其他类型的胶原组织分布及功能研究较少,目前正在研究之中。

(三)胶原合成与创伤修复

众所周知,在创伤愈合中,伤处有大量的成纤维细胞,而成纤维细胞的主要功能是合成和分泌胶原。机体通过胶原合成和降解,对创伤愈合中和愈合后的组织进行改建,使组织修复得以完成和完善,使胶原、胶原团块重组为较有张力强度的、有收缩性能和一定弹力的瘢痕组织。某些原因如感染、辐射、药物及全身营养缺乏等造成成纤维细胞合成和分泌胶原障碍,势必影响伤口愈合,使伤口不能填合,缺乏强度,甚至使愈合失败。

伤口愈合的张力强度(tensile strength)与胶原的合成、吸收和改造直接相关。伤口张力强度是指伤口破裂(rupture wound)所需单位面积的力,可用一些物理学方法测得。胶原决定正常组织和伤口的张力强度,如真皮、肌腱和筋膜等含胶原甚多,强度最大;肝、肾等实质器官含胶原很少,张力强度亦很小。3~5 d的早期伤口张力很小;后因胶原合成纤维增生而使张力强度迅速增加,持续约2周;其后的张力强度增加缓慢,测得的愈合伤口的胶原聚积量与张力强度的增加呈平行关系。胶原含量稳定以后的相当时间内,张力强度仍继续增加,一般认为这是已形成的胶原纤维和瘢痕组织经过改造的缘故。未经改造的瘢痕组织是很脆弱的,主要是因为游离的原纤维没有适当地交织在一起形成胶原纤维,纤维尚未充分形成网状排列结构,胶原纤维不能承受拉力或张力,并按自己的方向排列。

胶原蛋白最主要的功能,首先是起支撑作用,用以形成细胞外支架,维持所在组织和器官的形态完整;其次是束缚细胞,影响其游走、异化和生物合成等功能。胶原是参与创伤愈合的主要结构蛋白。同时,胶原蛋白可促进肉芽组织生成,加速创面的愈合。胶原分子对成纤维细胞的趋化反应,使胶原在伤口愈合过程中起重要作用。胶原蛋白作为生物敷料覆盖在烧伤患者的创面上,可促进角质形成细胞的移入与生长,有利于创面的愈合,可大幅度缩短愈合的时间,提高烧伤患者的存活能力。

二、结构性糖蛋白与创伤修复

结构性糖蛋白主要是指纤维连接蛋白(fibronectin, FN)、基膜连接蛋白(层粘连蛋白,laminin, LN)、软骨连接蛋白和骨质连接蛋白等。它们具有重要的生理功能,调节机体的生理及病理过程。如结构性糖蛋白基质可参与创伤修复,影响创伤修复的进程。原纤维间的糖蛋白基质状况影响胶原纤维的机械性质,胶原纤维的断裂不是各原纤维在同一平面上的断裂,而是因多个原纤维相互滑动而离散。原纤维间的糖蛋白基质起黏合作用,可防止上述这种现象的发生。如果将基质除去,胶原纤维的张力强度明显降低,不利于创伤愈合。在结构性糖蛋白中,与创伤修复关系最为密切的是FN。

(一)FN

FN是一组大分子糖蛋白,分子量为440 000~450 000,分为血浆FN(存在于血液、淋巴液和脑脊液中)和组织FN(广泛存在于细胞外基质内)。在体外培养中,成纤维细胞、多种角质形成细胞、软骨细胞、施万细胞和神经细胞等均具有产生FN的功能,而成纤维细胞是用以研究组织FN的主要细胞,存在于成纤维细胞的粗面内质网、胞质内小泡和高尔基复合体中。

FN 具有多种重要功能。它协助吞噬细胞识别、吞噬和清除机体自身产生的和外来的异物,在细胞与基质、细胞与细胞之间起黏附作用,对胚胎发育中的组织发生和细胞分化具有一定的调节作用,在创伤愈合中也起重要作用。

在创伤愈合过程中,血浆 FN 最早出现于凝血块内,随着成纤维细胞的长入,在损伤组织内的含量增加,并沿胶原分布于肉芽组织中,当新生上皮覆盖创面和胶原成熟时,FN 逐渐减少或消失。FN 在创伤愈合中的作用可概括为以下几个方面。

1. 血浆 FN 参与血凝过程 当血小板与受损的血管内皮下胶原接触而被激活时,FN 可促进血小板的黏附和聚集血小板的伸展。血小板内的 α 颗粒中储存 FN,当血小板激活时,通过胞吐作用,α 颗粒内的 FN 被分泌至血小板表面。血浆 FN 可与激活的血小板表面结合。FN 与纤维蛋白和纤维蛋白原具有亲和性,结合在血小板表面的 FN 和纤维蛋白原等物质,围绕于血小板周围,并在血小板之间形成连接,促进血小板聚集的伸展和血液凝固。

2. FN 对单核细胞和中性粒细胞具有化学趋化作用 在肝素的辅助下,FN 可使巨噬细胞吞噬变性的胶原、纤维蛋白和细胞碎片的功能明显增强;FN 可刺激单核细胞释放成纤维细胞生长因子,从而促进成纤维细胞生长和胶原合成,加速创伤修复。

3. FN 作为一种趋化物质,能吸引成纤维细胞和内皮细胞向损伤区域移动 移入损伤区以内的成纤维细胞可迅速合成与分泌大量 FN 和Ⅲ型胶原,FN 与Ⅲ型胶原有很强的亲和性,两者共同沉积于基质内,成为细胞外基质的主要成分。当肉芽组织成熟时,FN 和Ⅲ型胶原减少并为Ⅰ型胶原所取代。单核细胞在 FN 作用下活跃地合成生长因子,刺激内皮细胞生长,从而促进新生血管的形成。FN 分子上有多个作用位点,可通过 RGDS(精氨酸-甘氨酸-天冬氨酸-丝氨酸,Arg-Gly-Asp-Ser)四肽区域与细胞结合,并通过肝素、纤维蛋白原与细胞外基质相结合,因而它介导着人成纤维细胞、角质形成细胞、单核-巨噬细胞与各种细胞外基质的结合,起着使细胞迁移并定位的作用。

4. 肉芽组织中的 FN 具有引导和促进角质形成细胞移动、覆盖创面的功能 有实验证实,角膜损伤后,加入外源性 FN,可加速角质形成细胞的移动,促进伤口愈合。正常情况下皮肤局部 FN 的减少对创面愈合有一定影响,人为减少体内 FN 含量能延缓伤口的修复过程,而外用 FN 能迅速提高局部 FN 含量,有利于上皮扩展。

综上所述,FN 参与创伤愈合过程的始终。它通过与多种细胞和细胞外基质成分的相互作用,加速血液凝固,吸引白细胞游入损伤组织并促进其吞噬作用,引导成纤维细胞和内皮细胞向损伤组织的移行和生长,支持肉芽组织基质成分,促进创面的上皮被覆,在创伤愈合中起着重要的作用。

（二）LN

1. LN 的结构 LN 属结构性糖蛋白或非胶原结缔组织蛋白,是由 1 条重链(α 链)和 2 条轻链(β 链和 γ 链)经二硫键连接而成的异源三聚体,多为"十"字或 Y 形结构,包括 1 条长臂和 2~3 条短臂。LN 的长臂由 3 条多肽链的 C—端通过二硫键聚合形成,重链 α 居中,在长臂的末端为仅由 α 链形成的 2 排球形结构域(globular domain),共 5 个,即 LG1~LG5,在 LG3 和 LG4 之间由一条较长的多肽链连接 LN 的每条短臂(包括 2 个球区及 2 个短杆区)。短臂的末端为球形结构,通过 50~60 个氨基酸残基组成的 LN 的类表皮生长因子(laminintype EGF-like,LE)杆部与前一个球形结构连接。机体内的LN 多呈"十"字形结构,其 3 条短臂分别为 α、β、γ 的 N—端序列;LN-5 等则为 Y 形结构,它的 2 条短臂为 Y 形的分叉,由 β 链和 γ 链构成。现已有 5 种 α 链、3 种 β 链和 3 种 γ 链被发现,由其构成的异源三聚体 LN 至少有 16 种。

2. LN 受体和功能 LN 受体有整合素受体和非整合素受体。整合素是由 α 链和 β 链经非共价键结合形成的一种跨膜糖蛋白,有多种亚型。LN 的球形结构域是整合素受体的识别位点,因此,由相同的 α 链构成的不同 LN,其整合素受体是相同的,LN 的球形结构域上还存在肌营养不良蛋白、肝素和硫脂类的结合位点;LNγ1 链上存在神经上皮干细胞蛋白(nestin)结合位点,可通过神经上皮干细胞蛋白与Ⅳ型胶原连接。LN 参与基底膜(basement membrane,BM)的组装和细胞的固定,这也是 LN 的基本功能。LN 还可维持细胞的极性和结构。LN 与其整合素受体结合,能激活下游的 ERK1/2-MAPK 和

JNK-MAP 等通路,从而调节细胞的生长发育等生命活动。LN 聚合物形成的复杂网络结构具有滤过屏障的作用。此外,LN 还参与细胞的迁移及神经的生长发育。在皮肤中 LN 由内皮细胞及角质形成细胞产生,不由成纤维细胞产生。LN 含胱氨酸较多,这与其含多量二硫键有关。此外,糖类含量丰富。LN 的附着力强,除能与肝素及细胞连接外,还与 PG 及Ⅳ型胶原连接,形成大分子复合物,分布于各种基膜。

皮肤的 BM 位于复层扁平上皮组织细胞基底面与结缔组织之间,LN 多为含 α3 和 α5 的三聚体,以 LN-332 较为多见,主要由角质形成细胞合成和分泌,并与基底层细胞膜上的受体整合素 α6β4 结合。皮肤创伤可引起角质形成细胞间及细胞与 BM 间的黏附作用被破坏,创伤早期即有 LN-332 表达的上调,而创伤后 24 h 其表达上调更为明显,LN 的大量合成和分泌促进角质形成细胞再生、迁移及细胞的黏附和平铺。Malinda 等利用 A3(与 LNα1 链高度同源)和 C16(与 LNγ1 链高度同源)治疗创伤,发现其不仅能促进细胞的黏附和迁移,还能促进血管的生成。

LN-5 已经被证实是皮肤、角膜、结膜以及其他组织基底膜的锚状纤维的组成成分。LN-5 是角质形成细胞黏附和迁移的最佳配体,对角质形成细胞功能的调节对正常伤口的愈合起着至关重要的作用。它与 LN-6 和 LN-7 的相互作用可以维持基底膜结构的稳定。

三、蛋白多糖与创伤修复

(一)PG 的结构

PG 单体由核心蛋白直链及四周连接的大量氨基葡聚糖(glycosaminoglycan,GAG)直链构成,呈瓶刷样。核心蛋白分子量约 25 万,长 300 nm。GAG 为含氨基的己糖多糖,有很多种类,包括含硫酸根的硫酸软骨素、硫酸类角质素、硫酸类肝素和硫酸皮肤素等,以及不含硫酸根的透明质酸。它虽有好几种类别,但基本上都是以双糖为基本单位聚合起来的多聚长链化合物,而且其双糖的基本单位中总有一个是氨基己糖(乙酰化及不同程度硫酸化),而另一个则是 D-葡萄糖醛酸或 L-艾杜糖醛酸或 D-半乳糖。这两种单糖之间以 1,3 或(1,4)O-糖苷键联结成大分子多糖化合物。由于这些多糖均含有不少糖醛酸及硫酸酯,故又称其为酸性氨基己糖多糖。

(二)PG 的分布及生理功能

PG 分布于全身结缔组织,特别是软骨、基膜、细胞膜、皮肤、血管、肝、肺等处,有很重要的生理功能,可将其概括为以下几个方面。

1.分子筛作用　PG 分子巨大,彼此之间以及和其他大分子(包括胶原蛋白和弹性蛋白)之间亦倾向于互相联结,形成三向结构,满布在结缔组织的细胞间质内,起着一种分子筛的作用。它允许水溶性物质、气体分子和代谢产物通过,从而使物质交换得以进行,且较大的颗粒物质(如病原微生物等)则不能通过,对病原微生物的扩散起屏障作用。

2.参与多种生命活动基本功能　PG 造成水化的内环境,并由此对局部的水盐代谢与运输起一定的调节作用,影响组织液的渗透性及渗透压等,从而参与多种生命活动,如细胞识别、分化、增生及游走等。

3.PG 分子有伸缩性,能适应压力作用　PG 对胶原纤维形成的动力学产生影响,如能改变胶原蛋白聚合成微纤维时的横纹周期,或影响胶原蛋白分子的聚合进程和微纤维的粗细。

4.在胚胎发育过程中,PG 可能起诱导作用　实验证明,腺上皮的分叶首先是基膜上 PG 在某处增厚,代谢加强,然后该处角质形成细胞即分成两个分支,进一步形成小叶。

(三)PG 在创伤修复中的作用

在创伤愈合中,首先是伤口处血液凝固,伤口收缩,然后是成纤维细胞增生及血管再生,纤维结缔组织增生,瘢痕形成和上皮再生。PG 在创伤修复中起重要作用,参与创伤过程的始终,可概括为以下几个方面。

1.对病原微生物的入侵起屏障作用　PG 能起分子筛的作用,仅使水溶性小分子物质通过,使物质交换得以正常进行,而较大的颗粒物质如病原微生物则不能通过,从而有效地防止病原微生物的扩散,增加机体的防御功能,预防感染,促进创伤修复愈合过程。

2. 参与细胞的增殖及迁移 PG 可造成机体水化的内环境,对创伤局部的水盐代谢与运输起一定的调节作用,参与创伤修复中成纤维细胞的增生及胶原合成、单核细胞及中性粒细胞向伤口周围游走、角质形成细胞向损伤区域迁移。

3. 参与创伤愈合后功能的完善 PG 分子具有伸缩性,能根据创伤愈合后机体功能的需要,对创伤修复所形成的瘢痕组织进行改建。PG 可能对胶原纤维形成的动力学产生影响,改变胶原蛋白聚合成微纤维时的横纹周期,影响胶原蛋白分子的聚合进程及胶原纤维的排列方向,使创伤愈合后的结构适应功能的需要。

四、透明质酸在创伤修复中的应用

(一)HA 的结构和功能

透明质酸(hyaluronic acid,HA)又名玻璃酸,是一种独特的酸性大分子黏多糖,由葡萄糖醛酸和 N-乙酰胺基葡萄糖的双糖单位反复交替连接而成,广泛存在于关节、玻璃体、皮肤、软骨等结缔组织,其分子量在 $80 \times 10^4 \sim 500 \times 10^4$ 范围内。分为高分子量 HA(high molecular weight HA,HMW-HA)和低分子量 HA(low molecular weight HA,LMW-HA),分子量大于 200×10^4 的高分子量 HA 具有较好的黏弹性、保湿性、抑制炎症反应、润滑、缓释药物等功能,用于骨关节炎的治疗、术后防粘连、眼科手术。HA 在胚胎皮肤和成人皮肤中的分布及含量有明显差异,胚胎皮肤中各部位的 HA 含量明显高于成人。在胚胎皮肤中,表皮和真皮中的 HA 含量又明显高于身体其他部位。HA 作为细胞外基质 GAG 的主要成分之一,对组织损伤后修复细胞的生物学行为、细胞外其他间质成分的形成均具有重要的调节功能。研究证实,HA 参与组织的形成,细胞的分裂、分化,炎症细胞的游走、迁移,细胞因子的合成等过程。创伤后的伤口愈合分为 3 个阶段:①组织炎症反应阶段;②组织增生和肉芽组织形成;③胶原纤维收缩和瘢痕组织形成。HA 在每个阶段都参与其中。对胚胎伤口愈合机制的研究表明,组织中高浓度 HA 环境是胚胎皮肤伤口无瘢痕愈合的主要因素之一。HA 分子具有多聚阴离子特性和高度的亲水性,能使富含 HA 的组织细胞外形成一个高度水化、疏松的间质结构,有利于角质形成细胞、巨噬细胞及成纤维细胞的游走,使这些修复细胞在伤口部位聚集,进而促进胚胎伤口的上皮化,加速伤口愈合,并使愈合后的组织结构与其周围正常组织相同。组织中的 HA 一般通过与靶细胞表面的 HA 受体特异性结合或与 HA 连接蛋白相结合,进而发挥其对靶细胞或细胞外基质成分的调节作用。HA 与成纤维细胞和巨噬细胞等结合后,使其合成Ⅲ型胶原增多,而Ⅲ型胶原的增多又有利于伤口胶原纤维的有序排列,与伤口的无瘢痕愈合密切相关。

(二)HA 参与创伤修复的机制

1. HA 与炎症反应 在炎症损伤过程中,HA 在细胞外基质中无处不在,其分解产生的低分子量 HA,可抑制免疫活性细胞,诱导激活角质形成细胞,产生 β-防御素-2,保护受创伤的皮肤组织不受感染。体外实验显示,β-防御素-2 由角质形成细胞产生,表皮层均有分布,有抑制炎症反应和抗感染的作用。研究表明,HA 的分子量不同在促进新生血管形成方面的作用不同。低分子量 HA 促进角质形成细胞的分裂、迁移,促进新生血管的形成;高分子量 HA 则抑制内皮细胞的增殖,从而抑制新生血管的形成。细胞黏附分子 CD44 在多数免疫细胞表面表达,负责调控细胞外的黏多糖和 HA 的含量,HA 与 CD44 结合从而诱导免疫细胞产生细胞因子,如 TGF-β、IL-1 等。这些细胞因子调控诱导成纤维细胞合成 HA、胶原及糖胺聚糖等细胞基质。

2. HA 与成纤维细胞 胎儿伤口愈合不同于成人,以无瘢痕方式愈合,成纤维细胞在这个过程中发挥着至关重要的作用。细胞生长因子的研究结果表明,TGF-β1 和 TGF-β3 主要影响调节细胞内蛋白的途径,TGF-β1 负责纤维化瘢痕反应,而 TGF-β3 负责无瘢痕愈合,两者的比例决定着创伤的愈合方式。TGF-β 调控成纤维细胞合成 HA。此外,TGF-β1 调节成纤维细胞的迁移和游走,进而调节 HA

的生成。另有研究表明,在成纤维细胞分化为纤维细胞的过程中,TGF-β1是关键作用因子,而 HA 具有拮抗 TGF-β1 的作用,抑制成纤维细胞的分化,从而抑制 α-肌动蛋白的表达和胶原合成,进而调节胶原基质的生成,抑制瘢痕形成,达到无瘢痕愈合的目的。Zhao Y 等将外源性透明质酸移植到家兔全层皮肤伤口,然后根据伤口的挛缩率和Ⅰ、Ⅲ型胶原纤维的表达来评估伤口愈合效果,实验结果表明,HA 可以增加Ⅰ、Ⅲ型胶原纤维的表达,并降低两种类型胶原之间的比例,降低伤口的挛缩程度。HA刺激 CD44 受体并加强其酶解,其小分子酶解产物又可促进新生血管形成,减轻挛缩。

3. 透明质酸刺激因子　在研究胚胎无瘢痕愈合过程中,研究人员发现了一种糖蛋白——透明质酸刺激因子(hyaluronic acid stimulating factor,HASF)。它能刺激成纤维细胞产生大量的 HA,是导致胚胎无瘢痕愈合的重要因素之一。研究表明,HASF 对正常皮肤成纤维细胞和瘢痕组织成纤维细胞的嗜银蛋白含量均有抑制作用,从而抑制成纤维细胞合成胶原基质。其机制可能是 HASF 刺激成纤维细胞产生大量的 HA,高浓度的 HA 是抑制成纤维细胞胶原生成的主要原因。

胚胎早期具有无瘢痕修复能力,与之相比,成人的伤口则显示出纤维化与瘢痕,而且基质组成异于正常皮肤。尽管进行了广泛的研究,但对其确切机制仍不清楚。HA 在无瘢痕愈合中的具体机制正在进一步研究当中。随着研究的进一步深入,可能揭示细胞信号转导途径和转录因子与 HA 的进一步联系,因而对临床无瘢痕治疗有着积极的意义。

（程　飚　张国佑　付小兵）

参考文献

[1]付小兵,王正国,吴祖泽.再生医学:基础与临床[M].北京:人民卫生出版社,2013.

[2]付小兵,王正国,吴祖泽.再生医学:原理与实践[M].上海:上海科学技术出版社,2008.

[3]付小兵,程飚.创伤修复和组织再生几个重要领域研究的进展与展望[J].中华创伤杂志,2005,21(1):40-44.

[4]付小兵,程飚.伤口愈合的新概念[J].中国实用外科杂志,2005,25(1):29-32.

[5]付小兵.创面治疗中的转化医学:部分成果的研发和转化应用与思考[J].中华烧伤杂志,2014,30(1):3-5.

[6]付小兵.十年磨一剑:中国创伤医学十年的创新成果与转化应用[J].中华创伤杂志,2014,30(1):2-5.

[7]付小兵.中国的再生医学研究:需求与转化应用[J].解放军医学杂志,2012,37(3):169-171.

[8]程瑞杰,方勇.粒细胞-巨噬细胞集落刺激因子与创面愈合[J].中华医学杂志,2006,86(24):1726-1728.

[9]申星,邢爽,熊国林,等.白细胞介素-12 辐射防护作用研究进展[J].国际药学研究杂志,2013,40(3):299-303.

[10]王琦,付晋凤.转化生长因子-β 在创面修复中的研究进展[J].中华损伤与修复杂志(电子版),2011,6(5):821-825.

[11]杨永华,陈炯.粒细胞-巨噬细胞集落刺激因子在创面愈合中的应用进展[J].实用医学杂志,2008,24(19):3435-3438.

[12]周俊峰,罗高兴,吴军.生长因子促进创面愈合研究进展[J].中华烧伤杂志,2010,26(2):164-166.

[13]BALDWIN H C,MARSHALL J. Growth factors in corneal wound healing following refractive surgery:a review[J]. Acta Ophthalmo Scand,2002,80(3):238-247.

[14]EMING S A,WHITSITT J S,HE L,et al. Particle-mediated gene transfer of PDGF isoforms promotes wound repair[J]. J Invest Dermat,1999,112(3):297-302.

[15]FUCHS E,SEGRE J A. Stem cells:a new lease on life[J]. Cell,2000,100(1):143-155.

［16］GALE N W,YANCOPOULOX G D. Growth factors acting via endothelial cell-specific receptor tyrosine kinases:VEGFs,angiopoietins,and ephrins in vascular development［J］. Genes Develop,1999,13(9): 1055-1066.

［17］GERALD K. Cell and molecular biology:concepts and experiments［M］. Third edition. New York:John Wiley & Sons Inc,2002:572-575,581-589,662-665.

［18］GREENHALGH D G. The role of apoptosis in wound healing［J］. Int J Biochem Cell Biol,1998,30 (9):1019-1030.

［19］HUANG X, GRIFFITHS M, WU J, et al. Normal development, wound healing, and adenovirus susceptibility in beta5-deficient mice［J］. Mol Cell Biol,2000,20(3):755-759.

［20］LANGER R S,VACANTI J P. Tissue engineering:the challenges ahead［J］. Sci Am,1999,280(4): 86-89.

［21］LI Q,ASHRAF M F,BEKOE N A,et al. The role of apoptosis in the early corneal wound healing after excimer laser keratectomy in the rat［J］. Graefes Arch Clin Exp Ophthalmol,2000,238(10):853-860.

［22］LLULL R. Immune considerations in tissue engineering［J］. Clin Plast Surg,1999,26(4):549-568.

［23］LU L,REINACH P S,KAO W W. Corneal epithelial wound healing［J］. Exp Biol Med (Maywood), 2001,226(7):653-664.

［24］LUND L R,ROMER J,BUGGE T H,et al. Functional overlap between two classes of matrix-degrading proteases in wound healing［J］. EMBO,1999,18(17):4645-4656.

［25］NEUFELD G,COHEN T,GENGRINOVITCH S,et al. Vascular endothelial growth factor (VEGF) and its receptors［J］. FASEB,1999,13(1):9-22.

［26］KORIA P. Delivery of growth factors for tissue regeneration and wound healing［J］. BioDrugs,2012,26 (3):163-175.

［27］KLASS B R,GROBBELAAR A O,ROLFE K J. Transforming growth factor beta1 signalling, wound healing and repair:a multifunctional cytokine with clinical implications for wound repair,a delicate balance［J］. Postgrad Med J,2009,85(999):9-14.

［28］LE M,NARIDZE R,MORRISON J,et al. Transforming growth factor Beta 3 is required for excisional wound repair in vivo［J］. PLoS One,2012,7(10):e48040.

［29］ABE M,YOKOYAMA Y,ISHIKAWA O. A possible mechanism of basic fibroblast growth factor-promoted scarless wound healing:the induction of myofibroblast apoptosis［J］. Eur J Dermatol,2012,22 (1):46-53.

［30］KAJDANIUK D,MAREK B,FOLTYN W,et al. Vascular endothelial growth factor (VEGF)part 1:in physiology and pathophysiology［J］. Endokrynol Pol,2011,62(5):444-455.

［31］AKASAKA Y,ONO I,KAMIYA T,et al. The mechanisms underlying fibroblast apoptosis regulated by growth factors during wound healing［J］. J Pathol,2010,221(3):285-299.

第四章

战创伤愈合的影响因素

第一节　全身因素

创伤本身就是一个外界有害刺激通过局部作用影响整体功能的过程。战创伤愈合，尤其是较大战创伤的愈合，是一个需要动员全身的以神经-免疫-内分泌为主的一系列调控机制对损伤刺激进行反应的复杂过程。就全身因素而言，整体功能的健康状况对创面愈合起到重要作用，战伤状态下的心理应激反应，长期驻守导致的营养缺乏甚至严重贫血，或遭受特殊性武器的损伤不仅延缓愈合过程，而且某些疾病还会发展成为局部难愈合创面，如放射性损伤导致组织溃疡。总之，在战创伤后，心理、神经、内分泌、免疫功能紊乱对修复的不利影响超过常规状态，应是人们关注的重点。另外，一些电、核、磁、光损伤武器使用对机体造成的损害带来的愈合障碍是战创伤中较为特殊的部分，成为讨论的重点。

一、心　理

创伤本身是一种严重的心理生理应激，加之患者对治疗措施以及预后情况等有关问题缺乏合理认识，外伤患者普遍存在焦虑、恐惧、抑郁等负性心理状态，而焦虑具有信号功能性的作用，它向个体发出危险信号，当这种信号出现在意识中时，人们就能采取有效措施对付危险，或者逃避，或者设法消除它。当焦虑产生时，人的自主神经系统被激活，心血管系统活动加强，肾上腺的分泌增加，表现为心跳加速，感觉发冷或发热，呼吸急促，同时伴有紧张、担心、害怕等体验，此类负性心理状态均会使机体的免疫系统功能受损，从而间接地影响伤口愈合。相反，积极的心态可促进人体的正常免疫反应，使体内神经-内分泌调节轴保持一个良性循环，催产素、垂体后叶素、肾上腺素、皮质醇等对创面愈合起到调节作用的各类激素均维持在合理的浓度，使机体保持一个稳定高效的代谢内环境，有利于伤口的愈合。

心理对创面愈合的影响包括应激，以及应对方式、丰富情感、复杂环境和社会的支持。研究集中在愈合过程中催产素、垂体后叶素、肾上腺素、皮质醇、淋巴细胞再分配等几方面。英国医学研究人员最近发现，接受手术的患者如果用笔把他们内心的感受写下来，就可以有效加速伤口的愈合。这是因为，患者内心压抑的情感发泄后，人体免疫系统功能会得到迅速增强。这种方法既经济又有效。英国医疗科研人员要求接受临床试验的 36 名患者中的 18 人把自己最不愉快的经历写下来，另外 18 名患者写日常琐事。两组人员每天都要写 20 min,连续 3 d。2 周后,检查这些患者伤口时发现,写出自己内心情感的那组患者伤口愈合速度较快。由此可见,情绪的发泄和调整对伤口愈合有直接影响。

细胞分子生物学的飞速发展,使人们对生命现象获得了前所未有的认识,对心理应激发生的生物学基础有了一定的了解。心理应激原(psychological stressor)通过神经-免疫-内分泌(neuroimmunoendocrine)网络调节各种靶细胞的功能和命运,影响包括创面愈合在内的许多生理和病理过程。而神经-免疫-内分泌等学科交叉衍生出心理神经免疫学(psychoneuroimmunology,PNI),将心理与中枢及周围神经系统、内分泌和免疫系统结合在一起,拓宽了探讨行为/应激情况下机体生理和病理发生机制。总之,在心理应激条件下,机体所有器官发生的变化(包括中枢神经系统功能的可塑形变化)都是以神经内分泌的改变为先导和基础的。

(一)心理应激与神经-内分泌在皮肤愈合中的作用

应激状态下,错综复杂的神经-内分泌变化主要包括肾素-血管紧张素系统(renin-angiotensin system,RAS)和下丘脑-垂体-肾上腺(hypothalamic-pituitary-adrenal,HPA)轴的激活,俗称应激系统。HPA 轴和肾上腺儿茶酚胺维持能量的平衡,RA 重新分配血流以保证重要器官的血供,来自高层皮质的视、味及躯体等的神经刺激和恐惧、悲伤、焦虑、矛盾、紧张心理变化以及激素、细胞因子等体液信号激活应激系统后,诱发机体产生一系列的行为和生理反应。在应激调节过程中,中枢和外周应激系统各自及相互间存在多层次作用位点,除 HPA 轴和蓝核/去甲肾上腺素能-副交感两个重要的应激调节系统外,机体还存在其他应激部位和机制,如中枢的多巴胺能神经元和海马等结构及外周的生殖激素轴、生长激素轴、甲状腺轴和代谢反应等,在应激反应中起重要的认知整合、神经激素和神经化学作用。为适应心理应激,中性粒细胞释放 P 物质(substance P,SP),并与从感觉神经来的其他炎症介质一起激活肥大细胞或者其他炎症细胞,参与炎症反应。其中皮质醇释放因子(corticosteroid releasing factor,CRF)和 SP 启动机体全身性的应激反应是通过激活神经-内分泌通路,如交感神经系统、下丘脑-垂体轴和肾素-血管紧张素系统完成的,它们释放应激激素(如儿茶酚胺类、皮质醇类、生长激素、胰高血糖素和肾素等),皮肤及其附件都是主要应激介导子(如促肾上腺皮质素释放激素、ACTH、皮质醇、儿茶酚胺、催乳素、SP 和神经生长因子)以及潜在应激反应免疫调节子的重要靶器官。较之其他器官,皮肤更多地暴露在各种外源性和内源性应激原下,为研究周围和全身对应激(包括心理应激)的反应提供了理想的临床模型。

脑-皮肤联系和局部神经-免疫-内分泌环路既是皮肤功能及相关变化的病理生理基础,又是应激触发和加重的始动因素。为研究心理应激对创面愈合的影响,Detillion 等行肾上腺切除术去除内源性皮质醇以观察孤立鼠创面愈合受心理应激的变化,结果发现,正向社会互动(positive social interaction)参与群居啮齿类动物 HPA 轴的活性变化,能够促进创面愈合。Ebrecht 对 24 位不吸烟的男性进行问卷调查,以确定患者的感觉焦虑、健康行为和个人因素,以及在活检前后 2 周清醒状态下唾液皮质醇的含量,并对他们进行 4.0 mm 的活检和高分辨率超声扫描的全程检测,结果显示,愈合速度和知觉应激评分(perceived stress scale,PSS)、一般健康问卷(general health questionnaire,GHQ)计分的结果呈负相关。

激活应激系统导致适应性的行为改变和身体变化与神经-内分泌系统密切相关。最基本的应激激素(糖皮质激素和儿茶酚胺类)能影响主要的免疫功能,如抗原递呈作用、白细胞增殖和趋化、细胞因子和抗体的分泌,以及辅助性 T 淋巴细胞 1(T helper 1,Th1)对辅助性 T 淋巴细胞 2(T helper 2,Th2)选择性的反应。应激激素抑制 Th1/促炎症因子反应并诱导 Th2 漂移,完成免疫反应,在某个局部,它们可能增强促炎症细胞因子产生并激活促肾上腺皮质激素-肥大细胞-组胺轴,从而反馈应激系统,增强或减退免疫反应。

(二)心理应激与免疫系统在皮肤创面愈合中的作用

心理神经免疫学(psychoneuroimmunology,PNI)是近 40 年研究免疫和内分泌、中枢和周围神经系统的一门学科。已证明神经递质-激素-神经肽调节免疫细胞,而且通过分泌大量的细胞因子与神经组织沟通。中枢神经和周围神经一个关键的作用就是维持细胞介导的 Th1 和 Th2(体液)免疫反应。心理神经免疫学成为认识免疫系统之间联系的病理生理学基础。应激诱导免疫失调足以导致影响健康的后果,包括减少对疫苗的反应、延缓创面愈合,并增加严重感染的危险;慢性应激能增加周围系统中促炎症细胞因子的产物,如 IL-6。PNI 是精神/大脑和免疫系统两者间密切相关的基础。

　　中枢神经和免疫系统的关系主要通过神经细胞、内分泌细胞和免疫细胞分泌的化学信使完成。心理性应激原(包括恐惧、悲伤、焦虑、矛盾、紧张等)能够使这个网络遭受破坏。早期的调查已经发现,精神压力会影响人体的免疫功能,应激在免疫系统中具有不可忽视的作用。情绪愤怒与皮质醇分泌、免疫功能和外科恢复的非适应改变有关联。假设外向型和内向型的情绪愤怒和不愤怒对照组与延缓愈合的关系,结果确实表现出人情绪愤怒与创面愈合密切相关。在急性应激中,内源性应激激素增强皮肤的免疫力是通过增加抗原入侵部位淋巴细胞运输和细胞因子基因表达实现的。由于免疫系统与创面愈合密切相关,阐明心理应激诱导增强皮肤免疫功能的机制在创面愈合研究中十分重要。Roy 等的实验表明,心理应激能影响中性粒细胞的转录子,使基因编码的蛋白受影响、细胞周期停滞和炎症的基因组平衡遭到破坏。已有足够的证据表明,促炎症细胞因子 IL-1 在免疫和心理的激发下产生,充当应激反应-神经内分泌中的重要角色。在应激条件下,阻断 IL-1 信号能够预防或者避免应激相关的神经病理和心理病理发生。在急性创面中,当女性处在高应激状态时,创区内有两个关键细胞因子明显降低:IL-1 和 IL-8。说明创面愈合局部微环境中促炎因子的产生受心理应激的影响。

　　心理应激对免疫系统的调节是复杂的,因此对创面愈合的影响也显示出不同的结局。如 Weinman 的研究提示,外伤性体验公开能够导致免疫功能的上调,是促进创面愈合的关键。Kiecolt-Glaser 选定 13 名平均年龄 62.3 岁的妇女作为家庭照顾者和 13 名 60.4 岁的妇女做对照,她们的家庭收入相当,所有人员进行的创面活检显示,前者的伤口愈合时间明显延长($P<0.05$),周围血循环淋巴细胞所产生的 IL-1 mRNA 明显减少,对脂多糖的刺激反应减弱,表现出心理应激在免疫系统中呈现负性作用。Rojas 为证实应激增加创面感染的易感性,通过定量观察发现皮肤创面有活力细菌,结果发现,抑制应激(restraint stress,RST)使愈合能力下降30%,条件致病菌比对照组增加,差异有统计学意义($P<0.05$)。进一步研究发现,RST 诱导糖皮质激素在细菌清除率机制中扮演重要角色,若使用糖皮质激素受体拮抗剂 RU486 处理,将减少伤口条件致病菌($P<0.05$)。因此,应激损害创面愈合过程中的细菌清除率,导致条件致病菌感染的发生率明显增加与应激激素的表达有关,心理应激延迟创面愈合并降低免疫/炎症反应还表现在对细菌清除率(bacterial clearance)的影响上。总之,心理应激对免疫反应的复杂作用使创面愈合的反应呈现多种变化模式。

　　皮肤的神经与中枢神经系统(包含心理)内分泌轴和免疫系统之间是一个完整的应激体系。要完整认识皮肤的各种生理和病理性功能,包括细胞生长、免疫、炎症和愈合等活动,必须对密集的感觉神经网络、复杂的中枢神经调控(包括心理)、多层面的周围释放传导递质,以及在众多皮肤靶细胞上表达的具有活性的特异性受体有较为深刻的认识。

　　环境应激诱导生物和心理变化往往要通过一些信号蛋白来完成,特别是在 HPA 轴常常涉及蛋白激酶 A(protein kinase A,PKA)和蛋白激酶 C(protien kinase C,PKC)信号通路,它们所调节的重要基因包括糖皮质激素受体(glucocorticoid receptor,GR)。脑源性神经营养因子(brain-derived neurotrophic factor,BDNF)和 trk-b 这个系统还潜在地对活性氧类(reactive oxygen species,ROS)有作用,并作用于细胞因子,最后控制 DNA 的调节,使这些基因的启动子区域发生甲基化。这也说明,环境应激原具有诱导长期的生物学变化的机制。另外,有人对应激信号传递的两条通路——JNK/SAPK 和 p38 通路进行了研究。这两条通路的核心分子分别是 c-Jun N 末端激酶(JNK)和 p38 激酶,又被称为应激活化蛋白激酶 1/2(stress activated protein kinase1/2,SAPK1/2)和 p38,均属于丝裂原活化蛋白激酶(mitogen-activated protein kinase,MAPK)。这类蛋白激酶分子介导细胞分裂、增殖、凋亡等许多生化过程和生物效应,实现应激因素所导致的皮肤组织创面愈合的生理、生化反应。杏仁核被认为是介导应激所致海马功能变化的关键。Yang 证明,应激会立刻引起海马 CA1 区域和中枢杏仁核(central amygdala,CEA)、基底外杏仁核(basolateral amygdala,BLA)产生细胞外信号调节激酶(extracellular signal-regulated kinase,ERK)的磷酸化,说明该信号通路被激活。

　　综上所述,对心理应激的研究已经获得了重要进展。心理应激牵涉到中枢神经系统、内分泌系统和免疫系统构成的复杂网络,当心理应激发生改变,打破此网络的平衡状态时,将导致机体生理病理学的改变,特别是在皮肤损伤修复活动中,表现出组织愈合速度与结局的改变。但对"心理"如何变为"物质"的生理反应的详细机制,特别是应激状态下众多的神经内分泌物质的变化规律、应激信号的传导通路等问题还有许多未知。另外,这些物质变化的规律性与应激调控的关系所涉及的信号通路在哪些层面上相互激活或相互抑制以保证机体调控的持续性及有效性,仍需进一步研究探讨。认识心理-神经-免疫-内分泌对皮肤的调节作用,有助于为加快皮肤组织修复的速度和改善皮肤愈合的质量提供新策略。

二、年 龄

年龄是影响创伤愈合的主要全身因素。老年患者随年龄增长,机体调控能力降低,体内水分减少,各种代谢速度减慢。受到外界损伤刺激后,应激反应弱,免疫系统反应差,细胞移动、增生以及成熟等明显减慢,均可影响创伤愈合。尤其在受伤初期,炎症反应弱,各种细胞因子分泌不够,新生再造延迟,胶原蛋白纤维合成减少,皮肤变得干燥,导致伤口收缩缓慢。在组织增生期,由于各种组织细胞本身的再生能力减弱,如高龄人群成纤维细胞的分裂增殖周期较年轻人明显延长,加之血管老化使局部血供减少,致使局部新生细胞数量增长缓慢,胶原合成减慢,血管生成速度也明显降低,组织再生能力下降,创面愈合的过程显著延迟,甚至可能不愈合。而儿童和青年人代谢旺盛,细胞增殖、胶原合成和上皮再生时间均比老年人短,创伤愈合快。

(一)老化皮肤的生物学结构及相关功能特点

1.表皮 作为皮肤最外层的组织,随着年龄的增长,角质形成细胞大小不均匀性增加,形态不规则,数量减少,细胞的体积增大,细胞间桥粒逐渐消失。因此,皮肤的乳头及相应突起变平,与真皮的连接松弛,导致皮肤屏障功能降低,水合能力下降,皮肤干燥。同时,位于基底层的细胞绝对数量减少,造成细胞的分裂、增殖活力下降,更新速度变慢。

2.真皮 真皮中有成纤维细胞、各类纤维(包括胶原纤维、弹力纤维和网状纤维)、基质和附属结构(如汗腺、毛囊和皮脂腺)等。随着年龄的增长,成纤维细胞的数量减少,亚细胞水平表现为胞质变少,脂褐色颗粒增加,细胞的活力下降,弹力纤维和胶原纤维的数量减少、排列紊乱。细胞外基质的合成能力降低,胶原酶的活性增加,胶原的分解增加,导致真皮厚度变薄。

3.血管与神经 随着年龄的增加,小血管开始退化,毛细血管袢逐渐消失,毛细血管的数量减少。神经结构发生退行性变,痛觉敏感值下降,对各种刺激的反应能力降低,造成组织再生能力变弱。

4.皮肤附属物 老年人皮肤的血管数量减少,有活力的腺体变少,分泌细胞的功能紊乱,甚至纤维化,分泌量下降,对各类刺激的反应降低。皮肤是一个对性激素十分敏感的器官,汗腺、皮脂腺均受性激素的调控。随着年龄的增长,激素分泌能力降低,激素水平下降,毛发变白、减少和变细。

5.其他 真皮内的肥大细胞、朗格汉斯细胞与黑素细胞的数量随年龄增加逐渐下降,损伤后皮肤的炎症反应减弱,影响伤口的愈合进程。有实验显示,年龄增长造成的免疫功能失调是最主要的影响因素之一。

(二)衰老对愈合进程的影响

总体上讲,创面修复的目的是使受损组织复原,并保证其原有的完整性。健康人群受到损伤后发生一系列可预见的活动,包括:血液从血管中渗出,为基质的形成做准备;中性粒细胞和巨噬细胞出现,防止感染发生,同时去除坏死组织;随后,基质、细胞内移,构成肉芽组织,受损组织随之进入调整期;在创面愈合的后期,成纤维细胞和内皮细胞侵入,取代基质,基质牵张力和血管功能得以恢复。老年患者内皮细胞和成纤维细胞在增殖、迁移等方面的变化,以及细胞外基质分泌、合成方面的缺损使组织修复能力受到损害,导致伤口延迟愈合。很多损害是由基因表达变化引起的,发生衰老时,在转录起始水平 c-fos 表达下降,还有转录因子 NK-κB、AP-1 和 Sp-1 等结合反应成分减少,进而几个生长相关基因随 E2F 转录家族成员的活性下降表达降低。同时,组织中激素水平、丝裂素生长因子及这些因子的受体改变,也是老年患者伤口延迟愈合的原因。

1. **炎症细胞的浸润** 创伤后,老年患者伤口周围炎症细胞(包括单核细胞、巨噬细胞、B淋巴细胞)的浸润能力下降。由于炎症细胞在创面愈合过程中潜在而重要的作用,以上变化将会造成愈合延迟。另外,老年患者真皮内肥大细胞的数量下降,导致组胺的释放减少,毛细血管内皮细胞的迁移能力降低,也影响着愈合的速度。改变细胞黏附分子活性从而影响炎症过程也是衰老患者伤口延迟愈合的一个机制。

2. **修复细胞的增殖与分化** 动物进行切割伤的实验表明,年轻鼠的抗张能力明显强于老年鼠,这意味着伤后老年鼠间充质细胞向肌成纤维细胞转化的能力下降,影响了伤口的闭合。随着年龄的增加,成纤维细胞的数量和增殖活力降低,影响其产生和调节胶原的能力,是最终导致上述表现的关键因素。

3. **基质的合成与沉积** 伤口愈合中重要的步骤就是伤口的收缩与缺损的充填。老年患者的胶原无论是数量还是质量均发生改变,导致充填欠佳、收缩减缓。同时,老年患者胶原的陈列紊乱、弹力纤维直径与数量的减少造成张力变小,不仅进一步造成伤口愈合受阻,也使愈合后的伤口容易裂开。

4. **再上皮化** 老年动物基质金属蛋白酶-1、9与基质金属蛋白酶抑制剂-1的表达明显低于年轻动物,导致角质形成细胞生物学行为的变化,造成创面愈合过程中再上皮化的延迟。

(三)老年化其他改变对愈合的影响

1. **神经** 皮肤中包含密集的感觉神经网络,完整的神经系统是保证伤口愈合的必要条件。实验证实,初级传入感觉神经作为伤害性感受器,对于启动炎症反应和组织的成功修复极其重要。伴随衰老的发生,这一系统部分丧失释放因子的功能,导致伤口延迟愈合。P物质和降钙素基因相关肽(calcitonin gene-related peptide,CGRP)可以调节伤口的愈合,主要通过刺激表皮和血管内皮的增殖,影响血管生长,调节炎症细胞浸润反应和组织细胞间的连接完成。研究表明,老年鼠创面局部使用外源性的感觉神经肽处理后,可促进伤口的愈合。总之,随着年龄的增长,感觉神经传入系统逐渐发生功能性紊乱是影响创伤愈合的炎症发生、血管生长,并最终延迟组织修复的重要原因。

2. **血管** 创伤愈合时皮肤所需的血流几乎是正常时的10倍。老年患者血管的基底膜变薄,血流减少,表皮的微循环减少,血流下降35%,导致局部灌注失败,不能满足创面愈合所需的氧及营养成分,这也是伤口愈合欠佳的主要原因。

3. **激素** 性激素是创面愈合中的一个重要因素。给修复患者提供直接或间接激素的替代疗法,可以增加细胞增殖活动和细胞因子的产生,对伤后的炎症反应产生影响,增加基质的沉积,促进老年动物的上皮愈合。随年龄增长,更年期以后雌、雄性激素水平发生改变,直接对内皮细胞和成纤维细胞表型造成影响,通过调节它们的黏附和增殖行为,对创面修复起作用。另外,有研究发现,男性患者炎症反应性改变明显有别于女性患者,造成急性伤口的延迟愈合。虽然还没有流行病学的调查资料,但有研究表明,雄性基因类型是老年患者创面难愈最主要的危险因素。性激素在机体的局部和体液免疫中均有重要作用,可能是其影响愈合的主要机制。

4. **生长因子** 衰老的特点主要表现为细胞整体功能的降低,这种相对作用受生长因子调节。转化生长因子-β1(transforming growth factor-β1,TGF-β1)在局部和系统中应用可增强创面的愈合,而且调节几类与修复相关细胞的功能,如基质产生和血管形成。愈合后期TGF-β1起调节细胞分化、细胞外基质形成的作用。血管内皮细胞生长因子是一种多肽,是潜在的、特殊的丝裂原,对内皮细胞的增殖、迁移和内皮表面退缩(允许血管穿透)及活体的血管生成起促进作用,影响伤口愈合和组织再塑形。健康动物创面愈合的早期,成纤维细胞和淋巴细胞的VEGF强烈表达;伤后1周,其水平开始逐渐降低。老年动物生长因子的表达水平低于较年轻动物是衰老延迟愈合的原因之一。

三、营 养

战争条件下,由于环境的限制,常常出现营养的不均衡,而身体的营养状况直接影响伤口愈合过程。机体受创后,全身组织处于分解状态,并可持续一个相当长的时间,容易造成机体蛋白质缺乏。

而整个修复过程都需要有足够热量、蛋白质供应,以及充足的维生素 A、B、C 和矿物质、微量元素,否则无法形成蛋白胶原纤维及肉芽组织。例如,严重的蛋白质缺乏,可造成低蛋白血症,严重影响机体正常代谢,延迟愈合。若含硫氨基酸(如甲硫氨酸、胱氨酸)缺乏,肉芽组织中黏多糖的硫化作用障碍,影响新生血管形成及胶原排布。糖类是白细胞的能量来源,在伤口愈合期,白细胞足够强的抗炎和吞噬活性是伤口纤维组织形成的前提条件,所以补充足够的糖类对创伤愈合十分重要。脂肪是构成细胞膜的基本成分,严重创伤后细胞再生需要大量的脂肪供应。维生素 C 缺乏影响体内羟化酶的作用,致使前胶原分子难以形成,从而影响胶原纤维的形成。维生素 A 能部分逆转长期类固醇治疗患者伤口的不良反应。维生素 B_6 缺乏不利于胶原蛋白交联。维生素 B_2 和维生素 B_1 缺乏会导致与伤口愈合不良有关的综合征。在微量元素中,锌对创伤愈合有重要作用。手术后伤口愈合迟缓的患者,皮肤中锌的含量大多比愈合良好的患者低。已证明,手术刺激、外伤及烧伤患者尿中锌的排出量增加,补给锌能促进创伤愈合。此外,铜的缺乏也与伤口愈合不良有关。

营养不良还可导致机体基础代谢物合成不足,如患者存在贫血可导致血容量下降,组织发生低氧,动脉血氧分压下降,进一步加重血管收缩反应,不利于组织修复和创伤愈合。严重的蛋白质缺乏,尤其是含硫氨基酸(如甲硫氨酸、胱氨酸)缺乏时,肉芽组织及胶原形成不良,伤口愈合延缓。维生素中以维生素 C 对愈合最重要。这是由于 α-多肽链中的两个主要氨基酸——脯氨酸及赖氨酸,必须经羟化酶羟化才能形成前胶原分子,而维生素 C 具有催化羟化酶的作用。因此,维生素 C 缺乏时前胶原分子难以形成,从而影响胶原纤维的形成。

严重创伤后低血容量休克或容量复苏不完全的伤员,为保证心、脑等生命器官功能,机体首先代偿性减少皮肤和软组织的血液供应。严重贫血的伤员,氧供不能满足组织代谢旺盛的要求。这些因素都影响创伤愈合。容量复苏充分与否,可通过皮肤温度、皮肤颜色、血压、脉率和尿量加以判定。贫血伤员可以补充新鲜血液和吸氧。低血容量和贫血伤员全身抵抗力较低,术后易于发生局部或全身感染,应予警惕。水、钠补充要适量,过量则容易造成血液稀释,影响创伤愈合。

众所周知,营养素(蛋白质、脂肪和糖类)和微量营养素(维生素、矿物质和微量元素)在急慢性创伤修复过程中是极重要的成分。

(一)糖类

糖类(碳水化合物)是创面愈合过程中的主要能量来源,在结构上表现为糖的单体或多体。当被人体摄入后,糖类经消化酶的作用,多糖转化为单糖(主要是葡萄糖),经糖酵解和三羧酸路径,最终分解为 CO_2 和 H_2O,并释放大量的 ATP,以供给机体能量。富含糖类的食物主要包括米饭、面食、牛奶、甜品、水果、蔬菜等。众多糖类中,葡萄糖占据主要地位,是生产用于血管和新组织生成的 ATP 的主要能量来源。葡萄糖在伤口愈合过程中的作用主要表现在为参与伤口修复的各种细胞提供能量、刺激纤维生长、刺激胶原的产生以形成新生组织、产生 ATP 满足细胞参与伤口修复时加快代谢所需的能量。葡萄糖作为 ATP 合成的来源还可以避免氨基酸和蛋白质的消耗。糖类摄入不足导致能量缺乏的机体反应为:死亡率升高、低的血清蛋白含量、肌肉组织比例下降(因为肌肉分解以提供能量)、创面难以愈合、过低的身体质量指数(body mass index, BMI)。而过多的能量摄入表现为肥胖及肥胖导致的供血不足引起的溃疡、增加感染机会、增加糖尿病的风险。

(二)蛋白质

异常蛋白质代谢和机体营养紊乱可能是妨碍创伤修复的重要方式。自发现蛋白质的检测技术和代谢测定方法以来,这一观点越来越受到肯定。低蛋白症对创伤修复的影响并不是直接由蛋白质缺乏而引起,而是与血浆胶体渗透压降低和伴随的组织水肿影响有关,这也是战创伤情况下修复延迟的主要原因。其他实验证实,慢性蛋白缺乏动物的血管生成,成纤维细胞增殖和胶原合成、沉积受到影响。但 Delnany 的研究表明,手术后 3 d,术前营养正常鼠,术后营养丧失,出现负氮平衡,而在皮肤愈合过程中的羟脯氨酸含量无显著变化。正常的战创伤修复过程中,伤口部位的蛋白合成一定增加,某些氨基酸缺乏或者不平衡对蛋白质的合成与修复有影响。

有实验证实,机体缺乏精氨酸,可致胶原蛋白沉积减少,切口愈合不良。给患者每天补充 17 g 精氨酸,不仅可增加羟脯氨酸的沉积,促进切口愈合,提高免疫功能,而且还可在应激状态下保留更多的皮肤蛋白,以供切口愈合。精氨酸还可促进氮储备,减少蛋白质分解。补充精氨酸可直接加强胶原蛋白生成。因精氨酸可转化成鸟氨酸,鸟氨酸是脯氨酸的前体,后者是形成胶原蛋白所必需的。此外,精氨酸还可通过体液调节机制促进切口愈合,促进胰岛素和生长激素分泌。切口愈合前 3 d,补充精氨酸最有效。这主要是由于此时炎症细胞和成纤维细胞处于已活化状态。因此,对患有褥疮的患者,尤其是发生蛋白质、能量营养不良危险性或已发生的患者,须立即采用足够能量和蛋白质进行营养干预,以满足患者额外增加的营养需求。除能量和蛋白质外,还应补充精氨酸和微量营养素,以保持切口的最佳愈合。

其他实验研究发现,蛋氨酸的甲基可以合成胆碱以预防脂肪肝,且蛋氨酸本身还可以转变为半胱氨酸参与解毒作用,防止肝中毒。赖氨酸与色氨酸的比例也很重要,通常认为,赖氨酸与色氨酸的比例以(6~7)∶1 为最好,这一比例可提高蛋白质的利用率。同时赖氨酸也是合成蛋白质最重要的氨基酸。有人建议在补充氨基酸时,应考虑苏氨酸、丝氨酸、色氨酸、酪氨酸、组氨酸、谷氨酸、甘氨酸、丙氨酸、脯氨酸以及支链氨基酸。

谷氨酸是细胞质膜中成分最丰富的氨基酸之一,并且是快速增殖细胞,如成纤维细胞、淋巴细胞、角质形成细胞、巨噬细胞等代谢能量的主要来源。血清中谷氨酸的浓度在受到严重手术、创伤、脓毒症影响后显著降低,而补充谷氨酸则有利于维持 NO 平衡和减少免疫抑制。谷氨酸在创面愈合早期炎症反应的发生中发挥着关键作用。口服补充谷氨酸可以提高伤口张力和成熟胶原的水平。

(三)脂肪酸

对于手术或有严重疾病的患者,脂肪酸被用作提供能量和促进伤口愈合与组织修复的重要营养支持。多不饱和脂肪酸(polyunsaturated fatty acid,PUFA)不能在哺乳动物中合成,它包括 2 个家族,一个是 ω-6(omega-6,存在于大豆油)家族,另一个是 ω-3(omega-3,存在于鱼油)家族。鱼油的重要营养价值体现在 ω-3 脂肪酸,包括二十碳五烯酸(eicosapentaenoic acid,EPA)和二十二碳六烯酸(docosahexaenoic acid,DHA)。而 ω-3 脂肪酸对伤口愈合的作用还缺乏定论。有报道指出,ω-3 脂肪酸影响伤口促炎症细胞因子的生成、细胞代谢、基因表达和血管生成。ω-3 脂肪酸对机体真正的作用可能在于能提高机体的免疫能力,从而降低感染并发症的发生机会和提高患者的存活率。

(四)维生素

1. 维生素C　维生素C(vitamin C)又叫抗坏血酸(ascorbic acid),是一种具有 6 个碳原子的酸性多羟基化合物。它大量存在于各种新鲜蔬菜水果中。其分子中第 2 位和第 3 位碳原子的两个烯醇式羟基极易离,释放出 H^+ 而被氧化成脱氢维生素 C。维生素 C 和脱氢维生素 C 在人体内形成可逆的氧化还原系统,此系统在生物氧化还原作用及细胞呼吸中起重要作用。维生素 C 参与氨基酸代谢和神经递质、胶原蛋白、组织细胞间质的合成;降低毛细血管的通透性,加速血液凝固,刺激凝血功能;促进铁在肠内的吸收;促使血脂下降;促进伤口愈合;增加对感染的抵抗能力;参与解毒功能,并有抗组胺及阻止致癌物质生成的作用。早在 16 世纪民间已用橘子、柠檬来治疗坏血病,后来人们从蔬菜和柠檬汁中分离出了结晶的维生素 C,并明确了它的化学结构。1993 年,科学家成功地人工合成了维生素 C,由此维生素 C 治疗疾病开始了一个新的里程。

早在 1941 年,国外的 Cook 就研究过维生素 C 对伤口愈合的影响,学者们又经过半个多世纪的不懈努力,使维生素 C 在伤口愈合中的作用得到了肯定。感染性伤口处理时使用的过氧化氢有较强的杀菌作用,但也会使氧自由基的产生增多,无论何种消毒药水,如过氧化氢、优磺、漂白类消毒水等对细胞均有毒害作用,会中断细胞的正常功能。而维生素 C 是自由基的清除剂,它还参与胶原蛋白的组织间质的合成,改善毛细血管的通透性,故有促进新鲜组织生成、减少渗出的作用。维生素 C 虽有抗感染作用,但不是很强,因而不能作为感染高峰期的主药使用,尤其是在感染性溃疡中必须配合应用抗感染药物。同时,由于在患病期间患者身体的各项功能都处于劣势,故须根据不同病情采取一定的营养支持,进食高蛋白、高维生素、高热量、易消化食品,或遵医嘱输入白蛋白、脂肪乳、氨基酸等,增强机体抵抗力,以利伤口愈合。

缺乏维生素 C 者,伤口的愈合会停止在纤维增生期,伤口处成纤维细胞的数量正常,但不能产生足够数量的胶原蛋白。严重的坏血病患者,不但新伤口不能愈合,而且陈旧的愈合瘢痕也会裂开,因为不断进行的胶原蛋白的溶解远远超过了新胶原的合成。维生素 C 不仅在伤口愈合中有作用,而且值得骨折患者注意的是,维生素 C 缺乏时可引起胶原纤维和细胞间黏合质及硫酸软骨素的代谢障碍,使肉芽组织和血管壁不易新生,创伤修复延迟,不易愈合,骨骼发育受影响。有学者研究表明治疗骨折伤口时,增大维生素 C 的剂量可以促进骨折的愈合。

2. 其他维生素

(1) 维生素 A   维生素 A 是维持上皮生长的必需物质。损伤时,维生素 A 的需要量增加。维生素 A 能部分逆转长期类固醇治疗患者伤口难愈的不良反应。如果维生素 A 缺乏就会导致伤口愈合缓慢。

(2) B 族维生素   所有 B 族维生素对切口愈合都很重要,是参与能量代谢的辅酶。维生素 B_2 缺乏,会使创伤修复过程中上皮形成延迟,总胶原蛋白含量下降,切口愈合速度降低。B 族维生素缺乏时,分子内外交联、胶原蛋白成熟受损,切口的拉伸力下降。维生素 B_6 主要是参与氨基酸合成和分解的辅酶,缺乏时,对切口愈合的影响与维生素 B_2 缺乏类似。

(3) 维生素 D   Matsumoto 研究显示,1,25-OH-维生素 D 诱导角质形成细胞的分化,并抑制该细胞的生长。Hosomi 则发现,1,25-$(OH)_2D_3$ 对角质形成细胞的分化通过维生素 D 受体完成,无论是离体还是在体内都已得到证实。PDGF 对创面愈合有十分重要的作用。它能够刺激成纤维细胞、肌细胞的增殖,促进胶原和细胞外基质的合成,且可以募集成纤维细胞、单核细胞和中性粒细胞。在表皮的角质形成细胞并没有 PDGF 的受体,有研究表明,1,25-$(OH)_2D_3$ 能上调 PDGF,而且 TGF-α 也会受到影响。

(4) 维生素 E   维生素 E 可以促进毛细血管即微小血管的增生,改善周围循环,其抗氧化作用对机体代谢有影响,可促进肉芽组织和皮肤的生长。

(五) 微量元素

如锌和铜缺乏,也与伤口愈合不良有关。锌缺乏与上皮化不良和慢性伤口不愈有关。

1. 锌   锌参与胶原蛋白合成,边缘性锌缺乏,被认为与切口愈合延迟有关。锌与 T 淋巴细胞特别是辅助 T 淋巴细胞的数量和功能有关,可影响白细胞介素的功能。血浆锌浓度低于 100 mg/L 时,与组织修复不全直接相关,可用替补疗法给患者补充锌。

2. 铁   铁是胶原蛋白合成过程中脯氨酸和赖氨酸羟基化所必需的辅助因子。铁缺乏可导致人体 T 淋巴细胞数量减少、功能低下,中性粒细胞杀菌能力下降。由褥疮导致的慢性炎症和感染会加重贫血,可通过补充铁和输血进行治疗。发生褥疮后,机体对某些营养素,尤其是锌和铁的需要量增加。

3. 铜   参与胶原蛋白的成熟,对切口愈合有影响。一种含铜金属酶(赖氨酰氧化酶)催化胶原蛋白的赖氨酰残基氧化,以形成羟赖氨酰基团。羟赖氨酰基团通过细胞外胶原蛋白的交联作用,增加瘢痕的强度。

4. 锰   许多酶发挥正常功能都需要锰的参与,包括赖氨酰半乳糖转化酶。该酶参与原骨胶原纤维的糖基化过程。锰还影响透明质酸、软骨素硫酸盐、肝磷脂和其他黏多糖的生成,这些都是切口愈合过程中重要的因子。

5. 硒   硒是谷胱甘肽过氧化物酶的重要组分。该酶可通过促进过氧化氢还原而保护细胞免受氧化损伤。当硒缺乏时,该酶活性降低,还可通过改变巨噬细胞和多核细胞功能而影响切口愈合。

总之,血清中微量元素与战创伤的创伤修复有关,对软组织的愈合、骨痂形成,以及神经系统损伤修复均有作用。甚至在应激状态下,对重要脏器功能的保护、心理康复等方面发挥作用。

四、神经-免疫-内分泌系统

神经内分泌反应是创伤后机体内最早发生的全身反应,主要表现为伤后即刻,体内下丘脑-垂体-

肾上腺皮质轴(HPA)和交感肾上腺髓质轴兴奋,释放糖皮质激素和儿茶酚胺等激素。伤情愈重,神经内分泌反应愈强。神经内分泌反应又可对免疫系统产生影响。在创伤早期,适度的神经内分泌反应可增强机体免疫功能,防止或减轻继发性的损害作用,从而共同构成神经-免疫-内分泌调控系统,对创面愈合发挥调节作用。

神经-免疫-内分泌调控系统的障碍可导致机体代谢活动紊乱,使整个修复过程进入病理性阶段,影响愈合时间。神经-内分泌以及激素变化对皮肤修复与再生的影响近来已受到人们的高度重视。从解剖层面上看,随着近年来对皮下组织及皮肤附件,特别是脂肪细胞、间质细胞认识的深入,人们已将脂肪组织不仅仅看成是能量储存器官,而且将其作为性激素的代谢器官以及内分泌器官。脂肪组织能够产生大量的生物活性肽,包括脂肪因子(adipokine)和瘦素等,在局部与脂肪细胞表面的特异性受体结合,以自分泌和旁分泌的形式发挥作用。从功能上讲,哺乳类动物种群间皮肤的功能或多或少有些不同。其中人类皮肤的功能主要有:维持内环境的稳定(endogenous homeostasis),如调节体温和体液平衡;参与物质代谢,如维生素 D 合成;进行感觉传入;阻挡外来损伤,如感染、机械性损伤、紫外线照射。另外,皮肤也是构成机体免疫系统最初始、最基础的部分。

(一)神经对创伤愈合的影响

1. 皮肤是神经依赖性器官　大量研究显示,作为人体最大的器官,皮肤是一个极敏感的神经依赖性器官。来自背根神经节的感觉神经通过真皮,在真、表皮交界处平行走行,穿透基膜,垂直到达表皮颗粒层,构成三维立体网络。皮肤中的细胞(角质形成细胞、微血管内皮细胞和成纤维细胞)可以表达各种类型的神经肽。皮肤诸多的生理功能(如代谢、免疫等)都与神经支配密不可分,如发汗、免疫反应、体温调节和 DNA 修复能力等。Besne 对 82 例 20～93 岁人群的皮肤分析结果表明:表皮神经的密度不同,不同部位的感觉阈不同;年龄增加,表皮的神经密度下降。

皮肤细胞能行使类似神经细胞的功能,如表达神经递质及其受体。在无数的神经递质和神经激素中,目前证明皮肤中有 20 种以上,最多的是神经肽类(表4-1)。

表 4-1　皮肤内各种细胞所产生的神经递质及其受体

皮肤细胞	神经递质和神经类激素	神经类受体
角质形成细胞	NGF, SP, CGRP, VIP, NKA, Ach, DA, AR, NE, β-EP, CA, SOM	NGFR, VIPR, NPYR, 5-HTR, CGRPR, NK-1/2/3R, μ/ζ-opiete-R
Merkel 细胞	SP, CGRP, MEK, NGF, NKA, SOM, VIP, NPY	NGFR, NK-1R
朗格汉斯细胞	NGF, SP, CGRP, SOM, VIP, MEK, NKA	NK-1/2R, SOMR, NPYR
肥大细胞	NGF, CA, SP, CGRP, NKA, SOM	NK-1R
成纤维细胞	NGF, SP, β-EP	NGFR, NK-1R, SOMR, NPYR, 5-HTR
脂肪细胞	–	AR-β1,2,3
微血管内皮细胞	ACE, Ang, NO, ET, β-EP	NGFR, NK-1/2/3R, NPYR
汗腺细胞	–	NK-1R, μ-opiete-R
皮脂腺细胞	–	NPYR, μ-opiete-R

(1)神经肽和神经类激素　主要有 P 物质(substance P, SP)、神经肽 Y(neuropeptide Y, NPY)、降钙素基因相关肽(calcitonin gene-related peptide, CGRP)、血管活性肠肽(vasoactive intestinal peptide, VIP)、神经激肽 A(neurokinin A, NKA)、生长抑素(somatostatin, SOM)、促黑激素(melanocyte stimulating hormone, MSH)、促肾上腺皮质激素(adrenocorticotropic hormone, ATCH)、儿茶酚胺(catecholamine, CA)、乙酰胆碱(acetylcholine, Ach)、肾上腺素(adrenaline, AR)、去甲肾上腺素(noradrenaline, NE)、内皮素(endothelin, ET)、一氧化氮(nitric oxide, NO)、多巴胺(dopamine, DA)、血

管紧张素转换酶(angiotensin-converting enzyme,ACE)、甲硫氨酸脑啡肽(Met-enkephalin,MEK)、β-内啡肽(β-endorphin,β-EP)、5-羟色胺受体(5-hydroxytryptamine receptor,5-HTR)。

(2)神经类受体 主要有神经生长因子受体(nerve growth factor receptor,NGFR)、神经激肽-1/2 受体(neurokinin-1/2 receptor,NK-1/2R)、神经肽 Y 受体(neuropeptide Y receptor,NPYR)、生长抑素受体(somatostatin receptor,SOMR)、μ-阿片受体(μ-opiate-R)。

2. 神经对创面愈合的影响 创伤愈合过程中,伤口失神经支配后伤区面积将进一步增加,挛缩受到限制,造成愈合障碍;截瘫与糖尿病患者由于伴有神经营养障碍,常常导致伤口愈合困难,甚至迁延不愈;组织修复的早期往往会出现暂时性神经过度支配等现象。种种迹象表明,神经因素对创面愈合中的炎症、新血管形成、肉芽增生和愈合后塑形阶段有调控作用。神经营养因子和神经肽(如 SP、CGRP、VIP、SOM 和阿片肽)作为神经调节子(neuromodulator)、神经介质(neurotransmitter)、神经激素(neurohormone)有效地调节皮肤细胞的功能(如募集炎症细胞和 T 淋巴细胞浸润、诱导巨噬细胞聚集、细胞增殖、细胞因子产生或抗原呈现),决定细胞最终的生物学反应,影响愈合的结局与再生能力。

神经系统在整个皮肤的信号网络调控中作用十分重要,是皮肤遭受刺激时产生快速调节的生物学基础。同时应该看到体液因素(包括生长因子/细胞因子、激素等)同样调节皮肤的诸多功能,它们属于慢速调节(协同或拮抗)。

(二)内分泌对创面愈合的影响

1. 皮肤是大型的内分泌器官 皮肤能产生许多重要的内分泌和外分泌物质(表 4-2)。特别要提到的是脂肪细胞,它能够分泌瘦素、脂蛋白脂酶(lipoprotein lipase,LPL)、抵抗素(resistin)、血管紧张素原(angiotensinogen,AGT)、脂连蛋白(adiponectin),也被称为 GBP28,能增强胰岛素敏感性,中止炎症反应。载脂蛋白 E(apolipoprotein E)是血浆主要载脂蛋白之一,具有多型性,主要由肝合成和代谢,在血浆脂蛋白代谢、组织修复、抑制血小板聚集、免疫调节和抑制细胞增殖等病理过程中均有重要作用。已经确定,瘦素参与内分泌功能、炎症反应,具有促血管和肉芽组织形成及再上皮化的潜能,是创伤修复过程中一个新的重要因子。脂肪细胞因子作为炎症因子也参与血管内皮功能调节。

表 4-2 皮肤内各种细胞所产生的激素及其受体

皮肤的细胞	激素	激素类受体
角质形成细胞	PTHrP, CRH, ACTH, α-MSH, 促肾上腺皮质激素,雄激素,atRA,类花生酸	TSHR, CRH-1R, MC-1R, M-1R, VPAC-2, IGF-Ⅰ R, GHR, GR, AR, PR, THR, ER-β, RAR, RXR, VDR, PPAR-α/β/γ
Merkel 细胞	雌激素	ER
朗格汉斯细胞	GRP, PACAP, α-MSH, POMC	GRPR, PACAPR Ⅰ/Ⅱ/Ⅲ, MC-1R/5R
肥大细胞	POMC	MC-1R(仅 mRNA 水平,非蛋白水平)
黑色素细胞	PTHrP, CRH, Ucn, ACTH, α-MSH,肾上腺素,IGF-Ⅰ	TSHR, CRH-1R, MC-1R/2R, MR, M-1R, 5-HTR, GHR, ER-β, RXR-α, VDR
成纤维细胞	ACTH, α-MSH, IGF-Ⅰ/Ⅱ, IGFBP-3,雌激素	PTHR, TSHR, CRH-1R, MC-1R, M-1R, GHR, AR, THR, ER-β/α, RXR-α
脂肪细胞	Leptin, LPL, 抵抗素, AGT, ApoE	IR, GR, GHR, TSHR, Gastrin/CCK-BR, GLP-1R, AngⅡ-R, VDR, THR, AR, ER, PR, LR, IL-6R, PPAR-γ
血管内皮细胞	CRH, Ucn, ACTH, α-MSH	MC-1R, VPAC-2, RAR-2, GHR, AR, ER-β, RAR, RXR, PPAR-γ
汗腺细胞	Ucn, 雄激素	MC-1R/5R, VPAC-2, GHR, AR, PPAR-γ
皮脂腺细胞	CRH, 雄激素, 雌激素, atRA, calcitiol, 类花生酸	CRH-1R/2R, MC-1R/5R, μ-opiete-R, VPAC-2, GHR, AR, ER-β/α, RAR, RXR, PPAR-α/β/γ

（1）激素　主要有甲状旁腺激素相关肽（parathyroid hormone-related peptide，PTHrP）、α-黑素细胞刺激素（α-melanocyte stimulating hormone，α-MSH）、糖皮质激素（glucocorticoid）、全反式视黄酸（all-trans retinoic acid，atRA）、花生四烯酸（arachidonic acid）、Urocortin（Ucn，是一种 CRH 相关肽）、载脂蛋白 E（apolipoprotein E，ApoE）、垂体腺苷酸环化酶激活多肽（pituitary adenylate cyclase activating polypeptide，PACAP）、胃泌素释放肽（gastrin releasing peptide，GRP）、阿黑皮素原（proopiomelanocortin，POMC）、雄激素（androgens）、雌激素（estrogen）、神经降压肽（neurotensin）、催乳素（prolactin）。

（2）激素受体　主要有促甲状腺激素刺激激素受体（thyrotropic-stimulating hormone receptor，TSHR）、促肾上腺皮质素释放激素受体（corticotropin releasing hormone receptor，CRHR）、黑皮质素-1 受体（melanocortin-1 receptor，MC-1R）、褪黑素-1 受体（melatonin-1 receptor，M-1R）、血管活性肠肽-2 受体（vasoactive intestinal peptide receptor-2，VPAC-2）、胰岛素样生长因子受体（insulin-like growth factor receptor，IGFR）、生长激素受体（growth hormone receptor，GHR）、糖皮质激素受体（glucocorticoid receptor，GR）、雄激素受体（androgen receptor，AR）、孕酮受体（progesterone receptor，PR）、甲状腺激素受体（thyroid hormone receptor，THR）、雌激素受体-β（estrogen receptor-β，ER-β）、肾素血管紧张素受体（renin angiotensin receptor，RAR）、维 A 酸 X 受体（retinoid X receptor，RXR）、维生素 D 受体（vitamin D receptor，VDR）、过氧化物酶体增生物激活受体-α/β/γ（peroxisome proliferator-activated receptor-α/β/γ，PPAR-α/β/γ）、甲状旁腺激素受体（parathyroid hormone receptor，PTHR）、胰高血糖素样肽受体-1（glucagon like peptide receptor-1，GLP-1R）、褪黑素受体（melatonin receptor，MR）、促胃液素/CCK-B 受体（gastrin/CCK-BR）、瘦素受体（leptin receptor，LR）、白细胞介素-6 受体（interleukin-6 receptor，IL-6R）、肿瘤坏死因子-α 受体（TNF-α receptor，TNF-αR）。

2. 内分泌对创面愈合的影响　皮肤的神经内分泌系统包括局部产生的神经-内分泌介质（neuroendocrine mediator），与相应的特异性受体通过旁分泌和自分泌产生作用。

肾素-血管紧张素系统（renin-angiotensin system，RAS）是调节机体功能的几个激素系统之一，与血管紧张素Ⅱ（angiotensin Ⅱ，AT Ⅱ）一起产生经典的内分泌作用。在皮肤中，局部或组织肾素-血管紧张素系统影响细胞的增殖与分化。另外，脂肪细胞还可分泌其他一些肽类和非肽类因子在血管紧张素原/血管紧张素Ⅱ/前列腺素（angiotensinogen/angiotensin Ⅱ/prostaglandin）轴中起作用，影响血管的舒缩、生长。因此，在创面愈合过程中，AT Ⅱ 可促进毛囊根部表皮干细胞、创面及创周的细胞增殖，细胞外基质的产生以及新血管的形成，改变愈合的进程。

激素水平对下游细胞学和组织学的影响，包括细胞因子信号通路的级联和交互，靶蛋白的正性、负性调节等正逐渐吸引人们的注意。性激素维持器官发育、再生和组织代谢，包括影响正常皮肤的真、表皮厚度，有丝分裂能力和血管化水平，以及弹性蛋白的特征和胶原组织的含量，是创面愈合进程中的重要因素。目前认为，雌激素与其受体结合，通过活性蛋白-1（activator protein-1，AP-1）的作用影响基因的表达。下调肿瘤坏死因子-α（TNF-α）可以增加基质的沉积，刺激毛囊角质形成细胞增殖并增强角质形成细胞生长因子（keratinocyte growth factor，KGF）表达，对上皮再生产生影响。另外，雌激素通过对炎症反应、基质沉积、再上皮化和瘢痕成熟等环节影响皮肤愈合与再生。研究显示，皮肤中表达的雄激素受体（AR）同样通过参与炎症反应、细胞增殖和基质沉积影响愈合。总之，皮肤作为性激素作用的终末器官，当遭受损伤、进行修复和再生时必定受到它的影响。甲状腺激素也对创面愈合和再生有很大的影响。

雄激素、雌激素、皮质激素以及它们的信号在愈合中的生理、病理信号途径十分重要。弄清彼此间信号通路所级联的反应，特别是与免疫相结合，真正了解它们在创伤愈合中充当的角色对创伤愈合机制的阐明有着极其重要的意义。

（三）免疫对创面愈合的影响

1. 皮肤是免疫反应性器官　皮肤是人体最大的组织器官，凭借其结构和功能的特殊性，形成机体与外界环境之间的天然屏障。皮肤常被看作一个具有独特免疫功能并与全身免疫系统密切相关的组织器官。皮肤不仅具有非特异性免疫防御功能，而且参与机体特异性免疫的抗原识别、免疫细胞的激活及皮肤免疫应答的全过程(表4-3)。

表4-3 皮肤内各种细胞及相关的免疫反应

皮肤细胞	免疫反应
角质形成细胞	为抗原的摄取和识别创造独特的微环境。角质形成细胞在皮肤免疫系统中有两大特性:表达 MHC-Ⅱ类抗原,在 T 淋巴细胞介导的免疫反应中起辅助细胞效应;产生许多细胞因子(IL-1、IL-2、IL-6、GM-CSF、TNF、IFN)
朗格汉斯细胞	来源于骨髓的树枝状细胞,分布在表皮基底层上方及附属器上皮,占角质形成细胞总数的 3%~8%,化学性质及表面标志与巨噬细胞相似。一般认为,定居在正常人表皮内的朗格汉斯细胞尚未成熟,只有进入真皮或引流淋巴结后才拥有它的全部功能。它是皮肤主要的抗原递呈细胞,参与皮肤免疫反应,能摄取、处理和递呈抗原,控制 T 淋巴细胞迁移。朗格汉斯细胞分泌 T 淋巴细胞所需的重要细胞因子,参与免疫调节、免疫监视、免疫耐受、皮肤移植物排斥反应等
肥大细胞	主要位于真皮乳头血管周围,真皮深部少见,表皮中几乎不存在。肥大细胞表面有不同的膜受体(如 IgEFcR,能与 IgE 结合)。肥大细胞活化后产生和释放多种生物活性介质,后者按功能分为血管活性物质、趋化因子、活性酶和结构糖蛋白。肥大细胞参与迟发型超敏反应
淋巴细胞及亚群	正常人皮肤中大量(90%以上)T 淋巴细胞局限于真皮血管周围,主要分布在真皮乳头毛细血管周围。淋巴细胞中只有 T 淋巴细胞能再循环至皮肤器官
树枝状细胞	指人体广泛分布的抗原递呈细胞的特殊亚群。皮肤具有的树枝状细胞除朗格汉斯细胞外,还有黑色素细胞、Merkel 细胞、组织巨噬细胞、未定类细胞及真皮树枝状细胞
成纤维细胞	真皮成纤维细胞可合成各类 T 淋巴细胞亚群活化所需蛋白,通过黏附分子 CD44、LFA、ICAM-1 与 T 淋巴细胞结合,产生的因子延长 T 淋巴细胞存活时间。它产生的细胞因子有 IL-1/6/8、IFN-β、单核细胞趋化/活化蛋白、B 因子、C3、粒细胞-巨噬细胞集落刺激因子、TGF-α/β。它表达 MHC-Ⅱ类抗原,在局部可作为抗原递呈细胞,可激活 T 淋巴细胞
脂肪细胞	合成并分泌补体 D(Adipsin,这是第 1 个从脂肪细胞系克隆的补体成分),分泌炎症细胞因子(如 TNF-β、CRP 及 IL-6 等)。它分泌的瘦素对单核细胞、巨噬细胞和自然杀伤细胞有免疫调节作用,活化 T 淋巴细胞。它可以影响免疫细胞产生细胞因子,使脂联素减少脂多糖诱导的肿瘤坏死因子的表达,减弱成熟巨噬细胞的吞噬能力,并且抑制骨髓单核细胞系的增殖和生长,是造血-免疫系统的一种负调控因素,参与中止炎症反应
微血管内皮细胞	正常皮肤中,淋巴细胞集聚在毛细血管后静脉周围。这些小血管内壁的内皮细胞对促进循环淋巴细胞从血液进入皮肤起推动作用。它积极参与血管内大分子和血细胞与血管外物质间的复杂反应,并参与免疫和炎症过程。细胞因子触发内皮细胞活化,活化的内皮细胞黏附白细胞的能力增加。内皮细胞活化在细胞免疫反应中有重要作用

20 世纪 70 年代已有人提出,皮肤是初级淋巴器官,类似于初级淋巴样组织的胸腺。到了 80 年代,有人根据表皮朗格汉斯细胞递呈抗原作用、T 淋巴细胞亲表皮性和角质形成细胞产生表皮胸腺活化因子等特性,提出皮肤相关淋巴样组织(skin associated lymphoid tissue,SALT)的概念,认为 SALT 包括 4 种功能不同的细胞:角质形成细胞、淋巴细胞、朗格汉斯细胞和内皮细胞。而 SALT 概念将皮肤免疫主要局限于表皮,这是不完全的。参与皮肤免疫反应的细胞如 T 淋巴细胞、单核细胞等,主要分布于真皮内。参与皮肤免疫反应的还有除 SALT 细胞成分以外的细胞,如肥大细胞、中性粒细胞、纤维细胞等,以及各种介质,如细胞因子、免疫球蛋白等。因此,80 年代中期,Bos 提出皮肤免疫系统(skin immune system,SIS)的概念。SIS 由细胞和体液两大部分组成,细胞成分有角质形成细胞、朗格汉斯细胞、组织细胞(树枝状细胞和巨噬细胞)、T 淋巴细胞、粒细胞、肥大细胞、内皮细胞等,体液成分有抗微生物肽类、纤维蛋白溶酶、花生四烯酸、补体、分泌型免疫球蛋白 IgA(SIgA)、细胞因子等。90 年代中期,人们提出真皮免疫系统(dermis immune system,DIS)的概念,对 SIS 进行了重要的补充和扩展。

2. **免疫反应对创面愈合的影响** 对于外来性的损害,皮肤不仅有机械性的抵御功能,而且有免疫功能,能产生适当的免疫反应。在创面愈合的炎症期,淋巴细胞、巨噬细胞的浸润,促炎因子的来源均与应激有关。免疫抑制的程度与急性炎症反应成正比,表现为外周血淋巴细胞数量减少、淋巴细胞活性下降、新生的淋巴细胞缺乏正常的免疫功能、CD4$^+$细胞减少、CD8$^+$细胞不变或增多、T淋巴细胞的有丝分裂反应性降低、自然杀伤细胞(NK)和淋巴因子激活杀伤细胞的活力下降等。迅速释放的糖皮质激素和儿茶酚胺入血后,糖皮质激素可使T淋巴细胞、单核-巨噬细胞等活性下降,多种免疫抑制使细胞因子合成减少,导致免疫反应的抗原表达不足等。儿茶酚胺能抑制T淋巴细胞的增殖、IL-2受体的表达和免疫球蛋白的形成。引起免疫抑制的因素还有前列腺素和炎症细胞产生的多种细胞因子。创面愈合免疫调控的研究已由细胞、亚细胞水平进展到分子水平。主动积极地调控免疫细胞功能有助于加速创面愈合以及组织修复与再生。

五、全身性疾病因素

1. **代谢性疾病** 糖尿病患者高血糖可抑制中性粒细胞功能。创面炎症反应弱,直接导致成纤维细胞生长和胶原合成减少。此类患者创面皮肤真皮乳头层的透明质酸也较正常减少,而胶原酶含量却显著增加。这一现象可影响愈合组织张力强度和胶原聚集。糖尿病患者因血管病理改变,血流灌注低下,组织缺氧,伤口感染的危险性增加。尿毒症患者伤口不易愈合,其主要机制可能在于全身性营养不良,伤口低血容量和氧供量不足。此外,高脂血症也能使伤口中成纤维细胞合成胶原功能有所降低。糖尿病患者易发生创伤感染。当血糖高于11 mmol/L时,白细胞吞噬细菌的功能受到抑制。因此,在创伤愈合过程中必须控制糖尿病患者的血糖水平。

另外,肥胖患者脂肪组织的血液供应相对较少,而且,太多的脂肪组织会导致创面的张力增加(一期缝合创面),进一步阻碍创面局部的血液循环。

2. **血液系统疾病** 贫血时血液携氧能力下降,导致周围组织缺氧而影响创面的愈合。

3. **心血管类疾病** 动脉粥样硬化、心力衰竭患者因血管功能发生改变,影响创面的供血和对局部感染的抵抗能力。高血压、高血脂等因素均可影响创伤愈合过程。

4. **神经损伤类疾病** 例如麻风引起的溃疡不易愈合,是神经受累的缘故。自主神经损伤使局部血液供应发生变化,对再生的影响更为明显。

5. **恶性肿瘤** 恶性肿瘤创面难以愈合的原因在于,肿瘤组织的快速生长与坏死、坏死组织易于感染、营养平衡破坏(负氮平衡)以及治疗时药物(化学治疗及放射治疗)的影响等。

6. **其他** 全身很多系统的疾病均可能影响创面愈合,如肝功能障碍等。

(孔亚男 程飚 付小兵)

第二节 局 部 因 素

一、细菌定植与感染

细菌生物膜是一些细菌附着并包埋于创面,与细胞外基质等形成的一种膜性结构。它由细菌及其产物、细胞外基质、坏死组织等共同组成。由于它是存在于细胞水平上的一种由多种成分构成的膜性结构,因而在研究中往往需要依靠荧光素染色等方能确定。了解这种膜性结构的特点对于进一步了解细菌耐药性的产生以及在慢性难愈合创面发生中的作用十分重要。据研究,在急性创面这种细菌生物膜的形成和作用并不明显,仅仅有6%的创面可以检测到这种生物膜的存在,因此细菌不是延缓创面愈合的主要因素。但是当创面由急性转变为慢性时，这种生物膜则可以在60%以上的创面检测到，当细菌数量达到一定程度的时候，细菌生物膜就可能起到决定性作用。研究表明，在93.50%的慢性难愈合创面可以检测出金黄色葡萄球菌感染，71.70%的慢性创面可以检测出肠球菌感染，52.20%的创面可以检测出绿脓杆菌感染，45.70%的创面可以检测出凝固酶阴性葡萄球菌感染，41.30%和39.10%的创面可以分别检测出变形杆菌和厌氧菌感染。有时在创面由急性转为慢性的早期或某些单一因素形成的慢性创面，检出的细菌种类可能比较单一，但在有细菌生物膜形成的创面，常见的是多种因素以及多种细菌混合感染的结果，这可能就是有的创面单一种类细菌的检出率比较高（最高可达到90%以上），而在有些生物膜形成的创面其检出率反而还比较低（60%左右）的原因。那么在慢性难愈合创面发生时细菌的生物膜是怎样形成的呢？一般认为，在创面由急性转变为慢性过程中创面受到污染，当污染细菌量小于$10^5/g$时，细菌仅仅定植在创面而对创面愈合无延缓作用；但当细菌量大于$10^5/g$时，特别是有多种细菌同时污染时，细菌便附着于创面并在创面繁殖形成克隆，之后将自己包埋于由坏死组织、细胞外基质等形成的多层基质中，形成保护层，类似于一种膜样结构，这个时候在临床上也会观察到创面红、肿、热、痛以及氧分压低等典型表现，细菌就能抵抗各种治疗措施的作用。实际上细菌的生物膜现象在其他感染，如胆道感染、中耳炎以及腹膜炎等都有存在。这种生物膜的建立使得这些细菌能逃逸抗生素对它们的杀灭作用。

伤口的轻度细菌污染，对创伤修复过程产生的影响较小。但战伤往往发生在较为恶劣的环境，难免发生污染，甚至感染。当伤口的细菌由污染转变为感染时，伤口内微生物在生命活动过程中和在破坏时分泌出来的外毒素，如金黄色葡萄球菌α毒素不仅引起红细胞及血小板的破坏，而且促使小血管平滑肌收缩、痉挛，导致毛细血管血流阻滞和局部组织缺血坏死。葡萄球菌的杀白细胞素通过作用于靶细胞膜上的特异性受体而实现对中性粒细胞及巨噬细胞的溶细胞效应，使之溶解、死亡并丧失吞噬细菌的能力。同时，巨噬细胞破坏后，处理抗原及传递抗原信息的能力受到极大限制，故在葡萄球菌感染中，常不能建立有效的特异性免疫。此外，能产生杀白细胞素的菌株具有抗吞噬能力，并在吞噬细胞中增殖，以致造成易感部位的反复感染。

大肠杆菌的毒素能溶解红细胞，导致细胞内铁离子的释放。铁离子一方面能助长大肠杆菌的生长而加重感染程度，另一方面在体外对人类白细胞及成纤维细胞也具有细胞毒作用，进一步使组织修复延缓。

铜绿假单胞菌（绿脓杆菌）对组织修复的影响与菌体外分泌的代谢产物有关。铜绿假单胞菌外毒素A不仅对巨噬细胞吞噬功能有明显的抑制作用（细胞毒作用），而且使易感细胞蛋白质的合成受阻。铜绿假单胞菌分泌的溶解弹性蛋白的酶即弹性蛋白酶，可使动脉血管弹性蛋白层发生溶解而导致坏死性血管炎。临床分离的菌株，约85%出现弹性蛋白酶和蛋白酶阳性，动物肌内注射后可引起皮肤溶解和出血性坏死，滴入角膜可引起角膜溃疡和穿孔。

创伤感染后大量细菌外毒素、内毒素和蛋白水解酶综合作用，并通过它们的细胞毒作用引起细胞因子的生物学效应及自由基损伤，造成组织水肿、出血、脓性分泌物数量增多，蛋白质由创面大量丧失，电解质急剧增加，化脓性伤口的肉芽组织中蛋白质大量水解，细菌大量侵入周围组织，使肉芽组织生长缓慢或因肉芽的过度增生严重影响上皮形成，影响创伤修复的速度。

创面感染是影响伤口愈合最常见的原因，除了一般性的金黄色葡萄球菌、链球菌、大肠杆菌、铜绿假单胞菌感染外，还存在着结核杆菌及真菌感染的可能。

二、异　物

在影响战创伤愈合的局部因素中，不可忽视创面或伤道内异物存留对修复的影响，包括弹片、弹头及其他异物被带入并滞留于机体。通常较大的异物肉眼可以看见或通过X射线透视发现，但毫米级以下的异物肉眼则很难发现。

异物对创面愈合的影响主要来自以下方面：一是异物本身带有大量细菌，容易引起局部创面感染；二是有些异物，如火药微粒、磷粒、铅粒等，本身具有一定的组织毒性，可对周围组织造成直接损伤;三是异物刺激周围组织,加重急性炎症期的反应过程。因此,对外伤造成的创面,清创时应将异物尽量摘除。深部组织内的异物,如果不影响生理功能,不必勉强摘取,以免造成较大的组织损伤。紧邻神经、血管外侧的锐性异物一般均应及时摘除。游离的较大骨碎片手术时应尽量复位,较小而失去生机的骨碎片亦应摘除。手术时,结扎线和缝合线也都是异物,保留得越短、越少越好,从而减轻局部炎症反应。

三、血肿和无效腔

血肿和无效腔都有增加感染的趋势,将直接或间接影响创伤愈合。无污染的手术切口,在关闭切口时应彻底止血,分层缝合,不留无效腔。对有污染的伤口,清创时应尽可能少用结扎的方法止血,电灼或压迫止血应列为首选。关闭切口时应放置引流条,视情况在伤后 48～72 h 取出。如果局部形成血肿,将对创周的正常组织产生压迫,影响创缘血液供应,轻者延迟愈合,重者造成组织坏死。

四、局部血液供应

局部动脉血供应不足或静脉回流障碍均可导致氧气和营养物质供应下降,肉芽组织营养不良,生长迟缓,妨碍愈合。伤口周围局部缺血既有全身性原因也有局部因素。局部因素中既有血管本身因素的影响,也有血管外组织出血、水肿压迫血管壁造成的缺血。战地救护中,由于时间、条件等限制,加压包扎、夹板固定等手段常被使用,由于疏忽可能会导致局部组织的缺血。

在致伤因子作用下,局部出现不同程度的细胞和组织损伤,启动了炎症过程,微动脉出现一过性的挛缩,时间约数秒至数分钟不等,紧接着出现血流动力学和流变学改变的 3 个时相:高流动相→低流动相→血流淤滞相。如果损伤因子过于强烈或持久,则低流动相延长,血浆外渗增多,血液黏度增加,血流淤滞。另外,白细胞自血管游出,在损伤区大量聚集,吞噬坏死组织和异物,氧耗量显著增加,代谢活动增强,导致损伤区的血液供应相对不足。伤口周围组织内出血、水肿,张力增加,压迫血管,是伤口周围组织缺血的又一主要原因。创伤修复必须有充分的血流量,一方面是向创伤区提供充足的氧和必要的营养物质,另一方面要将局部产生的毒性产物、代谢废物、细菌和异物运出损伤区。另外,伤口缝合(特别是连续缝合)时张力要适度,缝合时张力过大,加之术后切口出血、水肿,势必压迫血管,造成供血不全,影响切口愈合。

引起局部血液供应不足的机械性原因主要是有:局部压力、摩擦力以及剪切力增加,如伤口包扎或缝合过紧、褥疮的形成等;局部血管炎症引起血栓形成或小动脉硬化导致血管变窄,如下肢静脉溃疡和糖尿病足溃疡等。吸烟也会导致血液循环系统功能障碍,主要表现在以下两个方面:①尼古丁作用于小动脉管壁的平滑肌,使小动脉收缩,血流减慢;②吸入的一氧化碳竞争性与血红蛋白结合,从而使血液携氧能力下降,影响伤口组织的氧供给。

(孔亚男　程　飚　付小兵)

第三节　其他因素

一、环境因素

有研究表明,相对于保持创面干燥而言,采用保湿敷料使局部创面保持一定的湿度有利于形成一个局部低氧环境,从而刺激成纤维细胞生长与毛细血管胚芽形成。在潮湿、低氧与微酸环境中,坏死组织的溶解增强,与组织修复密切相关的多种生长因子释放增多,不增加感染率,并能明显减轻创面疼痛。特殊环境可对创面愈合产生影响。

高海拔地区的气候状况,常常造成机体的缺氧状态。局部组织损伤后,当受伤组织局部血液循环发生一定的障碍,使伤处组织处于低灌流状态而缺血缺氧时,损伤反应的修复受抑制,延缓愈合时间。

高温高湿环境下,各种细菌生长繁殖能力增强,因此,易造成愈合困难。

海水浸泡等诸多因素均可影响创面修复,这一部分内容详见第九卷"特殊军事作业环境战创伤"。

二、电 离 辐 射

任何种类的照射(包括 γ 射线、X 射线、α 及 β 射线、电子束等)一方面能直接造成难愈合的皮肤溃疡,另一方面也能妨碍其他原因引起的创面愈合过程。其机制在于射线损伤小血管,抑制成纤维细胞增生和胶原蛋白的合成与分泌等。

机体不同组织的细胞对电离辐射的敏感性不一致。根据 Bergonie 和 Tribondeau 提出的细胞辐射敏感性与细胞的增殖能力成正比,而与细胞的分化程度成反比的理论,造血细胞对放射损伤敏感,皮肤细胞次之。电离辐射对创伤愈合的作用与射线的种类、照射剂量、照射方式和照射时间等因素密切相关。通常,照射剂量越大、照射时间越长,延缓愈合的程度也越重。对于局部照射,相同剂量的软 X 射线对愈合的延缓作用强于 γ 射线和硬 X 射线。这与软 X 射线波长较长、电离密度相对较大、穿透能力较弱有关,大部分射线被浅层皮肤吸收,加重皮肤损伤。有全身放射损伤时,局部创伤的愈合情况受机体整体情况的影响。综合已有文献,2 Gy 以下全身照射对创面愈合基本上没有影响;4 Gy 以下可延缓创面愈合;超过 4 Gy,创面愈合显著延缓;7 Gy 以上全身照射后由于造血功能受到明显损害,如不给予治疗,通常未待创面愈合动物已经死亡。

大剂量电离辐射作用明显延缓创伤愈合的病理过程主要表现为:造血功能受抑,炎症反应削弱,特别是创伤局部浸润的巨噬细胞和中性粒细胞等炎症细胞显著减少,创伤启动过程延迟;血管损害,内皮细胞变性、坏死,出血较明显;肉芽组织形成和成熟均明显减缓,成纤维细胞数量和功能受损;再上皮化过程延迟,愈合时间延长。近年从分子层面的研究进一步深化了对电离辐射延缓创面愈合机制的认识。研究表明,造血细胞来源减少和射线引起的凋亡增加是导致创伤局部炎症细胞数量减少的重要原因,而射线作用致细胞增殖受抑和凋亡增加是成纤维细胞数量减少的重要原因。与细胞增殖密切相关的增殖性细胞核抗原(proliferating cell nuclear antigen,PCNA)、细胞周期素 E(cyclin E)、细胞周期素依赖性激酶 4(cyclin-dependent kinase 4,CDK4)等分子表达降低,抑制细胞周期由 G 期向 S 期的过渡是造成细胞增殖受抑的重要机制;而 *bax* 等促凋亡基因的表达增加、*bcl*-2 等抗凋亡基因的表达下降是造成细胞凋亡增加的重要机制。进一步研究还发现,除细胞数量减少外,细胞功能也受到电离辐射明显影响,突出表现为胶原、纤维连接蛋白等细胞外基质分子和碱性成纤维细胞生长因子、转化生长因子等生长因子的合成与分泌减少。

电离辐射延缓创面愈合的机制是"以细胞损害为关键环节的愈合诸因素调控失调",其中"细胞"包括造血细胞和修复细胞,而"损害"则包括数量和功能的损害。加速放创复合伤创面愈合的重要原则是,要考虑增加创伤局部造血细胞和修复细胞的数量,改善其功能。

三、药 物

1. **细胞毒药物** 这类药物能抑制肌成纤维细胞生长、分化和胶原合成,从理论上讲有延迟伤口愈合的作用,但在临床实践上未能得到充分证实。

2. **类固醇类药物** 它是临床应用得最普遍的一种抗炎药物,却有明显抑制创伤愈合的作用。其主要机制是抑制炎症过程和促进蛋白质分解。临床证明,术前或术中使用类固醇的病例,其并发症明显增多。全身使用维生素 A 可拮抗类固醇对炎症的抑制效应。近来也有研究表明,掌握好创伤后类固醇药物的应用时间与用量,对创伤修复有时也有促进作用。

3.**其他药物** 其他抗炎药物对创伤愈合影响较小,但超过药理剂量的阿司匹林有延缓创伤愈合的作用。在清创过程中,有些医生为了减少创面出血,在局部麻醉药中加入收缩血管的药物和肾上腺素,其弊端在于加重了局部组织缺血和继发性伤口内出血。

四、其 他

除了以上各种因素外,还有一些因素对创伤愈合有一定影响。如由于局部固定不良,邻近关节伤口难以愈合。这可能与过早活动容易引起炎症过程中的渗出反应,加重局部肿胀,影响伤区的供血有关。新生的肉芽组织非常脆弱,牵扯易于损伤出血,影响成纤维细胞的分化和瘢痕组织的形成。骨折部分过早活动也容易出现骨不连接和假关节形成。

(孔亚男 程 飚 付小兵)

参考文献

[1]付小兵,王正国,吴祖泽.再生医学:基础与临床[M].北京:人民卫生出版社,2013.

[2]付小兵,王正国,吴祖泽.再生医学:原理与实践[M].上海:上海科学技术出版社,2008.

[3]付小兵,程飚,刘宏伟.进一步关注应激及其对组织修复调控机制的研究[J].中华实验外科杂志,2009,26(9):1089-1090.

[4]付小兵,程飚.重视老龄化对创面愈合影响的研究[J].创伤外科杂志,2005,7(5):385-387.

[5]付小兵,程飚.重视神经、内分泌与免疫机制在皮肤修复与再生中作用的研究[J].中国修复重建外科杂志,2006,20(4):331-335.

[6]付小兵,程飚.创伤修复和组织再生几个重要领域研究的进展与展望[J].中华创伤杂志,2005,21(1):40-44.

[7]付小兵,程飚.伤口愈合的新概念[J].中国实用外科杂志,2005,25(1):29-32.

[8]付小兵.创面治疗中的转化医学:部分成果的研发和转化应用与思考[J].中华烧伤杂志,2014,30(1):3-5.

[9]付小兵.十年磨一剑:中国创伤医学十年的创新成果与转化应用[J].中华创伤杂志,2014,30(1):2-5.

[10]付小兵.中国的再生医学研究:需求与转化应用[J].解放军医学杂志,2012,37(3):169-171.

[11]姚波,刘万宏,傅亚.影响创面愈合的营养因素研究进展[J].基因组学与应用生物学,2012,31(6):640-643.

[12]任为,程红缨,孙慧勤.LED 红光照射对放创复合伤小鼠创面愈合的影响[J].第三军医大学学报,2013,35(10):981-984

[13]AB E,YOKOYAMA Y,ISHIKAWA O. A possible mechanism of basic fibroblast growth factor-promoted scarless wound healing:the induction of myofibroblast apoptosis[J]. Eur J Dermatol,2012,22(1):46-53.

[14]AKASAKA Y,ONO I,KAMIYA T,et al. The mechanisms underlying fibroblast apoptosis regulated by growth factors during wound healing[J]. J Pathol,2010,221(3):285-299.

[15]ALLISON D D,BRAUN K R,WIGHT T N,et al. Differential effects of exogenous and endogenous hyaluronan on contraction and strength of collagen gels[J]. Acta Biomater,2009,5(4):1019-1026.

[16]BROADBENT E,KOSCHWANEZ H E. The psychology of wound healing[J]. Curr Opin Psychiatry,2012,25(2):135-140.

[17]BURKIEWICZ C J,GUADAGNIN F A,SKARE T L,et al. Vitamin D and skin repair:a prospective, double-blind and placebo controlled study in the healing of leg ulcers[J]. Rev Col Bras Cir,2012,39

（5）:401-407.

[18] GETHIN G. Understanding the inflammatory process in wound healing[J]. Br J Community Nurs, 2012,(Suppl):S17-S18.

[19] GORDON S,TAYLOR P R. Monocyte and macrophage heterogeneity[J]. Nat Rev Immunol,2005,5 (12):953-964.

[20] HAMILTON J A,TAK P P. The dynamics of macrophage lineage populations in inflammatory and autoimmune diseases[J]. Arthritis Rheum,2009,60(5):1210-1221.

[21] JOHNSON P,RUFFELL B. CD44 and its role in inflammation and inflammatory diseases[J]. Inflamm Allergy Drug Targets,2009,8(3):208-220.

[22] KAJDANIUK D,MAREK B,FOLTYN W,et al. Vascular endothelial growth factor (VEGF)part 1:in physiology and pathophysiology[J]. Endokrynol Pol,2011,62(5):444-455.

[23] KLASS B R,GROBBELAAR A O,ROLFE K J. Transforming growth factor beta1 signalling,wound healing and repair:a multifunctional cytokine with clinical implications for wound repair,a delicate balance[J]. Postgrad Med J,2009,85(999):9-14.

[24] KORIA P. Delivery of growth factors for tissue regeneration and wound healing[J]. BioDrugs,2012,26 (3):163-175.

[25] LE M,NARIDZE R,MORRISON J,et al. Transforming growth factor Beta 3 is required for excisional wound repair in vivo[J]. PLoS One,2012,7(10):e48040.

[26] MEDLIN S. Nutrition for wound healing[J]. Br J Nurs,2012,21(12):S11-12,S14-15.

[27] MOSSER D M,EDWARDS J P. Exploring the full spectrum of macrophage activation[J]. Nat Rev Immunol,2008,8(12):958-969.

[28] PENN J W,GROBBELAAR A O,ROLFE K J. The role of the TGF-beta family in wound healing,burns and scarring:a review[J]. Int J Burns Trauma,2012,2(1):18-28.

[29] STECHMILLER J K. Understanding the role of nutrition and wound healing[J]. Nutr Clin Pract,2010, 25(1):61-68.

[30] ZHAO J Y,CHAI J K,SONG H F,et al. Influence of hyaluronic acid on wound healing using composite acellular dermal matrix grafts and autologous skin in rabbits[J]. Int Wound J,2012,10(5):562-572.

第五章

战创伤愈合的结局

战创伤愈合是指机体遭受外力的作用,皮肤等组织出现离断或缺损后的修复过程,包括各种组织再生和肉芽组织增生、瘢痕形成,是多种生物学活动协调的结果。战创伤后的组织修复是生物进化中获得的一种自我保护能力,在损伤因子的刺激下,机体会调动一切可能的手段,使损伤组织通过再生或替代而得到连续性恢复。

不同的组织或细胞,其再生和修复能力有很大的差异。例如:角质形成细胞、消化道上皮细胞、呼吸道上皮细胞和骨髓造血细胞的再生能力很强,平时就不断分裂增生,以补充脱落和衰亡的细胞;成纤维细胞、成骨细胞、成软骨细胞等,在脏器发育完成后就停止增生,但仍保持分裂增殖能力,组织损伤后可表现出很强的再生能力;神经细胞在婴儿时即丧失分裂的能力,损伤后难以再生。由于各种组织有不同的再生能力,创伤修复的结局大相径庭。

第一节 再生与修复

组织修复有完全性修复和不完全性修复两种形式。完全性修复即再生,由结构和功能相同的组织增殖分裂来完成,修复后的组织恢复了原组织的结构和功能。不完全性修复包括两种结局:一种是由增生的肉芽组织转变为瘢痕组织,以代替原有的组织,多见于损伤范围较大或再生能力较弱的组织;另一种是肉芽组织或瘢痕组织增生受限,无法充填缺损,抑或上皮组织不能全部覆盖损伤部位,缺损处长久不愈合,形成溃疡。战伤、创伤时由于所伤及的组织、范围很不一致,以上两种修复方式都可发生。例如,皮肤浅度烧伤创面、轻度放射性损伤的造血组织病变,均可以得到完全再生;而深度烧伤、弹道创伤等,则多由不完全再生来修复。皮肤组织是人体最大的器官,也是创伤修复的典型模型。本章将以皮肤创伤修复为重点进行阐述。

再生(regeneration)分为生理性再生与病理性再生。生理性再生是指在生理过程中,某些细胞、组织不断老化,由新生的同种细胞不断补充,保持原有的结构和功能的再生。目前,皮肤组织的修复主要还是病理状态下的再生,即病理性再生。组织修复(tissue repair)是机体对有害刺激物、致伤因素作用所造成损伤的一种防御适应反应,通过未受损伤的细胞分裂增殖、组织重建等过程,修复遭到破坏的组织,使其结构和功能得以恢复。战伤、创伤时总有不同范围的组织细胞遭到破坏,通过组织修复,使伤口愈合、损伤组织重建,破坏了的组织结构和功能得到恢复。

一、创伤修复的分期

按照基本病理生理过程,创面修复被分为创伤后早期炎症反应、肉芽组织增生和组织重构 3 个阶段。事实上,它们之间并无明显的分界线,既相互联系,又各具特征。

(一)炎症反应期

创伤后的炎症反应期从时间上来讲,主要发生于伤后即刻至伤后 48 h。在创伤发生的最初几分钟内,损伤区域的血管经过短时间的收缩后,受损血管内开始有血栓形成,血小板与受损伤的血管内皮和暴露的胶原相互作用形成栓子堵塞破损血管。补体系统被激活并激发一系列炎症反应,其中包括局部血凝系统、纤维蛋白溶解系统和血管舒缩系统。创伤局部出现纤维蛋白的沉积和溶解,并且释放诸多炎症介质,尤其是缓激肽、自由基、过氧化氢和组胺。炎症介质增加了血管的渗透性,使正常血管腔内的液体、蛋白及酶经血管壁漏入细胞外间隙引起局部水肿、发红。此时的炎细胞浸润以中性粒细胞为主,3 d 后巨噬细胞成为创伤区域执行免疫功能的优势细胞(图 5-1)。

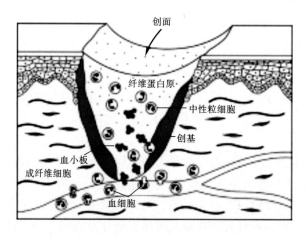

图 5-1 炎症反应期

(二)肉芽组织增生期

约在伤后第 3 天,随着炎症反应的消退和组织修复细胞的逐渐增生,成纤维细胞和内皮细胞游移到创面,与其他细胞外组织一起形成肉芽组织,同时伴有角质形成细胞增生、迁移。肉芽组织中的细胞以成纤维细胞和巨噬细胞为主。巨噬细胞主要来自循环系统,其作用是消化失活的组织,移除异物,并吸引成纤维细胞进入创口。成纤维细胞受到生长因子的刺激后活化,增殖活性及分泌活动增强,成为创面修复的主要细胞。而增生的成纤维细胞可以来自受创部位,即"原位"增生,也可以通过炎症反应的趋化,由邻近的间充质细胞、纤维细胞和毛细血管周细胞等演变或游走至伤处。肉芽组织形成的意义在于填充创面缺损,保护创面,防止细菌感染,减少出血,机化血块坏死组织和其他异物,为新生上皮提供养料,为再上皮化创造进一步的条件。再上皮化过程一般来讲与肉芽组织增生同步进行,主要由创缘或创面底部残存的角质形成细胞(包括干细胞)增殖、分化来完成。在一系列调控因素的作用下,创面新出的表皮以"爬行"方式向创面中心靠近,最终覆盖创面(图 5-2)。

(三)组织重构期

组织重构期持续时间从几周到几年,主要是肉芽组织的重构。组织重构中,先是 I 型胶原代替Ⅲ型胶原,而后纤维粘连胶原与其交叉偶联,基质金属蛋白酶(MMP)家族降解胶原和其他细胞外基质成分,肉芽组织慢慢地被角质形成细胞、成纤维细胞、巨噬细胞等代替,皮肤附属器官的功能也开始慢慢重建。但是当损伤范围较大或组织再生能力较弱时,组织重构时就可能形成瘢痕。皮肤附属器如遭完全破坏,则不能完全再生,出现瘢痕修复(图 5-3)。

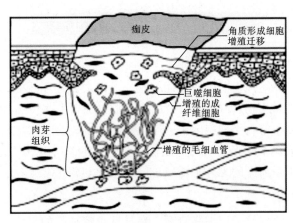

图 5-2　肉芽组织增生期

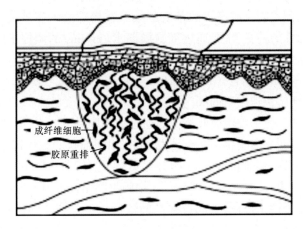

图 5-3　组织重构期

　　总之,创面愈合的病理过程是一个有序、复杂的生物学过程。上述这些阶段彼此相互融合(图 5-4)。随着认识的深入,皮肤这个人体最大的器官,其功能不仅可以作为一个主动代谢的生物屏障,而且呈现出显著的功能性及结构上的多样性。皮肤持续地处在变动的外环境之中,如日光和热辐射、机械能、湿度的改变,化学和生物学上的损伤。当外环境损伤皮肤时,维持皮肤结构的完整性显得格外重要,必须迅速修复表皮的屏障特质。这需要多种调节机制共同协作来完成。

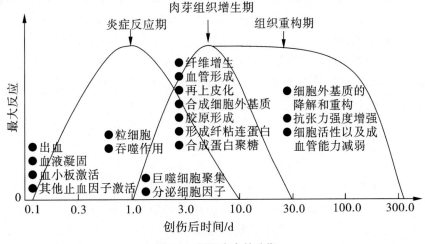

图 5-4　创面愈合的分期

<h2 align="center">二、创伤修复的细胞生物学</h2>

局部组织受损后,被破坏的细胞会释放出一系列损伤趋化因子,使免疫细胞,早期主要是中性粒细胞,迅速到达损伤区域。到达损伤区域的炎症细胞一方面会吞噬坏死的细胞碎片,并分泌大量的酶类,一定程度起到杀伤某些微生物、促进局部失活细胞凋亡的作用,另一方面则通过自分泌、旁分泌等分泌各种趋化因子、生长因子等各类细胞因子,导致级联式的放大效应,驱使各类修复细胞增殖、迁移进入创面,可能还会诱导成体干细胞进入局部损伤区,进行增殖、分化来完成创伤修复。这期间包含多种细胞分子学活动,其中最典型的无外乎增殖、迁移、分化和凋亡。

(一)细胞分子学活动

1.迁移 损伤发生后,首先是炎症细胞浸润。在早期炎症细胞的趋化作用下,全身及创区周边的部分细胞迅速动员起来,向创区迁移,其中有单核细胞、成纤维细胞,以及一些干细胞。但这些细胞增殖、分化的详细调控机制,尚有待于进一步的科学研究进行证明。

2.增殖 经诱导迁移到达创缘或底部的基底层细胞在局部高浓度生长因子的刺激下,进入快速分裂增殖期。这种增殖活性的转变,主要通过细胞周期素(cyclin)的调控来实现。cyclin 与细胞周期素依赖性激酶(cyclin-dependent kinase,CDK)结合形成复合物,被磷酸化而激活。cyclin 与 CDK 均有多个亚型,其中 CDK2 与 cyclin E 结合,CDK4、CDK6 与 cyclin D1、D2、D3 结合,启动位于 G_1 期的细胞,使其进入 S 期,从而打开细胞快速增殖的阀门。

3.分化 胚胎发育早期,各个细胞彼此相似。通过体细胞的有丝分裂,细胞的数量越来越多。与此同时,这些细胞逐渐向不同方向变化。在个体发育中,相同细胞的后代,在形态、结构和生理功能上发生稳定性差异的过程,被称细胞分化。细胞分化贯穿于多细胞生物的整个生命过程,而且与机体整体的生理、病理过程相协调,又与发育学、组织学、细胞生物学以及基因学中的许多基本问题密切相关。以分化细胞获得并保持特化特征,合成特异性的蛋白质。生物体的各种组织就是通过细胞分化而形成的。因此,在创伤修复过程中,分化是重要的活动。有更快的细胞分化和细胞分化表型变化是创面修复过程的基础。

4.凋亡 细胞凋亡是机体调控发育,维护内环境稳定并由基因控制的一种细胞主动死亡过程,又称程序性细胞死亡。组织损伤与修复的整个过程均有凋亡机制参与,特别是角质形成细胞与成纤维细胞在组织修复中增殖与凋亡之间的平衡决定和影响着创面修复的进程、结局和预后。愈合过程中,创伤的早期——炎症反应期及肉芽组织塑形期,由于炎症细胞浸润、新生血管形成及成纤维细胞增生、创面上皮化等原因,创面内的细胞数目较多。当肉芽成熟、塑形向瘢痕组织转化时,大量的细胞消失。正常成熟的瘢痕组织在病理上以细胞外基质为主(主要是 Ⅰ、Ⅲ 型胶原),细胞成分较创伤初期明显减少。大量的研究证实,这些细胞主要是通过凋亡途径被清除的。创面愈合过程中的细胞凋亡受相关基因、蛋白、细胞因子的调控。

5.自噬 近年来,一种新的程序性细胞死亡方式——自噬(autophagy),吸引了越来越多科学家的注意,人们将自噬称为 Ⅱ 型程序性细胞死亡。在生命的进化过程中,自噬是一个古老的生物学现象,广泛存在于植物和其他较简单生命体中,是生物降解胞内蛋白、完成细胞器转化、保持内环境稳定的重要方式。自噬是细胞通过单层或双层膜包裹待降解物形成自噬体,然后运送到溶酶体形成自噬溶酶体,并进行多种酶的消化及降解,以实现细胞本身的代谢需要和某些细胞器的更新;而细胞对这种合成与降解的精细调节,对维持细胞的自身稳态有重要意义。自噬分为 3 种类型:微自噬(microautophagy)、巨自噬(macroautophagy)和分子伴侣介导的自噬(chaperone-mediated autophagy,CMA)。巨自噬即通常所指的自噬。目前认为,自噬是一种新的细胞凋亡方式,在细胞生长、细胞分化、细胞防御、细胞免疫、肿瘤的发生、组织重塑以及适应外界环境功能的调节等方面具有重要的作用。在伤口愈合前期,自噬能够清除入侵的病原体。侵入伤口的细菌和病毒通过中性粒细胞、巨噬细胞、T 淋巴细胞,甚至包括伤口周围的角质形成细胞、内皮细胞以及成纤维细胞内吞后被转运至溶酶体进行降解。因此,自噬能够保护机体免受病原体的侵袭,是抵御病原入侵的重要防线。在瘢痕的形成及修复期,自噬通过清除过多的细胞(如成纤维细胞等)以及沉积的细胞外基质成分(如纤维蛋白、胶原蛋白等)达到瘢痕改建的目的。此外,自噬还可以作为细胞生长的一种调节机制,调控细胞的生长。

(二)细胞外基质在细胞再生过程中的作用

细胞外基质(extra cellular matrix,ECM)在任何组织都占有相当比例,主要作用是把细胞连接在一起,借以支撑和维持组织的生理结构和功能。近年来的研究证明,不稳定细胞和稳定细胞都具有完全的再生能力,但能否重新构建为正常结构取决于 ECM,因为 ECM 在调节细胞的生物学行为方面有着主动和复杂的作用,对细胞的形态、分化、迁移、增殖等均有调控作用。其主要成分如下。

1. **胶原蛋白** 成纤维细胞合成和分泌胶原。机体通过胶原合成和胶原降解,对组织进行创伤愈合和愈合后改建,使组织修复得以完成和完善,使胶原、胶原团块重组成为较有张力强度的、有收缩性能和一定弹力的瘢痕组织。在机体受到感染、辐射、药物损害及全身营养缺乏等情况下,成纤维细胞合成和分泌胶原受到影响,势必影响伤口愈合,如伤口不能填充、缺乏强度,甚至使愈合失败。

2. **黏附性糖蛋白和整合素** 黏附性糖蛋白(adhesive glycoprotein)和整合素(integrin)在结构上并不相同,但其共同特性为既能与其他细胞外基质结合,又能与特异性的细胞表面蛋白结合。这样它们就把不同的细胞外基质、细胞外基质与细胞之间联系起来,调节细胞黏附、细胞伸展、细胞迁移和细胞增殖,例如介导白细胞游出、血小板凝集,影响发育过程和创伤愈合。

3. **基质细胞蛋白** 基质细胞蛋白(matricellular protein)是一类新命名的分泌性蛋白,可与基质蛋白、细胞表面受体及一些具有调控作用的生长因子、细胞因子、酶等相互作用。虽然其功能表现出多样性,但都具有影响细胞基质相互作用的能力,例如调控血管生成、细胞游出和迁移。

4. **蛋白多糖和透明质酸** 蛋白多糖(proteoglycan)和透明质酸(hyaluronic acid,HA)构成了细胞外基质的另一重要成分。最常见的蛋白多糖包括硫酸肝素(heparan sulfate)、硫酸软骨素(chondroitin sulfate)和硫酸皮肤素(dermatan sulfate)。它们在调控结缔组织的结构和通透性中具有多重作用,影响细胞增殖和迁移。

(三)生长因子的作用

当细胞受到损伤因素的刺激后,可释放多种生长因子(表 5-1),刺激同类细胞或同一胚层发育来的细胞增生,促进修复过程。尽管有许多化学介质都可影响细胞的再生与分化,但以多肽类生长因子最为重要,它们除刺激细胞的增殖外,还参与损伤组织的重建。

1. **血小板衍生生长因子** 血小板衍生生长因子(PDGF)是来源于血小板的 α 颗粒,能引起成纤维细胞、平滑肌细胞和单核细胞的增生和游走,并能促进胶质细胞增生。

2. **成纤维细胞生长因子** 成纤维细胞生长因子(FGF)生物活性十分广泛,几乎可刺激所有间叶细胞,但主要作用于内皮细胞,特别在毛细血管的新生过程中,能使内皮细胞分裂并诱导其产生蛋白溶解酶,后者溶解基膜,便于内皮细胞穿越生芽。

3. **表皮生长因子** 表皮生长因子(EGF)对角质形成细胞、成纤维细胞、胶质细胞及平滑肌细胞都有促进增殖的作用。

4. **转化生长因子** 许多细胞都分泌转化生长因子(TGF)。TGF-α 的氨基酸序列有 33%~44% 与EGF 同源,可与 EGF 受体结合,故与 EGF 有相同作用。TGF-β 由血小板、巨噬细胞、内皮细胞等产生,它对成纤维细胞和平滑肌细胞增生的作用依其浓度而异:低浓度诱导 PDGF 合成、分泌,为间接分裂原;高浓度抑制 PDGF 受体表达,使其生长受到抑制。此外 TGF-β 还促进成纤维细胞趋化,产生胶原和纤维连接蛋白,抑制胶原降解,促进纤维化发生。

5. **血管内皮细胞生长因子** 血管内皮细胞生长因子(vascular endothelial growth factor,VEGF)最初从肿瘤组织中分离提纯,对肿瘤血管的形成有促进作用,也可促进正常胚胎的发育、创伤愈合及慢性炎症时的血管增生。VEGF 还可明显增加血管的通透性,进而促进血浆蛋白在细胞基质中沉积,为成纤维细胞和血管内皮细胞长入提供临时基质。由于仅内皮细胞存在 VEGF 受体,故其对其他细胞增生的促进作用都是间接的。

表 5-1　影响战创伤愈合的生长因子

名称	分泌细胞	作用
EGF	血小板 巨噬细胞 成纤维细胞	急性伤口中表达增高,慢性伤口中表达降低,调节细胞运动和增殖
TGF-β1/2	血小板 角质形成细胞 巨噬细胞 淋巴细胞 成纤维细胞	急性创面中表达增高,慢性创面中表达降低,调节炎症反应、肉芽组织形成、再上皮化,并调控组织纤维化及耐受张力强度
PDGF	血小板 角质形成细胞 巨噬细胞 内皮细胞 成纤维细胞	急性创面中表达增高,慢性创面中表达降低,具有趋化作用,调节炎症反应、肉芽组织形成及细胞外基质重构
VEGF	血小板 中性粒细胞 巨噬细胞 内皮细胞 成纤维细胞	急性创面中表达增高,慢性创面中表达降低,调节血管及肉芽组织形成
FGF-2	角质形成细胞 肥大细胞 成纤维细胞 内皮细胞 平滑肌细胞 软骨细胞	急性创面中表达增高,慢性创面中表达降低,调控肉芽组织形成及再上皮化,影响细胞外基质的形成及重构
IL-1	中性粒细胞 单核细胞 巨噬细胞 角质形成细胞	急性和慢性创面中表达均增高,调节炎症反应和再上皮化

6. 具有刺激生长作用的其他细胞因子(cytokine)　白细胞介素-1(IL-1)和肿瘤坏死因子(TNF)能刺激成纤维细胞的增殖及胶原合成,TNF 还能刺激血管再生。

此外,还有许多生长因子/细胞因子,如造血细胞集落刺激因子、神经生长因子、IL-2 等细胞因子等,对相应细胞的再生都有促进作用,相关章节将详细讨论,在此不再赘述。

(三)其他

与生长因子相比,对抑素(chalone)的了解甚少。抑素具有组织特异性,似乎任何组织都可以产生一种抑素抑制本身的增殖。例如已分化的角质形成细胞丧失时,抑素分泌终止,基底细胞分裂增生,直到增生分化的细胞达到足够数量为止。前面提到的 TGF-β 虽然对某些间叶细胞增殖起促进作用,但对角质形成细胞则是一种抑素。此外,干扰素-α、前列腺素 E₂ 和肝素在组织培养中对成纤维细胞及平滑肌细胞的增生都有抑素样作用。皮肤创伤,缺损部周围角质形成细胞分裂增生迁移,将创面覆盖而相互接触时,细胞停止生长,不致堆积起来,这种现象称为接触抑制(contact inhibition)。细胞缝隙连接(可能还有桥粒)也许参与接触抑制的调控。另外,在对血管生成的研究中已发现多种具有抑制血管内皮细胞生长的因子,如血管抑素(angiostatin)、内皮抑素(endostatin)和血小板反应蛋白-1(thrombospondin-1)等。

细胞生长和分化涉及多种信号之间的整合及相互作用。某些信号来自于多肽类生长因子、细胞因子和生长抑制因子,另一些则来自于细胞外基质的组成成分,并通过整合素依赖性信号转导系统进行传递。虽然某一信号转导系统可被其特异类型的受体所激活,但还存在信号转导系统之间的相互作用,从而使信号整合精确调节细胞增殖及其他生物学行为。

(刘宏伟　程　飚)

第二节 瘢痕增生与瘢痕疙瘩

瘢痕组织是人体创伤修复中的自然产物。皮肤创伤修复有两种类型:一种是皮肤的表浅伤口,仅仅影响表皮,由毛囊、皮脂腺的角质形成细胞起始,通过简单的上皮形成愈合,修复后均能达到结构完整性和皮肤功能的完全恢复;另一种是深达真皮和皮下组织的损伤,通过瘢痕来修复。人类大多数的组织损伤通过瘢痕形成来修复。瘢痕对损伤前组织来说,总是一个不完善的替换:从机械角度看,抗强性减弱;从营养角度看,形成了氧和营养物的交换障碍;从功能角度看,常常由于收缩和牵拉而引起受损组织的畸形及功能障碍。

一、瘢痕形成的病因

正常伤口愈合过程中,胶原及细胞外基质的合成代谢与降解代谢之间维持着平衡状态。但在病理性瘢痕中,这种正常的平衡被破坏,导致以胶原等大量结缔组织基质的过度产生和沉积为特征的人类真皮区特有的纤维代谢性疾病。纤维代谢性疾病主要包括增生性瘢痕和瘢痕疙瘩,是创伤过度愈合反应的结果。虽然导致这种改变的确切病因尚不清楚,但许多因素与这种改变有关。

(一)体外因素

1. 外伤和皮肤疾病 大部分病理性瘢痕的发生都有局部损伤的病史,包括外科手术、战伤、烧伤、接种和其他皮肤创伤,通常发生在局部损伤 1 年内,有时因原发症状不明显而被患者忽视或遗忘。皮肤损伤以后,伤口周围就形成了一个复杂的机械性物理环境,并伴随着在细胞和周围环境之间的多级相互作用,如缺氧可诱发瘢痕增生,伤区乳酸增多和自由基的产生也是病理性瘢痕产生的重要因素,同时,在病理性瘢痕中由于微血管增多,但是内皮细胞增生阻塞管腔,组织耗氧量增加伴有氧在瘢痕组织内弥散困难,进一步加重了缺氧状态。缺氧又会激活巨噬细胞释放活性因子,刺激血管增生,加重病理性瘢痕。

2. 皮肤张力与部位 皮肤张力大小由以下因素决定:①皮肤组织缺损程度;②皮肤组织固有的张力。Borges 和 Alexander 指出,皮肤有张力松弛线(图 5-5)。凡切口平行于皮肤张力松弛线者,所受张力低,而垂直于皮肤张力松弛线者,所受张力高,产生刺激,引起纤维增生。Sussman 在大鼠实验中证明,垂直于皮肤张力线的瘢痕宽度是平行于该线切口瘢痕宽度的 2 倍。垂直于该线的切口内有大量胶原纤维与切口线呈"十"字交叉。据此,他认为切口张力与切口方向有直接关系,而与胶原纤维量未必有关。手术时应按皮纹或皮肤张力线做切口,以减少增生性瘢痕的形成(图 5-6、图 5-7)。

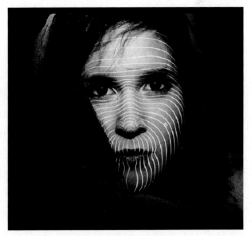

图 5-5 张力松弛线

身体不同部位的皮肤张力不同。下颏、胸骨前、三角肌、上背部、肘、髋、膝、踝各关节与足背等处,皮肤张力大,活动多,为增生性瘢痕的好发部位,而眼睑、前额、背部下方、前臂、小腿、外生殖器和乳晕等部位,皮肤张力小。

运动部位之所以易出现增生性瘢痕,是因为该部位皮肤张力大、活动多,强力牵拉使瘢痕反复破裂,小的出血点刺激成纤维细胞增殖,使胶原纤维增多,由于反复刺激而使瘢痕增生;相反,眼睑、前额、背部下方、前臂、小腿和外生殖器等部位的皮肤张力小、活动少,瘢痕不易破溃,增生性瘢痕的发生率低。增生性瘢痕也常发生于皮肤缺损或皮肤肿瘤切除术后,因皮肤缺损较多,在张力较大的情况下拉拢缝合,愈合后势必发生增生性瘢痕。

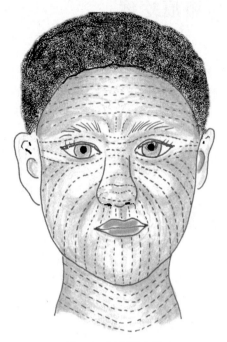
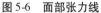

图 5-6　面部张力线

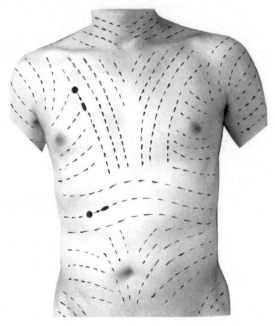

图 5-7　躯干部张力线

3. 年龄　瘢痕增生可发生于任何年龄,但一般多见于青年人,文献报道的病例多在 10 ~ 30 岁。青春期前的儿童或老年人很少发病。Aogama 检查 290 例患者,年龄为 0 ~ 79 岁,共 324 个创面。于伤后 6 个月检查增生性瘢痕厚度,发现 0 ~ 40 岁者瘢痕平均厚度小于 3.0 mm,年龄在 60 岁以上者瘢痕平均厚度小于 2.5 mm。Ketchum 所统计的 200 例患者中,增生性瘢痕在 10 ~ 20 岁年龄组发生率最高,为 64.4%;其次是 20 ~ 30 岁年龄组,发生率为 14.2%。由此可见,即使在同一部位,年龄大小不同,瘢痕的厚度常不同。他认为,青少年创伤后,增生性瘢痕与瘢痕疙瘩的发生率高,主要是由于他们正处于青春发育期,组织生长旺盛,创伤后反应性强,胶原合成率较高,同时年轻人皮肤张力大,易产生瘢痕增生倾向;而老年人皮肤松弛、张力小,胶原纤维反应低下,故增生性瘢痕的发生率低。

4. 皮肤色素　皮肤色素与病理性瘢痕有较密切的关系:①有色人种皮肤色素细胞较多,色素激素最易激起反应,故瘢痕疙瘩的发生率在有色人种中也较高,尤其在黑人中发生率最高,其发生率是白人的 5 ~ 15 倍,肤色较浅的亚洲人则介于两者之间;②人体瘢痕疙瘩常发生于色素集中的部位,而色素少的部位如手掌或脚底则很少发生;③在垂体生理活动期,如青春期与怀孕期瘢痕的发生率较高,垂体功能活跃时常是色素增生的时候;④曲安西龙或氢化可的松是色素激素的阻滞剂,可使胶原分解,也可使色素沉着减少;⑤白化病患者未见有瘢痕疙瘩的报道。

5. 家族遗传　瘢痕疙瘩具有家族遗传倾向。常染色体的隐性遗传和显性遗传均有报道。特别是多发的、严重的瘢痕疙瘩,其阳性家族史更为明显。1956 年,Bayat 等首先报道 1 例瘢痕疙瘩家族系中有 5 代人患病,提出了常染色体显性遗传模式的发病机制。Marneros 等又对美国纯血缘关系的 14 个家族共 341 人进行调查,发现发生瘢痕疙瘩的有 96 人,其中男性 36 人,女性 60 人,而且从儿童到成人都有发病者,也认为其属于常染色体显性遗传。随后,对不同人群中的发病率、表现形式和治疗效果的不同研究,也提示多基因参与了该病的形成。同时有研究者利用基因芯片检测技术,将病理性瘢痕和正常皮肤进行对比,在所有标本中增生性瘢痕与正常皮肤的差异表达基因有 116 个,而瘢痕疙瘩与正常皮肤间存在的差异表达基因为 402 个,且这些基因主要涉及胞外基质基因、运输蛋白基因、细胞信号和转导基因等,通过生物学信息分析,也说明多种基因参与了病理性瘢痕的形成过程。虽然目前这些遗传因素仍需要进一步大量研究和证实,但是遗传基因的研究已为人们在基因水平寻求防治病理性瘢痕的根本措施提供了理论基础。

（二）体内因素

1. 免疫机制 创伤引起各类化学介质（如组胺和肝素等）、免疫球蛋白及补体的释放，对瘢痕发生与发展有重要影响，具有促进成纤维细胞增殖、血管生成、胶原沉积的作用。同时瘢痕组织中存在着大量淋巴细胞、树突状细胞以及免疫球蛋白，进一步表明瘢痕过度增殖与免疫有密切关系。病理性瘢痕本身具有持续增殖、浸润扩大的特征。有研究表明，将瘢痕切下后移植于无胸腺小鼠，可见病灶逐渐缩小，说明瘢痕过度加速生长需要不断的免疫刺激。随着免疫病理学、免疫遗传学等边缘学科的发展，人们对瘢痕的认识还会有新的视角，免疫因素对瘢痕形成与发展的影响将逐渐完整清晰地展现。

参与创面愈合免疫反应的细胞有皮肤自身的朗格汉斯细胞（Langerhans cell, LC）和肥大细胞（mast cell, MC），以及创伤初期血液来源的巨噬细胞（macrophage cell）与淋巴细胞（lymphocyte）。近年来对免疫细胞的研究表明，表皮朗格汉斯细胞和真皮肥大细胞表面具有相同的 IgE-Fc 受体，瘢痕疙瘩可能与朗格汉斯细胞和肥大细胞关系密切。

（1）朗格汉斯细胞 随着免疫学、细胞生物学及分子生物学的发展，人们对表皮朗格汉斯细胞有了新的认识。朗格汉斯细胞又称树突状细胞（dendritic cell, DC），是一类重要的专职抗原呈递细胞（antigen-presenting cell, APC），具有活化幼稚 T 淋巴细胞的功能，同时自身又高表达主要组织相容性复合体（MHC）Ⅱ 类分子。Kohn 等使用电子显微镜发现，正常表皮内 27% 的朗格汉斯细胞接近基底层，65% 位于表皮中部，8% 位于上部。朗格汉斯细胞是角质形成细胞中唯一具有 IgE-Fc 受体、IgG-Fc 受体、C3 受体及 Ia 抗原的免疫活性细胞，它能介导混合表皮细胞–淋巴细胞培养反应（mixed epidermal cell lymphocyte culture reaction, ME-CLR），诱导出杀伤性 T 淋巴细胞，并具有抗原呈递作用，具有吞噬细胞的功能，故又被称为表皮巨噬细胞。表皮朗格汉斯细胞表面的 IgE-Fc 受体是一种多聚复合体，其肽链结构与嗜碱性粒细胞及肥大细胞的 IgE-Fc 受体相同，提示朗格汉斯细胞与 IgE 介导的变态反应密切相关。1990 年 King 等报道在皮肤迟发型变态反应早期即有朗格汉斯细胞的聚集。1995 年，Maurer 等报道表皮朗格汉斯细胞是皮肤抗原呈递细胞，其表面具有 IgE-Fc 受体，当抗原与抗原呈递细胞的 IgE-Fc 受体接触后，将抗原呈递给 T 淋巴细胞，使 T 淋巴细胞发生抗原过敏、建立记忆，当相同抗原再次侵入机体时，抗原呈递机制发挥作用，在抗原穿入的部位发生炎症反应，称之为迟发型超敏反应（delayed-type hypersensitivity, DTH）。白细胞介素-1（IL-1）是巨噬细胞分泌的多肽类细胞因子，朗格汉斯细胞也可产生。IL-1 与细胞表面的受体结合后，趋化角质形成细胞、中性粒细胞及淋巴细胞。有报道认为，应用 IL-1 后，成纤维细胞合成弹力纤维的数量明显增加，在创伤组织修复过程中起着重要作用，但当作用过度时则会导致瘢痕的过度增生。因此，朗格汉斯细胞在瘢痕形成过程中起着重要作用。

（2）肥大细胞 增生性瘢痕组织中肥大细胞数量显著增多。肥大细胞以脱颗粒方式分泌组胺等多种生物活性物质，在其颗粒中还含有 TGF-β、TNF-α、bFGF、IL-1、IL-4 等细胞因子，可刺激成纤维细胞增殖和胶原合成。肥大细胞中的丝氨酸蛋白酶使成纤维细胞失去接触性抑制作用。Yamamoto 等研究证实，成纤维细胞来源的干细胞因子（stem cell factor, SCF）可呈剂量和时间依赖性上调单核细胞趋化蛋白-1（MCP-1）在肥大细胞中的合成和表达，后者又反过来增强成纤维细胞 α（Ⅰ）胶原 mRNA 表达。提示肥大细胞和成纤维细胞通过其分泌和释放生长因子的相互作用，在瘢痕过度增殖过程中发挥重要作用。IgE 介导肥大细胞释放的介质可致瘢痕疙瘩生长。不同种族、性别和年龄的瘢痕疙瘩的发生率与血清总 IgE 水平呈正相关。肥大细胞被 IgE 激活释放出含有组胺、肝素、5-羟色胺、酸性水解酶、中性蛋白酶、促胰酶等的胞质颗粒。瘢痕疙瘩中组胺水平增高，组胺能通过体内成纤维细胞增加胶原的合成。组胺也是赖氨酰氧化酶的竞争抑制剂，降低此酶活性可造成异常胶原联结，并使瘢痕疙瘩中可溶性胶原量增加。

（3）巨噬细胞 巨噬细胞作为皮肤免疫系统的主要成员，在愈合纤维化的过程中作用明显。损伤后，血液中的单核细胞在多种炎症介质的趋化作用下转化成巨噬细胞，吞噬和清除损伤的细胞，同时释放多种细胞因子（TGF、IL、TNF、PDGF）和酶类（胶原酶、弹性蛋白酶、纤溶酶原激活物）。它们对成纤维细胞的增殖、胶原的合成以及血管内皮细胞的分裂增殖、迁移和血管化等多个方面起调节作用。

瘢痕组织中含有大量的巨噬细胞,充分说明它在瘢痕形成过程中的重要作用,但由于目前对细胞因子的多样性及相互间复杂关系的认识不够完善,巨噬细胞在瘢痕形成中具体的生物学意义尚难以界定。

(4)淋巴细胞 增生性瘢痕形成过程中,血管周围有大量的细胞外渗现象,而外渗的细胞多为 T 淋巴细胞。免疫细胞化学研究证实,增生性瘢痕与外周血中的 CD3 阳性 T 淋巴细胞和 CD25 呈阳性表达的细胞有关。T 淋巴细胞通过释放干扰素(IFN)影响成纤维细胞增殖活性和胶原的沉积,并通过对局部组织中巨噬细胞、单核细胞等免疫细胞活性的影响,改变微环境中细胞因子的成分和含量,使愈合的结局发生变化。

(5)免疫球蛋白 免疫球蛋白包括 IgG、IgA、IgM、IgE 等,其中 IgE 与瘢痕发生关系密切。IgE 与肥大细胞上的受体结合后,释放组胺、肝素和蛋白酶等。组胺能促进体内成纤维细胞的生长、胶原的合成,竞争抑制赖氨酰羟化酶,阻碍胶原分子内和分子间的醛胺缩合反应,使三螺旋结构的稳定性和胶原的溶解性发生改变,引起分子异常的交联,促进基质更新。Smith 等研究发现,增生性瘢痕中免疫球蛋白 IgE 的表达水平明显高于正常皮肤的表达,这可能与 IgE 介导肥大细胞释放递质使组织过度生长有关。

2.神经-内分泌调节 皮肤是一个极敏感的神经依赖性器官,神经与创伤修复细胞的相互作用不协调是造成病理性瘢痕的重要因素。有研究表明,失神经支配的伤口出现挛缩以及愈合障碍,并有瘢痕形成,而有神经支配的伤口完全不产生瘢痕。对瘢痕组织用免疫荧光检测神经蛋白丝发现,病理性瘢痕中有大量的轴突。皮肤还是一个激素敏感型器官,激素在瘢痕形成中通过影响细胞增殖、凋亡、迁移,细胞基质的沉积、降解,以及细胞因子起作用。神经、内分泌、免疫三大系统构成完整的环路,建立起复杂的网络,通过正、负反馈,放大、整合、自限和级联,在时间与空间上精确地调节机体对各类刺激的反应。一旦这种调节出现紊乱将造成病理性的瘢痕愈合。

二、瘢痕的临床分型

临床上将瘢痕分成以下几种类型。

(一)表浅性瘢痕

表浅性瘢痕外观稍粗糙,有时有色素沉着或色素脱失,但局部平而软,无功能障碍,一般无须特殊处理。临床上常见于皮肤擦伤、皮肤浅表感染、浅二度烧伤和切取刃厚皮片的供区愈合后的部位(图5-8)。

(二)萎缩性瘢痕

萎缩性瘢痕(atrophic scar),损伤累及皮肤全层及皮下脂肪组织,可发生于大面积三度烧伤、长期慢性溃疡愈合后,以及皮下组织较少部位,如头皮、胫前区等。临床表现为瘢痕坚硬、平坦或略高于皮肤表面,与深部组织如肌肉、肌腱、神经等紧密粘连。瘢痕局部血液循环极差,呈淡红色或白色,表皮极薄,不能耐受外力摩擦和负重,容易破溃而形成经久不愈的慢性溃疡。如长期时愈时溃,晚期有发生恶变的可能,病理上多属鳞状上皮癌。萎缩性瘢痕具有很大的收缩性,可牵拉邻近的组织、器官而造成严重的功能障碍(图5-9)。

(三)溃疡性瘢痕

法国外科医师 Marjolin 于 1928 年首先提出由烧伤所致瘢痕形成溃疡后发生癌变的报道,故常称此种溃疡为马乔林溃疡(Marjolin ulcer)。瘢痕癌多发生于烧伤所致的挛缩瘢痕,常在关节的邻近部位,因此处瘢痕组织脆弱,又不断受到关节活动的牵拉,反复破溃,经年累月,终至癌变。瘢痕癌也可表现为开始时在瘢痕上出现的丘疹样小结,发痒,以后逐渐增大破溃,成为恶性溃疡。此外,瘢痕癌也可原发于下肢慢性溃疡或慢性骨髓炎窦道部位的瘢痕组织。瘢痕癌多为分化较完全的鳞状细胞癌。溃疡病变的边缘隆起增厚,有角质增生或乳头样增生变化。瘢痕癌病变的四周和基底部均为实韧致密的瘢痕组织所包围。其中血管、淋巴管稀少,并可因受瘢痕组织的束缚而出现管腔闭塞。由于有瘢痕组织所构成的保护屏障,故通常认为癌细胞不易发生扩散转移,病变可在较长时间内限于局部,其至有时仅见溃疡的一部分发生癌变,其余部分仍为呈慢性炎症表现的肉芽组织。瘢痕保护屏障的存在,同时阻碍人体对肿瘤组织产生免疫反应,因此,瘢痕癌所在的部位也可称为免疫特免部位。但癌组织一旦突破保护屏障,或在手术切除时屏障遭到破坏,癌细胞将以超越寻常的速度,迅即散播蔓延,发生转移。一般以淋巴转移为主,血行转移少见(图5-10)。

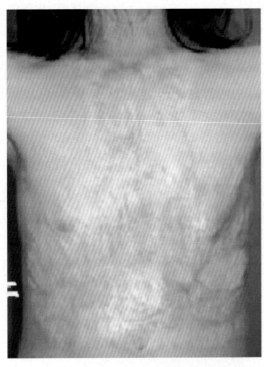

图5-8　浅表性瘢痕

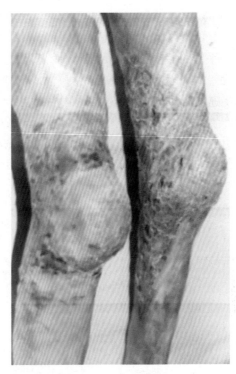

图5-9　萎缩性瘢痕

(四)增生性瘢痕

凡损伤累及真皮深层,如深二度以上灼伤、切割伤、感染,切取中厚皮片后的供区等,若皮肤损伤愈合后瘢痕仍继续增殖,则可逐渐发展成增生性瘢痕(hyperplastic scar, HS)。增生性瘢痕明显突出于周围正常皮肤表面,形状不规则,高低不平,触之硬韧。在早期,因有毛细血管充血,瘢痕表面呈红色、潮红或紫红。在此期,患者常有烧灼样痛及瘙痒感,于环境温高增高、情绪波动、食辛辣食物时症状加重。增生的倾向可延续数月或数年,随后可发生退行性变化,表现为突

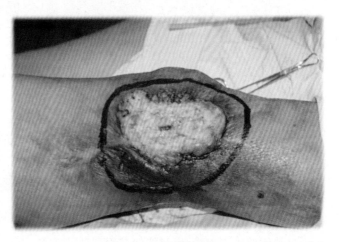

图5-10　溃疡性瘢痕

起的高度降低,颜色转暗,充血消退,质地变软,有些最终可以平复,痛痒症状大为减轻或消失。增生性瘢痕厚度虽可达2.0 cm以上,但与深部组织粘连不紧,可以推动,与周围正常皮肤一般有较明显的界限。增生性瘢痕的收缩性较萎缩性瘢痕为小,因此发生于非功能部位的增生性瘢痕一般不引起严重的功能障碍。而关节部位大片的增生性瘢痕,由于其厚硬的夹板作用,妨碍了关节活动,可引起功能障碍。位于关节屈面的增生性瘢痕,在晚期可发生较明显的收缩,从而产生明显的功能障碍,如颌颈粘连等。

增生性瘢痕和正常瘢痕的病理组织差别,仅在于瘢痕深部胶原纤维的增厚、排列不规则,或呈漩涡形,或缠绕成绳索状。在漩涡形或绳索状的胶原中常有黏蛋白的沉积,使瘢痕成为坚实的硬块(图5-11)。

（五）瘢痕疙瘩

瘢痕疙瘩（keloid）的发生具有明显的个体差异，大部分发生在局部损伤 1 年内，包括外科手术、撕裂伤、文身、灼伤、注射、动物咬伤、接种、粉刺及异物反应等，许多患者原发病史可能被遗忘。临床表现差异较大，一般表现为高出周围正常皮肤的、超出原损伤部位的持续性生长肿块，扪之较硬，弹性差，局部痒或痛，早期表面呈粉红色或紫红色，晚期多呈苍白色，有时有过度色素沉着，与周围正常皮肤有较明显的界限。病变范围大小不一，从 2~3 mm 丘疹样到大如手掌的片状。其形态呈多样性，可以是较为平坦的、有规则边缘的对称性突起，也可以是不平坦的、具有不规则突起的团块，有时像蟹足样向周围组织浸润生长，又称蟹足肿。大多数病例为单发，少数为多发性。瘢痕疙瘩在损伤后几周或几个月内迅速发展，可以持续性生长，也可以在相当长一段时间内处于稳定状态。病变内可因残存的毛囊腺体而产生炎症坏死，或因中央部位缺血而导致液化性坏死。瘢痕疙瘩一般不发生挛缩，除少数关节部位病变引起轻度活动受限外，一般不引起功能障碍。瘢痕疙瘩一般不能自行退化，偶有报道病变在绝经期后退化，其退化与病程、部位、病因或症状无关。曾有恶变的报道，但发生率很低（图 5-12）。

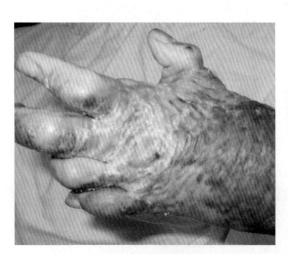

图 5-11 增生性瘢痕

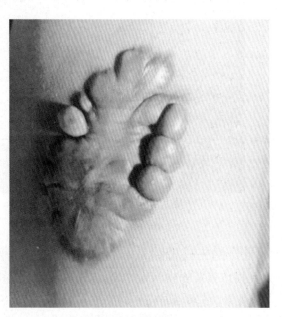

图 5-12 瘢痕疙瘩

在临床上，根据其形态，瘢痕又可分为线状瘢痕、蹼状瘢痕、凹陷性瘢痕和桥状瘢痕等。

三、病理性瘢痕的防治

病理性瘢痕的治疗是非常棘手的，很难获得非常满意的效果。从理论上讲，瘢痕一旦形成，即使采用最精细的手术方法，也只能使其得到部分改善，而不能彻底根除。因此，采取各种措施，最大限度地预防瘢痕形成，与瘢痕的治疗具有同等重要的意义。

（一）瘢痕预防

预防瘢痕的根本点在于尽可能减少创口的第 2 次创伤，促使伤口早期一期愈合。这包括创面的处理、择期手术患者的病理选择、精细的手术操作技术和妥善的术后处理。

1. **创面处理**　对早期新鲜创口，应彻底地清除血块、异物和碎片；对确定已失去活力的组织，也应彻底清除，尽可能早地闭合创口。对晚期污染创口，如存在感染的可能性，应彻底清创，闭合创口时放置引流。如已确定存在感染，则应局部或全身应用抗生素，待感染控制后，再二期闭合创口。

对存在较大组织缺损的创口，应尽早采用组织移植的方法覆盖创面，以减少肉芽组织和瘢痕组织形成。尽可能避免做不必要的附加切口，特别是对有瘢痕疙瘩倾向的患者。

2.**手术操作** 应尽可能地精细、轻柔,力求彻底止血、避免无效腔形成、无张力缝合等。

3.**其他** 当患者有瘢痕易发因素时,对其进行处理时要十分谨慎。

(二)增生性瘢痕的治疗

目前瘢痕的治疗方法可分为非侵袭性和侵袭性两种,具体治疗要根据瘢痕的情况而定。

1.**非侵袭性治疗**

(1)**压力疗法** 加压治疗至今仍是全身大面积瘢痕治疗的主要方法。其机制是在持续压力作用下局部组织缺血缺氧,限制瘢痕增生,缺氧状态使成纤维细胞增殖受抑与合成能力下降。与此同时,压力作用可增加胶原酶表达,使螺旋状胶原束转变为平行排列,瘢痕缩小。

(2)**聚硅酮疗法** 早期应用可减少瘢痕生长与复发,起到良好的抑制瘢痕增生效果,且有无压力均能获得满意治疗效果。目前用于临床的有硅油、硅凝胶、硅橡胶3种类型。

(3)**中药** 中医药对瘢痕的防治有着久远的历史,对其形成机制也有独特的认识,认为它主要由气血壅滞、经络痹阻、痰湿搏结或三者相辅而成;对瘢痕的发病机制提出"实证是其本,虚证是其标"的新理论;对瘢痕进行辨证分型,将其分为实热型、虚热错杂型、溃脓型。治疗上多用活血化瘀、攻毒散结、通络止痛、酸涩收敛和消结散瘀之品。方法上主要有内服、外治或者是两者合用。药物剂型有汤剂、霜剂、膏剂等。非侵袭性中药治疗主要是指内服汤剂。张艳等在黄芪治疗大耳白兔增生性瘢痕的实验研究中发现,黄芪注射液通过减少 TGF-β1 mRNA 的合成,减少 TGF-β1 蛋白的表达,从而抑制兔耳增生性瘢痕组织增生,提示黄芪注射液可能是治疗增生性瘢痕较好的药物。当归挥发油对增生性瘢痕有抑制作用,可抑制成纤维细胞合成胶原,且呈剂量和时间依赖性,与对照组相比,G_0/G_1 期细胞 G_2/M 期减少,S 期显著增加。桃仁外用能有效地改变瘢痕的形态和大小,主要通过调控 TGF-β1 和 CD44 细胞因子减少瘢痕形成,提高瘢痕组织内 SOD 的活力,清除自由基,使纤维组织降解。另外,三七总苷也能够显著抑制成纤维细胞增殖及胶原合成,具有体外抗纤维化作用,其机制可能是通过细胞内钙离子浓度起作用,并具有剂量依赖效应。

2.**侵袭性治疗**

(1)**手术疗法** 手术切除是临床治疗的常用方法。软组织扩张术、皮片、皮瓣等修复技术的应用,明显改善了病损部位的外观和功能。对于顽固性瘢痕,在瘢痕组织切除术后常结合药物注射或放疗以减少复发。瘢痕疙瘩不同于增生性瘢痕的关键之处在于损伤部位的持续生长,时常在手术切除后复发,甚至超出原来的范畴。Lee 等人提出一种新的手术方式,称之为瘢痕疙瘩核心摘除术,即切除瘢痕疙瘩的纤维中心,并且用瘢痕疙瘩表皮瓣覆盖缺损。经处理的 24 例耳部、躯干、面部和生殖器的瘢痕疙瘩患者,在没有进行其他辅助治疗的情况下,除有 4 例发生部分皮瓣坏死外,其余患者预后良好。

(2)**药物疗法** 药物治疗病理性瘢痕的方法很多,主要集中在免疫调控、炎症控制、修复细胞生物特性的利用等方面。

1)激素治疗:皮质类固醇激素是目前药物治疗的首选。从 1960 年开始糖皮质激素就已经被用来治疗病理性瘢痕,目前被公认为治疗瘢痕疙瘩的一线方法、增生性瘢痕的二线方法。曲安奈德瘢痕内局部注射,可使瘢痕组织变软、变平,颜色从红色逐渐接近周围皮色,痒、痛等症状减轻或消失。

2)钙通道阻滞剂:钙通道阻滞剂(如维拉帕米)的作用机制主要包括对成纤维细胞产生抑制作用,减少细胞外基质合成,以及对基质金属蛋白酶的作用等。临床用于病理性瘢痕的治疗,可降低瘢痕内胶原含量,导致瘢痕萎缩。

3)干扰素:干扰素-γ(IFN-γ)治疗瘢痕的生物学作用主要有:①抑制成纤维细胞增殖;②抑制胶原合成;③促进胶原降解;④拮抗 TGF-β;⑤抑制 α 平滑肌蛋白的合成。

4)维生素类药物:维 A 酸及其衍生物能显著抑制胶原合成,全身应用维 A 酸治疗瘢痕疙瘩也有相关的报道,但关于维 A 酸对成纤维细胞的作用目前仍有争议。另有人发现,维生素 E 能使坚硬的瘢痕疙瘩快速软化,减少瘢痕组织形成,可用于短期预防,然而在长期应用研究中发现其并无明显的效果。

5)抗肿瘤药物:抗肿瘤药物中 5-氟尿嘧啶为嘧啶类抗代谢药,可抑制胸腺嘧啶核苷合成酶,阻断尿嘧啶脱氧核苷转变为胸腺嘧啶脱氧核苷,影响成纤维细胞 DNA 的合成,从而对细胞的增殖产生抑制作用。丝裂霉素具有烷化作用,能与 DNA 双联交叉联结,从而抑制 DNA 复制,同时也能使部分 DNA 断裂,在细胞周期的 G_0/G_1 期晚期和 S 期早期作用最显著。

6)A 型肉毒素:A 型肉毒素是由梭形肉毒杆菌产生的外毒素。新近临床观察发现,A 型肉毒素对增生性瘢痕具有一定的抑制作用,但具体的作用机制目前尚不完全清楚。将 A 型肉毒素注射至模型动物的瘢痕组织当中,结果发现,A 型肉毒素处理的增生性瘢痕成纤维细胞生长速度低于未给予处理的对照细胞。A 型肉毒素明显降低了体外培养的成纤维细胞中 TGF-β1 等蛋白的表达,以及兔耳瘢痕模型中 I/III 型胶原蛋白和 mRNA 的表达。临床研究也表明,A 型肉毒素注射治疗减轻了瘢痕疙瘩顽固性的痛、痒症状,抑制了瘢痕的增生。

(3)皮肤磨削术 古埃及人公元前 1500 年就有关于磨皮的文字报道。但现代磨削术是由德国皮肤学家 Kromayer 于 20 世纪初报道的。他应用锉和旋轮治疗痤疮瘢痕、色素沉着,磨削的深度只要不深至真皮乳头层深面,创面愈合后不会产生瘢痕增生。20 世纪 60 年代,电动磨皮机的出现使磨削的深度得以控制。除此之外,还可采用砂纸、砂轮或钢轮磨头等传统技术对凸凹不平的面部痤疮瘢痕、面部色素沉着、浅表性瘢痕或面部皱纹的患者进行治疗。但仍有创伤大、风险高、手术操作技术要求高、术后恢复时间长等缺点。1985 年,意大利佛罗伦萨的 Mattioli 开始使用微晶磨削技术,这一技术克服了既往磨削术的诸多缺点。

微晶磨削技术利用三氧化二铝多棱晶体(又称微晶体),在真空密闭系统引导下,借压缩空气的弹性,将锋利的微晶高速急骤地喷打在术区瘢痕皮肤表面,造成瘢痕表面皮肤的损伤,与此同时推动磨头磨削瘢痕边缘的正常皮肤,使创面扩大,形成新的创面。在新创面愈合过程中,表皮再生爬行覆盖创面,从而使瘢痕的形态改善,范围缩小。病理组织学研究表明,磨削后瘢痕处新创面表皮再生,胶原排列顺序改变,纤维间隙增大,达到瘢痕改建的目的。

3.其他疗法 蜡疗、激光治疗、放射治疗和冷冻治疗常被作为瘢痕手术切除后预防复发的辅助手段。

(1)蜡疗 蜡疗是指以溶解医用蜡作为温热的介体(凝固后的石蜡在 70 ~ 90 min 内能保持在 40 ~ 48 ℃),热敷于局部,同时发挥机械压迫并将有效成分导入机体以取得疗效的一种热疗法。蜡疗的作用原理主要包括温热作用、机械作用及化学作用。通过蜡疗能改善微循环,促进组织水肿的吸收、致痛介质的排除,使炎症浸润吸收,达到消肿止痛的目的。石蜡具有的碳氢化合物能刺激上皮生长,防止细菌繁殖,促进创面愈合,同时达到止痛和加强再生的效果,可促使瘢痕、肌腱挛缩软化松解,恢复弹性,即可在早期将瘢痕增生抑制在萌芽阶段。

(2)激光治疗 1984 年,Apfelberg 首先报道应用 CO_2 激光治疗瘢痕疙瘩。早期的激光治疗主要用 CO_2 激光、氩激光,对病理性瘢痕有不等的治疗效果,但是 1 年内复发率较高,甚至有可能加重病情。闪光灯-泵脉冲染料激光(585 nm)治疗 1 ~ 2 次可显著改善增生性瘢痕的颜色、质地,治疗的有效率达 57%~83%。1998 年,Alster 等首次报道 PDL 联合 CO_2 激光治疗瘢痕的方法,比较了联合治疗和单独使用 CO_2 激光治疗的疗效差异:高能量脉冲 CO_2 激光,能量 500 mJ,功率 7 W,光斑 3 mm;闪光灯-泵脉冲染料激光(585 nm),能量密度 6.5 J/cm^2,光斑 7 mm。CO_2 激光使其表皮剥脱后立即行 PDL 治疗,1 次治疗后 1、2、6、12 周回访测 GAS 评分,结果显示,联合治疗更有效。另外,也有采用可调脉宽倍频 Nd:YAG 532 nm 激光、气化型点阵激光(ablative fractional laser,AFL)、剥脱点阵激光者。有学者采用脉冲染料激光与糖皮质类固醇局部注射联合应用取得很好的临床效果,患者局部症状及主观不适都有不同程度的改善。选用不同能量密度激光均能减轻瘢痕增生程度,低密度、多个疗程应用效果更好。氦-氖激光治疗是以氦-氖激光(低功率的可见红光)照射患者伤口,一般选用波长632.8 nm,利用其较深的穿透力及无光热效应(激光的生物刺激)以发挥作用的一种物理治疗。氦-氖激光首先通过生物刺激,改善并纠正组织的微循环障碍,增进细胞膜的通透性,激活酶的活性和氧代谢,从而促进组织新陈代谢,增加 ATP、DNA、蛋白质和细胞大分子的合成,增加胶原生成细胞的数量,保护细胞超微结构,刺激角质形成细胞、成纤维细胞增殖,恢复细胞功能,为伤口的愈合提供能量和物质基础;其次,低能量氦-氖激光在伤口愈合早期可刺激创口边缘肌成纤维细胞增生,进而使创口边缘产生向心力,使创面收缩,明显缩短伤口愈合所需的时间。

随着医用激光技术的不断发展,产生了更多、更新和更有效的激光治疗技术。其治疗原理是,利用激光的烧灼、汽化、切割、凝固等技术去除瘢痕组织或损伤瘢痕内血管、抑制胶原合成、抑制成纤维细胞的增殖及诱导细胞凋亡,从而达到治疗瘢痕的目的。

(3)放射治疗 Debeurman 和 Gongerot 在 1906 年首先使用 X 射线治疗瘢痕疙瘩,开创了放射治疗瘢痕疙瘩的新疗法,降低了瘢痕疙瘩手术切除后的复发率。其作用机制是,通过射线诱导瘢痕成纤维细胞和血管内皮细胞凋亡,抑制血管再生,使细胞外基质合成减少。目前常用的射线源为浅层 X 射线和 β 射线。X 射线因为射线能量和对组织作用的深浅不易掌握而较少应用,临床常用的为 β 射线的同位素贴敷器,如 ^{32}P、$^{90}Sr\text{-}Y$。^{32}P 产生的 β 射线能量较弱,最大射程为 8 mm,作用组织深度 2 mm 左右,半衰期短,较安全;$^{90}Sr\text{-}Y$ 产生的 β 射线最大射程为 11 mm,穿透性较 ^{32}P 强,易防护,因担心放射治疗有致癌的可能,目前仅用于其他方案难以奏效的患者。治疗中尽可能使用最低的量,以减少不良反应。手术切除辅以放疗比单独放疗效果好。放疗应在术后立即开始,并可结合应用类固醇。感染或治疗过的瘢痕及有瘢痕疙瘩家族史则复发率较高,年龄、性别、种族、瘢痕大小和部位对复发没有影响。放射治疗的不良反应有局部色素沉着、刺痒、麻痹和疼痛等。对于放疗致组织癌变,有报道表明,仅有少数因增生性瘢痕和瘢痕疙瘩放疗后致癌的病例,且其因果关系还值得商榷。

(4)冷冻治疗 冷冻治疗始于 1931 年。Rusciani 等用该法治疗 166 个瘢痕疙瘩部位,治疗 1 ~ 9 次,平均随访 48.60 个月,治愈率 14.50%,有效率 79.50%,取得了满意疗效。冷冻疗法是应用冷冻剂破坏局部细胞和微循环,使组织坏死脱落,以达到去除瘢痕的目的。每个疗程进行 2 ~ 3 次的冻蚀→解冻的循环操作,间隔约 25 d。冷冻疗法多需 10 个疗程以上方可使瘢痕疙瘩病变萎缩,一般只适用于病程短且面积较小者。因瘢痕疙瘩对冷冻疗法治疗反应差,其临床实用价值有待进一步确定。冷冻有适当促进上皮再生的作用,创面在生长少量纤维组织后,表面即迅速被新生上皮覆盖,因此,愈合后常无瘢痕或形成平滑萎缩性瘢痕,很少有挛缩畸形。由于冷冻疗法不易掌握治疗深度,不良反应较多,如形成水疱、伤口愈合延迟、皮肤萎缩及色素沉着和脱失,或引起瘢痕增生等,故目前在临床治疗病理性瘢痕时极少使用。

4. 未来可能取得治疗突破的方向 对增生性瘢痕和瘢痕疙瘩更新、更有效的治疗方法有赖于对其进一步的深入研究。瘢痕模型的制作是困扰瘢痕研究的瓶颈,实验模型的改进是研究取得进展的必要条件,也是病理性瘢痕治疗获得突破的基础。

(1)其他药物 临床用于病理性瘢痕预防和治疗的药物多种多样,其中苯海拉明可以使胶原蛋白合成减少,是国内学者最早应用的药物。康宁克通局部注射,曲尼司特局部浸润均可减少胶原纤维的形成。维拉帕米、硝苯地平、非尼拉敏(抗感敏)、肉毒碱(卡尼汀)、米诺地尔等通过不同机制使胶原蛋白合成减少。透明质酸可抑制透明质酸酶,促进胶原降解。另外,己酮可可碱、吡非尼酮、蔗糖等均可以干扰或影响瘢痕形成,达到预防或治疗目的。

(2)中医药 目前报道的中医治疗瘢痕的方法很多,但均存在用药途径比较单一、剂型有限、多集中在单味药物或是以中药提取物研究且以体外研究和裸鼠移植模型为主等缺陷。中医治疗的研究不应该仅集中在对单味药物或是提取物作用的研究上,而应该把握主体,以整体为出发点,考虑药物的综合作用,以瘢痕形成的机制为出发点,选取适当的药物配伍,影响修复细胞的生物学性状和细胞外微环境,最终达到治疗效果。随着中药现代化进程的不断加快,继续加强促进瘢痕修复单体的筛选,寻找并制备针对性强的合适的外用剂型以构建中药修复瘢痕的理想模式,进一步显著提高瘢痕的治愈率,将是未来的研究方向。

(3)细胞因子和生长因子 目前临床医师和科研人员正在积极研究能够调节损伤过程中修复细胞的细胞因子和生长因子,对其作用机制做详细的研究,期待可以从机制上找到预防和治疗瘢痕形成的新靶点。

(4)基因 目前已经成功地将血小板来源的生长因子、人类生长激素、胰岛素样生长因子转入角质形成细胞,并且可以增加自然愈合过程。暂时性皮肤替代物中如果包含能够选择性高效分泌特殊生长因子的角质形成细胞,不但可以促进伤口本身的愈合,并且有可能促使永久性皮肤替代物的出现。利用反义寡核苷酸技术对 TGF-β 及胶原的基因进行封闭,可以达到阻碍瘢痕疙瘩形成的目的。

目前基因治疗还面临着巨大的挑战。对瘢痕疙瘩而言,人们对其形成机制的认识还不够深入,故尚未应用这种手段来进行治疗。未来可能取得突破的是导入自杀性的基因、调节胶原代谢(合成与降解)、基因免疫治疗,以及导入相关的增殖、凋亡调控基因,有待解决的问题是靶基因的可控性、高效性、安全性和靶向性。

(5)干细胞 干细胞是创伤愈合研究的热点。有研究提示,瘢痕组织中的表皮干细胞分化行为紊乱,造成瘢痕组织的表皮机械性能下降,可能在瘢痕的形成机制中充当重要角色。因此,进一步研究表皮干细胞增殖分化潜能及其调控机制,通过改变创伤修复过程中细胞外微环境,激活表皮干细胞的增殖分化潜能,防止皮肤组织创伤愈合后瘢痕增生,也许是未来瘢痕治疗的途径之一。

(6)组织工程 组织工程也是目前创伤修复研究的热点,也有部分应用皮肤组织工程学技术生产的皮肤替代物应用于临床,但是存在抗感染性差、血管化延迟、创面愈合后耐磨性差、移植的人工皮肤缺乏正常皮肤的附件和色素细胞以及价格比较昂贵等缺陷。解决组织工程化皮肤中的问题,仍将是创伤修复研究的热点。

(三)溃疡性瘢痕的治疗

易于破溃而不稳定的挛缩瘢痕,应及早将溃疡与瘢痕一起彻底切除,并行病理检查。沥青和其他化学物质烧伤后所形成的瘢痕,也较易并在较早的时间内发生癌变,故在治疗烧伤时应强调早期切痂植皮。即使瘢痕已经形成,也应尽早手术。瘢痕癌由于局部血循环不良,放射治疗和化学治疗效果均不佳,故一经确诊即应手术切除。因瘢痕癌大多病程进展较慢,转移发生较晚,早期手术预后较好。手术方法是局部病变彻底切除,切除后的创面视所在部位和深度行游离或有蒂植皮术修复。邻近淋巴组织,如就诊较早,无临床淋巴转移迹象,一般多不主张行预防性区域淋巴结清扫术;如已非早期,则根据病情,或于切除病变的同时或待切除后 2~4 周内行淋巴结清扫术。延期清扫的目的在于,完全清除残留的癌细胞。因为,如有残留的癌细胞,就会在瘢痕保护屏障消除后迅速向区域淋巴结集中转移,延期清扫有利于完全将其清除。

(程 飚 付小兵)

第三节 愈合障碍

愈合障碍是创伤修复的结局之一,一般又称之为难愈性创面。难愈性创面(俗称溃疡)由一系列创伤和疾病所致,是与创伤部位和宿主有关的创面,发生在体表,在期望的时间内不能正常愈合。国内外一般将持续 1 个月不愈合的创面定义为慢性创面,主要包括创伤性溃疡、下肢静脉性溃疡、压迫性溃疡以及糖尿病溃疡等。难愈性创面经久不愈,给患者工作、生活带来不便,增加经济负担,增加心理负担,影响心理健康,引起较多并发症。

一、难愈性创面的临床特点

难愈性创面具有的临床特点:①常继发于严重外伤而早期处理不当,如大面积撕脱皮肤直接简单原位缝合后,造成撕脱皮肤大量坏死的感染创面;②缺损部位血运营养较差,如位于骶尾部的褥疮或继发于放射性损伤的体表溃疡,常规换药和简单植皮都无法解决问题;③创面局部感染严重,多有坏死组织残留,分泌物较多,创面有多种细菌感染;④常合并骨关节、肌腱或内固定钢板的外露,更加大了治疗的难度;⑤长期的创面刺激,创面周围有大量瘢痕;⑥该类患者由于病程较长,创面渗出消耗较大,全身一般情况差,并发症多,多伴有不同程度的水、电解质和酸碱平衡紊乱,低蛋白血症或贫血。

二、难愈性创面发病机制研究

由于各种因素的影响,一个相互联系、彼此重叠,同时又是动态、有序的创面愈合的病理生理过程(出血、炎症、肉芽组织形成和组织塑形)被破坏,导致了慢性难愈性创面的发生。目前来讲,造成此种破坏的因素可归纳为营养不良、组织灌注不良和缺血-再灌注损伤、细菌负荷感染和坏死组织存留、糖尿病、细胞衰老等。

(一)营养不良

创伤后机体对于营养和能量的需求增加,若同时伴有由血管疾病、低血容量或组织水肿引起的组织灌注不良,则出现蛋白质、能量和各种微量营养元素(通常是各种维生素、微量矿物质、各种必需氨基酸如精氨酸)绝对和(或)相对缺乏,从而导致创面延迟愈合或经久不愈。其机制主要包括激素的合成减少、蛋白质合成速度减慢和分解加快、蛋白质缺乏等导致的免疫功能低下以及感染机会的增加。营养不良不仅使患者体质下降,而且使急性的创面更倾向于变为慢性。统计发现,在制动和丧失去脂肪体重的双重作用下,褥疮的发生率上升74%(表5-2)。

表5-2 创面愈合不同阶段的营养需求

阶段	营养需求	作用
出血期	药物、维生素、氨基酸、矿物质成分	参与止血、结痂
炎症期	维生素 A	增强早期炎症反应
	菠萝蛋白酶	防止炎症期延长
	维生素 C	促进中性粒细胞迁移和淋巴细胞转化
增殖期	维生素 C	胶原形成必需
	葡萄糖胺	促进透明质酸合成
	维生素 A	促进角质形成细胞分化
	锌	DNA 合成、细胞分裂和蛋白合成必需
	积雪草与芦荟	促进肉芽组织形成
重塑期	蛋白质	促进伤口重塑

(MacKay,et al. 2003)

从生物体自身来讲,其代谢途径相关基因正常表达与否直接关系到相关营养物质的摄取、分解、运输和利用,揭示相关基因对营养物质的利用。需要利用胚胎干细胞介导的基因打靶技术制作基因缺陷型动物(多为小鼠)模型,开展相关代谢基因缺失后创面愈合变化的研究,结合基因表达、身体组分分析、形态观察及创面愈合情况(愈合面积、愈合率、愈合速度)的观察,从而从分子机制上阐明相关基因缺失对营养物质利用的影响及其与创面愈合的关系。从临床上来讲,开发新的营养供应手段和营养物组合产品,更快地促进营养物质的吸收,以支持创面的快速、功能性愈合,在实践中更具有直接的现实意义。

(二)组织灌注不良和缺血-再灌注损伤

组织灌注不良在难愈性创面形成中的作用已得到广泛认同,包括其引发的缺血缺氧、代谢产物堆积以及缺氧诱发的中性粒细胞功能低下,这些都能造成创面愈合延迟。而缺血-再灌注损伤对难愈性创面发生发展的影响近年来逐渐受到重视。甚至有学者认为,在组织缺血基础上反复发生的缺血-再灌注损伤也是影响难愈性创面形成的重要因素之一。缺血-再灌注损伤发生后,炎症细胞在趋化因子的作用下进入组织并释放促炎细胞因子、氧自由基等,造成血管收缩和组织无灌流现象,加重组织损伤。

有证据表明,亚健康状态的细胞对创面急性(暂时性)缺氧和慢性缺氧的反应本质不同。体外试验显示,慢性缺氧诱导人皮肤成纤维细胞的增殖减少、前胶原 α1 对蛋白合成的调控降低、蛋白合成的转录水平下降。研究还进一步表明,在转录水平上,慢性创面的成纤维细胞分泌的 TGF-α 水平仅为急性创面的 1/3,并且 TGF-β 的 II 型受体调控下降,Smad 2、Smad 3 和 p42/p44 磷酸化表达水平下降,使得促修复细胞分裂增殖缓慢。慢性创面中残存的细胞在创面愈合过程中主要释放衰老的消极信号,而且对 TGF-α 等良性刺激因子表现低反应性。另外,体外实验还表明,年龄越长的细胞通常对衰老这类信号优先敏感,而且在低氧微环境下创面中的内皮细胞 PDGF 分泌量年老组仅为年幼组的 25%。缺氧状态使得修复细胞增殖及生长因子的转录水平表达减弱,促进创面修复的中间产物(如各种生长因子)数量显著减少或低活性,不利于创面愈合的代谢产物增多,最终使得创面修复变得困难。

氧是细胞代谢的基础物质,参与线粒体氧化磷酸化 ATP 合成,细胞和生物酶正常活动所需能量主要以 ATP 形式供应,氧对细胞的基础代谢及生命活动意义重大。创伤时由于血管断裂和创面中修复细胞的增殖、胶原合成活动时氧消耗增多,易导致创面局部出现缺氧,临床可见到创面愈合变得缓慢。体外实验发现,人皮肤成纤维细胞在慢性缺氧环境中增殖能力减弱。在体研究显示,不同难愈性创面区域中氧张力的变化范围 $0.67 \sim 2.00$ kPa($5 \sim 15$ mmHg),并且可以看到创面新生肉芽组织(肌成纤维细胞增殖表现)氧张力监测往往超过 2.00 kPa(15 mmHg)。成纤维细胞的增加或减少直接影响到胶原的合成。临床试验证实,胶原沉积数量与局部组织氧张力呈正相关。与正常愈合创面[$3.99 \sim 6.65$ kPa($30 \sim 50$ mmHg)]相比,慢性难愈性创面氧张力的范围在 $0.67 \sim 2.67$ kPa($5 \sim 20$ mmHg)。创伤炎症期会消耗大量的氧,另外,白细胞产生的抗感染作用的氧化剂也会消耗大量的氧。大量的氧耗将使氧张力明显下降,最终导致创面愈合延迟和胶原合成下降,创面拉伸强度能力降低。这种氧张力下降反过来也会导致机体抗感染能力减弱。创面局部缺氧状态将继续恶化,最终形成恶性循环,从而导致创面难愈的发生。因此,为预防创面感染,必须给组织提供充足的氧,以满足创面细胞呼吸链的需要。

(三)细菌负荷、细菌生物膜和坏死组织存留

细菌负荷、感染和坏死组织存留互为因果。创面渗液和坏死组织不仅充当细菌良好的培养基,还构成细菌逃避宿主免疫反应的屏障,增加感染机会,并能释放蛋白酶类和毒素降解生长因子,侵害创周相邻正常组织,形成阻止参与创面修复细胞移动和再上皮化的物理屏障。此外,坏死物质(主要包括纤维蛋白、变性的胶原和弹性蛋白)也可以通过形成纤维蛋白网对生长因子产生滞留作用,使创面愈合延缓。细菌负荷和感染都能增加炎症毒素和蛋白水解酶,延长炎症反应,增加坏死组织。在难愈性创面中,炎症介质的持续过度产生和创面大量中性粒细胞的聚集,造成难愈性创面渗出液与急性创面相比其基质金属蛋白酶(matrix metalloproteinase,MMP)水平升高而基质金属蛋白酶抑制剂(tissue inhibitor of metalloproteinase,TIMP)含量显著降低。各种炎症介质与 MMP 和 TIMP 的相互作用机制正在研究之中。一种可能的机制为肿瘤坏死因子-α(TNF-α)通过 NF-κB 通路诱导膜型 1-基质金属蛋白酶基因(MT1-MMP gene)的表达,进而激活促基质金属蛋白酶-2(pro-MMP-2),使基质金属蛋白酶 2 的表达增高,而且这种效应必须在胶原存在的情况下才能发生,TNF-α 或胶原单独对成纤维细胞介导 pro-MMP-2 的激活几乎不起作用。封闭表皮生长因子(EGF)与鸟氨酸甲基转移酶(CARM-1)一同作为糖皮质激素受体(GR)的共激活因子,使得糖皮质激素在基因水平抑制角蛋白 6/角蛋白 16(Keratin6/Keratin16)的表达,进而影响细胞骨架蛋白结构。

有关细菌生物膜(biofilm)在慢性难愈合创面形成中的作用正逐渐引起人们的兴趣,并被认为可能是创面难愈或不愈的一个新机制。有关细菌生物膜在慢性难愈合创面形成中的作用正逐渐引起人们的兴趣,并被认为可能是创面难愈或不愈的一个新机制。1978 年加拿大学者 Costerton 首次提出生物膜的概念之后,科学家常用此概念描述包埋于自身分泌的胞外聚合基质中的微生物菌落。细菌生物膜是细菌在生长过程中为适应生存环境而吸附于惰性或活性材料表面形成的一种与浮游细胞(planktonic cell)相对应的生长方式,在创面上由一些细菌附着并包埋于创面,与细胞外基质等形成的一种膜性结构。它由细菌及其产物、细胞外基质、坏死组织等共同组成。由于它是存在于细胞水平上的一种由多种成分构成的膜性结构,因而往往在研究中主要依靠荧光素染色等方能确定。据研究,在

急性创面这种细菌生物膜的形成和作用并不明显,仅仅有 6% 的创面可以检测到这种生物膜的存在,因此细菌不是延缓创面愈合的主要因素。但是当创面由急性转变为慢性时,这种生物膜则可以在60% 以上的创面检测到,当细菌数量达到一定程度的时候,细菌生物膜就可能起到了决定性作用。在创面由急性转变为慢性过程中,细菌便附着于创面并在创面繁殖形成克隆,之后将自己包埋于由坏死组织、细胞外基质等形成的多层基质中,形成保护层,类似于一种膜样结构,这个时候在临床上也会观察到创面红、肿、热、痛以及氧分压低等典型表现,细菌就能抵抗各种治疗措施的作用。实际上这种生物膜的建立使得这些细菌能逃逸抗生素对它们的杀灭作用。

在慢性难愈性创面中,细菌生物膜中的微生物种类繁多,但主要是金黄色葡萄球菌、链球菌、假单胞菌、厌氧菌等。有细菌感染时常规都会使用抗生素治疗,但生物膜中的细菌通过多种途径提高对抗生素的抗性,如生物膜中胞外多糖的屏障作用、生物膜中微环境的改变、表达与浮游细菌不同的基因产物和细菌间的协同作用。在最近的研究中发现,抗生素的使用虽然可以杀灭链球菌等一些不容易形成生物膜的细菌,与之相对应,它却促进容易形成生物膜的细菌的生长,如假单胞菌和沙雷菌。这些细菌定植于伤口的深层,持续存在,延缓伤口的愈合,因此抗生素的使用不但没有帮助伤口愈合,而且还是延缓其愈合的因素。疾病也是影响细菌生物膜生态学的原因,糖尿病患者伤口中的链球菌是非糖尿病者的 63 倍(图 5-13)。

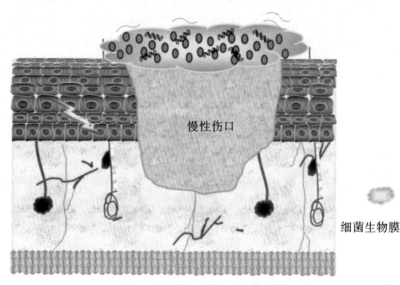

图 5-13 慢性创面的细菌生物膜

细菌生物膜主要包含两部分特征:一是细菌为了生存而附着于伤口或敷料表面,以此作为生长的基床;二是细菌为了适应环境分泌细胞外物质,作为躲避宿主反应和抗菌药物作用的防御屏障。所以细菌生物膜比单纯的细菌菌落更难以清除,且抗菌药物和敷料难以发挥作用。

细菌生物膜的形成包括 4 个阶段:①黏附,创基有细菌赖以附着的有机或无机营养物质,大多数与植入体内的生物材料和自身组织病变有关;②繁殖,细菌黏附于伤口表面后,立即启动基因表达,在生长繁殖的同时分泌大量的细胞外物质,同种细菌相互吸引而形成微生物菌落,进而形成蘑菇状结构;③成熟,细菌深埋于基质内,成为成熟的生物膜;④脱落,当生物膜成熟后,一小簇细菌细胞能从生物膜中脱离、播散到其他环境,引发感染。

(四)糖尿病

糖尿病患者常伴有创面血管发生迟滞、神经病变和感染,易形成难愈性创面。糖尿病患者创面血管发生迟滞导致创面难愈的观点已被广泛接受,可能的机制包括 NO 含量失调,血管内皮细胞生长因子(vascular endothelial growth factor, VEGF)、神经生长因子(nerve growth factor, NGF)以及碱性成纤维细胞生长因子(basic fibroblast growth factor, bFGF)等各种刺激血管生成的生长因子含量下降。对小鼠模型的研究提示,巨噬细胞的活性及数量以及它对淋巴管形成的影响对于糖尿病创面愈合也有着至关重要的作用。神经病变使患者下肢感觉迟钝，从而更倾向于遭受反复的损伤和二次感染。糖尿病患者皮肤局部组织中糖含量增高、活性代谢中间产物蓄积、活性氧自由基增多等是比较公认的病理改变，而代谢紊乱所致的细胞增殖、凋亡改变参与了糖尿病、肾病、神经病变、视网膜病变创面难愈的发生和发展。糖尿病患者皮肤组织中细胞创伤前增殖和凋亡的失衡使其创伤愈合过程有一个异常的起点，是后续创面愈合延迟的基础。研究糖尿病皮肤微环境的变化与细胞行为变化之间的相关性，能为探索糖尿病皮肤"隐性损害"及创面修复延迟的发生机制和防治手段提供一定的理论依据。糖尿病溃疡的皮肤具有易感性，皮肤易受损，损伤后愈合迟缓，愈后创面反复发作，致使创面呈现炎症修复过程障碍、肉芽形成不良，导致组织脆弱和上皮化迟滞等病理表现。有学者研究认为，局部皮肤高糖、氧化应激导致了局部炎症反应加剧，是糖尿病皮肤易感性增加的重要原因。通过添加抗氧化特殊膳食治疗，可以明显缓解皮肤的氧化应激。同时，长期的慢性创面感染持续存在，尤其合并绿脓假单胞菌感染、局部肉芽老化、包膜纤维化，致创面不易愈合。

（五）细胞衰老

细胞衰老不仅包括机体正常老化的细胞，还包括持续暴露于慢性难愈性创面渗液中的衰老的细胞。有文献证实，在几种难愈性创面包括褥疮、静脉曲张性溃疡中的成纤维细胞均表现出衰老的特征。衰老的细胞不但对正常的创面愈合刺激反应低下，而且占据了有限的创面空间。在正常的创面愈合过程中，这些有限的空间由对愈合刺激反应良好的正常细胞所占据。衰老细胞对缺血−再灌注损伤的反应性更差，这可能是老年患者更容易产生慢性难愈性创面的原因之一。

（六）其他因素

应对方式和社会支持是压力源和心理反应之间重要的中介变量，两者能通过增加或降低心理应激水平调节患者的心理健康状况，进而影响疾病的发生、发展和转归。因此，慢性难愈性创面患者的心理状态、应对方式及社会支持亟待关注。长时间的创面不愈合可引起患者 SCL-90 躯体因子明显增高。尤其是糖尿病足和肿瘤所致慢性难愈性创面患者对治疗的预后及经济负担的担心会导致或加重患者的焦虑、抑郁情绪。这些应激源可引起患者强烈、持久的心理应激反应，其中焦虑、恐惧是最常见的应激反应。慢性难愈性创面病程漫长、反复发作，患者会为疾病对家庭和工作造成的影响而担忧，因此，很容易表现出焦虑。由于难愈性创面患者的心理问题较为突出，及时有效的心理护理已成为患者治疗和康复中的重要环节。

总的来说，组织修复细胞支架改变、修复细胞过度凋亡、生长因子与靶细胞受体间信号转导失偶联，以及多种因子间网络调节失控均是慢性难愈性创面的发生机制。

三、慢性难愈性创面的防治

慢性创面的治疗原则除病因治疗外，局部处理、全身用药，甚至基因治疗贯穿创面治疗的整个过程。

（一）慢性难愈性创面的病因治疗

治疗慢性难愈性创面首先以预防为主，如糖尿病患者可引起全身性血管病变，特别是心脑肾疾病。发生糖尿病足也会带来终身痛苦。如果在加强监测控制高血糖以及饮食和运动方面进行干预，就可减少糖尿病的并发症。慢性难愈性创面伤口大多位于肢体末端，其机制可能是不同程度的组织低灌注与感染之间相互作用。确定慢性难愈性创面首先要确定病因，找出影响创面难愈的因素，如炎症反应、营养不良、局部血运差、手术切口感染、血糖、高龄、异物等，从而有效地治疗创面。

（二）慢性难愈性创面的全身治疗

抗生素的广泛使用是导致耐药性的主要原因之一，细菌暴露于抗生素的时间愈长，其获得耐药性的机会就愈大，合理使用抗生素可延缓耐药菌株的出现。对于慢性难愈性创面，还应该严格掌握药物指征，没有全身感染中毒症状的患者尽量不使用抗生素。如果需要应用时，应该尽量根据药敏结果选择。在没有细菌培养的情况下，选择抗生素应根据临床统计结果经验性选择药物，多中心研究报告汇

总得出结论:尽管创面存在感染,但是单纯抗感染治疗不能明显促进难愈性创面愈合,所以积极治疗原发病、合理处理创面、配合适当的抗菌治疗才能促进创面愈合。

(三)慢性难愈性创面的局部处理

1. 慢性难愈性创面清创的原则　清创区域应先易后难;先边缘后中心;先血运好的部位,后血运差的部位;清除坏死组织应先深层(骨、肌腱、肌肉)后浅层(脂肪、皮下组织),清除坏死组织与保护肉芽(皮岛)同步。

判定组织活力应坚持的标准是"切之不出血、触之软如泥、夹之不收缩"。针对创面的延期手术是指在创面形成后,暂不立即施行植皮手术或缝合术,而是对创面清创后用适当处理,经过一段时间,待创面的受床状况改善后,选择适当的时机进行手术。

2. 创面床的准备　随着人们对创面愈合机制研究的深入和创面处理经验的积累,创面床的准备对于创面修复的重要性越来越引起人们的高度重视。2002年6月在一个创伤愈合的国际会议上,致力于创面修复的专家根据目前对创面愈合机制的认识和创面治疗经验的总结提出了创床准备的TIME原则。TIME为创面处理过程中创床准备4项原则性方法首个英文字母的缩写:T(tissue)指清除创面坏死组织;I(infection/inflammation)指控制炎症、减轻感染;M(moisture)指保持创面正常的湿度,为肉芽组织生长和创面上皮化创造条件;E(epidermis,non migrating)指去除创缘迁移受损的表皮。这4项创面处理原则最早于2003年初以表格的形式发表在 *Wound Repair and Regeneration* 杂志,2003年9月又进行了修订,将"epidermis"改成了"edge of wound"。目前TIME原则作为一个有价值的创面处理指导工具受到临床医生的好评,并应用于临床实践。国外近年来基于对慢性创面的病理性愈合过程而提出"创面床准备"概念:在对创面进行全面评估的基础上,包括全身性和创面局部的评估,着重于去除创面的细菌性、坏死性、细胞性负荷和应用敷料、生长因子、酶类等,主动创造一个相对适宜的创面微环境,加速创面愈合或为进一步的手术治疗做好准备的系列过程。

(1)外科治疗　即锐性清创,是多年来临床经常使用的一种方法,是用手术或剪刀直接切除痂皮及坏死组织的一种方法。此方法的优点是可快捷、迅速地去除坏死或感染组织,缩短愈合时间。外科治疗对慢性难愈性创面的治疗来说至关重要。清创是外科治疗的开始。若创面清洁,肉芽新鲜,可以用皮片移植;若有肌腱与骨骼暴露则皮瓣移植是首选。不同的血管重建手术对改善肢体供血是有益的。静脉瓣重建与移植、静脉桥接对于纠正静脉高压很有效。吻合血管的组织移植不仅能修复大面积皮肤软组织缺损,而且可以克服邻近组织供区不足的限制,提供附加的血流和血管径路,显著改善创面血供和微环境,加速创伤愈合。

对慢性难愈性创面的手术治疗既往有些学者主张彻底清创后直接闭合创面,认为创面不闭合,感染就难以避免。但是有研究发现,慢性难愈性创面的手术治疗中,一次清创手术后就直接行自体皮肤移植或皮瓣转移,往往会由于创基不良或局部感染未得到控制而致皮片成活率低。主要原因可能是长期感染的创面中细菌定植力高,且多为耐药菌,全身应用敏感抗生素后药物难以到达局部;创面水肿、陈旧的肉芽组织血运差阻碍了创面上皮的生长,造成了自体有限皮肤的浪费,而且术后残余创面的长期换药将会给患者带来更多的痛苦。针对创面基底的特点,采取多次手术清创结合异种皮暂时覆盖的方法,尽可能地清除创面基底的细菌和血运不良的肉芽组织,以达到彻底清创的目的,可能为自体皮肤移植后的成活打下良好的基础。

(2)蛆虫治疗　早在1829年,拿破仑的军医发现,寄生蛆虫的伤口不易被感染,且愈合加快。第一次世界大战期间蛆虫成功用于治疗战争创伤。20世纪30年代中后期,蛆虫治疗(larval therapy,LT;maggot therapy)得到了较广泛的应用。后来由于抗生素的广泛使用,LT退出了历史舞台。随着耐药菌株的出现及人们对有效的非手术清创手段的需要,20世纪末LT重新兴起。1988年,LT作为对现代军事及生存医学有益的方法而被写入美军军医手册。美国FDA于2004年批准市场化的医用蛆虫用于临床。LT主要有4个方面的作用。①清创:蛆虫在进食时分泌很多消化酶,其中包括羧肽酶A和B、亮氨酸氨基肽酶、胶原酶、丝氨酸蛋白酶等。这些酶有很强的降解作用,对创面腐败组织的消化及有效的清除具有重要意义。蛆虫在充满坏死组织碎片的创面内蠕动亦有助于对创面的清理。蛆虫拥有一副下颚,可刺入伤口组织,分解细胞膜,促进蛋白酶向内渗透。这些机制共同参与对创面的清理。②抗感染:大多数创面由多种细菌感染,包括需氧菌及厌氧菌,最常见的病原体是金黄色葡萄球菌,这种细菌对多种抗生素耐药。针对这种创面,蛆虫蠕动不断刺激创面产生浆液性渗出,蛆虫消化坏死组织后的排泄物及其自身的分泌物增加了创面的渗出,定植于创面的细菌被不断产生的渗出液机械冲洗,并由吸水性敷料吸附,随之被清除。氨是绿蝇幼虫的代谢产物,可增加创面的 pH 值,使其偏碱性,碱性环境不利于多种细菌繁殖。另外,绿蝇的幼虫肠道内有一种共生菌——奇异变形杆菌,它们产生的一些物质如苯乙酸和苯乙醛,也具有抗菌活性。当细菌随坏死组织通过蛆虫消化道时被杀灭。也有研究认为,绿蝇蛆分泌物内分离出的一种含有 40 个氨基酸残基、分子内有 3 个二硫键的多肽(将其命名为丽蝇防卫素),存在于蝇蛆多种组织及器官中,是蛆虫主要的抗感染物质。③加速愈合:蛆虫还可通过在创面蠕动刺激正常组织修复。蛆虫分泌的尿囊素及碳酸氨使创面酸碱度由酸性变为中性或弱碱性,可促进肉芽组织生长。绿蝇蛆的肠道分泌物及血、淋巴液均可促进人成纤维细胞增殖,在适当表皮生长因子存在时,还可以促使成纤维细胞生长。蛆的肠道分泌物可刺激成纤维细胞移动,诱导细胞变形,重塑细胞之间基质。④阻止并清除生物被膜:蛆虫分泌物能降低各种细菌生物被膜的形成,其降低效率最大可达92%。这种作用是多种不同的分子共同作用的结果,与蛆虫分泌物的抗菌作用无关,且对不同细菌生物被膜的有效性不同。

正因如此,LT 可用于治疗各种常规治疗无效的慢性创面,如下肢静脉瘀积性溃疡,压力性溃疡(褥疮),糖尿病溃疡和合并感染的外科创伤、烧伤、肿瘤合并溃疡等。但 LT 确实也有很多禁忌:干燥的创面为相对禁忌证;创面与体腔或重要脏器相通;患者对某些蛋白、蛆等过敏;创面邻近大血管;有凝血功能障碍者;必须征询获得患者或其家属知情同意;创面感染急性期,随时有可能截肢或威胁生命等。但这项治疗以其独特的方式展示其效果,让研究者充满了希望。

(3)高压氧与氧疗 纠正创面局部氧分压可以改善创面愈合。提高创面的氧气供给有两种方式:全身给氧和局部给氧。全身给氧主要包括经鼻吸入氧气和高压氧治疗。全身给氧能够提高动脉血氧分压,改善创面的氧供,降低创面感染率,促进创面愈合;但其缺点是需要的高压氧舱等设备,费用昂贵,有多器官氧中毒和遗传毒性等风险。局部氧疗不能使氧渗入深部组织,但对无完整血供的浅表创面确有好处。局部氧疗可在 1 个大气压(约 101 kPa)情况下氧合创面组织,提高创面局部的氧分压,促进创面愈合。其治疗设备可移动,便于床旁使用,不受血供不良或血管床的影响,无多器官氧中毒的风险,但仍缺乏对其机制的研究(图 5-14 ~ 图 5-16)。

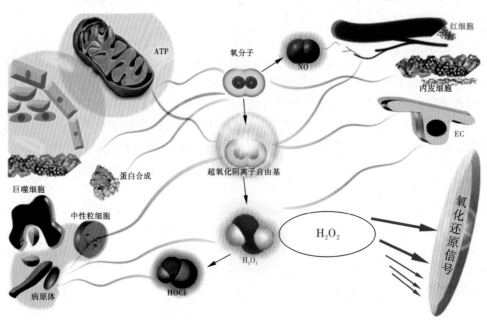

图 5-14 氧分子在创面的工作机制

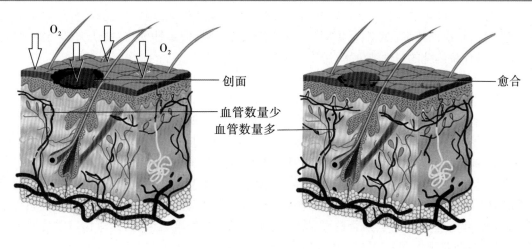

图 5-15　氧疗的作用

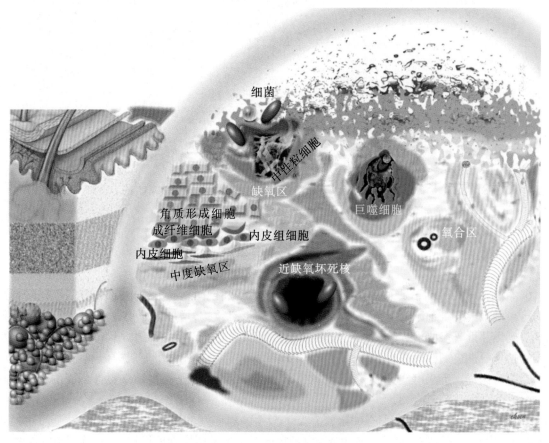

图 5-16　高压氧对皮肤愈合的影响

（4）超声波对慢性创面的影响　利用超声波在冲洗射流中产生的"空化"效应，能够去除伤口或创面的细菌及微小异物。临床研究已证实，低强度超声波冲洗对细菌的清除效果明显，对组织的损伤轻，且对伤口愈合有一定的促进作用。这主要取决于超声波的空化作用和热效应。对细菌的清除是通过超声波的空化作用来实现的，可能与其破坏细菌与坏死组织形成的生物膜进而破坏细菌的保护机制有关。同时，当超声能量作用于伤口时，通过热效应使伤口组织温度升高，改善血液循环，促进组织修复。研究还发现，低强度超声波能增强溶酶体活性和蛋白质合成，从而达到促进伤口愈合的目的。由于超声波是一种机械波，使用时通过生理盐水作用于伤口，故具有无创、无污染的特点，对正常组织损害很轻,不会破坏机体自身的防御机制。20世纪80年代以来,国内外已有研制和应用超声波清创仪的报道。目前该技术在欧洲及美国已普遍用于治疗慢性溃疡性创口,被认为是一种理想的创口处理方法,可代替传统的锐性清创术,用以处理复杂的创口。

(5)光对慢性创面的影响 激光照射生物组织,而不直接引起生物组织发生不可逆性损伤时,这种生物学剂量水平的激光称为弱激光。弱激光疗法(low level laser therapy,LLLT)主要是利用弱激光照射生物体产生的生物刺激效应调整机体的免疫系统、神经系统、血液循环系统和组织代谢系统等,使其病理状态恢复正常,从而达到治疗疾病的目的。有人在此基础上提出弱光治疗,也称低频率光治疗(low level light therapy,LLLT)。它也能够产生生物学效应:提高白细胞的吞噬活性,提高机体免疫力,抑制病毒复制,促进机体细胞自我修复,预防感染及复发;在较短的时间内促使病变组织蛋白质固化,改善局部血液循环,增强免疫功能,促进局部组织的新陈代谢,并促使新的鳞状上皮细胞生成,加速对渗出物的吸收,减弱肌张力,从而达到消肿、消炎、镇痛、根除糜烂组织、加速伤口愈合的目的,是慢性创面全新的物理疗法(图5-17)。

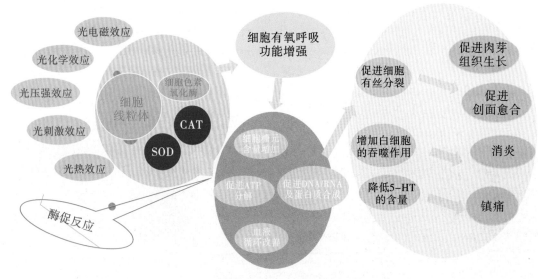

图5-17 光治疗创面原理

(6)电刺激对慢性创面的影响 外源性电刺激可以增加创面组织毛细血管的密度及灌注,提高局部氧分压,刺激成纤维细胞合成蛋白和DNA,刺激组织形态重构,增加创面张力强度,发挥抗病原微生物效应,刺激邻近骨骼肌引起收缩,可适当缓解创面组织应力等。当各种原因致体内内源性生物电能量衰弱时,外源性电刺激可以成为有力的补充。Pollack等认为电刺激可使肌肉体积增加,从而改善压力分布,防治褥疮。近来有实验证实,低频率电场能够调节细胞因子在慢性难愈性创面的炎症阶段发挥重要作用。

电刺激治疗慢性难愈性创面有一定禁忌。①恶性肿瘤伴发的慢性难愈性创面:电刺激可促进肿瘤细胞分裂增殖。②伴有骨髓炎的慢性难愈性创面:因电刺激加快骨组织愈合,可能导致骨髓炎病灶表面提前闭合,不利于脓液的引流。③有电子植入体的慢性难愈性创面患者:电子植入体受电流干扰影响正常运转,尤其植入心脏起搏器等的患者禁用。④创面深部存在重要脏器或神经:前胸部和颈部存在重要器官(如颈动脉窦、膈神经、副交感神经节、心脏等),故较为敏感,该部位要慎用,以免引起严重的不良反应。⑤表面敷有含金属离子物质的伤口:某些敷料可能会含有金属离子(如聚乙烯吡咯铜、锌等),电流作用下重金属离子吸收入血可能产生毒性,故使用电刺激前必须将此类物质清洗干净。

电刺激疗法方案多样,针对何种慢性创面采取何种方案及装置(包括电流类型、电极位置、电压、实施途径等)尚需更多的临床研究做进一步探讨,一种普遍适用的高效电刺激治疗系统有待统一建立,同时临床应用中还须根据具体情况制订个体化治疗方案。随着该领域中康复医学家、物理学家及电生理学家的不断摸索,更多的临床试验进行对比研究,电刺激疗法有望发展成为治疗顽固创面的全新理念并被广泛应用。

（7）生长因子应用　根据前面所述,在慢性难愈性创面中生长因子的变化可能是其发生机制的一部分。因此,外用生长因子的发现使慢性难愈性创面愈合的治疗从被动转为主动。有许多研究证实了外源性应用生长因子在慢性难愈性创面愈合中的作用。压力性溃疡用 PDGF-BB 和 bFGF 治疗得到了良好效果,而 IL-1 却无此效果;静脉性溃疡可以用 EGF 与 TGF-β 治疗;rhEGF 凝胶可促进慢性难愈性创面肉芽生长,进而加速创面上皮化,促进创面愈合;bFGF 是一种具有多种生理功能的多肽因子,在创伤愈合的过程中扮演了重要的角色。有学者提出,rh-bFGF 联合藻酸盐敷料对减少创面渗液量、促进肉芽组织生长、加速再上皮化具有明显协同作用;同时可有效减轻创面疼痛,提高患者的生活质量。二者联合可作为老年人慢性溃疡创面的治疗手段之一。PDGF 成功地用于治疗糖尿病足溃疡,它也是唯一一种获得美国 FDA 批准的生长因子制剂。我国目前 SFDA 批准使用的有 bFGF 和 EGF。

20 世纪 90 年代以来,国内外一些学者发现富含血小板血浆（platelet-rich plasma,PRP）中有高浓度的生长因子,随后一些学者发现 PRP 具有明确的促进创面愈合、成骨及软组织修复作用和加速骨愈合的能力。它能明显缩短创面愈合时间,提高骨愈合质量,并且由于 PRP 完全来源于自体,无疾病传染及免疫排斥反应,制作简单,对组织损伤小,因此,在临床上具有良好的应用前景。PRP 作用的发挥有赖于其浓缩血小板被激活后 α 颗粒释放出高浓度的各类生长因子及纤维蛋白原所形成的纤维网状支架,包括血小板衍生生长因子（PDGF）、成纤维细胞生长因子（FGF）、转移生长因子-β1/2（TGF-β1/2）、血管内皮细胞生长因子（VEGF）、白细胞介素-1（IL-1）、表皮细胞生长因子（EGF）等。这些因子是诱导组织生长不可或缺的。纤维蛋白原所形成的纤维网状支架可支持生长因子诱导生成新生组织。这些因子在刺激成骨细胞和前成骨细胞的增殖、抑制破骨细胞的形成和骨吸收、增加胶原合成能力、促进内皮细胞增殖、诱导新生血管生成、刺激体内多种类型组织细胞的分裂和增殖、促进基质合成和沉积、促进纤维组织生成的过程中起着不可或缺的作用。国内外许多学者已将 PRP 用于慢性难愈性创面的治疗,并取得较好的疗效。

（8）负压创面治疗技术　负压创面治疗技术是指将连接特制真空负压泵的引流管置于创面,并用各类高分子材料（如聚亚胺酯海绵、含银离子的材料）包裹,之后用透明贴膜封闭创面,通过负压泵造成创面负压环境来进行的创面治疗。封闭式负压引流后可迅速控制感染,去除感染坏死物质,消除局部水肿,改善创面微环境,为肉芽组织和上皮组织的生长创造条件。在治疗慢性难愈性创面方面其独特的治疗效果越来越受到学者的重视。目前认为,与传统的换药技术相比较,该方法具有以下优点:①引流高效、全面;②控制细菌生长;③创面愈合速度加快;④操作简便易行;⑤价格低廉,患者依从性好。负压创面治疗技术在褥疮和慢性感染创面的治疗经验,使其在难愈性创面的应用范围不断扩大,机制的研究也不断深入（图 5-18）。

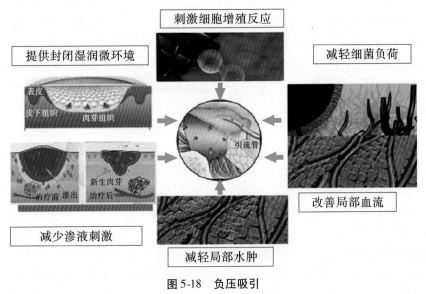

图 5-18　负压吸引

(9)敷料在慢性难愈性创面治疗中的应用 新型的伤口敷料越来越多,让我们在做伤口的处理时有很大的选择空间。但由于伤口的情况千差万别,目前还没有一种敷料能够适用于各种类型的伤口。因此,须按照伤口的类型和所处的时期进行恰当的敷料选择。许多针对感染伤口的敷料对控制感染起到了有益的作用,比如含银敷料。理想生物敷料应具备生物相容性好、无毒性和无抗原性、能促进创面愈合的功能,应对细菌具有屏障作用,可以抵御细菌的入侵,防止感染。藻酸盐敷料治疗慢性难愈烧伤创面的研究发现,该生物敷料能增强创面角质形成细胞的再生能力,加快角质形成细胞移动,促进难愈性创面的愈合。细菌纤维素类敷料特有的微型纤丝结构决定了它作为创面敷料时就具有无免疫原性,能调节创面氧张力,促进毛细血管形成,具有良好的透水透气性,其机制是细菌纤维素膜表面含有纳米级的孔隙,既可使抗生素透过从而进入创面中,又可作为物理屏障防止外部感染,能与创面紧密黏合,减少创面感染。蜂蜜生物敷料是一种新型敷料,具有良好的抗菌性,在极低浓度条件下依然能抑制金黄色葡萄球菌的生长。在难愈性创面上使用蜂蜜生物敷料不仅能够减少自体皮肤的移植,而且能减少抗生素的使用。脱细胞真皮基质(acellular dermal matrix,ADM)也是一种新型生物敷料,可替代真皮组织。这种基质是用物理、化学等方法将皮肤中的表皮层及细胞成分彻底去除,仅保留真皮中含胶原网架的细胞外基质而得到的,具有创面覆盖、组织缺损填充、引导组织再生和支架等作用。ADM 由于完全没有细胞成分和 Ⅰ、Ⅱ 型细胞相容性抗原的主要免疫活性,一般不会诱发排斥反应。但 ADM 保留有正常胶原的三维结构和真皮中含胶原支架的细胞外基质,能为组织细胞的再生提供一个良好的支架结构。应用脱细胞异体真皮基质与自体薄皮片复合移植,能有效修复不稳定性瘢痕溃疡切除后的创面,术后外观及功能恢复良好,组织结构与正常皮肤相似。采用异种脱细胞真皮基质覆盖清创后的慢性难愈性创面同样可有效地隔绝创面与外界的联系,减少创面水分、热量、电解质的丢失,减少细菌的入侵,从而促进肉芽组织生长,使创面尽快血管化,达到适宜手术的目的。

(10)基因治疗技术 基因治疗是将外源正常基因导入靶细胞,以纠正或补偿由基因缺陷和异常引起的疾病,以达到治疗目的。基因治疗技术分为体内法和体外法。无论是体内法还是体外法,都是结合各种人工或天然生物材料的应用,大大加速创面愈合进程。

慢性难愈性创面的基因治疗是向靶细胞和靶组织中引用外源性基因 DNA 或 RNA 片段,以纠正或补偿基因的缺陷,关闭或抑制异常表达的基因,从而达到正常治疗的目的。采用基因治疗的方法对创伤,尤其是难愈性创面的修复进行调控是目前创伤医学的研究热点。目前创面修复的基因治疗主要是以生长因子作为治疗性基因。基因治疗可能成为治疗慢性难愈性创面一个很有潜力的发展方向。寻求高效转染、良好靶向性、安全无毒的载体以及真正的治疗性基因对今后的基因治疗很重要。

(11)皮肤替代物的应用 常用的皮肤替代物有 3 种,即体外培养的自体或同种异体表皮片、利用天然生物材料(同种或异种真皮)或人工合成的高分子聚合物通过组织工程学构建的真皮支架、两者兼有的混合皮肤替代物。皮肤替代物主要在两方面发挥作用,即覆盖创面和促进创面愈合。有较大发展的是混合皮肤替代物,即利用患者自身活检所取得的角质形成细胞培养作为皮肤替代物,采用无细胞真皮为支架,治疗下肢慢性溃疡,取得了良好效果。混合皮肤替代物的血管化进程滞后于细胞长入,可导致部分长入的或播种的自体细胞缺乏血供而死亡。解决办法之一是在替代物的基质中应用各种生长因子来促进血管化进程。以往所采用的直接将各种生长因子掺入基质中的做法,由于不能相对稳定地释放生长因子,使所掺入的生长因子大部分在病变部位被降解或结合而不能发挥应有的效应。这种情况随着借助交联剂对基质胶原进行改造而逐渐得到改善,如对胶原进行肝素化处理并负载血管内皮细胞生长因子(VEGF),此类方法对内皮增殖和血管化的促进作用均明显优于直接将生长因子掺入基质。动物实验提示,可通过对胶原支架进行改造,以促进真皮再生和血管化。此外还可以通过对皮肤替代物中的各种细胞进行基因改造,以持续足量释放各种需要的生长因子。

1)组织工程皮肤:近年来,随着组织工程技术的发展,先后研制出了不同类型的组织工程皮肤替代物,主要有人工皮片、人工真皮替代物和人工复合全层皮肤。人工皮片(即表皮皮片)薄,脆性和收缩性大,抗感染力差,移植后耐磨性差,易起水疱,不宜临床操作。人工真皮主要充当全层皮肤缺损创面支架,作为临时替代物覆盖创面,待创面封闭后再行自体皮片移植,其主要产品有 Integra 和 Dermagraft 系列。一般分两层,内层采用胶原纤维和硫酸软骨素构成多孔支架或种植有成纤维细胞的尼龙网孔构成多孔支架。Dermagraft则采用可降解的聚羟基乙酸聚合物做真皮支架。但理想的皮肤替代产品应能将所缺失的真皮和表皮层修复,即所谓的复合全层皮肤。复合全层皮肤至少包括两种细胞成分,即位于表层的角质形成细胞和位于真皮层的成纤维细胞。美国FDA批准应用于临床的Apligraft便是含有人体活细胞的皮肤替代品。Apligraft由活细胞和结构蛋白构成,分上下两层,模拟表皮和真皮,应用于糖尿病溃疡和静脉血运障碍导致的溃疡,明显缩短了溃疡愈合时间。

2)细胞治疗:随着现代医学研究的不断深入,细胞治疗(cell therapy)的领域不断拓展,已有研究中用于创面修复的细胞有角质形成细胞、成纤维细胞、胚胎干细胞、表皮干细胞、间充质干细胞、脂肪干细胞、真皮多能干细胞等。其中间充质干细胞是一类具有多向分化潜能的组织干细胞,最早在骨髓中发现。在体外特定的诱导条件下,间充质干细胞可以分化为骨、软骨、脂肪、肌腱、肌肉、神经等多种细胞。有研究证实,胎膜来源间充质干细胞复合ADM可促进难愈性创面表皮再生,加速创伤愈合,抑制创面收缩。目前研究认为,间充质干细胞可分泌一些细胞因子,并侵入创面,分化成角质形成细胞、血管内皮细胞或汗腺等皮肤附属结构,促进创面愈合。应用构建的小鼠皮肤创伤模型,并在小鼠皮肤创面及周围注射骨髓来源间充质干细胞,导致创面愈合加速,表现为再上皮化加速、毛细血管密度较正常对照组增加、真皮再生面积增多,促进创面愈合。

(12)中医药治疗 我国传统的中医药对慢性难愈性创面也有较为深刻的认识。中医把溃创伤口按形成类型分三型:一型是外力所致开放性损伤,古称"金创""金疮"等。此类型乃人体受伤所致,伤前无阴阳偏性,伤后气滞血瘀,外邪可乘伤而入。二型是痈、疽向外溃破而成,古称"溃疡"。三型是体内因素加上较长时间外部压力等因素引起,古称"席疮""疮瘘"等,西医一般称之为慢性难愈性创面。此类溃口往往多发,面积大且深,气血严重耗损,脏腑功能亏衰,愈合困难。前两型随着清创术及各种创面修复等西医方法的不断进步,已经取得了满意的临床效果。现代中医也正试图阐明慢性难愈性创面发病的中医机制并寻找或改良出促进创面愈合的有效传统药物。生肌类中药对于慢性难愈性创面确有一定疗效,但其作用机制不清。因此,近年生肌类中药的实验研究主要集中于研究其在创面中的作用机制。生肌类中药对创面愈合的机制研究,归纳起来主要是,在对创面成纤维细胞及Ⅰ、Ⅲ型胶原的作用,对创面生长因子的作用,促进创面血液循环、调节创面免疫功能、对纤维连接蛋白的影响、对创面微量元素、细胞生长周期等方面取得的重要进展。

事实上,中医对慢性难愈性创面的诊治最接近当今我们所提出的慢性难愈性创面治疗。在心理-神经-免疫-内分泌层面着眼,将全身状况调节到一个较佳水平时,在伤口局部做出正确的处理就是未来的发展方向。

(四)慢性创面治疗未来的发展方向

随着细胞学和分子学研究的深入,将会出现更多有效的治疗措施,如对转录因子在创面愈合中作用的研究,提示采用相应靶向药物的可能性。临床应用中较安全且有前景的是:基因枪技术和微种植技术;生物敷料的研究主要是通过添加能加速愈合和减少瘢痕的物质来改善创面愈合;研究出性能如同自体皮的皮肤取代物;研究能促进皮肤愈合的相关蛋白,通过构建一种复合双层敷料,使内外两层敷料充分发挥不同的功能效用,使外层敷料能够防止体液流失、控制水分蒸发、抑制细菌感染,内层敷料促进对创面的黏附、促进组织生长,从而弥补单一敷料的不足。复合双层敷料是目前生物敷料最新的发展趋势。最近有关报道称,用组织工程重组胎儿皮肤治疗烧伤获得成功,展示了应用组织工程进行创面治疗的美好前景。

医务人员须及时采取个性化的心理干预指导难愈性创面患者采取对疾病更有利的应对方式,并根据患者心理状态的变化帮助其调整应对策略。医务人员应及时全面评估其社会支持网络,加强与患者家属的沟通,鼓励其满足患者的需求。护理人员还应加强对患者及其家庭的健康宣教和心理干预,提供有效的信息和情感支持,这对维持慢性难愈性创面患者良好的情绪体验具有积极意义。医务人员须认识到应对方式和社会支持对慢性难愈性创面患者心理健康的重要性,通过及时有效的心理干预措施,指导患者采取合适的应对方式面对疾病,有效利用社会支持网络,促进身心康复。远程医学的发展对慢性难愈性创面的治疗(包括护理)具有十分重要的意义。社区医疗网络是现今条件下与创面疾病患者空间距离最近的医疗资源。社区医疗机构基本具备创面保守处理的门诊条件,通过与社区卫生机构合作,把创面修复的医疗服务延伸到社区,不仅有利于提供便利的医疗环境,且具有较好的可操作性,能够满足绝大多数创面疾病患者的就医要求。以创面修复科为核心、以社区医疗为网络构建的创面修复医疗服务布局显然与创面疾病的发生规律相适应。创面疾病是以形态学表现作为主要诊断依据的疾病,因此,通过远程视频手段,可以实现大部分创面的正确诊断。但以往的远程视频系统的传输速度存在不足,无法满足创面疾病诊断的要求。新的远程创面修复系统对高速视频类业务有着天然的独特优势,可提供足够高的通信质量以适应远程创面修复对高清视频的需求,突破现在无法将远程医学应用在创面修复领域的局限,使远程创面修复系统在基层卫生工作中得到应用,极大地造福患者,尤其是难愈性创面患者。

慢性创面的病理生理过程中细胞及分子机制正逐渐被揭示,随着对机体创伤后心理-神经-内分泌-免疫的整体性调控的深入认识,慢性难愈性创面治疗方面也有新的进展,并取得了突破,如对每一类慢性难愈性创面进行更系统的分类分级,在慢性难愈性创面局部正确使用激素提高愈合能力,重视慢性难愈性创面疼痛的控制以加速愈合等。相关的基础研究和临床试验仍在进一步深入。注重对慢性难愈性创面成因的控制,将现代创伤理论融合内外科、贯通中西医达到"伤病共医""内调外治""培正驱邪"的综合性防治必将对慢性难愈性创面的理想化治疗奠定坚实的理论与实验基础。

(程 飚 姜玉峰 付小兵)

参考文献

[1]付小兵.慢性难愈合创面防治理论与实践[M].北京:人民卫生出版社,2011.

[2]付小兵,王正国,吴祖泽.再生医学:基础与临床[M].北京:人民卫生出版社,2013.

[3]付小兵,王正国,吴祖泽.再生医学:原理与实践[M].上海:上海科学技术出版社,2008.

[4]付小兵.进一步重视新老技术对战(创、烧)伤创面修复的作用[J].创伤外科杂志,2007,9(4):293-295.

[5]付小兵.细菌生物膜形成与慢性难愈合创面发生[J].创伤外科杂志,2008,10(5):416-417.

[6]姜玉峰,付小兵,陆树良,等.中国人群体表慢性难愈合创面病原微生物学特征分析[J].感染·炎症·修复,2011,12(3):134-138.

[7]付小兵,程飚.创伤修复和组织再生几个重要领域研究的进展与展望[J].中华创伤杂志,2005,21(1):40-44.

[8]付小兵,程飚.伤口愈合的新概念[J].中国实用外科杂志,2005,25(1):29-32.

[9]付小兵.创面治疗中的转化医学:部分成果的研发和转化应用与思考[J],中华烧伤杂志,2014,30(1):3-5.

[10]付小兵.中国的再生医学研究:需求与转化应用[J].解放军医学杂志,2012,37(3):169-171.

[11]李广帅,陈言汤,牛扶幼,等.病理性瘢痕的发病机制[J].郑州大学学报(医学版),2006,41(6):1025-1027.

[12]聂红,王云英.细菌生物膜形成与慢性难愈性创面相关性的研究进展[J].中国微生态学杂志,2012,24(7):661-664.

[13]张幸存,孙娜娜,唐正喜.TGF-β与增生性瘢痕相关性的研究进展[J].中国美容医学,2013,22(5):599-602.

[14]付晋凤,谭加.病理性瘢痕的发生机制与修复[J].中华损伤与修复杂志:电子版,2013,8(4):347-353.

[15]周肃陵,陈默,安建原.中药外用促进创面愈合的研究进展[J].中国中医骨伤科杂志,2011,19(11):79-80.

[16]BEHM B,BABILAS P,LANDTHALER M,et al. Cytokines, chemokines and growth factors in wound healing[J]. J Eur Acad Dermatol Venereol,2012,26(7):812-820.

[17]BARRIENTOS S,STOJADINOVIC O,GOLINKO M S,et al. Growth factors and cytokines in wound healing[J]. Wound Rep Regen,2008,16(5):585-601.

[18]CHA J,KWAK T,BUTMARC J,et al. Fibroblasts from non-healing human chronic wounds show decreased expression of beta ig-h3,a TGF-β inducible protein[J]. J Dermatol Sci,2008,50(1):15-23.

[19]DAHL M V. Stem cells and the skin[J]. J Cosmet Dermatol,2012,11(4):297-306.

[20]DE LAS ALAS J M G,SIRIPUNVARAPON A H,DOFITAS B L. Pulsed dye laser for the treatment of keloid and hypertrophic scars:a systematic review[J]. Expert Rev Med Devices,2012,9(6):641-650.

[21]GAME F L,HINCHLIFFE R J,APELQVIST J,et al. A systematic review of interventions to enhance the healing of chronic ulcers of the foot in diabetes[J]. Diabetes Metab Res Rev,2012,28(S1):119-141.

[22]GANTWERKER E A,HOM D B. Skin:histology and physiology of wound healing[J]. Clin Plastic Surg,2012,39(1):85-97.

[23]GUNES B S,CALKA O,AKDENIZ N,et al. The effects of retinoids on secondary wound healing:biometrical and histopathological study in rats[J]. J Dermatolog Treat,2013,24(4):283-289.

[24]HENRIQUES Á C,CAZAL C,CASTRO J F. Low intensity laser therapy effects on cell proliferation and differentiation:review of the literature[J]. Rev Col Bras Cir,2010,37(4):295-302.

[25]KIWANUKA E,JUNKER J,ERIKSSON E. Harnessing growth factors to influence wound healing[J]. Clin Plast Surg,2012,39(3):239-248.

[26]LOKMIC Z,MUSYOKA J,HEWITSON T D,et al. Hypoxia and hypoxia signaling in tissue repair and fibrosis[J]. Int Rev Cell Mol Biol,2012,296:139-185.

[27]LOYD C M,DIACONU D,FU W,et al. Transgenic overexpression of keratinocyte-specific VEGF and Ang1 in combination promotes wound healing under nondiabetic but not diabetic conditions[J]. International journal of clinical and experimental pathology,2012,5(1):1-11.

[28]NALDINI A,CARRARO F. Role of inflammatory mediators in angiogenesis[J]. Curr Drug Targets-Inflamm Allergy,2005,4(1):3-8.

[29]RAHMANI N,HASHEMI S A,EHTESHAMI S. Vitamin E and its clinical challenges in cosmetic and reconstructive medicine with focus on scars:a review[J]. J Pak Med Assoc,2013,63(3):380-382.

[30]UHLMANN F,BOUCHOUX C,LÓPEZ-AVILÉS S. A quantitative model for cyclin-dependent kinase control of the cell cycle:revisited[J]. Philos Trans R Soc Lond B Biol Sci,2011,366(1584):3572-3583.

第六章

现代促进战创伤愈合的新技术

第一节　研制新型战创伤治疗药物

一、生长因子与创伤愈合

伤口愈合涉及多种生物学基本过程,包括细胞迁移、增生、分化、基质沉积和细胞凋亡,整个过程有条不紊,受控于伤口微环境中不同作用的生长因子的变化。干扰伤口内源性生长因子平衡的状态将会导致伤口愈合受阻。生长因子是由活细胞合成的分泌性多肽类物质,作为体内重要的信号分子,能与靶细胞膜上的特异性受体结合,激活细胞内某些酶,引起一系列的连锁反应,进而在细胞增殖和分化等多种生物学活动方面发挥作用,对生长发育、组织修复、肿瘤发生等具有重要调节功能。最初,生长因子主要是根据最初发现其来源的组织或细胞、特殊的生物学特性或其主要作用的靶细胞而命名的。比如表皮生长因子(EGF)和血小板衍生生长因子(PDGF)即最初分别被认为来源于角质形成细胞和血小板,转化生长因子(TGF-β、TGF-α)能使正常的成纤维细胞的表型发生转化,成纤维细胞生长因子(FGF)能促进成纤维细胞有丝分裂。每个生长因子的作用具有多重性,即对不同靶细胞可有不同的生物学作用,被称为生长因子对靶细胞的多功能效应;而同一种生长因子可由很多种细胞合成,相同的靶细胞在不同生长因子作用下可表现出相同的生物学反应。

生长因子的主要作用方式有自分泌和旁分泌,前者即生长因子作用于合成该生长因子的细胞本身,后者是指生长因子通过组织液扩散作用于邻近的靶细胞。此外,生长因子还可以通过内分泌途径和近分泌途径发挥生物学效应。无论经过何种作用途径,最终生长因子多需通过与靶细胞膜上特异的、高亲和力的蛋白质受体结合而产生效应。生长因子受体大多属于跨细胞膜的酶蛋白受体,按位置和功能分为 3 个结构域:膜外结构域(位于细胞膜的外表面,含信使结合部位)、中间结构域(即穿细胞膜部分,为疏水部分,受胞外结构域影响而变构,进而影响胞内结构域)、胞内结构域(位于膜内表面,具有酪氨酸蛋白激酶活性)。受体中的酪氨酸激酶是生长因子产生作用的必需产物,当酪氨酸激酶活性受到影响甚至丧失时,即使生长因子与受体结合,信号也不能经该通路向下级联。这是由于受体的胞质区决定了产生生物学反应的特异性。目前已知的生长因子受体中,大多于胞质结构域含有酪氨酸激酶,那么不同的受体如何诱导同一个靶细胞产生不同的生物学效应呢? 即每一个受体磷酸化各自特异的下游信号蛋白,其机制可能是酪氨酸激酶活化中心的一级结构不同和胞质结构域差异性的磷酸化过程。与创伤愈合有关的生长因子,根据其靶细胞或来源可分为表皮生长因子(EGF)、血小板衍生生长因子(PDGF)、转化生长因子-β(TGF-β)、角质形成细胞生长因子(KGF)、结缔组织生长因子(CTGF)、碱性成纤维细胞生长因子(bFGF)、神经生长因子(NGF)、白细胞介素(IL)、肿瘤坏死因子(TNF)和干扰素(IFN)。单独或联合使用这些制剂,对骨损伤、烧伤、神经损伤等创伤的愈合和血管新生均有明显的作用。国外已有生长因子制剂临床应用的报道,如 PDGF 已开始用于治疗褥疮的一期临床试验,按 $1\ g/cm^2$ 剂量局部应用于创面,可使愈合过程缩短 10 d。生长因子对创伤愈合有着广阔的应用前景。但在用于临床之前,仍需进一步研究它的安全性和使用方法,另外还需解决费用昂贵等问题。

1991 年,付小兵主编出版了国内第一部系统论述生长因子与创伤修复的学术专著《生长因子与创伤修复》。1998 年,他又在 *Lancet* 杂志上发表关于多中心对照国内使用生长因子加速创面修复的临床文章。近年来,随着基因工程技术的成熟,产品化的重组生长因子被广泛应用在烧伤、创伤,以及慢性创面治疗,取得了良好的疗效。以上这些成绩使国内在生长因子对组织器官修复再生的基础研究与临床应用方面享有重要的国际学术地位。

20 世纪 90 年代以来,我国几家基因制药企业和创伤修复基础与临床的科研单位紧密结合,利用重组技术生产工程菌或细胞株,通过微生物培养或细胞培养方法生产细胞因子类药物,使得体内微量存在且无法取得、很难纯化的高分子物质有可能大量生产,生产出了 EGF、bFGF、aFGF 及 TGF 等用于该领域的基因工程新药。这些药物有的已经通过国家药品监督管理局批准上市应用于患者促进伤口愈合、器官再生及组织修复等治疗,有的正在进行临床前和临床研究。初步的统计结果表明,以 EGF 和 bFGF 为代表的基因工程药物不仅显著缩短了浅二度烧伤、深二度烧伤、供皮区等急性创面的愈合时间,显著提高了愈合质量,而且对过去采用常规方法难以愈合的放射性溃疡、糖尿病溃疡、下肢静脉曲张性溃疡以及褥疮等有显著的促愈合作用。此外,生长因子为基因工程新药的开发,以及组织工程等领域的研究提供了条件。到目前为止,国内已有近 10 家基因工程药物公司在从事有关该领域药物的生产。使用基因重组人碱性成纤维细胞生长因子(recombinant human basic fibroblast growth factor,rhbFGF)还可有效治疗视网膜因战伤遭受的损害。最近发现,成骨生长肽(osteogenic growth peptide,OGP)具有促成骨作用,是刺激造血的多肽类生长因子,在骨形成和骨髓造血方面具有独特作用。粒细胞集落刺激因子、粒细胞-巨噬细胞集落刺激因子及白细胞介素、EGF、PDGF、骨形态发生蛋白(BMP)等重组细胞因子均对造血有促进作用。EGF 可使伤口愈合时间缩短 2 d。治疗战创伤用的生物制品已越来越受到各国军方的重视,并越来越多地应用在战伤救治上。

二、各种生长因子产品的应用

(一)表皮生长因子

表皮生长因子(epidermal growth factor,EGF)是最早被发现的生长因子之一。基因工程表达的 EGF 已经在真核和原核系统中完成。重组 EGF 产品目前已广泛应用于各种急慢性皮肤溃疡及皮肤烧伤、创伤的治疗,可显著加快创面愈合速度。

在我国,以中国科学院上海生化研究所李载平院士、甘人宝研究员为首的研究组承担了基因工程"重组人表皮生长因子"研究,获得成功。他们对 2 000 多例烧伤、外伤、慢性溃疡病等病例进行了临床试验,结果表明,重组人表皮生长因子外用药的有效率达 86% 以上,疗效肯定,至今未发现不良反应。与此同时,中国医学科学院蔡良婉、黄秉仁教授领导的课题组,经过近 10 年开发研制的"重组人表皮生长因子滴眼液",用于外伤、溃疡、炎症等造成的角膜损伤及角膜移植、翼状胬肉手术后等的治疗,自 1996 年以来,经复旦大学附属眼耳鼻喉科医院等对数百名患者进行临床治疗,结果表明可有效地促进角膜上皮的再生,缩短受损角膜愈合的时间。应用由中华人民共和国国家食品药品监督管理总局(China Food and Drug Administration,CFDA)批准的、桂林华诺威有限公司生产的 EGF 凝胶剂治疗糖尿病足皮肤溃疡的研究中观察到,135 例使用 EGF 凝胶剂的患者,溃疡愈合时间平均为 4.8 周,经 10 周的治疗,溃疡愈合率达 92%;而在该产品前期进行的包含 60 例病例的 Ⅲ 期临床试验中,EGF 治疗组的愈合率为 69%,对照组仅为 21%。这证实 EGF 对溃疡愈合具有促进作用。EGF 用于二度烧伤及刃厚皮供皮区创面的临床试验中,使用重组 EGF 溶液湿敷治疗的浅二度烧伤创面及刃厚皮供皮区创面,愈合时间分别为(9.75 ± 1.98)、(10.48 ± 1.38)d,较重组 bFGF(贝复济,珠海亿胜生物制药有限公司)湿敷组[(12.40 ± 2.25)、(13.06 ± 2.25)d]和生理盐水对照组[(12.80 ± 2.15)、(13.76 ± 2.15)d]均缩短约 3 d($P<0.01$)。这些试验提示,内源性 EGF 在创伤愈合过程中起着非常重要的作用。目前的观察提示,EGF 凝胶剂的安全性较好,未见明确不良反应的报道。有学者在清创缝合术后联合应用重组表皮生长因子,观察患者伤口愈合时间和 12 个月后的瘢痕情况,结果试验组伤口平均愈合时间为(4.48 ± 1.95)d,明显短于对照组的(7.65 ± 1.96)d,缩短了恢复时间,减少术后伤口瘢痕增生发生。在瘢痕磨削患者,既往单纯磨削术后皮肤愈合慢、易出现色素沉着及毛细血管扩张,使应用范围受到了很大限制。利用重组人表皮生长因子使这一问题得到有效解决,为磨削术提供了更广阔的治疗领域。而在皮肤软组织扩张期的临床使用过程中,外用 hEGF 能促进皮肤扩张,降低皮瓣回缩率,提高皮瓣质量,改善治疗效果。

重组人表皮生长因子还可以应用于激光手术、美容外科术后的恢复,而且添加在化妆品中能刺激角质形成细胞生长,促进新陈代谢,具有修复、滋润、提高细胞活力和抗衰老等作用。

(二)成纤维细胞生长因子

成纤维细胞生长因子(fibroblast growth factor,FGF)是一类具有广泛生物学活性的肽类物质,是多肽信号分子,具有参与细胞增殖、分化和游走等功能。FGF 具有很强的促细胞生长作用和广泛的生物学作用,能影响多种细胞的生长、分化及功能。根据等电点不同,FGF 分为酸性 FGF(aFGF 或 FGF-1)和碱性 FGF(bFGF 或 FGF-2),与创面愈合关系密切的有 KGF、aFGF 和 bFGF。KGF 的 N 末端具有典型的信号序列分泌蛋白,而后两者的前体都缺乏生长因子分泌所需的信号肽,却能出现在细胞外基质,机制尚不清楚,推测可能来自受伤的细胞。FGF 调控着创面愈合的各个阶段,在治疗慢性难愈性创面和大面积烧伤创面方面有着广阔的应用前景。局部应用基因重组人碱性成纤维细胞生长因子(rhbFGF)能够治疗严重的皮肤溃疡。甚至有最新的证据显示,bFGF 能诱导成纤维细胞凋亡,是应用 bFGF 加速创面愈合、瘢痕较少的关键因素。

FGF 主要通过旁分泌或自分泌途径发挥作用。在组织修复过程中,成纤维细胞是胶原蛋白和形成肉芽组织的基质来源,FGF 是成纤维细胞的趋向剂和有力的生长刺激剂。在培养的内皮成纤维细胞和在三维胶原蛋白凝胶中培养的内皮细胞以及培养的动脉平滑肌细胞中,aFGF 和 bFGF 都减少胶原蛋白的合成。在培养的猪成纤维细胞中,bFGF 拮抗 TGF-β 诱导的弹性蛋白和胶原蛋白 Ⅰ 的产生。在培养的成纤维细胞中 bFGF 刺激胶原蛋白酶的表达。因此,bFGF 是胶原蛋白代谢的调节剂。神经组织富含 FGF,aFGF 和 bFGF 广泛分布于整个中枢神经系统。

将重组 bFGF 喷涂剂用于二度烧伤创面(bFGF 剂量为 1 $\mu g/cm^2$),其创面愈合时间较对照组提前约 3 d($P<0.01$),且 bFGF 治疗组创面增生性瘢痕形成率为 2.5%,而对照组为 11.5%。在创面愈合后 1 年,bFGF 治疗组创面瘢痕 Vancouver 评分及皮肤延展性、硬度、湿度和含水量等指标均显著优于对照组($P<0.01$),表明局部应用 bFGF 在加快创面愈合的同时并不会增加增生性瘢痕形成的概率。研究证实,外用 bFGF 促进创面愈合主要通过加速再上皮化以及肉芽组织的生长实现,并且在创面愈合后期于 bFGF 促进胶原合成和分泌的同时也刺激基质金属蛋白酶(matrix metalloproteinase,MMP)分泌,防止了胶原过量产生,避免了增生性瘢痕的形成。另外,bFGF 对 BMSC 的增殖具有重要的促进作用。体外培养的人间质干细胞在 bFGF 或 BMP-2 单独作用或合用 2 d 后,其细胞数与对照组相比显著增长($P<0.01$),显示了 bFGF 促间质干细胞增殖的作用。关于不同浓度的 bFGF 对大鼠 BMSC 增殖的影响,研究结果显示不同浓度 bFGF 对 BMSC 增殖具有不同效果。加入 bFGF 后,前 3 d 不同浓度的 bFGF 对 BMSC 增殖的影响不很明显,4 d 后细胞增殖明显,6 d 达到高峰。bFGF 不仅能够促进 BMSC 的增殖,它还与一些细胞的趋化性相关,通过改变细胞的趋化性,诱导或抑制细胞特殊蛋白质的合成或分泌,从而调节内分泌或神经功能。目前认为 bFGF 促进 BMSC 向血管内皮样细胞的分化,可能与

以下机制有关:创造了有利于 BMSC 向血管内皮样细胞分化的微环境,对 BMSC 的增殖可能有直接促进作用;通过正反馈促进了创缘细胞自分泌或旁分泌 bFGF,从而创造了利于 BMSC 向血管内皮样细胞转化的微环境;与 VEGF 和 IGF 协同参与诱导 BMSC 向内皮细胞分化。但其具体机制仍有待于进一步深入分析。有人对各种原因造成的 160 例皮肤软组织挫裂伤患者行 I 期手术清创缝合后,根据创面情况和患者条件灵活应用重组的 bFGF,结果换药时不疼痛或轻微疼痛,患者耐受性好,创面在 7~15 d 全部愈合,且愈合后无色素沉着及明显瘢痕增生。

当 bFGF 作用于美容皮肤时,通过血管、神经和体液的变化,一方面调节和平衡内分泌,激发成纤维细胞的增殖和促愈素的增多,以及各类相关物质如多种氨基酸、弹性蛋白、胶原蛋白等增多,维持皮肤的正常功能和活力,使皮肤细胞活跃,增殖能力加强,使结缔组织增加,另一方面,bFGF 进入细胞后能在基因水平调节细胞产生一系列物质如超氧化物歧化酶(SOD)和金属硫基蛋白,前者能清除超氧自由基,排解有害毒素,后者则能清除羟基自由基,保持细胞新生。

bFGF 作为活性细胞生长因子,能够缩短骨折愈合的时间,提高骨折愈合的强度,增加成骨的量,提高骨的密度。近年来,bFGF 在骨质疏松中的作用受到越来越多的关注,bFGF 可能成为一种新的生物制剂,在骨折、骨缺损、骨不连、骨质疏松的治疗中有广阔的前景。

在促进软骨生长方面,国内外做过很多研究,结果表明,bFGF 可促进软骨细胞的分裂增殖,bFGF 有可能作为一种新型的生物制剂用于软骨缺损、膝关节半月板损伤、关节软骨挫伤的修复。同时将 bFGF 与组织工程、基因治疗联合应用将进一步改善软骨缺损修复的效果。

bFGF 广泛的神经营养活性日益受到重视,并已在治疗神经损伤、神经退行性病变、脑血管病和脑外伤引发的缺血性中枢神经损伤等领域得到应用。

虽然 rhaFGF 尚未广泛使用,但是其疗效是可以肯定的。用 rhaFGF 作用于乳腺癌根治术中转移的皮瓣,能防止其坏死,治疗组较对照组该并发症发生率显著降低。将 rhaFGF 用于深二度烧伤创面的治疗,与对照组相比,愈合时间显著缩短且愈合率显著增高。rhaFGF 局部喷涂的烧伤创面(剂量 100 U/cm^2)在治疗后第 12、15、21 天时创面愈合率均优于对照组($P<0.001$)。经 21 d 治疗,aFGF 治疗组创面愈合率为 71.79%,亦高于对照组的 53.85%。而供皮区创面也有类似结果,aFGF 治疗组创面愈合率在第 9、12 天时均优于对照组($P<0.001$),治疗组创面平均愈合时间较对照组明显缩短($P<0.001$)。基因治疗的结果也显示,aFGF 转移至伤口表达可以加速伤口愈合,增加伤口的张力,形成的瘢痕较小,伤区细胞密度高、真皮薄、毛囊器的密度增加。

总之,成纤维细胞生长因子的研究及其应用主要集中于神经修复、五官科修复、骨修复创伤愈合及组织修复、痔瘘术后创面愈合的应用及脏器的修复等,临床上尚未见不良反应,但仍然存在一些不足之处。药物给药途径与剂型方面有待改进,以使药物定位准确具有选择性的治疗作用,从而使受损部位能达到有效浓度,如眼科用药可以通过改变剂型,改善眼部生物利用度。局部定位给药或持续给药,如胶粒系统、微粒系统、凝胶系统、插入剂、植入剂、眼后段给药系统,还有其效价受放置时间和温度的影响,给用药带来诸多不便,因此对于其稳定性研究还需努力。成纤维细胞生长因子相关药物的开发具有良好前景。

(三)转化生长因子家族

转化生长因子-β(transforming growth factor-β,TGF-β)的生物学作用十分广泛,几乎所有细胞都表达有该因子的受体,而其主要作用是抑制细胞生长和活性,比如角质形成细胞,但对某些细胞能够促进增殖和增强活性,如成纤维细胞,此外还有趋化作用。与创伤愈合关系最为密切的是对炎症细胞的趋化性和刺激合成细胞外基质。许多研究证实,创伤早期创面 TGF-β1 和 TGF-β2 表达水平迅速升高,血小板释放的 TGF-β1 能够趋化中性粒细胞、巨噬细胞和成纤维细胞到创伤部位,而这些细胞又产生更多活化的和非活性状态的 TGF-β,参与创伤修复。TGF-β3 主要表达于创伤愈合晚期,这提示其与瘢痕形成和重塑有关。需要提出的是,尽管 TGF-β 对炎症细胞具有趋化作用,但是 TGF-β1 基因敲除小鼠创面却呈现出严重的炎症反应。

在 TGF-β 临床前研究取得令人鼓舞的疗效和安全性数据后,进行了广泛的 I/II 期临床试验。

3 项 I 期或 II 期临床试验中,用重组 TGF-β 产品 Avotermin 治疗皮肤全厚线性切口,皮内注射 Avotermin(TGF-β,剂量 0.25 ~ 500.00 μg),根据视觉类比评分,并对瘢痕发红、色素沉着、宽度、高度、体积、表面积等指标进行比较,结果显示伤后 6 个月和 12 个月瘢痕形成水平较对照组显著改善($P=$ 0.001、0.023),且存在明显的剂量-效应关系。使用 50 ng TGF-β 处理创面,在伤后 6 个月创面组织学改变优于对照组。真皮内异常胶原纤维堆积的比例为 40%,亦显著低于对照组的 67%。除创面周围一过性红斑和水肿外,未见 Avotermin 治疗后显著不良反应。该研究结果展示了 TGF-β 抑制病理性瘢痕形成的作用,为治疗增生性瘢痕提示了新方向。TGF-β 能够有效地提高 I、III 型胶原基因水平和蛋白表达的能力,尤其是相对提高 III 型胶原表达,降低 I 型胶原的表达及分泌,从而提高创面修复质量。临床试验研究发现,TGF-β 以直接分泌或旁分泌的方式作用于后期创面封闭,抑制成纤维细胞向肌成纤维细胞分化及肉芽组织重塑过程,对于抑制后期增生性瘢痕作用显著,具有提高创面修复质量的作用。

另有临床研究的受试者为双边静脉曲张静脉手术患者皮内注射 TGF-β,剂量为每厘米伤口边缘 5 ng/ L。另一项研究是接受瘢痕清除手术的患者,给药剂量为每厘米 2 ng /L,两次给药。结果证实,用药组瘢痕组织表皮再构、乳头和网状真皮层细胞外基质架构等指标更接近正常皮肤,疗效显著。

(四)血小板衍生生长因子

血小板衍生生长因子(platelet derived growth factor,PDGF)在细胞增殖和组织修复中发挥重要作用。多项临床试验共计超过 1 000 例病例的观察已表明,重组 PDGF 凝胶剂在皮肤切口、糖尿病皮肤溃疡等急慢性创面治疗中疗效确切。比较重组 PDGF 凝胶剂与传统的标准创面治疗对糖尿病足皮肤溃疡的疗效差异,结果 PDGF 治疗组患者溃疡创面愈合时间为(50±23)d,而对照组为(86±31)d ($P<0.05$)。两组的溃疡面积愈合率在治疗 30 d(治疗组 60.05%,对照组 33.68%,$P=0.01$)与 60 d 时(治疗组 83.15%,对照组 52.20%,$P<0.05$)比较,差异有统计学意义。这证实 PDGF 对慢性创面的治疗效果优于标准创面。

应用重组 PDGF 凝胶剂湿敷治疗手指指尖创伤创面,取得了较传统外科清创、皮肤移植、修补等干预措施更好的疗效,在创面愈合时间及握力、关节活动度、寒冷耐受能力等手指功能评价上,差异均有统计学意义(P 均<0.05)。这表明 PDGF 对急性外科创面亦有较好的疗效。多项临床试验表明,PDGF 在短期内具有较好的安全性。但 PDGF 为癌基因 sis 产物,因此,其与肿瘤发生的关系一直是医学界关注的问题。2008 年美国 FDA 的一项回顾性研究指出,使用 becaplermin 3 管或以上的患者,虽其癌症发病率未增加,但癌症的病死率增加 5 倍。FDA 警告,已诊断为恶性肿瘤的患者不推荐使用该药物。

(五)粒细胞-巨噬细胞集落刺激因子

在重度烧伤患者,T 淋巴细胞增殖及白细胞介素-2(IL-2)合成受损,导致烧伤后感染率增加。将粒细胞-巨噬细胞集落刺激因子(granulocyte-macrophage colony stimulating factor,GM-CSF)用于烧伤后脓毒症动物,可增强受损 T 淋巴细胞功能,恢复其增殖及 IL-2 合成,这也部分解释了 GM-CSF 可明显提高动物存活率的原因,提示 GM-CSF 对烧伤后脓毒症致死具有潜在的预防价值。国外曾对烧伤患者给予系统性 GM-CSF 治疗,发现其白细胞总数增加,细胞的氧化能力可较快恢复正常。

2004—2006 年,我国国家食品药品监督管理局(CFDA)批准以烧伤药物临床试验机构——上海瑞金医院为牵头单位,在 8 家知名烧伤医院进行了严格的临床试验,采用多中心、随机、双盲、安慰剂平行对照研究方法,分别把重组人 GM-CSF(recombinant human GM-CSF,rhGM-CSF)凝胶($n=201$)或空白基质($n=103$)应用于基础资料可比的深二度烧伤创面。结果显示,rhGM-CSF 组创面痊愈时间缩短为 17 d,而对照组为 20 d($P=0.001$)。rhGM-CSF 组各固定时相的创面愈合百分率、总有效率及总疗效都明显提高,并且应用安全,无明显不良反应。1994 年,Da Costa 等人报道,创周局部注射 rhGM-CSF 治疗 3 例下肢难愈性创面,证实 rhGM-CSF 有促进伤口愈合作用,而且除了出现局限性瘙痒症,没有其他不良反应。随后其又对 25 位下肢静脉曲张导致慢性溃疡的患者进行随机、双盲和安慰剂创周注射对照试验,结果表明,治疗组中 16 例患者有 3 例(19%)在 1 周之内痊愈,8 例(50%)约 2 个月时间痊愈,而安慰剂对照组9例中除了1例于1周内痊愈外,8例迁延不愈,且整个 rhuGM-CSF 治疗过程中无明显的不良反应出现。之后,Da Costa 等又对 rhuGM-CSF 的剂量范围进行了研究。创周注射400 μg 比 200 μg 具有更加明显的促进创口愈合作用。

另有临床试验以 58 例患者的邻近或对称部位深二度烧伤创面为研究对象,外用 rhGM-CSF,研究其对深二度烧伤创面溶痂及促进创面愈合的有效性。发现试验组的创面完全溶痂时间较对照组明显缩短,从用药后 2 d 开始创面溶痂率也显著高于对照组,创面愈合时间显著缩短。这表明局部使用 rhGM-CSF 凝胶剂具有促进深二度烧伤创面溶痂和加速创面愈合的作用。

rhGM-CSF 促进深二度烧伤创面溶痂的可能机制有:①rhGM-CSF 趋化血液中的中性粒细胞、单核细胞至创面,并活化其功能,表现为增强中性粒细胞、巨噬细胞的氧化代谢,促进中性粒细胞脱颗粒,上调巨噬细胞数量,增强其吞噬及分泌功能,提高二者的抗微生物活力和吞噬能力,利于自身清除创面的坏死组织、细胞碎片及病原体,使创面坏死组织脱落;②GM-CSF 通过激活的炎症细胞释放各种蛋白酶,以促进烧伤创面坏死组织的分解和脱落。

虽然生长因子对皮肤缺损创面的修复具有明显的促进作用,但是生长因子毕竟属于基因工程制药,许多药理和毒理问题尚未完全研究清楚,在临床应用上还有许多问题需要进一步解决:①明确生长因子调控急慢性创面愈合的网络机制;②关注局部创面应用生长因子可能带来的系统不良反应;③关注局部应用生长因子的有效性与方式方法;④关注局部应用生长因子适应证的选择与不同创面对生长因子的选择。事实上,局部应用生长因子促进创面愈合只是促进愈合的方式之一,生长因子并不能代替外科清创术以及抗感染等创面处理的基本技术方法。因此,对一个皮肤缺损创面,选择何种方法进行治疗,应具体情况具体分析,只有选择适当的治疗方法,才能促进皮肤缺损的尽快修复。

(六)目前国内创伤愈合领域常用的生长因子产品

生长因子自 20 世纪 80 年代开始应用于临床,其对创伤修复的促进作用逐渐明确。近年来,随着基因工程技术的成熟,商品化的重组生长因子产品开始广泛应用于烧伤、创伤、慢性皮肤溃疡等治疗,并取得了较好的疗效。

以"生长因子"或"growth factor"在 CFDA 药品数据库查询到生长因子产品有31条记录,涵盖神经生长因子、表皮生长因子和成纤维细胞生长因子 3 种。以烧烫伤创面、各种皮肤溃疡创面为主要适应证的生长因子外用制剂有重组人表皮生长因子凝胶、外用重组人表皮生长因子衍生物、重组牛碱性成纤维细胞生长因子外用溶液、重组牛碱性成纤维细胞生长因子凝胶、外用重组人碱性成纤维细胞生长因子、外用重组牛碱性成纤维细胞生长因子、外用冻干重组人酸性成纤维细胞生长因子(表6-1)。

表 6-1　CFDA 批准用于组织修复的主要外用生长因子产品

公司	批准时间	产品	功效	批准情况
珠海亿胜生物制药有限公司	1998	外用重组牛碱性成纤维细胞生长因子(贝复济)	促进烧烫伤、创伤、难愈性疮疡、复发性口腔溃疡、慢性宫颈炎、整形美容等领域创面愈合,减少瘢痕形成	国药准字 S10980077
	1999	重组牛碱性成纤维细胞生长因子滴眼液(贝复舒滴眼液)	用于治疗各种原因引起的角膜上皮缺损和点状角膜病变,轻中度干眼症,大泡性角膜病变、角膜擦伤、轻中度化学烧伤,角膜手术及术后愈合不良	国药准字 S19991022
	2005	重组牛碱性成纤维细胞生长因子眼用凝胶(贝复舒)	用于治疗各种原因引起的角膜上皮缺损和点状角膜病变,角膜擦伤、轻中度烧伤及术后愈合不良	国药准字 S20050100

续表 6-1

公司	批准时间	产品	功效	批准情况
北京双鹭药业股份有限公司	2002	外用重组人碱性成纤维细胞生长因子(扶济复)	促进创面愈合,可用于慢性创面(包括慢性肉芽创面、溃疡和褥疮等)和新鲜创面修复	国药准字 S20020025
南海朗肽制药有限公司	2004	外用重组人碱性成纤维细胞生长因子(盖扶)	促进烧烫伤、创伤、难愈性疮疡,慢性宫颈炎、整形美容等创面愈合,减少瘢痕形成	国药准字 S20040052
上海万兴生物制药有限公司	2006	外用冻干重组人酸性成纤维细胞生长因子(艾夫吉夫)	促进烧烫伤、创伤、难愈性疮疡、慢性宫颈炎、整形美容等创面愈合,减少瘢痕形成	国药准字 S20060102
桂林华诺威基因药业有限公司	2002	重组人表皮生长因子凝胶(易孚)	用于治疗皮肤烧烫伤创面(浅二度至深二度烧烫伤创面)、残余创面、供皮区创面及慢性溃疡创面	国药准字 S20020111
武汉海特生物制药股份有限公司	2006	注射用鼠神经生长因子(金路捷)	用于治疗周围神经疾病、创伤(周围神经损伤、颅脑外伤、脊髓损伤)、脑血管意外(脑出血、脑梗死)、变性疾病	国药准字 S20060051

三、富含血小板血浆的开发与应用

富含血小板血浆(platelet-rich plasma,PRP)技术是将自身静脉血经梯度密度离心后获得的血小板浓缩物,加入凝结剂(常用 10% 的氯化钙溶液和凝血酶)形成胶状物,单独或联合自体骨、同种异体骨、异体骨、干细胞及其他生物材料注入组织缺损处诱导组织再生(图 6-1)。

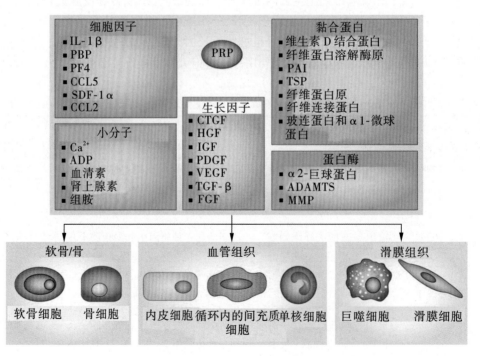

图 6-1　PRP 的成分与作用

（一）PRP 的制备过程

抽取全血,利用血液中各种成分沉降系数的不同,经梯度离心后将血液分为 3 层,底层为沉降系数最大的红细胞,最上层为上清液即乏血小板血浆(platelet-poor plasma,PPP),两者交界处有一薄层(buffy coat),即富含血小板血浆层;然后提取上清液及交界处以下的一部分红细胞,改变离心力再次离心,即可得到含有高浓度血小板的 PRP。将获得的 PRP 进一步浓缩,得到高浓缩的 PRP(concentrated platelet-rich plasma,cPRP),使血小板浓度进一步提高至全血的 16 倍。使用时,在 PRP 中加入起黏结作用的凝集剂,使其形成凝胶,同时可使生长因子限制在凝集块内不易流失,以利于其发挥作用,而且易成形。

（二）PRP 的作用机制

1. 释放生长因子 当 PRP 被凝血酶激活后,可释放出 5～8 种加速创伤愈合的蛋白生长因子,如转化生长因子-β(transforming growth factor-β,TGF-β)、血小板衍生生长因子(platelet derived growth factor,PDGF)、胰岛素样生长因子(insulin-like growth factor,IGF)、血管内皮细胞生长因子(vascular endothelial growth factor,VEGF)、表皮生长因子(epidermal growth factor,EGF)等。其中 TGF-β 包括 TGF-β1 和 TGF-β2,PDGF 包括 PDGF-AB、PDGF-AA 和 PDGF-BB。TGF-β 促进成纤维细胞、前成骨细胞和血管内皮细胞的有丝分裂,促进细胞外基质(ECM)如胶原蛋白、纤维连接蛋白的表达和抑制 ECM 的降解,对细胞的形态发生、增殖和分化过程起着重要作用。PDGF 是最早出现在创伤部位的生长因子之一。人体中多种细胞如血管内皮细胞、成纤维细胞、巨噬细胞、骨髓基质干细胞等均存在 PDGF 受体。PDGF 具有促进有丝分裂(使创伤局部各种参与修复的细胞成倍增殖)、促进血管生成、增加胶原蛋白合成、激活巨噬细胞和其他细胞因子的作用。巨噬细胞被激活后具有清除坏死组织和作为第 2 阶段各种细胞因子的释放体两大作用,对创伤中后期持续修复至关重要。VEGF 通过自分泌或旁分泌与血管内皮细胞表面受体结合,促进内皮细胞增殖,诱导新生血管形成,为局部骨再生及代谢提供有利的微环境。IGF 刺激细胞的有丝分裂,诱导细胞分化或促进分化功能的表达。实验证明,IGF 与 PDGF 具有协同作用。EGF 是一种强有力的细胞分裂促进因子,刺激体内多种类型组织细胞的分裂和增殖,同时能促进 ECM 的合成和沉积及纤维组织的形成。VEGF 促进血管生长,并可加速慢性伤口的愈合。

2. 纤维蛋白支架作用 PRP 中含有纤维蛋白、纤维结合蛋白和玻璃粘连蛋白等蛋白质,具有细胞黏附和骨引导功能。PRP 凝固后形成的纤维蛋白支架对促进细胞黏附、防止细胞流失有一定的作用。

（三）PRP 的临床应用

随着 PRP 在创伤愈合和组织再生过程中的分子和细胞作用机制的阐明,以及 PRP 分离仪器的研制,PRP 迅速地被应用于美容外科、整形外科、颌面外科、烧伤外科以及矫形外科。

用于创伤修复和组织再生的基因工程药物的研发应注意以下几点:①研究基因工程药物对创伤修复和组织再生的作用机制,特别是进一步查明它们对创面愈合可能涉及的多基因机制和网络调控机制;②客观评价基因工程药物对创伤修复和组织再生的短期和长期效应,有必要密切关注和监测其可能的不良反应;③合理开发和拓宽基因工程药物在创伤修复和组织再生领域的应用范围,包括体表创面由解剖修复到功能修复、严重内脏损伤的主动修复、中枢和外周神经损伤的主动修复以及退行性疾病受损组织的再生与修复等,要特别关注不同剂型、剂量以及应用方式对修复结局的影响,以最大限度发挥这些药物对创伤的治疗作用;④关注国际该领域的最新研究动态,特别是中国加入世界贸易组织(WTO)后国际同类基因工程药物研究对国内相关企业生产可能带来的影响,并采取相应的措施;⑤强调国内从事该领域研发的基因药业公司之间在研发和市场开发之间的沟通,实现强强联合参与国际竞争。

四、其他相关药物

组织损伤后所涉及的其他促进创伤修复的药物还有:①多肽酶类,应用于软组织创伤修复已受到学者的重视,目前在欧美上市或正在研制的酶类有 10 余种,如胶原酶、链激酶、链道酶、枯草杆菌蛋白酶及磷虾酶等;②氨基酸类药,脑活素的应用,地塞米松、黄芪多糖、磺胺嘧啶锌等单用或联合应用,均对预防战创伤感染或促进伤口愈合有一定作用。

(程 飚 付小兵)

第二节 新型敷料与创伤愈合

在远古时期,人们曾用植物叶子、动物皮,甚至沙土、雪等来覆盖人体创伤的表面,起到止血和保护受伤部位的作用,这是最早形式的敷料。两千多年前,人们开始用传统的棉制敷料(如棉花、绷带、纱布等)覆盖和保护伤口,利用敷料的吸水性、保温性、耐热性,可保持创面干燥,提供有利于愈合的环境。人们一直认为,只有很好地吸收创面渗液、保持创面干燥才是创面愈合的关键。直到 20 世纪,人们才开始注意到敷料对创面的影响,对创面环境的观念也发生了改变。1948 年,伯明翰急救中心的布尔首次提出了保湿敷料。1962 年,伦敦大学的温特证明使用保湿敷料的伤口比暴露于空气中近乎自然愈合的伤口愈合速度更快。这种湿润环境促进创面愈合的概念得到广泛认可。现已证明,保湿敷料能提供一个有利于创面愈合的湿润条件,使伤口再上皮化能力显著提高、创面愈合速度更快。湿润环境有助于伤口愈合的主要机制是:①促进多种生长因子释放,生长因子可以加快创面愈合速度;②调节氧张力与血管生成,保湿敷料能保持创面低氧张力,而慢性组织缺氧是毛细血管增生的强刺激源,故低氧环境有利于创面愈合;③有利于坏死组织与纤维蛋白溶解,纤维蛋白溶解一方面能使伤口保持清洁和得到更好的灌注,另一方面纤维蛋白降解产物对肥大细胞和大量巨噬细胞源性生长因子的分泌可产生趋化作用,均有助于伤口愈合;④有助于巨噬细胞聚集,增强局部抗感染能力;⑤可使创面保持偏酸性环境,抑制致病菌入侵,降低感染率;⑥保湿敷料不与创面粘连,可以减轻更换敷料时对伤口造成的新的创伤。与传统干燥敷料相比,用保湿敷料覆盖的创面愈合时间减少 3~4 d。

现代战争中炸伤和烧伤的比例明显增加。20 世纪 70 年代,我军对越自卫反击战中,炮弹碎片伤约占所有火器伤的 75.3%;南斯拉夫战争中,爆炸伤所占比例也高达 70%~80%。与常规武器相比,现在的致伤武器不仅可造成大块的组织缺损,且创面出血多、污染重。出血和感染是战伤的两大杀手。战伤敷料成为战场急救器材的重要组成部分,主要用于保护伤口、止血、防止感染、促进伤口愈合,同时还可能具有固定作用。人们逐渐认识到了敷料的重要性,对敷料的研究也越来越深入,现代研究的敷料主要是那些外形上有别于传统敷料(纱布),同时在功能上又主动参与并影响创面愈合速度和质量的一类用于创面覆盖的物质。

一、天然材料敷料

(一)植物类敷料

植物类敷料主要是传统的棉制敷料,如棉花、绷带、纱布等,它们具有吸水性、保温性、耐热性及耐碱性等特点,至今在各种类型的创伤中仍广泛应用。但传统的棉制敷料吸收分泌物后常会因分泌物的污染导致伤口感染,并且敷料容易与伤口粘连而妨碍上皮化,换药时还会引起疼痛并形成新的创伤。为了改进棉制材料,有人将海藻晒干,经处理制成海藻绷带。海藻绷带取材便利、成本低,其吸湿能力是单纯棉制绷带的 4 倍,且海藻产物海藻酸钙纤维在与创面渗出液接触时,通过离子交换,使不溶性的海藻酸钙转变为水溶性的海藻酸钠,在吸收大量的液体后形成一种海藻酸钠水凝胶,可为伤口的愈合提供一个湿润的环境,在人体内较快地被生物降解,用于临床治疗内脏外伤出血,有止血迅速、组织反应轻、操作简便等优点,可作为明胶海绵的理想替代物。

（二）动物类敷料

动物类敷料的主要用途是治疗包括烧伤在内的各种皮肤缺损。虽然覆盖皮肤缺损最理想的方法是移植自体皮，但大面积皮肤缺损的患者自体皮源常不充足。同种异体皮可以作为暂时覆盖创面的生物敷料，具有最佳的皮肤屏障功能，其渗透性、黏附性与自体皮肤相似，能阻止水、电解质的丧失和细菌的入侵，具有良好的止血性、止痛和促进上皮化功能。猪皮与人皮有相似的结构，其黏附性、止血性、止痛性都与人皮相似，且来源广泛，是一种较理想的暂时性皮肤代用品。鱼类皮肤由表皮层和真皮层构成，无皮下脂肪层和皮下结缔组织，也没有陆地哺乳动物的毛囊和汗腺，因此用鱼皮覆盖伤口能达到更严密的封闭效果。还有用蛙皮、羊皮和鸡皮等多种异种皮作为生物敷料覆盖创面的报道，但这些异体和异种皮存在抗原性、病原微生物易污染和占位性等缺点。此外，还有利用动物衍生物制成的敷料，如胶原敷料、纤维蛋白敷料、壳聚糖敷料等。胶原是细胞外基质的主要成分，对皮肤创伤修复具有较强的促进作用，已被作为人工皮的主要基础材料。目前常用的主要有猪和牛胶原，其抗原性弱，不易引起异物、炎症和排斥反应，并有较好的生物可降解性，经提纯后可制成薄膜、海绵等多种形式作为创面敷料使用，但其弹性差，且具有传染疾病的潜在危险。一种源自猪小肠黏膜下层的生物产品已经在美国开发出来，作为 Oasis 创面敷料替代真皮已经商品化。对 15 位患者刃厚创面（静脉性、压力性、外伤和药物所致溃疡）治疗分析，认为它是一种非常有前途的生物材料。Scott 等将培养的胎儿皮肤成纤维细胞与可溶性胶原结合治疗儿童烧伤，全部病例愈合迅速。

我国采用酶消化和去垢剂处理法，去除异体真皮中的细胞成分，研制成功"J-I 型脱细胞异体真皮"，取得了良好的临床效果。将胶原、硫酸软骨素、壳聚糖和成纤维细胞等按比例混合制成的真皮替代物，在体外抑菌效果明显，是真正具有抗菌作用的组织工程产品，而且它本身柔软，可与创面紧密结合而不留无效腔，更适合于不平坦创面的修复。

（三）矿物类敷料

矿物类敷料是从天然矿物或人工合成物质中提取的分子筛物质，如沸石、石墨、无机生物活性玻璃材料等，具有优良的吸附性和引流性，无毒、无害、无过敏反应，能迅速止血，中和渗出液并有抗炎、抑菌、抗菌的作用，诱导上皮再生。金属类敷料主要有银敷料、锌敷料和铝敷料。金属材料与伤口湿润环境接触时，可不断释放金属离子，形成一种有利于伤口愈合的生理环境，不粘创面。硅胶敷料具有稳定的物理与化学性质，不溶于水，加热后不发生化学反应，有一定的黏附性。将硅胶和自黏性胶制成硅膜敷料用于瘢痕治疗，有显著疗效，其机制可能是抑制成纤维细胞的增殖和胶原等细胞外基质的合成。利用石墨资源，通过特殊工艺制成特种碳素卫生材料，可用于各种外伤，能有效地吸附伤口的分泌物和有害物质，还能消肿、抗炎。

二、合 成 敷 料

（一）非生物合成敷料

非生物合成敷料常用聚乙烯醇、聚氨酯、丙烯酰胺和羟甲纤维素等材料制成，可分为薄膜、泡沫、水凝胶敷料和水胶体敷料。创面在合成敷料的覆盖下，可产生微湿、微酸和低氧环境，加速创面坏死组织自溶性清创，同时促进组织修复和再上皮化。

（二）生物合成敷料

生物合成敷料系采用高分子材料与生物性材料经高新技术方法加工制成的组合性敷料，是目前创伤敷料开发研究的热点。人工纤维蛋白敷料是一种人工合成的纤维蛋白敷料。纤维蛋白是一种高度不溶的蛋白质多聚体，是像细针一样的晶状物，而纤维蛋白原是发现最早的一种凝血因子，在肝中合成后进入血浆，以溶解形式存在，每 100 ml 人血浆中含量约 0.3 g。纤维蛋白原转变为纤维蛋白是整个凝血过程最基本的变化，它经历 3 个环节：纤维蛋白原的水解、纤维蛋白单体的聚集、血凝块形成。纤维蛋白止血敷料是比较简单、实用的止血方法。人工纤维蛋白含有凝血因子，能够更好地起到止血的作用,避免从人体血浆中提取纤维蛋白原。

(三)创面生态敷料

创面生态敷料利用人体皮肤上的正常寄生细菌早期覆盖创面并使之生长繁殖,形成一种生理性占位,达到抑制病原菌和条件致病菌黏附、侵入及生长繁殖的目的,从而有效地保护创面,防止创面感染。

三、复合型生物敷料

复合型生物敷料即应用两种或多种生物材质制得的敷料,如将丝素与一些天然高分子材料(明胶、纤维素、壳聚糖等)共混制成丝素共混膜可改善其拉伸性能。选择棉纤维和壳聚糖纤维生产针织敷料既能充分发挥壳聚糖的抗菌性、生物相容性和促进伤口愈合等优势,又能满足敷料的物理机械性能。将胶原与壳聚糖、透明质酸(hyaluronic acid,HA)等物质复合可得到复合型胶原生物敷料,由于其胶原纤维结构得以改建,可在一定程度上改善其性能,促愈合效果更明显。现已开发的有胶原-HA生物敷料、胶原-壳聚糖生物敷料等。在合成敷料中还可加入一些有利于创面愈合的物质,如药物、细胞因子、生长因子等,形成药物敷料、细胞因子敷料、生长因子敷料等各种敷料。采用能缓释细胞因子和生长因子的生物材料对其进行包埋,组合成细胞因子或生长因子(rhGCSF、rhGMCSF、rhEGF、bFGF、VEGF、EGF)敷料覆盖创面,可增加皮肤与细胞因子和生长因子的接触面积和接触时间,收到很好的加速创面愈合的效果。许多敷料在使用时加入了药物成分,成为药物性敷料,主要的品种有手术中用的消毒敷料(如氯己定敷料)、药物软膏类敷料(如红霉素敷料)、中药油液敷料(紫榆、三黄油纱布)等。将抗生素制成缓释系统加入敷料中,使药物能够维持在有效浓度,也是现代敷料研究的热点之一。

人工皮肤具有模仿人体皮肤的积层结构材料,能较好地适应复杂的生理要求。复合型人工皮肤的优点是便于调节、透水透气性强、具有易收性,也便于引入生理活性材料或抗菌物质。人工皮肤模拟天然皮肤的结构,由两种以上材料复合而成,主要作为长期覆盖皮肤的代用品,如PU泡沫为内层与多孔PTFE复合膜、硅橡胶-胶原-尼龙网膜、尼龙-涤纶-硅橡胶复合膜等,中国晨光化工研究院及南京大学等研制的人工皮肤均属此类。另外还有一类较为理想的人工皮肤,即合成材料与生理活性物质的复合物。

四、几种具有发展潜力的战伤敷料

(一)复合型胶原海绵

1968年Chvapio等发现胶原海绵具有止血作用,随后Khipkin等将其应用于肝脏伤口止血取得了良好效果,此后胶原敷料在临床得到了广泛应用。胶原止血海绵具有止血快速、生物相容性好、抗原性弱、生物可降解性较好等特点。最近有人提出了应用复合型胶原海绵,即将壳聚糖与胶原海绵联合制成敷料用于止血。这种敷料除了单纯胶原海绵的优点外,由于加入了壳聚糖,还能与胶原蛋白通过静电作用形成稳定的离子键,提高了力学性能,从而在进行动脉止血时不被冲破、冲开。壳聚糖还能刺激成纤维细胞的分裂,促进透明质酸等糖胺多糖的分泌,促进伤口愈合,而且能被分解为多糖类物质在体内吸收,故复合型胶原海绵具有很好的止血效果,在创伤止血方面具有广阔的应用前景。

(二)纤维蛋白敷料

美国红十字会设计了一种新型绷带,在聚苯乙烯泡沫塑料的网丝表面敷上一层凝血酶和纤维蛋白原。凝血酶可以加速因子-复合物与凝血酶原酶复合物的形成并加强其作用,又能激活凝血因子生成,催化纤维蛋白原分解,使其转变为纤维蛋白单体,并相互连接,特别是形成不溶的纤维蛋白多聚体,然后形成由纤维蛋白与血小板构成的牢固的止血栓,从而有效地止血。但该敷料采用了人纤维蛋白原,价格昂贵,尚未用于临床。

(三)壳聚糖敷料

1983年,Malette等首次报道了壳聚糖的止血作用。壳聚糖是从甲壳类动物(如甲虫、龙虾等)的壳中提取并经脱乙酰化而成的一种多聚糖胺。早在1976年,Prudden等就指出伤口中存在着溶菌酶,能降解甲壳质及其衍生物。壳聚糖在创面上可降解成 N-乙酰胺基葡萄糖,后者能被角质形成细胞所吸收,是角质形成细胞生长繁殖的必需营养物质。壳聚糖还能增加创面组织的网状结构以及胶原的合成,从而增加伤口抗拉强度。同时甲壳质的衍生物还能激活巨噬细胞,这可能是其促进创面愈合的重要因素。它吸水性好,透气性强,能促进伤口愈合,还有较强的止血作用,且能促进创面愈合,并可作为药物的缓释载体。壳聚糖免疫原性很弱,且无毒性,与生物组织的相容性好,还有良好的生物可降解性,同时其来源丰富,价格低廉。美国海姆康公司以这种物质为填料制成绷带,并在猪的身上进行止血实验,结果发现其止血快,但不稳定,易脱落,后又添加了一些化学物质,使其接触到血或体液后变得极有黏着力,能迅速封闭伤口表面且不会形成血栓。这种绷带先后在猪身上进行了脾破裂、肝破裂、主动脉切开等多种实验,效果令人满意。在严重外伤试验中,它在1~5 min即可止血。这种绷带已经成为美军的装备。以壳聚糖为原料,将具有缓释功能的抗生素加入其中制成的敷料,可有效地控制伤口感染、加速创面愈合。这种敷料在国内外都得到了极大的发展,在临床上也得到广泛的应用。

(四)海藻酸钙敷料

前面提到海藻酸钠可吸收水分直至饱和,吸收渗液后发生膨胀,起到凝胶作用,形成有利于创面愈合的湿润环境,并经生物降解而溶解在渗液中,能完整剥离,纤维不残留在创面上。同时,释放到伤口的钙离子可诱导血小板活化,产生凝血因子和生长因子,起到止血和加速创面愈合的作用。海藻酸钙具有吸附细菌、阻挡细菌通过的屏障作用,并通过刺激伤口巨噬细胞的活化来增强创面抗致病菌的能力。这种海藻还能吸附红细胞和血小板,使其紧贴敷料而不致流失。美国的一家公司利用这种海藻酸钠生产了一种称为"速效止血带"(RDH)的战场敷料,它的缺点是尽管止血速度很快,但作用时间比较短。澳大利亚、爱尔兰等国家和我国的台湾、香港正将其广泛应用于临床,效果肯定。Kim等还将壳聚糖和海藻酸钠做成具有两层结构的高分子聚合物,同时包裹了磺胺嘧啶银,可明显促进肉芽组织的形成,缩短伤口愈合的时间。

当前,世界上局部战争不断,自然灾害、恐怖袭击时有发生,战创伤后的伤口治疗极为重要,一些新型敷料在透气性能、免伤口粘连、止血时间上已经取得了很大的进步。但现在装备部队的敷料仍以以下几种为主:①传统的棉制品敷料;②泡沫塑料绷带,其结构为多孔型,吸收创面渗液的功能较强,且氧气和二氧化碳几乎可完全透过,在维持湿性环境同时不会引起组织浸渍;③微孔聚丙烯管状急救绷带,这种绷带因有微孔而具有良好的透气性,它独特的管状结构极大地增强了其吸收功能,同时韧性较强,不会对伤口造成损伤,且止血功能强,不粘连伤口;④真空镀铝聚酯薄膜,这种敷料可使其覆盖下的创面形成微湿、微酸和低氧环境,加速创面坏死组织的自溶,同时具有促进组织修复和再上皮化的功能;⑤无纱布创伤敷料,是利用动物组织衍生物制成的敷料,可在烧伤创面和供皮区使用,起到覆盖和保护创面的作用;⑥聚乙烯海绵,该类敷料以化纤和塑料为原料,其特点是柔软、不粘连、吸湿、透气和轻便,由于止血功能较差,仅仅起加压包扎止血的作用。这些敷料还有诸多需要改进的地方。未来敷料的发展将着重于:加强内出血止血敷料的发展;止痛、促进创伤修复;储存方面,要求能适应各种恶劣环境,如海水、低温、高温;中药敷料的开发应用;智能敷料的发展,如日本研制的一种含离子型活性药物的敷料,可以通过渗出液的多少对活性药物中的离子交换程度进行制约,自动控制药物的释放速度。

总之,现代战争中高新武器所致战伤的复杂性、严重性,以及作战环境等因素的影响,使战场敷料应该具有以下特点:极强的止血功能;吸收创面渗液能力强,能够维持创面温度;防止感染,保护伤口,缓解疼痛;具有较强的生物可降解性,对伤口无刺激,并促进伤口愈合;携带轻便,简单易用;保质期长,价格低廉;能适应恶劣的战场环境,如海水、低温、高温等情况;无须胶布固定,无异味。这提示,未来战伤敷料可能会是多种能够发挥各自作用的物质或能协同发挥作用的物质合成的高性能战伤敷料,这也就是新型战伤敷料。进一步研发我国新型的战伤敷料是提高我军战伤急救能力,挽救更多士兵的生命,降低伤残率和减少后遗畸形的重要工作。

（程 飚 付小兵）

第三节 其他促进创伤愈合的新技术和方法

一、生物医用高分子材料

生命系统是由无数个细胞组成的,每个细胞都包含有成百上千种酶,分别催化着各种各样的生化反应。通常生物合成的高分子有蛋白质、核酸(如 DNA 和 RNA)、多糖以及磷脂等。然而在近几十年中,由生物合成或利用生物与化学合成法结合得到的另一些高分子材料正在形成研究的热点,而且随着研究成果的逐步商业化,这些高分子材料将对人们未来的生活产生巨大的影响。生物医用材料是指具有特殊性能、特殊功能,用于人工器官外科修复、理疗康复、诊断、检查、治疗疾病等医疗、保健领域,而对人体组织、血液不致产生不良影响的材料。国际标准化组织(ISO)法国会议专门定义的"生物材料"就是生物医学材料,它是指"以医疗为目的,用于与组织接触以形成功能的无生命的材料"。归纳起来,一个具备了以下 7 个方面性能的材料,可以考虑用作医用材料:①在化学上是惰性的,不会因与体液接触而发生反应;②对人体组织不会引起炎症或异物反应;③不会致癌;④具有抗血栓性,不会在材料表面凝血;⑤长期植入体内,不会减小机械强度;⑥能经受必要的清洁消毒措施而不产生变性;⑦易于加工成需要的复杂形状。

生物医用高分子材料是生物医用材料的一个重要组成部分,是一类用于诊断、治疗和器官修复与再生的材料,具有延长患者生命、提高患者生存质量的作用,是材料科学、化学、生命科学和医学交叉的发展领域。其研究与开发既有重大的社会需求,也有重大的经济需求。高性能医用高分子材料和器械是现代医学各种诊断和治疗技术赖以存在的基础,并不断推动各种新的诊断和治疗手段出现。医用高分子材料的研究至今已有 60 多年的历史。1949 年,美国首先发表了医用高分子材料的展望性论文,第 1 次介绍了利用聚甲基丙烯酸甲酯作为人的头盖骨和关节,利用聚酰胺纤维作为手术缝合线的临床应用情况。据不完全统计,截至 1990 年,美国、日本、西欧等发表的有关医用高分子材料的学术论文已超过 30 000 篇。21 世纪,医用高分子将进入一个全新的时代。除了大脑之外,人体的所有部位和脏器都可用高分子材料来取代。

战创伤中,器官毁损不可避免,如何解决移植器官的来源与器官修复和移植后的排斥反应一直是主要难题之一。近年来,移植免疫理论及实践取得了很大进展,以聚合酶链反应(polymerase chain reaction,PCR)为基础的 DNA 分型技术可更精细地分析人类白细胞抗原(human leukocyte antigen,HLA)型别,为供体选择提供了可靠的依据。人工组织器官是医用高分子材料的主要发展方向。目前用高分子材料制成的人工器官已植入人体的有人工肾、人工血管、人工心脏瓣膜、人工关节、人工骨骼、整形材料等。应用的高分子材料主要有聚氯乙烯(PVC)、丙烯腈-丁二烯-苯乙烯塑料(ABS)、聚丙烯(PP)、硅橡胶、含氟聚合物等。正在研究的有人工心脏、人工肺、人工胰、人造血、人工眼球等。

生物医用材料的研究与开发也得到了我国相关部门的高度重视,"十五""十一五"和"十二五",国家重点基础研究发展规划("973")都设立了生物医用材料的研究项目。

二、纳 米 技 术

纳米技术(nanotechnology)是指在 0.1～100.0 nm 的尺度里,研究电子、原子和分子内的运动规律和特性,并对材料进行加工,制造出特定功能产品的高新技术。纳米技术在创伤修复领域的应用主要有:纳米级粒子使药物在人体内的传输更为方便,数层纳米粒子包裹的智能药物进入人体后,主动搜索并修补损伤组织;在人工器官移植领域,只要在人工器官外面涂上纳米粒子,就可预防人工器官移植的排异反应,极大地提高器官修复与移植的成功率;利用纳米技术还可以制作高强度、高弹性、高组织亲和力的材料,以代替骨、软骨、角膜和血管等。模仿天然的细胞外基质-胶原的结构,制成含纳米纤维的生物可降解材料,已开始应用于组织工程的体外及动物实验,并显示出良好的应用前景。清华大学研制的多孔纳米级羟基磷灰石胶原复合物三维支架,在组成上模仿了天然骨基质中的无机和有机成分,为成骨细胞提供了与体内相似的微环境。体外及动物实验表明,细胞在该支架上能很好地生长,并能分泌骨基质,是良好的骨修复纳米生物材料。这为用纳米生物材料仿造其他组织器官开创了先例。

(一)纳米器官

目前,已有多个器官应用的报道。

1.纳米眼球 过去,人工眼球很难与人体的生物性相容,往往会被排斥出来;现在,生物陶瓷眼球与眼肌组织达到了很好的融合,并可实现同步移动。四川大学研制出一种用纳米材料制成的人工眼球,它主要用纳米晶体制成活性复合材料做眼球外壳,里面放置微型摄像机、集成电脑芯片,通过这两个部件将影像信号转化成电脉冲,刺激大脑的枕叶神经,实现可视移动功能。

2.纳米肌肉 美、德等国研制出一种人造肌肉纤维,其伸缩性和灵敏度超过迄今任何人造材料。这种人造肌肉纤维以纳米碳管为材料制成,随着外加电压的变化,碳管的长度会有规律地伸展或收缩。这种人造肌肉纤维与天然肌肉具有相似的活动原理,而且比天然肌肉更为结实,适用于人体的移植和修复手术。

3.纳米类人骨 这是一种全新的将取代金属和脆弱塑料等材质的骨置换材料,由四川大学研制成功并顺利通过国家"863"项目组验收(图6-2)。

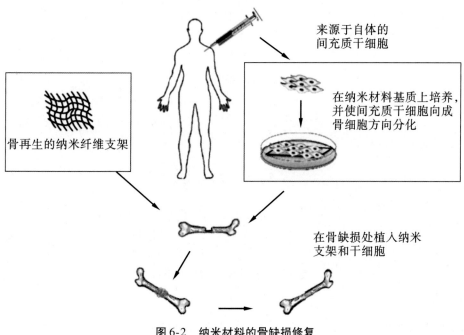

图6-2 纳米材料的骨缺损修复

4.其他 除纳米材料在替代医学中得到广泛应用外,纳米器件有可能成为保障人类健康的忠实卫队:①纳米生物传感器用于监测、收发体内细胞的健康状态和病变信息;②纳米药物存储器(药泵)用于存储、运输指定存储的药物;③纳米生物导弹直接用于治疗各种细胞水平的疾病,对病变组织有亲和力,对病变细胞有杀伤力;④纳米细胞修复器用于修复细胞内的各种病变;⑤纳米细胞监督器用于监视免疫细胞、白细胞等细胞正常功能的发挥;⑥纳米细胞清扫器帮助清除体内的代谢废物及外界进入体内的有害物质;⑦纳米细胞检疫器能够称量 1 ~ 9 g(即相当于一个病毒的重量)的物体。利用纳米"秤"可称出不同病毒的重量,以发现新的病毒。

(二)纳米纤维支架

纳米纤维支架在各类组织工程中得到应用,包括在皮肤和创伤敷料组织工程(图 6-3)、血管组织工程、神经组织工程、骨组织工程、软骨组织工程中应用。将纳米技术与组织工程技术相结合,构建具有纳米拓扑结构的细胞生长支架正在形成一个崭新的研究方向。相对于微米尺度,纳米尺度的拓扑结构与机体内细胞生长的自然环境更为相似。纳米拓扑结构的构建有可能从分子和细胞水平控制生物材料与细胞间的相互作用,引发特异性细胞反应,对于组织再生与修复具有潜在的应用前景和重要意义。将纳米纤维水凝胶作为神经组织的支架,在其中生长的鼠神经前体细胞的生长速度明显快于对照材料。向高分子材料中加入碳纳米管可以显著改善原有聚合物的传导性、强度、弹性、韧性和耐久性,同时还可以改进基体材料的生物相容性。研究发现,随着复合物中碳纳米管含量的增加,神经元细胞和成骨细胞在复合材料上的黏附与生长也越来越活跃,而星形细胞和成纤维细胞的活性则呈现同等程度的下降。Murphy 等成功合成了模拟骨骼亚结构的纳米物质,该物质可取代目前骨科常用的合金材料,其物理特性符合理想的骨骼替代物的模数匹配,不易骨折,且与正常骨组织连接紧密,显示出明显的正畸应用优势。纳米自组装短肽材料 RADA16-I 与细胞外基质具有很高的相似性,RADA16-I 纳米支架可以作为一种临时性的细胞培养人工支架,能很好地支持功能型细胞在受损位置附近生长、迁移和分化,因而有利于细胞抵达伤口缝隙,使组织得以再生。

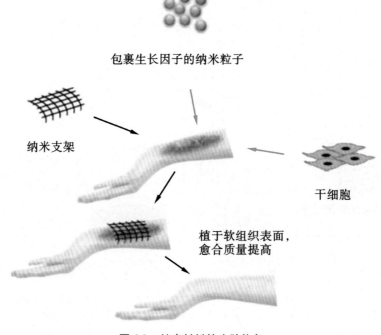

图 6-3 纳米材料的皮肤修复

(三)纳米涂层技术

纳米涂层技术是等梯度将材料多层涂于钛合金表面,使材料与钛合金之间实现连续无界面材料成分和结构过渡,避免材料性能的不连续和降低材料内部的残余应力,增强涂层与钛合金栓之间的结合强度,能够克服原有技术的缺点,组织学和生物力学结果满意。纳米级 HA 复合梯度涂层,采用等梯度机构涂层技术,提高了涂层和金属基体之间的结合强度,同时减少了内部气孔裂缝的产生。纳米级材料与骨和金属基体之间存在小分子结合力,能够改善骨-植入体-金属基体的结合,早期、快速地与骨结合,降低诱发骨溶解的细胞因子的产生,并促进保护性因子的表达,能够提供假体的早期稳定性,并具有防止假体松动的潜力,为减少关节置换手术后的松动提供了有利条件。

三、基 因 治 疗

创面愈合过程中,按传递方式的不同可以将基因转移分为两大类,即病毒载体导入系统和非病毒载体导入系统。

病毒性载体主要分为以下4类:腺病毒载体、反转录病毒载体、腺相关病毒载体和Ⅰ型单纯疱疹病毒载体(图6-4)。Escamez等将人类组织工程皮肤植入免疫缺陷的小鼠12周后,小鼠背部皮肤形成直径为2 mm 的圆形全层创面以模拟人类皮肤伤口模型,通过表达角质形成细胞生长因子(keratinocyte growth factor,KGF)的腺病毒载体治疗后,局部创面KGF蛋白表达增加的同时伤口的再上皮化也明显加快。淋巴管的新生有利于创面愈合,Saaristo等将表达血管内皮细胞生长因子(vascular endothelial growth factor,VEGF)的腺病毒载体植入糖尿病鼠全层切除伤口中,与对照组相比,Ad/VEGF组新生淋巴管和血管数量增加,伤口愈合时间明显缩短。腺病毒载体主要的潜在不足是表达时间相对较短和易引起宿主的免疫炎症反应,而创面愈合是一个短时限的过程,因此,腺病毒的短期表达在创面愈合过程中反而有利。创面受损后即进入炎症反应期,腺病毒导致的一过性炎症反应在生长因子等促愈作用下影响较小。Gu等将表达血小板衍生生长因子(platelet derived growth factor,PDGF)的腺病毒载体用于皮肤全层切除伤口模型时,观察到机体对腺病毒载体和表达的目的蛋白产生免疫反应,但后两者对创面愈合无明显影响。Bitto等研究了表达血管生成素-1(angiopoietin-1,Ang-1)的腺相关病毒(adeno associated virus,AAV)载体在糖尿病鼠切割伤口模型中的作用,创面局部导入治疗载体后7 d和14 d检测发现实验组局部创面Ang-1的mRNA和蛋白质表达增加,再上皮化和胶原成熟度明显改善,肌肉抗牵拉力增加。Deodato等和Galeano等通过AAV-2将血管内皮细胞生长因子-A(VEGF-A)转入动物模型中,18 d后由于良好的肉芽构建和血管化的加速,创面提前6~10 d愈合。

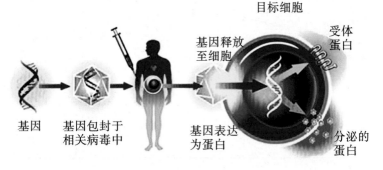

图6-4 病毒载体

非病毒性载体具有包装容量大、成本较低、操作简单等特性。然而,非病毒性载体也存在靶向性相对较差、目的产物含量不稳定、感染效率较低等不足。主要有裸DNA直接注射法、基因枪和微种植基因法、电穿孔和阳离子脂质体阳离法。裸DNA直接注射法是将裸DNA转移至靶组织的较实用的方法之一。1995年,Hengge等根据猪皮肤在形态学上与人类皮肤相近的特点,在直接将表达白细胞介素-8的裸质粒DNA注入猪皮肤后,发现表皮角质形成细胞能摄取质粒DNA并高水平短暂表达。Eriksson等发现经过显微注射的皮肤创面上皮生长因子的表达比离子轰击法高2~3倍,比单纯注射法高4~6倍。其优点是与电穿孔相比,组织内不留异物,并可以与病毒载体联合应用,明显提高VEGF的表达;其不足是只在皮肤表层表达,在皮肤深层表达较少。基因枪即用1~5 μm金或钨为探头,以氦压力为动力,携带各种DNA质粒通过弹道微发射到皮肤细胞(图6-5)。Steinstraesser等发现在一、二度烫伤大鼠创面中,基因枪能够将目的基因导入细胞内,但其

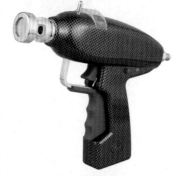

图6-5 基因枪

表达能力低于腺病毒载体。Dileo 等发明一种特殊改进的基因枪,可使基因在表皮和真皮、肌肉高效表达,表达峰值在 24 h,可持续至少 1 周,对周围组织伤害小。有人以糖尿病小鼠切除伤口为模型,真皮下注射表达缺氧诱导因子-1α(hypoxia-inducible factor-1α,HIF-1α)质粒后进行电穿孔治疗,组织中 HIF-1α mRNA 表达水平升高,创面愈合速度明显加快。1963 年,Bangham 发明了脂质体,但其应用一直存在局限。1987 年,Felgner 发现阳离子脂类与 DNA 自动形成可与细胞膜融合的单层外壳,阳离子型脂质体介导的转染方法逐步得到越来越广泛的应用。Ferraro 等分别通过直接注射和电穿孔的方法将 VEGF 质粒转染到大鼠腓肠肌、缺损创面及随机皮瓣,观察得知电穿孔基因转染模型 VEGF 表达明显升高,促进血管再生,进而促进创伤愈合和降低皮瓣的缺血坏死。Jeschke 等将脂质体联合介导胰岛素样生长因子-1(insulin-like growth factor-1,IGF-1)cDNA 和 KGF cDNA,观察其在大鼠皮肤急性伤口模型中的作用,免疫组织化学发现 IGF-1、KGF、VEGF 和Ⅳ型胶原表达增加,同时伴有再上皮化增强、新生血管形成加速。

在组织修复过程中应用细胞遗传工程有可能对持续传送生长因子提供一种有效的途径(图 6-6)。生长因子基因治疗避免了麻烦的、昂贵的生长因子蛋白的纯化步骤,有很大的潜力。而且与传统药物相联合的基因转移措施的改进将给创伤愈合提供新的有力的治疗选择。随着基因传递系统的不断发展,基因治疗将更有效、更安全、更可靠。制约临床应用的问题主要包括安全性、转染效率及经济实用性等方面。同时,经体外分离、培养细胞,然后将目的基因导入,再回植到创面上的体外转染的方法需要较长的准备时间。因此,探索安全、有效的体内转染方法也是目前研究的一个重要方向。此外,创面愈合是一个多因素调控的过程,单一基因转染改善创面愈合进程的效果会受到极大的制约。

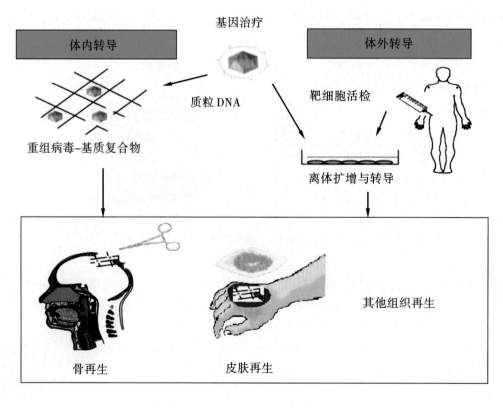

图 6-6　细胞遗传工程在组织修复中的应用

四、细 胞 治 疗

(一)细胞治疗的历史

细胞是生命的基础,细胞健康是人体健康的根本,世界卫生组织(WHO)对疾病康复也做了新的定义:"治愈疾病最根本的途径是修复细胞、改善细胞代谢、激活细胞功能。"由此可见,疾病康复的标准已经要求达到细胞康复的水平。因此,有科学家称:"20 世纪是药物治疗的年代,21 世纪将是细胞治疗的年代。"细胞治疗又称活细胞治疗(live cell therapy),包括活细胞修复损伤组织/细胞。事实上,细胞治疗已有百年的历史,首次细胞治疗概念可追溯到 1493—1541 年,由菲律宾 Auredus Paracelsus 提出;19 世纪 30 年代,德国科学家施莱登、施旺和魏尔肖等创立细胞学说。1912 年,德国的医师将细胞治疗首次应用于胸腺功能减退的小儿和甲状腺功能低下的患者;1930 年,瑞士的代保罗·尼汉斯(Daul Niehans,1882—1971 年)成为细胞治疗皮肤年轻化的著名医师,被称之为"细胞治疗之父"。1990 年,Niehans 报道了 65 000 例患者愿意接受该治疗技术。1967 年,多纳尔·托马斯完成第 1 例骨髓移植,后于 1990 年获得诺贝尔生理学或医学奖。1970 年,Wolfram Kuhnu(Niehans 的副教授)在墨西哥的 Tijuana 开始应用细胞治疗癌症、Down 综合征、Alzheimer 疾病、获得性免疫缺陷综合征(acquired immunodeficiency syndrome,AIDS,又称艾滋病)和其他各种疾病。自 1957 年至 1980 年,世界各国已有注射异体或巨噬细胞后引起严重的免疫排斥反应和死亡的病例报道。直到目前,美国的细胞治疗仍处于研究、实验和临床观察阶段。美国 FDA 已批准利用一种细胞治疗修复损伤的膝关节,其技术是取自体受累关节的正常软骨细胞,在实验室扩增培养 3~4 周,再注入损伤的膝关节。当前运用较多的治疗性细胞包括 NK、γδT、CD3AK、DC-CIK 等,还有细胞因子或单克隆抗体活化的免疫细胞,树突状抗原呈递细胞,成体组织间充质细胞,血液-淋巴干细胞,人工诱导的多能干细胞等。我们将主要介绍当前用于组织修复的几类细胞,包括成纤维细胞、角质形成细胞等。

(二)细胞治疗的概念和理论

细胞治疗的基本理论始于 16 世纪的瑞士 Paracelsus 等医师。他们认为,细胞治疗是心脏治愈心脏(heart heals the heart)、肺治愈肺(hung heals hung)、脾治愈脾(spleen heals spleen),即同类治愈同类(like heals like)。治疗疾病的最好方法是利用活组织重建和更新疾病及老化的组织。

许多实践者认为,细胞治疗有与组织和器官移植相同的作用,能使衰老的细胞年轻化,由此产生了"细胞治疗"的概念。在欧洲,细胞治疗也被广泛接受。在瑞典,Niehans 医师为千例患者(包括国家君王、元首及明星等)注射活细胞;在联邦德国,有 5000 名医师进行了细胞治疗。自 20 世纪 50 年代,世界各国已有几百万人接受了细胞治疗。英国的 INTERCYTEX 公司提出了"细胞治疗是利用活细胞治疗疾病",是在细胞生物学、分子生物学和组织工程学基础上发展起来的第 1 代细胞治疗制剂,即细胞替代治疗。最近数年,国际上利用细胞的再生和愈合能力,采用刺激剂,诱发细胞的再生和愈合能力,并将此称为"细胞治疗"或第 2 代细胞治疗的商业产品。刺激细胞固有的再生和修复能力,其 Dr. PAUL KEMP 公司,已有 17 年以上细胞治疗的经验。

随着对医学研究的不断深入,人们逐渐认识到,细胞是生命的基础,细胞健康是人体健康的根本,WHO 对疾病康复也做了新的定义:"治愈疾病最根本的途径是修复细胞、改善细胞代谢、激活细胞功能。"由此可见,疾病康复的标准已经要求达到细胞康复的水平。因此有科学家形象地说:"20 世纪是药物治疗的年代,21 世纪将是细胞治疗的年代。"

细胞治疗的现状显示,较广泛的临床细胞治疗有 3 种类型:①干细胞移植,主要是自体或异体基因骨髓和脐血造血干细胞移植治疗血液病、恶性肿瘤,或骨髓和脐带等来源的间充质干细胞经移植后转化为成骨细胞、心肌细胞、汗腺细胞等。②体细胞治疗,主要是外周血细胞经体外不同细胞因子或抗原诱导、激活、扩增后输入人体,如 CIK(cytokine induced killer cell,细胞因子诱导的杀伤细胞)、NK(natural killer,自然杀伤)细胞、DC(denditic cell,树突状细胞)、CTL(cytotoxic T lymphocyte,细胞毒性 T 淋巴细胞)、PCMO(programmable cells of monocytic origin,单核细胞来源的可编程细胞)等通过免疫细胞及其释放的细胞因子的免疫调节起到治疗作用。③近年来在整形、创伤外科发展迅猛的成纤维细胞、角质形成细胞等具有体细胞治疗性质的干细胞治疗,骨髓或脐带等来源的间充质干细胞经体外培养扩增后输注,多是综合治疗中的一种通过释放细胞因子起作用的辅助治疗。

细胞治疗是以功能性细胞为主体的治疗方法,既可作为一种独立的治疗方法,也可与常规的手术、化学药物等治疗方法联合应用。形式上可以是一般的输注,也可以是移植。其作用机制为:①细胞的直接作用,修复受损的组织和器官或杀伤肿瘤细胞;②细胞的间接作用,分泌相关的细胞因子或生物活性分子,调节患者自身细胞的增殖和功能,或者作为免疫细胞应用在免疫治疗。治疗性细胞可以是患者自身来源的,也可以是同种异体来源的。细胞治疗的主要问题包括:①细胞治疗的生物观点,即移植中的排斥反应问题;②细胞治疗的效率问题。

从胚胎或成人组织(器官)分离培养功能细胞在技术上已经十分成熟,制约临床应用的主要因素是大规模扩增技术,现已基本得到解决。如从患者活检得到的皮肤或从包皮切除术中得到的皮肤分离培养成纤维细胞和角质形成细胞,均可达到相当大的扩增量,已经可在体外培养成为单层表皮层用于皮肤的修复。1989年,Grande首先用兔的自体关节软骨细胞移植修复关节软骨缺损,组织学观察证明有82%的软骨修复。1997年美国FDA批准用于临床。通过关节镜技术操作,创伤小,并发症少。随访观察发现74%为透明软骨,组织学显示了接近正常的关节软骨结构,可用于15 cm² 全层软骨缺损的修复。

(三)细胞治疗的形式

1. 成纤维细胞 定义:自体成纤维细胞移植术是取自身皮肤,分离出其真皮中的成纤维细胞(fibroblast,Fb),经过体外培养扩增和检测后,注射到面部皱纹、凹陷部位的皮肤真皮乳头层,从而达到填充凹陷和皱纹、改善皮肤弹性的一项技术。

1995年William Boss首先报道使用体外培养的自体成纤维细胞用于整形美容的皮肤充填。美国的Isolagen公司首先开始规模化地和医院合作,培养使用自体成纤维细胞,用于整形美容充填,在1995—1999年的一项研究中,共有94名患者接受治疗,随访36至48个月,92%的患者对结果表示满意。2003年7月美国FDA委托Henry Mentz医生进行了临床三期的试验,结论是有效。2007年Weiss等开展了一项随机对照双盲临床试验,将自体成纤维细胞悬液(20 million/ml)注射填充治疗215例面部皮肤缺陷的患者,间隔1~2周,共注射3次,对照组采用不加细胞的悬液,随访12个月,发现从6个月开始,在治疗皮肤缺损和痤疮瘢痕方面试验组比对照组具有更好的临床疗效,在治疗过程中没有发现明显不良反应。美国FDA于2011年6月21日批准使用成纤维细胞美容产品LAVIV(Fibrocell Science,Exton,PA)用于鼻唇沟的填充。该产品的通过主要基于2012年Smith等开展的一项多中心、双盲、对照试验。该试验共有372名患者,结果表明试验组及对照组疗效差异有统计学意义,副反应很轻微。Eqa等从患者腹股沟处取真皮组织,体外培养后,间隔15d注射1次,共注射4次,结果表明自体成纤维细胞移植对于眼周皮肤松弛效果明显,但对于额部及鼻旁较深的皱纹基本无效。1995—2009年,在美国超过2 000人接受该治疗,在英国超过6 000人接受该治疗。并于2011年6月21日得到美国FDA认可。LAVIV(azficel-T)这种自身细胞学产品的适应证和用途:主要是改善中度至严重鼻唇沟皱纹的外观。尚未确定除鼻唇褶皱外区域LAVIV的安全性和疗效。尚未确定LAVIV超过6个月的疗效。

皮肤由表皮、真皮和皮下组织组成,其间分布有丰富的血管、淋巴管、神经、皮肤附属器及肌肉。真皮由胶原纤维、网状纤维和弹力纤维以及细胞和基质构成,靠近表皮下部的称乳头层,其深部为网状层。胶原纤维和弹性纤维不断地产生,又不断地消亡。成纤维细胞是真皮重要组成细胞之一,是皮肤支撑系统的组成部分,成纤维细胞可合成和分泌胶原纤维、弹性纤维、网状纤维及有机基质(主要成分为蛋白多糖),这些都是组成真皮的主要结构成分,对于皮肤强度和弹性发挥着重要作用。随着年龄的增长,胶原纤维和弹性纤维的数量和质量也随之下降,表皮和真皮的交界面也开始衰退松散。另外,表皮和真皮会越来越倾向于互相分离,有时候甚至会完全分裂。随后,表皮就会在重力的作用下开始向下滑动,皮肤就慢慢出现皱纹。

多年的实验研究表明注射的成纤维细胞可有利于弹力纤维、基质、透明质酸等因衰老而丢失的成分的产生。与大部分真皮填充剂不一样,自体成纤维细胞无立竿见影的填充效果,需要刺激新的胶原、基质、透明质酸等的产生起到填充效果,一般需要多次注射后效果才比较明显。但是自体成纤维细胞填充效果持久,可持续1年以上,甚至可以达到8年以上。

FDA的警告和注意事项指出,用LAVIV可能发生:①超敏性反应;②瘀伤;③血管炎;④唇疱疹;⑤基底细胞癌;⑥发生瘢痕疙瘩和增生性瘢痕;⑦患有遗传性疾病的患者可能有异常反应;⑧免疫抑制患者,或对恶性病进行化疗或对自身免疫疾病接受免疫调节治疗患者,可能对感染增加易感性和难愈等。

2.角质形成细胞　角质形成细胞(表皮细胞)移植是取自体或者异体的皮肤组织,将角质形成细胞进行分离、培养,制成角质形成细胞悬液、角质形成细胞膜片、角质形成细胞-生物材料复合物,再移植到皮肤创面,从而达到修复创面、缺损、改善色素等目的的一项技术。将取得的组织细胞接入培养瓶或培养板中分离角质形成细胞,并将角质形成细胞进行扩增、分化,形成角质形成细胞悬液、角质形成细胞膜片、角质形成细胞-生物材料复合物的过程称为角质形成细胞培养。

Mangoldt于1895年开始运用角质形成细胞种植技术来治疗皮肤慢性溃疡,并且效果显著。1905年Pels-Leusden将角质形成细胞和血清混合,再注射到慢性溃疡的伤口上,促进伤口愈合,然而因该方法可能导致上皮细胞囊肿,无法广泛推广。1975年Rheinwald等将角质形成细胞置于富含营养物质的并经过放射处理的3T3滋养层上进行培养,并获得成功。此后,体外培养角质形成细胞膜片移植修复创面逐渐得到推广应用。1992年由澳大利亚皮肤学专家Wood首创ReCell技术并用于临床。因其操作简单、快捷、便利,不需要专门的实验室,而受到医生和患者的欢迎。2008年该技术获得国家食品药品监督管理局批准。

角质形成细胞悬液移植是目前最常用的角质形成细胞移植方式,其原理是通过提取自体的角质形成细胞,并制作成细胞悬液,直接用于创面。最常用的角质形成细胞悬液的制作方法是组织块培养法。首先在无菌条件下切取供区少许皮肤组织,去除皮下组织,剪成小块,加胶原酶和胰蛋白酶等消化,过滤分离细胞后,加入培养基培养,等培养到一定数量后计数鉴定才能用于临床。培养分离出的角质形成细胞需3~4周。传统获取角质形成细胞的时间长,实验室条件要求较高,ReCell技术的出现解决了该问题。ReCell技术是切取自体刃厚皮片进行分离和移植自体的角质形成细胞的一项技术,已经于2008年获得了国家食品药品监督管理局的批准。以下重点介绍ReCell技术。

ReCell试剂盒中含有特制的酶溶液、中和试剂、过滤器,用于分离产生细胞悬液,制备过程共需20~30 min,细胞存活率为75.5%。分离的细胞悬液成分与正常皮肤细胞悬液相近,含有64.3%角质形成细胞、30.3%成纤维细胞、3.5%黑色素细胞,每种细胞有不同的功能。角质形成细胞促进创面的上皮化。成纤维细胞可重新合成和分泌各种纤维及有机基质,为真皮的新生提供物质基础。黑色素细胞有利于色素的形成。因此将ReCell细胞悬液均匀地喷洒于创面,角质形成细胞可促进创面上皮化,并生成真皮和产生正常的色素。

(1)适应证　①大面积浅度及深二度烧伤有良好疗效,并可减少供皮区面积和损伤,供皮区术后疼痛明显减轻;②治疗痤疮瘢痕、创伤后瘢痕,改善瘢痕区域的形态、颜色及功能;③稳定期白癜风、黑色素细胞痣等皮肤色素异常有效;④糖尿病性溃疡、血管性溃疡等慢性皮肤溃疡有效,促进创面上皮再生化;⑤较少单独应用于深层创面,可与Integra联合应用修复全层皮肤缺损;⑥与激光、磨削、微针等相互结合,促进上皮化,改善皮肤色泽;⑦与Versajet联合应用可取代激光和电刀切除等酒糟鼻的传统治疗方法。

(2)禁忌证　严重感染的创面;无血供创面;对麻醉剂、乳酸或者胰蛋白酶酶过敏的患者。

细胞治疗技术已成为近年来最为引人注目的领域之一,虽然国内细胞治疗研究不断取得重要成果,但仍存在一些会对细胞治疗技术的临床转化产生负面影响的不规范现象。为促进细胞治疗技术科学、有序地发展,几年来国家出台了一系列,以规范细胞治疗临床研究和应用行为,整顿细胞治疗工作。

3.干细胞或祖细胞　详见相关章节。

五、细胞微囊技术

微囊技术(encapsulation)是指用半透膜包被生物活性物质以形成微囊的技术。形成的微囊可以阻遏免疫细胞以及大分子抗体通过半透膜,同时允许氧气、营养物质和一些具有生物活性的小分子物质自由出入。因此,微囊技术是目前细胞治疗、组织和器官替代治疗的主要方法之一。微囊技术的应用可以追溯到 1933 年,Bisceglie 运用复合膜包被肿瘤细胞移植到猪的腹腔,结果发现移植的细胞并没有受到免疫系统的破坏。1964 年,Chang 再次引用微囊技术进行细胞移植,并首次提出"人工细胞"的概念。随后的 20 年间,人们不断尝试用这种方法包埋胰岛细胞来控制糖尿病小动物模型的高血糖。1980 年,Lim 等首次成功地用微囊化胰岛细胞移植纠正糖尿病动物高血糖,但由于聚乙烯亚胺可引发炎症反应,导致移植最终失败。1986 年,O'Shea 等在已有基础上对成囊物质进行了革新,制成了海藻酸钠-多聚赖氨酸-海藻酸钠(APA)微囊。近几年来,许多实验室探索采用其他方法和材料研制新型微囊,试图改善微囊的一些生物学和化学特性,以使其能够在代谢性疾病的治疗、药物缓释控制、体内和体外细胞培养等领域得到广泛应用。

如采用微囊技术将药物分散在无毒的聚合物中,形成一个半封闭创面敷料的包扎层,既保证了伤口处于湿润无菌的环境,又可连续不断地释放药物以加速伤口的愈合速度。这种药物敷料的关键在于利用无菌液态低聚酰胺酯与药液(如庆大霉素)混合,通过紫外线照射引起的固化作用而将药物分散嵌入,并使其在与伤口接触时,能直接以一定速度向伤口释放药物。药液具有快速祛痛、止血消炎等功效,药膜具有保护创面、防止感染等作用,使用时会在创面形成一层防水透气、富有弹性的定位药膜,既可刺激新生肉芽在膜下生长,加速组织愈合,又不影响洗涤、淋浴,起到不用普通纱布而能防止细菌侵入伤口的作用。

海藻酸钠-多聚赖氨酸-海藻酸钠(APA)是目前制作微囊技术最为成熟且应用最为广泛的材料。海藻酸钠是从天然褐藻中提取的水溶性聚醛酸盐,是一种聚阴离子聚合物,免疫原性低,生物相容性好,可降解。其主要成分是甘露糖醛酸(M)和古洛糖醛酸(G)。聚赖氨酸(poly-I-lysine,PII)作为聚阳离子的化合物,在化学稳定性和成膜性方面都很好。然而,聚赖氨酸为工业合成材料,由于纯度及制作工艺方面的原因在体内易引起炎症反应,而且海藻酸盐与聚赖氨酸之间形成的化学结合不稳定,易引起囊周纤维化反应,从而限制其在临床上的应用。有研究者采用壳聚糖代替聚赖氨酸。壳聚糖在组织中分布广泛,是细胞膜有机组成成分之一,具有优异的生物相容性,而且具有原料易得及价格便宜等方面的优点,倍受众多研究者的关注。

微囊化细胞技术在骨科领域的应用现阶段主要是与基因工程技术相结合,微囊化各种能释放与骨、软骨形成和再生相关的生物活性物质的转基因细胞,研究其在体外环境下对骨、软骨形成和再生的影响,为临床治疗骨软骨缺损性疾病提供新的思路和途径。Ma 等用海藻酸盐包裹人间充质骨髓干细胞,地塞米松和 TGF,以此诱导微囊内间充质骨髓干细胞向软骨细胞转化,体外培养 2 周后,细胞集聚形成类似临床的透明软骨;细胞周围有 2 型胶原蛋白的表达;反转录-聚合酶链反应法证实囊内有软骨细胞和肥大软骨细胞形成。Nuttelman 等进行聚乙二醇微微囊化包裹人间充质骨髓干细胞分化成骨细胞的相关实验研究,体外培养 4 周,经反转录-聚合酶链反应证实,囊内人间充质骨髓干细胞分化后加入成骨细胞分化诱导介质,1 周后检测到微囊化人间充质骨髓干细胞开始释放骨结合素、骨桥蛋白和碱性磷酸酶以及矿化基质形成。这些研究证实,成骨细胞/软骨细胞适于微囊包裹并保持其活性和释放活性物质的功能,为微囊化功能细胞的体内移植治疗骨、软骨缺损性奠定了基础。

微囊化技术在神经损伤修复中具有很大作用。2001 年,Chris 等将微囊化成纤维细胞植入脊髓内,在没有使用任何免疫抑制剂情况下,细胞存活良好,并且可以释放 BNGF。Yee 等将微囊包裹的同种异体大鼠神经胶质细胞移植到坐骨神经损伤的大鼠模型中,3 个月后发现囊内的神经胶质细胞存活良好,可分泌神经生长因子,而且大鼠模型中的坐骨神经损伤恢复良好。刘德明等将大鼠的施万细胞微囊化后进行体外培养,结果显示微囊化细胞可以正常生长、增殖;将其移植到脊髓损伤的大鼠模型,发现微囊化细胞移植处凋亡细胞减少,髓鞘及神经元溃变程度减轻,大鼠的损伤肢体运动功能出现不同程度的恢复。

　　微囊化生长因子在临床上具有广泛应用前景。Isobe M 等将聚乳酸甘醇酸 PLGA 微胶囊包裹的重组人 BMP-2 移植入大鼠皮下,经组织化学检测发现,第 3 天异硫氰酸荧光素检测显示 BMP 的释放,第 14 天微囊周围出现具有碱性磷酸酶活性的骨诱导细胞,第 21 天在异位骨诱导形成过程中产生成骨细胞。曾春等采用三聚磷酸钠(TPP)作为交联剂,以乳化交联法制备具有控制释放功能的负载 TGF-β 的壳聚糖微球,制备的微球形态良好,球体表面光滑,包封效率可达 90.1%,呈现缓慢释放,7 d 后 TGF-β 仍可以保持 63.5% 左右的缓释率。段宏等应用复乳干燥法制备缓释 bFGF-PLGA 微球,微球表面光滑圆整,球体均匀度好,药规律符合 Higuichi 方程,突释期内释放度仅为 19.26%,11 d 后释放度达到 72.47%。有学者以 VEGF 为目的基因,构建真核表达载体 pcDNA3.1/myc-hisA-VEGF165,纳米微囊包裹后作用于兔耳慢性创面,于术后第 14 天观察创面愈合情况,并进行组织学染色、显微测量,观察其对创面的影响。结果发现,转基因组创面肉芽生长及上皮爬行速度明显快于慢性创面组;HE 染色转基因组肉芽组织中大量的成纤维细胞聚集,微血管数量增多;新生上皮生长在非缺血创面组最高,慢性创面组最低,其中前者较后者增加 249%,而转基因组较慢性创面组增加 165%;肉芽组织厚度转基因组较慢性创面组增加 70%,而非缺血创面组较慢性创面组增加 46%;肉芽组织体积在转基因组及非缺血创面组与慢性创面组比较,分别增加 317%、302%。甚至有研究将微囊技术用于构建分泌型 NGF 真核表达质粒 pcDNA 3.1+/NGF,导入 NIH3T3 细胞,筛选出稳定表达的细胞株,将此细胞包入海藻酸钠-多聚赖氨酸-海藻酸钠微囊中培养。以 I 和 III 型胶原为基质、人成纤维细胞和制备好的微囊为种子细胞,用组织工程皮肤培养系统构建复合微囊的组织工程真皮,体外培养 1 周后进行羟脯氨酸(hydroxyproline,Hyp)测定,ELISA 法测定其分泌功能,组织形态学观察猪背部急性全层创面模型移植物不同产物:NGF-NIH3T3 微囊真皮组、NIH3T3 微囊真皮组、空囊真皮组、NGF(5 μg/L)+胶原膜组和空白对照组。结果显示:转 NGF 基因微囊复合组织工程真皮后体外培养 6 周,仍稳定分泌 NGF(124.32 ng/L),体外培养 1 周后,组织工程真皮中 NGF-NIH3T3 微囊组 Hyp 含量为(69.68±6.20)mg/g,较空白对照组增加约 2 倍。移植治疗急性创面,愈合时间较对照组至少缩短 10 d。这证实分泌 NGF 微囊复合组织工程真皮能促进急性创面的愈合。

　　微囊化细胞技术是医学与生物工程学、高分子材料学、基因工程学等多学科结合的产物,随着研究的深入,存在的一些问题日日益显现。如微囊化细胞移植技术主要处在动物实验阶段,离真正的临床应用尚有一段距离;缺乏具体细胞体内移植部位、位置、移植浓度,以及最大生物效应的相关性研究;前动物实验时间相对较短,缺乏对移植后微囊和囊内细胞在宿主体内最终归宿及其可能造成的不良后果的深入研究。作为一门优异的医学平台技术,随着其技术的日趋完善,微囊化人工细胞移植技术将在医学领域具有更广泛的应用空间(图 6-7)。

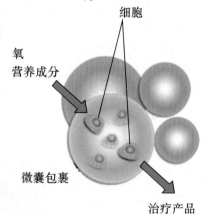

图 6-7　微囊化细胞技术原理

六、负压伤口治疗

　　负压伤口治疗(negative pressure wound therapy,NPWT)是近 10 年来提出并开展的伤口治疗新方法,包括负压封闭引流技术(vacuum sealing drainage,VSD)和负压辅助闭合伤口(vacuum assisted closure,VAC)两项关键技术,已在临床各科得到了应用和发展。该技术利用负压原理密闭伤口,能加速伤口愈合,缩短住院时间,减轻医务人员的工作量。

　　VSD 原系德国 Ulm 大学附属创伤外科医院的创伤外科医师 Wim Fleischmann 医学博士所创,用于四肢创面的引流。VAC 现在统称为 NPWT 技术,作为近 10 年来兴起的创面治疗一种新技术,其治疗伤口的理念已为全世界伤口处理专家认同。20 世纪 90 年代,陈绍宗和裘华德教授在国内率先介绍并引进这一新型技术,并广泛应用于各种急慢性创面的治疗中。

（一）作用机制

NPWT 是一种高效引流,体现在全方位、高负压下被引流区的"零积聚",因而能有效地预防伤口积液,加快感染腔隙闭合和感染伤口的愈合。同时,它使伤口周围的氧张力下降,刺激修复的启动信号,有利于及时清除坏死组织,促使机体分泌纤溶蛋白激活物及其他酶的释放。伤口内发生纤维蛋白溶解,可增强胶原组织的生长,并创造出加快纤维蛋白溶解的环境,以便进行自溶性清创。

免疫组化方法的研究证明,在慢性创面渗出液中胶原酶活性增高,NPWT 的应用可以降低胶原酶的活性,阻止胶原蛋白大量降解,利于创面愈合。NPWT 后创周组织血管数量增多,口径加大,创面血流量提高,从而改善了慢性创面的缺血、缺氧状态,使创面及创周组织老化减轻、功能改善,从而使各类生长因子表达增多。NPWT 能提高人慢性创面创缘组织中 PDGF 和 TGF-β 表达,促进创面愈合。NPWT 还能对大鼠创面愈合过程中 VEGF 和 Bcl-2 产生影响,在创面修复的血管生成过程中,VEGF 的表达呈较高水平,在不含线粒体 DNA 或核的细胞中 Bcl-2 可以阻止出现凋亡特有的形态学变化,促进细胞存活或增殖。伤口愈合时神经再生与组织愈合关系密切。皮肤损伤常可引起在皮肤有广泛分布的周围感觉神经解剖结构的破坏和功能受损。组织损伤时如失去神经支配,伤口愈合明显延迟,损伤组织愈合和修复取决于炎症细胞、修复细胞以及微环境之间的相互作用,神经系统在这一过程中起着整合和指导的作用。在创伤愈合时,周围神经释放的神经肽不仅参与启动愈合早期的神经源性炎症反应,调控巨噬细胞、肥大细胞、T 淋巴细胞和中性粒细胞的功能,同时对修复细胞增殖和其他细胞因子的生物效应发挥调控作用。

（二）临床应用

战伤创面损伤严重,常伴有严重污染,伤员后送距离远、时间长,NPWT 的特点决定其适合于此类创面的治疗,可使创面与周围战场、病室环境相隔离,有效保持创面清洁并减少创面感染,同时可进行创面的冲洗治疗。对于爆炸导致的合并肌腱、骨质外露的巨大软组织缺损患者,Helgeson 等联合应用 NPWT 和 Integra 人工皮肤进行创面准备,待创面情况改善后行皮片移植修复,术后效果良好,避免了操作复杂的皮瓣移植,减少了供区畸形、皮瓣坏死等风险。Sharony 等对第 2 次以色列与黎巴嫩战争伤员救治经验进行总结,强调了 NPWT 及 Ilizarov 外固定系统的应用,认为 NPWT 几乎在创面治疗的各个阶段均可使用,可以关闭多发的皮下窦道,强化组织瓣与创面周边和基底更好贴附,进行创面的准备或者覆盖皮片供区创面。

图 6-8 是适合战场救治使用的便携式负压治疗设备。

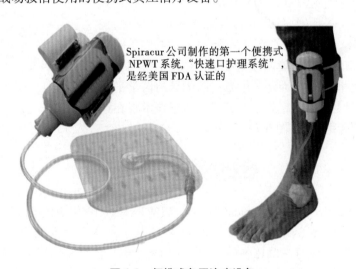

Spiracur 公司制作的第一个便携式 NPWT 系统,"快速口护理系统",是经美国 FDA 认证的

图 6-8 便携式负压治疗设备

七、光电技术

（一）电信号

1. 皮肤与电信号　完整皮肤与受损创面的研究表明,皮肤表面的离子流是影响愈合的重要因素。早在 1940 年 Burr 就发现,腹部伤口周边皮肤有阳性电流的产生(positive transepithelial electrical, PTE),随着愈合过程中细胞数量的增加,创面电流的极性发生改变。同样的作用在豚鼠全层皮肤缺损的创面愈合过程中得到证实。Illingworth 还发现,外伤后残端手指出现 $10 \sim 30~\mu A/cm^2$ 的电流。Foulds 报道,在人体真皮内插入电极后测得人体皮肤表面和真皮之间的电压是 23 mV。Barker 等人在动物的模型中发现,无毛皮肤的 TEP 为 $30 \sim 100$ mV,真皮下为负极。而在有毛皮肤,腺体周围只有 $0 \sim 10$ mV。切开的表皮 TEP 降低,在伤口与完整表皮之间形成一个平行于皮肤表面的电场,可以达到 200 mV/mm。

已经证明,基底层角质形成细胞胞质膜的经皮电势能是钠离子泵的作用结果。两栖类动物蛙皮中,基底和侧膜通过钠离子流跨越真-表皮间的连接,产生 $80 \sim 100$ mV 电压,表皮间紧密的连接防止梯度电能间的短路。若这种回流被打断,则因基底层的钠离子泵产生"创面电流"。溶液中 Na^+ 浓度增加 1.5 mmol/L 可以产生 60 mV 的电势能。当蟾蜍胚胎上皮被切开时,能产生 $16.7~\mu A/cm^2$ 电流,这对于愈合十分重要。其他实验也同样证明,Na^+ 流是哺乳类动物电势能形成的重要基础。如胎羊的 Na^+ 流能达到 $20 \sim 100~\mu A/cm^2$。

电磁场(electromagnetic field,EMF)的细胞学作用机制是,通过改变和模仿电化学信号转导引起细胞变化的过程。正确理解细胞通信间的通路最重要的就是确定 EMF 可能的作用方式。这主要体现在:利用细胞膜内电流改变形成局部电场成为可能;很多配体不能穿透基膜,因此细胞基膜可能是信号转导通路的主要部位;通过细胞自身的基膜来控制电量,调节进入或流出细胞的离子流,特别是钙离子。

细胞基膜的结构是一个流动的脂质双分子层间镶嵌着大的分子蛋白。纯粹的脂质双分子排列是最强的绝缘体,因此,能够通过最小的能量释放获得最大的电化学势能。通常情况下,大多数离子流是以大的跨膜蛋白分子为穿透通道。还有一些细胞具有特殊的蛋白通路,调节和改变离子的穿透性。很多基膜蛋白作为胞外配体的受体并不能进入细胞内部,而可能通过第二信使进入细胞完成细胞反应。通常有这样几种配体介导的信号通路:①环磷酸腺苷(cyclic adenosine monophosphate,cAMP)作为第二信使被激活;②肌醇三磷酸(inositol triphosphate,IP3)、甘油二酯(diacylglycerol)及钙离子通道;③膜受体介导的离子通道。

虽然目前人们的目标更多的是注意膜的作用,但 Blank 等人提出,从平衡位点迁移的离子将改变细胞内蛋白形成,导致电场增加。生物合成对频率的依赖性已得到证实。

2. 生物电与创面愈合　人们普遍认为,梯度性电势可以提供改变伤口部位细胞生物学行为的动力。伤口侧面的裂隙能够产生电流,在某些情况下电刺激是启动愈合的重要因素。在离体情况下,人们发现这一改变会引起角质形成细胞有方向性的运动,而在活体则可促进创面的愈合。Fang(1998年)发现,在 100 mV/mm 电场作用下,角质(形成)细胞能以 1 mm/s 的速度向阴极移动,这种迁移还需要生长因子和细胞外 Ca^{2+} 的配合。

细胞的定向迁移是组织形成、炎症反应和创面愈合的保证。趋化性(chemotaxis)更是具有重要的作用,内源性的电场(endogenous electric field,EF)决定着细胞迁移的方向。Zhao(2002 年)等人发现,EF 和表皮生长因子受体(epidermal growth factor receptor,EGFR)生理性再分配,将会导致阴极丝裂原活化蛋白激酶(mitogen-activated protein kinase,MAPK)活性增强,这会引起创面边缘肌动蛋白的聚合作用,进而使角质形成细胞发生迁移。拮抗 EGF 受体型 MAPK 信号通路将明显降低肌动蛋白的分布和细胞的迁移活动。

电磁场的脉冲(pulsed electromagnetic field,PEMF)可以引导 T 淋巴细胞的程序性细胞死亡

(programmed cell death)。于是有人假设,PEMF 控制着炎症淋巴细胞的增殖,从而影响炎症过程。在炎症中产生的各种细胞因子,是创伤修复中的重要的调节子。利用反转录 PCR(reverse transcription PCR,RT-PCR)技术可以证明,众多细胞因子 mRNA 表达均有所增强。

成纤维细胞产生胶原基质是电场预值对细胞代谢改变的结果。Mcleod(1987 年)证明,电场的电量、频率和细胞定向力(orientation)决定了成纤维细胞的生物合成过程,细胞排列与电场曲线是一致的。在这些细胞中,当电场电压低于 40 mV/cm 超过 12 h 时,进入细胞外基质蛋白的脯氨酸将下降 20%,除非电场的电压增加 5 倍,否则垂直排列的细胞不会发生任何反应。

Bourguignon(1987 年)证实,培养人的成纤维细胞时插入 100 Hz 的电极,40 V/cm 的电流刺激 20 min,3H-脯氨酸法和 3H-胸腺嘧啶脱氧核苷法掺入的研究表明,蛋白的合成以及 DNA 的合成均明显增加,此效应具有频率依赖性,其中 120 Hz、16.6 V/cm 的刺激所合成的蛋白量达到最大值,而 60 Hz 时则需要 23.3 V/cm。DNA 的合成同样具有这一规律。

其实磁场也能改变暴露细胞的电流。这也正是难以判断细胞变化到底是由电场还是磁场的改变所引起的原因。人皮肤的成纤维细胞暴露在 8.4 mT、20 Hz 的震动磁场中,将会分化成熟,胶原的分泌以及细胞蛋白的集聚增加。Cadosii(1985 年)在培养淋巴细胞的时候发现,75 Hz、1.3 ms 脉冲、3.5 V 的磁场能增加细胞对植物凝集素(phytohemagglutinin)的敏感性,结果有活性的淋巴细胞数量增加,生物合成的活性也明显增加(表 6-2)。

由于细胞对电磁场的反应是复杂多变的,要完整、准确地认识这一机制还需要进行大量的研究工作。信号转导机制在创伤修复研究中取得突破,将对最终认识生物电与创面愈合的关系产生积极的意义。

表 6-2 伤口内修复细胞对电磁场的反应

细胞类型	反应	参考文献
角质形成细胞	电极移动	Luther 等
	再定向	Cooper 和 Schliwa
成纤维细胞	电极移动	Erickson 和 Nuccitelli
	再定向	Yang 等
	DNA 和蛋白质合成增加	Liboff 等
	分化增加	Bourguignon 和 Bourguignon
	胶原分泌增加	Rodemann 等
淋巴细胞	迁移的敏感性增加	Cadossi 等

(二)磁信号

生物磁现象即生物体内产生的磁场及其与生命现象的关系。1963 年美国锡拉丘兹大学的 Balule 和 Mefee 第 1 次从人体上记录出心磁信号。生物磁的强度一般都很微弱,往往深埋在环境磁噪声中,用一般的探测仪器无法进行检测。随着科学技术的不断发展,这个问题会逐步得到解决。

强磁场对新陈代谢、细胞分化、生化变异乃至神经生物物理等方面均有影响。把生物体的组织、器官等置于外界磁场中,生物组织、器官等将在外磁场的作用下产生一定的生物效应。人的生理节律与地磁场的分布相关。太阳黑子的活动(磁暴)会对地磁场产生强烈的影响,这种变化对人的精神和生理、病理均有一定的影响。磁场的生物效应是多方面的,如对免疫功能的影响、对多种酶类活动的影响以及对糖、脂类、蛋白质、核酸、自由基的影响等。有实验证实,低频率(50 Hz)电磁场作用可使大鼠烫伤创缘表皮干细胞的数量增多。病理组织学检查发现,低频率电磁场治疗,不但可促进创面愈合,还可诱导干细胞增殖与分化。这可能是由于特定的脉冲磁场通过改变细胞膜的通透性影响细胞的信号转导,进而改变了细胞的代谢过程,促进创面愈合。

有人进行平行对照试验,探讨恒磁场对不同种类手术后患者伤口愈合情况的影响,征集志愿者260例,结合手术种类进行随机分组。对照组常规拆线、普通敷贴,磁场组采用 0.2 T 恒磁敷贴(敷贴和恒磁片由陕西众邦药业科技有限公司提供,敷带由无菌纱布制成,经 ^{60}Co-γ 射线灭菌,磁片为钕铁硼稀土材料,实测中心磁场强度为 0.2 T)。1 个月后,对两组间以及磁场组不同手术种类的创伤愈合情况进行评价,结果显示:恒磁场能提高术后伤口的愈合速度和质量($P<0.01$)。

总而言之,磁场可使生物电流改变速度、方向;旋磁可产生涡流电场,使电子运动形态、电子能级函数发生变化,同时可使电子自旋和循轨道运动所产生的磁矩能级降低,从而引起细胞电生理改变。旋磁可使血管扩张、血流加快,促进血液循环,促进创伤愈合。但具体分子生物学机制尚待进一步阐明。

(三)光信号

光在现代物理学中的定义是所有的电磁波谱,从不足 3×10^9 Hz 的无线电波到超过 3×10^{20} Hz 的伽马射线,可分为可见光、不可见光和红外线。光具有可吸收、反射、散射和折射等特性,因而在医学领域应用广泛。医学治疗主要是基于光的热、压力、光化学、电磁场和生物刺激效应。

红光是指通过物理学方法,将大部分其他光线滤去,包括滤去对皮肤有损害作用的紫外线和具有明显热效应的红外线部分,仅保留 600~700 nm 波段的光。红光可直接作用于血管、淋巴管、神经末梢和皮下组织等而发挥相应的治疗作用。近年来有关红光的临床研究正越来越多地被人们认识和重视。红光对人体穿透性较强,穿透深度可达 30 mm 以上。红光照射人体后,被人体细胞线粒体快速吸收,通过光化学作用,促进物质代谢,使细胞活性增强,并提高机体免疫力和创面内巨噬细胞吞噬功能,促进角质形成细胞、成纤维细胞的再生和损伤毛细血管的修复,能够加速创面愈合。

红外线对机体的作用主要是热作用,可使组织温度升高、局部毛细血管及小动脉扩张、血管周围白细胞浸润、网状内皮细胞吞噬功能增强,有消炎、收敛、增强机体免疫作用。红外线的热效应还可改善局部血液循环,促使炎症吸收,消除水肿,减轻疼痛。同时因血液循环加快,组织营养改善,增强了细胞的再生能力,从而起到加速肉芽生长及痂皮形成,促进伤口愈合的作用。

远红外线对人体皮肤、皮下组织具有强烈的穿透力,并可引起细胞内外水分子的振动,从而激活细胞,使其发生下列变化:①促进细胞质内线粒体代谢,提供更多的能量。ATP 水解释放的能量处于 3 μm 光谱范围内,及时给予远红外线照射,使得细胞线粒体氧化生成更多的 ATP,维持生物体的一切基本活动。②促进核酸沿正常途径合成、代谢、发挥功能。波长为 1~7 μm 的远红外线可以被蛋白质分子吸收,导致分子中酰胺键的量子振动,从而使生物能量从一处传递到另一处,使生命体处于正常状态,保持生命体的生长、发育及新陈代谢。③增强 NO 分子转动及两个原子沿化学键方向的伸缩振动,激活鸟苷酸环化酶,增加平滑肌细胞内环磷酸鸟苷含量,激活依赖环磷酸鸟苷的蛋白激酶,促使更多的肌球蛋白去磷酸化而松弛平滑肌,舒张血管。④维持细胞膜的完整性、通透性,提高细胞兴奋性,提高红细胞变形能力,清除代谢中产生的自由基,使细胞处于优良状态,从而更好地发挥功效。

有研究显示,LED 红光照射对放创复合伤小鼠创面有促进愈合作用。研究采用 C57BL/6 小鼠,分单纯创伤组、放创复合伤组和放创复合伤红光照射组,于背部制全层皮肤切除创面,放创复合伤组经 ^{60}Co 射线 5.0 Gy 全身一次性均匀照射后在背部制等大创面,放创复合伤红光照射组相同制伤后予 LED 红光照射,伤后动态观察各组创面愈合情况以及小鼠一般情况、体重、血常规的变化,同时观测红光照射时照射盒内温度变化。放创复合伤红光照射组小鼠比放创复合伤组创面愈合时间缩短1~2 d($P<0.05$);外周血白细胞计数,第 25 天时比放创复合伤组高出 43.41%,第 28 天时高出 37.98%($P<0.05$),放创复合伤红光照射组体重增长与放创复合伤组比较差异无统计学意义($P>0.05$)。

八、数字医学技术在战创伤医学中的应用

数字医学技术是近年来发展起来的一种前沿医学工程技术,是传统医学同计算机、数字信息、虚拟现实、生物力学等相关学科交叉发展的产物,也是数字化信息时代医学与工程学发展融合的必然产物。数字医学研究的内容广泛,包括了数字化工程技术同传统医学交叉结合的所有领域,如数字化虚

拟人体、数字化虚拟手术、手术规划、医学仿真与训练、人工关节 CAD/CAM 技术、手术导航等。随着计算机图像处理与重建技术的飞速发展,数字医学这个新生的医工交叉前沿学科迅速成为当前国际上最活跃的学科之一,得到广泛的关注和高度的重视,同时也取得了许多突破性的研究成果,促进了传统医学及其相关技术的跨越式发展。战伤救治是军事医学研究的主要内容之一,战伤救治训练是保证和提高部队战伤救治能力的主要手段。由于各种技术条件的限制,传统的战伤救治训练是通过课本、录像教学及现场授课等方法进行的,受训人员缺乏现场实际操作训练,训练效果不够理想,很难在真正需要时及时提供有效的救护。随着数字医学技术和虚拟现实技术的蓬勃发展,传统医学的研究方法、教学方式及训练模式受到数字医学变革的深刻影响,出现了许多数字化的虚拟仿真临床医学训练系统,如 Surgical SIM 外科手术仿真训练系统、虚拟计算机急救技能训练系统、数字化宫腔模拟操作系统等。这些数字化医学训练系统的出现,大大改善了医学教育及临床手术训练的效果,提高了教学质量和效率,使受训人员既获得了理论知识,又获得了现场操作的经验,克服了心理障碍。数字医学及虚拟现实技术的这些优点,为解决目前战伤救治训练中存在的问题提供了有效便捷的方法。

目前常用的数字化三维重建方法主要有面绘制法和体绘制法两类。面绘制法是指从医学影像设备输出的切片数据集构造出三维数据,然后在三维数据中抽取出等值面进行三角剖分,再用图元绘制技术实现表面绘制。该方法可有效绘制三维数据中具有某个特定值的表面,但无法表达三维体数据的内部信息,而体绘制法则是将三维体数据中的"体素"作为基本的绘制单位。体绘制法充分利用了三维体数据中的每一个体素,能够根据需要显示三维对象的内部信息。其缺点是体素数据计算量大,从而导致重建速度变慢,可通过提高计算机计算渲染速度加以解决。

随着先进制造技术和计算机技术的迅速发展,以美军为代表的西方发达国家军队开始使用计算机仿真技术来进行战伤救治训练研究,并取得了较好的效果。美军近年来在该领域投入了大量的经费,研发出一系列用于战伤救治训练的数字化仿真模拟装备。自 1999 年至 2007 年大约资助了超过 150 个该领域的研究项目,累计投入超过 6 000 万美元,使得该领域研究成为美国国防部投入最多的科学研究领域之一。美军建有医疗模拟培训中心(medical simulation training center)。美国国防部每年培训 10 万名部队医护人员,其研究内容涵盖战伤急救、护理及外科手术的模拟培训等方面,取得一系列研究成果与实物装备,如先进医疗训练技术(advanced medic training technologies,AMTT)系统、高级创伤救护仿真技术(simulation technologies for advanced trauma care,SAT Care)系统及一系列虚拟现实培训系统。

目前我军还没有针对战伤救治的模拟人。自 2005 年起军事医学科学院卫生装备研究所开展了虚拟现实,数字人体,操作感知等关键技术研究。

九、3D 生物打印技术对战创伤技术的影响

3D 生物打印的基本过程为:首先利用计算机设计出待打印器官(如耳朵)的 3D 模型,然后利用 3D 打印制出模型,最后将特殊的"生物墨水"注入模型之中并进行培养,从而生成具有一定生理功能的器官。2010 年,3D 生物打印机被 *The Times* 评为 2010 年 50 项最佳发明之一。与一般的组织工程支架比较,3D 仿生多孔组织工程支架的优势主要在于其仿生性,即可最大限度地模拟细胞外基质(ECM)的微观结构和生物学功能。这要求其不仅应具有类似特定 ECM 的内部结构、表面特性和与宿主组织相匹配的机械特性(包括弹性系数、抗压强度和抗疲劳特性),而且还应具备类似自然组织器官的梯度性结构和梯度性生物学功能,以引导细胞反应(包括细胞黏附、移动、分裂等)及通过生物修饰调控不同细胞之间的相互作用(图 6-9)。另外,利用这一技术可诱导干细胞生成骨或软骨组织。美国康奈尔大学生物工程学家与威尔康乃尔医学院(Weill Cornell Medical College)的医生组成的研究团队结合 3D 打印技术以及由活细胞制成的可注射胶造出了与人耳几乎完全一样的假耳。在 3 个月内,这些耳朵即可长出软骨,替换掉其中用于定型的胶原。这项研究的共同作者 Jason Spector 医生表示,利用人类细胞,尤其是患者本身的细胞打印器官可以降低发生排斥反应的概率。如果这种新的技术的安全性和有效性得到验证,那么最快在 3 年内即可对人类实施这种生物工程假耳移植。美国康涅狄

格州的 Oxford Performance Materials(OPM)公司也报道,利用 3D 打印头骨植入物——特殊聚醚酮酮 (PEKK)材料,且在 2013 年 2 月 18 日获得美国 FDA 的批准。

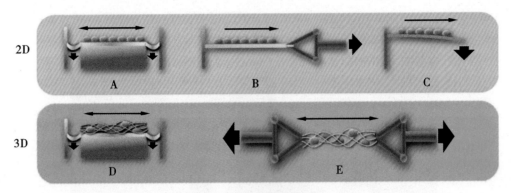

图6-9 3D 打印技术的优势

中国生物材料3D打印机研发团队负责人、杭州电子科技大学教授徐铭恩自主研发出第1台国内生物材料3D打印机。目前这台打印机已成功打印出较小比例的人类耳朵软骨组织、肝单元等。这台生物材料3D打印机具有打印生物材料种类多、对细胞损伤率低、打印精度较高和操作方便等特点。和国际同类打印机相比,这台名为"Regenovo"的3D打印机不仅实现了无菌条件下的生物材料和细胞3D打印,而且其新型的温控单元和打印喷头设计,能够支持从-5~260 ℃熔融的多种生物材料打印。徐铭恩介绍说,"Regenovo"支持活细胞打印,打印的细胞有着高达90%的存活率。目前打印出来的活细胞存活时间最长为4个月。

不过这一技术也有局限性,目前生物打印还无法生成整个器官。研究显示,很难真正实现一边生成支架结构一边打印细胞。目前常用的几种3D打印技术都具有各自的优势和局限性。光固化立体印刷技术制备的3D材料精度高,力学强度较高,但在后处理除去有机溶剂等杂质过程中需要避免成型产品发生变形。熔融沉积成型技术制备的成型产品精度高,表面质量好,但是需要高温将原料熔融。选择性激光烧结技术的优势则是加工速度快、无须使用支撑材料,缺点是加工温度高、成型产品表面粗糙等。另外,3D喷印技术操作简单、成型快速、制备条件温和,但其成型产品的力学强度较低。不论是喷墨打印还是激光打印,细胞上的药都会损伤细胞膜,细胞生存率在40%~95%不等。因此,在选择不同方法制备三维高分子支架材料时,还须结合原料的特点以及对成型产品的性能要求。目前,3D打印技术在硬组织工程支架材料的制备方面获得了较多的关注和研究进展。总的来说,3D打印技术在生物医用高分子材料的制备领域仍处于初始阶段。要实现3D打印技术在临床的应用还面临很多挑战,如对高分子原料的选择是影响3D成型材料应用的重要因素,其中主要包括高分子的生物相容性、生物响应性、降解性能、力学性质等。此外,在3D打印及后处理过程中需要保持成型材料的生物相容性,以及表面或内部细胞的存活率,还需要阐明细胞在3D支架材料内部的黏附、生长和分化的机制,尤其是材料与细胞相互作用的机制。

尽管生物打印的支架正在临床试验中,但是要将长着细胞的支架移植到患者体内需要很先进的技术。目前这一技术的质量还很难保证始终如一,而这却是医疗设备所必需的品质。生物打印技术距离广泛临床应用还有很长一段距离,需要多个领域的科学家通力合作来实现。

十、远程医学技术在现代战创伤中的应用

远程医学(telemedicine)是指使用远程通信技术和计算机多媒体技术提供医学信息服务。它涵盖了远程诊断、远程会诊、远程护理、远程教育、远程医学信息服务等所有医学活动。美国和西欧国家的远程医学已经较为普及,在军事医学中已被广泛应用。远程医学依靠数字化技术,以全新的方式拯救负伤士兵的生命。它具有以下特点:①能保证士兵以最快的速度向指挥官报告受伤情况,请求战地紧

急救护;②能够及时、准确地报告伤员的位置,使抢救组能够迅速、准确到达现场快速实施救治;③前方医护人员可迅速通过数字网络请求远程救援,采用最适当方法救治疑难伤病员(图6-10)。

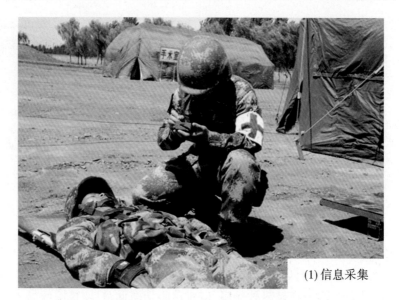

(1) 信息采集

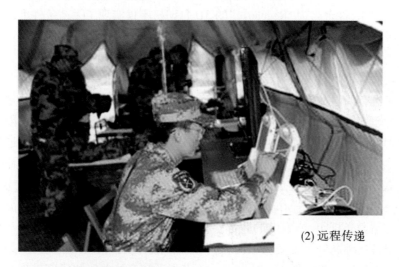

(2) 远程传递

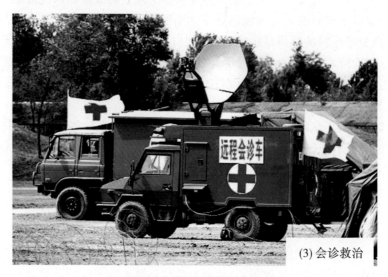

(3) 会诊救治

图6-10 战场远程救治系统

世界各主要国家军队远程医学的实践证明,该技术具有广阔的应用前景。未来战争的多样性、多变性,使得战时卫勤保障变得更加困难。如何使前线的指战员能在受伤后第 1 救治时间内得到后方大型医疗机构及高水平医学专家的及时救治指导,挽救伤员生命,是现代战争各国军队重点研究的课题之一。军队远程医学的快速发展,给高科技条件下现代战争卫勤保障提供了一种重要的手段。军队性质决定了相当一部分部队驻扎在边疆、海岛、山区等医疗条件相对较差的艰苦地区,而远程医学系统能够实现国家、军队或地区性医学资源的共享,故可有效地消除地域、空间给驻边防部队带来的医疗保障方面的诸多不便,使他们能够及时、便捷地享受到军队、地方大型医院和高级医学专家面对面的优质服务。

互联网技术、虚拟现实技术与机器人技术的有机结合产生了远程外科手术技术。专家们不仅可通过视觉了解伤病员的情况,而且可通过激光指示器指点手术部位,或直接操纵遥控手术器械实施手术。美国国防部下属的国防高级研究计划局(DARPA)和美国国家航空航天局(NASA)长期资助机器人手术和远程外科计划。从军事医学的角度来看,机器人手术技术最大的应用前景是为处在不利环境中的军事人员提供医疗援救服务。目前,美国 Computer Motion 公司研制的 Zeus 系统、Intuitive Surgical 公司研制的 da Vinci 系统和 endoVia 公司研制的 Laprotek 机器人手术系统获得了成功。

美国 DARPA 已建成医疗保健信息基础设施,后者与全球远程通信网连接,使医学信息从战斗前沿到远程医学中心迅速、高通量地流通,数秒就可将上千名伤病员的完整信息传递出去,使他们获得最恰当、最及时的救治。

海军对远海非战争环境下的卫勤保障要求逐步提高,远程医学技术的应用很好地满足了舰船平战时的医疗需求,并发挥着越来越重要的作用。远程医学在充分利用医学资源,救治边远海岛部队和远航的舰船伤病员,尽快提高医疗服务水平和完成军事演习,亚丁湾护航卫勤保障等方面发挥了重要作用,是我国海军新型的支援保障。

十一、军事医学的机器人

针对战场医学和远程医学中存在的诸多问题,美国国防部高等研究计划局(DARPA)为美国陆军未来战场伤病员救援和医疗设计了高度集成化、机器人化和智能化的医疗系统。

美军着力研发并打造的战场救援机器人系统,力图以尽可能少的人力实现更为快捷、准确的战场伤员搜寻、救护和全方位远程医学支持,使医疗再补给、伤员的救治可在任何地方展开,该系统在战场伤员定位、换乘、转运和战术性后送,伤病员途中救护,医疗补给投送,医疗决策与管理,核化生侦检等多领域的应用,将为美军提供更为健全的医学服务,并为作战力量提供更为有效的支持和保障。

美军的战场救援机器人系统主要由以下方面构成:战术两栖地面支持系统,战场换乘、转运辅助机器人,战场医学无人机系统,拉曼化学、生物、爆炸物侦检装置。在美军立足于需求,专注于实用,打造高精尖医用后勤装备的技术路线背后,不难看到战场救援机器人系统确实蕴含着相当可观的效益,美军对于战场救援机器人系统的高度重视与大规模投入,即是通过机器人完成多重后勤任务,逐渐替代旧有的以人为主的简易模式。新型机器人系统的优势为:①能够有效减少危险环境下医护人员的暴露,从而很大程度上减少在战场或高危环境中执行救援任务时造成的非战斗性减员。②新型机器人系统能够最大限度地提高与优化军队后勤力量和水平。通过远程医学技术的有力支持和保障,能够使有限的人力资源提供最大限度的后勤保障,在全面提升后勤任务作业效率的同时,简化了纷繁复杂的调度部署。③救援机器人系统应用广泛,在自然灾害救援、反恐行动中均能发挥巨大的作用,社会效益和经济效益明显。美国多个国家研究机构高校研究中心和企业研发中心相继开展了搜救机器人(search and rescue robot,SARR)的研究。南佛罗里达大学救援机器人研究中心 Murphy 等、明尼苏达州大学 Stoeter 和 Larson 等、加利福尼亚工业大学 Helmick 等、卡内基梅隆大学 Wolf 等、南加利福尼亚大学 Shen 等、美国航空航天局 Bojinov 等、Parc 研究中心 Yim 等都开展了 SARR 的研究,研究成果在地形和环境适应能力,生命体征和环境特征探测能力,可重构变形能力等方面取得了长足进步,进一步提高了 SARR 的救援能力(图6-11)。

美军在战场救援机器人系统的论证、研发测试与评估等方面处于领先地位,已开始进行实战化试验,实现军队卫生装备的更新换代。而我军当前配备的卫生装备则主要停留于第二代——机械化层面上,针对科技含量高、应用范围广、发展潜力大装备的研究则处于起步阶段。国防科技大学研制的新型仿生蛇形机器人(图 6-12)和军事医学科学院研制的伤员换乘、转运机器人属于为数不多的亮点,国内其他科研机构则着眼于灾害救援与防爆机器人等,取得了一定的成果。沈阳自动化研究所研制的蛇形机器人,具有 16 个关节,长度为 144 cm,

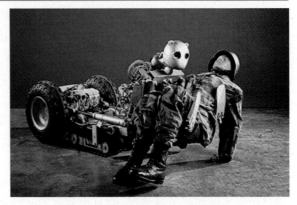

图 6-11　美军的战场救援机器人

运动速度最大可达 0.4 m/s,前进时如遇到沙质、土质地面,机器人会向一侧运动避开沙地或选择其他运动方式,以利于行走;旋翼飞行机器人是该所研制成功的另一种救援机器人,有大小两款,外形与直升机酷似,机器人前下部装有摄像设备,顶部旋翼直径>3 m,机器人长度约有 3 m,最大起飞重量 120 kg,有效载荷 40 kg,最大巡航速度 100 km/h,最大续航时间 4 h。但整体上存在作业性能较差、技术模型简单、创新点少等问题,距离国外先进水平尚存有明显距离。

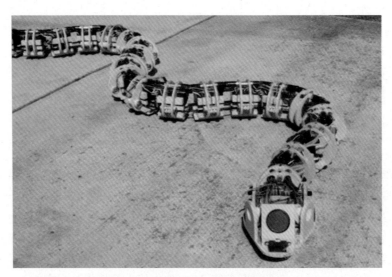

图 6-12　中国第一个蛇形救援机器人

手术机器人最早源于美军机器人手术和远程外科计划,并于 1994 年,由 DARPA 研制成原型机。从军事医学的角度来看,机器人手术技术能为处在不利环境中的军事人员提供医疗援救服务,可以在全球范围内开展军事人员的外科救治,如战场、核生化危险环境和外太空等。在和平时期,机器人手术系统可用于加强医生培训;消除手部的抖动,减少术者的疲劳,增加精细操作的能力,从而提高手术的安全性;可以开展全球范围的手术,实现远程会诊和医疗等。商业化的手术机器人最早出现在 1994 年,由美国 Computer Motion 公司研制,实质上是一种声控腹腔镜自动"扶镜手",命名为 AESOP。手术机器人于 1997 年 3 月在比利时布鲁塞尔 St Pierre 医院完成了第一例腹腔镜手术——胆囊切除术。1998 年,Computer Motion 公司研制的 Zeus 系统、Intuitive Surgical 公司研制的 da Vinci 系统和 endo Via 公司研制的 Laprotek 系统分别获得了成功。这三个系统均由三大部分组成:医生操纵台、机械手和内镜装置(图 6-13)。

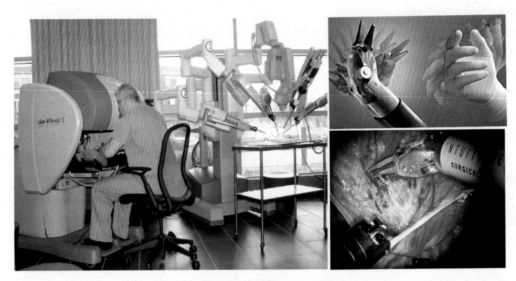

图 6-13　达·芬奇手术机器人

　　美军正在研究远程微创外科手术机器人系统项目,采用 da Vinci 系统在美国华尔特里德陆军医学中心和约翰霍普金斯医院之间(相距 64 km)开展远程手术研究。由沃特里得陆军医学中心(Water Reed Army Medical Center,WRAMC)开发的多国远程医学项目是美国第三级军事远程医学咨询系统。它基于跨平台技术计算机、软件、数字摄影和高速卫星通信。配备的医学专家专业领域包括皮科、骨外科、传染病、眼科和普通外科。

　　目前,在我国多家单位开发军事医学的救援机器人包括:第四军医大学和北京航空航天大学签订合作协议,共同研发野战条件下急救智能机器人。未来战场中,在后方专家的监控下,这种机器人可自行确定伤员的救治方案,就地完成手术、伤口包扎等高难度、高精度操作。海军总医院也和北航机器人研究所共同开发出智能化远程外科手术系统,被称为"遥操作远程医用机器人"。

　　医疗机器人将机器人技术应用到医疗领域,极大地推动了现代医疗技术的发展,是现代医疗卫生装备的发展方向之一。

(程　飚　李学拥　付小兵　万　雨)

参考文献

[1]付小兵,王正国,吴祖泽.再生医学:基础与临床[M].北京:人民卫生出版社,2013.

[2]付小兵,王正国,吴祖泽.再生医学:原理与实践[M].上海:上海科学技术出版社,2008.

[3]付小兵,吴志谷.现代创伤敷料理论与实践[M].北京:化学工业出版社,2007.

[4]付小兵,程飚.创伤修复和组织再生几个重要领域研究的进展与展望[J].中华创伤杂志,2005,21(1):40-44.

[5]付小兵,程飚.伤口愈合的新概念[J].中国实用外科杂志,2005,25(1):29-32.

[6]付小兵.创面治疗中的转化医学:部分成果的研发和转化应用与思考[J].中华烧伤杂志,2014,30(1):3-5.

[7]付小兵.十年磨一剑:中国创伤医学十年的创新成果与转化应用[J].中华创伤杂志,2014,30(1):2-5.

[8]付小兵.中国的再生医学研究:需求与转化应用[J].解放军医学杂志,2012,37(3):169-171.

[9]周俊峰,罗高兴,吴军.生长因子促进创面愈合研究进展[J].中华烧伤杂志,2010,26(2):164-166.

[10]沈阳,汤亭亭.细胞微囊技术在再生医学领域的应用[J].国际骨科学杂志,2011,32(2):81-83.

[11]曲秋莲,张英鸽.纳米技术和材料在医学上应用的现状与展望[J].东南大学学报(医学版),

2011,30(1):157-163.

[12]单桂秋,程飚,张雅妮,等.富血小板血浆正在成为临床治疗的新希望[J].中国输血杂志,2011,24(4):267-269.

[13]王昊鹏,付晓男.虚拟现实技术在军事远程医学中的应用[J].现代教育科学,2009,(S1):273-274.

[14]程飚,陈葵,刘坚.远程医疗在慢性创面治疗和护理领域的应用及前景[J].实用医学杂志,2013,29(1):144-146.

[15]贺超良,汤朝晖,田华雨,等.3D打印技术制备生物医用高分子材料的研究进展[J].高分子学报,2013,6(6):722-732.

[16]任为,程红缨,孙慧勤.LED红光照射对放创复合伤小鼠创面愈合的影响[J].第三军医大学学报,2013,35(10):981-984.

[17]魏高峰,高万玉,孙秋明,等.数字医学技术在战伤救治训练中的应用研究[J].医疗卫生装备,2012,33(7):83-85.

[18]朱平,严励.基因治疗与皮肤创面愈合[J].国际外科学杂志,2009,36(4):281-284.

[19]DEMIDOVA-RICE T N, HAMBLIN M R, HERMAN I M. Acute and impaired wound healing: pathophysiology and current methods for drug delivery, part 2: role of growth factors in normal and pathological wound healing: therapeutic potential and methods of delivery[J]. Adv Skin Wound Care, 2012,25(8):349-370.

[20]MADHOK B M, VOWDEN K, VOWDEN P. New techniques for wound debridement[J]. Int Wound J, 2013,10(3):247-251.

[21]GÜNTER C I, MACHENS H G. New strategies in clinical care of skin wound healing[J]. Eur Surg Res,2012,49(1):16-23.

[22]BEHM B, BABILAS P, LANDTHALER M, et al. Cytokines, chemokines and growth factors in wound healing[J]. J Eur Acad Dermatol Venereol,2012,26(7):812-820.

第七章

组织工程技术与战创伤修复和再生

第一节　组织工程概述

组织、器官的丧失或功能障碍是人类健康所面临的主要危害之一,也是人类疾病和死亡的最主要原因。随着现代外科学的发展,人类对组织、器官缺损的治疗有了很大的进步,但后者仍然存在许多问题。随着生命科学、材料科学以及相关物理、化学学科的发展,人们提出了一个新的概念——组织工程(tissue engineering,TE)。组织工程一词最早于1987年由美国科学基金会(NSF)在华盛顿举办的生物工程小组会上提出的。1988年,NSF的一个专门工作小组对组织工程的内涵做了如下界定:"应用工程科学和生命科学的原理和方法,认识哺乳动物正常和病理组织与器官的结构-功能关系,并开发具有生物活性的人工替代物,以恢复、维持或改善组织、器官的功能。"组织工程的核心是建立由细胞和生物材料构成的三维空间复合体。这种三维的空间结构为细胞提供了获取营养、交换气体、排泄废物和生长代谢的场所,也是形成新的具有形态和功能的组织、器官的物质基础,用以对病损组织进行形态、结构和功能的重建并达到永久性替代。组织工程的三大要素是种子细胞、生物材料、组织和器官的形成与再生,其中生物材料具有不可替代的主要作用。因此,根据组织工程的发展历史也可以说,组织工程的发展与材料科学的发展有密不可分的关系(图7-1、图7-2)。

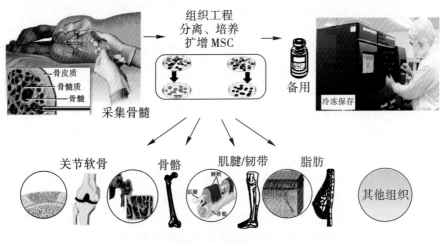

图7-1　组织工程

目前临床上常用的组织修复途径大致有 3 种:自体组织移植、异体组织移植和应用人工代用品。这 3 种方法都分别存在不足,如免疫排斥反应或供体不足等。组织工程的发展将从根本上解决组织和器官缺损所致的功能障碍或丧失治疗的问题,是继细胞生物学和分子生物学之后,生命科学发展史上的又一新的里程碑。它标志着医学将走出器官移植的范畴,步入制造组织和器官的新时代。同时,组织工程学作为一门多学科交叉的边缘学科,将带动和促进相关高技术领域的交叉、渗透和发展,并由此演化出新的高技术产业,产生巨大的社会和经济效益。

组织工程的临床应用包括损伤修复、外科的应用、各类先天畸形的修复与重建。

1. 软骨组织工程 1977 年,Green 曾试图将分离的软骨细胞移植到去钙的骨骼支架中,以复制软骨;1989 年,Wakitani 将软骨细胞埋植于胶质支架中培养,获得成功;1994 年,Kim 和 Vacanti 等将可降解材料聚羟基乙

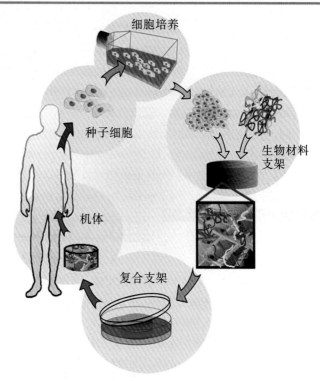

图7-2 组织工程原理

酸(PGA)生物材料与分离的软骨细胞联合培养,获得新生的软骨组织;1996 年,曹谊林等在大鼠及兔体内制成有皮肤覆盖并有血液供应的人形耳软骨。

2. 骨组织工程 1989 年,Lang 将自体分离培养的成骨细胞与羟基磷灰石-明胶生物材料联合培养,然后植入体内,发现明显提高新的骨组织重建;1993 年,Vacanti 等将骨膜细胞种植于 PGA 中,再植于裸鼠体内,证实骨细胞可以增殖成为骨骼;1995 年,Ono 等将成骨细胞移植于同种异体赋形材料上,产生出新骨组织成功地应用。

3. 肌腱组织工程 1984 年,Ricci 和 Grina 用鼠的肌腱细胞与碳纤维、聚乙烯、尼龙和涤纶进行体外复合培养,观察了细胞与材料复合的形态学变化;1991 年,王铁丹、曹启迪尝试了将天然材料"可降解人发角蛋白"应用于肌腱损伤的修复,获得了成功;1995 年,杨志明等人对 5 个月胎龄胎儿的肌腱细胞进行分离培养,并进行了形态、遗传特性等研究。

4. 肌组织工程 20 世纪 80 年代,Weinbeng 将培养的平滑肌细胞种植在可降解的胶原管外层,模仿了组织工程血管;1992 年、1994 年,Gasson 和 Law 先后用成肌细胞移植治疗人的肌营养不良症;1997 年,Polonchuk 用微孔二氧化钛陶瓷、不锈钢编制的支架与心肌细胞进行复合培养,形成了能搏动的细胞团。

5. 周围神经组织工程 将体外培养的施万细胞种植到可降解套管中进行培养,桥接神经缺损,获得成功。证明施万细胞对周围神经缺损的修复具有很好的应用前景。

6. 皮肤组织工程 1981 年,Bell 等先后将新生儿包皮角质形成细胞和真皮的成纤维细胞及 L 型胶原复合培养,制成了具有表皮和真皮的复合人工皮肤(高级生物敷料);1992 年,Green 将角质层细胞在一层 3T3 成纤维细胞上进行培养,在无生物材料的情况下,细胞快速增殖,获得的人工皮肤(高级生物敷料)用于烧伤的治疗。

7. 其他方面的组织工程研究 实质性器官的组织工程研究取得了很大的发展,如肝、肾、胰腺、胰岛等,特别是在胰岛组织工程研究中,采用内含胰岛细胞的微型胶囊进行体内植入实验,获得了较好的临床疗效,目前已出现了商品化。管状器官的组织工程,如食管、气管、小肠、支气管等研究也逐步展开。心瓣膜组织工程和血管组织工程的研究正处在开端的阶段。

组织工程的提出和建立虽然只有 20 多年的时间,但已得到迅猛发展。在美国,组织工程研究开展最早,进展较快。在 20 世纪 80 年代,美国首先由国家科学基金组织资助建立了一系列组织工程实验室;1995 年筹建组织工程学会,并出版了正式刊物《组织工程学》。在美国,目前已经形成价值 60 亿美元的产业,并以每年 25% 的速度递增。培育的骨骼、软骨、血管、皮肤以及神经组织正在进行体内试验。再造的肝、胰、乳房、心、手指、角膜等正在实验室里生长成形。其中一种名为 Apligraft 的组织工程化皮肤产品已经实现商品化,正式进入临床应用。软骨组织工程产品已进入临床试验,在几年内就可应用于临床,临时的助肝装置正在进行临床试验,组织工程化骨产品不久也将面世。德国、日本、加拿大、奥地利、瑞士和英国等也开展了与组织工程相关的研究工作。中国组织工程学研究起步较晚,但近几年国家对组织工程研究高度重视,并逐步加大研究经费的投入。目前,国内已见产品化的软骨、肌腱、血管、皮肤和神经等组织,以及微囊化胰岛细胞、肝细胞等研究报道。

(程　飚　付小兵)

第二节　组织工程用于组织修复与再生研发的关键技术

组织工程的关键是构建细胞和生物材料的三维空间复合体。该结构是细胞获取营养、气体交换、废物排泄和生长代谢的场所,是新的具有形态和功能的组织、器官的基础。生物材料在组织工程中起着替代细胞外基质或组织、器官的基质的作用。其主要功能包括:为体外构建工程组织或器官提供三维的细胞生长支架,使细胞间形成适宜的空间分布和细胞联系;提供特殊的生长和分化信号,诱导细胞的定向分化和维持细胞分化。

一、种子细胞

种子细胞(seed cell)是医学组织工程的生命源泉,它要确保在体外培养时有很强的增殖能力,并能定向分化,同时要保持其原来的生理性状。大多数观点认为,种子细胞进入新的微环境后,会对新的微环境中的调节信号做出反应,从而定向分化为目的细胞。同时具备这些特点的干细胞就成了种子细胞的首选。

种子细胞包括组织细胞和干细胞。

组织细胞包括:①患者的自体细胞。最佳的细胞来源是患者的自体细胞,将其在体外进行一定数量的扩增后用于组织工程研究。自体细胞具有体内移植后不引起免疫排斥反应等优点,因此受到研究人员的广泛青睐,是目前组织工程研究中应用最为广泛的一种细胞来源。尽管如此,自体细胞作为种子细胞来源也存在明显局限性,如自体细胞来源有限、在体外难以大量扩增、存在去分化现象等。②动物的异种细胞。人体许多组织都缺乏自身细胞供应,科研人员希望将异种细胞作为种子细胞来源之一。美国 Diacrin 公司的科学家们开展了相关研究,希望获得一种"万能供体"细胞系,即通过去除或掩盖细胞表面识别"异体"细胞的蛋白质,以克服免疫排斥反应问题。目前该项研究已经有了初步研究成果。但异种细胞进行体内移植也存在明显限制,如容易引起病原体体内传播、免疫排斥等,因此大大降低了研究人员开展相关研究的积极性。

按干细胞来源,种子细胞可分为:①胚胎干细胞(embryonic stem cell,ESC)。胚胎干细胞分化和增殖构成动物发育的基础,即由单个受精卵发育成为具有各种组织器官的个体。②成体干细胞(adult stem cell)。成体干细胞进一步分化是成年动物体内组织和器官修复再生的基础。人胚胎干细胞和成体干细胞的研究进展为从根本上解决制约组织工程的细胞问题提供了可能。到目前为止,将胚胎干细胞分化而来的定向细胞用于治疗的实验已有报道,如将由胚胎干细胞衍化而来的少突神经胶质细胞移植到骨髓鞘缺陷型大鼠胚胎的大脑脑室中,这些细胞会广泛分布,并形成髓鞘环绕在宿主的神经轴突周围。髓鞘缺陷型大鼠是人类遗传性髓鞘疾病的模型,进一步的工作便将衍化胶质细胞移植至动物模型的骨髓,结果髓鞘生长良好。这些实验都为将来人类疾病的攻克奠定了基础。

应用干细胞治疗疾病与传统方法相比还具有毒性低、一次用药有效、不需要完全了解疾病发生的确切机制、避免产生免疫排斥反应等诸多优点。

二、支 架 材 料

在组织工程研究中,寻找能充分发挥组织再生潜力的细胞外基质材料是核心内容。理想的组织工程细胞外基质材料必须具有如下特征:良好的生物相容性,除满足生物材料的一般要求,如无毒性、不致畸等,还要利于种子细胞黏附、生长和分化;良好的生物降解性,降解率应与组织细胞生长率相适应,降解时间应能根据组织生长特性进行人为调控或自我调整;具有三维立体多孔结构,基质材料应可加工成三维立体结构,孔隙率最好达 90% 以上;具有较高的面积/体积比,为细胞和组织生长提供足够的空间和交换通道;良好的可塑性和一定的机械强度,基质材料应可预先制作成一定形状,并具有一定的机械强度,为新生组织提供支撑,并保持一定时间直至新生组织具有自身生物力学特性;良好的材料-细胞界面,材料应能提供良好的材料-细胞作用界面,利于细胞黏附、生长,更重要的是能激活细胞特异基因表达,维持正常细胞表型表达。

目前报道的组织工程支架材料,主要分为天然高分子材料、人工合成可降解材料、无机材料及半合成材料(复合材料)四大类。

(一)天然高分子材料

天然高分子材料一般都无毒、亲水、生物相容性及细胞亲和性好,有利于种子细胞 DNA 的合成,可促进种子细胞的生长、扩增。天然高分子材料主要包括胶原、透明质酸、壳聚糖、血纤维蛋白、海藻酸、淀粉、脱细胞基质、蚕丝/蛛丝和弹性蛋白等。

1. 胶原 胶原是细胞外基质(extra cellular matrix,ECM)中的主要纤维蛋白成分,是哺乳动物体内含量最丰富的蛋白质,是皮肤、骨骼、腱、软骨、血管及心瓣膜的主要结构单元。目前已确定化学组成和分子结构的胶原蛋白有 25 种,其中 I 型胶原提供了适宜离体诱导成骨细胞分化和载体诱导成骨作用的环境。作为天然聚合物,I 型胶原已用于组织工程技术,尤其是皮肤等软组织的修复。与合成材料相比,胶原天然的表面性质更利于细胞黏附,并对细胞产生趋化作用,可单独作为支架材料或用于构建复合支架材料应用于软组织修复、细胞分化、毛细管工程、真皮工程和血管化脂肪组织等多个组织工程领域。目前对胶原应用于医学装置进行的抗原性、免疫原性、潜在病原体传染、免疫反应、低机械强度和生物降解性能失控等方面的研究表明,交联与其他生物材料杂化等的交联修饰方法可有效改善胶原材料的上述缺陷。采用水溶性交联剂碳二亚胺、1-乙基-3-二甲氨基丙胺-碳二亚胺(EDAC)和 N-羟基琥珀酰亚胺酯(NHS)在起桥接胶原分子作用的氨基酸(甘氨酸、谷氨酸或赖氨酸)作用下交联胶原,构建了生物学性能稳定的支架。胶原复合物(与生物陶瓷或生物聚合物复合)显示了杂化生物材料和胶原各自的优点,可提高机械强度,促进细胞接种,改善细胞与材料之间的相互作用。

2. 透明质酸 透明质酸(hyaluronic acid,HA)又名玻璃酸,是广泛分布在动物和人体组织及细胞外基质中的一种蛋白多糖。HA 在胚胎发生过程中可调节细胞迁移、分化以及调节 ECM 构成。它不仅能促进血管发生,还可以作为自由基清除剂抑制创伤部位的炎症反应,并在组织修复过程中被多种细胞上的受体所识别。HA 具有非免疫原性,在组织修复过程中还促进间质细胞和角质形成细胞的迁移和分化,从而促进胶原沉积和血管发生,因此是组织工程和药物缓释的理想材料。HA 具有水溶性,易于构造成不同类型的孔隙和三维结构。但由于 HA 在体内易发生水解,目前多采用多种理化方法对 HA 进行交联或修饰为 HA 乙基/苄基酯化物(HYAFF),使其衍生物的降解速度大幅降低并应用于皮肤、软骨再生和细胞生长模型。含有成纤维细胞生长因子的 HA 黏性材料(OSSIGEL)作为合成的骨移植物可促进骨折愈合,目前已用于临床试验。与此类似,将 HYAFF11 用于多种生长因子、形态发生素和骨髓基质细胞的载体。将 HYAFF11 与可吸收胶原海绵作为骨诱导蛋白、重组人骨形态发生蛋白-2(rhBMP-2)的载体进行比较,发现 HYAFF11 的治疗效果优于胶原。HA 材料还代替胶原材料用于可注射软组织填充物。高分子量黏性 HA 溶液(AMV ISC 和 AMV ISC PLUS)可用于保护白内障清除术、角膜移植术和青光眼手术中的敏感眼部组织。黏性 HA 溶液(SYNV ISC 和 ORTHOV ISC)可用作滑液替代物,以减轻骨关节炎患者疼痛并增强关节灵活性。近来研究发现,外源性 HA 还可用于治疗脉管疾病。

3. 壳聚糖 壳聚糖(chitosan)是甲壳素(chitin)的脱乙酰化产物,在结构上与人体内存在的糖胺聚糖类似,具有碱性多糖特性,可与细胞表面带负电荷的基团相互作用而发生非特异性修复。壳聚糖对巨噬细胞有刺激作用,对中性粒细胞有化学吸引作用,还具有抗菌和止血的性能,因此在创伤愈合方面具有较为良好的应用前景。此外,壳聚糖在体内被溶菌酶水解,形成的低聚物可使巨噬细胞活化,形成的 N-乙酰胺基葡糖是上皮组织的主要成分,还可尽量减少瘢痕性组织修复。壳聚糖生物相容性良好,具有 pH 敏感性和生物可降解性,可促进细胞的增殖与组织的修复。目前已开发出多种以壳聚糖为载体的药物或疫苗释放体系,壳聚糖甚至与 DNA 形成复合物应用于基因传递。壳聚糖可在水溶液中被加工,如凝胶和纳/微米球等多种结构形式,不需要有机溶剂介入,可保持抗原的免疫原性。将壳聚糖与多种材料复合后,可用于组织工程化皮肤、骨骼及软骨修复等领域,如 HA/壳聚糖-明胶支架可合成细胞外基质并使其骨化,形成类骨组织。

4. 血纤维蛋白 血纤维蛋白是参与自然凝血过程的一类生物聚合物,由纤维蛋白原衍生而来。血纤维蛋白凝块一旦形成,会在体内复合酶作用下发生血纤维蛋白溶解作用。血纤维蛋白凝胶由纤维蛋白单体聚合而成,具有可塑、可黏附和可降解的特性。纤维蛋白单体在聚合成凝胶时,会释放出血小板来源的生长因子和转化生长因子,促进细胞增殖和基质分泌。血纤维蛋白存在于纤维连接蛋白等多种 ECM 蛋白中,且对于细胞黏附和增殖有积极的作用。血纤维蛋白作为封闭剂已广泛用于外科手术的止血和组织封闭。目前已发现,不同蛋白与血纤维蛋白凝块的作用不同,而一些生长因子与血纤维蛋白基质的作用很强。血纤维蛋白材料在机械强度、降解时间、材料来源等方面还存在一些问题,这方面的研究尚在进行中。

5. 海藻酸 海藻酸存在于褐藻细胞壁和细胞间隙中,为植物提供结构支持和柔顺性,无毒,可作为食品添加剂广泛使用。海藻酸作为生物材料的缺点在于其不能在哺乳动物体内发生酶解。因此,目前针对海藻酸的研究,主要是开发可降解海藻酸凝胶。研究发现,在二价阳离子存在条件下,海藻酸可通过离子交联反应形成网状开放晶格的水凝胶。该凝胶可溶于中性溶液,并可在体内发生不可控的缓慢降解,其酶解产物对人体无毒害作用。由于该水凝胶具有良好的亲水性,因此营养物质易于渗透扩散。采用射线辐照交联也可得到可降解的海藻酸凝胶,其体内降解比离子交联凝胶速度更快,也更彻底,有望用于骨组织再生。还有一种可以得到可生物降解海藻酸材料的方法是化学修饰,即对海藻酸骨架进行高碘酸氧化从而得到可水解的化学键,可依 pH 值和温度不同发生不同速度的降解。此外,醛基的反应活性很强,也可制备化学交联的可降解海藻酸凝胶,用于细胞或药物包囊。藻酸钙凝胶是藻酸钠的置换物,是一种中性偏碱的基质材料。除机械强度较差外,它在生物相容性、可降解性、细胞材料界面、三维立体多孔结构和可塑性等方面都有利于种子细胞的接种和生长,是理想的骨和软骨组织工程基质材料。

6. 淀粉 淀粉多样化的性能可应用于骨替代、组织工程支架以及药物释放系统等生物医学领域。淀粉常与醋酸纤维素、羟基磷灰石、聚乙二醇和聚乳酸等其他生物材料结合,使其构建的支架材料具有不同的性质。虽然淀粉复合物的理化性质对细胞黏附、增殖及形态均有影响,但体外研究表明成骨细胞可黏附于淀粉支架上并增殖。此外,细胞可维持成骨表型,培养 3 周后可检测到矿化的细胞外基质。

7. 脱细胞基质 除采用动物或植物来源的天然大分子外,将细胞外基质进行处理(脱细胞)也可用于构建组织工程支架,例如利用含有I型胶原、氨基葡糖(GAG)以及一些生长因子的小肠黏膜下层(SIS)构建支架等。采用脱细胞技术制造天然 ECM,其优点在于支架材料有较好的组织相容性和亲和性,可作为组织填充物而长期存在。此外,完整的天然 ECM 内可能存在着某些复合生长因子,能诱导调节细胞的生长、繁殖、分化等。

8. 蚕丝/蛛丝 蚕丝是天然纤维蛋白材料,具有良好的抗张性,已用于纺织及外科缝线数百年,是肌腱和韧带良好的组织工程支架材料。天然蚕丝由丝核心蛋白、丝心蛋白和含有丝胶蛋白的胶状涂层构成。天然蚕丝的毒性研究表明，丝胶蛋白会导致不良免疫反应，并对组织工程应用不利，而将丝胶蛋白除去后，再生的丝心蛋白的生物相容性会得到显著提高。丝心蛋白是天然嵌段共聚物，由氨基酸的疏水片段和亲水片段构成。其中，疏水片段在氢键和疏水相互作用下折叠或结晶，导致丝心蛋白的抗张。采用基因工程技术合成的重组蛛丝仿丝心蛋白聚合物，具有优良的机械性能，细胞黏附力也有提高。

9. 弹性蛋白及弹性蛋白样多肽 弹性蛋白是血管和肺组织的主要蛋白成分，在维持组织弹性方面起着重要作用。它是弹性蛋白分子共价键合的高度交联聚合物。体内生物相容性研究表明，弹性蛋白的免疫应答程度和胶原植入物接近，且天然弹性蛋白呈水不溶性，在生物医学中的应用会受到限制。弹性蛋白与血小板的相互作用很小，可用于合成血管植入物。为克服其不溶性，有研究人员采用重组人弹性蛋白原开发合成弹性蛋白，其产物具有良好的机械性能和生物学性能。由于弹性蛋白与弹性蛋白原的逆转变温度为 25 ℃，25 ℃以上将会发生折叠，从无序形态转变为有序形态，因此目前已广泛开展了将其用于智能可注射药物释放系统的研究。弹性蛋白样多肽（elastin like polypeptide，ELP）是由人弹性蛋白原除去第 4 氨基酸的促胸腺生成素 32～36 五肽重复序列（VPGXG）构成的人工多肽。X 可为除脯氨酸外的任一氨基酸。ELP 具有良好的生物相容性、非免疫原性，且降解产物为无毒的天然氨基酸。ELP 也具有可逆的反转变温度（inverse temperature transition，ITT），对 pH 值、离子浓度和 X 位上不同的氨基酸旋光性敏感。目前，采用基因工程技术也可合成 ELP，并可开展用其作为药物释放载体的研究。交联 ELP 的剪切模量与软骨十分接近，种植软骨细胞后剪切模量随着培养过程而上升，有望成为软骨组织工程的支架材料。此外，将特定细胞的抗原决定簇与 ELP 结合，如将精氨酸-甘氨酸-天冬氨酸序列（RGD 序列）多肽与 ELP 水凝胶基质结合，可显著促进细胞黏附和伸展，使 ELP 有望用于多个组织工程学领域。

虽然天然可降解高分子材料在组织工程领域有良好的应用前景和优势，但其不足之处在于质量会受产地、原料来源等影响。不同来源的同一天然材料孔径、降解速度、力学强度等差别较大，因而重复性差，难以形成标准化产品。此外，有些天然高分子的强度和加工性能都较差，有些价格极高，难以直接作为细胞支架使用。而天然无机物大多力学性能差、降解速度快、加工性能差，须对其理化性能加以改进才可能成为理想的组织工程支架材料。

（二）人工合成可降解材料

合成可降解材料比天然材料更能提供可预知的性质。合成材料（生物陶瓷和生物聚合物）是构建组织工程支架材料的主要材料。人工合成支架材料研究最多的包括聚乳酸（polylactic acid，PLA）、聚羟基乙酸（polyglycolic acid，PGA）、聚乳酸-聚羟基乙酸共聚物（polylactic co glycolic acid，PLGA）、聚己酸内酯（polycaprolactone，PCL）、聚乳酸己内酯共聚物（polylactic acid-caprolactone copolymer，PLC）等。

1. 聚乳酸、聚羟基乙酸及其共聚物 PLA、PGA 及其共聚物 PLGA 是合成性降解聚合物应用最广的材料。近 20 年来，许多学者对此类共聚材料的合成、形态学、热性能和机械性能，以及体内和体外的降解动力学进行了研究。这些材料的共同特点是：具有生物相容性及可塑性，在体内可逐步分解为小分子如乳酸、羟基乙酸等，并通过改变它们的晶体结构来改变降解速度，孔径可人为调整。缺点是组织相容性不如天然材料好，会引起不同程度的炎症反应，但有望通过进一步的纯化而使不良反应减弱或消失。这类材料降解速度和强度为中等，容易塑形和构建高孔隙度三维支架。由于水解产物是自然界中存在的乳酸，如果共聚体结晶性下降，那么产物更易降解，对种子细胞的黏附和诱导作用更强，有利于新组织的形成和功能的发挥。目前的研究主要集中于材料的改性和复合生长因子等。采用 PLGA 纳米纤维电纺于编织的 PLGA 表面，可得到机械强度良好、具有内部分级结构的支架，支架内的纳米纤维可使细胞黏附以及使新的 ECM 沉积。将质粒 DNA 与无纺纳米纤维构成的 PLGA 和 PLAy-PEG 嵌段共聚物支架结合，可成功用于组织工程的基因传递中。然而，亲水性差、引起无菌性炎症、机械强度不足等缺点限制了 PLA、PGA 的临床应用。此外，这类材料的分解产物容易发生炎症反应，且对细胞亲和力弱，往往需要物理方法或加入某些因子才能黏附细胞。

丙交酯(lactide)是乳酸的二聚体 l-lactide 的同聚物(l-polylactic acid,PLLA;L-聚乳酸),属半结晶体聚合物,具有高张力强度、低伸张度,因而具有高模量。d, l-lactide 的同聚物(d-polylactic acid, PDLA;D-聚乳酸)是非结晶的聚合物,是乳酸两种同分异构体随机分布的聚合物。PLLA 纤维抗张力强度高、结构规整、结晶度较高,因此具有较好的柔软性、耐热性、热稳定性和机械性能;而 PDLA 具有低张力强度、高伸张度,降解速度快。可降解性聚乳酸及其共聚物具有良好的生物相容性和生物降解性,在体内可逐渐降解为二氧化碳和水,对人体无毒、无积累。聚乳酸及其共聚物降解的早期阶段是化学水解,其降解机制主要是通过质子催化而发生酯键断裂。降解速度与分子结构有关。在自然条件下,PLLA 的降解速度比 PDLA 慢得多,完全降解时间超过 2 年。而血管再狭窄主要发生在介入性治疗术后 3~6 个月,1 年后罕有再狭窄的发生。因此,PLLA 在血管组织工程中的应用前景较为乐观。

PGA 是最简单的线性脂肪族聚酯。现 PGA 多和其他单体共聚成异分子聚合物,以降低硬度。不同比例的 PGA 与 PLA 进行共聚,可调节聚合物的降解速度,有助于细胞的增殖、分化和细胞外基质的形成。另外,PLGA 材料在细胞的增殖和细胞外基质的形成方面优于膜形支架材料。通过电子旋压将 PLGA 纳米纤维聚合物和构造紧密的 PLGA 材料相结合,可以为细胞黏附提供一个大的拟生态接触表面。另外,将猪的骨髓间充质细胞种植于这种新材料上,结果发现,细胞比纤维蛋白与 PLGA 结合的支架上的细胞增殖更快、活性更强,并对 Ⅰ 型胶原、核心蛋白多糖和二聚糖基因高表达,有望应用于肌腱或韧带的组织构建。

2. 聚己酸内酯　PCL 是半晶质的生物可吸收聚合物,属于脂肪族聚酯。PCL 是一种可与软/硬组织相容的生物可吸收材料,生物相容性与 PLA 和 PGA 类似,但降解率低。针对 PCL 纳/微米级药物释放载体的研究较为广泛。近来一些研究者将 PCL 和 HA 复合基质作为关节盘替代物,还有一些研究者将 PCL 与磷酸钙制成复合支架用于骨组织工程。

3. 聚原酸酯　聚原酸酯(polyorthoester,POE)是 ALZA 公司为开发药物释放体系研制出的一种具有疏水性和 pH 敏感性的材料,可耐表面侵蚀,降解速度低。到目前为止,POE 已经发展到 POE Ⅰ~Ⅳ 4 种结构。其中,将乳酸或羟基乙酸短片段结合于 POE 骨架上合成的 POE Ⅳ,在含水环境中可释放乳酸或羟基乙酸,起到催化 POE 水解的作用,因此不需要添加酸性赋形剂,且控制酸性片段的含量即可调节 POE 至较合适的降解速度。加之良好的生物相容性,POE Ⅳ 被视为应用于药物及蛋白释放载体的最优 POE 材料。

4. 聚酐　聚酐分子骨架具有脂肪族酐键,属易水解的聚合物。而将疏水聚合物与聚酐分子骨架偶联,则可阻碍水分渗透到基质中,使聚酐耐受表面侵蚀。目前研究最多的聚酐类材料是聚羧基苯氧基丙烷癸二酸(poly carboxy phenoxy propane sebacic acid,PCPPSA)。依共聚单体含量的不同,PCPPSA 的释药时间从几天到几年不等,且降解产物具有良好的生物相容性。对多孔聚酸酐酰亚胺微球的研究证实,其水渗透和酐键断裂发生迅速。聚酸酐酰亚胺的生物相容性与 PLGA 相当,并可支持骨密质再生。有报道显示,聚酸酐酰亚胺材料可植入支架用于整形外科,具有一定的承重能力。

5. 聚丙烯延胡索酸　聚丙烯延胡索酸(polypropylene fumarate,PPF)是一种线性聚酯,含有多个不饱和双键,可在自由引发剂作用下发生共价交联,甚至可直接注射入缺损部位发生原位交联。PPF 通过酯键的水解作用降解,降解速度受分子量、交联剂成分和交联度多种因素的影响。将 PPF 与磷酸三钙或硫酸钙等陶瓷材料复合,可制得用于矫形外科的高强度基质材料。

(三)生物陶瓷类

生物陶瓷类应用较多的是磷酸三钙(tricalcium phosphate,TCP)、羟基磷灰石(hydroxy apatite,HAP)、生物活性玻璃陶瓷(bioactive glass ceramic,BGC)、双相钙磷陶瓷等。HAP、TCP 和 BGC 都是骨和牙组织工程中使用的细胞外基质材料。较为多见的羟基磷灰石 HAP,以钙磷比为特征,与人体硬组织(骨和牙)无机质相同的物质即羟基灰石组成的。具有良好的生物相容性和一定的骨传导性,故具有良好的生物相容性和生物活性。近年来国内外材料学者对此研究十分活跃,它既可用作人造手、足关节和人造齿根等需承重的材料,也可用于非承重的骨填充材料,如耳小骨替换。将 HAP 制成多孔状,有利于细胞的长入及骨的形成,多孔陶瓷的几何形态将影响这类材料的成骨能力。将 HAP 与其他材料进行复合、冻干煅烧或与高分子材料复合制备纳米级类骨磷灰石晶体,可作为提高其力学强度的一个主要手段。生物活性玻璃(bioactive glass)最早是由美国佛罗里达大学 Hench 教授开发研究并提出来的。实验证明 $Na_2O\text{-}SiO_2\text{-}P_2O_5$ 系统内有些组分的玻璃如商品名为 $45S_5$ 的玻璃植入生物体内后能够与自然骨牢固地结合在一起。像玻璃在体液环境中,从其表面溶出 Na^+,玻璃表面就生成富 SiO_2 凝胶层。在自然骨一侧,骨生成细胞繁殖成骨胶原纤维,随着 Ca^{2+} 及 P^{5+} 从玻璃中溶出,并在骨胶原纤维周围以羟基磷灰石晶体的形态析出,生物活性玻璃与活骨二者就能自然地结合在一起。目前,按成分生物活性玻璃可分为两大类:一类以 $Na_2\text{-}CaO\text{-}SiO_2$ 系统为基础,外加 P_2O_5 的玻璃体系;另一类是以 $CaO\text{-}P_2O_5$ 系统为基础,MgO、Al_2O_3、SiO_2、Na_2O、K_2O 为附加组分在一起熔制而成的玻璃体系。生物活性玻璃的生物相容性良好,溶解性可受 Al_2O_3 含量控制,且蛋白吸附能力受到玻璃成分和颗粒大小的显著性影响。生物活性玻璃的组成和比例不同,那么其生物稳定性和机械性能不同,所以其应用范围也不同。

生物活性玻璃及生物活性陶瓷像普通玻璃与陶瓷一样存在力学弱点,即脆性大,因而限制了其应用范围。通过某些途径使材料增强、增韧是当今一个重要的研究方向。

另外,有生物降解陶瓷包括硫酸钙陶瓷、碳酸钙陶瓷、磷酸钙陶瓷及其同分异构体。其最大优点是最终无异物存留,材料完全吸收后所形成的新骨塑形不再受材料存在的影响;而材料吸收形成的新骨塑形后,强度优于新骨与材料结合的强度。①磷酸三钙:目前广泛应用的生物降解陶瓷为磷酸三钙。TCP 的最大优势就是生物相容性良好,植入机体后与骨直接融合,无任何局部炎症反应及全身不良反应。其不足之处是高切口敏感性导致的低疲劳强度,较高刚性和脆性使其难以加工成型或固定钻孔。②聚磷酸钙生物陶瓷:CPP 具有骨传导性,且体内 CPP 除了发生体外的水解降解外,可能更多的是由于细胞活性导致的生物活性降解。生物陶瓷的力学强度普遍不高,但 CPP 可满足其作为松质骨的要求。CPP 在临床上主要用于治疗面部的额部骨缺损和填补牙周的空洞等。其中粉末状的聚磷酸钙可用于满足不规则形状的缺陷,如大型牙周缺陷和牙槽增高。而适宜的多孔块状所形成的合成材料,则广泛用于某些受伤骨或严重缺损骨的修复。③碳酸钙陶瓷(calcium carbonate ceramic,CCC):CCC 最早从珊瑚中提取,并应用于骨缺损模型修复。由于珊瑚孔径是骨生长的最有效途径,所以珊瑚状结构的 CCC 更利于引导骨生长。当人骨髓细胞黏附于 CCC 表面后,钙沉积碳酸钙表面形成骨样磷灰石表层,其有利于钙盐沉积。生物陶瓷是用于人体硬组织修复的重要材料,已经广泛应用于临床的各个领域,据预计其研究和应用将会日趋完善。但是生物陶瓷材料作为骨组织支架材料还存在许多尚待解决的问题,如怎样使其降解速度与细胞生长速率相匹配;怎样在提高其力学性能的同时不导致生物相容性降低;怎样控制多孔生物陶瓷的孔隙率既能使细胞和组织正常长入,又不会影响其机械性能及降解性能等。

聚磷酸钙(calcium polyphosphate,CPP)则是生物降解陶瓷中比较新型的材料,国外对其在骨组织支架材料中的应用已经有了研究,而国内研究比较多的则是 CPP 纤维,其多用于骨折内固定复合材料。

总之,这些材料具有良好的生物相容性和化学稳定性、骨传导性以及耐腐蚀等优点,利于组织细胞长入及物质代谢。但主要缺点是柔韧性差,质脆易碎,且降解速度与骨形成速度不匹配。复合材料既可弥补单一材料的缺陷,又能起到一定的效果,达到人们理想的支架材料要求。

(四)天然材料与合成高分子材料复合构造的新型生物材料

现有的支架材料均不完全具备理想的细胞外基质应具备的条件,因此,目前的研究重心更倾向于材料的复合、处理或采用新途径建立新的改性方法,同时也更多地依据应用提出的特殊要求和材料构建技术的可行性去选择支架材料。生物复合材料包括有机材料和无机材料的复合物、天然高分子和合成高分子的复合物等。

1. 有机材料和无机材料的复合物 在骨组织工程方面,材料的选择要根据骨缺损的部位、大小、形状及力学要求等因素综合考虑。不同材料复合,在一定程度上能改善单一材料的不足,取长补短,如用天然材料修饰人工合成材料可增强细胞亲和力及材料柔韧性,将降解速度不同的材料复合可以调控复合材料的降解速度及机械强度等。天然复合材料与单一成分相比,在强度和硬度方面具有很好的平衡性。HAP 或磷酸钙等类似天然骨主要无机成分的材料制成的支架,具有良好的骨诱导性;而聚合物则提供连续结构,具有形成高孔隙率和大比表面积的可塑性,对于成骨细胞的存活和分化十分有益。

磷酸三钙和HAP及其复合材料是最常用的生物陶瓷支架材料。这两种生物陶瓷对硬组织具有良好的生物相容性、高度的骨传导性和生物活性,无抗原性和细胞毒性,可加工成多孔结构用于骨替代物或支架。然而,这两种材料的天然脆性和加工时对孔隙率的难以控制使其应用受限。为了克服这些缺点,提高生物相容性和细胞黏附性,这些生物陶瓷(HAP和磷酸三钙)通常与胶原复合,构建HA/胶原复合物支架。用生物仿生共沉淀法构建的骨样HA/胶原复合物,破骨细胞性吸收效果显著,生成的骨组织与移植的自体骨类似。体外实验表明,人成骨细胞可在支架上黏附,在HA颗粒表面以及胶原纤维上均能伸展,对于骨诱导是较为理想的支架。通过共混和相分离技术构建的聚合物/无机成分(PLLA/HAP和PLGA/HAP)支架,机械性能和骨传导性都有所提高。另有研究采用洗盐技术构建PLGA/HAP或PLGA/PCL/HAP支架。虽然洗盐技术在多孔和内部连接结构的构件上有缺陷,但与PLGA支架相比,骨传导性也有所提高。HAP提高了复合支架的蛋白吸附力,抑制了细胞凋亡,并为骨组织再生提供了适宜的微环境。

交联PPF具有良好的生物相容性和骨传导性,但PPF本身不具备骨诱导性。而PPF/TCP复合支架的机械强度与交联度和TCP含量密切相关,可在降解过程的数周内表现出类似于人体骨小梁的机械性能。

2. 天然高分子和合成高分子的复合物 合成材料可以很容易地加工成不同的形状结构,设计制造过程中能对材料的许多性能进行控制,包括机械强度、亲水性、降解速度等。与之相比,天然材料不易提取和加工,并且材料的物理性能受到限制,但天然材料具有特殊的生物活性,通常不易引发受体的免疫排斥反应。因此,实现材料优化设计的途径之一,是将化学合成的高分子材料与天然成分偶联在一起形成杂交材料。其中合成材料具有高机械强度、可降解及易加工的性能,而天然成分包含细胞表面受体的特异识别位点,在调控细胞生长发育方面具有特殊生物活性,对于构建复杂的组织具有重要作用。已证实,PGA-胶原海绵支架和经紫外线处理的PGA-胶原海绵支架比单纯的胶原海绵支架更有利于细胞的黏附和生长。也有研究发现,软骨细胞在PLGA及PLLA和PLGA混合支架材料上,比单纯地在PLLA上生长要好得多;被Ⅱ型胶原修饰的PLGA及PLLA混合支架材料对于软骨再生具有极大的应用潜力。

适合做组织工程的支架材料应具有以下特性:①良好的生物相容性;②可制备成三维立体结构的支架材料,具有多孔性和高孔隙率,内表面积大,既有利于细胞的贴附和长入,又有利于营养成分的渗入和代谢产物的排出;③生物可降解性,材料应是可被吸收的,在组织形成过程中逐渐分解,而不影响新生组织的结构和功能;④良好的表面活性,有利于细胞贴附,并为细胞在其表面生长、增殖和分泌基质提供良好的微环境;⑤可塑性,便于加工成所需的形状,并有一定的机械强度,在植入体内后的一定时间内仍可保持其形状,从而使新形成的组织具有所需的外形等。材料生物相容性的传统概念是指材料为"惰性"的,不会引发宿主强烈的免疫排斥反应。随着对材料-生物体相互作用机制研究的深入,这一概念已发展到材料是具有生物活性的,可诱导宿主的有利反应,比如可以诱导宿主组织的再生等。体外构建工程组织或器官,需要应用外源的三维骨架。这种聚合物骨架的作用除了在新生组织完全形成之前提供足够的机械强度外,还包括提供三维支架,使不同类型细胞可以保持正确的接触方式,以及提供特殊的生长和分化信号使细胞能表达正确的基因和进行分化,从而形成具有特定功能的新生组织,并且参与工程组织与受体组织的整合过程。此外,组织工程的细胞支架,不仅应具有在细胞培养操作中保持形状、不会破碎的力学强度,从临床应用出发,细胞支架还必须具有一定的柔韧性,能与机体缝合,并能与机体贴合,也不会对机体组织形成机械损伤。

另外,将生物技术与化学合成方法相结合,可以得到一些单纯用化学或生物的方法无法得到的或用化学合成制造成本过高的新材料,特别是一些具有特殊性能的材料,如具有生物相容性、生物降解性、光学活性、压电性、导电性和材料的高稳定性等性能的材料。这些新材料的研究开发,需要材料、高分子、化学、医学、电子、物理、微生物、分子生物学、发酵工程和化学工程领域的专家相互合作,甚至需要工业界的参与,才能产生效果,得到真正有市场应用前景的新材料。在这方面,国外的著名大学如哈佛大学、麻省理工学院、苏黎世高工、东京理工学院和慕尼黑大学都成立了跨学科的研究所,对新材料的开发进行多学科的协作研究。

三、组织工程支架的主要制备技术

有许多技术/方法将生物材料加工处理成各种支架。下面就几种主要的制备技术进行分析。

(一)溶剂浇铸结合颗粒浸出

该技术将聚合物溶液与可溶性颗粒浇铸于模具中,待溶剂蒸发后,使用水对已构成支架的多孔结构内颗粒进行沥滤。该技术简单易行,但只能用于薄膜或非常薄的三维支架的构建,在制备较厚的支架时很难从聚合物基质中除去所有的可溶性颗粒。溶剂的广泛使用在此方法中也有难度:有些溶剂具有毒性,残留的溶剂会妨碍细胞在支架上的黏附和增殖。最近有报道称,采用低毒性溶剂,残留物可降低到可接受的水平。

(二)纤维网络化

该技术使用生物可降解纤维通过纺织品制造方法构建支架,包括无纺、编织和纤维结合技术。将多种添加剂与聚合物共纺,可得到具有一定功能的纤维。PGA 和 PLA 纤维是与此技术相关的两种常用生物聚合物,它们或单独使用或与胶原等生物材料结合来提高生物相容性。无纺和编织技术简单,且采用无毒性化学物质,其缺陷是支架硬度低且难以控制孔径和孔的形状。在纤维结合技术中,两种纤维材料可通过热熔或埋植方法相互黏结,其中一种材料可溶于一种选择性溶剂来获得纤维支架。虽然纤维结合技术能够产生高孔隙率的支架以适于组织再生,但此方法采用的溶剂如果不能完全清除,可能具有细胞毒性,因此会降低细胞在体内构建新组织的能力。

(三)相分离技术

多组分系统在一定条件下热力学不稳定时,就会发生相分离成为多相系统,以降低系统的自由能。聚合物溶液的相分离发生时形成聚合物富相(聚合物浓度高)和聚合物贫相(聚合物浓度低)。在溶剂清除后,聚合物富相凝固。所得材料根据系统和相分离条件而具有不同的构型:粉状、闭孔泡沫状或开孔泡沫状。只有开孔泡沫状材料适用于组织工程。

(四)固体自由形式构建

固体自由形式构建(solid free form fabrication,SFF)是一种新兴技术,可以依据计算机数据构建支架。这些数据包括计算机辅助设计(computer aided design,CAD)、计算机断层摄影术(computed tomography,CT)和磁响应成像(magnetic resonance imaging,MRI)等。这些数据信息可转换成机器特异识别的断层格式的文件,通过分层制造技术构建出 3D 支架。在过去的 20 年里,已有 20 余种 SFF 系统被研发并商品化,包括实体造影分层实体制造(laminated object manufacturing,LOM)、熔融沉积造型(fused deposition modeling,FDM)、3D 纤维沉积(three-dimensional fiber deposition,3DF)技术、选择性激光烧结(selective laser sintering,SLS)技术和喷墨印刷(ink jet printing,IJP)等。利用 SFF 可加工独特的材料,并构建出其他制造技术不能制造的特殊几何形状。SFF 因能够构建精确的内部结构(包括孔径、孔形态、内部连通状态、分支分布、几何形状及取向)而日益广泛地应用于组织工程领域,且适于构建人工血管。

1. **实体造影** 实体造影又称立体光刻法(stereolithography,SLA)。SLA 是商业化最早的 SFF 技术,且被认为是所有快速成型技术中精确度最高、发展最快的技术。SLA 依 CAD 断层数据,通过计算机辅助激光束,利用液态光固化单体的选择性聚合作用构建支架。断层建立后,液态光固化单体就涂覆在表面,然后再构建下一层,这样的过程重复进行,即可得到整个支架模型。多孔 HAP 植入物就是将成像设计与 SLA 设备相结合构建的。结果表明,对支架内部结构的设计可以控制再生组织的整体几何形状。另有研究采用 SLA 构建了具有人体松质骨的弹性和多孔性的支架。很多共聚物和复合物均可通过此技术进行加工。SLA 还适用于加工热力学不稳定的材料。FDM 在断层表面采用移动热喷管挤出聚合物材料构建 3D 支架。依 FDM 仪器的类型可加工不同类型的生物材料。支架的机械性能可通过调整 PEGT/PBT 的组分及孔隙率和孔的几何形状来加以控制。FDM 的突出优点是不使用有毒性的有机溶剂。FDM 对于具有一定熔融黏度的热塑材料不太适用,因为细胞和生长因子不能引入支架制备过程中。低温沉积制造技术(low temperature deposition manufacturing,LDM)将 FDM 技术加以改进,可构建 PLLA/TCP 支架。该支架具有高孔隙率以及将大细胞和小细胞孔隙内部连通的形态,体内研究表明其具有良好的骨传导性。

2.3D 快速打印法　3D 快速打印法(three-dimensional printing,3DP)是组织工程和药物递送应用方面最受关注的 SFF 技术之一,其优点是操作过程在外界温度环境中就能完成,通用性好,操作简单,粉末材料的选用范围也广,包括聚合物、金属和陶瓷材料。3DP 采用喷墨打印技术,喷头受 CAD 断面数据控制在聚合物粉末表面移动喷射黏结剂。PLLA 和 PLGA 支架是将氯仿打印在聚合物微粒上制成的。氯仿局部溶解聚合物,在溶剂挥发后黏结邻近的颗粒。3DP 的缺点在于从支架内部复杂的体系结构中移除粉末以及彻底移除有机溶剂比较困难,且喷嘴尺寸和机头位置控制器的控制度限制了3D 打印机的分辨率与精确度(图 7-3)。此外,粉末粒径决定了打印薄层厚度,很多支架构建技术难以对支架的 3D 构型进行控制。

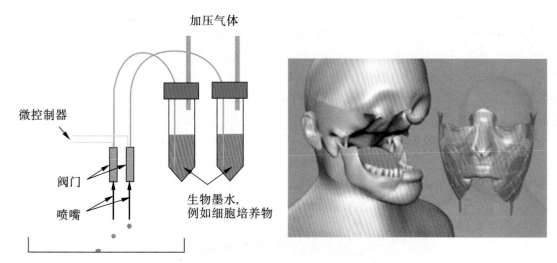

图 7-3　双喷嘴细胞打印系统

生物打印技术的发明者之一,曼彻斯特大学教授 Brian Derby 在 *Science* 杂志上发表了最新综述,阐述了用打印技术生成细胞和组织结构的新进展,以及该技术用于再生医学的前景。通过生物打印生成多孔结构的实验。它们可以被放入机体作为支架刺激和引导细胞生长。该结构随后会被分解或者成为机体的一部分。目前世界各地都在对这一技术进行临床试验,随着该技术的不断优化,它正逐步成熟。

不过这一技术也存在局限,目前生物打印还无法生成整个器官。研究显示,很难真正实现一边生成支架结构一边打印细胞。不论是通过喷墨打印还是激光打印,细胞上的都会损伤细胞膜,细胞生存率在40%到95%不等。

尽管生物打印的支架正在临床试验中,不过要将依仗着细胞的支架移植到患者体内需要很先进的技术。目前这一技术的质量还很难保证始终如一,生物打印技术离广泛临床应用还有一段距离。

3.熔融沉积造型技术　熔融沉积造型(fused deposition modeling,FDM)技术采用计算机控制的三轴定位装置,利用电压控制喷嘴中聚合物沉积来制备支架,所用的支架材料为具有压缩性的热塑性聚合物(如聚己内酰胺)。生物降解性好的材料如聚乳酸、聚乳酸羟基乙酸不属于熔融性聚合物,故较少用于 FDM,这在一定程度上限制了该技术在组织工程方面的应用。由于采用机械设计和层层之间适宜的熔融铺设方式,FDM 制备的支架具有良好的结构完整性。控制沉积的角度、宽度以及束材之间的距离等可构建具有不同层状结构和不同孔形态的支架,适用于多种类型的组织和组织界面的再生。Chim 等以聚己内酰胺与磷酸钙作为材料,通过 FDM 技术制造出多孔的内部完全贯通的骨组织工程支架,并将人骨髓间充质干细胞与支架在体内联合培养8周,结果证实该技术制备的骨组织支架具有良好的生物相容性。

4. 3D 纤维沉积技术 3D 纤维沉积(three-dimensional fiber deposition,3DF)技术是在 FDM 技术的基础上发展起来的。该技术利用高压挤压高黏度的热熔性聚合物,根据预先设计的 CAD 模型,利用专业的描绘装置铺展成型,可通过控制热塑性聚合物的浓度及注射器的挤压力度、速度等来控制挤压形成的纤维的直径、空间分布和支架厚度,从而控制成型支架的孔径、孔隙率和机械性能参数。3DF 的优点在于可以精确制备不同形态与孔径的 3D 仿生支架,支架的相同率可达 100%。有人以热塑弹性体聚氧化乙烯丁二酯(PEOT)和聚对苯二甲酸(PBT)嵌段共聚物为材料,利用 XYZ 生物描绘器制备了 100% 的孔相通且无层裂的支架材料,并具体探索了支架孔径、机械和弹性等性能的影响因素,验证了 3DF 技术制备的支架材料的可控性和在组织工程领域的潜在应用前景。

5. 选择性激光烧结技术 选择性激光烧结(selective laser sintering,SLS)技术是将材料粉末铺洒在已成型支架上并刮平,用高强度的 CO_2 激光器在刚铺的新层上扫描出支架截面,材料粉末在高强度的激光照射下被烧结在一起,得到支架的截面,并与下面已成形的部分粘接,当一层截面烧结完后,铺上新的一层材料粉末,选择性地烧结下层截面。通过调节 SLS 的加工参数如激光强度、扫描速度、SLS 制备时粉末的预热温度以及粉末层的厚度可以控制支架的微观结构。在烧结成型的材料层时粉末承受的压力较低,所以 SLS 制造的支架通常多孔,但支架的强度较低且表面粗糙,同时烧结所引起的高温使该方法不能用于制备载有生物活性物质的支架。SLS 技术常用于聚合物材料聚己内酯组织工程支架的制备,所得支架压力系数分布在 52~67 MPa。

6. 喷墨印刷 喷墨印刷的非印刷应用指的是将喷墨打印机中墨盒中的墨水换成与墨水具有类似黏度、表面张力等物性参数的液体(以下简称喷射液),将喷射液在某个表面(以下简称为基底,类似于喷墨打印机中纸的作用)实现排布,形成预先设定的二维或三维结构实现其特殊功能的应用方式。这种无接触、无压力的方式在再生医学领域具有巨大潜力。生物性的油墨可以是骨粉、细胞及诸多产品,而生物性纸张可以是各类生物活性材料。从而完成器官打印、组织修复。

四、组织工程用生物材料的研究热点

目前,适用于临床组织缺损修复的组织工程皮肤、软骨产品已经问世,应用组织工程技术构建骨、软骨、表皮、角膜等相对单一的组织已较成熟,但对组织工程化器官的构建仍无突破性进展,主要是由器官结构的复杂性所造成的。首先,单一的器官中含有多种不同的细胞,同时分离和扩增几种不同的细胞,目前在技术上有一定的难度;其次,如何在构建过程中将不同的种子细胞严格按照正常的解剖结构在生物材料上进行三维空间排列,同时在组织形成过程中维持这种严格的三维结构是现有技术手段无法解决的难题。

此外,在分子水平上研究材料表面的性质,如拓扑结构、基团电荷或极性等对细胞功能、形态的影响也会成为组织工程领域新的研究热点。

(一)支架与细胞的相互作用

支架的成功取决于植入的细胞能黏附其上并刺激血管生成(新血管形成)。高密度的细胞和适当的代谢产物可导致良好的细胞-细胞以及细胞-基质的相互作用。ECM 难以实现大量细胞的植入。为使支架具有生物诱导性,支架制备过程中需要引入细胞和生长因子,使生物分子可以从支架中释放并引发或调节新组织的构建。为了调整细胞-细胞与细胞-支架间的相互作用,可将细胞可识别配体结合于支架表面。这些影响细胞增殖、分化、迁移、表型和基因表达的因子,包括体内微环境中从细胞-细胞和细胞-细胞外基质相互作用等过程中发出的信号。合成生物可降解高分子材料用于组织工程的不足之处在于材料表面缺乏生物识别物质,与细胞相互作用效果不理想。大多数正常细胞呈锚定依赖性,其生长受它们与底物相互作用的影响。支架的表面化学性质、表面可湿性和极性会显著影响细胞伸展、增殖和分化。例如,疏水材料表面对细胞-材料相互作用不利,而这又会引发细胞的程序性死亡或凋亡。因此,采用生物活性分子对支架材料进行修饰是调节支架生物活性的重要技术。目前,如何将生长因子均布于支架或准确定位于支架特定部位是支架构建的一大难点。控制支架结构和表面化学性质以精确调节细胞行为,是目前组织工程支架构建的又一大难点。这要求将细胞/组织定位于合适的 3D 架构中,并在适当的时间和空间排布分子信号,以至于细胞可以在体内和体外生长继而形成理想的组织。因此,了解细胞与周围支架材料的相互作用机制,是控制支架-细胞相互作用的重要前提。

(二)支架材料的仿生化

从材料科学的观点出发,可以把组织视作由细胞及其 ECM 构成的细胞复合材料。因此,组织工程采用的外源性 ECM(即三维支架)应模拟天然组织的 ECM 分子功能。

1. 结构成分的仿生化　ECM 含有黏附蛋白和糖蛋白结构中的肽序列,如 RGD 序列,固定在生物降解材料表面可介导细胞黏附,但这一过程非常复杂。细胞的存活与黏附过程关系密切,因此修饰生物材料表面的 RGD 应具有适宜的密度才能使细胞既能黏附又能移动;细胞还能与相应的 RGD 肽组装成纳米尺度的团簇结构发生作用,这样的肽结构比无规肽结构更能有效地诱导细胞的黏附移动。生物材料目标细胞的活化,除了要考虑黏附配体肽外,还可将寡糖和脂质体设置于生物材料表面,赋予其对目标细胞的特异相互作用。

2. 降解性能的仿生化　降解性能的仿生化是组织工程支架材料的主要要求,且降解速度应与组织生成率匹配。

3. 机械性能的仿生化　心肌、心瓣膜和血管等组织具有较优异的弹性,构建这类组织一直是组织工程领域的热点。除了天然 ECM 中得到的弹性材料外,PCL 和聚氨酯(polyurethane,PU)是比较典型的合成材料。

(三)生物活性分子及药物的控制释放

除了支架,生物活性分子也是细胞作用和组织再生的关键因素。内源性信号因子的含量往往不足以满足大面积缺损的修复,因此需要引入外源性信号分子。细胞对于生物分子的浓度和半衰期有敏感性,因此生物因子的释放技术十分关键。采用微球进行控制释放,是有效保持多种治疗制剂的生物活性的有效方法。然而,微球本身往往会相互融合或迁移,不具备空间控制释放的性能。此外,支架的孔隙或被覆的生物可降解薄膜还可载荷多种药物,如更生霉素、紫杉醇及其衍生物 QP2、雷帕霉素等。其给药途径直接,治疗针对性强,造价经济,可根据病情反复置入,是防治管腔再狭窄的新策略和理想手段,应用前景广阔。紫杉醇是临床应用的微管抑制剂,通过抑制 G_1/G_0 和 G_1/M 期的细胞复制来抑制细胞的增生,多用于治疗肿瘤,但也能通过抑制生长因子对血管平滑肌细胞的迁移和增长的激活来抑制新生内膜的增生。

(四)支架材料的表面修饰

支架材料的表面性质直接影响细胞应答并最终影响组织再生。虽然多种合成生物可降解材料用于组织工程支架的构建,但它们往往缺乏生物学识别性,而对聚合物支架进行整体或表面修饰则可改善支架-细胞相互作用。使用复合材料,如在支架孔隙表面形成骨样磷灰石就是提高细胞相互作用的有效方法。整体修饰可通过支架构建前进行共聚或在聚合物链上连接功能基团实现。

目前,组织工程研究中的大多数表面修饰工作是针对支架表面或薄膜进行的,但也有研究是采用一系列技术修饰 3D 多孔聚合物支架的内部孔隙表面。例如,将 3D PLLA 支架在构建前浸入明胶的二噁烷-水混合溶剂配制的溶液中,使支架呈水不溶性,明胶分子则成功地固定在支架的孔隙表面上。支架浸于明胶溶液中,孔表面发生溶胀,使部分明胶分子从溶胀的孔表面渗入。这是一种针对 3D 多孔支架较为温和且稳定的表面修饰技术,捕获的凝胶(或其他分子)不会被水或组织培养基质洗脱。该技术的表面修饰试剂是致孔剂,因此,表面修饰在支架构建的过程中进行,采用明胶作为表面修饰试剂。将明胶微球装入 3D 支架模型中,聚合物溶剂混合溶液(如 PLLA 的水/四氢呋喃混合溶液)浇铸于上述孔性模型(多孔模型)中,在相分离和致孔剂清除后,就形成了具有内部连接圆孔网络的PLLA 纳米纤维支架。PLLA 纳米纤维支架采用明胶分子修饰,有效地提高了细胞的伸展、增殖和 ECM的分泌作用。由此推断,由于明胶为水溶性,PLLA 的混合溶剂(水/四氢呋喃)溶液可在浇铸和相分离过程中捕获明胶分子。3D纳米纤维支架还可采用静电层自组装方法进行修饰。近期基因工程的发展为支架的表面修饰提供了良好的肽分子。

(五)生物材料中的纳米技术与方法

在纳米复合生物材料上培养从体内采集的细胞或将纳米复合物植入体内时,细胞会与周围的纳米材料相互作用,因此,须研究细胞生存的纳米及微米环境、细胞对纳米图案的响应特性(不平衡界面力等)以及表面化学图案的构筑。很多胞外蛋白具有纳米至亚微米级的纤维状结构。

(程 飚 付小兵)

第三节 几种修复组织工程产品的研发与应用

组织工程的临床应用还处于早期阶段。早在20世纪90年代中期就有组织工程软骨的初步报道,目前临床应用主要集中在皮肤、骨、软骨和肌腱。

一、组织工程皮肤的临床应用

世界上第1个被美国FDA批准上市的组织工程产品是组织工程皮肤,其代表产品有Dermagraft-TM、Dermagraft-TC和Apligraft,不仅可用于修复一般的烧伤创面,对难愈性创面,如糖尿病溃疡、静脉性溃疡、压迫性溃疡、放射性溃疡也有较好的修复效果(图7-4)。

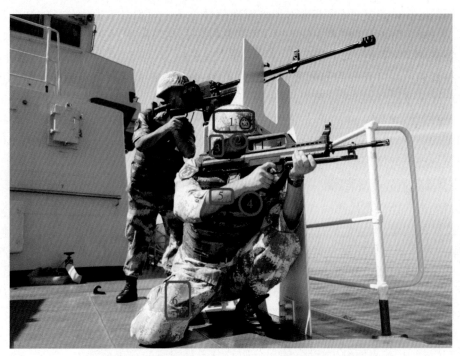

图7-4 组织工程产品对战伤造成的各种组织缺损的修复
1.中枢神经、周围神经:神经干细胞 2.眼睛:干细胞 3.耳部 4.心血管:心源干细胞
5.皮肤:皮肤干细胞、间充质干细胞 6.骨骼肌肉系统:间充质干细胞

(一)国外组织工程皮肤

1.Integra 1980年,Yannas等将牛腱Ⅰ型胶原、葡糖胺聚糖、6-硫酸软骨素共价交联成有一定孔

隙的海绵网格,再在其表面涂上一层薄的硅胶膜,制成一种两层结构的真皮替代物。外层薄硅胶膜起临时性的"表皮"作用,可防止体液丧失和微生物入侵;内层相当于真皮,为海绵网格。移植于全厚创面后,内层逐渐降解,患者自体内皮细胞和成纤维细胞等逐渐从伤口周围长入,形成新的真皮结构,2 周后待真皮部分血管化,再移去上层硅胶膜,即可在新生真皮组织上移植薄层网状自体皮片。创面愈合后,瘢痕形成和挛缩较少,再生的皮肤弹性好,临床应用疗效满意,已获美国 FDA 批准上市,其商品名为"Integra"。随后,Boyce 等简化了胶原海绵皮肤的制作方法,提高了机械强度,并使胶原海绵的形状、大小和厚度可随意调整。Chu 等进一步改进了 Integra 的制作方法,应用一步操作法制成的网状复合皮片,比常规的两步操作法更能有效地利用供体皮肤,加快伤口愈合,且收缩少、外形好。Dantzer 等为 31 例患者的 39 处创面进行 Integra 移植,平均每次移植的面积达 267 cm^2,随访 6 个月至 4 年,发现其优良率达 91.9%。其操作简便,外观较好,但需二期手术移植自体表皮,住院时间长,并可能出现感染、硅胶膜剥离等并发症。

2. AlloDerm　AlloDerm 是 1996 年由美国 Life Science 公司生产的一种商品化脱细胞真皮基质,是将新鲜尸体皮通过理化作用去除表皮和细胞成分制成的。AlloDerm 去除了细胞成分,大大降低了免疫原性,但仍保留了细胞外基质支架的三维结构和完整的基底膜复合体,可引导新生细胞扩展,与培养的成纤维细胞和角质形成细胞构成复合膜片。Gryskiewicz 等应用 AlloDerm 进行 58 例(原发 21 例,继发 37 例)鼻面部患者的整形,手术时在移植物上覆盖 AlloDerm 进行鼻外形缺陷矫正,经长期随访,发现总体结果优良,仅部分发生了移植物吸收。

3. Biobrane　它是双层膜状物,外层是薄的硅胶膜,内层整合有大量的胶原颗粒,可以迅速与创面紧密贴附。Biobrane 允许创面生理性液体蒸发,但可防止蛋白质等大分子物质丢失,并能有效减轻疼痛,促进表皮再生及降低脓毒血症发生的风险,长期以来被用作一种临时性敷料来覆盖大面积的烧伤创面。

4. Dermagraft-TM　Dermagraft-TM 是由 Advanced Tissue Sciences 公司生产的一种人工真皮。它是把从新生儿包皮中获取的成纤维细胞接种于生物可吸收的聚乳酸网架上,14～17 d 后,由于成纤维细胞在网架上大量增殖并分泌多种基质蛋白,如胶原、纤维连接蛋白、生长因子等,形成由成纤维细胞、细胞外基质和可降解生物材料构成的人工真皮。其结构更类似天然真皮,能够减少创面收缩,促进表皮黏附和基底膜分化。Dermagraft-TM 既可用于烧伤创面,又可用于皮肤慢性溃疡创面的治疗。Marston 等在美国 35 个医疗中心 314 例糖尿病慢性足部溃疡的随机对照临床研究中,验证了Dermagraft-TM 治疗的安全性和有效性。

5. Dermagraft-TC　它是 Advanced Tissue Sciences 公司生产的另一种人工真皮。将新生儿包皮的成纤维细胞接种到一种由一层硅胶薄膜和与之相贴的尼龙网组成的膜上,外层的硅胶薄膜发挥表皮的屏障作用,可防止创面水分丢失和环境中细菌侵入。在其尼龙网眼中的来源于新生儿包皮的成纤维细胞在几周后形成致密的细胞层并可分泌胶原、氨基多糖、生长因子等基质成分。由于新生儿成纤维细胞免疫原性很低,Dermagraft-TC 常作为一种临时性敷料应用于烧伤创面。Purdue 等的多中心研究显示,66 例烧伤患者平均烧伤面积为 44%,移植 Dermagraft-TC 与异体皮比较,14 d 时接受率分别是 94.7% 与 93.1%,从黏附、积脓情况看,两者没有差别,而 Dermagraft-TC 易于去除,不易造成创面出血。

6. OrCel　OrCel 是一种双层细胞外基质,其中正常的人类异体皮肤细胞(表皮角质形成细胞和真皮成纤维细胞)分别培养在两个 I 型牛胶原海绵层次中。捐助者的皮肤成纤维细胞的培养在胶原质基质多孔海绵一面,而来自同一供者的角质形成细胞则覆盖在非胶原基质多孔面培养。

7. Apligraf　1998 年由 Organogenesis 公司注册生产的 Apligraf 是目前最成熟的既含有表皮层又含有真皮层的组织工程复合皮,其细胞成分均来源于新生儿包皮。Apligraf(开始称为 Graftskin)系采用异体成纤维细胞接种于牛胶原凝胶中形成细胞胶原凝胶,1 周后接种角质形成细胞,浸没培养 4 d,角质形成细胞融合成片,然后进行气液界面培养 1～2 周,即为产品。Apligraf 被美国 FDA 批准用于治疗静脉性溃疡和糖尿病性溃疡。用法为直接贴到患处,再覆盖非黏性的敷料保持湿润和固定 Apligraf 位置,并不需要医生、护士每周换敷料,通常数周内伤口就会愈合。Apligraf 结合网状刃厚自体皮肤移植用于治疗烧伤,对照采用网状的自体皮与异体皮或单纯网状的自体皮,40 例患者有 38 例进行了评价。从移植成功率大于 75% 的平均时间来看,无论移植 Apligraf 与否,自体皮的移植成功率在两组间没有差异,但是移植 Apligraf 的 22 个创面(58%)成功率优于对照组,6 个点(16%)差于对照组;在 24 个月时色素沉着明显优于对照组,17 个移植创面(45%)呈正常肤色,对照组仅为 5 个(13%);局部皮肤的血管化和柔韧性也得到了明显改善,23 个创面(61%)与皮面一致,而对照组为 14 个创面(37%)。Vancouver 烧伤瘢痕评分也显示从第 1 周到 24 个月时明显优于对照组。

8. 异体成纤维细胞细胞外基质真皮替代物(Transcyte) Transcyte 是将新生儿成纤维细胞接种到 Biobrane 的胶原层培养 4~6 周而得到的产品。Transcyte 的优点是:①能迅速黏附在伤口表面,并刺激上皮生长;②在异体移植中的黏附性和愈合度与自体移植相当;③易于操作,可以规模化制备,能冻存备用。目前,Transcyte 只作为一种临时性敷料用来覆盖部分厚度烧伤创面。

(二)国内组织工程皮肤

第四军医大学与陕西艾尔肤公司联合开发的我国第 1 个组织工程产品安体肤于 2007 年 11 月 13 日获得批准。主要是通过收集新鲜、正常的术后皮肤(新生儿被割掉的包皮建立了皮肤细胞库),将其在体外经过消化、分离、培养等步骤,获取角质形成细胞和真皮成纤维细胞,大量扩增,按细胞类型及代数建立不同用途的细胞库,再将角质形成细胞、真皮成纤维细胞复合与牛胶原蛋白质加上,重新形成一定形态和功能,并具有生命力的活体组织皮肤。只需要小指甲盖大小的人类皮肤组织,便可培养出数亿倍的"活性皮肤"。安体肤不仅具有真皮和表皮层,而且可直接用于各类皮肤创伤患者,与 Apligraf 使用方法类似,在无菌条件下,打开内包装,小心清洗皮片,去除残余液体,然后分清正反面揭除尼龙膜,贴在创面,之后用敷料包扎。最终修复后的创面被人体自身组织替代。但目前组织工程皮肤产品缺乏血管结构,移植后无法为组织工程真皮种子细胞的分裂、增殖提供充足的营养和氧气,即充足的血液供应。使其在面积较大和深度皮肤损伤的移植成功率和修复效果受到一定的影响。陕西艾尔肤组织工程有限公司和第四军医大学口腔医院合作已建成组织工程皮肤生产线。目前正在开发组织工程脱细胞真皮(重组人脱细胞真皮基质)、组织工程皮肤系列产品:含脂肪层组织工程皮肤、含色素组织工程皮肤、含微血管组织工程皮肤、含毛囊组织工程皮肤及组织工程真皮(图 7-5)。第三军医大学采用复方壳聚糖和动物源性材料(异种脱细胞真皮支架、基因转染猪皮、猪胚胎皮肤前体组织)构建组织工程皮肤,目前正在中国药品生物制品检定所进行产品注册检测。组织工程(上海)国家工程研究中心初步建成表皮细胞库、皮肤成纤维细胞库,解决了产品的种子细胞来源问题,正在开展种子细胞与壳聚糖-明胶薄膜材料体外构建含汗腺的组织工程皮肤,目前正在中国药品生物制品检定所进行产品注册。

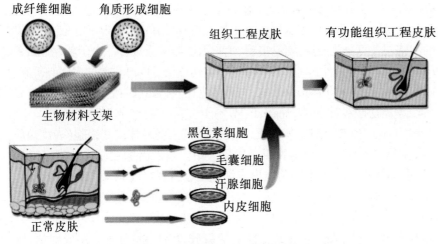

图 7-5 有功能的组织工程皮肤构建

二、组织工程软骨的临床应用

软骨组织再生能力极低,因此,软骨缺损或损伤一直是外科临床治疗的难题。组织工程技术的发展为解决这一难题提供了理想的治疗手段。第 1 例组织工程软骨是由 Vacanti 在 20 世纪 90 年代中期首先报道的。1 例 12 岁男孩,因波伦(Poland)综合征导致胸骨及肋软骨凹陷畸形,心、肺受到压迫,心、肺功能受到严重影响。采用自体软骨经过细胞分离、培养、扩增后,与 PGA 支架复合培养构建成组织工程软骨,修复了畸形,显著改善了心、肺功能。术后 4 年随访,他能与正常儿童一样生活和学习。FDA 及欧共体在 20 世纪 90 年代批准了自体软骨细胞移植修复膝关节软骨小区缺损。方法是通过关节镜检查确诊关节软骨的损伤;在非负重区切取小块软骨,经分离、培养、扩增,制成高密度细胞悬液,再经关节镜技术,切除缺损区软骨达软骨下层;同时切取一片自体胫骨骨膜,缝在缺损区,在骨膜下注入软骨细胞悬液,避免细胞外溢。术后随访最长已超过 4 年,组织学检查证实为新生透明软骨。这一技术为修复小区关节软骨缺损提供了新方法。

软骨细胞来源有限,取材创伤大,尤其是扩增后易老化等诸多弊端,使基于软骨细胞的组织工程化软骨研究和应用受到了很大限制。成体干细胞的发现和目前所取得的研究进展为解决软骨种子细胞问题带来了希望。然而,目前国际上大多数研究仍局限于干细胞的软骨诱导分化研究,基于干细胞的软骨构建技术及大动物软骨缺损修复一直未取得突破性进展,严重阻碍了这一技术向临床应用的转化。目前国内已成功应用骨髓间充质干细胞(bone mesenchymal stem cell, BMSC)修复猪自体膝关节大面积软骨与骨复合缺损。通过带蒂移植等手术技术改进,首次实现了组织工程技术修复兔自体气管缺损后的长期存活。此外,还首次应用自体成纤维细胞成功修复了犬半月板缺损。

关节软骨是一种各向异性、非均质、具有黏弹性并充满液体的可渗透性物质。这种特殊的结构是维持关节软骨营养、保持机械性能及承受压应力的主要保障。目前常用支架材料的结构和机械性能均无法满足这一要求。Moutos 等采用三维编织技术制备出一种基于 PGA 纤维各向异性排列、模拟天然软骨结构的新型三维多孔支架,接种水凝胶软骨细胞悬液体外构建软骨组织,生物机械性能测定显示,利用新型编织材料构建的组织工程软骨的抗压力、张力及剪切力与天然软骨达到了一个量级。这种材料植入体内后可立即适应正常关节的力学环境,从而避免长时间的体外培养过程。这种仿生设计将是软骨组织工程支架材料的发展方向。结构决定功能,具有良好生物机械性能的组织工程软骨在很大程度上取决于研发出更好的模拟天然软骨结构的支架材料。

组织工程软骨植入软骨缺损后,另一个主要问题就是不能与周围组织尤其是宿主软骨形成良好整合,其原因可能与植入的细胞分泌基质能力有限和损伤部位宿主自体软骨细胞凋亡有关。天然软骨细胞被周围坚韧的基质所包绕,损伤后难以迁移至缺损部位与植入细胞发生相互作用,进一步限制了损伤界面的整合。利用胶的粘连特性,将组织工程软骨和周围组织黏合于一体,是解决整合问题的思路之一。Wang 等开发出一种主要成分为硫酸软骨素的生物黏合胶,应用于关节软骨缺损。这种黏合剂可以将聚乙二醇水凝胶与周围组织牢固黏合于一体,并且可以显著增强新生软骨组织的再生。考虑到移植物同宿主自体组织的整合问题是临床普遍面临的难题,新型生物黏合剂可能会有广泛的应用前景。

组织工程软骨的研究仍将集中在理想种子细胞的获得,寻求生物相容性更好、力学适应能力更强的载体材料以及软骨培养最佳条件的探索。随着新的生物材料相继问世以及分子生物学、免疫学、细胞生物学、图像分析技术的提高和多学科技术的相互支撑,人们期望能出现商品化的组织工程软骨库,为治疗关节软骨疾病提供大量可靠的修复材料。组织工程软骨的临床应用及术后检查和随访也有待进一步完善,以期为评价治疗效果提供客观的参考资料(图 7-6 ~ 图 7-8)。

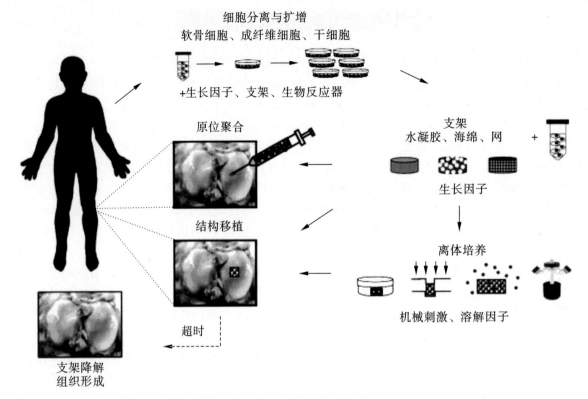

图 7-6 组织工程软骨

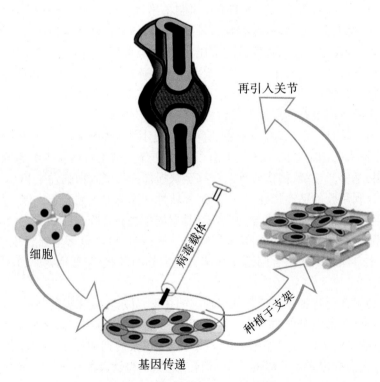

图 7-7 基因治疗组织工程软骨

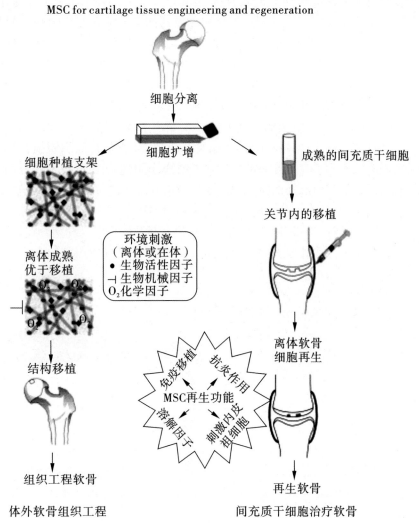

图 7-8 MSC 组织工程软骨

三、组织工程骨的临床应用

战创伤等原因造成的临床骨缺损修复,一直是整复外科和骨科领域面临的重要课题。1995 年 Crane 系统地提出了骨组织工程的概念、研究方法、研究现状及发展前景,引起了广大学者的关注(图 7-9)。与传统治疗手段相比,应用组织工程骨技术进行骨缺损修复,能够避免自体骨移植治疗方法所存在的移植骨来源有限、供区损伤等问题,同时还克服了生物材料替代物缺乏骨诱导特性、不能达到生理性修复的局限性。第 1 例组织工程骨的临床应用是由杨志明等于 2000 年报道的。1 例女性患者反复发作的左胸壁巨大韧带样纤维瘤侵蚀了 5 条肋骨,并压迫肺,与心包粘连,严重影响生活及工作。手术切除后导致 5 条 10 cm 长肋骨、胸膜及软组织缺损。用自体膈肌瓣修复胸膜缺损;用自体骨髓间充质干细胞诱导分化为成骨样细胞,与生物衍生支架材料构建 3 条组织工程骨修复肋骨缺损;用自体同侧侧腹壁皮瓣修复大面积软组织缺损。术后 2 周,心、肺功能改善,1 个月后恢复正常农业劳动。随访 3 年,肿瘤未复发,心、肺功能正常。2002 年,杨志明等报道 1 组 52 例应用同种异体骨膜源成骨细胞与生物衍生支架材料构建组织工程骨植骨,平均随访 18.5 个月,发现有 1 例骨愈合不良。在 6 例术后 CD3、CD4、CD8 及黏附分子 ICAM-1、VCAM-1 的检测中,未发现手术前后有任何区别,表明同种异体细胞构建的组织工程骨不发生影响骨愈合的免疫排斥反应。沈兵等应用四川大学华西医院研制的组织工程骨修复四肢骨缺损,并与自体髂骨移植进行对比,发现两组在术后反应、骨愈合时间、功能恢复等方面没有差异,但前者可减少出血量,缩短手术时间。2001 年意大利 Quarto 报道用自体 BMSC

与羟基磷灰石构建的组织工程骨修复 1 例胫骨、1 例肱骨、1 例尺骨缺损,均获得良好的骨愈合。同年,Vacanti 等报道 1 例创伤性左拇指远侧指骨、伸肌腱及背侧皮肤复合组织缺损,用腹部带蒂皮瓣首先修复皮肤缺损,用自体桡骨骨膜来源的成骨细胞与珊瑚羟基磷灰石支架构建的组织工程指骨修复骨缺损,使拇指恢复了长度。术后 10 个月活检,5% 的植入物有新骨形成。术后 28 个月随访,X 射线照片显示指间关节间隙狭窄,拇指的捏压力为正常拇指的 25% ,关节有 15°活动度。2004 年,Warnke等制作了一种填充羟基磷灰石的外包钛网的支架,并负载了重组人骨形态发生蛋白 7 与人骨髓基质细胞,重建了患者的下颌骨。这一案例的短期追踪结果显示了良好的功能与改善的生活质量。来自德国的资料显示,采用组织工程技术修复胫骨下端关节面骨-软骨复合组织缺损,早期疗效尚好。我国上海交通大学附属医院采用患者自体 BMSC 为种子细胞,运用组织工程技术修复颅骨缺损、齿槽裂缺损、下鼻甲缺损、面部骨凹陷畸形及四肢骨缺损充填等均取得了较为满意的治疗效果,随访(最长随访时间 5 年)结果表明,组织工程骨可以在患者体内长期稳定存在,能基本恢复骨缺损区的外观,并具有正常骨的支持、保护等功能。2005 年,上海组织工程研究与开发中心与湖南肿瘤医院组织工程骨科研团队运用组织工程骨修复 2 例肿瘤术后下颌骨的缺损,展示了良好应用前景。

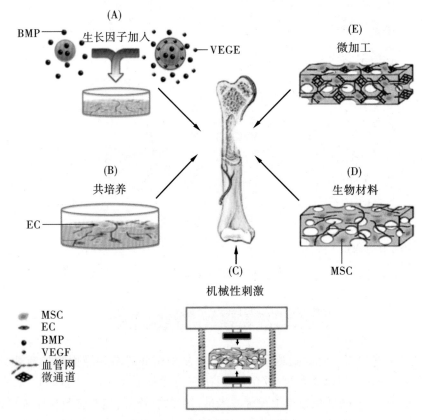

图 7-9　组织工程骨的制备过程

目前国外生物学家们正着手收集美国与欧洲的所有骨再生临床研究,包括美国 FDA 的临床Ⅲ期"骨修复细胞治疗股骨头坏死"的研究和西班牙"应用组织修复细胞治疗股骨头坏死"的研究。这些实验研究将来能够更加准确地说明组织工程骨修复骨缺损的积极作用。

四、组织工程肌腱、韧带的临床应用

组织工程肌腱、韧带的临床应用最早由杨志明等于 2001 年 2 月报道。把同种异体肌腱细胞接种在碳纤维与 PGA 复合支架材料上,体外培养 5~7 d 后,植入体内修复喙锁韧带损伤 12 例,修复跟腱 5~7 cm 缺损 7 例,全部患者经过平均 2 年随访,均满意地恢复了功能。如何证明植入的人体内同种异体细胞在体内长期存活并发挥功能,是目前尚未解决的问题。四川大学华西医院采用短串联重复位点检测发现,术后 3 个月、6 个月均有非自体等位基因存在,且为杂合态,证实了植入体内的同种异体肌腱细胞存活,并分泌胶原,形成新的韧带和跟腱。有学者用腺病毒载体将 hIGF-cDNA 转染入全膝关节置换的 55~60 岁男性患者正常前交叉韧带中,观察发现韧带细胞增长显著。

我国在肌腱、韧带应用研究领域的工作重点仍在组织工程肌腱修复肌腱缺损的临床前期研究,开展了以下 4 个方面的研究:①研制了力学增强性肌腱支架材料,不但具有良好的细胞/生物相容性,且在体外形成力学性能可达到 50 N 的组织工程肌腱;②把力学增强性支架材料和皮肤成纤维细胞体外构建的肌腱移植入猕猴体内修复猴手部二区的屈肌腱缺损获得初步成功,为临床应用建立了一定的科学基础;③开展了皮肤成纤维细胞作为种子细胞的安全性检测,通过染色体稳定性检测、成瘤实验、细胞扩增能力和基质分泌能力检测、过敏和病原体检测等,证实了扩增的人体成纤维细胞具有体外形成肌腱的能力,同时也具有安全性,目前已经获得中国药品生物制品检定所的合格证书,为肌腱的产品研制提供了安全性保障;④开展了肌腱支架材料的国产化及生产基地的建设,自主开发和研制了可降解支架纤维材料的生产设备,并建立了相应的厂房基地,相关技术分别申请了国际和国内发明专利,部分专利已获得授权,为临床应用过渡和肌腱产品开发打下了良好的基础。

理想的组织工程韧带和肌腱的支架材料须具备耐受持续的高强度张力、耐磨损性好、无免疫原性、良好的生物相容性及降解性等特性。目前用于肌腱组织工程的细胞外支架材料主要有天然生物材料和合成高分子材料及二者的复合物。天然高分子材料主要有胶原蛋白、纤维蛋白、壳聚糖、藻酸盐以及动物筋膜等,合成高分子材料主要有碳纤维、聚乳酸、聚羟基乙酸和二者的共聚物。两类材料各具优缺点,利用两类材料性能上的互补有望构建较理想的细胞支架。作为种子细胞,人们在肌腱细胞、胚胎干细胞、间充质干细胞、成纤维细胞等的生物学特性,分离提取体外培养扩增及与基质复合等方面均做了大量的研究。上海交通大学组织工程重点实验室已建立起利用生物反应器体外构建组织工程化肌腱的技术路线,但组织工程肌腱各方面的研究目前仍处在体外和动物实验阶段,离进入临床阶段还有一定时间(图 7-10)。

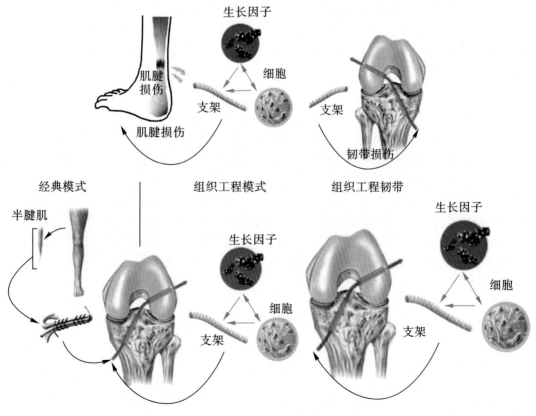

图 7-10　组织工程韧带

五、组织工程化神经

现代战争中,随着武器精确度和杀伤力的不断提高,周围神经战伤的发生率逐年增高。据统计,第二次世界大战中周围神经损伤占四肢伤的 20.0%,合并骨折伤则高达 45.2%,其中美军的周围神经损伤伤员约占伤员总数的 3.0%,占四肢伤伤员的 15.0%,上肢与下肢神经伤的比例为 3∶1。美军在越南战争中,周围神经损伤者约占伤员总数的 6.6%。我军在西南边境作战中,周围神经火器伤伤员占伤员总数的8.3%,占四肢伤伤员的 17.0%,上肢与下肢神经伤的比例为 2.6∶1。1991 年的海湾战争中,多国部队周围神经伤伤占伤员总数的 44.0%。1992 年克罗地亚局部战争中,周围神经火器伤占四肢伤的 25.0%。在这些周围神经战伤伤员中,45.0% 的伤员伴有严重的肌肉、骨骼、大血管及胸、腹和头颈部火器伤。炮弹、地雷为主要致伤因素,占 80.0%,枪弹伤占 20.0%。周围神经战伤的神经再生明显迟于一般神经损伤,究其原因:①出血重,出血部位不仅限于神经外膜下,神经纤维束和神经纤维间也有广泛出血;②神经纤维断裂,断裂的神经纤维呈束状阶段性消失,其断端具有单根神经纤维弹性回缩现象;③感染重,变性断裂的神经纤维间有白细胞浸润现象,伤道也易发生化脓性感染;④神经膜细胞增殖较晚。

研制组织工程化神经借以修复长距离周围神经缺损是组织工程与再生医学、显微外科和修复重建外科领域的研究热点之一。组织工程化神经是人工神经移植物与种子细胞的有机结合,有时还附加神经营养因子等以促进种子细胞的增殖、分化及促进神经修复。用于周围神经修复的生物组织支架主要有静脉管、骨骼肌、去细胞神经等几类。用于修复周围神经缺损的不可吸收神经移植物支架以硅胶管为代表。用于临床修复的可吸收神经移植物支架主要由 PGA 胶原和壳聚糖制成。第 1 类用于临床修复的可吸收神经移植物支架用合成聚酯 PGA 制备。Neurotube™ PGA 神经导管是目前为止临床应用报道最多的神经导管。用聚乙醇酸制成的 NeurotubeR 神经导管已报道用于长度在 30 mm 以内的指神经、正中神经等神经缺损的临床修复,术后感觉神经功能接近自体神经移植,运动神经功能也得到较好恢复。聚乳酸-聚己内酯共聚体神经导管用于修复 20 mm 以内的指神经缺损,术后感觉神经功能修复接近传统修复方法,但修复趾足底总神经后感觉无明显恢复,这可能与该神经导管易塌陷有关。第 2 类用可降解天然聚合物制备,以采用 I 型胶原制成的 NeuraGenR 神经导管为代表。该导管用于 20 mm 以内指神经缺损临床修复 12 例,感觉恢复优良率为 75%。第 3 类采用可降解的天然聚合物与合成聚合物复合制备,用以修复成人肘部正中神经 35 mm 缺损,术后感觉、运动功能均恢复良好。第 4 类用不可降解的合成聚合物制备,以硅胶管为代表,其桥接修复神经缺损的疗效与传统修复相当。生物相容性较好的膨体聚四氟乙烯制成的神经导管,临床上用于桥接正中神经和尺神经 1.5 ~ 6.0 cm 的缺损,损伤神经恢复了部分感觉和运动功能。

组织工程神经研究是周围神经修复的一个重要研究领域,近年来正循着从基础研究到临床应用及产业化轨道深入,在神经移植物支架研究方面已取得明显成绩。随着研究不断深入,在未来 5 ~ 15 年,人工神经移植物、因子型组织工程神经、细胞型组织工程神经及微电子复合型组织工程神经有可能相继研制成功,逐步进入临床研究,并在不久的将来应用于临床,造福人类(图 7-11)。

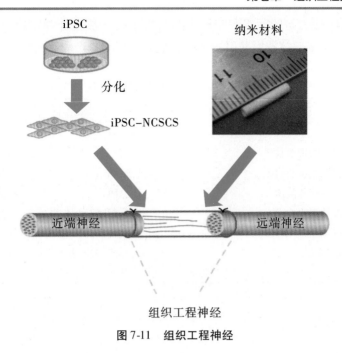

图 7-11　组织工程神经

（程　飚　黄　翀　付小兵）

第四节　中国组织工程的发展与展望

一、中国组织工程的发展

　　中国组织工程研究起步稍晚。1994 年,上海市科学技术委员会将组织工程研究作为重点资助项目,该重大研究项目的立项标志着中国组织工程研究正式起步。1997 年,组织工程课题在国家自然科学基金正式立项。同年,上海成立我国第 1 个组织工程实验室——上海组织工程研究重点实验室。1998 年,国家"973"重点基础研究计划正式将"组织工程的基本科学问题"研究课题立项,上海第二医科大学、四川大学华西医学院、天津大学、中国科学院力学研究所与中国科学院化学研究所为项目共同发起单位,表明国家已将组织工程的研究列为高新技术领域的重点发展项目。而 2001 年、2002 年国家"863"高技术研究发展计划对组织工程的应用研究与产品开发进行了持续资助,标志着国家已正式将组织工程作为生物领域的国家性产业发展方向。1999 年,中国第 1 届全国组织工程学术会议在上海召开。2001 年,上海组织工程研究与开发中心暨国家"863"计划生物领域组织工程研发基地在上海漕河泾高科技园内成立,这是中国第 1 个也是目前唯一的国家级组织工程研发基地。目前,在全国大专院校、科研机构和中国科学院所属的研究所均开展了不同程度的组织工程研究,建立了一批各具特色的组织工程实验室,形成了一支高水平的专业组织工程科研队伍,研究范围涉及临床医学、细胞生物学、分子生物学、高分子生物材料以及相关领域,正在逐渐缩短与国外的差距,某些项目研究已经达到或超过了世界先进水平。2013 年 3 月 26 日,我国组织工程医疗器械产品分技术委员会秘书处收到国际标准化组织(ISO)国际部的通知,中国作为国际标准化组织/外科植入物和矫形器械标准化技术委员会/组织工程医疗产品分技术委员会(ISO/TC150/SC7)的积极成员国(P 成员)已经完成注册,同时获得了 ISO/TC150/SC7 标准化活动的国际投票权。付小兵院士为中国该委员会主席。国际组织工程医疗产品分技术委员会成立于 2007 年,有 12 个成员国,中国是第 13 个,也是亚洲发展中国家第 1 个成员国。这标志着中国组织工程领域的标准化工作将正式走向国际舞台,参与国际相关领域的标准化活动,中国不再只是该领域国际标准的无条件执行者,而是参与规则制定的一员。从组织工程再发展到再生医学,标志是国际组织工程学会与再生医学学会合并组成一个统一的学术组织。自 2002 年起,中国再生医学的学者们共出版组织工程方面的专著 8 部(表 7-1)。

表 7-1　中国出版的组织工程专著

时间	专著	作者	出版社
2002.9	组织工程	杨志明	化学工业出版社
2004.6	组织工程学原理与技术	金岩	第四军医大学出版社
2004.12	组织工程学理论与实践	曹谊林	上海科学技术出版社
2005.6	组织工程基础与临床	杨志明	四川科学技术出版社
2006.5	组织工程学实验技术	裴国献,魏宽海,金丹	人民军医出版社
2008.1	组织工程学	曹谊林	科学出版社
2009.5	皮肤组织工程学	伍津津,朱堂友	人民军医出版社
2011.3	干细胞组织工程技术:基础理论与临床应用	王佃亮	科学出版社

2007 年,我国国家食品药品监督管理局(CFDA)批准由第四军医大学研究人员开发的中国首个组织工程学产品 ActivSkin,中国成为世界上继美国之后第 2 个持有人工皮肤技术的国家。随后,他们继续开发组织工程脱细胞真皮(重组人脱细胞真皮基质)、组织工程皮肤系列产品:含脂肪层组织工程皮肤、含色素组织工程皮肤、含微血管组织工程皮肤、含毛囊组织工程皮肤及组织工程真皮。2010 年,清华大学组织工程学专家崔福斋开发出的纳米人工骨修复支架也获得 CFDA 批准。纳米人工骨(NB系列纳米晶胶原基骨材料)是该课题组采用纳米技术在对人骨骨痂和胚胎骨的分级结构和生物矿化过程多年研究基础上发明的新型骨材料。它已获得 CFDA 的 3 类植入产品试生产注册证,成为我国首个可以在市场上公开销售和应用的纳米医药产品。这一材料目前已在 3 万患者身上使用,并正推广到世界其他地方。第三军医大学采用复方壳聚糖和动物源性材料(异种脱细胞真皮支架、基因转染猪皮、猪胚胎皮肤前体组织)构建组织工程皮肤。组织工程(上海)国家工程研究中心初步建成表皮细胞库、皮肤成纤维细胞库,解决了产品的种子细胞来源问题,正在开展种子细胞与壳聚糖-明胶薄膜材料体外构建含汗腺的组织工程皮肤。另外,还有组织工程肌腱、组织工程(软)骨、组织工程神经管等产品(表 7-2)。10 多年来,我国在组织工程与再生医学研究领域取得了以组织工程"人造皮肤"产业化、个体化组织工程软骨临床应用为代表的一系列标志性成果,涌现出一批从事组织工程与再生医学的高科技企业,初步形成了产学研联合创新的态势。

表 7-2　目前国内主要组织工程生产企业及产品

公司	时间	产品名称	构成	应用情况	进展情况
北京桀亚莱福生物技术有限责任公司	2006	J-1 型脱细胞异体真皮	异体皮肤经特殊的理化处理,将组织中引起宿主免疫排斥反应的所有细胞清除,同时完整地保存与原有组织结构相同的细胞外基质	拔牙创面充填、整形与充填、各类疝的修复	国食药监械(准)字 2000 第 346027 号和 2006 第 3460430 号
北京清源伟业生物组织工程科技有限公司	2007	瑞诺(脱细胞异体真皮基质医用组织补片)	同种异体的皮肤组织经脱细胞处理而成的细胞外基质	各种原因引起的口腔黏膜及软组织缺损的修复,牙种植术中创面封闭,疝修复,尿道修复	国食药监械(准)字 2007 第 3461290 号
重庆宗申军辉生物技术有限公司	2007	人造皮肤-基因转染猪皮(商品名:贴肤-TF)	取自巴马小型猪的鲜活皮肤组织为基本材料,通过基因转染技术导入人源 CTLA4Ig 基因研制而成	适用于烧伤及其他创伤所致创面的治疗性覆盖,以促进创面愈合、预防微生物感染	国食药监械(准)字 2007 第 3461287 号

续表 7-2

公司	时间	产品名称	构成	应用情况	进展情况
启东市东方医学研究所有限公司	2010	东慈真皮基质	以猪皮为原料,经病毒灭活与脱细胞等工艺制备而成,是猪真皮的细胞外基质	用于浅二度烧(烫)伤创面、供皮区创面、深度烧伤切(削)痂创面,肉芽创面等创面的覆盖治疗	国食药监械(准)字2010 第 3641111 号,有效期 4 年
陕西艾尔肤组织工程有限公司	2007	组织工程皮肤(商品名:安体肤)	双层人工皮肤替代物:表皮层由人角质形成细胞构成,真皮层由人成纤维细胞和牛胶原蛋白构成	深二度烧伤创面、不超过 20 cm² 的三度烧伤创面	国食药监械(准)字2007 第 3461110 号(更)
烟台正海生物技术有限公司	2007	海奥口腔修复膜	牛脱细胞	口腔软组织缺损、口腔肿瘤切除	国食药监械(准)字 2007 第 3630062 号
	2009	皮肤修复膜(商品名:海孚)	本品是由牛的皮肤组织经一系列处理后制备的异种脱细胞真皮基质,主要成分为胶原蛋白	完成各种原因引起的真皮层缺损的创面修复	国食药监械(准)字 2009 第 3460425 号
	2009	人工硬脑(脊)膜补片	异种脱细胞真皮基质,主要成分是胶原蛋白	外伤、肿瘤和血管性疾病等原因引起的硬脑(脊)膜的修复	国食药监械(准)字 2009 第 3460602 号
广东冠昊生物科技股份有限公司	2009	无菌生物护创膜(商品名:得膜建)	猪的内脏膜,经除抗原等一系列生化处理及病毒灭活而制成。基本成分是以膜形态存在的胶原蛋白,保持生物膜的基本结构,有柔韧性及透气性	皮肤烧烫伤以及创伤、皮肤缺损所致深浅创面治疗	国食药监械(准)字 2009 第 3640426 号
	2011	B 型硬脑(脊)膜补片产品(商品名:脑膜建)	用猪的膜材组织经环氧化学试剂交联处理和生化改造制成	用硬脑(脊)膜缺损,手术中须切除部分硬脑(脊)膜或有硬脑(脊)膜张力性缺损的修补手术,起到修补、固定、减张和隔离的作用	国食药监械(准)字 2011 第 3461355 号
北京大清生物技术有限公司	2011	同种异体骨修复材料(商品名:拜欧金)	来源于健康人类骨组织,经物理加工而成。主要工艺流程为供体选择、低温储存、解冻清洗、加工成型、结晶浸泡、脱细胞、冷冻干燥、真空包装、辐照、灭菌包装	脊柱损伤、脊柱退变性等疾病,以及其他临床所需要的骨缺损的填充、融合、修补、辅助加固及非负重骨的重建	国食药监械(准)字 2011 第 3460627 号(更)

在骨组织工程中,我国应用骨髓间充质干细胞与骨组织工程材料,成功修复了动物颅骨等非承重骨的缺损,同时也修复了下颌骨、股骨等承重骨的缺损;在软骨组织工程中,应用软骨细胞或骨髓间充质干细胞,修复了关节软骨承重与非承重部位的缺损;在皮肤组织工程中,应用表皮干细胞修复了皮肤缺损;在肌腱组织工程中,应用肌腱细胞或皮肤成纤维细胞修复了肌腱缺损;在角膜组织工程中,应用角膜基质细胞修复了角膜基质的缺损。上述大量动物实验研究证实了应用组织工程技术修复缺损这条道路是可行的。在此基础上,进一步开展的组织工程技术临床应用的探索,使我国在国际组织工程研究领域占有了一席之地。

二、中国组织工程的展望

由于存在许多科学和伦理问题,组织工程和细胞治疗的概念炒作还非常多,实际上目前已上市的产品,仅仅是组织工程皮肤和组织工程软骨等技术相对简单的产品,也就是说,所谓的人造生物器官等复杂组织工程产品,还只是在概念上的一种期盼。另外,由于组织工程产品含有活细胞,相关产品在生产、运输、保存、使用等环节还存在许多问题,生产成本和使用成本也居高不下,相对于重组蛋白类生物技术药物,组织工程产品的发展任重道远。组织工程化器官(肝、肾等)的构建对材料支架的要求更为严格。如何针对特定组织或器官构建研制具有不同三维空间构象及有序排列的不对称材料,将是21世纪生物材料研究的另一挑战。除了传统的高分子可降解聚合物外,天然生物材料(如各种脱细胞组织)已被广泛地应用于各种相关组织的构建。将合成材料与天然材料有机结合,已成为未来组织工程材料发展的新趋势。开发具有一定生物学活性、能促进干细胞增殖分化和组织再生的各类新型复合材料、仿生材料、生物活性材料及智能型材料,是组织工程材料的重要研究方向。

生物材料研究还必须与组织构建紧密结合。组织构建是组织工程生物材料应用的最终目标,组织构建中出现的很多问题也有赖于生物材料的研究。根据生物材料的发展趋势,我们应重视并大力支持组织工程、先进控制释放系统、仿生生物材料、近代诊断系统等方面的研究。这些方向涵盖了生物材料与细胞的相互作用、仿生表面工程、生长因子及其表达基因的控制释放、生物材料智能化及纳米技术与方法在生物材料中的应用等科学问题,并涉及基因工程(制备蛋白质基生物材料)、基因治疗(非病毒载体)、细胞治疗(工程化细胞包囊与免疫隔离)、生物芯片、蛋白质芯片与细胞芯片的生物传感系统构筑及生物化工产品的分离与纯化技术。

综合国内外生物材料的研究现状,未来生物材料的研究可能集中在以下几方面:①对第一、二代生物材料的表面改性研究,提高这类生物材料制备的机械性能,延长其使用寿命;②对新一代生物材料的研发,特别是在材料中负荷特定生长因子和基因,用以促进组织的再生;③利用组织工程技术,通过将正常宿主组织细胞与可降解材料相结合,最终建立有特定功能和形态的新组织和器官,从而达到修复和再造目的;④将纳米技术和生物材料相结合,将纳米技术和生物材料相结合,利用纳米生物材料独特的性能,使之成为组织工程的新载体,其研究的深化必将为组织工程技术以及生物材料高新技术的发展创造条件。

(程 飚 付小兵)

参考文献

[1]付小兵,王正国,吴祖泽.再生医学:基础与临床[M].北京:人民卫生出版社,2013.

[2]付小兵,王正国,吴祖泽.再生医学:原理与实践[M].上海:上海科学技术出版社,2008.

[3]曹谊林,刘伟,张文杰,等.组织工程研究进展[J].上海交通大学学报(医学版),2012,32(9):1241-1250.

[4]付小兵,杨思明.中国的再生医学与烧伤救治[J].中华烧伤杂志,2013,29(2):102-104.

[5]付小兵,程飚.创伤修复和组织再生几个重要领域研究的进展与展望[J].中华创伤杂志,2005,21(1):40-44.

[6]付小兵.创面治疗中的转化医学:部分成果的研发和转化应用与思考[J].中华烧伤杂志,2014,30(1):3-5.

[7]付小兵.十年磨一剑:中国创伤医学十年的创新成果与转化应用[J].中华创伤杂志,2014,30(1):2-5.

[8]付小兵.中国的再生医学研究:需求与转化应用[J].解放军医学杂志,2012,37(3):169-171.

[9]侯俊华.血管组织工程的研究与进展[J].中国组织工程研究,2012,16(37):6979-6986.

[10]胡玎玎,吴振飞,刘小琨,等.皮肤组织工程支架材料的研究进展[J].高分子通报,2012,10(1):7-12.

[11]胡帼颖,张志雄,温叶飞,等.组织工程技术的发展现状及趋势(三):组织工程用生物材料的研究[J].透析与人工器官,2009,20(3):9-27.

[12]胡帼颖,张志雄,温叶飞,等.组织工程技术系列专题(一):组织工程技术的产业化现状[J].透析

与人工器官,2009,20(1):30-36.

[13]刘雪来,黄格元.纳米生物材料在创伤修复中的研究与应用[J].中华外科杂志,2013,51(8):748-752.

[14]宋扬,雷星,曲彦隆.肌腱修复的组织工程研究进展[J].医学综述,2013,19(9):1581-1583.

[15]王师平,郭树忠.组织工程软骨种子细胞研究进展[J].中国美容医学,2012,21(9):1655-1658.

[16]吴晓峰,孟令超,毛志福.组织工程化皮肤的研究现状与展望[J].海南医学,2011,22(17):127-130.

[17]张艳梅,王佃亮,曾虹燕,等.3D仿生组织工程支架及其在再生医学中的应用[J].解放军医学杂志,2011,36(6):673-675.

[18]赵贵英,张树庸.干细胞与组织工程研究动态[J].中国医药生物技术,2012,7(6):472-474.

[19]赵影颖,石润杰.骨与软骨组织工程研究成果的介绍及问题展望[J].中国组织工程研究与临床康复,2008,12(33):6513-6517.

[20]靳小兵.软骨组织工程研究新进展[J].中国修复重建外科杂志,2011,25(2):187-191.

[21]MOHAMED A,XING M M. Nanomaterials and nanotechnology for skin tissue engineering[J]. Int J Burns Trauma,2012,2(1):29-41.

[22]AMINI A R,LAURENCIN C T,NUKAVARAPU S P,et al. Bone tissue engineering:recent advances and challenges[J]. Crit Rev Biomed Eng,2012,40(5):363-408.

[23]CHIN W,ZHANG R,ZHANG Q,et al. Modifications of three-dimensional costal cartilage framework grafting in auricular reconstruction for microtia[J]. Plast Reconstr Surg,2009,124(6):1940-1946.

[24]O'KEEFE R J,MAO J. Bone tissue engineering and regeneration:from discovery to the clinic:an overview[J]. Tissue Eng Part B Rev,2011,17(6):389-392.

[25]SHEARN J T,KINNEBERG K,DYMENT N,et al. Tendon tissue engineering:progress,challenges,and translation to the clinic[J]. J Musculoskelet Neuronal Interact,2011,11(2):163-173.

[26]YUAN J,ZHANG W J,LIU G,et al. Repair of canine mandibular bone defects with bone marrow stromal cells and coral[J]. Tissue Eng Part A,2010,16(4):1385-1394.

[27]YUAN T,LUO H,TAN J,et al. The effect of stress and tissue fluid microenvironment on allogeneic chondrocytes in vivo and the immunological properties of engineered cartilage[J]. Biomaterials,2011,32(26):6017-6024.

第八章
干细胞技术与组织修复和再生

第一节　概　　述

在中国与古希腊的神话中都存在与组织再生类似的幻想与生动描述。例如,古希腊神话中的普罗米修斯由于偷盗了天上的火种给人间,从而触犯了宙斯。宙斯为惩罚他,将他锁在外高加索山上,同时派出一只秃鹰,每天啄食他的肝。奇怪的是,普罗米修斯的肝就像壁虎的尾巴一样,吃了又长,反复如此。中国的神话小说《西游记》也描述了孙悟空的头被割掉以后又重新长出,或者拔一撮毫毛变一群小猴子等。神话中的描述代表了人们美好的愿望,虽然离现实有很大的距离。实际上,自然界也确实存在组织和器官完全损伤后的再生现象。水螅(hydra)被切割成几十段后仍可以再生出完整的肌体,蝾螈(newt)断肢后可以长出一条与损伤前一样的肢体,就是典型的例子。人类关于四肢再生的探索可以追溯到 18 世纪。1768 年,意大利僧侣拉扎罗·斯帕兰扎尼指出,两栖动物身体的某些部位可以再生。这对人类是个启示。100 年后,德国生物学家奥古斯特·魏斯曼认为,"基因"提供了指导人体发育的信息,人的肘部细胞可以发育成前臂、手掌和手指,同样,四肢伤残处含有再生手臂和腿的信息。1976 年,美国几名生物学家对火蜥蜴四肢再生进行研究。1996 年,多莉羊的诞生和 2006 年细胞重编程概念的提出,终于让人类改变了既往对哺乳动物的看法,科学家们感到人体内任何类型的细胞都有可能再生,人们的诸多梦想有望实现。

干细胞研究开始于 20 世纪 60 年代。早期发现干细胞存在于胚胎(胎盘、脐血)及成人的组织器官中,因此将干细胞分为胚胎干细胞(ESC)和成体干细胞。胚胎干细胞存在于受精后第 4~6 天囊胚的内皮细胞中,第 7 天时消失。胚胎干细胞具有发育上的全能性,即发育成完整个体的所有类型的组织细胞;然而,胚胎干细胞在应用方面受到了很大限制。随着生物实验技术的发展,干细胞的研究取得了突破性进展。1998 年,美国科学家 Thomson 首次证明了分离出的干细胞具有自我更新和多向全能分化的能力,使之成为医学和生物学领域中最引人注目的热点之一。

作为再生医学基础的干细胞研究涉及健康科学的许多重要领域。在基础研究方面,通过对干细胞生长、分化、发育的分子调控机制的了解,有助于我们认识细胞生长、分化、发育和器官形成等基本生命规律,从而可以在体外扩增和诱导干细胞进行定向分化,从技术上发展符合临床标准的单一种类干细胞的扩增方法,并研究干细胞移植入体内后的生长、迁移、分化,直至功能的重新构建;由干细胞派生而来的相关模型还可作为药物和功能基因筛选的理想研究平台,并阐明诸如癌症、遗传性疾病、神经退行性病变、自身免疫性疾病等疾病的发病机制。在临床应用方面,科学家们已成功地在体外将人的胚胎干细胞分化为肝细胞、内皮细胞、心肌细胞、胰岛 B 细胞、造血细胞和神经元,甚至具有功能的多巴胺神经元及少突胶质细胞和星状胶质细胞等。在组织干细胞方面,科学家们成功地从皮肤、骨、骨髓、脂肪等组织器官中分离培养出干细胞,并尝试用这些细胞用于疾病的治疗。利用干细胞构建各种组织、器官,并将其作为移植的来源将成为干细胞应用的主要方向。干细胞几乎涉及人体所有的重要组织和器官,故干细胞治疗有可能为解决人类面临的许多医学难题提供保障,如意外损伤和放射损伤等患者的植皮,神经修复和肌肉、骨及软骨缺损的修补,髋、膝关节的置换,血管疾病或损伤后的血管替代,糖尿病患者的胰岛植入,癌症患者手术后大剂量化疗后的造血和免疫功能重建,切除组织或器官的替代,部分遗传缺陷疾病的治疗等。再生医学中干细胞相关基础与应用的研究将使人类修复和制造组织器官的梦想得以实现,是医学科学发展的必然方向。

近年来,干细胞的研究突飞猛进,取得了许多重大进展。目前干细胞的研究正进入医学的各个学科。可以说,干细胞是再生医学发展的灵魂。研究较多的成体干细胞包括脂肪干细胞、表皮干细胞、间充质干细胞及血管内皮祖细胞。

在军事医学中,再生医学具有重要的地位,其中干细胞研究更是举足轻重。2008 年,美国军事科学家向这一目标发出了挑战,加紧研究人体四肢再生技术。美国对四肢再生研究的重视是因为有越来越多的士兵在战斗或事故中失去胳膊或腿,他们在余生不得不忍受巨大的残疾之痛。如果找到四肢再生之术,他们就有希望重新变成完人。为加速治疗受伤的士兵,2008 年 3 月美国国防部(US Department of Defense,DOD)宣布未来 5 年他们将在快速发展的再生医学领域筹资 2.5 亿美元组成新的军队再生医学研究所(Armed Forces Institute of Regenerative Medicine,AFIRM),这一组织将主要精力集中在严重创伤手指的再生长、粉碎性骨折再生、面部残疾的重建以及与严重烧伤创面覆盖相匹配的皮肤。美国军队再生医学研究所由大学和医院研究中心组成的两家研究联盟共 30 个研究机构组成。匹兹堡大学主持麦高恩再生医学研究院的生物化学家爱伦·罗塞尔帮助领导 AFIRM,努力开发骨骼、肌肉、腱、神经和血管的再生治疗及治疗烧伤的皮肤涂膜枪、定制器官的打印机、促进四肢再生的神秘粉末。罗塞尔也承认"听起来很科幻,但这全在科学掌控之中"。他相信有朝一日这些工具会是战地医疗队的标准配置。他介绍说,在麦高恩再生医学研究院,病理学家史蒂芬·巴蒂莱克和合作伙伴报道了用 Pig Powder(猪粉,一种从猪膀胱采集制备的粉末),帮助两位 60 岁以上的患者长出失落的指尖,这项研究在 2007 年震动了医学界。当一个人失去四肢的一部分时,通常在创口会长出瘢痕,而失去的部分永远不复存在。而病例中涂在创口的猪粉里包含着"信号"分子,吸引细胞和被称为生长素的蛋白质,去除瘢痕,并让细胞在这里生长、取代。

未来,在士兵进入战场前能够采集他们的成熟干细胞,有可能用于他们受伤后重获完整之躯的技术。利用士兵自己的干细胞可以修复被破坏的神经,再生肌肉和肌腱,修复烧伤创面,帮助他们在不留伤疤的情况下痊愈。除此之外,新研究所还将研究受损肢体、手、手指、耳朵、鼻子以及头盖骨的治疗和再生技术。斯库梅克说:"据我们所知,这是美国政府在再生医学领域出资创建的最大的研究联盟。我们打造了一支梦之队,成员都是工程学和再生医学领域的顶级专家。他们将帮助我们实现最终的想法。"

再生医学领域的先锋维克森林大学的托尼·阿塔拉博士,利用成熟干细胞再生膀胱。阿塔拉说:"肢体、组织和器官的所有组成部分都拥有一个天然细胞库,它们时刻做好在人受伤时进行复制的准备。我们可以利用一些方式将这些细胞中的一部分带出体外,也就是说提取一个非常小的组织。在此之后,你可以将这些细胞分开,这些特殊细胞拥有我们需要的潜能。随后,你便可以让它们在体外生长以增加数量。整个过程需要 4~8 周时间。"在此之后,这些活细胞被涂在脚手架上或者附在脸上。脚手架由可降解材料制成,呈鼻子或者耳朵形状。随着细胞生长,这些材料被人体吸收,进而形成新鼻子或新耳朵。最初的再生项目可能规模很小,例如再生一根手指,帮助大腿再生受损肌肉。但他们希望新技术能够用于再生被烧伤士兵的皮肤、耳朵或者鼻子,最终迎接更为复杂的挑战,例如再生肢体。斯库梅克说,新技术有望带来一场军事医学的革命。

(程 飚 付小兵)

第二节 胚胎干细胞与组织修复和再生

胚胎干细胞(embryonic stem cell,ESC)是完全符合干细胞标准的细胞,具备分化成所知的 220 多种细胞类型的"全能性",并能以一种不确定的未分化状态扩增。研究证实,胚胎干细胞在特定条件下可以分化为心肌细胞、胰岛细胞、血管内皮细胞、肝细胞等具有特异功能的细胞。而且,胚胎干细胞具有很强的增殖能力,可以借助小鼠细胞饲养层连续培养数月。但是,胚胎干细胞目前主要来源于人工授精后早期发育的胚胎。虽然这些胚胎是辅助生殖的废弃物,并通过自愿捐献,但是,分离胚胎干细胞会毁灭胚胎的事实,使这项研究备受伦理争议。

最早分离得到的胚胎干细胞,是在 1981 年分离得到的小鼠胚胎干细胞。胚胎干细胞通常被认为比其他的干细胞具有更好的分化潜能。1998 年,美国威斯康星大学汤姆森教授等(Thomson,et al)成功地从人类胚胎和胎儿的生殖细胞中获得了能在体外不断增殖、具有很强分化潜力的人类胚胎干细胞系,这是人类胚胎干细胞研究发展历史上的一个里程碑。同时,约翰霍普金斯大学的约翰·吉尔哈特教授等(Shamblott,et al)成功地培养第 1 例人类胚胎生殖细胞系,建立了人多功能干细胞系。从此人类胚胎干细胞的研究越来越受到美、英、日等发达国家的重视,被美国《科学》杂志于 1999 年和 2000 年连续两年评为"年度十大科技成就",2001 年被列入六大热门科技研究领域之一。由于受到道德、伦理及免疫排斥和潜在的细胞分化安全性的局限,胚胎干细胞的研究及临床应用都受到了一定的限制。因为提取胚胎干细胞必定会损毁胚胎。于是,胚胎是不是生命、是不是人,研究胚胎干细胞是不是"毁灭生命""杀人",很自然地成为争论的焦点。

据报道,美国国立卫生研究院(NIH)收到 13 000 封关于胚胎干细胞研究的公众来信,只有 300 封表示支持(《维真学刊》2003 年秋季号,加拿大哥伦比亚大学中国研究部主办)。因此,美国、德国和澳大利亚分别通过宪法规定,将限制胚胎干细胞在当前的使用。在我国,科技部和卫生部联合发布的《人胚胎干细胞研究的伦理指导原则》(2003 年 12 月)规定胚胎干细胞研究不能超过 14 d。日本等国家基本接受这一立场,许多科学家、伦理学家和法学家,甚至天主教哲学家如麦克柯米克也表示赞同和支持。为什么 14 d 前的胚胎(前胚胎)可作为研究对象呢?根据胚胎学的大量研究,14 d 是形成双胞胎的最后界限。14 d 前主要形成胚胎外部组织(外胚层),特别重要的是,"原胚条"尚未出现。"原胚条"的出现意味着胚胎细胞开始向各个组织和器官发育分化,表现出各自的特殊性,比如,可以发育为脊椎骨和神经系统等。由此看来,14 d 前后的胚胎有明显的不同。一般认为,14 d 前的胚胎还是既无感觉又无知觉的细胞团,尚不构成道德主体,对其进行研究并不侵犯人的尊严。即便如此,也必须遵循严格的伦理规范,经过严格的伦理程序。当然,也有一些不同的看法。为什么是 14 d,而不是 13 d 或 15 d?"原胚条"的出现果真是分水岭吗?对此完全可以进一步研究和讨论,但更重要的是方法论的启示:应在科学与人文之间寻求平衡。众所周知,生命伦理学是科学与人文相互交叉、相互渗透的重要领域,体现了当今文化发展的趋势和文明进步的潮流。一方面,它要维护科学的利益,保护和促进科学的健康发展,而不能成为科学发展的障碍;另一方面,它又要维护人的权利和尊严,使科学更好地为人类造福,而不是危害人类。生命伦理学从本质上说是对人的权利和尊严的价值关怀。离开了为人类造福的根本宗旨,离开了人文关怀的主线,就不可能把握生命伦理之真谛。行善、自主、不伤害和公正这四大原则,充分体现了生命伦理学以人为本的内核。因此,在科学与人文两者之间寻求平衡,是生命伦理学责无旁贷的任务,也是它存在的重大理由。

以美国为例,早在 1995 年,美国政府就通过了《迪基修正案》(*Dickey Amendment*),明令禁止"任何创造或毁灭胚胎的科学研究"。此后,小布什总统在任期间,又规定联邦政府资助的科学研究仅限于已有的干细胞系。虽然 2009 年 3 月奥巴马政府曾放松对干细胞研究的政策禁锢,取消了这项限制,但是,2010 年 8 月 25 日美国地方法院依据此前的《迪基修正案》又推翻了总统令。关于干细胞,尤其是胚胎干细胞的科学研究,再次引起了政界、民众的广泛争议。

日本在 2000 年启动了"千年世纪工程",并于 2003 年确定了"生物立国"的战略,干细胞研究则是其中的核心内容之一。为了抢占未来的干细胞研究这一市场,日本政府采取"积极研究,谨慎应用"的态度积极推进人类胚胎干细胞的研究和开发,希望在这一领域赶超欧美等国。

目前,我国在"治疗性克隆"研究领域获得重大突破,"治疗性克隆"课题被列为国家级重点基础研究项目。此课题分为上、中、下游 3 块,上海市转基因研究中心成国祥博士负责上游研究,上海第二医科大学盛惠珍教授和曹谊林教授分别主持中、下游的研究工作。其整体目标是,把患者的体细胞移植到去核的卵母细胞内,经过一定的处理使其发育到囊胚,再利用囊胚建立胚胎干细胞,在体外诱导分化成特定的组织或器官,如皮肤、软骨、心、肝、肾、膀胱等,再将这些组织或器官移植到患者身上。利用这种方法,将从根本上解决同种异体器官移植过程中最难克服的免疫排斥反应,同时还使得组织或器官有了良好的、充分的来源。目前,由上海市转基因研究中心负责的上游研究工作,即把患者的体细胞移到去核的卵母细胞并经一系列的处理发育至囊胚取得成功。这个中心创建的 3 种技术路线方法,即"体细胞克隆哺乳动物的制备方法""获得治疗性克隆植入前的制备方法"以及"用于治疗性克隆的人体细胞组织器官保存方法"均已收到国家知识产权局同意专利申请的受理通知。

在胚胎干细胞研究备受争议、相关政策并不明朗的情况下,2010 年 8 月 1 日,美国 FDA 批准了美国 Geron 公司的胚胎干细胞产品 GRNOPC1 进入 I 期临床研究。这在业内被认为具有"里程碑"式的意义。胚胎干细胞具有分化成机体所有细胞的"全能性",而且增殖能力很强。与成人干细胞相比,其临床应用前景更为广阔。但是,胚胎干细胞的强大自我更新能力和全能分化能力,也会造成移植后的"致瘤性"。如何控制移植后的胚胎干细胞的增殖和分化,是保证临床用药安全的关键。其实,GRNOPC1 曾被 FDA 获准进行人体试验,但由于发现在早先的动物实验中出现过注射部位发生囊肿,于是临床试验被紧急叫停。随后,Geron 公司重新设计了动物实验,并提供了两万余页的说明材料,证明了其产品的安全性。另外,GRNOPC1 含有的干细胞是通过在小鼠滋养层培养扩增得到的,这些体外培养的干细胞移植体内后,是否会引起免疫排斥还没有定论。为此,在其 I 期临床试验中,患者需要同时配合服用免疫抑制剂他克莫司。除了 GRNOPC1 外,Geron 公司的研发线上还有数个(治疗心肌坏死的 GRNCM1 等)胚胎干细胞产品。此外,在美国还有治疗糖尿病(Novocell 公司)、治疗黄斑变性失明(Advanced Cell Technology 公司)等的胚胎干细胞疗法有望在近期进入临床研究阶段。

王彦等人将来源于人囊胚内细胞团的胚胎干细胞,以含维 A 酸的培养液经悬浮培养,先形成拟胚体,再将 EB 贴壁,换含 TGF-β1 的培养液继续培养,进行相差显微镜、免疫荧光、电镜等检测。结果显示,人胚胎干细胞经诱导后分化成为血管样结构,后者Ⅷ因子免疫荧光检测呈阳性,Dil-Ac-LDL 摄取实验呈红色荧光,透射电镜显示其与正常的人毛细血管非常相似。以上证明该方法可诱导人胚胎干细胞分化为内皮细胞,而血管再生在创伤后组织修复中占有举足轻重的地位,为各类创伤修复提供了新的思路和手段。

(程　飚　付小兵　张翠萍)

第三节　脐血干细胞与组织修复和再生

脐血中含有丰富的造血干细胞和间充质干细胞。脐血干细胞(umbilical cord blood stem cell, UCB-SC)是近几年来发现的一类具有与骨髓干细胞相同的多向分化潜能的原始祖细胞。脐血干细胞具备自我更新和增殖的能力,并能在特定因素的影响或诱导下,向各种细胞或组织分化,比如软骨细胞系、脂肪细胞系、成骨细胞系、骨髓组织及血液组成成分等。当应用于细胞移植时,脐血干细胞比成人干细胞有两大优势:一是易获得性;二是移植物抗宿主病的发病率较低。这是脐血中干细胞比较幼稚、免疫耐受性较高的结果。因此,脐血干细胞更适用于治疗损害的组织及免疫失调疾病。

鉴于人脐血的组成成分,有必要分清以下各种干细胞,如无限制成体干细胞、间充质干细胞、造血干细胞及内皮祖细胞。

1. 脐血源无限制成体细胞 在人脐血中有一类 CD45⁻及 HLA Ⅱ⁻的细胞,其在脐血中含量较少,但在体外培养时表现出强大的增殖能力,即使在数目增殖至 10^{15} 时,仍能保持稳定的多向分化能力。这类细胞就是脐血源无限制成体细胞(umbilical cord blood-derived unrestricted somatic stem cell,USSC;或 unrestricted somatic stem cell,USSC)。USSC 可向中胚层、内胚层及外胚层定向分化,分化为成骨细胞、成软骨细胞、脂肪细胞及神经细胞等。它在体外培养中不表达 CD14、CD33、CD34、CD45、CD50 和 CD106,而表达 CD1、CD29、CD44、CD90、CD105 和波性蛋白及某些特殊标记,如 Runx1、YB1 及 KDR 等。它可能是脐血中造血祖细胞、间充质祖细胞及内皮祖细胞的来源。

2. 脐血源间充质干细胞 脐血中的脐血源间充质干细胞(umbilical cord blood-derived mesenchymal stem cell,CB-MSC)被认为是用于移植的最佳选择。研究证实,CB-MSC 可分化为软骨细胞、骨细胞、脂肪细胞、神经细胞及脏壁中胚层。CB-MSC 在体外培养过程中不表达 CD14、CD34 和 CD45,而表达 CD106、CD54、SH2、SH3 和 SH4。电子显微镜下观察可以看到 CB-MSC 中某些间质标记物表达阳性,如 SMA、波形蛋白、巢蛋白及结蛋白。CB-MSC 还表达一种特殊的标记 HOX,尤其是 HOXA9、HOXB7、HOXC10 及 HOXD8,被称为间充质干细胞的"生物学指纹",是从脐血中分离间充质干细胞的特异性标记之一。

3. 脐血源造血干细胞 正如可以分化为血液组成成分一样,脐血源造血干细胞(umbilical cord blood-derived hematopoietic stem cell,CB-HSC)也可分化为骨髓组织的组成成分。鉴于造血作用的传统定义,可以认为 CB-HSC 与原始的造血祖细胞相似。有研究证实,CB-HSC 在培养过程中极易形成集落,并表达各种细胞因子,如 P21cip1/waf1、P27kip1、Stat3、Stat5、Notch、Wnt、GSK-3、HOX 家族(如 HOXb4)、Fox、Opu-1、GATA-1、HIF-1 和 Rheb2 等。这些细胞因子与 UCB-SC 的一系列功能,如细胞存活、自我更新、增殖、分化及迁移等密切相关。

4. 脐血源内皮祖细胞 脐血源内皮祖细胞(umbilical cord blood-derived endothelial progenitor cell,CB-EPC)最适合在血管重塑过程中整合入新生血管的再生过程,并定向分化为血管内皮细胞。末梢血中 EPC 的数目较少,不能进行细胞疗法。脐血中有大量的具有功能并可以在体外培养增殖的 EPC。CB-EPC 的临床应用需要在可控制条件下扩增并有严格的临床前实验证实,在体外培养基培养总是以集落单位的形式存在。通过细胞磁性进行筛选,CB-EPC 表达 CD133/CD34 或 KDR/CD34 或相关 VEGFR2 和 CD14,还表达 STAT3、c-kit、CXCR4 和 Oct412。

理论上讲,USSC 可以在体内外增殖达 10^{15} 仍能保持自身多向分化能力的稳定性。UCB-SC 的这些特性使组织再生研究成为可能。移植的 UCB-SC 通过多种细胞因子与微环境相互作用以达到彼此适应。微环境中基质细胞产生的趋化因子-1(SDF-1/CXCL12)及其受体、CXCR4 等对移植后干细胞的趋化、归巢、活化及存活均起着重要的作用。例如,细胞培养及动物实验证明,获得自新鲜脐血的干细胞可以缓解心脏的创伤,可以迁移至心肌梗死区,减小心肌梗死范围,提高心肌功能,增加心肌毛细血管密度。大量的动物模型实验还证实,UCB-SC 移植可以明显改善神经损伤,目前已经开展有诱导 UCB-SC 向受损的神经组织分化的临床试验。

有人用脐血干细胞(UCB-SC)移植治疗 10 例糖尿病足患者。首先获取脐血 200～300 ml,从中分离出单个核细胞悬液约 40 ml,然后行下肢缺血肌肉内局部注射,观察干细胞移植后临床表现及实验室检查指标改善情况。结果移植后大部分患者下肢疼痛、麻木、冷感、间歇性跛行均有不同程度缓解,足部皮温、踝臂指数、经皮氧分压较前明显升高,足部溃疡创面愈合 6 例,缩小 1 例。7 例动脉造影随访患者均显示有新生侧支血管形成,2 肢截小趾,1 肢因疼痛、湿性坏疽、合并严重感染而行膝下截肢。临床观察说明,对于经内科保守治疗无效,不能行血管搭桥术及介入治疗的糖尿病足患者,脐血干细胞移植治疗或许是一种有效的方法。Kim 等应用 UCB-SC 移植治疗血栓闭塞性脉管炎(Buerger 病),结果显示,细胞移植后患者静息痛缓解,肢体皮肤溃疡 4 周后愈合,血管阻力降低,血管造影显示肢体远端毛细血管密度增加、直径加大。

UCB-SC 作为一种应用于临床的新的治疗方法,随着科技不断进步及研究的不断深入,人们 对其认识也会不断变化。在以后的治疗中应综合考虑最佳的干细胞来源、捐献者及匹配的需要。在众多的移植因素中,如移植细胞的数目、移植的频率、输注持续的时间及免疫抑制的处理等,应当有一个为决定性因素。UCB-SC 相对于骨髓、外周血及其他干细胞的优势还需要更多的临床及实验研究进一步明确。

(程　飚　付小兵　张翠萍)

第四节　成体干细胞与组织修复和再生

成体干细胞体外培养相对困难,只能从外周血、骨髓、脂肪中搜集。而且,由于具有的是"多能性"而非"全能性",成体干细胞只能分化为特异组织细胞。这些因素限制了成体干细胞的临床应用。但是,由于其来源不涉及"胚胎"这一伦理学争议的焦点,近年来成体干细胞的研究较胚胎干细胞的研究更为迅速。

早在 20 世纪 60 年代,造血干细胞就应用于临床,用于治疗器官移植后的免疫修复等。造血干细胞也是目前为止研究最为透彻、临床应用最为广泛的干细胞疗法。近年,Osiris 公司来自骨髓的成体干细胞(Osteocel)、StemCyte 公司来自脐带血的成体干细胞都已经在临床上得到应用。2014 年 5 月,美国 FDA 以"孤儿药"方式核准 Osiris 公司的 Prochymal 用于 I 型糖尿病的治疗。此外,该产品的其他适应证,如治疗克罗恩病、修复梗死心脏组织、胰岛细胞再生等也处于临床研究阶段。

在创伤修复方面,成体干细胞也展示出良好的应用前景。

一、脂肪来源的干细胞

2001 年,Zuk 等从吸脂术获得的人类脂肪组织中,分离出了具有成纤维细胞形态的细胞群,它们可在体外培养,能向多种细胞类型分化,具有干细胞的基本特征。这种从脂肪组织中分离提取出的贴壁生长、具有可塑黏附性和多向分化能力的细胞群,被称为脂肪来源干细胞(adipose-derived stem cell,ADSC)。ADSC 是多能干细胞,目前的研究表明它在不同的诱导分化条件下可分化为脂肪细胞、成骨细胞、软骨细胞、内皮细胞、外皮细胞、神经前体细胞、肌细胞、心肌细胞、平滑肌细胞、角质形成细胞、真皮细胞、肝细胞、胰岛素细胞等。近年来大量研究表明,ADSC 具有分泌功能,在人体组织和器官的发育中具有多种功能,包括:①促血管化作用;②造血支持作用;③抗凋亡作用;④趋化作用;⑤免疫控制和免疫调节作用;⑥维持细胞高增生率及多向分化潜能的作用。

ADSC 因具有来源充足、取材方便、自体移植无免疫排斥反应等优势,成为组织再生和修复的理想细胞来源。Yuan 等将 ADSC 与角质形成细胞共同培养确定为实验组,进行划痕实验,建立创伤模型,比较 24、48 和 72 h 后角质形成细胞迁徙距离。结果证实,实验组角质形成细胞迁徙明显快于对照组,并认为 ADSC 通过直接接触促进表皮角质形成细胞迁移。对各组角质形成细胞数的分析发现,实验组增殖速度快,差异有显著性意义,说明 ADSC 可促进角质形成细胞的增殖和迁移。Lu 等通过在小鼠背部皮瓣基底局部注射等量的 ADSC 后 7 d,分析背部皮瓣血管密度和单位组织内血管内皮细胞数量最大,认为 ADSC 有促进血管重建功能。ADSC 也能通过旁分泌作用于成纤维细胞,促进其分泌 I 型胶原和纤维连接蛋白,促进皮肤角质形成细胞的成熟,以利于创面愈合和预防瘢痕形成。

目前,日本和欧洲一些国家已开始利用人类 ADSC 构建组织工程化脂肪组织,用于修复软组织缺损。如日本的 Yoshimura 等将 ADSC 移植与传统的脂肪颗粒移植技术相结合,并创建了细胞辅助脂肪移植术(cell-assisted lipotransfer,CAL)。近年来 ADSC 有许多新的功能被人们发现,展现了 ADSC 在修复重建外科中具有良好的应用前景。

ADSC 影响皮肤创伤修复的相关性研究集中在:①局部浸润炎症细胞的免疫调节作用,即调节局部微环境和诱导、趋化作用;②诱导内皮细胞爬行并可直接分化为血管内皮细胞,促进微血管再生;

③抑制成纤维细胞向肌成纤维细胞转化,对抗纤维化;④直接分化为皮肤成纤维细胞和角质形成细胞。有报道称,在小鼠模型中将间充质干细胞应用于创伤局部取得抗炎和促血管生成作用。同时,该研究还对比了同基因型和同种异体干细胞,发现两者的迁移、抗炎和旁分泌血管内皮细胞生长因子作用相当,证实成体干细胞在创伤修复期是免疫豁免的。另一项研究,研究者在大鼠皮肤全层损伤模型上局部用 ADSC 并表达血管内皮细胞生长因子、肝细胞生长因子以及碱性成纤维细胞生长因子,增强了再上皮化和肉芽组织形成,从而加速了创面的愈合。研究者同时还观察到表达绿色荧光蛋白的 ADSC 同时被广谱细胞角蛋白和 CD31 染色,间接证实 ADSC 可以原位分化为角质形成细胞。也有学者将皮肤-脂肪块分离,分别提取角质形成细胞、成纤维细胞、脂肪干细胞并予以扩增,诱导 ADSC 成脂分化。最终获得的各种细胞成分加以整合,能够形成一种皮肤替代品。ADSC 蛋白提取物对人角质形成细胞的增殖和迁移具有调节作用。

2008 年,Sterodimas 等报道了 1 例使用 ADSC 辅助自体脂肪移植治疗半侧颜面萎缩的患者,ADSC 有效控制了移植脂肪的吸收问题,取得了良好的效果。对放射伤的早期干预可有效防止慢性溃疡的发生,从而避免创伤较大的皮瓣移植。杨超等于 2011 年报道了 ADSC-透明质酸复合物注射治疗 SD 大鼠放射伤的研究,组织形态学观察和免疫学检测显示,该治疗方式加速创面血管的再生,对防止放射性溃疡发生有一定的意义。

ADSC 分化的分子机制,对组织工程移植物的血管化及优良的组织工程支架等方面作用的具体机制目前仍不清楚,还需要进行进一步的深入研究。

虽然 ADSC 在细胞治疗领域的前景非常广阔,但由于其分泌的多种生物分子具有极高的生物活性,对恶变细胞存在潜在的促生长作用,其具体机制尚不明确。且 ADSC 的局部应用可引发全身反应,引起血清中信号分子水平的升高。因此,ADSC 疗法对于癌症患者的适用性尚有待考证。

二、表皮干细胞

表皮干细胞(epidermal stem cell,ESC)主要位于表皮基底层及毛囊部,包括毛囊干细胞、毛囊间表皮干细胞、皮脂腺前体干细胞及峡部干细胞。其中对毛囊干细胞研究最多。毛囊干细胞定位于毛囊隆突部,为皮肤干细胞的主要栖息地,对毛囊的新陈代谢和皮肤的创伤愈合具有重要作用。表皮干细胞及由其分化而来的短暂扩充细胞(transit amplifying cell,TAC)和有丝分裂后的细胞成片分布于基底层,其中 ESC 占细胞总量的 1% ~ 10%,体积小,致密,细胞核大,细胞质少,胞内细胞器和 RNA 含量少,具有体内慢周期性、自我更新及对皮肤基底膜的黏附等特征。

ESC 具有双向分化的能力:一方面可向下迁移分化为表皮基底层细胞,进而生成毛囊等皮肤附属器官;另一方面可向上迁移并最终分化为各层角质形成细胞。ESC 最显著的特性是:①慢周期性,表现为活体细胞标记滞留;②增生潜能,表现为体外培养时细胞呈克隆状生长;③对基底膜的黏附,干细胞主要通过表达整合素实现其对基底膜的黏附作用,这是干细胞维持其特性的基本条件,也是诱导干细胞脱离干细胞群落进入分化的重要调控机制之一。

胎儿期 ESC 主要集中在皮肤的初级表皮嵴。成人时皮肤表皮基底具有不断增生和分化能力的细胞被称为表皮干细胞,呈片状分布在表皮基底层。表皮干细胞具有许多优点,如具有强大增生能力,可在不完全了解疾病确切机制的情况下增生等。这些优点决定了表皮干细胞有广泛的应用前景。最近有学者将外源基因通过反转录病毒导入表皮干细胞,并植入体内,结果表明,机体可长期维持转导基因的表达而发挥相应的作用,为表皮干细胞的基因治疗提供了依据,可用来治疗皮肤烧伤、创伤的创面,甚至可能用表皮干细胞构建组织工程皮肤以完成伤口修复。

皮肤创伤愈合主要包括炎症反应、组织修复及瘢痕形成、塑形期。每个阶段参与的主要细胞不同,表皮干细胞在各个阶段通过不同通路,与细胞因子及皮肤其他细胞相互作用完成创伤愈合修复过程。①在炎症反应阶段,表皮干细胞的参与方式还不是很明确。Kumamoto 等发现,小鼠毛囊皮肤隆突部中间部分有形态与免疫表型均与胎鼠骨髓来源干细胞表型相同的细胞。研究发现,毛囊的结缔组织鞘中含有肥大细胞祖细胞,创伤愈合时能分化成肥大细胞,因而认为毛囊结缔组织鞘是髓外造血祖细胞的来源之一。②在上皮化过程中,若皮肤的基底层完整,则上皮化由基底层表皮干细胞自下而上修复;如果基底层被破坏,则由伤口附近附属器中的表皮干细胞向伤口分化、增殖,进行修复。如皮肤损伤后毛囊仍是完整的,则隆突部表皮鞘细胞会向伤口迁移完成上皮化;若损伤较深,毛囊大部分结构被破坏,伤口愈合过程就会变慢。而动物实验也表明,皮肤的愈合率与毛发生长周期相关(处于毛发生长期的伤口愈合率最大)。Langton 等通过转基因小鼠发现,毛囊干细胞虽不是上皮化的必需细胞,但缺少时会导致伤口延迟愈合。上皮化过程中间充质细胞也起一定作用。研究发现,角质形成细胞和间充质细胞表型可相互表达,即可能存在角质形成细胞与间充质细胞之间的相互转化,在组织再生及伤口愈合中起重要作用。③在瘢痕形成阶段,表皮干细胞通过复杂通路作用于成纤维细胞,调控其在瘢痕形成过程中的活动。这些通路包括 SAMD 蛋白、磷脂酰肌醇-3-激酶、TGF-β 和结缔组织生长因子等。Wang 等对表皮干细胞在表皮与真皮间相互作用,以及表皮纤维化的研究证实,表皮干细胞具有维持正常表皮和真皮间相互作用及抑制真皮纤维化的能力,缺乏则会导致病理性纤维增生。成纤维细胞生长因子可促进成纤维细胞生成,使胶原纤维合成增加,而表皮干细胞分泌的细胞因子可对抗这种作用,从而减少 I 型胶原纤维的合成,达到减少瘢痕形成的目的。

目前,对表皮干细胞的研究仍有许多问题有待解决,如干细胞的分离、干预细胞周期获得更多的短暂扩增细胞以缩短干细胞的扩增时间、调控表皮干细胞的复制以保持自我特性、分离调控隐匿于正常组织中尚未被发现的干细胞等。

三、间充质干细胞

1986 年,Friendenstein 等首次报道了骨髓标本中的小部分贴壁细胞在培养过程中能够分化为成骨细胞、成软骨细胞、脂肪细胞和肌细胞,而且这些细胞经过 20～30 个培养周期仍能保持其多向分化潜能,这类细胞被称为间充质干细胞(mesenchymal stem cell,MSC)。间充质干细胞广泛存在于全身结缔组织和器官间质中,以骨髓组织中含量最为丰富。研究表明,MSC 是来源于发育早期中胚层和外胚层的一类成体干细胞,因取材简便、来源广泛,具有自我更新、快速增殖及多向分化潜能,且能分泌多种细胞因子,调节微环境,成为组织工程研究的理想种子细胞。

目前经过大量的研究证实,MSC 至少可向多种成熟细胞分化,这些细胞包括肌细胞、成骨细胞、软骨细胞、成纤维细胞、脂肪细胞、角质形成细胞、神经细胞、肝细胞及肌腱细胞等。MSC 也可以分化为造血干细胞和骨髓基质细胞。MSC 因具有容易获得、容易体外培养增生、长期培养的过程中始终保持多向分化的潜能、组织修复能力强等特征,其在组织修复及重建外科方面有广阔的应用前景。①创面愈合:研究表明,MSC 能在皮肤微环境里直接分化为角质形成细胞,在体内微环境下能分化为血管内皮样细胞。似乎 MSC 可用于治疗皮肤缺损,促进创面愈合(图 8-1)。目前的动物实验已证实,受辐射和皮肤创伤联合损伤的大鼠,经静脉输注来源于其真皮的 MSC,伤口的愈合明显加速。另外,大面积深度烧伤创面愈合后,往往有毛囊、汗腺等皮肤附属器缺失,丧失排汗、散热等功能,严重影响患者的生活质量。Wu 等将绿色荧光蛋白(green fluorescent protein,GFP)标记的 MSC 经静脉移植入创伤小鼠体内,发现重构后的皮肤组织中皮脂腺、汗腺均阳性表达 GFP。这表明 MSC 在体内能分化为汗腺等皮肤附属器细胞,使烧伤创面皮肤附属器再生成为可能,进而恢复受损皮肤调节体温、维持内环境稳定的生理功能,提高烧伤患者创面愈合后的生存质量。皮肤放射综合征(skin radiation syndrome,CRS)是指对暴露部位皮肤进行高剂量电离辐射后产生的迟发性损伤。Agay 等建立 CRS 小型猪模型,将小型猪在高剂量电离辐射下照射 81～222 d 后,均能模拟人类 CRS 潜伏期表现,即早期红斑、脱发和干燥(潮湿)脱屑。BM-MSC 能促进淋巴细胞在 CRS 小型猪皮损真皮和(或)皮下组织交界处聚集,促进血管增生(图 8-2)。②人工组织构建:有人用人 MSC 诱导成脂肪细胞附着在水凝胶上,按照模板缺损形状及大小进行塑形后植入裸鼠体内,4 周后,进行油红 O 染色和 PPAy(129～132 位氨基酸)表达测定,结果证实脂肪移植成功。此外,以 MSC 为种子细胞的人皮肤、骨、肌腱、血管、角膜、肌肉和神经等诱导分化均在实验研究上获得成功,其中以骨髓间充质干细胞为种子细胞的组织工程皮肤研究取得突破性进展,并已应用于临床。BM-MSC 在培养14 d 后具有能表达硫酸化的葡糖氨基聚糖类和Ⅱ型胶原的群系。在特殊的培养环境下,BM-MSC 能促进软骨生长。③旁分泌功能:文献报道,BMSC 可通过分泌一系列细胞因子、趋化因子、黏附分子等促进组织修复。这些因子能够促进损伤细胞的再生,促进组织内源性干细胞的增殖及分化,同时还能降低炎症及免疫反应。因此,针对 MSC 通过自身增殖、分化的机制参与创面修复,有学者提出,对于组织修复,MSC 通过分泌多种因子改善组织局部微环境的功能,可能比其分化能力更具意义,如促内源细胞迁移、增殖及分化,抗炎及抗纤维化,免疫调节及免疫抑制等。④其他:MSC 可用来治疗脊髓损伤、椎间盘退变、脑缺血疾病和移植物抗宿主病等。但 MSC 在实际临床应用方面还存在一些问题有待进一步解决,如寻找和鉴定其特有的细胞表面标志分子、提高在体内的成活率及定向分化的能力等。

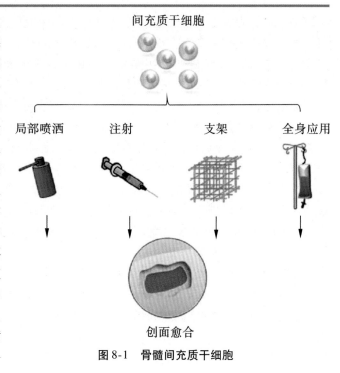

图 8-1　骨髓间充质干细胞

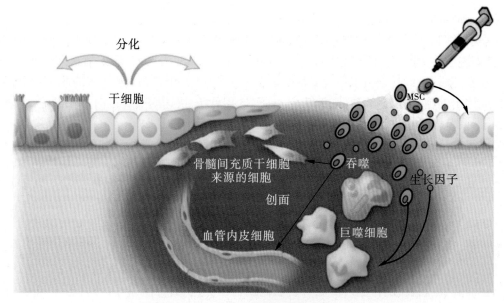

图 8-2　间充质干细胞对创面愈合的作用

四、神经干细胞

1965 年,Altman 等在新生大鼠的海马齿状回观察到新生的颗粒细胞,首次为神经细胞发生(neurogenesis)提供了解剖学证据。以往传统的观点认为,在哺乳动物的中枢神经系统,神经细胞发生只存在于胚胎期及围生期。直到 1992 年,Reynolds 等首先利用神经球特殊培养条件,从胎鼠和成鼠纹状体分离得到神经干细胞(neural stem cell,NSC),才真正将人们带出"成年中枢神经系统不再具有神经细胞新生能力"的误区(图 8-3)。随后,众多研究证明,多种成年哺乳动物脑内都存在神经干细胞,它们具有长期自我更新能力,包括人类在内的多种成年动物脑组织终生都有新神经元生成,为神经系统损伤修复的研究提供了新的治疗策略。近年来,神经干细胞研究迅速发展。基于神经干细胞的自我更新以及多向分化潜能的特性,神经干细胞移植为脑损伤修复以及神经性疾病的治疗带来了希望。随着对影响神经干细胞增殖、分化机制的深入研究,通过基因工程修饰技术,神经干细胞可以作为载体用于神经系统疾病的基因治疗。

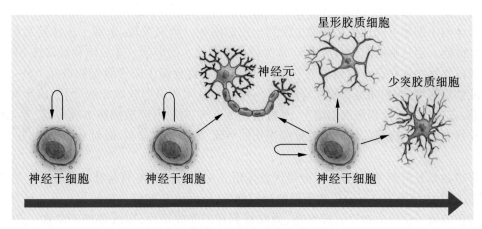

图 8-3 神经干细胞

神经干细胞是能自我更新,并足以提供大量脑组织的细胞(图 8-4)。NSC 的增殖方式有对称性分裂和非对称性分裂两种。对称性分裂是指由一个 NSC 经过一次分裂产生两个完全相同的子代 NSC,主要发生于胚胎神经管形成期 NSC 数量急剧增加时;非对称性分裂是指一个 NSC 经过一次分裂产生两个不同的子代细胞,即一个 NSC 和一个神经前体细胞(neural progenitor cell,NPC,一种分化谱系受限的细胞),NPC 在外界刺激因子的作用下最终向多个细胞系的终末期分化,包括神经元、星形胶质细胞、少突胶质细胞等。其生物学特性主要有:①多向分化潜能;②自我更新;③转分化性;④迁移能力。

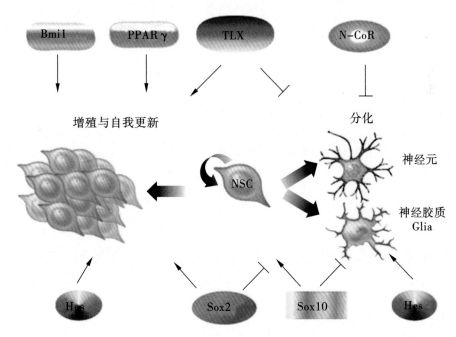

图 8-4 神经干细胞的自我更新

NSC 分为以下几类:①胚胎源 NSC。胚胎干细胞具有产生 3 个胚层起源细胞的能力,体外培养可无限增殖并多向分化,为胚胎源 NSC 的获得提供了可能。1981 年,Evans 等首次分离培养得到小鼠 ESC,此后相继有报道,ESC 分化为 NSC 和 NPC。胚胎源 NSC 可分为直接从胚胎、脑或脊髓分离获得的 NSC 和 ESC 诱导分化得到的 NSC。诱导分化获得的 NSC 与直接分离培养得到的 NSC 有相似的能力,能在体外扩增、稳定传代,可诱导分化为神经细胞。体外诱导人 ESC 分化为 NSC,为帕金森病肌萎缩侧索硬化症、脑和神经损伤等疾病的治疗带来了希望。②成体脑源性 NSC。脑组织是 NSC 的主要来源,胚胎脑和成体脑组织均能分离得到 NSC。从成体脑组织中获取的 NSC 能分化为神经元、星形胶质细胞和树突胶质细胞。胎儿脑发育过程中存在大量 NSC,且时间越早,NSC 所占比例越高。一般认为来源于成体的干细胞可能在分化潜能上受到一定的限制。研究发现,来源于成体脑组织的 NSC 有很大的分化潜能。但从脑组织中获取 NSC 常受到伦理和技术的限制。③成体脊髓源性 NSC。胚胎和成体的脊髓室管膜中均存在一定数量的 NSC,成年哺乳动物脊髓中央管膜细胞即是 NSC。脊髓 NSC 在发育期能够自我增殖,为满足脊髓发育的需要,可向神经元和星形胶质细胞分化;成年期的 NSC 处于静息状态,在损伤后才能刺激细胞增生,多数情况下 NSC 向星形胶质细胞方向分化,参与局部中枢神经组织的修复和胶质瘢痕的形成。对脊髓损伤的 NSC 治疗研究较多,而对来源于脊髓的 NSC 应用研究较少。

NSC 移植的修复机制可能包括:①神经代替作用。一种是将 NSC 直接移植到神经受损部分,使移植的 NSC 在机体的调控下自行分化为受损的神经细胞,从而改善神经功能缺损;另一种是将 NSC 先在体外经特定的因子诱导为神经元样细胞,再移植到神经受损部位,以改善神经功能。②神经修复。移植的 NSC 为受损神经细胞形成轴突提供基质,帮助新生的轴突形成髓鞘,或分泌某些神经营养因子等,激活机体处于休眠状态的 NSC 重新分化为受损的神经细胞,分泌血管内皮细胞生长因子,促进受损部位微血管的形成,以利于神经功能的恢复。③抗炎作用。NSC 移植治疗脑血管病方面的作用可能与移植的 NSC 具有抗炎作用有关。通过下调炎症 CXC 趋化因子配体 1(CXCL1)、CXCL2 及其受体 CXCR2 表达,抑制局部炎症反应。

Corti 等将脊髓 NSC 移植于运动神经元病(motor neuron disease,MND)模型动物,结果显示,延迟疾病的恶化,延长了寿命。在 G93A 大鼠肌萎缩侧索硬化症(amyotrophic lateral sclerosis,ALS)动物模型和缺血性脊髓损伤大鼠模型中,将从颈胸段脊髓分离的神经前体细胞注射到脊髓的腹角区域,表现出有效的治疗效果。移植 NSC 于大鼠脊髓,可分化为胆碱能运动神经元;来源于人类胚胎脊髓的 NSC 移植入 SOD1-G93A 大鼠腰髓,可得到大量的神经元,且与宿主神经细胞形成突触联系,表达和释放神经胶质细胞源性神经营养因子(glial cell line derived neurotrophic factor,GDNF)和脑源性神经营养因子(brain-derived neurotrophic factor,BDNF);NSC 来源的运动神经元发出轴突,与运动功能的部分改善有关;NSC 移植到多发性硬化症(multiple sclerosis,MS)模型大鼠脑内,在脱髓鞘部位可见到髓鞘再生。

NSC 移植治疗神经系统疾病的实验阶段取得了极大进展,发现很多有价值的实验结果,但真正用于临床还须付出更大的努力。控制 NSC 的来源,建立标准,规范 NSC 植入方法、治疗时间、疗效评价、移植部位选择等一系列与治疗密切相关的问题仍需进一步解决。

(程 飚 刘宏伟 付小兵)

第五节 诱导性多潜能干细胞与组织修复和再生

胚胎干细胞(ESC)所具有的非分化增殖能力和发育的全能性特征使其在干细胞研究领域备受关注,一直是干细胞研究的热点,但 ESC 获取困难、免疫排斥、致瘤的风险和伦理学的争议等问题则一直是难点,困扰和限制着其研究与应用。人们也一直试图找到一种方法,将人体正常的体细胞直接转化为具有类似 ESC 的性能,即将已经成熟、终末分化的细胞逆转为原始的多能甚至是全能干细胞的细胞状态,这一过程被称为细胞重编程(cellular reprogramming)。

一、转分化与去分化

较早的研究认为,只有未分化状态的细胞具备多向分化潜能,而部分或完全分化细胞不具备该功能(图8-5)。然而,去分化(de-differentiation)、转分化(trans-differentiation)、可塑性(plasticity)概念的提出打破了这一传统观念。去分化是分化的细胞类型转化为另一较原始的具备更多分化潜能的细胞类型,分化的细胞状态转化为类似胚胎干细胞或前体细胞的状态(图8-6)。转分化最初定义为已分化细胞通过出生后的细胞核基因编程转化为另一分化的细胞类型的不可逆的过程。随后,转分化概念被用于描述单功能分化的细胞类型转化为可分化为多细胞器官的多种细胞类型,以及组织特异性干细胞跨胚层分化的过程。转分化属于广义的细胞类型转换(cell type conversion),是一种由核心调控基因(master switch gene,也称主开关基因)表达改变而引起的细胞形态和性能改变。可塑性指成体干细胞不仅可以生成它们所在组织的成熟细胞,而且在特定环境下能跨系或跨胚层转化成其他组织类型细胞的能力,如基因标记的骨骼肌细胞和神经干细胞可在一定条件下分化为造血干细胞。

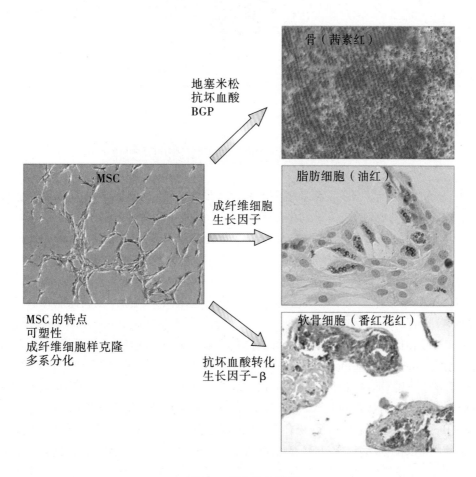

图8-5 干细胞多潜能

尽管存在争议,但许多关于低等脊椎动物的报道表明转分化和去分化在自然界中绝非偶然现象。转分化和去分化涉及数个关键基因及其网络的调控,对该分子机制的研究有助于进一步认识细胞的发育生物学,为干细胞治疗的应用提供理论依据。然而,鉴定转分化和去分化的金标准,转分化的细胞转换是否首先通过细胞去分化回到一个较原始的状态,再向另一方向分化,转分化和去分化是否由相似的分子机制和不同程度的细胞核重编程完成,该过程是否为时空依赖性的生物学过程,受表达的基因和元件协同网络调控等问题尚待探讨。

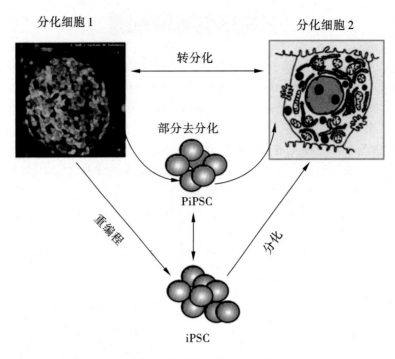

图 8-6 细胞的分化与去分化

二、重编程及诱导性多潜能干细胞

ESC 具备良好的干细胞潜能,但越来越多的研究表明 ESC 涉及难以解决的伦理、免疫排斥等问题。相对而言,众多器官来源的成体干细胞易于获得,不存在免疫排斥,逐渐成为细胞替代治疗的研究热点和种子细胞的来源。然而,大多数成体干细胞自我增殖和多向分化能力有限,且多为异质性细胞群,干细胞比例极低,作为种子细胞应用的可能性受到限制。因此,诱导成人体细胞成为多能干细胞将提供有效的解决途径。

2006 年,Takahashi 等将从 ESC 中筛选获得的 24 个候选基因分别插入反转录病毒载体,感染小鼠胚胎成纤维细胞(mouse embryonic fibroblast,MEF),揭示 Oct-4、Sox-2、c-myc、Kif4 四种基因组合转染的 MEF 具备与 ESC 相似的细胞形态、表面标记、自我增殖和多向分化能力,从而将转染细胞命名为诱导性多潜能干细胞(induced pluripotent stem cell,iPSC)。随后,Yu 等通过整合 14 个重编程候选重组基因入人类体细胞,证实 Oct-4、Sox-2、Nanog 及 Lin28 在重编程及 iPSC 形成中的作用最为突出(图 8-7)。其中 Oct-4 和 Sox-2 直接影响 iPSC 克隆形成,而 Nanog 及 Lin28 则可协助 Oct-4/Sox-2 作用,提高克隆形成率和 iPSC 存活率。重编程及 iPSC 是干细胞领域的重大发现,对解决种子细胞来源稀少的问题具有重要意义。但对于重编程及 iPSC 的认识还停留在初级阶段,其具体调控机制、信号通路、与微环境的关系以及 iPSC 在体内的成瘤性等问题尚未解决,且人工诱导 iPSC 的方法及效率均有待提高。

ESC 全能性相关转录因子 Oct-4 蛋白由 octamer 连接转录因子 4 基因(Oct-4、Oct-3/4、Pou5F1)编码,属于 POU 家族成员,是诱导、维持细胞多能性及未分化状态的主要调节因子。大量研究发现,Oct-4 在维持 ESC 多能性和重编程 iPSC 的基因调控网络中具有重要作用,其表达的丧失可导致多能性的丧失、细胞分化及 iPSC 克隆形成能力的丧失。随后研究揭示人类 Oct-4 两个亚型呈现不同的表达模式,并在维持自我更新和多向分化潜能方面具有不同的功能。Oct-4A 亚型位于细胞核内,与维持干细胞性能和转录因子功能相关;而 Oct-4B 主要表达于细胞质,对干细胞功能的维持未证实有明显相关作用。此外,自我更新和胚胎干细胞系标记 Sox-2(embryonic stem cell mark Sox-2)也被报道在诱导性多潜能干细胞和胚胎干细胞中具有不可或缺的关键作用。Sox-2 是 SRY 相关 HMG 盒转录因子

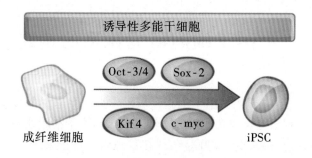

图 8-7 iPSC 的形成过程

家族成员,在早期胚胎发育中与 Oct-4 呈现相关的表达模式并协同调控早期胚胎发育相关基因的表达。通过 RNA 干扰敲除 Sox-2 可与 Wnt 信号通路核心元件 β-catenin 反应,使 Wnt 通路靶基因 CCND1 和 c-myc 下调,从而抑制矿化。Oct-4 和 Sox-2 可共同作用启动多种转录因子(如 c-myc、Kif4、FGF-4 和 Nanog)的表达,调控细胞多能性,提示 Oct-4-Sox-2 复合体在细胞分化和重编程基因调控网络中的核心地位。有学者提出,在人类和小鼠胚胎干细胞中 Sox-2 均为 Oct-4 的靶基因,直接受 Oct-4 调控。然而,近年研究提出,Oct-4 对骨髓细胞和组织来源成体细胞多能性的维持并非不可缺少,Sox-2 在成人体细胞重编程的过程中具有独立的作用,甚至可影响 Oct-4 表达。

2009 年末,*Nature* 推出了年度回顾专题,在"Nature Methods"中选出诱导性多潜能干细胞(iPSC)作为"2009 年度技术",对 iPSC 细胞获奖的评价是"iPSC 技术是对生物研究很有意义的一项技术。有了 iPSC 技术,科学家可能在干细胞的基础研究、疾病模型的研究领域取得新突破"。2006 年 8 月,Yamanaka 研究小组确定最少用 4 种转录因子(Oct-4、Sox-2、Kif4 和 c-myc)将小鼠成纤维细胞重编程为 iPSC。2007 年底,Yamanaka 小组和 Thomson 小组先后将人成纤维细胞重编程为 iPSC,在 *Science* 和 *Cell* 发表有关研究成果,立即引起轰动。从此 iPSC 的研究与应用取得突破性进展,其基本内容是用诱导的成体细胞经重编程(reprogramming)可获得在形态和功能上与胚胎干细胞相同的细胞,即多功能干细胞。应用 iPSC 治疗镰刀状细胞贫血症和辐射损伤等已初显成效。体细胞重编程技术可为更多的患者提供特异性的多能干细胞,并且不涉及伦理问题,在医学应用方面(如器官培养和器官移植)有广阔的前景。我国科技部已于 2008 年 11 月正式启动一项重大基础规划科研项目——iPSC 的重编程机制研究。

Tsuji 等将多株 iPSC 诱导分化成的神经球移植入 NOD/SCID 小鼠脑部进行成瘤性检测。筛选出安全的 iPSC,并将由这种安全的 iPSC 诱导分化出的神经球植入脊髓受损的小鼠体内,促进了小鼠运动功能的恢复,且没有肿瘤的发生。Dimos 等从罹患家族型肌萎缩性脊髓侧索硬化症这种神经退行性疾病的老年人皮肤成纤维细胞中诱导出了患者特异性的 iPSC,并成功地将其定向分化成为运动神经元,提供了可靠的疾病体外细胞模型,可用于研究发病机制或筛选阻止神经元退行药物,还可以通过遗传修饰纠正相关基因得到正常的运动神经元,用于细胞替代治疗。

iPSC 从理论研究走向临床应用有几个障碍要克服:①效率低;②安全性差;③重新编程的机制;④iPSC 的来源有限;⑤iPSC 诱导分化的条件还不成熟;⑥缺少简单有效的 iPSC 的筛选和鉴定方法。虽然 iPSC 技术真正用于细胞治疗还有相当长的路要走,还有一系列的科学和技术问题有待深入系统地研究,但 iPSC 所提供的新思路、新技术和新方法具有重大的理论意义和实用价值,将为干细胞和再生医学的应用提供治疗用的种子细胞,同时也是研究发育生物学、疾病发生发展机制、基因与蛋白质功能分析、毒性检测、药物筛选与评价等的十分重要的模型,应加快从基础研究向临床应用的转化。

(程 飚 付小兵)

第六节 中国干细胞研究体系的构建与发展

20世纪80年代后,中国学者开始关注干细胞领域。作为再生医学基础的干细胞研究,我国与世界几乎同时启动,国家自然科学基金委在成立之初便资助过动物干细胞建系方面的研究,1999年将人类干细胞建系研究列为重点招标领域。2000年,科技部也将干细胞研究列为"973"招标领域。之后我国对干细胞的研究一直给予连续的支持,特别是iPSC技术出现后,国际上的再生医学研究呈现跨越式发展。几年来,国家和地方政府均对干细胞和再生医学有大量投入,科技部还设立了干细胞与再生医学的"973"和"863"专项。近期,科技部将干细胞与再生医学列为继生殖与发育、蛋白质科学、量子科学、纳米科学之后的第5个重大专项,充分反映了我国对该领域的高度重视。中国科学院已将干细胞和再生医学研究列入未来战略性科技先导专项,在"十二五"期间投入9亿元人民币资助80个以上的实验室开展相关研究。

自1988年始,中国学者在国内先后出版干细胞领域相关专著20余部,如《造血干细胞移植基础》(吴祖泽,1988年)、《干细胞和发育生物学》(叶鑫生,2000年)、《干细胞生物学》(韩忠朝,2000年)、《干细胞原理、技术与临床》(赵春华,2006年)、《干细胞临床研究与应用》(谷涌泉、韩忠朝、付小兵,2012年)等。

2001年,成立了中国医学科学院干细胞生物学重点实验室(Key Laboratory of Stem Cell Biology,Chinese Academy of Science),随后逐步构建中国干细胞研究的网络,包括中国科学院上海生命科学院,广州生物医药与健康研究院、生物物理所、动物所、遗传发育所,昆明动物所等机构,形成包括生命科学、材料、化学、生物力学等17个研究所在内的核心研究力量的交叉整合,力争在干细胞自我更新和定向分化、干细胞免疫调控和肿瘤干细胞、干细胞临床应用三大研究方向产生突破。

国内主要知名大学也先后成立干细胞研究所/中心,其中最早的就是北京大学和中国医学科学院协和医科大学血液学研究所。此外还有中南大学生殖与干细胞工程研究所(前身是1980年成立的人类生殖工程研究所)。2004年,国家发展改革委员会批准建立人类干细胞国家工程研究中心。2005年,卫生部批准建立卫生部人类干细胞与生殖工程重点实验室。2007年12月,中国科技部与澳大利亚教育、科学与培训部联合资助北京大学干细胞研究中心与澳大利亚莫纳什大学(Monash University)干细胞研究所共同组建"中澳国家干细胞科学卓越研究中心"(Sino-Australia Center of Excellence for Stem Cell Sciences)。2010年8月,英国的罗斯林研究所和爱丁堡大学与北京大学进行中英合作"北京大学-CRM-罗斯林联合干细胞研究所"筹备会暨揭牌仪式。2011年成立清华大学干细胞与再生医学研究中心。2012年成立浙江大学干细胞与发育生物学研究中心。2012年12月,军事医学科学院、广东省科技厅、广州市政府、广州开发区管委会在广州市政府礼堂举行共建军事医学科学院华南干细胞与再生医学研究中心合作协议签署仪式。很多科研机构也涉及了干细胞研究,使我国干细胞研究紧随美国、日本和其他欧美发达国家之后。2013年7月"北京大学口腔干细胞研究与再生中心"获批成立。

中国干细胞研究与应用"先驱"单位和优势单位之一的军事医学科学院,早在20世纪70年代就在全国率先开展造血干/祖细胞检测、造血干细胞生物学性能、造血干细胞辐射损伤效应、造血微环境等系列研究,并取得一系列突出的成绩。之后相继开展造血生长因子、造血基质细胞等调控造血及其相关机制的研究,以及骨髓移植等应用研究。90年代后,又在国内率先开展了造血干细胞亚群分析、分选及增殖分化调控研究,造血干/祖细胞体外扩增和定向诱导分化研究,造血干细胞作为靶细胞的基因治疗研究,以及人胎肝细胞输注、低分子抑瘤物净化白血病细胞的自体骨髓移植、动员外周血造血干细胞移植、脐带血造血干细胞移植和非清髓预处理对造血干细胞移植等系列研究和应用。它开我国干细胞与再生医学研究之先河,取得一系列重要成果,奠定了我国干细胞研究的理论、技术和人才基础,为我国干细胞的研究与应用做出了突出的贡献,获得同行的高度认可。近年来,随着国内外干细胞研究与应用的迅猛发展,军事医学科学院又系统开展了胚胎干细胞自我更新与干性维持机制、干细胞增殖分化调控、干细胞发育的微环境调控、细胞重编程与 iPSC、干细胞建系与建库技术、造血发育调控与造血干细胞移植新策略、针对多种疾病再生修复的成体干细胞治疗、肿瘤干细胞筛选与鉴定、干细胞为种子细胞的三维组织构建、干细胞相关的基因治疗、干细胞再生相关药物等多个领域的研究。

一、干细胞库的建立

因干细胞在疾病治疗和新药创制中的重要作用,干细胞库的成立具有重大意义。它能够为干细胞应用提供具有安全性和有效性的种子细胞库,通过提供高品质的原料,促进干细胞在临床上的应用;为研究机构提供具有高品质和标准化的细胞,促使干细胞领域科研质量的提高;促使医药界利用干细胞库所拥有的庞大而广泛的人体各类干细胞,培养繁殖分化成人体各部位细胞,供各类药物安全性筛选和有效性筛选研究使用;促进"产学研"相结合,提高药物单位合作意识,避免重复研究,而且对建立统一的药物标准和规范具有重要意义;促进我国在干细胞领域与国际形成广泛的合作交流,提高我国干细胞技术在国际上的地位。

欧美发达国家政府对于广泛建立现代干细胞库的重要性、必要性和紧迫性有着深刻的认识。1993 年美国纽约血液中心科研人员建立起第 1 个由联邦政府资助的现代脐带血造血干细胞库,美国联邦政府把脐带血造血干细胞库的开发利用计划正式列入 1996 年第 17 版《美国血库协会工作手册》,以使其规范化、制度化、法律化,确保脐带血造血干细胞库建立及应用这一全新事业的健康发展与壮大。

2007 年,我国科技部牵头开始布局和成立覆盖中国北方、南方和华东地区的 4 个干细胞资源库,依托这 4 个技术优势互补的干细胞资源库,建立起 3~4 个干细胞关键技术的平台。北京侧重于孤雌胚胎干细胞建系,特别是在核转移技术上有所突破,广州的重点是重大疾病干细胞建系,上海则关注干细胞基因操作、临床级人胚胎干细胞建系及干细胞库管理体系/共享机制的建立等问题,旨在建立一个服务于全国干细胞研究领域的统一标准化资源共享平台,以带动我国干细胞研究和技术的发展(图 8-8)。

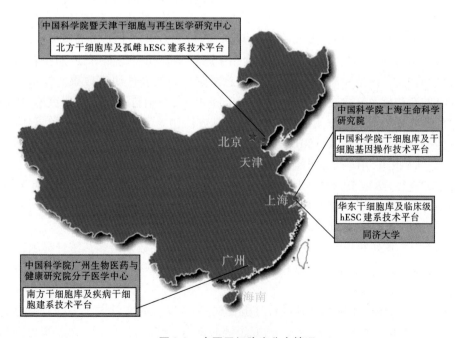

图 8-8　中国干细胞库分布情况

1. **北方干细胞库及孤雌 hESC 建系技术平台**　主要建立临床级胚胎干细胞和人孤雌胚胎干细胞

研究关键技术和干细胞资源库,建立、完善和发展相关技术,自主创造和收集多种干细胞资源,为国内外干细胞研究机构/人员提供干细胞材料、信息、知识和技术等服务、支撑和保障。

2. 南方干细胞库及疾病干细胞建系技术平台 主要建立疾病干细胞建系和 hpESC 建系,联合构建孤雌干细胞建系的技术平台,完善常规干细胞培养技术和操作规程;围绕干细胞材料库、信息库建立,技术攻关和提供干细胞技术服务等工作,全面负责干细胞库的研究。

3. 中国科学院干细胞库及干细胞基因操作技术平台 主要建立、收集、鉴定、储藏和供应干细胞并提供干细胞研究相关的技术和材料,完善中国干细胞资源(特别是人类胚胎干细胞资源)的共享,促进中国干细胞研究和国际交流。

4. 华东干细胞库及临床级 hESC 建系技术平台 主要负责国家干细胞资源库网站和中心数据库及整个干细胞库的管理与协调;建立临床级和无动物成分 hESC 系,提供各种经过干细胞库鉴定和标准化的干细胞材料,提供胚胎干细胞相关的技术咨询、培训和干细胞系鉴定等服务。

二、干细胞研究基础情况

2007 年之前,中国干细胞的研究,基础方面主要集中在骨髓和胚胎干细胞,而临床方面主要是将干细胞用于治疗急性心功能衰竭、肝功能衰竭和下肢缺血等。2009 年,覆盖了世界发达和发展中国家所有科学与技术的权威杂志《牛津期刊》(*Oxford Journals*)的 *Science and Public Policy* 认为,中国是生物经济的新加入者,在干细胞基础科学研究方面正逐步走向全球前列。2008 年 12 月,北京大学邓宏魁教授的实验室在 *Cell Stem Cell* 上报道首次建立恒河猴 iPSC 细胞系。2009 年,中国在干细胞的基础研究领域不仅在原来的基础上更加深入,而且又有了极大拓展。同年 4 月,上海交通大学吴际教授等人在国际上首次分离出生殖干细胞,并培养得到能长期自我更新的生殖干细胞株。同年 7 月,*Nature* 在其网站上公布:"中国科学家在世界上首次利用 iPSC 培育出小鼠,从而在世界上第 1 次证明了 iPSC 的全能性。"这一成果入选美国 *The Times* 评选的"2009 年全球十大生物医学进展"。它认为,该项研究"标志着干细胞研究取得一个重要的进步"。*Nature* 报道称,中国科学家"为克隆成年哺乳动物开辟了一条全新道路",并指出"该方法比传统克隆方法更高效、更安全,会引起人们对治疗性克隆的兴趣"。2010 年初,中国科学院广州生物医药与健康研究院裴端卿带领的研究小组再次带来惊喜,他们发现在培养过程中添加维生素 C 可使 iPSC 诱导效率提高 10 倍。维生素 C 的功效可能与促进相关基因的表达有关,它可加速推动体细胞进入重编程状态。该成果发表在 *Cell Stem Cell*。2012 年 2 月,国际著名杂志 *Proc Natl Acad Sci U S A* 发表文章,介绍中国科学院动物研究所、广州生物医药与健康研究院、上海血液学研究所、解放军总医院、第二炮兵总医院最新的合作研究成果。文章揭示了干细胞因子受体 C-KIT 的新功能及转化在医学上的意义。同年 9 月,中国科学院动物研究所、中国科学院与东北农业大学的研究人员在 *Nature* 上发表文章,报道其成功建立了来自孤雄囊胚单倍体胚胎细胞系,获得胚胎干细胞研究的突破性成果。2013 年 7 月,北京大学生命科学院邓宏魁教授和赵扬博士带领的研究团队在 *Science* 报道,用小分子化合物诱导体细胞重编程为多潜能干细胞,开辟了一条全新的实现体细胞重编程的途径,给未来应用再生医学治疗重大疾病带来了新的可能。2013 年 *Cell* 推出一期 *Spotlight on China*,重点介绍了近年来中国免疫学研究的飞速发展,特别是对干细胞用于临床治疗中涉及的免疫学研究成果给予高度评价。

统计显示,在 CNS 系列期刊中,*Cell* 系列发表干细胞研究成果数量最多。统计显示,自 20 世纪 60 年代以来,各国在 *Cell* 系列上发表干细胞相关论文的数量为美国 599 篇,德国 45 篇,日本 36 篇,中国 17 篇。

对 2000—2010 年收录的干细胞文献进行分析发现,美国发表的文献占干细胞研究总文献量的比例超过 39%,以绝对的优势稳居全球干细胞研究领域的首位。这表明,尽管美国在奥巴马执政前一直限制政府研究经费资助干细胞的研究,但这丝毫没有降低美国研究人员对干细胞研究的兴趣。亚洲共有 3 个国家进入前 10 位,分别为日本、中国和韩国,其中中国位居全球第 6 位,亚洲第 2 位。近些年来,中国干细胞研究在 iPSC 和胚胎干细胞、肿瘤干细胞和干细胞分化潜能等方面的研究与世界主流方向一致;但在成体干细胞研究如神经干细胞、造血干细胞等方面,我国基础研究的工作还不够全面;在临床结合较紧密的领域如心脏病的治疗方面,研究也不够深入;在一些新兴领域如干细胞的调控网络方面,还没有大范围开展工作;在深入寻找干细胞自我更新及分化机制,更为安全地用于临床,我国还有相当多的工作要做。

总之,近年来,我国在干细胞基础研究方面取得的标志性成果越来越多,也越来越引起国际学术界的关注。

三、中国在干细胞临床应用方面的研究情况

干细胞的临床应用性研究是各个国家希望将基础医学尽快转化的关键。中国干细胞治疗实践可追溯到 20 世纪 60 年代的骨髓移植,就是移植骨髓干细胞。2009 年 3 月中国是继英国、美国之后第 3 个宣布干细胞治疗作为三类医疗技术合法化的国家。

中国学者在这方面进行了探索。2006 年,复旦大学的朱剑虹及其研究团队在 *N Engl J Med* 上发表一篇论文,记录上海华山医院对一位被筷子插入大脑的妇女的救治。筷子从眼部插入大脑,导致这位妇女前额下皮质受损。取出筷子后,朱剑虹决定对筷子上附着的大脑组织进行培育,以期找到修复生命体损耗的干细胞。研究结果显示,从该妇女脑组织提取的细胞中,4% 具有干细胞的特点。朱剑虹所在团队决定继续试验,提取中间干细胞,并利用干细胞对受损的组织进行修复。因细胞来自患者自身,可避免来自患者免疫系统的攻击。利用和调动自我修复能力的研究是当今干细胞领域关注的重点。2009 年,付小兵团队利用自体骨髓间充质干细胞再生皮肤汗腺获得成功,到目前为止已完成 30 余例,随访 4 年以上,被国际同行誉为"里程碑式的研究"。2013 年,中国武警医院的医生移植脐带间充质干细胞治疗脑外伤后遗症,40 例脑外伤后遗症患者被随机分配到干细胞治疗组或对照组,干细胞治疗组的患者接受了干细胞移植。6 个月后,评估组对所有使用干细胞移植前患者和没有接受任何治疗(既不手术也不医疗干预)的对照组患者进行运动功能评分(Fugl-Meyer assessment,FMA)和功能独立性评定(functional independence measures,FIM),检测结果显示,干细胞移植组的 FMA 和 FIM 分数(上肢、下肢运动)优于对照组($P < 0.05$)。研究证实,脐带间充质干细胞移植治疗能够改善脑外伤后遗症患者的神经功能。脐带间充质干细胞移植可能是一个潜在的治疗脑外伤后遗症的有效技术。但这一结果尚需要做进一步的研究,包括多中心大样本前瞻性随机临床试验,明确定义脐带间充质干细胞移植治疗脑外伤后遗症的作用。

目前干细胞技术应用主要是造血干细胞,按照卫生部的规划,2010 年设立了 10 家脐带血造血干细胞库。

2012 年,*Science* 出版了中国再生医学专刊(*Regenerative Medicine in China*),封面上印有中文"再生"二字,这是 *Science* 首次以专刊形式介绍中国再生医学研究的成就,是对我国再生医学研究成果的高度肯定。专刊共发表论文 35 篇,分为干细胞和再生(8 篇)、组织工程和再生(13 篇)、创伤和再生(10 篇)、组织修复和再生医学基础(4 篇)。作者单位主要来自中国科学院中国医学科学院所属的研究所和其他许多大学,包括北京、上海、天津、重庆、广州、成都、杭州等地,内容涉及临床内科、外科、口腔科、眼科等学科,大体上代表了我国再生医学的最高水平。

再生医学在军事医学中也占有十分重要的地位。军事医学主要面对组织缺损和肢体残缺的救治。2008 年 3 月美国国防部宣布未来 5 年在快速发展的再生医学领域筹资 2.5 亿美元组成军队再生医学研究所,集中研究在严重创伤手指的再生长、粉碎性骨折的再生、面部残疾的重建以及与严重烧伤创面覆盖相匹配的皮肤。我国军队方面的研究基金对再生医学领域的投入也很大。

(程 飚 付小兵)

第七节　组织修复和再生中的干细胞产品与转化应用

近年来,全球干细胞治疗技术快速发展。美国 FDA 于 2009 年 12 月 31 日以前共批准 2 980 项干细胞治疗项目。2010 年 7 月 30 日,美国捷龙公司获准世界上第 1 例胚胎干细胞临床使用,这是医学史上的一个里程碑。2010 年 10 月,英国首例干细胞人体试验获得批准。近来,韩国已批准 3 例干细胞治疗药物。各种干细胞颠覆性技术在全球陆续被突破,各种产业化的尝试如雨后春笋。2012 年 5 月,加拿大卫生部批准了 Osiris 公司生产的 Prochymal 干细胞药物上市销售。该药成为世界上第 1 款经发达国家批准的用于治疗异体抗宿主病的非处方间充质干细胞药物,并获得了在该领域长达八年半的独家生产类似产品的排他性权利。这是全世界干细胞药物领域的突破,对临床级干细胞治疗产业发展具有非同寻常的社会意义和不可估量的经济效益。澳大利亚治疗用品管理局(TGA)批准 Mesoblast 公司生产和供应自体间充质前体细胞(MPC)产品在澳大利亚上市,该产品主要应用于受损组织的修复和再生。基于美国 FDA 批准相关产品的实际销售额,研究人员估算了 2008—2014 年临床级细胞治疗产业的市场情况,在不到 10 年的时间里,临床级细胞治疗产业从几百万美元的年收入发展到现在已经超过 10 亿美元,保守预计到 2014 年,有望获得更大的增长,达到 51 亿美元。

2009 年 3 月我国继英国、美国之后也宣布干细胞治疗作为三类医疗技术合法化干细胞临床研究随之进入蓬勃发展阶段,尤其是骨髓、外周血干细胞治疗失代偿期肝硬化,运用自体骨髓干细胞、自体外周血干细胞治疗糖尿病足患者,采用异基因脐带血有核细胞治疗自身免疫性疾病(如溃疡性结肠炎、系统性红斑狼疮等),均取得了不错的疗效。这些临床治疗研究都走在国际的前列,在国内和国际杂志上发表了数以千计的文章。

尽管我国干细胞治疗是合法的,但是,进行干细胞治疗的医院需要到监管部门进行备案,迄今为止没有一家干细胞治疗医院得到备案回复,从事干细胞治疗的医院都处于合法不合规的尴尬境地。由于相应的监管法规在细则上缺位,在利益驱动下,干细胞市场乱象丛生。2011 年 12 月 16 日,卫生部发布《关于开展干细胞临床研究和应用自查自纠工作的通知》,卫生部与国家食品药品监督管理局决定开展为期一年的干细胞临床研究和应用规范整顿工作。通知中明确规定,"停止未经卫生部和国家食品药品监督管理局批准的干细胞临床研究和应用活动。2012 年 7 月 1 日前,暂不受理任何申报项目"。由于此通知采取的是一刀切措施,干细胞临床研究也因干细胞治疗乱局受到了影响,目前这种冻结状态仍未解除。国家干细胞临床研究领导小组正在研究制定一整套全新的干细胞管理制度,干细胞临床应用研究将比照发达国家一类新药进行管理。

在美国,FDA 批准首例胚胎干细胞临床试验后,中国国家食品药品监督管理局也将逐步敞开对使用人类胚胎干细胞临床试验的限制。可以预见,在中国乃至全球都将诞生干细胞研究及产业化方面的庞大市场。在接下来的 5 年中,中国的干细胞与再生医学相关领域的市场规模将达到 60 亿元,不论是临床研究的准入标准,还是干细胞研究的研发外包,甚至关联于干细胞与再生医学研究服务的机构,都将在这个产业链中占有巨大的市场份额。

经查询国家食品药品监督管理总局网站(检索日期:2013-08-01),目前中国食品药品监督管理局批准进行临床研究的干细胞相关产品如表 8-1 所示。

在干细胞临床应用上,中国虽然取得了一些成绩,但是应用性研究中还存在着诸多问题。2009—2010 年,*N Engl J Med* 和 *Nature* 均报道中国干细胞治疗领域出现的混乱现象,对中国干细胞治疗的安全性表示忧虑;对中国政府在干细胞治疗法规上的问题提出了严厉批评,希望有更强硬的强制执行措施来保护患者。如果这些不成熟、不安全的干细胞治疗方式肆意泛滥,不仅会给人们带来健康的隐忧,也可能让公众错误地理解干细胞疗法。然而到 2012 年,中国卫生部虽已禁止未经批准开展干细胞治疗,但这一规定收效甚微,一些机构对规定置若罔闻。

表 8-1　国家食品药品监督管理局批准进行临床研究的干细胞相关产品

受理号	药品名称	药品类型	类型	日期	申报单位	状态
X0400586	骨髓间充质干细胞	注射用生物制品	新药	2004-02-09	中国科学院基础医学研究所	批准临床试验研究
CSL20020071	注射用重组人干细胞因子	注射用生物制品	新药	2003-05-09	中国人民解放军第二军医大学	批准临床试验研究
X0408234	间充质干细胞心肌梗死注射液	注射用生物制品	新药	2005-01-05	北京源和发生物技术有限公司	批准临床试验研究
X0407487	自体骨髓间充质干细胞注射液	注射用生物制品	新药	2004-12-11	中国人民解放军军事医学科学院野战输血研究所	批准临床试验研究
CSL01037	重组干细胞因子注射液	注射用生物制品	新药	2001-09-17	中国人民解放军军事医学科学院生物工程研究所	批准临床试验研究
X0404120	脐带血巨核系祖细胞注射液	注射用生物制品	新药	2004-07-29	中国人民解放军军事医学科学院野战输血研究所	批准临床试验研究
X0404119	脐带血红系祖细胞注射液	注射用生物制品	新药	2004-08-01	中国人民解放军军事医学科学院野战输血研究所	批准临床试验研究

　　总之,在干细胞研究这一竞争异常激烈的前沿阵地上,中国政府正在努力完善各种规章制度,中国的科学家在以不懈的努力缩短与美国、日本之间的差距。无论是在干细胞的基础研究还是临床应用方面,中国所取得的成绩都是有目共睹的。

（程　飚　付小兵）

参考文献

[1]付小兵,王正国,吴祖泽.再生医学:基础与临床[M].北京:人民卫生出版社,2013.

[2]付小兵,王正国,吴祖泽.再生医学:原理与实践[M].上海:上海科学技术出版社,2008.

[3]戴尅戎.再生医学与转化研究[J].中华关节外科杂志,2011,5(1):68-71.

[4]付小兵,程飚.创伤修复和组织再生几个重要领域研究的进展与展望[J].中华创伤杂志,2005,21(1):40-44.

[5]付小兵,程飚.伤口愈合的新概念[J].中国实用外科杂志,2005,25(1):29-32.

[6]付小兵.创面治疗中的转化医学:部分成果的研发和转化应用与思考[J].中华烧伤杂志,2014,30(1):3-5.

[7]付小兵.十年磨一剑:中国创伤医学十年的创新成果与转化应用[J].中华创伤杂志,2014,30(1):2-5.

[8]付小兵.中国的再生医学研究:需求与转化应用[J].解放军医学杂志,2012,37(3):169-171.

[9]付小兵.成体干细胞在组织修复及再生中的治疗现状与展望[J].中华烧伤杂志,2009,25(4):241-242.

[10]付小兵.组织再生:梦想、希望和挑战[J].中国工程科学,2009,11(10):1122-1228.

[11]傅士博,王雪,温从吉,等.脂肪干细胞在皮肤创伤修复中的研究进展与应用前景[J].中华损伤与修复杂志:电子版,2012,7(1):80-83.

[12]侯玉森,段红杰,刘玲英,等.MSCs修复烧伤创面的研究进展[J].中国修复重建外科杂志,2013,27(5):571-574.

[13]刘路,韦曦,凌均棨.重编程及诱导性多潜能干细胞在再生医学的研究进展[J].中华口腔医学研究杂志:电子版,2010,4(2):195-198.

[14]吕玲玲,李发成.表皮干细胞在创伤愈合中的作用[J].组织工程与重建外科杂志,2013,9(3):171-173.

[15]裴钢.中国干细胞研究大有希望:干细胞研究专刊序言[J].生命科学,2009,21(5):607.

[16]裴雪涛.干细胞研究进展与血细胞治疗[J].中国输血杂志,2010,23(10):756-757.

[17]钱晓丹,罗春霞,朱东亚.神经干细胞移植研究进展[J].中国细胞生物学学报,2012,34(3):212-217.

[18]谭谦.再生医学与组织工程[J].医学研究生学报,2011,24(2):113-116.

[19]王文婷,黄智龙,蔡景龙.干细胞及其在修复重建外科中的应用研究现状[J].中华损伤与修复杂志:电子版,2009,4(6):710-714.

[20]王彦,钱德俭,尉真,等.人胚胎干细胞定向分化为血管内皮细胞的初步研究[J].组织工程与重建外科杂志,2010,6(2):66-69.

[21]王正国.中国再生医学研究现状及展望[J].中国实用内科杂志,2012,32(8):561-564.

[22]邹曦,陈海涛,赵春林.关于干细胞临床产业化的一些思考[J].生命科学,2011,23(1):127-134.

[23]ALISON M R. Stem cells in pathobiology and regenerative medicine[J]. J Pathol,2009,217(2):141-143.

[24]CHEN F M,ZHANG M,WU Z F. Toward delivery of multiple growth factors in tissue engineering[J]. Biomaterials,2010,31(24):6279-6308.

[25]DIECKMANN C,RENNER R,MILKOVA L,et al. Regenerative medicine in dermatology:biomaterials, tissue engineering,stem cells,gene transfer and beyond[J]. Exp Dermatol,2010,19(8):697-706.

[26]ELDARDIRI M,MARTIN Y,ROXBURGH J,et al. Wound contraction is significantly reduced by the use of microcarriers to deliver keratinocytes and fibroblasts in an in vivo pig model of wound repair and regeneration[J]. Tissue Eng Part A,2012,18(5/6):587-597.

[27]GARDNER R L. Stem cells and regenerative medicine:principles,prospects and problems[J]. C R Biol,2007,330(6/7):465-473.

[28]GLOTZBACH J P,WONG V W,GURTNER G C,et al. Regenerative medicine[J]. Curr Probl Surg, 2011,48(3):148-212.

[29]MARTIN I,RIBOLDI S A,JAKOB M,et al. Snapshot:bioreactors systems in tissue engineering(TE)& regenerative medicine(RM)[J]. Biomaterials,2010,31(11):3114-3115.

[30]NAMBU M,KISHIMOTO S,NAKAMURA S,et al. Accelerated wound healing in healing-impaired db/db mice by autologous adipose tissue-derived stromal cells combined with atelocollagen matrix[J]. Ann Plast Surg,2009,62(3):317-321.

[31]TERZIC A,EDWARDS B S,MCKEE K C,et al. Regenerative medicine:a reality of stem cell technology[J]. Minn Med,2011,94(5):44-47.

[32]ZUK P A,ZHU M,MIZUNO H,et al. Multilineage cells from human adipose tissue:implications for cell-based therapies[J]. Tissue Eng,2001,7(2):211-228.

第 二 篇

战创伤康复

第九章

康复医学与战创伤康复

第一节 概 述

一、康复医学在战创伤学中的重要地位

康复医学(rehabilitation medicine)是指在损伤或者疾病发生后应用各种有用的措施加以干预,以避免或者减轻残疾的发生和影响,使病、伤、残者尽早融入家庭和社会,以提高其生存质量的一门临床医学学科。康复医学的主要治疗手段包括物理治疗、运动治疗、作业治疗、心理治疗、假肢和矫形器、言语治疗、传统中医疗法和社会工作干预等,还可以包括必要的与康复紧密相关的外科治疗和药物治疗等。战创伤是临床导致伤病员残疾的最主要原因之一,因此战创伤康复是康复医学最重要的组成部分。在战创伤治疗中,如果不重视康复医学的应用,势必严重影响治疗效果和造成不必要的残疾。

康复医学的发展是与战创伤医学的发展紧密相关的。从某种意义上讲,康复医学是应战创伤救治医学的需要而产生和发展起来的。在第一次世界大战中,一些理疗因子和设备的发明使战创伤的创面愈合出现了明显的好转,使军医们不用再为大批火器伤伤员的创面处理而感到烦恼,并逐渐产生了以物理因子治疗为主的理疗学。在 20 世纪 20 年代,截肢的原因主要是战伤或者其他一些意外损伤,为帮助伤残者恢复肢体功能的假肢技术由此诞生,进而产生了生物医学工程和假肢学。随着第二次世界大战的爆发和大批战争伤员的出现,医学关注的重点从物理治疗促进创面愈合转变为功能性活动能力的恢复。第二次世界大战期间,人们对活动和休养之间的关系有了全新的认识。比如,有一位军医发明了一种可以帮助伤员活动的设备,使用该设备活动的伤员,治疗效果显著优于被动休养的伤员,这是对医学运动治疗的早期尝试。

在现代医学的治疗中,战创伤救治与康复医学的联系更加密切。一方面,随着外科治疗技术和设备的发展,救治成功率明显提高,因此,人们对救治后肢体功能恢复的要求逐渐提高,对康复医学的介入时机、治疗手段的改进和多样化提出了更高的要求;另一方面,早期康复理念和先进康复治疗技术的应用,使伤员的功能恢复效果明显提高,同时也对临床救治方法和技术提出了进一步改进的需求,以促使伤员得到更全面和有效的康复。

在战创伤的救治过程中,挽救生命、保全肢体和恢复功能是 3 个紧密相接的重要步骤,而康复医学在促进愈合和帮助恢复功能的过程中发挥的作用是至关重要的。同时,康复不仅针对疾病,而且着

眼于整个人,从生理、心理、社会及经济能力方面进行全面康复,它包括医学康复(利用医学手段促进康复)、教育康复(通过特殊教育和培训促进康复)、职业康复(恢复就业能力,取得就业机会),以及社会康复(在社会层次上采取与社会生活有关的措施,促使残疾人重返社会),使伤残者已经丧失的功能尽快地、尽可能地得到恢复和重建,使他们在体格上、精神上、社会上和经济上的能力得到尽可能的恢复,最终重新走向生活、工作和社会。

二、康复医学的核心、基础及专业人员组成

(一)康复医学的核心内容

康复医学的目的是要消除和减轻人的功能障碍,弥补和重建人的功能缺失,设法改善和提高人的各方面功能。因此,康复医学的核心是残疾的功能恢复以及预防。在康复医学治疗中,首先是要在损伤或者疾病出现后减少由此导致的功能障碍和残疾,然后需要在出现功能障碍或者残疾后利用辅助支具、假肢、特殊设计的生活器具和家居设施等来方便伤病员的日常生活和出行,提高生活质量。

(二)康复医学的基础

康复医学依赖于临床医学的基础,如生理学、解剖学、病理学、人体发育与运动学等,并且在此基础上强调功能恢复的机制。按照世界卫生组织所下的定义,"健康是指在身体上、精神上、社会生活上处于一种完全良好的状态,而不仅仅是没有患病或衰弱"。上述有关健康的新定义强调了全面的和功能上的健康,这是人们对健康的全面的要求,是与现代的生物-心理-社会医学模式互相呼应的。以健康的新概念和医学的新模式作为理论基础,可以提出指导康复治疗的四大原则,即功能训练、全面康复、融入社会、改善生活质量。康复不仅要预防和恢复功能上的缺陷和障碍,还要注意调整和矫治心理精神因素和社会因素。

(三)康复医学的专业人员组成及职责

在我国康复医疗机构中从事康复医学工作的人员,包括康复医师、康复护士、物理治疗师、作业治疗师、语言治疗师、假肢及矫形器师、心理治疗师、社会工作者、中医师(或中医治疗师)、文体治疗师等。

1.康复医师 康复医师是指以住院医师方式接受康复医学专业培训的专业医师。康复医师必须通过国家执业医师资格考试,获得执业医师资格证方可从业。康复医师是康复治疗小组的组织者和领导者。其职责包括:①接诊伤病员,采集病历及做体格检查;经功能评定后,列出伤病员有待康复的存在问题,制定进一步检查、观察及康复治疗计划。②对住院伤病员负责查房或会诊,及时开出临床康复医嘱或做康复处理;对门诊患者进行复查及处理。③指导、监督、协调各部门的康复治疗工作。④主持病历讨论会、出院前病例分析总结会(决定能否出院及出院后的康复计划)。⑤高年资医师主持康复治疗科(组)工作,负责领导本专业分科领域的康复医疗、科研、教学工作。

2.康复护士 康复护士是指受过康复医学培训的护士。康复护士在康复病区工作,负责住院伤病员的临床康复护理,行基本护理任务。

(1)执行康复护理任务 ①体位护理;②膀胱护理;③肠道护理(控制排便训练等);④褥疮护理;⑤康复心理护理;⑥配合康复治疗部门,在病区为伤病员进行床边物理治疗、作业治疗(尤其是日常生活活动能力训练)、语言治疗;⑦指导伤病员使用轮椅、假肢、矫形器、自助器具,并协助伤病员做体位转移;⑧保持病区整齐、清洁、安静、有秩序,保证伤病员有良好的生理、心理康复环境。

(2)进行医学社会工作 对伤病员及家属进行康复知识教育。作为伤病员与其家属之间、伤病员与其工作单位之间、伤病员与其社区之间的桥梁,反映伤病员的思想情绪、困难和要求。

3.物理治疗师 物理治疗师是指接受过相关专业学习和培训,并取得国家认可的康复治疗师(士)资格的专业人员。在尚无物理治疗师的单位,前者可暂时由受过物理治疗专业培训的护士代替。物理治疗师主要负责肢体运动功能的评定和训练,特别是对神经肌肉、骨关节和心肺功能的评定与训练,或者执行由康复医师制定的康复治疗计划。其职责包括:①进行运动功能评定,如对肌力、肌张

力、关节活动度(range of motion,ROM)、平衡与协调能力(坐位、立位)、体位转移能力、步行能力及步态的评定;②指导伤病员进行增强肌力、耐力的练习;③指导伤病员进行增加关节活动范围的训练;④指导伤病员进行步行训练,提高步行能力,纠正异常步态;⑤指导伤病员进行各种矫正体操,从而提高神经肌肉、骨关节等的运动功能,并调整内脏功能和心理精神状态;⑥为伤病员进行牵引治疗、手法治疗和按摩推拿治疗;⑦指导伤病员进行医疗运动,如健身跑、太极拳、八段锦、医疗气功等,以增强体质,调整内脏功能,促进康复;⑧为伤病员进行电疗、光疗、水疗、超声治疗、热疗、冷疗、磁疗等物理因子治疗,以及生物反馈等治疗;⑨对伤病员进行有关保持和发展运动功能的康复教育。

4. 作业治疗师　作业治疗师的相关资格同物理治疗师。其任务主要是指导伤病员通过进行有目的的作业活动,恢复或改善生活自理、学习和工作能力;对永久性残障伤病员,则教会其使用各种辅助器具,或调整家居和工作环境,以弥补功能的不足。具体职责包括:①功能检查及评定,包括日常生活活动能力、感觉及知觉、认知能力、家务活动能力、职业能力;②指导伤病员进行日常生活活动能力训练;③指导伤病员进行感觉及知觉训练;④指导伤病员进行家务活动能力训练,包括简化操作、减少体力消耗、避免疲劳等;⑤指导伤病员使用生活辅助器具、轮椅、假手,以及进行手部支具的制作和使用指导;⑥指导伤病员进行工艺治疗,如编织、泥塑等;⑦指导伤病员在职业治疗车间进行职业劳动训练(木工、纺织、机械等,也可由技工师傅指导);⑧指导伤病员进行认知功能训练;⑨单独或配合职业咨询师,对须改变职业的伤病员进行职业能力、兴趣的评估,并做职前咨询指导。

5. 语言治疗师　语言治疗师由经过专业培训的康复治疗师(士)担任,主要对有语言障碍的伤病员进行评价、治疗,以改善其语言沟通能力。其职责包括:①对语言能力进行检查评定,如对构音能力、失语情况、听力、吞咽功能等进行评定;②对由神经系统损伤引起的语言交流障碍(如失语症等)进行语言训练;③发音构音训练;④指导伤病员使用非语言性语言沟通器具;⑤对有吞咽功能障碍者进行治疗和处理;⑥对由认知功能损害、精神心理障碍、言语失用症等引起的语言障碍进行针对性的治疗;⑦对伤病员及其家人进行有关语言交流及吞咽问题的健康教育。

6. 假肢及矫形器师　假肢及矫形器师是指受过假肢和矫形器培训的技师,在假肢及矫形器科(室)或专科门诊中工作,接受康复医师或矫形外科医师介绍来诊的伤病员。其职责包括:①假肢或矫形器制作前,对伤病员进行肢体测量及功能检查,确定制作处方。②制作假肢或矫形器。③将做好的假肢或矫形器让伤病员试穿,并做检查,然后进一步修整,直至合适为止。④指导伤病员保养和使用假肢或矫形器。⑤根据穿戴使用情况复查的结果,如有不合适或破损,对假肢或矫形器进行修整或修补。

7. 心理治疗师(临床心理工作者)　心理治疗师(临床心理工作者)由具有国家认可的心理治疗资质的心理治疗师担任,或者由受过心理治疗专业培训的医生或护士代替。心理治疗师在康复协作组内配合其他人员为伤病员进行必要的临床心理测验,提供心理咨询及进行必要的心理治疗,帮助治疗组和伤病员本人恰当地确定治疗目标,以便从心理上促进伤病员全面康复。其职责包括:①进行临床心理测验和评定,如精神状态评定(焦虑症、抑郁症)、人格测验、智力测验、职业适应性测验等;②根据心理测验结果,从心理学角度对伤病员总的功能评估及治疗计划提供诊断及治疗意见;③为伤病员提供心理咨询服务,特别是对如何对待残疾、如何处理婚恋家庭问题和职业问题等提供咨询;④对伤病员进行心理治疗。

8. 社会工作者　社会工作者(social worker)是指大学社会学系毕业并受过康复医学基础培训的人员,一般宜在大型康复中心或康复医院设置,在尚无上述人员时,可暂时由受过康复医学培训的管理人员代替。社会工作者作为促进伤病员社会康复的工作人员,其职责包括:①了解伤病员的生活方式、家庭情况、经济情况及社会处境,评估其在回归社会中有待解决的困难和问题,并根据法规和政策帮助解决其实际困难。②向伤病员征询意见,了解其对社会康复的愿望和要求,共同探讨在出院后准备如何适应家庭生活和回归社会,如对家居和工作环境实施无障碍改造。遇有思想和态度障碍时,对伤病员进行解释、鼓励和说服,同时,也应向伤病员的家属做同样的征询意见和解释说服工作。③帮助伤病员与其家庭、工作单位、街道、乡镇、政府福利部门和有关社会团体联系,争取得到它们的支持,以解决一些困难和问题,为伤病员回归社会创造条件。

9.中医师或中医治疗师　中医师(或中医治疗师)是指受过康复医学培训并从事康复医学工作的中医专业人员。中医师参加康复治疗组能使康复治疗贯彻中西医结合的原则,更好地利用传统中医学的优势。其职责为:①参加康复治疗组病例讨论会,从中医观点对制订伤病员总的康复治疗计划提出建议;②负责院内或协作组内的中医会诊,及时对需使用中医方法促进康复的伤病员开出中医中药处方;③在康复治疗组中,经诊察后对需要针灸镇痛和手法推拿治疗的伤病员实施治疗,以促进伤病员的功能恢复。

10.文体治疗师　文体治疗师通过组织伤病员(特别是老人、儿童残疾者)参加适当的文体活动,促进其身心健康并重返社会。①了解和评定伤病员的生活方式、业余爱好、兴趣、社交能力、情绪行为等特点;②根据诊断及上述评定,制定伤病员的文体活动治疗计划;③组织伤病员参加对身心功能有治疗意义的文娱活动,如游戏、文艺表演、音乐欣赏、电影欣赏、室内球类活动(台球、保龄球等);④组织伤病员参加治疗性体育活动、残疾人适应性体育活动,如乒乓球、轮椅篮球、游戏、羽毛球、划船等;⑤组织伤病员走向社会,到医院外参加有趣的或有意义的社交活动,如到购物中心或百货公司购物,旅行参观,参加夏令营活动、社区俱乐部活动、节日庆祝活动等,促进伤病员尽早融入社会;⑥指导伤病员建立均衡的、健康的生活方式,在如何利用业余、闲暇时间,如何养成健康的休闲消遣习惯上提供咨询服务。

需要指出的是,各方面的康复从业人员以团队的形式开展工作,相互之间通过团队会议或者其他小范围沟通途径发挥整体作用,实现伤病员的康复目标(图 9-1)。

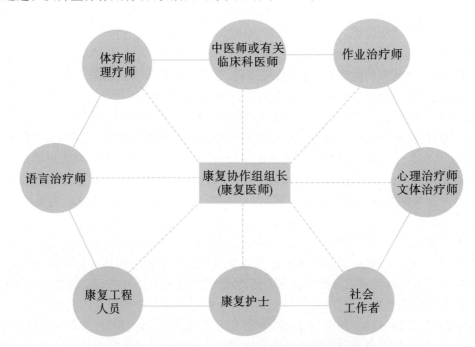

图 9-1　以康复医师为核心的现代医学康复团队构成

三、康复医学在战创伤各阶段中的应用和适应证

康复医学的各种治疗手段已经广泛地应用于战创伤治疗的各个阶段。战创伤发生后首先要针对战创伤本身实施各种急救,如止血、骨折的临时固定、创面的包扎。待伤员运送到一定级别的医院后再进行系统的治疗,如系统的创面清创、骨折的内外固定、神经血管肌腱的重建。

(一)早期阶段

此期主要目的是促进损伤的愈合,如骨折的愈合、神经的再生、肌腱和韧带的修复、创面的愈合等。在经过初期的外科治疗后,损伤的组织会逐渐得到修复。在组织修复的早期阶段,要努力为组织的修复创造条件,如必要的制动、创面的清创和换药、抗菌药物的使用、全身情况的支持、并发症的处理等。在此阶段,应用康复医学常用的物理因子治疗有助于促进组织的修复和创面的愈合。如激光和红外光的照射可以促进创面的尽快愈合,低能量的超声波治疗有助于促进骨痂的生长和骨折的愈合,微波或短波治疗可以促进损伤组织的肿胀消退和抑制创面细菌的生长,而中低频电刺激治疗具有促进损伤组织修复和缓解损伤疼痛的作用。

(二)中期阶段

此期创面基本愈合,骨折和肌腱等损伤组织也达到了基本的生物学连接,但愈合的强度尚不足以接受较大的外力作用。此期虽然创面已经基本愈合,但是损伤部位的瘢痕组织仍在进一步形成过程中。瘢痕组织导致的挛缩、关节功能障碍等也会逐渐加重,因此应利用理疗和力学牵伸使得瘢痕尽快软化和防止瘢痕挛缩等导致的关节功能障碍,同时,应继续使用一些理疗因子促进深部组织如骨折或损伤的肌腱和韧带等的修复。由于上述损伤的组织已经达到初步的生物学连接,可以承受适当力量,因此应在严格评估的基础上逐渐进行增加关节活动范围及增强肌肉力量的训练,下肢骨折的伤病员可以在助行器或者拐杖的帮助下部分负重练习行走,上肢骨折的伤病员也可以进行适当的负重功能活动训练。

(三)后期阶段

在此阶段,一些损伤的组织已经达到愈合的目标,但是组织的替代改建以及瘢痕组织的软化过程尚没有结束,一些关节功能和肢体功能尚未完全恢复,有时甚至还有可能出现功能的减退,因此应十分重视战创伤后期阶段的康复。此期大量的康复任务主要由伤员自身完成,如伤员要每天按照康复医师制订的康复计划继续进行系统的关节活动度、肌力、步态、耐力和日常生活活动能力训练,同时康复医师和治疗师进行定期随访指导,或者伤员定期到医院接受专业的康复训练,但是治疗的时间和次数均可适当减少。

四、战创伤与伤后康复的研究与进展

随着现代卫勤理论和医学科学技术的发展,战创伤的救治与康复研究已经有了巨大的发展,伤员对骨科创伤或手术后的功能要求已经远远超出了医生的想象,早就不再停留于梳头、系裤带、坐板凳等要求,而是要求最大限度地恢复肢体功能,甚至恢复从事体育和娱乐活动的能力。如何顺应伤员的要求,积极指导和做好伤员的康复工作已经成为战创伤救治和康复团队的一项新的任务,必须从观念上进行一次革新。当前,战创伤康复研究的进展主要表现在以下几个方面。

(一)转变观念

创伤科医师或骨科医师与康复科及康复医师的全面合作已是大势所趋,必须彻底摒弃"损伤后肢体功能肯定会有很大影响"的陈腐观念,积极帮助伤病员恢复最佳的功能。大量的临床实践资料证明,许多损伤在多科合作治疗和康复的模式下仍然可以恢复较好的功能。整个治疗和康复团队中的每一名医护人员都有责任和义务使伤病员得到早期和全面的康复。

(二)早期康复

创伤后肢体取得良好功能的精髓是坚持早期康复理念。早期康复理念并不是不遵守骨折和损伤愈合的原则一味追求早期实施康复,而是在不影响骨折愈合和损伤修复的前提下尽可能早地开始介入康复手段。这样有助于避免一些不适宜和过久的制动,从而影响功能的尽早恢复。早期有限制动下的功能训练和非负重状态下的早期肢体功能训练是早期康复实施过程中经常采用的两种康复治疗形式。尽管有效实施早期康复对战创伤伤员的功能恢复具有十分重要的意义,但是在实战的环境中,早期仍然以战创伤的救治为主,而康复的介入一般需要在伤员后送到驻军医院或者总医院,在具有相应的康复条件后才能实施。因此,必须强调卫勤保障中及时后送伤员的重要性,这样才能使伤员尽快接受必要的康复治疗,最大可能恢复肢体功能和日常生活活动能力。

（三）全面康复

在战创伤发生后相关医务人员即应制订全面的针对损伤的康复计划,并且告诉伤员进行单纯的锻炼不能等同于正规和全面的康复。术后早期甚至在术前即应制订一份有康复医师参加的详细的康复方案,以利于指导伤员实施正确的康复。伤员的康复任务均应在康复医师、康复治疗师或者接受过康复培训的医师的指导下完成。交予伤员实施的康复计划和康复实施方案必须做到既通俗易懂,又简单明了。同时,要加强对整个康复过程的监督和检查,出现问题和不良反应要及时加以分析和纠正,对康复过程中易出现的并发症要有应急预案,以便在出现后及时正确地加以处理。

在整个战创伤康复中,要认识到许多损伤的康复是一个十分漫长和艰苦的过程,需要伤员自身积极参与。如在关节活动度的训练过程中,要指导伤员积极进行主动的关节活动训练,并且应告诉伤员具体的训练动作、时间和强度,以及训练中应注意的一些事项。

同时,在康复过程中,要注意针对伤员的心理问题进行必要的评估和治疗。

（四）注重评估

在康复过程中,相关医务人员必须十分注重对功能和治疗效果的评估。在最初接诊伤员时,要对伤员进行全面的评估。初期的评估内容应包括损伤发生的时间、方式,损伤后采取的治疗方式,以及伤肢的功能状态等。在康复的实施过程中,要定期评估治疗效果以及有无不良反应出现等。不恰当的内外固定和手术剥离导致的软组织损伤都可以引起一些不必要的并发症,给伤员的功能康复带来很大的障碍。从功能恢复的角度认真评估所实施的每一项治疗,尽可能缩短外固定的时间和术中注意软组织的保护,都有利于术后肢体功能的良好恢复。

（五）沟通合作

在战创伤康复过程中应十分重视治疗和康复团队之间以及与伤员之间的沟通和合作。沟通合作的方式可以采用团队会议形式,也可以一对一地沟通交流,其目的都是使康复工作能够顺利进行,提高康复治疗效率和康复治疗效果。应该讲,康复过程中没有创伤科医生或者骨科医生参与的骨科康复是一种不完全也是不安全的康复。创伤科医生和骨科医生要经常了解伤员的康复进程,对康复医师和治疗师给予必要的指导。康复医师和治疗师更要与骨科医师保持密切联系、经常沟通,共同研讨康复方案。

（唐金树）

第二节　战创伤早期治疗与功能恢复的必备条件

一、战创伤康复团队组织形式

战创伤康复团队组织应包括康复医师、骨科或创伤科医师、康复护士、物理治疗师、作业治疗师、心理治疗师、中医师或中医治疗师及康复工程技术人员（假肢矫形器师）和社会工作者等。一个理想的康复团队组织形式应该是团队成员职责明确,密切协作,可以及时分析病情,采取有效的康复治疗手段,使伤病员尽快恢复肢体功能。在外科治疗结束前,治疗团队以骨科医师或者创伤科医师为核心,但是,康复医师要密切与团队成员沟通,随时了解和掌握病情变化,根据情况适时安排康复技术人员参与康复治疗。在外科治疗基本结束后,治疗团队应以康复医师为核心,全面组织康复技术人员开展系统和全面的康复治疗,在遇到专科问题时要与相关专科医师及时商讨解决方案。康复团队成员之间要建立简单而有效的沟通渠道,使成员可以随时掌握伤病员信息,合理化建议可以得到迅捷的表达和讨论,从而保证伤病员得到最佳的康复治疗。

二、制动期预防并发症和其他不良反应

损伤得到初步处理后,在不影响损伤或者骨折愈合的情况下即应开始介入系统的康复治疗,特别是一些关节部位及其附近的骨折,而不应将关节长期制动或者长期放置在一个位置。研究认为,关节固定 4 d,即可出现组织学上的挛缩现象。正常关节固定 4 周以上可致关节活动度下降或丧失,而损伤关节固定 2 周,关节活动度即开始明显降低。固定 3 周引起的活动度障碍多可自行恢复,固定 40 d 以上者恢复缓慢,固定 60 d 以上者可能难以自行恢复。关节未固定,但长期只在受限的活动幅度内运动,同样可以发生上述变化。因此,功能锻炼对于关节周围损伤的恢复是十分必要的。

但是,战创伤经过治疗后定期的制动仍然是必要的。具体表现在:①在经过处理后仍然不稳定的骨折需要给予相应的外固定,以促进骨折的愈合;②一些创面或者继发的炎症如骨髓炎等,在治疗过程中需要相对制动,以促进组织的修复和愈合;③肌腱、韧带和神经在缝合修复后需要制动一段时间,使组织处于相对松弛位,以免影响组织的再生和修复。

在上述情况下,如何处理好制动和功能恢复的关系是十分重要的:在组织未愈合的情况下,仍应以适当制动和保证组织愈合为主;在骨折端或者其他损伤修复后的组织有初步的愈合,并可承受一定的强度时,即应开始进行周围关节的功能活动。应用"有限制动"的骨科早期康复技术,即每天解除外固定进行一段时间的轻柔活动后继续给予外固定以防意外的出现,这样做既不影响组织修复,又可以保持一定的关节活动度,从而为组织完全愈合后恢复功能的训练打下良好的基础。

三、各种处置要考虑功能的恢复

在战创伤的临床治疗过程中,要时刻考虑到功能恢复的重要性,这是因为治疗的最终目的是要保证战创伤愈合的情况下尽可能多地恢复肢体和全身的功能。在战创伤的治疗和康复过程中,必须紧紧依靠整个治疗康复团队的紧密合作和协调配合,共同制订治疗和康复计划,共同分析和处理治疗中出现的问题,因此,良好的团队组织形式和共同制订并实施康复治疗计划是十分重要的先决条件。

详细的治疗和康复计划对于战创伤的愈合和肢体功能的恢复具有十分重要的意义。在实施的各项治疗中要充分考虑到功能恢复的可能性。例如,针对一处关节附近的骨折,在骨科临床时要尽量做到良好的骨折对位和稳定的内固定,以便术后尽早开始运动康复治疗。在上述骨折的内固定治疗后,如果手术医师可以提供更加准确的内固定稳定性情况,例如膝关节周围骨折内固定后进行术中的关节活动度检查观察骨折部位在多大屈曲角度以上时会出现骨折端的移位,将会给术后康复医师和康复治疗师实施康复计划带来十分具体的指导价值。

(唐金树)

第三节　战创伤后康复治疗目的、作用及原理

一、促进炎症吸收和组织修复

损伤的愈合过程基本由炎症反应期、成纤维细胞修复期和再塑形期构成。其中成纤维细胞修复期以纤维组织形成、肌成纤维细胞活跃、胶原组建为特征。伤后约 5 d 胶原开始形成。随着新胶原的合成、沉积和改建,强度较好的瘢痕组织逐渐形成。

由于战创伤特殊的致伤条件,创口部位及其周围组织的炎症反应十分明显,有时候内部异物的残

留和合并一些慢性炎症往往会导致创口长期不愈合,明显延长损伤后的炎症反应期。在配合外科换药的同时,应用一些理疗因子的作用可以促进炎症尽快吸收。尽管不能杀灭细菌,但一些理疗因子如红外线和激光具有抑制细菌生长和增加局部组织血液循环的作用,从而可减少细菌对周围组织的分解作用和炎症反应,使局部的渗出明显减少,促进肉芽组织的生长。

二、促进骨折愈合

骨折愈合是指骨折断端间的组织修复反应,这种反应从开始直至结束即为骨折愈合过程。骨折愈合分为一期愈合和二期愈合两种方式。一期愈合是指骨折端之间的直接愈合,这种愈合方式要求骨折端之间有良好的对位。但骨折端之间很难避免有一定程度的细微活动,因此实际上多数骨折的愈合过程为二期愈合,这种骨折愈合过程一般来说需要经过纤维骨痂形成期、骨痂形成期和骨痂改建重塑期。不过,不管是一期愈合还是二期愈合,骨折愈合过程均需要较长的时间,是一个相对漫长的过程。

骨折愈合的条件是骨折的复位和固定,而功能恢复是骨折愈合的目标。因此,在康复治疗的过程中,保持骨折部位的正确受力和保证骨折断端的相对稳定是保证骨折愈合的基础,必要的功能训练需要在上述基础上逐渐开展,并最终达到既确保骨折愈合又能最大限度地恢复关节和肢体功能的目的。在骨折后的康复中,正确的骨折部位受力可以促进骨痂的形成,因此在指导伤员开展运动治疗时,要根据不同的骨折部位、类型和内固定方式,选择合适的负重时机、负重比例和受力方向,一方面可以通过骨折端的生物力学刺激促进骨折部位的骨痂生长,另一方面又能避免不正确和过度的受力导致一些并发症的出现。另外,在骨折的康复过程中,可以同时选择一些对骨折愈合有促进作用的物理因子。目前,已经取得临床验证并广泛应用的理疗因子主要包括低能量超声波治疗和低频脉冲电刺激治疗。

三、控 制 痉 挛

痉挛(spasticity)由脑部或者脊髓部位上运动神经元损伤所致,是以肌肉的不自主收缩反应和速度依赖性的牵张反射亢进为特征的运动障碍。发生痉挛的机制目前尚不清楚。可能的机制有两种:①反射介导机制或称牵张反射相关机制;②非反射介导机制或称非牵张反射相关机制。一般认为,当中枢神经系统发生损伤或者病变后,高级中枢对脊髓牵张反射的调控发生障碍,使牵张反射过敏和反应过强。后来的研究又发现,一些与牵张反射无关的因素在痉挛的发生中起着一定的作用。

在痉挛的发生过程中,一些因素如关节挛缩、泌尿系统感染、便秘、异位骨化、心情紧张、不良体位等均可加重痉挛。因此,为减轻痉挛,应预防和消除加重痉挛的这些因素。首先,治疗痉挛应注意正确体位摆放和正确的操作方法。伤病员在床、椅子、轮椅上的正确的体位和动作处理,可防止或减轻痉挛、挛缩,例如脊髓损伤伤病员使用斜床站立可减轻下肢肌肉痉挛。其次,减轻痉挛可采用日常生活活动和牵张训练,如站立活动等,以防止关节挛缩、关节囊紧缩,降低牵张反射的兴奋性和肌反射亢进,改善对运动的控制。一些物理治疗也有助于缓解痉挛和挛缩,如肌肉的冷热治疗、肌肉功能性电刺激、针刺、中枢性电刺激。再次,静态或动态夹板、连续石膏管型、支具和矫形器的应用也可以缓解肌肉痉挛,对于一些顽固的肌肉痉挛伤病员也可以采取针对支配区神经的化学阻滞治疗,对于痉挛肌肉较少的也可以采用肉毒杆菌毒素注射的方法进行治疗。口服药如巴氯芬、丹曲林等也可以缓解部分原因引起的痉挛。最后,当痉挛不能用药物和其他方法缓解时,可考虑手术治疗,通过破坏神经通路某些部位,而达到缓解痉挛的目的。

四、治 疗 疼 痛

疼痛的发生具有两重性。一方面,它是机体的一种保护性的适应机制,以一种症状的形式出现,警告机体及时采取行动来避免伤害、寻找病因、减轻疼痛;另一方面,它又可形成病理性的慢性疼痛综合征,给伤病员带来比疾病本身更严重的痛苦,其中顽固性疼痛可影响伤病员的进食、睡眠、活动等日常生活,造成焦虑、抑郁的情绪,使其受尽折磨甚至痛不欲生,是对伤病员本人、家属及医护人员的严重威胁和巨大挑战。

对于每一类疼痛,应首先进行详细的检查,了解伤病员疼痛的主要部位、特点、触发点及伤病员本人的心理状态,在基本明确疼痛诊断的情况下选择最佳的治疗方案开展有针对性的综合治疗。除了应用药物治疗外,康复医学可以在疼痛治疗方面发挥巨大的作用。目前,对于慢性疼痛的治疗取得很大的进展,如使用经皮神经电刺激(transcutaneous electrical nerve stimulation,TENS)和针灸,可以控制大多数腰背痛、神经痛等严重疼痛。

五、恢复关节和肢体功能

战创伤在经过必要的外科治疗后应尽快恢复损伤部位关节和损伤肢体的功能。这些功能的恢复需要康复医学的各种治疗手段,如关节活动度训练、肌力增强训练、平衡能力训练、耐力训练、步态训练和日常活动能力训练等。这些康复训练方法详见第十一章。

六、预防和治疗褥疮

褥疮是指局部皮肤长时间受压或受摩擦力与剪切力作用后,受力部位出现血液循环障碍而引起局部皮肤和皮下组织缺血、坏死。多见于脊髓损伤、颅脑创伤、年老体弱等长期卧床者,好发部位有骶尾部、足跟、股骨大转子、后枕部、坐骨结节等骨性隆起表面的皮肤。褥疮也可发生于身体软组织受压的任何部位,包括来自夹板、矫形器、矫形固定物的压迫。若创面长期不愈合可引发局部脓肿、菌血症、脓毒血症等,严重影响伤病员受损功能的改善,甚至危及生命。

运动能力下降、营养不良、年龄大以及潮湿都是褥疮常见的危险因素。有研究表明,人体毛细血管内的压力为$1.33\sim4.00$ kPa($10\sim30$ mmHg),当作用于皮肤的外力(压力、剪切力和摩擦力)超过这一数值时,可导致毛细血管腔的闭塞和局部淋巴回流受阻,从而引起局部组织的缺血、坏死,此即褥疮的发生机制。

褥疮的预防是基于对病因学的理解,着重于消除能影响伤病员损伤的危险因子,卫生状况和良好的皮肤护理尤为重要。

康复医学在褥疮的预防和治疗中发挥着举足轻重的作用。对运动障碍者,康复治疗师应协助伤病员达到和保持尽可能高的运动水平,采取有效措施增加身体的运动量。对卧床伤病员,康复护理人员应教会伤病员翻身、转移的技术。对于要使用轮椅的伤病员,康复治疗师须教给伤病员减少身体和肢体通过床面或椅面时的摩擦力和剪切力的技术。定期进行皮肤检查与护理是预防褥疮的基础,同时要随时保持皮肤清洁、干燥,对受压部位的皮肤应避免按摩。总之,要积极治疗原发病,补充营养,对伤病员及其家属进行健康教育,消除可能的危险因素,减少褥疮的发生。当褥疮发生时,康复医学中的物理因子治疗可有效促进创面的愈合。例如紫外线、红外线、激光、微波、超声波等照射可有效杀灭细菌,促进皮肤组织再生。但在应用可局部致热的物理因子时,应与创面保持适当距离,以免过热导致副损伤。

七、让伤员以积极主动的态度参与康复治疗

战创伤的伤员,尤其是那些损伤严重的伤员,或多或少都会存在一定的焦虑症和抑郁症。此时心理治疗师可以通过观察、谈话、实验和心理测验法对伤员的心理异常进行诊断,采用精神支持疗法、暗示疗法、行为疗法、脱敏疗法、音乐疗法和心理咨询等对伤员进行治疗,使伤员以积极、主动的态度参与康复治疗、家庭和社会生活。伤员的精神和心理因素可以影响其整体功能的恢复程度,甚至影响预

后和生活质量,康复医学专业人员应重视对每一位个体的心理评定和治疗。

(唐金树)

参考文献

[1]关骅,张光铂.中国骨科康复学[M].北京:人民军医出版社,2012.

[2]卓大宏.中国康复医学[M].北京:华夏出版社,2003.

[3]舒彬.创伤康复学[M].北京:人民卫生出版社,2010.

[4]MOORE J H,GOFFAR S L,TEYHEN D S,et al. The role of U.S. military physical therapists during recent combat campaigns[J]. Phys Ther, 2013,93(9):1268-1275.

[5]RISPOLI D M,MACKENZIE E J. Orthopaedic outcomes:combat and civilian trauma care[J]. J Am Acad Orthop Surg, 2012,20(Suppl 1):S84-S87.

[6]PERLA L Y,JACKSON P D,HOPKINS S L. Transitioning home:comprehensive case management for America's heroes[J]. Rehabil Nurs,2013,38(5):231-239.

[7]KLEM C,SNIEZEK J C,MOORE B,et al. Microvascular reconstructive surgery in Operations Iraqi and Enduring Freedom:the US military experience performing free flaps in a combat zone[J]. J Trauma Acute Care Surg, 2013,75(2 Suppl 2):S228-S232.

[8]SAUNDERS G H,ECHT K V. Blast exposure and dual sensory impairment:an evidence review and integratedrehabilitation approach[J]. J Rehabil Res Dev,2012,49(7):1043-1058.

第十章
战创伤康复评定

康复评定(rehabilitation evaluation)是指收集评定对象的病史和相关资料,检查和测量并对结果进行比较、综合、分析、解释,最后形成功能评价和障碍诊断的过程。通过康复评定,可以发现和确定障碍发生的原因,障碍的性质(损伤、残疾、残障)、特征、范围、程度以及预后,为预防障碍的发生、制订明确的康复目标和康复治疗计划提供依据。在实施康复治疗前后都应对创伤患者的一般情况和功能情况进行评估,这对康复方案的制订具有十分重要的意义,同时也有助于较客观地评价康复效果。对创伤患者,在初期创伤处理基本结束后要尽早进行康复评定,以利于制订详细的康复计划。在康复计划的实施过程中也要多次对康复效果和功能障碍进行评定,针对功能恢复情况和继续存在的功能障碍进一步修改和完善康复计划。

第一节 关节活动度评定

对于骨与关节损伤伤员,对关节活动度(range of motion,ROM)进行测量和评定是很重要的。关节活动度的测量是评定关节运动功能损害的范围与程度的重要指标之一。关节活动度测量的目的:确定是否有关节活动受限以及关节受限的程度;寻找和确定关节活动受限的原因;为选择适当的治疗方式、方法提供客观依据;客观测量关节活动范围的进展情况,以评价康复治疗和训练的效果。

一、关节活动度分类

ROM(或关节活动范围)是指一个关节的运动弧度。不同关节的生理活动方向和范围依该关节所承担的功能活动的需要和关节本身的构造而不同,例如,肩关节可以进行前屈后伸、外展内收、内旋外旋等方向的功能活动,而肘关节则主要进行屈伸活动。关节活动有主动和被动之分,因此关节活动度也有主动关节活动度和被动关节活动度的区别。

1. **主动关节活动度** 主动关节活动度(active range of motion,AROM)是指作用于关节的肌肉随意收缩使关节运动而产生的运动弧度。因此,测量某一关节的 AROM 实际上是考察被检查者肌肉收缩力量对关节活动度的影响。在存在疼痛、解剖结构阻挡或牵拉的情况下,伤员的 AROM 均可减小。

2. **被动关节活动度** 被动关节活动度(passive range of motion,PROM)是指通过外力使关节活动而产生的运动弧度。一般来说,PROM 要略大于 AROM。通过 PROM 的测量可以判断被检查者的关节活动受限程度。

二、关节活动度测量方法

常用的关节活动度测量工具是量角器(图 10-1)。量角器由一个固定臂及一个移动臂组成,两臂的交点用铆钉固定,称为轴心。量角器通过对关节的近端骨和远端骨运动弧的测量获得量化的结果(图 10-2)。检查者应根据所测关节的大小,选择合适的量角器。检查者应清楚了解所测量关节的正常中立位角度和测量时对体位的要求。为了防止在被测量关节运动时其他关节参与运动,或是构成关节的远端骨运动时近端骨出现固定不充分的现象,检查者应协助被检查者保持体位固定,以保证测量值的准确。

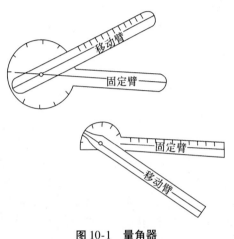

图 10-1　量角器

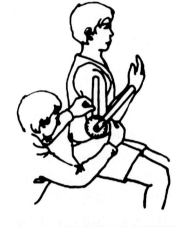

图 10-2　肘关节屈曲活动度测量

测量关节活动度也可以利用计算机关节角度测量设备,其组成包括传感器、单片机、键盘、显示器和计算机。传感器有 3 个角度,采集的信号通过线路分别与单片机进行连接,单片机通过线路分别与键盘、显示器和计算机进行连接,最后,通过计算机处理产生关节角度的测定值。但需要注意的是,必须将在体表固定的关节角度测量仪放置在正确的位置并固定牢固。

三、关节活动度检查注意事项

进行关节活动度检查应注意下列事项:①为防止出现错误的运动姿势和代偿运动,减少测量结果的误差,测量时被检查者须保持正确体位并给予有效的固定。②为了提高测量的可靠性,首次和再次测量的时间、地点、测量者以及所用测量工具应保持一致。③被动运动关节时手法要柔和,速度缓慢均匀,尤其对伴有疼痛和痉挛的伤病员不能做快速运动。④对活动受限的关节,主动关节活动度和被动关节活动度均应测量并在记录中注明,以便分析受限的原因。⑤测量的同时测量者应注意观察和记录关节是否存在变形、水肿、挛缩等;对于发生疼痛的关节,要注意记录发生疼痛时关节活动的位置和疼痛的具体部位。⑥测量时应注意健、患侧对比。

(唐金树)

第二节　肌力评定

肌力评定是肌肉骨骼系统损伤后的重要检查项目。肌力评定的主要目的包括:确定肌力减弱部位与程度,判断肌力减弱是否限制了日常生活活动及其他作业活动;软组织病损的鉴别诊断;协助某些神经肌肉疾病的损伤定位诊断(如脊髓损伤、外周神经损伤等);根据检查结果制订针对性治疗计划;从远期目标判定肌肉减弱是否需要采用代偿措施或使用辅具或设备,以及是否需要使用矫形器预防畸形;评价肌力增强训练的效果;残疾鉴定和丧失劳动力程度鉴定。

一、肌力定义与肌收缩类型

(一)肌力定义

肌力(muscle strength)是指肌肉收缩所产生的力量,正常的肌力是维持姿势、启动或控制关节运动、完成特定动作的必要保证。

肌无力是指一块肌肉或一组肌群产生张力的能力下降或丧失。肌力减弱常见于下运动神经元损伤,长期制动导致的肌肉失用性萎缩也可以引起肌力下降。

(二)肌收缩类型

1. 等长收缩　等长收缩(isometric contraction)是指在肌肉收缩时,肌张力明显增加,但肌长度基本无变化,不产生关节运动,从而有助于固定体位。等长收缩是由使肌肉拉长的外力与肌肉本身所产生的最大张力即内力相等所致。

2. 等张收缩　等张收缩(isotonic contraction)是指在肌肉收缩过程中,肌张力基本不变,但肌长度缩短,引起关节运动。根据肌肉起止部位的活动方向,可分为向心性收缩和离心性收缩两类。

(1)向心性收缩　向心性收缩(concentric contraction)是指在肌肉收缩时,肌肉起止点彼此靠近,肌长度缩短,故又称为短缩性肌收缩。向心性收缩是作用于关节并使关节产生运动的主动肌收缩。

(2)离心性收缩　离心性收缩(eccentric contraction)是指在肌肉收缩时,肌肉起止两端彼此分离,使肌长度增加。离心性收缩是对抗关节运动的拮抗肌所产生的收缩,其作用与关节运动方向相反,用于稳定关节、控制肢体动作或肢体坠落的速度。

二、肌力评定方法

肌力评定常用的方法是徒手肌力检查法(manual muscle test,MMT),也可以用特定的等速运动肌力测定设备进行等速运动肌力评定。

(一)徒手肌力检查法

临床常用的徒手肌力检查及肌力分级法由 Lovett 于 1916 年提出。Lovett 将肌肉力量分为正常(5)、良好(4)、尚可(3)、差(2)、微弱(1)、零(0)6 个级别,以此评定肌肉力量是否正常及无力程度(表 10-1)。

表 10-1　Lovett 徒手肌力检查法

分级	名称	评级标准
0	零(zero,0)	未触及肌肉的收缩
1	微弱(trace,T)	可触及肌肉的收缩,但不能引起关节活动
2	差(poor,P)	解除重力的影响,能完成全关节活动范围的运动
3	尚可(fair,F)	能抗重力完成全关节活动范围的运动,但不能对抗阻力
4	良好(good,G)	能抗重力及轻度阻力,完成全关节活动范围的运动
5	正常(normal,N)	能抗重力及最大阻力,完成全关节活动范围的运动

(二)等速运动肌力评定法

根据肌力训练的需要,也可以进行等速运动肌力评定,从而为应用等速运动训练设备进行肌力训练提供客观的依据。等速运动是指利用专门设备,根据运动过程的肌力大小变化,相应调节外加阻力,使整个关节依预先设定速度运动,运动过程中肌肉用力仅使肌张力增高,力矩输出增加。等速运动肌力测试能够对肌肉功能进行精确量化,能够客观有效地评价肌肉功能。等速运动肌力测试和评定主要用于四肢和躯干的大肌肉,而且主要是针对肌群进行评测。在肢体损伤后存在骨折、关节不稳、关节活动度严重受限以及局部有严重疼痛的情况下不适合进行等速运动肌力评定。

（唐金树）

第三节　平衡功能评定

平衡功能是指人体在不同的环境和情况下,维持身体处于一种稳定状态的能力。人体的平衡功能是维持姿势、行走以及各种功能活动的基础。外周神经以及肌肉骨骼系统损伤均可以引起平衡功能的障碍。同样,平衡功能的下降,如在老年人,反过来也可以使跌倒引起骨折的风险增加。因此,平衡功能评定应当成为骨科创伤伤员的常规检查项目。通过检查与评估平衡功能状况能够发现是否存在影响行走及其他日常活动的平衡障碍,确定平衡障碍的程度,寻找和确定平衡障碍的原因,指导制订康复治疗计划,监测对平衡障碍治疗的效果以及预防跌倒风险。需要指出的是,下肢创伤伤员在骨折愈合和关节稳定性恢复前不宜进行平衡功能评定。

一、平衡功能分类

平衡功能一般可分为静态平衡和动态平衡两类。静态平衡是指人体在不受外力作用时,维持身体处于某种姿势的能力。动态平衡是指外力作用于人体或身体的原有平衡被破坏后,调整和控制身体姿势保持稳定的能力。静态平衡是动态平衡的基础和保证。影响平衡功能的因素包括本体感受器、视觉系统、前庭系统、中枢神经系统、触觉、主动肌与拮抗肌的协调、肌力与耐力及关节活动度等多个方面。

二、平衡功能评定方法

1. **静态平衡功能的评定方法**　要求被测试者双足尖分开30°站立在测力平台上,双手自然垂放在身体两侧,双眼平视前方约2 m的目标;记录测试时间根据被试情况可选择30 s或60 s;分别测试睁眼和闭眼站立时的平衡功能状况;评定参数包括重心移动(晃动)类型、重心移动路线或轨迹以及长度、重心移动的范围等;通过与正常人测试结果比较,可判定被测试者的静态平衡功能是否存在异常。

2. **动态平衡功能的评定方法**　要求被测试者站在一个可移动的测力平台上,通过改变足底支持面的稳定性(改变质地、硬度或移动)来了解被测试者能否及时进行姿势调整以及调整后维持平衡的状况。平衡测试仪会提供重心移动的轨迹和长度、重心移动的范围等评定参数。通过对各种参数进行分析可以判断本体感觉和前庭觉在被测试者的平衡中所起的作用。

3. **量表评定**　量表评定也是临床应用较为广泛的动、静态平衡功能评定方法。常用的评定量表是Berg平衡量表。该量表通过观察多种功能活动来评价被测试者重心主动转移的能力,对坐、站位下的动、静态平衡进行全面检查。检查工具包括秒表、尺子、椅子、小板凳和台阶。Berg评定量表将平衡功能从易到难分为14项内容进行检查(表10-2)。每一评定项目分为0、1、2、3、4五个功能等级予以计分。4分表示能够正常完成所检查的动作,0分则表示不能完成或需要大量帮助才能完成。最低分为0分,最高分为56分。45分通常作为老年人跌倒风险的临界值。低于45分提示跌倒风险增大。

表 10-2 Berg 平衡量表评定内容

检查序号	评定内容	检查序号	评定内容
1	从坐位站起	8	上肢向前伸展并向前移动
2	无支持站立	9	从地面拾起物品
3	无支持坐位	10	转身向后看
4	从站立位坐下	11	转身360°
5	转移	12	将一只脚放在凳子上
6	闭目站立	13	双脚一前一后站立
7	双脚并拢站立	14	单腿站立

（唐金树）

第四节 步态分析

对骨科创伤伤员进行步态分析的目的并不在于辅助临床诊断,而是通过步态分析达到:①精确测量步态的异常点;②确定步态异常的原因;③为制订治疗计划以及使用辅具、矫形器等方法提供依据;④评定疗效。

一、正常步态

步态分析中常用的基础参数包括步长、步幅、步频、步速、步态周期、步态时相等,是对行走的生物力学的基本描述。

1.步长 行走时一侧足跟着地到紧接着的对侧足跟着地所行进的距离称为步长(step length)。健全人平地行走时,一般步长为 50~80 cm。个体步长的差异主要与腿长有关。

2.步幅 行走时,由一侧足跟着地到该侧足跟再次着地,所行进的距离称为步幅(stride)。其大小一般为单步长的 2 倍。

3.步频 行走中每分钟迈出的步数,称为步频(stride frequency)。健全人平常步频是每分钟 95~125 个单步。

4.步速 行走时,单位时间(一般为每分钟)在行进方向上,整体移动的直线距离称为步速(walking velocity)。一般健全人行走的速度为 65~95 m/min。

5.步宽 在行走中左右两足间的距离称为步宽(stride width),通常以足跟中点为测量参考点。

6.步态周期 行走时,一侧足跟着地到该侧足跟再次着地,这一过程所占用的时间,称为步态周期(gait cycle)(图 10-3)。一般成人的步态周期为 1.00~1.32 s。

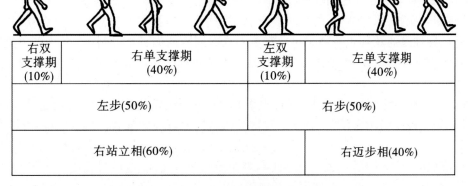

图 10-3 正常人步态周期及步态时相

7. 步态时相 行走中每个步态周期(或一个步幅)包含着一系列典型姿位的转移。人们把这种典型姿位所划分出的一系列时段称为步态时相(gait phaselperiod),一般用该时相所占用步态周期的百分数作为单位来表达。在每一个步行周期中,每一侧下肢都要经历一个与地面接触并负重的站立相及离地腾空向前挪步的迈步相。正常人的站立相约占整个步行周期的60%,迈步相约占40%。一只脚与地面接触并负重时称为"单支撑期";体重从一侧下肢向另一侧下肢传递,双足同时与地面接触时称为"双支撑期"(图10-3)。

二、步态分析方法

步态分析方法包括用肉眼观察的定性分析和用专用设备采集数据的定量分析。

1. 定性分析 步态的定性分析是临床中常用的步态检查方法。通常以目测观察获得第一手资料,通过与正常步态进行比较,并结合以往的临床经验来认识异常步态的特征,找出问题所在。步态的观察应首先从总体上进行评价,注意身体不同部位的对称性、协调性和节奏性;然后分别观察被检查者行走时动力链中每一个部分的运动情况,包括头、肩、上肢、躯干、骨盆、髋关节、膝关节、踝关节及足部。如果行走出现疼痛,则应注意观察疼痛出现的时间,即在步行周期中何时出现疼痛。

2. 定量分析 定量分析是借助于专用设备对步态进行运动学和动力学的分析。步态的定量分析能够为制订治疗计划和评定治疗效果、检查医疗质量提供客观数据。定量分析中测定的时空参数是指与时间和距离相关的参数,是临床常用的客观指标。步态的时间测量是指与步行相关的时间事件,如步频、步行速度、步行周期、同侧站立相和迈步相时间百分比、两个双支撑期所占时间百分比等参数的测量。步态的距离测量包括步长、跨步长、步宽、足偏角以及行走距离的测量。通过结果分析,可以大致判断伤员的步态是否对称以及步态的稳定性。步行时出现左右步长不等,提示步态的对称性被破坏。肌力下降、关节疼痛或不稳定时,行走速度下降,患肢单支撑期缩短。

(唐金树)

第五节 疼痛评定

疼痛评定是判断疼痛的发生原因、进行功能障碍诊断的必要步骤。通过疼痛评定,可准确地判定疼痛特征,寻找疼痛与解剖结构之间的联系,确定疼痛对运动功能和日常生活活动能力的影响,为选择最恰当的治疗方法和药物提供依据,用定量的方法判断治疗效果。

一、疼痛的分类

疼痛的分类较为复杂,一般可根据疼痛部位、病因、发作频率、强度、持续时间和病理进行分类。临床最为常用的分类方法是以疼痛的持续时间作为依据。

1. 急性疼痛 皮肤、深部结构、内脏的损伤均可产生有害刺激引发疼痛。经过有效的治疗或者损伤的自行修复,急性疼痛及其伴随反应通常在数天或数周内消失;但若治疗不当,则会引起疼痛的持续存在,病理生理学改变增加,致使疼痛发展为亚急性或慢性疼痛。普遍可以接受的急性疼痛的持续时间短于30 d。

2. 慢性疼痛 慢性疼痛是指一种由急性损伤或者疾病所引发的疼痛持续时间超过正常所需愈合时间的情况。当一种损伤转为慢性表现时,常常会伴随慢性疼痛的症状。慢性疼痛的时间标准通常为6个月以上。

3. 亚急性疼痛 疼痛持续时间介于急性疼痛和慢性疼痛之间,这一过程也可被视为是疼痛可完全治愈的最后机会。亚急性疼痛在病因学和感受伤害机制方面与急性疼痛极为相似。

二、疼痛的评定方法

对创伤伤员进行疼痛评定时必须详细了解损伤的原因、部位、程度,以及损伤后治疗方法。这样可以清楚地判定引起疼痛的原因、部位以及疼痛对预后的影响。

量化评定疼痛强度及其变化的方法较多,临床常用目测类比量表法(visual analogous scale,VAS)。VAS 通常采用 10 cm 长的直线(可为横线或竖线),以毫米为单位画格,两端分别表示"无痛"(0)和"剧痛"(100);被测者根据其感受程度,用笔在直线上画出与其疼痛强度相适应的某点,从"无痛"端至记号之间的距离即为疼痛评分的分数。一般重复两次,取两次的平均值。目前,VAS 评定疼痛强度常用定制的评分尺,可以以厘米为单位画格(图 10-4A),也可以以毫米为单位画格(图 10-4B),在 B 格的上方或者下方可标示形容疼痛强度的语言或者表情,以帮助伤员相对准确地判定自身的疼痛程度。

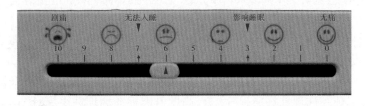

A

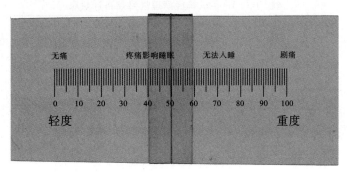

B

图 10-4 常用的 VAS 强度评分尺

A. 以厘米为单位画格 B. 以毫米为单位画格

三、神经病理性疼痛的评定

神经病理性疼痛(neuropathic pain,NP)是临床十分常见的一类疼痛,多见于带状疱疹后疼痛、糖尿病性周围神经病变、三叉神经痛、截肢后的残端痛或者幻肢痛、脊髓损伤后疼痛、脑卒中后疼痛等。1994 年,国际疼痛学会(International Association for the Study of Pain,IASP)将神经病理性疼痛定义为"由神经系统的原发损害或功能障碍所引发或导致的疼痛"。2008 年,IASP 神经病理性疼痛特别兴趣小组(Neuropathy Pain special Interest Group,NeuPSIG)将该定义更新为"由躯体感觉系统的损害或疾病导致的疼痛"。

神经病理性疼痛的发病机制复杂,包括解剖结构改变和功能受损。可能涉及的病理变化包括神经损伤、神经源性炎症、末梢神经兴奋性改变、交感神经系统异常和神经可塑性的变化。可能的病理机制包括外周神经敏化、中枢神经敏化、下行抑制系统失能、脊髓胶质细胞活化、离子通道改变等。其中,中枢神经敏化和钙离子通道异常改变是目前较为公认的神经病理性疼痛的发生机制。中枢神经敏化是指脊髓及脊髓以上痛觉相关神经元的兴奋性异常升高或者突触传递增强,包括神经元的自发性放电活动增多、感受域扩大、对外界刺激阈值降低、对阈上刺激的反应增强等病理改变,从而放大疼痛信号的传递。而钙离子通道的异常主要为脊髓后角(主要是突触前膜)钙离子通道上的 α2-δ 亚基高表达,钙离子通道异常开放,钙离子内流增加,导致兴奋性神经递质释放增加,神经元过度兴奋,从而产生痛觉过敏和痛觉超敏。

神经病理性疼痛的临床表现复杂多样,具有独特的性质和特点,包括自觉症状和诱发症状。主要表现为病程长,多数超过 3 个月。疼痛部位通常与其受损区域一致。多数原有致痛的病因已消除或得到控制但仍存留疼痛,严重影响伤病员的工作和生活,常常伴有情感障碍。其疼痛的特点如下。

1. **自发痛** 在没有任何外伤、损伤性刺激情况下,局部或区域可出现疼痛。

2. **疼痛触发** 可因轻微碰触,如接触衣服或床单,或温度的微小变化而诱发疼痛,为非伤害性刺激引起的疼痛。

3. **痛觉过敏** 指对正常致痛刺激的痛反应增强。

4. **疼痛性质** 伤员疼痛性质不全相同,以牵扯样痛、电击样痛、针刺样痛、撕裂样痛、烧灼样痛、重压性痛、膨胀样痛及麻木样痛较多见。

5. **感觉异常** 可有感觉异常(paraesthesia)、感觉迟钝(dysesthesia)、瘙痒感或其他一些不适的感觉。

对神经病理性疼痛可以采用 ID pain 自评量表(表 10-3)进行评定和筛查。量表中的前 5 个问题,回答"是"计 1 分;最后一个问题"疼痛是否只出现在关节部位",回答"是"计 -1 分,回答"否"不计分。最高 5 分,最低 -1 分。对结果的判断分析如下:基本排除神经病理性疼痛,-1~0 分;不完全排除神经病理性疼痛,1 分;考虑神经病理性疼痛,2~3 分;高度考虑神经病理性疼痛,4~5 分。

表 10-3　ID pain 神经病理性疼痛自评量表

自测题	评分	
	是	否
您是否出现针刺般疼痛?	1	0
您是否出现烧灼样疼痛?	1	0
您是否出现麻木感?	1	0
您是否出现触电般疼痛?	1	0
您的疼痛是否会因为衣服或床单的触碰而加剧?	1	0
您的疼痛是否只出现在关节部位?	-1	0

结果分析						
总分	-1	0	1	2	3	4	5
分析	基本排除 神经病理性疼痛		不完全排除 神经病理性疼痛	考虑患 神经病理性疼痛		高度考虑患 神经病理性疼痛	

对神经病理性疼痛的诊断 IASP 于 2008 年推荐的标准为:①疼痛位于明确的神经解剖范围;②病史提示周围或中枢感觉系统存在相关损害或疾病;③至少 1 项辅助检查证实疼痛符合神经解剖范围;④至少 1 项辅助检查证实存在相关的损害或疾病。肯定的神经病理性疼痛:符合上述①~④项标准;很可能的神经病理性疼痛:符合上述第①、②、③或④项标准;可能的神经病理性疼痛:符合上述第①和第②项标准,但缺乏辅助检查的证据。

(唐金树)

第六节　感觉功能评定

对中枢神经系统和周围神经损伤伤员必须进行感觉功能评定。躯体感觉是指由脊神经及某些脑神经的皮肤、肌肉分支所传导的浅层感觉和深部感觉。浅层感觉包括皮肤及黏膜的触觉、痛觉、温度觉和压觉。此类感觉是因受外在环境的理化刺激而产生的,感受器大多表浅,位于皮肤内。深部感觉又名本体感觉,是测试深部组织的感觉,包括关节觉、震动觉、深部触觉。这类感觉是由于体内的肌肉收缩,刺激了在肌肉、肌腱、关节和骨膜等处的神经末梢,即本体感受器(肌梭、腱梭等)而最后产生的感觉。复合感觉包括皮肤定位感觉、两点辨别感觉、体表图形觉、实体觉、重量觉等,是深浅感觉在大脑中进行综合、分析、判断的结果,故也称皮质感觉。

一、浅层感觉检查

1. 触觉检查　让伤员闭目,检查者用棉签或软毛笔轻触伤员的皮肤,询问伤员有无一种轻痒的感觉。测试时注意两侧对称部位的比较,刺激的动作要轻,刺激不应过频。检查四肢时,刺激的走向应与长轴平行,检查胸腹部的方向应与肋骨平行。

2. 痛觉检查　让伤员闭目,检查者分别用大头针的尖端和钝端以同等的力量随机轻刺伤员的皮肤,并要求伤员立即说出具体的感受(疼痛、疼痛减退或消失、感觉过敏)及部位。对痛觉减退伤员的检查要从障碍部位向正常部位逐渐移行,而对感觉过敏伤员要从正常部位向障碍部位移行。测试时注意两侧对称部位的比较,有障碍时要记录障碍的类型、部位和范围。

3. 温度觉检查　检查者用盛有热水(40~45 ℃)及冷水(5~10 ℃)的试管,在闭目的情况下冷热交替接触伤员的皮肤,要求伤员立即回答"冷"或"热"。注意选用的试管直径要小,管底面积与皮肤接触面不要过大,接触时间以2~3 s为宜。检查时应注意两侧对称部位的比较。

4. 压觉检查　检查者用拇指或其他指指尖用力压在皮肤表面,压力大小应足以使皮肤下陷以刺激深感受器,要求伤员回答是否感到压力。

二、深部感觉检查

(一)关节觉

关节觉是指对关节所处的角度和运动方向的感觉,其中包括关节对被动运动的位置觉和运动觉,一般两者结合起来检查。

1. 位置觉　让伤员闭目,检查者将其肢体移动并停止在某个位置上。伤员说出肢体所处的位置,或另一侧肢体模仿出相同的位置。在神经学检查中,通常仅检查肢体远端关节如手指、足趾、腕和踝关节的位置觉。然而,任何关节轻微的本体感觉障碍都会引起肢体运动功能异常。例如,髋关节本体感觉丧失必将影响姿势与步态。因此,对于物理治疗师而言,检查位置觉不应仅仅局限于远端关节。

2. 运动觉　让伤员闭目,检查者在一个较小的范围里被动活动伤的肢体,让伤员说出肢体运动的方向或用对侧肢体进行模仿。例如,检查者用示指和拇指轻持伤员的手指或足趾两侧做轻微的被动伸或屈的动作(5°左右),如感觉不清楚可加大活动幅度。检查者加大关节的被动活动范围后伤员才可辨别肢体位置的变化,提示存在本体感觉障碍。

(二)震动觉

检查者用每秒震动128~256次的音叉柄端置于伤员的骨隆起处,询问伤员有无震动感,并注意震动感持续的时间,两侧对比。检查时常选择的骨隆起部位有胸骨、锁骨、肩峰、鹰嘴、尺桡骨茎突、腕关节、棘突、髂前上棘、股骨粗隆、腓骨小头及内踝、外踝等。

三、复合感觉检查

复合感觉是大脑皮质(顶叶)对各种感觉刺激整合的结果,因此必须在深、浅感觉均正常时,复合感觉检查才有意义。

1. **皮肤定位觉** 让伤员闭目,检查者用手指轻触伤员的皮肤,要求伤员用手指指出被触及的部位。

2. **两点分辨觉** 让伤员闭目,检查者采用心电图测径器或触觉测量器,沿所检查区域长轴刺激两点皮肤,两点的压力要一致,要求伤员回答感觉到"一点"或"两点"。若伤员有两点感觉,再缩小两点的距离,直到伤员感觉为"一点"时停止,测出此时两点间的距离。身体各部位对两点辨别的灵敏度不同,手指、足趾和面部的灵敏度要高于身体的其他部位。

3. **图形觉** 让伤员闭目,检查者用铅笔或火柴棒在其皮肤上写数字或画图形(如圆形、方形、三角形等),要求伤员说出所画的内容。

4. **实体觉** 实体觉检查主要是测试手对实物的大小、形状、性质的识别能力。检查时令伤员闭目,检查者将日常生活中熟悉的物品(如火柴盒、小刀、铅笔、橡皮、手表等)放置于伤员手中,要求伤员说出测试物品的名称、大小及形状等。检查时先测受伤侧。

(唐金树)

第七节 日常生活活动能力评定

一、日常生活活动

日常生活活动(activities of daily living,ADL)是指一个人为了满足日常生活的需要每天所进行的必要的活动。ADL 分为基础性日常生活活动(basic activities of daily living,BADL)和工具性日常生活活动(instrumental activities of daily living,IADL)。

1. **BADL** BADL 是指人维持最基本的生存、生活需要所必需的每日反复进行的活动,包括生活自理和功能性移动两类活动。生活自理活动包括进食、梳妆、洗漱、如厕和穿衣等,功能性活动包括翻身、从床上坐起、转移、行走、驱动轮椅和上下楼梯等。

2. **IADL** IADL 是指人维持独立生活所必需的一些活动,包括使用电话、购物、做饭、洗衣、服药、理财、使用交通工具、处理突发事件以及在社区内的休闲活动等。从 IADL 所包含的内容中可以看出,这些活动常需要一些工具才能完成,是在社区环境中进行的日常活动。IADL 是在 BADL 基础上实现人的社会属性的活动,是维持残疾人自我照顾、健康并获得社会支持的基础。

二、日常生活活动能力的评定内容与方法

ADL 能力评定的内容包括运动、自理、交流及家务活动等方面。

1. **运动方面** 有床上运动、轮椅上运动和转移、室内或室外行走、公共或私人交通工具的使用等。

2. **自理方面** 有更衣、进食、如厕、洗漱、修饰(梳头、刮脸、化妆)等。

3. **交流方面** 有打电话、阅读、书写、使用电脑、识别环境标志等。

4. **家务活动方面** 有购物、备餐、洗衣、使用家具及环境控制器(电源开关、水龙头、钥匙)等。

常用的 BADL 评定方法有 Barthel 指数、Katz 指数、PULSES 评定、修订的 Kenny 自理评定等。常用的 IADL 评定方法有功能活动问卷(the functional activities questionary,FAQ)、快速残疾评定量表(rapid disability rating scale,RDRS)等。

用于 BADL 评定的 Barthel 指数评定简单,可信度高,灵敏度也高,使用广泛,而且可用于预测治疗结果、住院时间和预后(表 10-4)。

表 10-4　Barthel 指数评定内容及标准

项目	评分标准	评分
1. 大便	0＝失禁或昏迷 5＝偶尔失禁(每周≤1 次),或需要器具帮助,或需要帮助下使用灌肠剂或栓剂 10＝无失禁,如果需要,能用灌肠剂或栓剂	
2. 小便	0＝失禁或昏迷或需由他人导尿 5＝偶尔失禁(每 24 h≤1 次,每周多于 1 次),或需要器具帮助 10＝控制	
3. 修饰	0＝需要帮助 5＝独立洗脸、梳头、刷牙、剃须	
4. 如厕	0＝依赖他人 5＝需部分帮助 10＝自理	
5. 吃饭	0＝依赖他人 5＝需部分帮助 10＝全面自理	
6. 转移(床到椅)	0＝完全依赖他人,不能坐 5＝需较多帮助(2 人),能坐 10＝需少量帮助(1 人)或指导 15＝自理	
7. 活动(步行) (在病房及其周围,不包括走远路)	0＝不能步行 5＝在轮椅上能独立行动 10＝需 1 人帮助步行(体力或语言指导) 15＝独立步行(可用不带轮的助行器)	
8. 穿衣	0＝依赖他人 5＝需部分帮助 10＝系、解纽扣,开闭拉链和穿鞋等	
9. 上下楼梯(上下一段楼梯,用手杖也算独立)	0＝不能 5＝需帮助(体力或语言指导) 10＝自理	
10. 洗澡	0＝依赖 5＝自理	
总分		

注:(1)最高分是 100 分,60 分以上者为良,生活基本自理。

(2)40~60 分者为中度残疾,有功能障碍,生活需要帮助。

(3)20~40 分者为重度残疾,生活依赖明显。

(4)20 分以下为完全残疾,生活完全依赖。

Barthel 指数 40 分以上者康复治疗效益最大

(唐金树)

第八节　关节功能的综合评定

在关节及其邻近部位损伤后的关节功能康复中,需要对关节功能进行综合的量化评定,以便更加全面地反映关节功能状况。关节功能的综合评定一般从疼痛、关节活动范围、肌力、关节畸形存在情况以及对日常生活活动的影响等方面进行综合评价,根据各个单项所占的权重进行评分,通过最后的总得分对关节功能情况做出客观和全面的评价。

目前,评价各个关节功能的量表有很多,甚至有许多学者呼吁,临床工作者已无须再制作新的量表。如何使用好目前已有的评价量表或进行适当的修改,是实际工作中的关键。以下是用于四肢创伤后关节功能综合评定的常用量表,供读者参考。

一、Neer 肩关节功能评分

Neer 于 1970 年提出肱骨近端骨折的评分系统,包括疼痛 35 分、功能 30 分、运动范围 25 分、解剖 10 分(表 10-5)。满分为 100 分,表示最佳的肩关节功能。

表 10-5　Neer 肩关节功能评分

评价内容	评分	评价内容	评分
1.疼痛(35 分)		130°	4
a.无疼痛,或疼痛可被忽略	35	100°	2
b.轻微疼痛,偶尔出现,不影响活动	30	80°	1
c.轻度疼痛,不影响日常活动	25	<80°	0
d.中度疼痛,能忍受,活动能力有减退,须服用阿司匹林等镇痛药	15	后伸(矢状面)	
		45°	3
e.重度疼痛,活动明显受限	5	30°	2
f.疼痛导致完全丧失活动能力	0	15°	1
2.功能(30 分)		外展(冠状面)	
a.力量		180°	6
正常	10	170°	5
良	8	140°	4
中	6	100°	2
差	4	80°	1
仅有肌肉收缩	2	<80°	0
0 级	0	外旋(从标准解剖学姿势开始,肘关节屈曲)	
b.手能触及的范围		60°	5
头顶	2	30°	3
嘴	2	10°	1
腰部	2	<10°	0
对侧腋窝	2	内旋(从标准解剖学姿势开始,肘关节屈曲)	
胸罩搭扣	2	90°(触及 T_6)	5
c.稳定性		70°(触及 T_{12})	4
搬运	2	50°(触及 L_5)	3
敲击	2	30°(触及臀部)	2
投掷	2	<30°	0
推	2	4.解剖(10 分)(包括旋转、成角、关节吻合不佳、大结节上移、内固定断裂、肌炎、骨不连、缺血性坏死)	
举东西过头顶	2	无	10
3.运动范围(25 分)		轻度	8
前屈(矢状面)		中度	4
180°	6	重度	0~2
170°	5	总分	

二、HSS 肘关节功能评分

由美国特种外科医院(Hospital for Special Surgery,HSS)提出的肘关节功能评分,包括疼痛 30 分、功能受限 20 分、运动范围 20 分、肌肉力量 10 分、是否存在屈曲和伸直挛缩各占 6 分、旋前和旋后的活动范围各占 4 分(表 10-6)。

表 10-6　HSS 肘关节功能评分

项目	评分	项目	评分
1. 疼痛(30 分)		5. 屈曲挛缩(6 分)	
任何时候无疼痛	30	<15°	6
屈肘时关节无疼痛	15	15° ~	4
屈肘时关节轻微疼痛	10	45° ~	2
屈肘时关节中度疼痛	5	90° ~	0
屈肘时关节严重疼痛	0	6. 伸直挛缩(6 分)	
休息时无疼痛	15	135°的 15°以内	6
休息时轻微疼痛	10	<125°	4
休息时中度疼痛	5	<100°	2
休息时严重疼痛	0	<80°	0
2. 功能受限(20 分)		7. 旋前受限(4 分)	
A. 能做屈曲肘关节活动 30 min	8	60° ~	4
能做屈曲肘关节活动 15 min	6	30° ~	3
能做屈曲肘关节活动 5 min	4	15° ~	2
不能活动肘关节	0	<0°	0
B. 肘关节活动不受限制	12	8. 旋后(4 分)	
娱乐活动时受限制	10	60° ~	4
能做家务劳动或职业工作	8	45° ~	3
生活能自理	6	15° ~	2
病残	0	<0°	0
3. 矢状面活动范围(20 分)			
7°折合 1 分			
4. 肌肉力量(10 分)			
能把 2.3 kg(5 磅)的物体举到 90°	10		
能把 0.9 kg(2 磅)的物体举到 90°	8		
不负重做对抗重力的屈肘运动	5		
无力做屈肘运动	0		

注:90 ~ 100 分为优;80 ~ 89 分为良;70 ~ 79 分为可;60 ~ 69 分为差

三、Cooney 腕关节评分

Cooney 腕关节评分系统是 Cooney 于 1987 年对经舟骨月骨周围脱位进行手术治疗评价疗效时提出的,改良自 Green-O'Brien 评分,包括患肢疼痛、功能状态、活动范围、握力 4 个方面,每项指标 25 分,总分 100 分,根据最终评分分为优、良、可、差 4 个等级(表 10-7)。

表 10-7 Cooney 腕关节评分（改良 Green-O' Brien 腕关节评分）

项目	评分	项目	评分
1.疼痛(25 分)		背伸/掌屈活动范围(仅伤手)	
无	25	120°以上	20
轻度,偶尔	20	91°~119°	15
中度,可以忍受	15	61°~90°	10
严重,不能忍受	0	31°~60°	5
2.功能状态(25 分)		30°以下	0
恢复到平时工作状况	25	4.握力(与正常侧比)(25 分)	
工作上受限制	20	100%	25
能够坚持工作但未被聘用	15	75%~99%	15
由于疼痛而无法工作	0	50%~74%	10
3.活动范围(正常的百分数)(25 分)		25%~49%	5
100%	25	0%~24%	0
75%~99%	15		
50%~74%	10		
25%~49%	5		
0%~24%	0		

注:90~100 分为优;80~89 分为良;65~79 分为可;65 分以下为差

四、JOA 髋关节评分

JOA 髋关节评分标准由日本矫形外科协会(Japanese Orthopaedic Association,JOA)于 20 世纪 90 年代制订。评价指标包括疼痛、关节活动度、步行能力和日常生活动作 4 项,满分 100 分(表 10-8)。

分级标准:91~100 分,优;81~90 分,良;61~80 分,可;0~60 分,差。

表 10-8 JOA 髋关节评分系统

项目	得分	
	左侧	右侧
1.疼痛(40 分)		
无	40	40
有不安定感(不舒服、疲劳感),无疼痛	35	35
步行时无疼痛(只在步行开始或长距离步行后有疼痛)	30	30
无自发痛,步行时有疼痛,短时间休息后即消退	20	20
有时有自发痛,步行时有疼痛,休息后减轻	10	10
有持续的自发痛或夜间痛	0	0
2.关节活动度(20 分)	左侧	右侧
屈曲角度:_____		
后伸角度:_____		
外展角度:_____		
内收角度:_____		
屈曲得分*	—	—
外展得分*	—	—
3.步行能力(20 分)		
能长距离步行,可快走,步态正常		20
能长距离步行,可快走,伴有轻度跛行		18
不需拐杖,能走 30 min 或 2 km,有跛行,日常户外活动几乎无障碍		15

续表 10-8

项目	得分		
无拐杖能走 10 ~ 15 min 或 500 m,超过则需要拐杖,有跛行	10		
能在户外活动,但有困难,在户外需要双拐	5		
几乎不能步行	0		
4. 日常生活动作(20 分)	容易	困难	不能
弯腰	4	2	0
蹲下、起立(需要支持为困难)	4	2	0
上、下楼梯(需要扶手为困难)	4	2	0
站着做事(包括家务)(能持续 30 min,需要休息为困难);(只能坚持 115 min,视为不能)	4	2	0

注:*关节活动角度每 10°,屈曲得分计 1 分、外展得分计 2 分。屈曲 120° 及以上为 12 分,外展 30° 及以上为 8 分。屈曲挛缩则相应减分

五、HSS 膝关节功能评分

1976 年美国 HSS 提出了一个总分为 100 分的膝关节功能评分系统,后经 Evanich 改良。该评分系统在膝关节的功能评价中应用较为广泛(表 10-9)。

表 10-9　HSS 膝关节功能评分标准

项目	得分	项目	得分
1. 疼痛		良:部分对抗阻力	8
任何时候均无疼痛	30	中:能带动关节活动	4
行走时疼痛	15	差:不能带动关节	0
行走时轻微疼痛	10	总计	18
行走时中度疼痛	5	5. 屈膝畸形	
行走时重度疼痛	0	无畸形	10
休息时无疼痛	15	畸形小于 5°	8
休息时轻微疼痛	10	畸形 5° ~ 10°	5
休息时中度疼痛	5	畸形大于 10°	0
休息时重度疼痛	0	总计	10
总计	30	6. 稳定性	
2. 功能		正常	10
行走、站立无限制	22	轻微不稳 0° ~ 5°	8
行走 2.5 ~ 5.0 km(5 ~ 10 个街区)	10	中度不稳 5° ~ 10°	5
行走 0.5 ~ 2.5 km(1 ~ 5 个街区)	8	严重不稳(大于 10°)	0
行走 0.5 km(1 个街区)	4	总计	10
不能行走	0	7. 减分项目	
能上楼梯	5	使用单手杖	-1
能上楼梯,但需支具	2	使用单拐杖	-2
只能室内行走,不需要支具	5	使用双拐	-3
只能室内行走,需要支具	2	伸直滞缺 5°	-2
总计	22	伸直滞缺 10°	-3
3. 活动度		伸直滞缺 15°	-5
每活动 8° 计 1 分,最高 18 分		每 5° 外翻	-1
4. 肌力(10 分)		每 5° 内翻	-1
优:完全能对抗阻力	10	总计	

注:临床疗效评定:>85 分为优;70 ~ 84 分为良;60 ~ 69 分为中;<59 分为差

六、Phillips 踝关节功能评分

Phillips 等于 1985 年在评价严重踝关节骨折疗效时提出了此功能评分系统。评估内容包括主观和客观两大部分,满分 100 分。其中主观部分占 80 分,包括疼痛和功能,分别为 54 分和 26 分;客观部分占 20 分,包括步态和踝关节及距下关节活动度(表 10-10)。

表 10-10 Phillips 踝关节功能评分系统

变量	评分	变量	评分
主观分(80 分)		需腋杖	1
1. 疼痛(54 分)		需单支腋杖	2
任何活动后都疼痛	0	需手杖	4
轻微活动后都疼痛	10	步行不需支撑	8
轻微活动后短暂疼痛	20	不满意	0
剧烈活动后持续疼痛	35	满意	2
剧烈活动后短暂疼痛	40	非常满意	3
无疼痛	50	**客观分(20 分)**	
经常需要服药	0	3. 步态(6 分)	
偶尔需要服药	2	畏痛跛行	0
不需要服药	4	外旋步态	3
2. 功能(26 分)		正常步态	6
不能爬楼梯	0	4. 活动度(与对侧的活动度比较)(14 分)	
先用正常脚迈步	1	背伸	
需扶楼梯	2	差异>20°	0
正常上楼梯	3	差异为 10°~20°	2
不能下楼梯	0	差异<10°	4
先用正常脚迈步	1	无差异	7
需扶楼梯	2	跖屈	
正常下楼梯	3	差异>20°	0
步行<500 m(1 个街区)	0	差异≤20°	2
步行<2 500 m(5 个街区)	2	无差异	3
步行<5 000 m(10 个街区)	3	旋后	
步行≥5 000 m(10 个街区)	5	差异>0°	0
步行不受限制	6	无差异	2
娱乐活动受限	0	旋前	
活动不受限	3	差异>0°	0
需助行器	0	无差异	2

(唐金树)

参考文献

[1]关骅,张光铂.中国骨科康复学[M].北京:人民军医出版社,2012.

[2]卓大宏.中国康复医学[M].北京:华夏出版社,2003.

[3]朱通伯,戴克戎.骨科手术学[M].北京:人民卫生出版社,1998.

[4]胡永成,邱贵兴,马信龙,等.骨科疾病疗效评价标准[M].北京:人民卫生出版社,2012.

[5]舒彬.创伤康复学[M].北京:人民卫生出版社,2010.

[6]樊碧发,傅志俭,韩济生,等.神经病理性疼痛诊疗专家共识[J].中国疼痛医学杂志,2013,19 (12):705-710.

[7]NEER C S,WATSON K C,STANTON F L. Recent experience in total shoulder replacement[J]. J Bone Joint Surg Am,1982,64(3):319-337.

[8]MORREY B F,BRYAN R S,DOBYNS J H,et al. Total elbow arthroplasty:a five-year experience at the Mayo Clinic[J]. J Bone Joint Surg Am,1981,63(7):1050-1063.

[9]AN K N,MORREY B F. Biomechanics of the elbow[M]. Philadelphia:WB Saunders,1985:43-61.

[10]COONEY W P,BUSSEY R,BOBYNS J H,et al. Difficult wrist fractures:perilunate fracture-dislocations of the wrist[J]. Clin Orthop Relat Res,1987,(214):136-147.

[11]ROBERT W B,KENNETH J K,JAMES D A. Rockwood and Green's fractures in adults[M]. 6th ed. Philadelphia:Lippincott Williams and Wilkins,2006.

[12]GHAZAVI M T,PRITZKER K P,DAVIS A M,et al. Fresh osteochondral allografts for post-traumatic osteochondral defects of the knee[J]. J Bone Joint Surg Br,1997,79(6):1008-1013.

[13]PHILLIPS W A,SCHWARTZ H S,KELLER C S,et al. A prospective, randomized study of the management of severe ankle fractures[J]. J Bone Joint Surg Am,1985,67(1):67-78.

[14]BUIJZE G,KLOEN P. Clinical evaluation of locking compression plate fixation for comminuted olecranon fractures[J]. J Bone Joint Surg Am,2009,91(10):2416-2420.

[15]HUANG J I,PACZAS M,HOYEN H A,et al. Functional outcome after open reduction internal fixation of intra-articular fractures of the distal humerus in the elderly[J]. J Orthop Trauma,2011,25(5): 259-265.

[16]MIHELIC R,JURDANA H,JOTANOVIC Z,et al. Long-term results of anterior cruciate ligament reconstruction:a comparison with non-operative treatment with a follow-up of 17~20 years[J]. Int Orthop,2011,35(7):1093-1097.

第十一章
战创伤功能康复技术

第一节　体能康复

由于创伤失血、创伤应激反应导致的机体分解代谢增强和卧床等原因,伤员的体能下降十分明显,无法进行日常生活活动,因此在伤员的创伤康复过程中必须注意体能康复。体能是进行运动的基础,体能训练方法能直接影响创伤伤员的训练结果。康复医师或者康复治疗师应对伤员的体能情况有清楚的了解,学习体能训练方法,更新体能训练知识,了解力量及体能训练的新趋势,了解最新的营养和辅助训练器材信息。

体能训练有助于提高和保持较好的功能状态,并能有效地预防伤病以及较快地从伤病中恢复过来。为实现这些目标,伤员的训练、休息、营养和精神状态需要科学合理地进行计划和安排。

体能来源于复杂的消化、呼吸、心血管和骨骼肌肉系统的相互作用。消化系统为康复提供营养和燃料。呼吸系统为训练提供对抗能力和耐力,它为血液注入氧气和带走二氧化碳。心血管系统为骨骼肌肉系统提供运动所需的能量,以及机体维持功能和生长所需的营养元素,对运动产生反应和调节,是完成运动的重要保障。骨骼肌肉系统使人体在康复中运动起来,为运动提供物质基础。正是这些系统的相互作用以及对各个系统的正确训练,使整个康复过程能够顺利完成。

一、营养及营养补充剂

食物和氧气是身体必需的物质,它让我们能走、能跑、能跳、能举、能投、能思考。营养对我们所有的人都很重要,对创伤后的伤员康复来说具有更重要的作用。最经常被忽略的问题是他们吃了什么,或者他们仅仅是被简单地告知应该吃什么。

机体用以获取能量、维持组织生长的基本物质主要是水、氧气、糖类、蛋白质、脂肪、维生素和微量元素。根据每天的能量消耗和维持体重所需,每个伤员所需的能量摄入各不相同。糖类应占摄入总热量的50%~60%。

研究结果表明,严重创伤伤员术后早期人血白蛋白及免疫球蛋白均有不同程度的下降,显示机体处于高分解、高代谢状态,加之术后较长时间不能进食,因而导致营养不良和免疫功能减退。创伤术后适当给予营养补充剂如氨基酸和肌酸等可以降低骨骼肌蛋白质的分解,改善创伤后机体的营养及代谢状况,增强免疫功能和恢复体能,有利于功能的全面恢复。

二、体 能 锻 炼

体能的恢复贯穿于整个创伤康复过程中,是与肢体功能康复和身体其他功能恢复紧密相关的。用于创伤伤员体能恢复的体能锻炼方法要因人而异,如创伤后早期需要卧床休息,不能下地活动,而一些下肢创伤伤员在早期同样不能行走和跑动,对于这些伤员来说进行上肢的器械运动可能是比较适宜的体能锻炼方式。而下肢功能正常的伤员,快速行走、慢速跑步、骑功率自行车等都是较好的恢复体能的训练方式。

创伤早期的体能康复训练以有氧运动形式为主。训练的强度以适度超负荷为原则,一般通过监测心率的方式来加以确定,因为在较大的范围内心率和机体的氧消耗呈线性相关。训练过程中,目标心率(target heart rate,THR)的确定可以通过心率储备(heart rate reserve,HRR)换算法进行计算,即 $HRR = $ 最大心率(HR_{max})$-$安静心率(HR_{rest})。在有氧训练中,可以将目标心率确定在安静心率加上 80% 心率储备的水平,早期康复伤员可以将心率控制在更低一些的水平。

(唐金树)

第二节　功能康复

功能康复主要包括运动疗法、物理因子疗法、支具的应用、作业疗法等,其中运动疗法是现代功能康复的主要方法。创伤后肢体功能的恢复必须建立在关节活动度、肌力、平衡能力、协调性等基本功能要素实现良好恢复的基础上,然后针对性地进行日常生活活动能力和恢复工作能力的训练。

一、运 动 疗 法

(一)关节活动度训练

关节活动度(range of motion,ROM)训练的方法分为主动和被动两类。主动关节活动度训练是指伤病员应用自身相关的肌肉力量来引起关节活动度增加的训练方法。在无法进行主动关节活动度训练或者主动关节活动度不能达到功能活动要求时,需要辅助应用被动关节活动度训练。被动关节活动度训练可以利用伤病员健侧肢体、治疗师辅助活动,或者利用训练器械等。最常用于被动关节活动度训练的器械是持续被动活动(continuous passive motion,CPM)训练器(图11-1)。可以利用股四头肌训练椅(图11-2)、沙袋(图11-3)或其他装置进行关节牵引以改善关节活动度。关节牵引时近端可以利用身体的重量或者约束带进行固定,而远端则用滑轮装置或者沙袋等施加可调节的重量进行牵引。治疗师辅助下的被动关节活动度训练可以在器械无法应用或者所使用的训练器械不再能发挥作用的情况下应用,操作时治疗师的一只手要将关节的近端进行固定,另一只手则在关节的远端施加力量(图11-4、图11-5),力量的大小由治疗师根据伤病员可以忍受的程度以及局部关节的僵硬程度决定。

肢体创伤后关节活动度减小的主要原因有:①创伤后组织损伤导致的疼痛,在有疼痛存在的情况下,即使损伤并不严重,关节活动度也会有明显的下降。在进行关节活动度检查和训练时可以发现,在即将达到痛点时伤病员会出现明显的对抗活动,以防止关节活动度的进一步增加,从而避免引起更加严重的疼痛。对此类伤病员应用针对疼痛的理疗或者局部封闭治疗可能会取得比较好的效果。②因制动导致的软组织挛缩,外伤或者手术导致的瘢痕组织,都会引起关节周围组织塑形性和延展性下降,使得关节活动度减小,训练过程中关节活动度反弹明显。此种情况应进行持续和反复的牵伸,以改善组织的延展性。逐渐增加关节活动度训练的时间和强度,可以减轻训练过程中关节活动度的反弹。③引起关节活动的相关肌肉无力,甚至瘫痪。这种情况下早期只是主动关节活动度减小,而被动活动度往往是正常的,如果在较长时间内忽视对被动关节活动度的保持,最后会出现关节僵硬,被动关节活动度也同样减小。

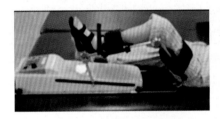
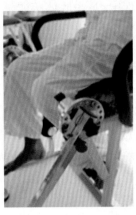
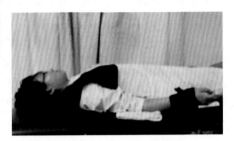

图 11-1　膝关节 CPM 训练　　　　图 11-2　膝关节牵引　　　　图 11-3　肘关节牵引

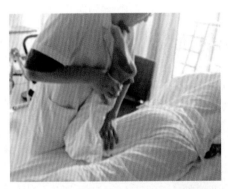
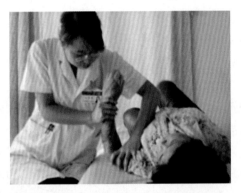

图 11-4　治疗师辅助下膝关节活动度训练　　　图 11-5　治疗师辅助下肘关节活动度训练

　　成功的关节活动度训练一定是将主动活动和被动活动有机地结合起来的训练方式,也是伤病员自己积极主动的自我训练与康复治疗师耐心指导和协助训练的综合结果。切忌在关节活动度训练中忽视伤病员的主观能动作用,同时,康复医师和治疗师要积极分析和处理关节活动度训练过程中出现的问题,如疼痛和反弹明显等,以帮助伤病员了解康复过程中的规律,树立全面康复的信心。

(二)肌力增强训练

1. 肌肉收缩的类型

（1）等长收缩　指肌肉收缩时肌张力明显增高,但肌肉长度无变化,亦不发生关节运动。

（2）等张收缩　指肌肉收缩时肌张力基本保持不变,但肌肉长度发生变化,产生关节运动。等张收缩又分为向心收缩和离心收缩。向心收缩是指肌肉收缩时,肌肉的起止点彼此靠近,肌肉长度缩短的收缩形式。离心收缩是指在拮抗肌的作用下,肌肉收缩时肌肉的起止点彼此分离,肌肉长度增加的收缩形式。

2. 等速肌肉训练方式

（1）等速向心训练　常采用速度谱训练的方式,即在等速仪器上选择一系列不同的运动速度进行肌肉训练,一般将运动速度分为慢速(1°~60°/s)、中速(60°~180°/s)、快速(180°~300°/s)及功能性运动速度(300°~1 000°/s)。伤后不同时期选用不同的运动速度进行训练。早期选用较快的运动速度(180°/s以上),因为运动速度较快,对关节表面产生的压力小,不影响损伤部位的愈合。中期选用慢速及中速,对增强肌张力、加速肌肉恢复较为有利。每次训练的运动速度通常依次为60°/s、90°/s、120°/s、150°/s、180°/s、180°/s、150°/s、120°/s、90°/s及60°/s,共10种,每种运动速度收缩10

次,收缩100次为一个训练单位。后期进行高速、次大收缩及多次重复的功能适应性训练,运动速度接近日常活动及竞技运动时的收缩速度(300°/s),对恢复日常生活活动能力,重返运动场有重要作用。

(2)等速离心训练 肌肉的离心收缩能力对维持关节的稳定性、提高日常生活活动能力有重要作用,因此离心训练非常重要。离心收缩时产生的最大肌力大于向心收缩及等长收缩时,这是因为离心收缩过程中有非收缩成分的介入,使肌肉的力矩输出明显增大,具有力量大、能耗小的特点。在离心收缩后次日可逐渐感觉肌肉疼痛,这种现象被称为迟发性肌肉酸痛,多数无须处理,3~5 d后自行消失。若开始时采用较低的肌肉训练强度,则可预防迟发性肌肉酸痛。

(3)短弧等速肌肉训练 短弧等速肌肉训练是限定运动活动范围,在"疼痛弧"的两侧进行等速肌肉训练。由于避开了疼痛部位,因而可预防新损伤的发生。训练中,如果选择的运动速度过快,关节活动不易在小幅度内迅速增速并跟上运动速度,患者常感受不到阻力。因此,选择慢速及中速进行训练较为理想。之后随着患者症状的改善、关节活动范围的扩大,训练的运动速度可逐渐增加。

(4)多角度等长肌肉训练 传统的等长肌肉训练方式的一个明显缺陷是存在角度特异性,即只能增强练习角度上下20°~30°范围内的肌力。利用等速仪器进行多角度的等长肌肉训练,可避免传统训练的缺陷。研究表明,等长肌肉训练具有生理溢流作用,溢流范围为设定角度的±10°。因此,在关节活动范围内,每间隔20°进行一组适当的等长肌肉训练,可使整个肌群都得到训练。该训练方式的另一优点是可避开"疼痛弧"。在等速肌肉训练中,力矩曲线的中部出现凹陷(又称为"疼痛弧"),反映这一部位有病变存在的可能。制订肌肉训练方案时,可选择疼痛弧的两侧进行多角度等长训练。等长训练的生理溢流作用,对疼痛弧处的肌力可起到一定的增强作用。

3.肌力训练的原则

(1)阻力原则 在无阻力状态下训练不能达到增强肌力的目的,因此在训练中必须给予一定的阻力。阻力可来自肢体自身的重量或外加的重物等。施加的阻力应足以使患者发挥最佳能力,但又不能过大而阻止患者完成活动,要根据患者肌力恢复的情况逐渐加大。

(2)超量负荷原则 只有使运动强度、运动时间、运动频率、运动周期这4个基本条件达到一定水平,才能达到增强肌力的目的。

(3)反复训练原则 必须进行多次的重复收缩训练,才能达到增强和巩固肌力的目的。

(4)适度疲劳原则 根据超量恢复的原则,肌力训练会引起一定的肌肉疲劳,因为无明显的肌肉疲劳就无超量恢复出现,肌力训练也难以取得明显的效果。但是,过度疲劳对较弱的肌肉是有害的,会极大地影响训练效果。疲劳的标志为肌力不增大反而减小、运动速度减慢、运动幅度下降、运动协调性明显降低、患者主诉疲乏劳累。一旦出现疲劳现象,原则上应停止训练。因此,肌力训练要特别注意掌握适宜的训练频度:训练间隔太短,易引起肌肉劳损;间隔太长,就无从积累而无法使肌肉收缩力增强。

4.肌力训练的方法 根据肌肉的肌力水平,临床上一般采用以下几种训练方法:辅助主动运动、主动运动、抗阻力主动运动、等长运动和等速运动。具体训练方式包括徒手肌力训练和器械肌力训练。近年来各种专用的肌力增强设备在临床得到广泛的应用,这些设备在训练过程中可以对肌力进行定量评定,同时还可以进行肌电监测及对运动中的心肺功能进行测定。辅助主动运动、主动运动和抗阻力主动运动是肌力训练的基础和主要方法。

(三)平衡能力训练

平衡能力训练是指针对患者平衡障碍的关键原因,提高患者维持身体平衡能力所采取的各种训练措施。平衡能力训练可以促进关节的本体感觉,诱发姿势反射。平衡能力训练必须在患者允许负重站立的情况下才能进行,以防止出现一些不必要的意外损伤。

平衡能力训练的基本原则和训练方法如下。

1.支撑面积由大到小 一般来说,支撑面大,体位稳定性好,维持平衡比较容易。平衡训练要从稳定的体位训练逐步过渡到不稳定的体位,由易到难。例如,患者由双足站立体位,逐渐过渡到单足站立,再到足尖站立的体位等。

2.身体重心由低到高 身体重心随着训练体位的改变而逐渐提高,平衡能力训练的难度也逐渐增加,例如,从比较稳定的坐位开始训练,逐渐过渡到站立位的训练。

3.由静态平衡到动态平衡 应从保持身体稳定、静态的姿势开始,逐步提高难度,过渡到动态平衡的训练,防止患者精神紧张。例如,开始时患者维持静态姿势的稳定,逐步加大平衡难度,过渡到在平衡板上进行训练。

4.由自我保持平衡到平衡被破坏时维持平衡 例如先让患者进行端坐位保持训练,逐步过渡到治疗师用外力破坏其平衡,要求患者仍然保持端坐位。在训练中应注意保护,防止跌倒。

5.由睁眼到闭眼训练 例如先让患者睁眼保持站立位的稳定,随其平衡能力的提高,逐渐过渡到闭眼站立位的训练。治疗中要注意保护。

(四)步行能力和步态训练

可以进行负重训练的患者,应进行步行能力和步态训练。患者可以首先在平行杠内手扶杠进行步行训练,之后过渡到平行杠外的步行练习,还可进行上下台阶、上下斜坡及跨越障碍物的训练。

1.平行杠内步行训练 首先在双手协助负重和患侧同时用力的情况下,健侧肢体向前迈步,重心前移到健肢上,然后患侧肢体前移到与健侧肢体相同的位置上,再进行下一步的训练。

2.平行杠外步行训练 在平行杠外,患者可手持手杖或者其他助行器进行如上动作的训练。要注意,健侧下肢迈步要大,以带动患侧肢体髋关节的充分伸展。当以上步行训练基本掌握后,还可以进行双侧交叉步行训练。

3.上下台阶步行训练 上台阶时,健肢先上一层,患侧腿轻度外展迈上一级台阶,然后患侧肢体进行瞬间负重的同时健侧肢体迅速再迈上一级台阶。下台阶时,患侧肢体先下一级台阶,躯干稍前倾,然后健侧肢体下台阶。患者可手扶扶手独立完成上下台阶的动作。

4.上下斜坡步行训练 上斜坡时,健侧肢体先向前迈出一大步,然后身体稍前倾,患侧肢体向前跟一步。患侧肢体的步幅要比健侧肢体小。下斜坡时,患侧肢体先迈一小步,然后健侧肢体向前迈一大步。

对于存在不正常步态的患者,治疗师应首先分析是否仍然存在关节活动度、肌力和平衡能力的障碍。另外,局部存在疼痛也是造成步态不正常的常见原因。对存在的以上问题进行分析和处理后,不正常的步态都会得到相应的改善。最常用的步态训练方法是在姿势镜前由患者自己或在康复治疗师的指导下进行不正常步态的纠正。

二、物理因子疗法

(一)物理因子的作用原理

在创伤康复中,有多种物理因子可以用于肢体功能康复,改善肢体血液循环、消炎、消肿、减轻疼痛、减少粘连、防止肌肉萎缩以及促进骨折愈合。物理因子在战创伤康复中的作用原理如下。

1.消炎作用 多种物理因子能消除组织的炎症,促进创面的愈合和组织炎症的吸收。在创面局部应用物理因子可使创面肉芽组织生长增速、炎症和水肿很快消退,促进创面表皮的生长。

2.镇痛作用 多种物理因子具有较好的止痛效果。若治疗方法、剂量和治疗部位等选择适当,疗效就更为显著。①热疗产生的热本身对感觉神经有镇静作用,热作为一种新的刺激与局部疼痛冲动同时传到中枢神经系统,互相干扰,减弱了对疼痛的感觉;②有些疼痛是由于肿胀使组织张力增加引起的,理疗后渗出物吸收,张力下降,疼痛随之减轻或消失;③理疗可以缓解由肌痉挛引起的疼痛,还可使血管扩张,改善局部血液循环,从而使炎症消退。

3.改善局部血液循环 几乎所有的物理因子都可引起局部组织的充血反应,其中以温热疗法最为明显,从而改善创面周围的肌肉、韧带、关节囊的血液供应和营养状态。这是由于皮肤受刺激后释放组胺引起小动脉扩张,作用于毛细血管使内皮细胞间隙加宽,血管渗透性增加;感觉神经末梢受刺激后直接通过轴突反射引起血管扩张,进而促进局部血液循环和改变细胞膜的通透性,改善了局部营养和代谢。

4. 防止肌肉萎缩　理疗可兴奋神经及肌肉组织,增强肌肉收缩功能,防止肌肉萎缩。

5. 缓解肌肉痉挛　理疗产生的热作用于皮肤后,通过血管内血液传递或热传导作用于肌肉,使肌肉的温度升高,导致γ纤维兴奋性降低、牵张反射减弱,最后使肌肉张力下降、痉挛缓解。

6. 预防和松解粘连　肌肉损伤时常有渗出,容易发生粘连,影响功能。感应电的刺激可加大肌肉的收缩,预防粘连,并可通过肌肉收缩使已形成的轻度粘连得以松解。

7. 其他　延缓或减轻椎体、关节囊及韧带的钙化和骨化过程。

(二)常用理疗因子的用途

在临床上,可以进行战创伤治疗的物理因子有很多种,以下简单介绍一些常用理疗因子的用途。

1. 温热疗法　传导热疗(如蜡疗、中药熨敷)、辐射热疗(如红外线、光浴)均可应用,其作用有改善局部组织血液循环,促进坏死和炎症组织吸收,缓解疼痛等。

2. 电疗法　应用各种电流或电磁场预防和治疗疾病,称为电疗法。每一种电能由于其物理性质的不同,作用于人体时,在组织中产生不同的物理化学过程,使机体产生特有的生理反应。常用的电疗法包括直流电及电离子导入、低频电疗法、中频电疗法和高频电疗法等。

(1)直流电及电流电离子导入　这是使用低电压(50~80 V)的平稳直流电通过人体的一定部位以治疗疾病的方法。直流电药物离子导入疗法(galvanoiontophoresis)是使用直流电将药物离子通过皮肤、黏膜或伤口导入体内进行治疗的方法。其生理作用在于,直流电作用于机体时,能引起处于直流电场中的组织内正负离子、带电胶粒和水分子的转移,而产生电解、电泳和电渗现象,进而引起组织兴奋性、细胞膜结构与通透性、酸碱度和组织含水量的变化。上述变化对神经系统的功能有明显影响,如调整中枢神经功能,改变周围神经的兴奋性,促进神经纤维再生和消除炎症等,并可引起电极下局部皮肤血管扩张和血液循环增加。剂量过大可发生电极下直流电化学灼伤(酸碱、电解产物造成)。直流电疗法具有镇静、止痛、消炎,促进神经再生和骨折愈合,调整神经系统和内脏功能,提高肌张力等作用。直流电药物离子导入疗法除直流电作用外,其作用还取决于所用药物的药理特性,如:导入2%~5%的盐酸普鲁卡因有镇痛作用,用于治疗神经痛或软组织损伤痛等;导入陈醋能改变组织反应性,有消炎止痛之功效,可治疗骨质增生性疾病。

(2)低频脉冲电疗法　低频脉冲电疗法(low frequency impulse electrotherapy)是应用频率小于1 000 Hz的脉冲电流治疗疾病的方法。低频脉冲电对感觉及运动神经有强烈的刺激作用,其生理作用和治疗作用为:①能兴奋神经肌肉组织;②促进局部血液循环和淋巴循环,改善组织营养和代谢;③能降低感觉神经末梢的兴奋性,有较好的镇痛和镇静作用;④对非特异性炎症具有消炎作用。

(3)中频电疗法　应用频率为1 000~100 000 Hz的正弦电流治疗疾病的方法,称中频电疗法(medium frequency electrotherapy)。

1)作用特点:①无电解作用,对皮肤刺激小;②降低组织电阻,作用较深;③对机体组织有兴奋作用,但须综合多个刺激的连续作用才能引起一次兴奋,此即所谓中频电刺激的综合效应;④低频调制的中频电流,兼有低、中频电流的特点。

2)生理及治疗作用:①镇痛,中频电疗作用的局部,皮肤疼痛阈明显增高,临床上有良好的镇痛作用。②促进血循环,中频电流,特别是50~100 Hz的低频调制中频电流,有明显促进局部血液循环的作用,可使皮肤温度升高,小动脉和毛细血管扩张,开放的毛细血管数目增多等。③兴奋骨骼肌,低频调制中频电流与低频电流的作用相仿,能使骨骼肌收缩,且较低频率电流更为优越,它对皮肤感觉神经末梢的刺激小,又无电解作用,有利于长期治疗;人体对此电流耐受好,电流进入深度大,特别对深部病变效果更好。

(4)超短波疗法　超短波疗法(ultrashortwave therapy)是应用频率为3 000~30 000 kHz,波长为10~100 m的高频电磁波,作用于人体,产生磁场或电场并以此来达到治疗目的的方法。由于采用电缆线圈电极,其治疗时主要利用高频交变电磁场通过导体组织时产生涡流而引起组织产热,故又称感应透热疗法。它可使成骨再生区代谢过程加强,纤维细胞和成骨细胞提早出现。软组织较薄部位的骨折(如手、足部骨折)更适合用低频磁场治疗,而深部骨折适用于超短波治疗。此法可在石膏外进行,但有金属钢板内固定时禁用。

3.超声波治疗 应用频率大于 20 000 Hz、不能引起正常人听觉反应的机械振动波作用于人体以达到治疗目的的方法称为超声波治疗(ultrasound therapy)。频率在 500 ~ 2 500 kHz 的超声波具有一定的治疗作用,国内临床常用的超声波频率为 800 ~ 1 000 kHz。其治疗可减少瘢痕及粘连,低能量超声波具有促进骨折愈合的作用。

4.光疗法 光疗法是利用各种光辐射能作用于人体以达到防治疾病和促进机体康复目的的一种物理疗法。光是一种辐射能,在真空中以 3×10^{10} cm/s 的速度直线传播。光具有的波动和粒子流的双重性质称为波-粒二重性。光量子学说认为,光具有一定能量,不同的光线由于光量子能量不同,可引起光化学效应、光电效应、荧光效应和热效应等,这些效应成为光生物学作用的基础。常用的光疗法有红外线疗法、紫外线疗法和激光疗法。

(1)红外线疗法 红外线的治疗作用:①改善局部血循环,促进炎症消散;②降低神经兴奋性,镇痛、解痉;③减少渗出,促进肉芽生长,加速伤口愈合;④促进肿块及血肿消散;⑤减轻术后粘连,软化瘢痕,减轻瘢痕挛缩。

(2)紫外线疗法 紫外线的治疗作用:①抗炎作用。因紫外线具有杀菌、改善病灶的血液循环及增强机体防御免疫功能的作用,故紫外线红斑量照射是强有力的抗炎因子,尤其对皮肤浅层组织的急性感染性炎症效果显著。②加速组织再生。小剂量紫外线照射可促进组织再生,骨折、周围神经损伤等均可应用小剂量紫外线以促其再生。③镇痛。紫外线红斑量照射具有显著的镇痛作用,无论对感染性炎症痛、非感染性炎症痛、风湿性疼痛及神经痛均有良好的镇痛效果,其镇痛机制在于紫外线红斑反应是一种很强的优势兴奋灶,能抑制疼痛的兴奋灶,产生较好的镇痛功效。④免疫和脱敏作用。紫外线能激活免疫系统,提高机体的特异和非特异性免疫功能。多次照射有脱敏作用,对变态反应性疾病有治疗作用。⑤预防和治疗佝偻病和骨软骨病。机体组织缺钙,在小儿可患佝偻病;在成人,尤其是孕妇,则可患骨软骨病,还易骨折、患骨髓炎及龋齿等。采用全身无红斑量紫外线照射,可促进维生素 D 的生成,调节钙磷代谢,预防和治疗由紫外线缺乏带来的疾病。

(3)激光疗法 激光疗法(laser therapy)特指常用氦-氖激光器和小功率 CO_2 激光器以达到治疗目的的方法。其治疗作用有:①消炎作用。激光照射能刺激机体产生较强的防御免疫功能,还可增强血液循环及淋巴回流,促进病理炎症产物的吸收,故具有消炎、消肿作用。②止痛作用。激光能降低感觉神经兴奋性,因而有镇痛作用。③促进组织再生作用。氦-氖激光能增强胶原纤维及毛细血管的再生能力,小功率激光能促进上皮生长,加速溃疡创面的修复和愈合。④降压作用。可能与降低交感神经兴奋性,改善血管舒缩功能有关。

5.磁疗法 磁疗法(magnetotherapy)通过经络穴位和神经作用,影响生物磁电和产生微电流,从而呈现一系列治疗作用。其治疗作用有:①止痛作用。磁场有明显止痛作用,其机制是改善微循环和组织代谢,提高疼痛物质水解酶的活性,降低神经兴奋作用等。②镇静作用。磁疗可改善睡眠状态,缓解肌肉痉挛,减轻面肌抽搐等,可能与磁场改变水解酶的活性,降低神经兴奋的作用相关。③消炎、消肿作用。磁场有明显抗渗出作用。实验观察表明,磁场既有降低炎症物质(组胺等)产生,使血管通透性增加的作用,又能加速蛋白质从组织间隙转移。这说明磁场的消肿作用与其影响血管通透性和血浆胶体渗透压有明显关系。

三、支具的应用

康复工程技术在肢体创伤康复中的应用十分广泛。假肢用于代偿人体缺失肢体的功能和维持肢体缺失者的正常外表形象。矫形器(或称矫形支具)主要用于骨关节与神经肌肉系统伤病的治疗,具有固定、矫形、助动和免荷等作用。助行器用于辅助人体支撑体重、保持平衡和行走。这里主要介绍矫形支具在帮助固定肢体和关节位置,恢复关节活动度和肢体功能中的作用。

矫形支具可以根据其使用的目的、外形、力的来源、材料或者解剖位置进行分类。最常应用的分类系统是，根据内在的力学特性将支具分为两个大的亚类。一是"静力性"支具，不设活动的构件，常起支撑和固定的作用；二是"活动性"支具，需要用一些牵引装置，如橡皮带、钢丝，或者用一些对僵硬关节产生矫正力的绳子。随着在支具方面经验的积累和对支具认识的进展，人们已经发现，通过连续改变外形也可以将"静力性"支具用于改进关节活动度，而将此种支具称为"静力进展性"支具。也可以采取描述性分类的方法，对支具的力、解剖位置和运动学目的进行描述，通过分类和命名即可对支具的性能和作用有较全面的了解。

不管应用支具的目的或者最终支具的外形如何，在支具准备的各个阶段都要遵守一些基本原则，如舒适性和力学匹配等，以使支具能够有效发挥作用。如果不符合这些基本原则，那么制作出来的支具可能会因为使用起来不舒适和无效果而最终被弃之不用，或者出现更坏的情况，就是由于出现压痛点、韧带强度减弱、关节表面受到压迫或分离、所施加力的方向或者大小对愈合中的结构产生不利影响等原因而造成肢体出现另外的损伤。必须经过慎重考虑并经过医生、治疗师和伤员之间的密切沟通，才能做出对损伤的肢体应用矫形支具的决定。

矫形支具辅助恢复关节活动度的训练主要针对一些中后期的骨关节创伤伤员。在对这些伤员进行关节活动度训练时，一般需要结合支具的治疗，这是因为损伤部位瘢痕或正常组织长期制动后都会出现不同程度的挛缩，明显影响组织的延展性。常规主被动关节活动度训练后的肢体在经过一夜的休息后，关节活动度的反弹会十分明显。此时，结合应用矫形支具可以利用其产生的轻柔的外力逐渐引起胶原的再排列和组织再生，达到纠正挛缩畸形的目的，同时增加被动关节活动度。支具采取间歇性穿戴的方式。间歇性支具固定可以使短缩和缺乏延展性的组织能够在较长时间内保持在牵伸状态，从而使短缩的组织尽快增加延展性，缩短康复时间。同时，间歇性固定的好处是夜间穿戴，第2天早上要将支具摘下进行伸直或者屈曲训练，以防止因支具外固定影响另一个相对角度的恢复。

为增加被动关节活动度而设计的支具必须穿戴足够长的时间，以保证有时间发生胶原的重新排列和组织的生长，因此在使用中的两个关键词是"持久"和"轻柔"。每天穿戴支具 1~2 h 对于组织生长的发生时间来说是不够的。例如，伤员可能会很正常地被要求除了每 2~3 h 解下来进行 10 min 的练习活动外其他时间要持续穿戴支具。当然，穿戴计划必须根据各人不同的情况进行调整以尽量满足一些特殊的要求，但是应用牵引要有一个较长的时间，这是基本的原则。第 2 个词是"轻柔"，具有同等的重要性。力量太大会引起软组织结构的进一步损伤，导致疼痛、增加炎症反应和瘢痕形成。大力牵引（由于支具治疗或手法治疗）所致的循环方式的破坏和减弱、组织损伤、疼痛、炎症和瘢痕形成增加等情况应尽一切可能加以避免。

总之，矫形支具在肢体损伤的康复过程中起着十分重要的作用，可以提供矫正力或替代力，并能根据每个伤员的特殊需要进行设计和安装。支具治疗计划必须与合适的训练计划和鼓励伤员进行肢体的功能性活动相结合才能取得更好的效果。支具本身不会产生肢体功能使用所需要的主动关节活动，因此，由支具产生的被动活动要与伤员职业和休闲需要相一致的主动训练计划灵活地结合起来，从而为肢体功能的康复奠定基础，使得伤员能够重新回到生产活动中去。

四、作 业 疗 法

作业疗法（occupational therapy，OT）是指通过有目的的作业和活动，促进伤病员日常生活活动能力和与职业相关的活动能力的恢复和提高，预防残疾，使伤病员更好地回归家庭和社会。作业疗法包含的内容非常广泛，一般常用的有以下几种。

1. **功能性作业活动** 功能性作业活动是为了预防和改善身体的功能障碍而进行的作业活动，要根据伤病员的问题点、功能状态、兴趣爱好等，设计和选择相应的作业活动，如木工、陶艺、编织、剪纸等，以达到改善关节活动度、增强肌力和耐力等治疗目的。因此，作业治疗师要结合伤病员的不同情况将各种动作巧妙地贯穿到丰富多彩的活动中，以提高治疗效果。

2. **心理性作业活动** 一般情况下，伤病员在出现身体功能障碍的同时还会伴有不同程度的心理问题,在伤后的不同时期可能表现出否认、不安、愤怒、抑郁、悲观等各种复杂的心理状态。作业治疗师可以根据伤病员的兴趣爱好设计出有针对性的作业活动,给伤病员以精神上的支持,缓解他们的不良情绪,如利用木工、铜板工艺、皮革工艺等作业活动,使他们通过敲敲打打进行宣泄。

3. 日常生活活动 日常生活活动如起居、进食、梳洗、更衣等,是从事学习、生产劳动或娱乐活动的基础,对每个人来说都是十分重要的,对伤病员来说也是迫切需要解决的。让伤病员通过学习能够独立完成或者在一定的辅助下部分独立完成日常生活活动,是作业治疗师的重要工作内容。

4. 应用自助具和矫形器的功能训练 自助具是利用伤病员的残存功能,在不借助外界能量的情况下,靠伤病员自身力量就可以独立完成日常生活活动而设计的一类器具。其中大部分是治疗师根据伤病员存在的问题进行设计和制作的简单器具,如万能袖带、穿袜自助器、加粗改型的勺和叉等。矫形器主要用于预防、矫治肢体及躯干畸形,保护残留肢体的功能和进行功能补偿。作业治疗师要根据伤病员的情况设计制作出自助具和矫形器,并有针对性地对伤病员进行训练,使其能够熟练掌握使用。

5. 假肢使用训练 假肢主要用于截肢者,是为弥补其肢体缺损而制造装配的人工肢体。它可以代偿丧失肢体的部分功能,使截肢者恢复部分的生活自理和工作能力。对截肢者进行穿戴和使用假肢的功能训练,重点是日常生活活动的训练,使之能最大限度地发挥代偿功能。伤病员的假肢需要反复训练,以达到熟练使用的目的。

6. 职业前训练 在伤病员回归社会、重返工作岗位之前,职业治疗师要对伤病员进行职业前的评价,包括工作的计划性、人际关系、工作质量、工作效率等方面;然后,再根据伤病员的困难,进行实际的有针对性的训练来提高伤病员适应社会的能力,为伤病员重返工作岗位创造条件。

7. 娱乐活动 娱乐活动不仅有利于功能障碍的改善,还可以使伤病员克服不良情绪、提高社会交往能力和适应能力,为回归社会创造条件。

(唐金树)

第三节　心理康复

创伤康复不仅强调伤残者的躯体功能康复,而且重视其心理康复。在创伤修复过程中心理变化明显影响康复过程及结果,也常常会改变残疾的结果。因此,对一些创伤后有较严重心理问题的伤病员要给予心理治疗(psychotherapy),要应用心理学的理论与方法治疗伤病员的心理疾病,进行心理干预,要将心理治疗作为整体康复的一个重要组成部分,与其他康复手段有机结合起来,以帮助伤病员实现肢体功能和精神心理的全面康复。心理治疗与精神刺激是相对应的。精神刺激是用语言、表情、动作给人造成精神上的打击和创伤,造成不良的情绪反应;心理治疗则相反,是用语言、表情、动作和行为向对方施加心理上的影响,解决心理上的矛盾,达到治疗疾病的目的。

一、心理治疗的原则

1. 接纳性原则 对所有伤病员,不论心理疾病的轻重、年龄大小、地位高低、初诊还是再诊都要一视同仁,诚心接待,热心疏导,全心诊治。

2. 支持性原则 在充分了解伤病员心理问题的来龙去脉和对其心理病因进行科学分析后,施治者通过语言与非语言的信息交流,予以精神上的支持和鼓励,使其建立治愈信心。

3. 保证性原则 施治者通过有的放矢、对症下药、精心医治,解开伤病员的心理症结,促进其人格健康发展。

二、常用的心理治疗方法

1. **支持疗法**　支持疗法(supportive therapy)又称为支持性治疗,是指治疗者通过对伤病员的指导、劝解、鼓励、安慰和疏导来支持和协助伤病员处理问题,使其适应所面对的现实环境,从而度过心理危机。当残疾发生后伤病员处于焦虑、易怒、恐惧、郁闷和悲观之中,治疗者给予权威性的支持和保证,对改善伤病员情绪和顺利进行康复是十分有益的。治疗者应当倾听伤病员陈述,协助分析伤病员发病及症状迁延的主客观因素,把伤病员康复的结局实事求是地告诉伤病员,并告诉伤病员从哪些方面努力才能实现其愿望。

2. **行为疗法**　行为疗法(behavior therapy)又称为行为治疗,是基于现代行为科学的一种非常通用的心理治疗方法。行为疗法包括一系列不同的理论和技术,但行为疗法总的原则是学习。人们通过后天学习,可以获得正常的适应社会的良好行为,而通过后天学习获得的不适应社会的行为也可以被矫正。行为疗法的基本理论有经典条件反射理论、操作性条件反射理论、社会学习理论和认知行为矫正理论。在创伤伤员的心理康复治疗中,认知行为矫正理论具有十分重要的作用。心理学学者发现,思维和认识对决定正常行为和异常行为起着关键性的作用,尤其是对于具有良好思维的人类。因此,在实施心理治疗时,要试图从改变人们的错误认识入手,去改变其行为。例如,当脊髓损伤伤员处于恐惧状态时,要对其进行认识治疗,改变其对损伤的错误观念,从而改变其对残疾的态度和行为方式,以达到心理治疗的目的。

三、创伤残疾的心理治疗

1. **急性期和新近残疾的心理问题和治疗**　突然发生明显的残疾(如脊髓创伤、截肢),身体状态因而发生根本性变化,心理问题随即产生。此期心理表现的主要特点是茫然失措、不知该做什么,出现一些无目的、下意识的动作与行为,有时出现与现实的分离感;随后还会出现思维混乱,无法集中注意力,出现丧失感、无助感,不知如何面对现实、如何有效地解决或改善与环境的矛盾,因而感到绝望、抑郁和焦虑。处理时,应以平静、理解、审慎和合作的态度开展工作,要耐心地倾听伤病员的诉说,协助伤病员排解心理上的障碍,疏导压抑的情绪;要让伤病员认识到,只要使用合理的医疗技术和措施,就能使情况得到改善;同时要保持环境(自然环境与心理环境)的稳定与平静,以免对伤病员产生不利的影响;要改善和增进医患关系,使伤病员得到良好的躯体帮助和心理安慰;要使伤病员建立起控制感,并帮助他们学习各种变通行为,以代替沉思、幻想、任性和思想不集中行为。

2. **残疾认同过程中的心理问题和治疗**　随着伤病员逐渐接受现实,伤病员的心理反应也从以情绪变化为主,发展到伴有行为和社会功能改变。表现为依赖性增加,被动性加重,行为幼稚化,要求别人关心自己;主观感觉异常,对身体内脏活动的信息特别关注,常有不适感;易激惹、情绪波动,容易发怒或伤感,焦虑或抑郁的情绪相当常见;害怕孤独,希望有人陪伴;自卑感加重;可能表现出不参与康复过程的行为。此期的心理治疗要继续保持良好的医患关系,减少康复治疗中不易为伤病员接受的内容;应强调有效行为,使符合要求的动作和行为得以强化并保持下去,对伤病员在康复中取得的任何进展都应进行表扬和鼓励,并不断予以强化。当伤病员获得较多的功能行为,并重新参加家庭和工作活动时,有效行为就容易为伤病员所采用。强化因素发挥作用的程度,要视每个伤病员的具体情况而定,取决于伤病员既往的经验。只有在预期要影响的行为出现后立即进行这类强化刺激,这种强化作用才会更有效。

3. **抑郁状态的心理治疗**　由于残疾的发生带来生活方式的突然改变,患者失去了过去生活中的鼓励因素,其结果是萌生忧伤和抑郁情绪,这在新近发生的残疾中尤其常见,长期住院也可能出现这种情况。治疗时重点应放在帮助伤病员迅速得到鼓励的因素上,应该对伤病员过去在住院条件下易于做到的活动进行分析,还要努力给伤病员提供与治疗有关的操作任务,以诱发伤病员对强刺激的反应;一般不予药物治疗,只帮助伤病员做他可以做的事,以此驱散忧伤和抑郁情绪;然后,让伤病员完成确定能完成的最大难度的训练任务,规定活动周期并弄清发生频率,识别强化刺激因素,开始时可将强化刺激安排得紧凑一些,并在执行这些计划中进行认真监督。有些抑郁状态十分严重,以至于不能指望伤病员对强化刺激有反应,可选用抗抑郁药物治疗。在使用药物治疗的同时,可以逐渐给予与治疗有关的作业,并给予一些能起强化作用的临时任务。

4. 焦虑状态的心理治疗 严重疾病或创伤能使伤病员处于焦虑症的状态,害怕和恐惧某些活动的心理十分明显,产生对一些功能活动和社会活动的回避行为。在康复过程中,要应用心理治疗的方法使伤病员在恐惧环境中得到放松。认知疗法能纠正这些心理而促进伤病员康复。应用气功和瑜伽等放松技术也可以使焦虑状态得到有效控制。

四、创伤后应激障碍的康复

创伤后应激障碍(post-traumatic stress disorder,PTSD)是对异乎寻常的威胁性、灾难性事件的延迟和(或)持久的反应,又称为精神创伤性应激障碍(psycho traumatic stress disorder)或延迟性心因性反应(delayed psychogenic reaction)。PTSD 是参战部队中较为普遍存在的一种疾病,是影响部队战斗力的一个重要因素。对参加越南战争的美国老兵的调查发现,有近 170 万老兵曾出现部分或全部 PTSD 症状,PTSD 在参加越南战争男性老兵中的总体患病率为 15.2%,而在作战非常艰苦的美军第一军中的患病率为 22.5%。对参加海湾战争的美军第十八空降兵军、第七军老兵的调查发现,两支部队的PTSD 患病率分别为 15.5% 和 12.9%。

(一)临床表现

PTSD 的临床表现多样,主要包括 3 组特征性综合征及相关躯体症状。

1. PTSD 特征性综合征

(1)反复重现创伤性体验症状 当伤员面临或接触与创伤性事件相关联或类似的事件、情景或其他线索时,如创伤性事件的每一个成分(声音、颜色、情景等),或事件发生的周年纪念、相近的天气及各种场景因素,都会出现强烈的心理痛苦,以及心跳加快、出汗、寒战、震颤等生理反应。

(2)情感麻木与回避症状 在创伤性事件后伤员对创伤相关的刺激存在持续的回避现象,各种创伤性线索均可唤起伤员对创伤性事件的记忆,并再次感受到剧痛、悲痛和无助感。

(3)警觉过强所致易激惹症状 表现为持续的焦虑和睡眠障碍,如害怕创伤性事件再次发生而难以入睡或不能安眠,入睡后易惊醒等。

2. PTSD 的躯体症状 PTSD 伤员常伴有心绞痛、心肌梗死、心律失常、呼吸困难、血压增高和功能性消化不良,以及睡眠障碍、疲劳、偏头痛、头晕、晕厥感、慢性疼痛等症状。

(二)诊断

1. 病因 ①个体经历危及自身生命或身体完整性的创伤性事件,或目睹他人死亡、受伤或生命受到威胁,或者获悉家人、挚友突遭惨痛的意外。②上述创伤性事件使伤病员个体感受到强烈害怕、孤立无援或恐慌等情绪反应。

2. 症状

(1)反复重现创伤性体验症状 至少应存在下列 5 项中的 1 项:①控制不住回想创伤性事件;②反复做有关创伤性内容的噩梦;③闪回(flashback),即仿佛又完全身临创伤性事件发生时的场景,重新表现出事件发生时所伴发的各种情感;④反复发生触景生情式的心理或精神痛苦;⑤暴露于创伤相关事件,出现生理反应,如心悸、气促、胸闷、头晕、出汗、面色苍白等。

(2)情感麻木与回避症状 至少存在下列 7 项中的 3 项:①努力避免去想或谈论创伤性事件;②尽量避免可促使其回忆创伤性事件的活动、场所和人;③选择性遗忘,如不能回忆创伤性事件的重要环节;④对重要活动的参加热情减退;⑤觉得别人与自己无关,或不愿与人交往;⑥情感麻木,如不愿与亲朋好友进行情感交流;⑦感觉前途无望,或对未来失去希望和信心。

(3)警觉过强所致易激惹症状 至少应存在下列 5 项中的 2 项:①难以入睡或易惊醒;②易激惹

或易发脾气;③难以集中注意力;④警戒心过度(尤其是对创伤相关事件过度敏感);⑤易受惊吓。

3.病程　上述症状在遭受创伤后数日至数月发生,且上述 3 类症状都持续至少 1 个月。

4.分型标准

(1)急性型　病程短于 3 个月。

(2)慢性型　病程 3 个月或更长。

(3)迟发型　创伤性事件发生 6 个月之后才出现症状。

(三)康复治疗

1.早期干预治疗　几乎所有创伤幸存者都经历过一种或多种短暂性的应激症状,短期内这些症状可作为一种适应性表现,通常可缓解,而某些病例的急性应激相关症状若不缓解,则可演化成 PTSD。因此,对 PTSD 治疗的早期干预尤为重要。早期干预应注意 9 个主要因素:①对安全感、食宿等基本需要的供给;②帮助对灾难的理解、减轻生理上的警觉和提供教育支持等心理上的援助;③对是否还需要其他治疗的评估;④监测援救和恢复的环境,包括应激源是否依然存在,是否提供了充足的服务等;⑤通过互联网、电视、新闻、科普书籍等各种渠道、方式,宣传创伤康复知识;⑥对管理者、组织者提供技术帮助、咨询和培训,使其有能力重建社区结构,加强家庭康复和社区安全;⑦采取小组干预、家庭干预等形式,帮助康复;⑧对幸存者进行评估,确定易感性、高风险个体及群体;⑨提供治疗,包括教育,以减轻症状和改善功能。

2.心理治疗　最好的心理治疗是认知疗法合并行为疗法,而催眠治疗、精神动力学治疗、对焦虑的处理和集体治疗也可使短期的症状减轻。想象中的对创伤记忆的暴露和催眠技术更多影响 PTSD 的闯入症状,而认知和精神动力学方法对情感麻木和回避症状有良好作用。

(1)暴露治疗　先让伤员面对痛苦的记忆、感觉或情感,然后通过放松方法,使伤员逐渐适应这种情境,疏导和缓解伤员的痛苦。暴露治疗要求伤员集中描述创伤体验的细节和创伤性事件中对其影响最大的方面,在描述的时候如同创伤性事件正在发生一样。目前常用的暴露治疗方法是延时暴露,主要包括:①资料收集;②呼吸训练;③心理教育;④视觉暴露;⑤想象暴露。

(2)生物反馈治疗　对创伤应激后产生的高血压、心动过速、心绞痛、心律失常及失眠等症状的治疗效果较好。常用的有肌电生物反馈疗法(electromyographic biofeedback therapy,EMBFT)及手指皮肤温度生物反馈疗法(finger skin temperature biofeedback therapy,FSTBFT)。肌电生物反馈疗法是采用电子技术(传感器)将人们正常意识不到的肌电信号,经放大滤波处理后转变为可以感知的视听信号,并反馈给伤员。伤员根据这些信号进行有意识的自身调控,从而掌握调节、控制自身的技术和能力。手指皮肤温度生物反馈疗法即通过手指皮肤温度信号反馈进行治疗的方法。

(3)认知疗法　认知疗法是根据人的认知能影响其情绪和行为的理论,通过认知和行为改变伤员的不良认知,从而矫正适应不良行为的心理治疗方法。它的主要着眼点,放在伤员非功能性认知问题上,企图通过改变伤病员对自己、对人或对事的看法与态度来改变并改善所呈现的心理问题。

(4)认知-行为治疗　创伤性事件对个体的意义是认知-行为治疗的重点。认知-行为治疗包括干预创伤性记忆和改变伤员对 PTSD 症状的不正确解释。

(5)精神动力学治疗　应激反应可分为 3 个阶段。①初始阶段,主要是对事件感到痛苦和强烈的愤怒、悲伤;②否认阶段,作为对创伤性事件闯入记忆的防御,伤员表现出对事件的记忆受损或对使人想起事件的情景或物品注意力下降,使用幻想抵消对现实事件的感知;③闯入阶段,过度警觉,加强的惊跳反应,睡眠障碍,闯入的和反复的与创伤相关的想法。针对应激反应的 3 个阶段,特别是针对否认阶段和闯入阶段而提出一种精神动力学治疗模型。该模型的治疗核心是通过对创伤事件的重新解释,改变破坏性的归因方式,发展更现实的解释,使不良应激反应的各阶段得到合理的疏通。

(6)动眼脱敏与再加工治疗　动眼脱敏与再加工治疗(eye movement desensitization and reprocessing,EMDR)是一种专门针对 PTSD 的心理治疗,其理论基础为:创伤性事件破坏了大脑信息加工系统的平衡,干扰了信息加工系统原有的适应性处理功能,并把个体关于这一事件的感知"锁定"在神经系统中。而通过反复眼动,能活化大脑的自动信息处理系统,解除"锁定"。另外,EMDR 还通过再加工过程,产生认知重建,恢复大脑信息加工系统的平衡,达到治疗效果。在 EMDR 中,伤员想象一个创伤性记忆,或任何一个和创伤性记忆有关的消极情绪,然后要求伤员大声清晰地说一个和他们以前的记忆相反的信念。在伤员回忆创伤性事件的同时,要求伤员双目睁开,眼睛跟着治疗师的手指方向朝两侧快速移动。

3.药物治疗

(1)5-羟色胺再摄取抑制剂 5-羟色胺再摄取抑制剂(serotonin selective reuptake inhibitor,SSRI)是 20 世纪 90 年代以后开发出来的新一代抗抑郁药,主要通过抑制脑内 5-羟色胺的再摄取,使脑内受体部位的 5-羟色胺含量增高,促进突触传递而发挥抗抑郁作用。SSRI 不仅对 PTSD 症状有明显改善作用,且可维持疗效,预防复发。同时,SSRI 治疗还能改善 PTSD 症状影响的总体功能,而且对 PTSD 的共患疾病和相关症状也有治疗作用,目前 SSRI 已成为 PTSD 药物治疗的一线用药,主要包括帕罗西汀(赛乐特)、氟西汀(百忧解)、文拉法辛、舍曲林等。

(2)三环类抗抑郁药 三环类抗抑郁药是 20 世纪 60 年代至 80 年代后期主要使用的第一代抗抑郁药。研究证实,阿米替林、丙咪嗪、氯米帕明对 PTSD 伤病员均有较好疗效,且疗效与抑郁症状和焦虑症状及创伤的严重程度呈负相关。

(3)单胺氧化酶抑制剂 苯乙肼是一种不可逆性的单胺氧化酶抑制剂(monoamine oxidase inhibitors,MAOI),对改善 PTSD 伤病员闯入再体验症状有效,但不能改善回避、麻木症状群;吗氯贝胺(moclobemide)是一种可逆性的 MAOI,对 3 组症状群均有效,且对回避、麻木疗效显著。

(4)苯二氮䓬类抗焦虑药 苯二氮䓬类抗焦虑药能降低警觉程度、抑制记忆的再现过程而用于 PTSD 的治疗。常用的包括阿普唑仑(佳静安定)、艾司唑仑(舒乐安定)、氯硝西泮(氯硝安定)等。起效快,但长期应用易成瘾,对老年伤病员还可导致认知功能损害,增加跌倒、骨折的风险。

(5)抗惊厥药物和情感稳定剂类 PTSD 的失眠、躁动不安、噩梦等易激惹症状通常对抗抑郁药反应不良,而新型抗惊厥药治疗后,大部分伤病员睡眠持续时间有中度或以上的改善,噩梦频率明显降低。目前,锂盐、丙戊酸盐、卡马西平及新型抗惊厥药拉莫三嗪(lamotrigine)、托吡酯(topiramate)、加巴喷丁(gabapentin)等用于 PTSD 治疗均有效。

(6)非典型抗精神病药物 对难治性 PTSD 伤病员,特别是控制行为紊乱、情感爆发、自伤等症状有较好作用。常用药物有奥氮平(olanzapine)、利培酮(risperidone,维思通)、喹硫平等。

虽然上述各种药物均有一定苯二氮䓬类抗焦虑药疗效,但一般将 SSRI 作为首选药物,三环类抗抑郁药作为二线药,单胺氧化酶抑制剂、苯二氮䓬类抗焦虑药、抗惊厥药物和情感稳定剂类,以及非典型抗精神病药物则可视病情及疗效变化而酌情选用。

(唐金树)

参考文献

[1]关骅,张光铂.中国骨科康复学[M].北京:人民军医出版社,2012.

[2]卓大宏.中国康复医学[M].北京:华夏出版社,2003.

[3]舒彬.创伤康复学[M].北京:人民卫生出版社,2010.

[4]陈祥慧,冯琼华,吴景芬,等."5·12"汶川大地震 127 例伤员心理健康状况分析[J].实用医院临床杂志,2009,6(1):45-56.

[5]张红,陈静.创伤的核心心理病理与康复[J].神经损伤与功能重建,2010,5(4):288-290.

[6]刘兰花,于玲玲,王燕.急性创伤骨折患者焦虑、抑郁实施心理干预的研究[J].中国实用神经疾病杂志,2009,12(14):85-89.

[7]唐金树,李庆梅,石兴明,等.肱骨外科颈骨折术后康复[J].创伤外科杂志,2006,5(3):266.

[8]贾风荣,周谋望.肘关节骨折术后康复的研究[J].中国康复医学杂志,2005,20(10):744-746.

[9]ROBERT W B,KENNETH J K,JAMES D A. Rockwood and Green's fractures in aduslts[M].6th ed.

Philadelphia:Lippincott Williams and Wilkins,2006.

［10］GAROFALO R,CONTI M,NOTARNICOLA A,et al. Effects of one-month continuous passive motion after arthroscopic rotator cuff repair:results at 1-year follow-up of a prospective randomized study［J］. Musculoskelet Surg,2010,94(1):79-83.

［11］DOI K,HATTORI Y,YAMAZAKI H,et al. Importance of early passive mobilization following double free gracilis muscle transfer［J］. Plast Reconstr Surg,2008,121(6):2037-2045.

［12］BUIJZE G,KLOEN P. Clinical evaluation of locking compression plate fixation for comminuted olecranon fractures［J］. J Bone Joint Surg Am,2009,91(10):2416-2420.

［13］KOHLES S S,GREGORCZYK K N,PHILLIPS T C,et al. Concentric and eccentric shoulder rehabilitation biomechanics［J］. Proc Inst Mech Eng H,2007,221(3):237-249.

［14］REIDER B,ARCAND M A,DIEHL L H,et al. Proprioception of the knee before and after anterior cruciate ligament reconstruction［J］. Arthroscopy,2003,19(1):2-12.

［15］HUANG J I,PACZAS M,HOYEN H A,et al. Functional outcome after open reduction internal fixation of intra-articular fractures of the distal humerus in the elderly［J］. J Orthop Trauma,2011,25(5): 259-265.

［16］MIHELIC R,JURDANA H,JOTANOVIC Z,et al. Long-term results of anterior cruciate ligament reconstruction:a comparison with non-operative treatment with a follow-up of 17～20 years［J］. Int Orthop,2011,35(7):1093-1097.

［17］PROKOP L L. Upper extremity orthotics in performing artists［J］. Phys Med Rehabil Clin N Am,2006, 17(4):843-852.

［18］AKKAYA N,ARDIC F,OZGEN M,et al. Efficacy of electromyographic biofeedback and electrical stimulation following arthroscopic partial meniscectomy:a randomized controlled trial［J］. Clin Rehabil, 2012,26(3):224-236.

［19］ADLER D A,POSSEMATO K,MAVANDADI S,et al. Psychiatric status and work performance of veterans of Operations Enduring Freedom and Iraqi Freedom［J］. Psychiatr Serv,2011,62(1):39-46.

［20］MIRDAL G M,RYDING E,ESSENDROP S M. Traumatized refugees, their therapists, and their interpreters:three perspectives on psychological treatment［J］. Psychol Psychother,2012,85(4): 436-455.

第十二章

颅脑战创伤康复

创伤性脑损伤(traumatic brain injury,TBI)是战场和平时创伤环境下导致人类死亡和致残的重要原因之一。尽管各国参战部队都加强了对颅脑部位的保护,但是由于攻击性武器的不断革新和杀伤力的增加,颅脑战创伤的发生率仍然很高。在平时,一些严重的交通事故伤、重物砸伤、高处坠落伤等也可导致颅脑部位的损伤。颅脑战创伤一旦发生,死亡率很高,即使有幸存活下来也常常会合并严重的功能障碍。颅脑战创伤后的功能障碍可表现在认知、行为、情绪、语言、运动等方面,而康复重点是认知障碍的康复,即认知康复(cognitive rehabilitation)。

第一节　认知障碍的康复

一、认知障碍的评定与治疗

(一)基本概念

从广义上讲,认知指人的认识活动,包括知觉、记忆、思维、想象、学习、语言理解和表达等心理现象。认知过程是一种信息加工过程,可以分为刺激的接收、编码、存储、提取和利用等一系列阶段。从狭义上讲,认知有时等同于记忆或思维。

认知障碍是由脑损伤导致的信息加工障碍,这种障碍改变了伤病员对刺激的反应方式并干扰其日常生活。颅脑创伤伤病员常见的认知障碍包括注意、记忆、思维、执行功能、知觉等方面。

随着现代医学救治技术的发展,颅脑战创伤存活率有所提高,但损伤后的认知障碍却常影响伤病员对外界环境的感知和适应,使其出现生活和社会适应性障碍,严重影响伤病员的生活和工作。颅脑战创伤认知障碍不仅影响伤病员躯体、行为和情绪等功能,而且对伤病员的远期影响超过躯体障碍本身,所以,对认知功能障碍的有效康复目前越来越受到重视。

(二)认知障碍的评定

颅脑战创伤认知障碍的评定是认知康复的重要环节,准确、客观地评定认知功能,有助于对颅脑战创伤认知障碍进行分类并评价其严重程度,从而指导康复治疗,而且还可以为后期评定提供基础数据,有助于判断疗效和预测伤病员的预后。

1.评定方法　近年来,有关认知功能康复评定方法的研究受到极大的重视,使评定方法更加完善,而且适合临床应用。目前,常用的认知功能评定方法有以下几种。

(1)神经心理量表 通常分为两大类,一类以测验方式为主,一类以观察伤病员的行为活动为主。目前,国外强调用这两类方法进行双重评价。评定认知功能障碍的量表较多,较常用的有简易精神状态检查表(mini-mental status examination,MMSE)(表12-1)、洛文斯顿作业疗法认知评定成套测验(Loewenstein occupational therapy cognition assessment,LOTCA)(表12-2)、神经行为认知状态检查表(neurobehavioral cognitive status examination,NCSE)、神经心理成套测验(Halstead-Reitan neuropsychological test battery,HRB)、功能独立性评定(functional independence measure,FIM)认知亚量表等。其中,NCSE和LOTCA是近年推出的量表,且逐渐被广泛应用于临床和科研。MMSE是一种简易精神状态测定量表,主要用于早期认知功能障碍筛查,其检测结果与年龄和受教育程度相关性较大。一些心理测验量表,如Weschsler记忆量表、Weschsler智力量表、斯坦福比奈表等,仅涉及认知的某一个领域如记忆、智力等,并非较全面的认知功能评定量表,评定时易产生偏倚。此外,7分钟神经认知筛查量表、高敏感认知筛查量表(high sensitive cognitive scale,HSCS)、认知能力筛查量表(cognitive abilities screening instrument,CASI)、快速认知筛查测验(quick cognitive screening test,QCST)、跨文化认知检查法(cross culture cognitive examination,CCCE)、画钟测验等近年来也被运用于认知功能障碍评定,但由于这些量表检查比较粗略,仅作为认知障碍的筛查方法。

表12-1 简易精神状态检查表

姓名: 性别: 年龄: 评定日期:
发病日期: 入院日期: 诊断: 评定者(签名):

序号	项目	得分
1	今年是哪年?	
2	现在是什么季节?	
3	现在是几月份?	
4	今天是几号?	
5	今天是星期几?	
6	咱们现在是在哪个国家?	
7	咱们现在是在哪个城市?	
8	咱们现在是在哪个区?	
9	咱们现在是哪个医院(胡同)?	
10	这里是第几层楼(门牌号是多少)?	
11	我告诉您3种东西,在我说完后,请您重复一遍这3种东西是什么。"树""钟""汽车"(各1分,共3分)。请您记住,过一会我还要您回忆出它们的名称来	
12	请您算一算:100-7等于多少? 93-7等于多少? 86-7等于多少? 79-7等于多少? 72-7等于多少?	
13	现在请您说出刚才我让您记住的那3种东西(各1分,共3分):"树""钟""汽车"	
14	(出示手表)这个东西叫什么?	
15	(出示铅笔)这个东西叫什么?	
16	请您跟着我说"四十四只石狮子"	
17	我给您一张纸,请按我说的去做,现在开始:"用右手拿着这张纸";"用两只手将它对折起来";"放在您的左腿上"。(每项1分,共3分)	

330 中华战创伤学 第 10 卷 战创伤修复、再生与康复

续表 12-1

序号	项目	得分
18	我给您一张卡片,上面写着"请闭上您的眼睛",请您念念这句话,并按上面的意思去做	
19	请您给我写一个完整的句子	
20	(出示图案)请您照这个样子把它画下来	

评分标准:满分 30 分,正确为 1 分,错误为 0 分。文盲≥17 分,小学文化程度≥20 分,初中及以上文化程度≥24 分。如文盲<17 分、小学文化程度<20 分、中学以上文化程度<24 分可考虑有认知障碍。

检查前须准备的物品包括一支铅笔、一块手表、一张白纸和两张卡片,一张卡片上用较大字体清晰打印"请闭上您的眼睛",另一张卡片上画图片(表 12-2)。

表 12-2 洛文斯顿作业疗法认知评定成套测验量表

姓名:	性别:	年龄:	评定日期:
发病日期:	入院日期:	诊断:	评定者签名:

评定项目	测试项分数备注	方法概述
A. 定向		
1. 地点定向	1 2 3 4 5 6 7 8	问伤病员当时所在地点、城市、家庭住址、入院前逗留之处
2. 时间定向	1 2 3 4 5 6 7 8	问伤病员星期几、月份、年份、季节,不看钟表估计当时时间,住院有多久
B. 视知觉		
3. 物体识别	1 2 3 4	让伤病员通过命名、理解、近似配对、相同配对来识别 8 种日常用品的图片:椅子、茶壶、手表、钥匙、鞋、自行车、剪刀、眼镜
4. 几何图形识别	1 2 3 4	让伤病员通过命名、理解、近似配对、相同配对来辨认 8 个不同形状的几何图形:正方形、三角形、圆形、长方形、菱形、半圆形、梯形和六边形
5. 图形重叠识别	1 2 3 4	让伤病员辨认香蕉、苹果、梨,钳子、锯子、锄头三者重叠在一起的图形
6. 物品一致性辨别	1 2 3 4	让伤病员辨别从特殊角度拍摄到的 4 幅物品的照片:汽车、铁锤、电话和餐叉。给出小汽车的前挡风玻璃、铁锤的侧面、电话的后面、餐叉的侧面
C. 空间知觉		
7. 身体方向	1 2 3 4	让伤病员先后伸出右手、左脚,用手触摸对侧的耳朵、大腿
8. 与周围物体的空间关系	1 2 3 4	让伤病员指出房间内前、后、左、右 4 个不同方向上的 4 个不同物体
9. 图片中的空间关系	1 2 3 4	给伤病员看一幅图片,然后让其说出图片中人物前、后、左、右的物体名称
D. 动作运用		
10. 动作模仿	1 2 3 4	让伤病员模仿评定者的动作

续表 12-2

评定项目	测试项分数备注	方法概述
11. 物品使用	1 2 3 4	让伤病员示范如何使用4组物体:梳子、剪刀和纸、信封和纸、铅笔和橡皮
12. 象征性动作	1 2 3 4	让伤病员示范如何刷牙、用钥匙开门、用餐刀切面包、打电话
E. 视运动组织		
13. 临摹几何图形	1 2 3 4	让伤病员临摹圆形、三角形、菱形、正方体和一个复合图形
14. 复绘二维图形	1 2 3 4	让伤病员按照给定的图案绘出几何图形,包括一个圆形、一个矩形(正方形)、两个三角形以及一些相关的形状
15. 插孔拼图	1 2 3 4	让伤病员按照给定的图案,用插钉在塑料插板上插出相应的图形
16. 彩色方块拼图	1 2 3 4	让伤病员按照给定的图案,用彩色方块拼出相应的立体图形
17. 无色方块拼图	1 2 3 4	让伤病员按照给定的图案,用无色方块拼出相应的立体图形,并说出需要多少个方块
18. 碎图复原	1 2 3 4	让伤病员按照给定的图案,用9块图案碎片拼出一个彩色蝴蝶
19. 画钟面	1 2 3 4	让伤病员在一张画有一个圆形的纸上画出钟面,标明数字,并标出10:15时长短针的指示位置
F. 思维操作		
20. 物品分类	1 2 3 4 5	让伤病员根据提供的14种物品(帆船、直升机、飞机、自行车、轮船、火车、小汽车、锤子、剪刀、针、螺丝刀、缝纫机、锄头、耙子),按不同的原则分类并命名
21. Riska 无组织图形分类	1 2 3 4 5	让伤病员将3种不同颜色(深褐色、浅褐色、奶油色)和3种不同形状(箭头、椭圆、1/4扇形)的塑料片(共18块)按一定的意图(如颜色或形状)分类
22. Riska 有组织图形分类	1 2 3 4 5	与项目21相仿,所不同的是伤病员按照评定者出示的分类方法对18块塑料片进行分类
23. 图片排序 A	1 2 3 4	给伤病员5张顺序打乱但内容有联系的图片,让伤病员排成合乎逻辑的顺序,并描述故事情节
24. 图片排序 B	1 2 3 4	给伤病员另外6张顺序打乱但内容有联系的图片,让伤病员排成合乎逻辑的顺序,并描述故事情节
25. 几何图形排序推理	1 2 3 4	给伤病员看一组按一定规律变化的几何图形,让伤病员按照图形的排列规律继续排列下去
26. 逻辑问题	1 2 3 4	让伤病员看4个逻辑问题(每次看1题),然后回答。例如,张明1980年出生,在哪一年他应该35岁?小丽有5个苹果,小珊比小丽少3个,她们俩一共有几个苹果?
G. 注意力及专注力	1 2 3 4	根据整个评定过程中伤病员的注意力及专注力情况评分

LOTCA 分为7个方面,26个子项目。评分最低1分,最高得分在不同的子项目中分别为4分、5分或8分,总分119分。得分越高,说明认知功能越好。

(2)计算机测评 随着计算机技术的发展,医学与计算机技术结合得越来越紧密。近年来,在创伤康复领域,认知功能障碍的计算机测评技术和方法得到长足的发展,将计算机及适宜的软件系统应用于认知障碍评定应该是一个有效途径和必然趋势。

(3)其他方法 除评定量表和计算机测评系统外,对认知障碍还可以借助现代先进医学设备进行诊断,如:脑功能成像,包括正电子断层扫描(positron emission tomography,PET)和功能性磁共振(functional magnetic resonance imaging,fMRI);神经电(磁)生理,包括脑电图(electroencephalogram,

EEG)、脑磁图(magnetoencephalography，MEG)和事件相关电位(event-related potential，ERP)。特别是 ERP 技术的不断完善和相关研究的不断深入，不仅进一步促进神经认知学、神经语言学的发展，而且将使 ERP 技术在认知障碍性疾病的研究中发挥更大的作用。神经影像学、电生理检查，由于不能对认知障碍的严重程度进行分组，因此有适用局限性。

2.评定注意事项 ①为进行治疗前后的比较，认知功能障碍的评定应尽可能采用标准化、定量化检查方法。②在检查过程中，若伤病员不能按照指令进行作业，检查者应进一步给予提示；通过观察伤病员对提示的反馈，判断伤病员是否可以从提示中受益，从何种提示中受益，通过提示产生了什么样的变化。③认知障碍评定的得分虽然能提示伤病员存在某种认知障碍或障碍的程度，但不能告知该认知障碍发生的原因。因此，检查过程中，检查者应注意伤病员如何完成该作业、如何达到最终的分数以及检查过程中所给予的提示如何对其表现产生影响等细节，通过观察，对可能的原因进行分析、判断，为选择治疗方案提供更加明确的依据。④评定认知障碍的重点应在于确认认知障碍对日常生活的影响。⑤评定的重点应根据创伤史、创伤部位、认知障碍的表现来确定，特别是颅脑创伤部位，如左右脑损伤，不同脑结构的损伤具有一定特征，有助于评定方法和评定项目的选择。⑥若伤病员同时合并有失语症，检查者应首先确定其语言理解(听、阅读)水平和最可靠的语言表达方式。根据情况，可采用"是"或"否"的简单问题或多选题要求伤病员回答，也可采用进一步命令(口头或文字)的方式。如果伤病员不能理解进一步命令，则需要进一步做动作模仿检查。当伤病员既不能用"是"或"否"回答简单问题，也不能执行一个命令时，认知评定结果的可靠性将受到怀疑。⑦听觉或视觉障碍有可能影响认知评定结果。因此，检查者在评定时应选择功能正常的感觉器官而不要通过受损的感觉通道对认知进行评定。

(三)认知障碍的治疗

1.作业认知行为训练 对认知障碍的治疗，目前临床普遍采用作业认知行为训练的方法。首先通过认知功能评定，对认知障碍的类型进行详细鉴别，找出问题所在；然后有针对性地进行专项和综合康复训练。目前认知作业行为训练多是通过视觉、听觉、触觉等给予颜色、声音、物体的结构质地等刺激，让伤病员做出反应，当然也包括高级的思维、推理、运算等能力训练。

对认知障碍的训练治疗，没有一个统一固定的模式和方法，因为伤病员的障碍表现是复杂多样的，所以必须根据伤病员的具体认知功能障碍，采取灵活多变的方法，尽可能多地利用周围有益的环境因素给予伤病员良性刺激，以促进其认知功能的改善。

2.计算机辅助训练系统 随着计算机多媒体和三维技术的进步，计算机丰富的听觉、视觉刺激和直观、规范的训练方法在脑损伤后认知功能障碍训练方面具有广阔的应用前景。在美国，73%的康复机构利用计算机进行认知障碍康复，内容涉及构音训练、阅读训练、写作训练、词汇学习、听说训练等，用于不同年龄、文化层次的伤病员，而且有家庭训练版和医院训练版的区别。此外，电脑虚拟现实技术及远程认知康复训练的应用前景也非常广阔，是当前认知康复治疗研究的一个方向。

3.药物治疗 在药物治疗方面，增进记忆力的药物很多，有激素类(如加压素、促肾上腺皮质激素)、神经递质类(如胆碱能药物、γ-氨基丁酸)、兴奋蓝斑的药物(如哌氧环烷)、促进脑细胞功能恢复的药物(如 ATP、辅酶 A、细胞色素 C、脑活素、神经生长因子)等。这些药物与康复训练相结合治疗效果更佳。

4.其他方法 如高压氧、针灸等。

二、注意障碍的评定与治疗

(一)基本概念

注意是指人的心理活动指向并集中于某一对象或活动，在多数情况下，须排除外界干扰的刺激。注意是记忆的基础，也是一切意识活动的基础。由于注意与皮质觉醒程度有关，注意减退被视为意识清晰程度降低的指标。

(二)注意的特征及影响因素

1.注意的范围 注意的范围是指同一时间内一个人所能清楚地把握注意对象的数量,是注意的广度。正常成年人能注意到8~9个黑色圆点、4~6个没有关系的外文字母、3~4个没有关系的几何图形。扩大注意的范围可以提高学习和工作的效率。

2.注意的紧张度 注意的紧张度是指心理活动对一定对象的高度集中程度,是注意的强度特征。一个人对于注意对象的兴趣和爱好、良好的身体和精神状态有助于保持高度的注意紧张度。

3.注意的持久性 注意的持久性是指注意在某一对象上所保持时间的长短,是注意的时间特征。在一定范围内,注意的持久性或稳定性随注意对象复杂程度的增加而提高。

4.注意的转移性 注意的转移性是根据新任务的要求,主动、及时地将注意从一个对象转移到另一个对象。对原来活动的注意紧张度越高,注意的转移就越困难,转移的速度也越慢。自控能力强者能主动及时地转移注意,自控能力弱者则不能。

5.注意的分配性 注意的分配性是指在进行两种或两种以上活动时能同时注意不同的对象。

(三)注意的神经学基础

网状激活系统是维持注意的重要结构。参与网状激活系统的任何部位(脑干网状结构、丘脑、前额叶等大脑皮质)受到损害都将引起注意障碍。脑干的损伤、代谢紊乱(包括网状激活系统的神经递质紊乱)都会导致觉醒状态减弱。较轻的注意障碍见于额叶和右顶叶的局部损伤,亦常见于弥漫性脑损伤的伤病员。临床观察与研究显示,颅脑创伤后注意障碍与前额叶执行功能受损关系密切,而大脑右半球(右侧额叶)的损伤对于注意的影响明显大于左半球损伤对注意的影响。

(四)注意障碍的分类

根据 Sohlberg 和 Mateer(1989 年)提出的临床模型,颅脑创伤后出现的注意障碍可分为觉醒状态低下、注意范围缩小、保持注意障碍、选择注意障碍、转移注意障碍、分配注意障碍等若干类型。

(五)注意障碍的评定

1.注意广度的检查 通常采用数字距检查,即伤病员根据检查者的要求正向复述或逆向复述逐渐延长的数字串,如正向复述 7-5-8-3-6(检查者以每秒 1 位数的速度说出一组数字)。通常从 2 位数开始,在同一数字距水平进行两组不同的测试。若有一组正确,则进入下一组测试;若两组都错误,则检查结束。正常人正数数字距应为 7±2,倒数数字距为 6±2。数字距与年龄和受教育的水平有关。数字距减小是注意障碍的一个特征,常见于额叶损伤的伤病员。

2.注意持久性的检查

(1)画销试验 给伤病员一支笔,要求伤病员以最快的速度在一长串数字或字母中准确地画去指定的数字或字母。伤病员操作完毕后,分别统计正确和错误的画销数字或字母,并记录画销时间。根据下列公式可计算伤病员的注意持久性并作为治疗前后自身比较的指标。

注意的持久性指数=(总查阅数字/画销时间)[(正确画销数字-错误画销数字)/应画销数字]

(2)连续减 7 或倒背时间 如倒背一年中的 12 个月或一个星期中的 7 d。

3.注意选择性的检查 可测定刺激作用于人体后到机体明显的反应开始时所需要的时间,即刺激与反应之间的时间间隔,又称为反应时,须使用专门仪器。

4.注意转移性的检查 按以下规则出两道题:第 1 题,写两个数,上下排列,然后相加。将和的个位数写在右上方,将上排的数直接移到右下方,如此继续写下去。如:

3 9 2 1 3 4 7 1 8 9
6 3 9 2 1 3 4 7 1 8

第 2 题,开始上下两位数与第一题相同,只是将和的个位数写在右下方而把下方的数移到右上方。如:

3 6 9 5 4 9 3 2 5 7
6 9 5 4 9 3 2 5 7 2

每隔半分钟发出"变"的口令,受试者在听到口令后立即改做另一题;将转换总数和转换错误数进行比较,并记录完成作业所需时间。

5. 注意分配性的检查 声光刺激同时出现,要求受试者对刺激做出判断和反应。

6. 定向力的检查 伤病员定向力出现障碍时,时间和地点失定向是不可避免的后果。评定时可询问人物、地点及时间,如你叫什么名字、你现在在哪里、今天是星期几等问题。

7. 行为观察 行为观察是判断伤病员注意力的一种重要方法,与伤病员交谈时,注意伤病员的谈话和行为。注意力不集中的伤病员趋向漫谈,常失去谈话主题,不能维持思维的连贯性,不能集中注意力于一项任务上,在很短的时间内即出现注意的转移,检查中东张西望,周围环境中的任何响动都可能引起伤病员的"探究反应"。LOTCA就是根据伤病员在整个测验过程中的表现对其注意力进行评分。

(六)注意障碍的治疗

注意障碍治疗的关键在于训练伤病员的注意能力,可采用以下几种方法。

1. 猜测游戏 取两个透明的玻璃杯和一个弹球,在伤病员注视下由术者将一杯覆扣在弹球上,让伤病员指出何杯中扣有弹球,反复数次;无误差后改用两个不透明的杯子,操作同上,反复数次;成功后可改用3个或更多不透明的杯子。

2. 删除作业 在16开白纸中部写几个大写的字母,如AWEDAR(数字亦可),让伤病员用铅笔删去指定的字母"A",改换字母的顺序和规定要删的字母,反复进行多次;成功后可增加字母的数目再进行。

3. 数目顺序 让伤病员按顺序说或写出0～10的数字,如有困难,给他11张分别写有0～10数字的字卡,让他按顺序排好;增加数字跨度,反复数次;成功后可变换方向,如改为由大到小,并逐渐增加难度。

4. 听注意训练 用预先录好的录音带以每5 s 6个的速度给伤病员提供一系列数字,系列中随机地插有连在一起的3个奇数,让伤病员每听到这类奇数即用手敲桌子,每系列录音带中有70个这类奇数,治疗共30 min。此治疗每日1次,共28 d。在此28 d内用4盒不同的磁带进行,每4 d一换,以防学习效应的产生。

5. 视注意训练 视注意训练是一种符号配对的方法。左右两排各有16个小矩形,左侧小矩形内各有一个符号,共16个,按一定规律排列;右侧亦有与此相同的符号16个,但随机排列。检查者指出左侧列出的某个符号,要求受试者在右侧列出相对应的符号。

三、记忆障碍的评定与治疗

(一)基本概念

记忆是过去感知过、体验过和做过的事物在大脑中留下的痕迹,是过去的经验在人脑中的反映。

(二)记忆的分类

根据编码的方式和保持时间的不同,记忆可分为瞬时记忆、短时记忆和长时记忆。长时记忆根据信息提取过程中有无意识的参与,分为程序性记忆(又称内隐记忆)和陈述性记忆(又称外显记忆)。陈述性记忆又分为情节性记忆和语义性记忆。各种记忆的定义见表12-3。

(三)记忆的基本过程和影响因素

记忆的基本过程包括识记、保持和回忆3个环节。识记是人识别并记住事物的过程,是记忆的第一环节。保持是识记的事物在大脑中储存和巩固的过程,是实现回忆的必要前提。回忆是对头脑中所保持事物的提取,是记忆的最后一个阶段。回忆有再现和再认两个方式。再现是当识记过的事物不在时能够在头脑中重现。学生闭卷考试时就需要再现学过的内容。再认是当识记过的事物再度出现时能够把它识别出来,如学生考试时做选择题。再认过程中由于存在信息提示,故较再现过程简单。

表 12-3 各种记忆的定义

种类	定义
瞬时记忆	信息保留的时间以毫秒计,最长 1~2 s,又称感觉记忆
短时记忆	信息保留的时间在 1 min 以内,又称工作记忆
长时记忆	信息保留的时间在 1 min 以上,包括数日、数年甚至终生
近期记忆	长时记忆,保留信息的时间在数小时、数日、数月以内
远期记忆	为很长的长时记忆,信息保留的时间以年计,包括幼年时期发生的事情
程序性记忆	又称内隐记忆,是自动地、不需要有意识提取信息的记忆,即对于信息的回忆不依赖于意识或认知过程,如条件反射和运动技巧
陈述性记忆	又称外显记忆,是需要有意识提取信息的记忆,即对于信息的回忆依赖于意识或认知过程
情节性记忆	与事件整个过程相关信息的记忆,包括发生时间、地点及相关条件背景,如个人亲身经历及重大公众事件
语义性记忆	有关一般知识、事实、概念以及语言信息的记忆

(四)记忆的神经学基础

脑的特定部位与记忆的特定认知过程存在着复杂的联系。不同类型的记忆活动有不同的神经结构和回路参与。

1. 前额叶是参与短时记忆形成的重要结构 外部信息由感觉器官接收后,首先进入皮质感觉区并做瞬间存储;当它们处于前额叶注意机制的兴奋作用时,感觉信息就从瞬时记忆转为短时记忆。一般认为,大脑右半球的前额叶的一些区域和与空间定位有关的脑区参与视-空间信息的工作记忆。左半球前额叶参与有关语言信息的工作记忆。额叶的损伤使伤病员对周围环境信息不能产生注意,维持几秒钟的短时记忆能力受到损害。

2. 陈述性记忆与边缘系统关系密切 颞叶内侧(海马、海马旁回、内嗅区)、间脑(乳头体、背侧丘脑)和基底前脑胆碱能系统(隔核、斜角带核、基底核)是陈述性记忆回路的 3 个重要环节。主要结构之间通过穹隆和扣带回联系。当左侧海马切除或梗死时出现有关言语信息记忆的损伤;右侧海马损伤则引起轻度的非言语记忆,如面容和空间记忆方面的障碍。双侧海马区域或者丘脑背侧核等部位损害时,伤病员的言语和非言语记忆都将受到严重损害,伤病员原先所拥有的远期记忆并不会丢失,短时记忆的能力正常,但近期记忆丧失,伤病员可以与人会话,正确地回答问题,并可回忆起伤前发生的事情,但对受伤以后的事情不能形成记忆,对刚刚谈过的内容也毫无印象,即丧失了将短时记忆转化为长时记忆的能力。

3. 程序性记忆与基底核功能关系密切 近年有些实验发现,纹状体不仅对运动系统,而且对程序性记忆也有特异性的影响,纹状体损伤可以造成某些程序化记忆障碍,而对语义性记忆无影响。

(五)记忆障碍的评定

关于记忆功能,临床中可采用专门的评定量表来评定,如简易精神状态检查量表、常识记忆注意检查量表(information memory concentration test, IMCT)、认知功能筛查量表(cognitive capacity screening examination, CCSE)以及韦氏记忆量表、记忆单项能力测定、Rivermead 行为记忆试验等。下面介绍按照不同记忆类型进行评定的方法。由于视觉和语言信息的记忆加工过程各自具有特异性,故尚须分别对视觉和言语记忆进行评定。

1. 瞬时记忆评定

(1)言语记忆 常用检查方法为数字顺背和倒背测验,即数字广度测验。一次重复的数字长度在 7±2 为正常,低于 5 为瞬时记忆缺陷。另一个检查方法是检查者说出 4 个不相关的词,如牡丹花、眼药水、足球场、大白菜,速度为每秒 1 个,随后要求伤病员立即复述。正常者应能立即说出 3~4 个词。

检查中重复 5 遍仍未答对者为异常。只能说出 1 个,甚至 1 个都说不出,表明伤病员瞬时记忆缺陷。

(2)非言语记忆 可用画图或指物来检查。如出示 4 张图形卡片(图 12-1),让伤病员看 30 s 后将图卡收起,立即要求伤病员将所看到的图案默画出。不能再现图案,或再现的图案部分缺失、歪曲或不紧凑均为异常。

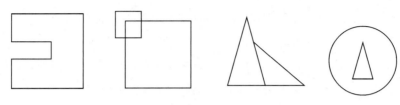

图 12-1　图形卡片

在一间嘈杂或眼花缭乱的房间里对伤病员进行正式的记忆测验,其结果要比在一间安静的房间所测验的结果差。因为嘈杂的环境对注意会造成一定影响。因此,区别记忆和注意缺陷十分重要。

2. 短时记忆评定 要求伤病员在停顿 30 s 后,回忆在瞬时记忆检查中所用言语和非言语检查方法中的内容。

3. 长时记忆评定 长时记忆的评定可分别从情节性记忆、语义性记忆和程序性记忆等不同方面进行。

(1)情节性记忆 情节性记忆是指与个人亲身经历有关的事件及重大公众事件的信息的记忆,涉及事件的时间、地点及活动内容。评定时从顺行性情节记忆和逆行性情节记忆两方面考察伤病员的再现和再认能力有助于发现遗忘的特点。顺行性情节记忆评定采用识记新信息能力的测验,分为言语和非言语检查,以鉴别左右脑损伤以及定位损伤。顺行性遗忘伤病员在回忆测验中可能仅能回忆几个词,但再现测验则完全可以正常。逆行性情节记忆评定包括自传性记忆、著名时间以及著名人物记忆,根据伤病员年龄及文化水平可采用问卷式提问,在问及个人经历时需亲属或知情者证实其准确性。

1)言语测验

ⅰ.回忆复杂的言语信息:给伤病员念一段故事,故事中包含 15～30 个内容;念完故事后,要求伤病员复述故事情节,检查者记录回忆的情况。亦可通过字词表学习,检查伤病员的再现能力。

ⅱ.词汇表学习:准备两张分别列有 15 个词的表,检查者以每秒 1 个的速度高声念出,然后要求伤病员重复所有能够记住的词汇,可不按顺序记忆。全过程重复 5 次后,检查者再念第 2 张写有 15 个词的表,要求伤病员在回忆第 2 张表中的词汇 1 遍后立即回忆第 1 张表中的词汇。

ⅲ.词汇再认:测验由 20～50 个测验词和 20～50 个干扰词组成。制作卡片,每张卡片上只有一个词,检查者首先将测验词卡一张一张地呈现给伤病员,每一个词呈现 3 s,然后将干扰词和测验词汇放在一起,让伤病员从中挑选出刚才出现过的词。

2)非言语测验

ⅰ.面容再认:测验由 20～50 个陌生人的面部照片和 20～50 个起干扰作用的人的面部照片组成。每一个照片呈现 3 s,然后检查者将干扰照片和测验照片放在一起,让伤病员从中挑选出刚才出现过的照片。

ⅱ.视觉再现:即几何图形记忆,检查者给出某个较为复杂的图形,首先要求被试者临摹图案,临摹后 10 min,让被试者根据记忆自由地将图案重画出来。检查者根据再现图形的完整性、正确性、布局、计划性、画面干净与否、对称性等多种因素进行评定。

情节性记忆障碍是长时记忆障碍的最常见表现。情节性记忆障碍包括逆行性遗忘和顺行性遗忘两种类型。前者指伤病员不能回忆病前某一段时间的经历(如回忆不起受伤前他在什么地方,正在做什么事情)或公众事件,遗忘可能是完全的或部分的;后者表现为病后不能学习新信息,也不能回忆近期本人所经历过的事件,例如对如何受伤、如何住院等回忆不起来,不能回忆当天早些时候的对话等。逆行性遗忘和顺行性遗忘是器质性脑损伤的结果。

（2）语义性记忆 语义性记忆是指有关常识、概念以及语言信息的记忆。与情节性记忆相反,语义性记忆与时间、地点无关。例如,中国的首都是北京,水的沸点是 100 ℃ 等。评定包括常识测验、词汇测验、分类测验以及物品命名测验等。语义性记忆障碍是大多数痴呆疾病的症状之一。脑血管意外引起的颞叶出血、颞叶萎缩亦可出现语义性记忆障碍。

1）常识测验:如篮球是什么形状的、钟表有什么用、国庆节是哪一天、一年有多少个月等。

2）词汇测验:对词汇做词义解释,例如冬天、胜利、疲劳等。

3）分类测验:如将某些物品归类,如水果类、蔬菜类、交通工具类等。

4）物品命名与指物测验:给出一件物品,让被测试者说出名称,称为物品命名;根据口令将指定物品从混放在一起的物品堆中挑出,称为指物测验。

（3）程序性记忆 程序性记忆不依赖于意识和认知过程,通过操作来表现而无须用语言来表达,例如学习骑自行车和弹奏乐器。对程序性记忆进行检查时,不要求伤病员有意识地去回忆所识记的内容,而是要求其完成某项操作任务,在操作的过程中不知不觉地反映出保持某种信息的状态。遗忘综合征伤病员程序性记忆保留。基底节功能异常可引起程序性记忆受损。

（六）记忆障碍的治疗

1. 保持或复述 保持或复述即将要记忆的信息用口头复述,先朗读后默读。复述一个项目可增强对它的注意,通过复述能将信息保持在短时记忆之中,将它们编好码并将之转移到长期记忆中去。这是大多数人自动应用的方法,在记忆信息量较少时效果较佳。但有些颅脑损伤的伤病员如缺乏自动性则难以实现。

2. 回想 回想是让伤病员尝试复原他在接受信息当时的环境、情绪和身体状态,以便从中取得提示而促进记忆。但由于脑损伤伤病员对上下文关系的分析不佳,因此用此法时应教伤病员从环境中寻找提示,或由工作人员给予必要的提示。

3. 内部法或内部策略

（1）定义 内部策略是在伤病员某方面已有明显缺陷的情况下,在他的身体内部以另一种损害较轻或甚至完好的功能去记住新信息的方法,如伤病员的语言性记忆较差就鼓励他用形象性记忆等,反之亦然。

（2）总的要求 ①以伤病员本身较好的功能去代替较差的功能;②进度要慢,作业先化整为零,然后逐步串接,当需要向伤病员提问时,最好让他延迟片刻再回答;③要求伤病员建立日益增高的目标;④要经常与伤病员一起找出差距,纠正错误;⑤伤病员成功时一定给予强化,至少是口头的表扬。

（3）具体方法

1）言语记忆法。言语记忆法适用于右侧大脑半球损伤或形象记忆较差者。①首词记忆法:将要记住的信息的第一个词编成容易记忆的短语或句子,如把"天天练习,不要偷懒,做作业和做记录要勤快,美好的结果就会到来"编成"天不做美"这样一句易记的话。②组块:将要记忆的信息组成与伤病员记忆广度相应的节段,如伤病员的记忆广度只能达到两项,就以两项为一节,成为组块。组块时,对于言语记忆要将相近的词放在一起。③联想:通过联想可加强记忆,如语义的手杖和拐杖、听觉的香和想、视觉的申和甲等。④时空顺序:利用与信息同时发生的事件,利用某一印象深刻的事件与信息的前后左右上下的关系来回想。⑤因果关系:利用信息与某一事件的因果关系来回想。⑥精细加工:让伤病员对要记住的信息进行详细分析,找出各种细节,并将之与已知的信息联系起来。⑦兼容:要伤病员形成一种信息总有可能和他已知道的事实并存的概念,并将两者联系起来。⑧自身参照:让伤病员仔细探讨要记住的信息与他本身有何关系,并尽量将之和自身联系起来。

2）视觉形象技术。视觉形象技术适用于左侧大脑半球损伤或言语记忆差的伤病员。视编码对遗忘的抵抗能力比语言的作用更大。在促进记忆方面,稀奇古怪的图像或用图像配对的方法都不如使用图像逻辑的相互作用好。常用的方法有:①凡在语言记忆法中可以利用视觉形象的项目,如组块、联想等均可参照应用。②旋转地点法:凡能以固定顺序记住建筑或几何部位的伤病员都可用。此法的原理是将新信息和按固定顺序排列的几何部位相联系,以后即可按顺序回顾来回想物体,如伤病员早上有3件事情要完成:取牛奶、洗衬衣和漆门。让他将这3件事情的突出形象和屋子内3个房间联系起来:牛奶在门厅中央,衬衣在起居室的扶手椅上,门躺在卧室的床上。为回想这3件事情他只需环视3个房间就可以想起。③联系或链接法:与联想类似,把要记住的项目和相关的图像链接在一起来记忆。④分类:将要记住的信息按需要分类,以便回想。

4.外部策略

(1)定义 外部策略指的是利用人体外部的辅助物或提示来帮助记忆的方法。

(2)要求 辅助物应具备的条件:①可以携带,并能容纳较大量的信息;②使用的时间较长;③易于使用而无须依靠其他工具。

(3)方法

1)信息存储:利用日历本、日记本、备忘录提醒自己要做的事情,还可利用较大的照片将人的姓名和有关时间记在照片背面并写上日期。后者由于同时具有形象和语言提示,信息较多而易于回忆。

2)环境修改:可通过减少环境的变化(日复一日地保持恒定重要的常规和环境使伤病员易于记住)或修改外部环境(如门上贴大的名字或颜色鲜明的标签,并简化环境及突出要记住的事情)等方法实现。

在运用上述记忆康复方法时,建议在采用外部策略的基础上加上内部策略的训练。

四、思维障碍的评定与治疗

(一)基本概念

思维是心理活动最复杂的形式,是认知过程的最高级阶段,是人脑对客观事物概括性和间接性的反映。所谓概括,是指它反映的不是个别事物或其个别特征,而是一类事物的共同特征或普遍性质,使人能充分认识事物的本质及事物之间的联系和规律;所谓间接,是指它不是直接地而是通过其他事物或以事物的外部特征为媒介,间接地推论出事物的本质特征。思维的过程极为复杂,包括分析、综合、比较、抽象与概括、系统化、具体化等,其中分析与综合是基本的。思维过程紊乱即为思维障碍。

(二)思维的分类

1.以思维探索答案的方式分类

(1)集中或求同思维 集中或求同思维是把提供的各种信息重新组织,找出人们已知答案的一种思维方式;或是认知和分析有关的信息,确定其中心主题和要点的思维方式。

(2)分散或求异思维 分散或求异思维是朝着各个可能的方向去思考,尽可能做出合乎条件的多种解答的思维方式,主要功能是求异和创新。

2.以思维活动所依赖的活动基础分类

(1)动作思维 动作思维是以实际动作为支柱,不借助言语和表象(感知过的事物不在眼前而在脑中浮现出来的形象)的思维。2岁以下儿童、聋哑人的思维属于此类。

(2)形象思维 形象思维是运用表象来进行分析、综合、抽象和概括的思维。6~7岁儿童和艺术家创作时的思维属于此类。

(3)抽象逻辑思维 抽象逻辑思维是用概念、判断、推理的形式来反映事物的思维。少年期以后以及科学家发明创造时的思维属于此类。

3.一些相对独立的思维活动 推理就是这种活动。推理是根据已知的判断,经过语言系统的分析和综合,推导出新的判断的过程。推理可分为以下两种。

(1)归纳推理 归纳推理是从特殊到一般的推理,是由一些反映个别事实的已知前提,推出具有共性结论的过程。

(2)演绎推理 演绎推理是从一般到特殊的推理,是由一般性或共性的知识中得知的前提,推出某种特殊性知识的结论的推理。

（三）思维的神经学基础

思维活动是大脑皮质、丘脑、边缘系统、脑干网状系统等部位同时持续地按注意定向,进行有程序的兴奋冲动活动。这种思维活动可由感知的刺激引起,也可由大脑内部因素或环境因素引起的记忆所启动。记忆可唤起以前感知过的事物的表象,产生联想和回忆,联想的内容常因人的情绪状态、兴趣、学识水平不同而异。某些占有优势的观念或情绪可以抑制正常联想程序,设置错误前提,产生病理性结论。大脑结构间联系的结构性或功能性阻断或错接,可使联通出现堵塞或跳跃。神经元兴奋性的改变则对思维联想速度产生影响。据目前所知,形象思维多半由大脑右半球负责,抽象逻辑思维主要由左半球负责,集中和分散思维均由额叶负责,推理由主侧半球顶叶第 3 区（Brodmann 39 区）负责。

（四）思维障碍的评定

1. 集中或求同思维的评定

（1）提供有关信息,让伤病员据此做出结论

信息①:如玉婷打开她的家门时,满屋的人都向她祝贺,房间里用彩纸、气球和灯装饰得很漂亮,桌上放着一块大蛋糕,蛋糕上插着很多蜡烛。问:这说明什么?

信息②:到售票处买张票,找个座,看着屏幕。问:什么情况下会这样做?

（2）在段落或故事中确定遗漏的部分或中心主题　让伤病员读完下面的 1)和 3)后,从后面的①～④中选出 2)。

1)老陈有一个 22 岁的女儿,她是翔华中学初一班的教师。

2)待选(从①～④中选出合适的句子)。

3)因此老陈的女儿是翔华中学的教师协会会员。

供选用句:①翔华中学的一些教师是各种职业协会的会员。②翔华中学的教师都是教师协会的会员。③上中学的孩子的父母不能成为教师协会的会员。④教师在他任教的学校里不能有他的孩子在上学。

2. 分散或求异思维的评定

（1）解释成语　让伤病员解释"一石二鸟""瓜田李下"等成语的意思,可根据伤病员病情选择难度适中的成语。

（2）说明一些事情为何荒唐　①温度上升到 25 ℃,他破冰去游泳。②到饭店吃饭时,他看到一个妇女病了,他让服务员赶快拿来点心。

3. 多过程思维的评定

（1）判断自知力　向伤病员提出以下问题,若回答切合伤病员现实的残疾情况为正确。

1)您上午要购物时,说出两样您必须购回的物品的名称;您将怎样到达那里? 您能拿几个袋子? 您要不要其他人陪您去?

2)您去看医生时,您迟到了,怎么办? 半路上车子坏了,您怎么办? 您不明白医师的指示,怎么办?

3)您要冲一杯速溶咖啡时,您需要什么特殊的用具? 您将遵循什么样的步骤? 您将做些什么以补偿您记忆方面的困难?

（2）判断解决问题所需的信息是否充足

1)您刚售出一件 7.9 元的物品,如果您的顾客给您的钱是整钱,您要给他多少钱?

2)莉莉已经 95 kg 重,她要减掉 52 kg,她每日做 3 种锻炼:游泳、慢跑、骑自行车。游泳消耗 54.4 J/min,慢跑 62.8 J/min,骑自行车 12.6 J/min。为减轻 5.5 kg,她要消耗 14 644 J。要减掉 52 kg,她要锻炼多少日?

4. 归纳推理的评定　口头说出下列句子,让伤病员填上合适的词。

1)笔对于作家就好像枪对于(　　)一样。

2)27 对于 29 就好像 33 对于(　　)一样。

5.演绎推理的评定

(1)在伤病员读完①~④后,让他决定是下列5项中的哪一项:开罐头刀、熨斗、烤面包夹、打蛋器、茶壶。①它可以打开罐头。②它是金属制的。③它会变热。④它是用来煮食品的。

(2)让伤病员在读完①~⑤后,将车和车主对起来:

小张　　摩托车

小李　　出租小汽车

小王　　拖拉机

小陈　　大卡车

①小陈运大玻璃时,两边必须用垫子垫好。

②小张上班时,必须用车拖大的容器。

③小王通过一个有小路的森林去上班。

④小李的车子后门已坏。

⑤小张的车子一般不能到城中心去。

(五)思维障碍的治疗

思维障碍的训练形式可分为分别训练和综合训练。分别训练可采用评定时的方法,须注意的是一种方法不能同时用于评定和训练,以免对再次评定的结果产生影响。下面主要介绍综合训练的方法。

1.综合训练　综合训练是指伤病员在一个训练过程中综合地应用了各种思维和推理,这种过程就是解决问题的过程,因此让伤病员解决问题就可达到这种目的。解决问题的步骤与思维和推理之间的关系见表12-4。

表12-4　解决问题的步骤与思维和推理之间的关系

步骤	思维或推理方式	步骤	思维或推理方式
1.确定问题是什么	集中或求同思维	6.分析各种解决办法的优劣	归纳推理、类比推理、评价思维
2.将问题分类	集中或求同思维		
3.确定目标	集中或求同思维	7.决定最佳的解决办法	演绎推理、评价思维
4.确定所需信息	分散或求异思维	8.拟定执行计划	集中或求同思维
5.分析可能的解决办法	分散或求异思维	9.监控和评估结果	评价思维

表12-5为简化的适合颅脑创伤伤病员解决问题的指导。可按照表中的顺序不断地提出问题,提高伤病员解决问题的能力。

2.解决问题的训练作业举例

(1)指出报纸中的信息　取一张当地的报纸,首先问伤病员有关报纸首页的信息,如大标题、日期、报纸的名称等。如回答无误,再请他指出报纸中的专栏,如体育、商业、分类广告等,回答无误后,再训练他寻找特殊的信息,如当日的气象条件,等等。

(2)排列数字　给伤病员3张数字卡,让他由小到大将顺序排好,然后每次给他一张数字卡,让他根据其数值的大小插进已排好的3张之间。正确无误后,再给他几个数字卡,问他其中有什么共同之处(如有些都是奇数或偶数,有些可以互为倍数等)。

(3)问题的处理　给伤病员纸和笔,纸上写有一个简单动作的步骤,如刷牙、将牙膏挤在牙刷上、取出牙膏和牙刷,问伤病员先后顺序。提出一些需要伤病员做出决定的困难处境,看其如何解决,如问他"丢失钱包怎么办""在新城市中迷了路怎么办""在隆重的宴会上穿着不恰当怎么办"等。

表 12-5　适合颅脑创伤伤病员解决问题的指导(简化版)

1.我想做什么	3.我将怎样去做
我的真正目的是什么	我有哪几种选择
此目的是否是我最感兴趣的	我有无与此有关的过去的经验
若我有几个目的,哪个最重要	每种选择的正反后果是什么
若有次要目的,是否弄清楚或把优先顺序排好了	我将采用哪种计划
2.我的目标是否现实	4.结局如何
我的精神、体力、财力和时间够否	我的目的是否已经达到
我的想法是否是通过不合情理的思维提出来的	我是否要选用其他计划
我是否还需要其他的信息	我是否要选择另一个目标
如果脱离现实,我是否确实能控制	现在有无新的问题要提出
如果脱离现实,我是否确实不能控制	

(4)从一般到特殊的推理　从工具、动物、植物、国家、职业、食品、运动等内容中随便指出一项,如食品,让伤病员尽量多地想出与食品有关的细节。如回答顺利,可对一些项目给出一些限制条件,让伤病员想出符合这些限制条件的项目。例如,谈到运动时,可向伤病员提出哪些运动需要跟踪,哪些要用球。成功后可进而告诉伤病员,假设在食品店买回食品,可让其通过提问的方式猜出买的什么,如:它是水果吗? 是肉类吗? 告知其为水果后,引导伤病员再问,如:是苹果吗? 是香蕉吗? 起初允许通过无数的提问猜出结果,以后限制必须用少于 30 次提问猜出结果,成功后再限定为 20 次、15 次等。

(5)分类　给伤病员一张上面有 30 项物品名称的单子,并告诉他 30 项物品都属于 3 类(如食品、家具、衣服)物品中的 1 类,让他进行分类。成功后可进行更细的分类,如初步分为食品类后,再细分是植物、肉、奶品等。

训练是多种多样的,进行中并非一天就能把某训练中的所有步骤都完成,一般在一个步骤连续 2~3 d 完成都正确后再进行下一个步骤。

五、执行能力障碍的评定与治疗

(一)基本概念

执行能力是指人独立完成有目的的、自我控制的行为所必需的一组技能,包括计划、判断、决策、不适当反应(行为)的抑制、启动与控制有目的的行为、反应转移、动作行为的序列分析、问题解决等心智操作。执行能力是前额叶皮质的重要功能,前额叶损伤将产生长期的毁坏性的功能缺陷。

(二)执行能力的神经心理学基础

前额叶皮质在人类认知功能中的作用是现代神经学研究的前沿和热点。前额叶皮质的重要作用体现在以下 3 个方面。

1.控制、调节和规划信息处理的功能系统　这一系统主要在大脑半球的前部,前额叶是这一功能系统的第三级结构。

2.前额叶与第一功能系统的密切关系　前额叶与脑干网状结构有上行和下行纤维的双向联系。网状结构为前额叶提供"动力",前额叶则对网状结构的活动进行调节和控制。

3.思维活动是脑内信息处理的高级形式　从解剖联系和行为活动观察,推断思维的内容可在半球的后部联合区表达,而思维过程的调节和控制主要应在前额叶。

前额叶区与皮质各叶和皮质下结构有着广泛而密切的联系。基于功能的角度,前额叶区分为腹内侧(眶额叶)和背外侧两个部分。腹内侧区被视为边缘系统的高级联合区,与杏仁体和边缘系统相联系,与人格、情绪及社会行为有关。背外侧区大脑皮质后部的单一模式联合区(视觉联合区、听觉联合区、躯体感觉联合区)和多模式联合区(高级联合区)有着交互联系,因此前额叶背外侧部参与对信息的评价、比较、决策和行为的启动控制,背外侧区与执行功能有关。

(三)临床表现

由于前额叶背外侧区和腹内侧区(眶额叶)具有联系的唯一性,因此,不同区域的损伤均具有特征性的临床表现。腹内侧(眶额叶)区损伤伤病员不能抑制不恰当行为,出现情绪及人格障碍。背外侧额叶损伤伤病员则表现为一组执行功能障碍综合征,包括短时记忆障碍、计划障碍、决策障碍、启动障碍、持续障碍,以及问题解决能力障碍等。

有计划障碍的伤病员常制订出不切实际的目标,低估完成任务所需的时间;决策障碍者不考虑后果而做出错误的决策;有启动障碍的伤病员,不能在需要时开始动作,表现为行为波动、丧失主动精神或主观努力,表现淡漠、对周围事物漠不关心且毫无兴趣,反应迟钝。

在前额叶操作时,由于反应抑制和反应转移或变换障碍伤病员不能根据刺激变化做出相应的应答,表现为持续障碍,即在进行功能性活动时不断地重复同一种运动或动作。例如,洗脸时反复洗同一个部位。

问题解决能力的丧失是执行功能障碍的重要特征。问题解决能力方面的功能障碍表现在以下 3 个方面。

1. 不能认识存在的问题　在进行一项活动中,伤病员不能意识到有差错;分析问题时,不能区别解决问题的关键要素,理解问题片面,不能形成抽象要领;过分重视某一个特征而忽略其他关键性的特征,或在进行某一项活动时,强调许多无关的因素或特点,因而无法选择关键性的特征。

2. 不能计划或实施所选择的解决方法　伤病员不能制订切合实际的计划,常因选择无效方案或策略导致花费过多的精力与时间。

3. 不能检验解决问题的办法是否令人满意　伤病员不能集合以往的经验发现和纠正错误,不能利用反馈来检验问题是否得到满意的解决,也不能通过结果来判断问题是否得到满意的解决。

问题解决能力出现障碍将影响伤病员日常生活的各个方面。伤病员去朋友家串门需要乘车却搞不清楚该乘哪路公交车;不明白该怎样安排一顿饭;不能计划、组织和实施复杂的作业或工作;思维片面,不能够举一反三。

(四)执行能力障碍的评定

1. 言语流畅性检查　用于检查前额叶皮质的启动功能。要求伤病员在 1 min 内尽可能多地列出以"一"开头的成语。高中毕业以上文化水平的正常人 1 min 内至少可以说出 4 ~ 5 个成语。对于失语症伤病员,可以设计卡片供其挑选。

2. 语义分类流畅性检查　按各类命名,如在 1 min 内尽可能多地列举出属于动物类的词语或属于水果类的词语,不是纯粹的生成性作业或任务。语义分类作业的完成有赖于与语言有关的大脑皮质的完整性和统一性。因此,该类检查不适合检查额叶功能障碍。

3. 反应-抑制和变化能力检查

(1)做-不做测验　当检查者举起两个手指时,要求伤病员举起一个手指;当检查者举起一个手指时,要求伤病员举起两个手指。另外一种检查方法是,检查者敲击一下桌底面(避免视觉提示),伤病员举起一个手指;敲击两下,伤病员不动。亦可以共做 10 遍。检查时要确定伤病员理解检查要求。完全模仿检查者的动作或反复持续一个动作均提示伤病员缺乏适当的反应抑制,不能按不同的刺激来变换应答,是额叶损伤的特征性表现。

(2)交替变换测验　要求伤病员复制由方波和三角波交替并连续组成的图形。额叶损伤伤病员不能根据刺激改变而变换应答,表现为持续状态,即一直重复一个形状而不是交替变化。

(3)序列运动检查　检查者示范动作要求,首先同时完成一手(如左手)握拳、另一手(如右手)五指伸展的动作,然后将动作颠倒(即左手伸展、右手握拳),要求伤病员交替连续完成这组动作。

(4)日常生活活动检查　要求伤病员实际演示刷牙、梳头、吃饭等动作,观察伤病员是否存在反复进行片段动作的现象。

持续状态和不能完成序列运动均为异常反应。肢体运动障碍伤病员在进行该类检查时也可以表现异常。因此,确定反应异常之前应首先排除运动障碍对测验的干扰。

4.问题解决能力的检查

(1)类比测验　①相似性测验:通过检查伤病员识别一对事物或物品在概念上的相同之处的表现,考察其对对比和分类、抽象与概括的心智操作能力。给伤病员出示成对词组,如西红柿-白菜,手表-皮尺,诗-小说,赞扬-惩罚,要求伤病员指出其在概念上的相似之处。正确的回答必须是抽象的概括或总体分类。额叶损伤或痴呆伤病员仅指出它们的非主要特征,只回答出一对词组中一个词的性质,或所做的概括与其不相关或不恰当。例如,对西红柿和白菜,正确的回答应该是它们都是蔬菜,如果回答它们都是食品,长在地里或都是吃的,说明伤病员在概念的形成上存在缺陷。亦可采用韦氏成人智力量表中的相似性测验项目。②差异性测验:检查方法与相似性测验相同,给伤病员出示成对词组,如狼-狗,床-椅子,河-运河,谎言-错误,歌曲-雕像,要求伤病员在比较之后指出两者的区别。

(2)推理测验　在解决某些问题时,要在所提供的条件中,通过推理去寻找规律并验证这种规律。例如,已知丫丫比牛牛大,牛牛比菲菲大,毛毛比丫丫大,下面哪个句子是正确的:①菲菲比丫丫大;②毛毛比牛牛大;③菲菲比毛毛大;④牛牛比毛毛大。

(3)实际问题解决能力　可以向伤病员提出各种突发事件应如何处理的问题。例如:你在早上8点前2 min起床,突然想起自己要在8点到市中心出席一个重要的会议,你该怎么做?假设你在湖边散步,看见一个2岁的小孩独自在湖边玩耍,你会怎样做?

(五)结果分析

根据损伤部位、症状表现及各项检查结果,可确定伤病员有无执行能力障碍。前额叶损伤伤病员表现的一些症状需要与抑郁症和精神病相鉴别。前额叶损伤伤病员表现出假性抑郁,即表情淡漠、对周围漠不关心、丧失主动精神或主观努力等人格方面的明显症状,但伤病员本人并无抑郁感。

(六)执行能力障碍的治疗

执行能力障碍的治疗可根据实际生活设定训练内容(如进餐的计划等),重点在于解决实际问题。

六、知觉障碍的评定与治疗

(一)基本概念

知觉是人脑对直接作用于感觉器官的客观事物的各种属性的整体反映。知觉包括所有的感觉功能,如视觉、听觉、空间觉、触觉等,同时依赖于感知者的经验和知识水平。

(二)知觉障碍的分类

知觉障碍是指在感觉输入系统完整的情况下,大脑对感觉刺激的认识和鉴别障碍,表现为失认症与失用症。

1.失认症　失认症是指伤病员不能认识经由某一感觉(如视觉、听觉和触觉)辨查的事物,如不认识放在眼前的茶杯,不知道听到的是汽车喇叭声,或不知道手中触摸的是钢笔等。失认症包括视觉失认症、听觉失认症、触觉失认症和躯体失认症,还常常包括各种忽略症和体像障碍。

2.失用症　失用症是指伤病员因脑部受损而不能随意进行其原先能够进行的活动。失用症常包括结构性失用、运动性失用、穿衣失用以及意念运动性失用和步行失用等多种类型。

(三)知觉障碍的神经学基础

失认症对感知对象的认识障碍并不是由感觉、语言、智能和意识障碍所引起,也不是因为不熟悉这些物体所造成,而是由于脑部受损使伤病员对经由视觉、听觉和触觉等途径获得的信息丧失了正确的分析和识别能力,即感觉皮质整合功能发生了障碍。失认症的发生主要与颞叶、顶叶和枕叶交界区皮质受损有关。

失用症并非由肌肉瘫痪、感觉缺失、共济失调或理解障碍所造成,而是由于大脑皮质受损导致皮质所储存的运动程序的提取出现紊乱,从而对其所接受到的外周刺激不能调动相应的程序予以应答。

(四)知觉障碍的康复评定

1. 常见失认症的评定

(1)单侧忽略 单侧忽略是指伤病员对大脑损伤对侧一半视野内的物体的位置关系不能辨认,病变部位常在右侧顶叶、丘脑。常用评定方法如下。

1)Albert 线段画消测验:有 40 条 2.5 cm 长的短线在不同方向有规律地分布在一张纸的左、中、右方位,让伤病员用笔将线条正确地删去。

2)字母删除试验(Diller 测验):在纸上排列 6 行字母或数字,每行大约 60 个,字母或数字随机出现,让伤病员删掉指定的字母或数字。

3)高声朗读测验:高声朗读一段文字,可以发现空间阅读障碍。空间阅读障碍表现为阅读时另起一行困难,常常漏掉左半边的字母和音节。

4)平分直线测验:将一直线平分,可显示中段判断错误,常偏向大脑损伤侧。

(2)疾病失认 疾病失认是指伤病员不承认自己有病,因而安然自得,对自己不关心,淡漠,反应迟钝。病变多位于右侧顶叶。评定主要根据临床表现。

(3)视觉失认 视觉失认是指伤病员对自己所见的物体、颜色、图画不能辨别其名称和作用,但一经触摸或听到声音或嗅到气味,则常能说出。病变部位一般位于优势半球的枕叶。评定主要根据临床表现。

(4)Gerstmann 综合征 Gerstmann 综合征包括左右失定向、手指失认、失写和失算 4 种症状。病变常在左侧顶叶后部和颞叶交界处。评定方法如下。

1)左右失定向:检查者叫出左侧或右侧身体某一部位的名称,嘱伤病员按要求举起相应部分。或由检查者指向伤病员的一侧肢体,让伤病员回答是左侧还是右侧。回答不正确即为阳性。

2)手指失认:实验前让伤病员清楚各手指的名称,检查者说出左侧或右侧手指的名称,让伤病员举起相应的手指,或指出检查者的相应手指。回答不正确即为阳性。

3)失写:让伤病员写下检查者口述的短句,不能写者为失写阳性。

4)失算:伤病员无论是心算还是笔算均会出现障碍。重症伤病员不能完成一位数字的加、减、乘,轻症伤病员不能完成两位数字的加、减。失算伤病员完成笔算往往比心算更觉困难,这是因为伤病员在掌握数字的空间位置关系上发生了障碍。简单的心算可从 65 开始,每次加 7,直到 100 为止,不能算者为失算阳性。

2. 常见的失用症的评定

(1)结构性失用 伤病员不能描绘或搭拼简单的图形,其病灶常在非优势半球顶、枕叶交界处。检查有 Benton 三维结构测验,该测验是让伤病员按模型搭积木。此外还有画图、用火柴棒拼图等检查。

(2)运动性失用 伤病员不能按命令执行上肢的动作,如洗脸、刷牙、梳头等,但可自动完成这些动作,其病灶常在非优势半球顶、枕叶交界处。

常用 Goodglass 失用试验评定运动性失用,分别检查以下 4 个方面的动作:①吹火柴或用吸管吸饮料;②刷牙或锤钉子;③踢球;④摆拳击姿势或正步走。这 4 个动作分别检查面颊、上肢、下肢和全身。Goodglass 失用试验评定标准为:正常,不用实物也能按命令完成;阳性,在给予实物的情况下才能完成大多数动作;严重损伤,给予实物也不能按命令完成指定的动作。

(3)穿衣失用 穿衣失用是视觉空间失认的一种失用症,表现为对衣服各部位辨认不清,因而不能穿衣,其病灶部位常在右顶叶。评定时让伤病员给玩具娃娃穿衣,如不能则为阳性;让伤病员自己穿衣,如出现正反不分、穿衣及系鞋带困难或不能在合理时间内完成,均为阳性。

(4)意念性失用 正常的有目的的运动需要经历认识–意念–运动的过程。意念中枢在左顶叶下回、缘上回,由此产生冲动,经弓状纤维到运动前区皮质及运动皮质。认识到需要运动时就有了运动的动机,产生了运动的意念,做出运动的计划,控制肌力、肌张力、感觉,完成有目的的运动。意念中枢受损时,不能产生运动的意念,此时,即使肌力、肌张力、感觉、协调能力正常也不能产生运动,称之为意念性失用。

评定时可进行活动逻辑试验:①给伤病员茶叶、茶壶、暖水瓶和茶杯,让伤病员泡茶,如果伤病员活动的逻辑顺序混乱,则为阳性;②把牙膏、牙刷放在桌上,让伤病员打开牙膏盖,拿起牙刷,将牙膏挤在牙刷上,然后刷牙,若伤病员动作的顺序错乱,则为阳性。

(5)意念运动性失用　意念运动性失用是由意念中枢与运动中枢之间联系受损所引起的。它们之间的联系受损时,运动的意念不能传达到运动中枢,因而伤病员不能执行运动的口头指令,也不能模仿他人的动作。但由于运动中枢对过去学会的运动仍有记忆,有时能无意识地、自动地进行常规的运动。表现为可进行无意识的运动却不能进行有意识的活动。病灶部位常在缘上回运动区和运动前区及胼胝体。可通过模仿动作、执行口头指令等进行评定。

(五)知觉障碍的康复治疗

对知觉障碍患者可采用反复多次的训练,通过给予伤病员特定的感觉刺激,使大脑对感觉输入产生较深影响,从而提高感知能力。

1. 常见失认症的康复训练法

(1)单侧忽略训练法

1)不断提醒伤病员集中注意其忽略的一侧。

2)站在忽略侧与伤病员谈话和训练。

3)对忽略侧给予触摸、拍打、挤压、擦刷、冰刺激等感觉刺激。

4)将伤病员所需物品放置在其忽略侧,要求其用健手越过中线去拿。

5)在伤病员忽略侧放置色彩鲜艳的物品或灯光提醒其对患侧的注意。

(2)视觉空间失认训练方法

1)颜色失认:用各种颜色的图片和拼板,先让伤病员进行辨认、学习,然后进行颜色匹配和拼出不同颜色的图案,反复训练。

2)面容失认:先用亲人的照片,让伤病员反复观看,然后把亲人的照片混放在几张无关的照片中,让伤病员辨认出亲人的照片。

3)路线失认:让伤病员自己画钟面、房屋,或在市区路线图上画出回家路线图等。如画一张地图,让伤病员用手指从某处出发到某处停止,让伤病员将手放在停止处,要求原路找回出发点。如此反复训练,连续 2 次无误可再增加难度。

4)图案失认:让伤病员按要求用火柴、积木、拼板等构成不同图案。如彩色积木拼图,治疗师演示拼积木图案,然后要求伤病员按其排列顺序拼积木,正确后再加大难度进行。

5)垂直线感异常:监控伤病员头部的位置,偏斜时用声音给伤病员听觉暗示;进行镜子前训练,在镜子中间放垂直线,让伤病员认知垂直线,反复多次地进行。

(3)Gerstmann 综合征训练法

1)左右失认:反复辨认身体的左方或右方,接着辨认左方或右方的物体。左右辨认训练可贯穿于运动训练、作业训练及日常生活活动中。

2)手指失认:给伤病员手指以触觉刺激,让其叫出该手指的名称,反复在不同的手指上进行。

3)失读:让伤病员按自动语序辨认和读出数字;让伤病员阅读短句、短文,给予提示,让他理解其意义。

4)失写:辅助伤病员书写并告知写出材料的意义,着重训练健手书写。

2. 失用症的康复训练　失用症的治疗一定要根据伤病员的损伤和相应功能障碍有针对性地进行。伤病员在训练时先用分解动作,熟练后再逐步把分解动作组合起来。难度较大的运动分解动作要反复强化练习。伤病员先做粗大运动,再逐步练习精细运动。治疗师使用柔和、缓慢、简单的口令指导伤病员,也可用触觉、视觉和本体觉暗示伤病员。对伤病员的训练应尽可能在真实的生活环境中进行。失用症的训练方法如下。

（1）结构失用　如训练伤病员对家庭常用物品的排列、堆放等,可让治疗师先示范一遍,再让伤病员模仿练习。开始练习时一步一步给予较多的暗示、提醒,有进步后再逐步减少暗示和提醒,并逐渐增加难度。

（2）运动失用　如训练伤病员完成刷牙动作,可把刷牙动作分解一并示范,然后提示伤病员一步一步完成或手把手地教伤病员。反复训练,改善后可减少暗示、提醒等,并加入复杂的动作。

（3）穿衣失用　训练者可用暗示、提醒指导伤病员穿衣,甚至可一步一步地用语言指示并手把手地教伤病员穿衣。最好在上衣、裤子和衣服的左右标上明显的记号以引起伤病员的注意。

（4）意念性失用　当伤病员不能按指令要求完成系列动作,如泡茶后喝茶、洗菜后切菜等动作时,可通过视觉暗示帮助伤病员。例如,让伤病员倒一杯茶,伤病员常常会出现顺序上的错误,如不知道先要打开茶杯盖子,再打开热水瓶塞,然后倒水这一顺序,就必须把一个个动作分解开来,演示给伤病员看,然后分步进行训练,上一个动作即将结束时提醒下一个动作,启发伤病员有意识的活动,或用手帮助伤病员进行下一个动作,直到有改善或基本正常为止。

（5）意念运动性失用　伤病员不能按治疗师的命令进行有意识的运动,但过去曾经学习过的无意识的动作常能自发地发生。治疗时要设法触动其无意识的自发运动。例如,让伤病员刷牙,伤病员不能完成;让他假装刷牙也不行;令其模仿刷牙也不一定能完成。当患者不能完成这项动作时,可将牙刷放在伤病员手中,通过触觉提示完成一系列刷牙动作。因此,为了让伤病员更好地康复,要常启发伤病员的无意识活动以达到恢复功能的目的。

（唐金树　李建华）

第二节　其他功能障碍的康复

一、行为障碍的康复

（一）行为障碍的康复评定

1. 分类　颅脑战创伤的行为障碍(behaviour disorder)表现多样,主要有正性、负性、症状性 3 类行为异常,其具体表现见表 12-6,其中的一些特殊表现有如下定义。

（1）持续动作　一般人在完成一种动作后,可以立即进行另一动作。而有持续动作的伤病员,却须将已完成的动作重复多次后,才能进行下一个动作。

（2）丧失自知力　自知力又称内省力,是指伤病员对自己的疾病能否正确判断的能力。能正确判断是有自知力或自知力良好,不能正确判断则为丧失自知力或无自知力。

（3）妄想　妄想是思维障碍,是一种不符合客观实际的病态信念,不能通过论理和说服纠正,其本身并非固执或偏见。妄想不同于幻觉,幻觉是没有客观刺激作用于感官而出现的虚幻知觉。

（4）强迫观念　强迫观念又称强迫思维,是不自控的、反复出现的想法、冲动或印象,明知不必要或不合理,但难以克制。强迫思维是强迫性的思维,强迫的特征已见于强迫观念中,其思维大多是不愉快的,例如怕脏、怕传染甲型流感等。

（5）循环性情感　循环性情感又称循环性情绪,是伤病员的心境在抑郁与躁狂之间波动,但严重程度均达不到抑郁和躁狂标准的一种症状。我国的诊断标准是:这种情况持续至少两年,症状的间歇期每次不得超过两个月,但严重程度均达不到抑郁和躁狂标准者。

表 12-6 颅脑创伤常见行为障碍

分类	表现	分类	表现
Ⅰ.正性	A.攻击		C.无自动性
	B.冲动		D.迟疑
	C.脱抑制	Ⅲ.症状性	A.抑郁
	D.幼稚		B.类妄想狂
	E.反社会性		C.强迫观念
	F.持续动作		D.循环性情感（躁狂-抑郁）
Ⅱ.负性	A.丧失自知力		E.情绪不稳定
	B.无积极性		F.癔症

（6）情绪不稳定 情绪不稳定又称情感不稳，是与环境刺激无关的喜、怒、哀、乐等情感的易变性，常由一个极端波动到另一个极端。

2.行为障碍的评定 主要靠行为记录法，见表 12-7。

表 12-7 行为记录法

每小时出现次数	评分	每小时出现次数	评分
0 或难得见到 1 次	1	14～16	6
2～4	2	17～19	7
5～7	3	20～22	8
8～10	4	23～25	9
11～13	5	>25 或任何时候均有	10

（二）行为障碍的康复治疗

行为障碍的主要康复目的是要消除伤病员不正常的、不为社会所接受的行为，促进伤病员的亲社会行为产生。

1.适当环境 创造一个适合行为治疗的环境，以增加伤病员适当行为的出现概率，降低不适当行为发生的概率。

2.行为治疗 行为治疗是行为异常或行为障碍的主要治疗方法。

（1）行为治疗的原则 对颅脑创伤的行为异常，治疗原则应包括：①对所有恰当的行为进行奖励；②拒奖励目前仍在继续的不恰当行为；③在每次不恰当行为发生后的一个短时间内，杜绝一切奖励性刺激；④在不恰当行为发生后应用预先声明的惩罚；⑤在极严重或顽固的不良行为发生之后，给伤病员以厌恶的刺激。

（2）行为干预 强化与惩罚是行为干预的主要手段。强化是在行为出现之后采取的任何一种能促使该行为重复出现的措施，惩罚是在行为出现之后采取的任何一种能使该行为减少出现的措施。代币法是常用的行为治疗方法。

3.药物治疗 辅以必要的药物，如卡马西平口服，每次 0.1～0.3 g，每日 2～4 次。

二、情绪障碍的康复

（一）情绪障碍的康复评定

情绪障碍（emotional disorder）的评定通常采用汉密尔顿焦虑量表（Hamilton anxiety scale，HAS）和

汉密尔顿抑郁量表(Hamilton depression scale,HDS)。

HAS>46 分可诊断为焦虑。从实用的角度,焦虑常分为 4 种类型:Ⅰ型,反应性焦虑;Ⅱ型,恐怖性焦虑或称单纯性焦虑;Ⅲ型,内源性焦虑或称恐慌性焦虑;Ⅳ型,继发性焦虑。

HDS<2.5 分可排除抑郁,HDS>17.0 分可诊断为抑郁。抑郁的常见类型有抑郁性神经症、反应性抑郁和重型抑郁症。

(二)情绪障碍的康复治疗

1.心理治疗 Ⅰ型焦虑首选解决冲突和支持性的心理治疗;Ⅱ型焦虑首选行为疗法中的系统脱敏疗法;Ⅲ型焦虑首选理性情绪疗法;Ⅳ型焦虑是继发的,关键在于消除病因。抑郁症可采用宣泄法、支持疗法和理性情绪疗法等治疗手段。

2.药物治疗 Ⅰ、Ⅱ、Ⅲ型焦虑和抑郁均可采用适当药物进行治疗,如丙米嗪口服,每次 25 mg,每日 3 次;或阿米替林口服,每次 25 mg,每日 2 次。

三、言语障碍的康复

颅脑创伤伤病员常见的言语障碍类型有失语症(aphasia)、构音障碍(dysarthria)、言语失用(apraxia of speech)。其中,以失语症最为多见。失语症主要表现为言语错乱(speech disorder)、命名障碍(anomic difficulty,又称举名困难)、阅读困难(dyslexia)、书写困难(dysgraphia)等。

(一)失语症的康复评定

1.评定目的 ①了解伤病员是否有失语症及其程度。②鉴别各类失语症,了解影响伤病员交流能力的各种因素。③评定伤病员残存的交流能力并制订治疗方案。④评估言语治疗的效果。⑤预测失语症的后期恢复情况。

2.评定方法 常用的评定方法是波士顿诊断性失语检查法(Boston diagnostic aphasia examination,BDAE)和西方失语症成套测验(western aphasia battery,WAB),国内常用汉语失语检查法(aphasia battery of Chinese,ABC)。

(1)BDAE BDAE 是英语国家应用较为普遍的一种失语症诊断测验方法。它由 5 个大项、27 个分测验组成。5 个大项分别针对言语行为的一个主要功能侧面,它们是:①会话性交谈和阐述性言语,用于检查综合性的言语交往能力;②听理解,用于检查口语的接收功能;③口头表达,用于检查口语的表达功能;④书面语言理解,用于检查书面语言的接收功能;⑤书写,用于检查书面语言的表达功能。该测验有一套标准化的评分方法,临床使用系统客观。

(2)WAB WAB 是 BDAE 的简约版,检查时间大约 1 h。该测验还为完全性失语、感觉性失语、经皮质运动性失语、传导性失语等提供标准误差解释和图形描记。

(3)ABC ABC 是在 BDAE 和 WAB 基础上,结合汉语和我国的文化特点修改而成,包括 6 个方面的内容:①口语表达,从自发谈话、复述、命名 3 个方面评定;②听理解,包括是非题、听字辨认、执行口头指令;③阅读,包括视读、听字辨认、朗读词并配画、朗读指令并执行、选词填空;④书写,包括写姓名和地址,看图写出物品、颜色、动作的名称,写短文;⑤其他神经心理学检查,包括意识、视空间、运用能力、计算;⑥利手确定。

3.失语症严重程度评定 通常采用 BDAE 中的失语症严重程度分级,具体标准见表 12-8。

4.失语症评定的注意事项 ①向伤病员和家属讲明评定的目的和要求,以取得配合。②在分测验的某一程度,当伤病员明显不能进一步得分时,应停止测验,以免伤病员窘迫、紧张,以致拒绝评定。③当伤病员不能做出答案时,评定者可做一示范,但不能计分,只有在无帮助时的回答才能得分。④伤病员答错而不知错或连续失败时,可将分测验拆散,先易后难,以提高兴趣和动力,使测验能顺利通过。⑤与伤病员言语一致的发音笨拙不扣分,但不能有言语错乱,在每个项目中有 3 次失败后可中断测评。⑥评定时最好录音,为检测者提供判断其程度和性质的机会。⑦评定一般在 1.0~1.5 h 内完成。由于失语症伤病员容易疲劳,最好分几次完成检查,并选择伤病员头脑较为清醒时评定。

表 12-8　BDAE 失语症严重程度分级标准

分级	表现
0	无有意义的言语或听觉理解能力
1	言语交流中有不连续的言语表达,但大部分需要听者去推测、询问和猜测;可交流的信息范围有限,听者在言语交流中感到困难
2	在听者的帮助下,能进行熟悉话题的交谈,但对陌生话题常常不能表达出自己的思想,使伤病员与检查者都感到进行言语交流有困难
3	在仅需要少量帮助或无帮助下,伤病员可以讨论几乎所有的日常问题,但由于言语和(或)理解能力的减弱,某些谈话出现困难或不大可能
4	言语流利,但可观察到有理解障碍,思想和言语表达尚无明显限制
5	有极少的可分辨得出的言语障碍,伤病员主观上感到有点困难,但听者不一定能明显觉察到

（二）失语症的康复治疗

1. 言语刺激法　言语刺激法包括 Schuell 刺激法、阻断去除法、程序学习法等,其中最系统、最有影响力的治疗方法是 Schuell 刺激法。Schuell 刺激法的主要原则见表 12-9。治疗师要根据伤病员言语障碍的程度给予伤病员一定的语言刺激(语言训练课题选择见表 12-10),促使伤病员对刺激做出反应。如果是正确的反应,治疗师要给予表扬和鼓励,在正确的反应定型后可以提高语言刺激的难度(升级)。如果是错误的反应,治疗师要指出错误,告知正确的反应,如重复出现错误反应,则降低语言刺激的难度(降级)。

表 12-9　Schuell 刺激法的主要原则

刺激原则	说明
适当的语言刺激	根据失语症的类型和程度,反复使用伤病员容易接受的和蔼语言
利用强的听觉刺激	听觉模式在语言过程中居于首位
多途径的语言刺激	多途径刺激可相互促进效果,例如在听的同时给予视、触、嗅觉等刺激
反复利用感觉刺激	反复刺激可提高其反应性
刺激引起伤病员某些反应	可产生诸如手指示、复述、读音、说话等反应,由刺激-反应-刺激回路,促进下一个反应
对伤病员反应强化的选择	强化正反应,抑制负反应
矫正刺激	得不到正确反应的原因,多是刺激方法不当或不充分,要矫正刺激

2. 促进实用交流能力的训练　交流效果促进法(promoting aphasics communication effectiveness, PACE)技术是目前国际上公认的促进实用交流能力的训练法之一。在训练中利用接近实用交流环境的对话结构,信息在治疗师和伤病员之间双向交互传递,使伤病员尽量调动自己的残存能力,以获得实用化的交流技能,适用于各种类型及程度的言语障碍。

PACE 技术的具体方法:将一叠图片正面向下扣置于桌上,治疗师与伤病员交替摸取,不让对方看见自己手中图片的内容,然后运用各种表达方式(呼名、迂回语、手势语、指物、绘画)将信息传递给对方,接受者通过重复、猜测、反复质问等方式进行适当反馈,治疗师可根据伤病员的能力提供适当的示范。训练效果的评价指标见 PACE 评分法(表 12-11)。

表 12-10 语言训练课题

语言模式	失语程度	训练课题
听理解	重度	单词与画或文字的匹配
	中度	听短文,做判断
	轻度	较长文章的听理解
说话	重度	单音、短语的复述、称呼、读音
	中度	短句的复述、称呼、读音
	轻度	说长句、短文
阅读	重度	画和文字的配合(日常用语、简单动作)
	中度	读句子与短文
	轻度	阅读理解长篇文章
书写	重度	听写(姓名、日常物品)
	中度	听写、自发书写(单词、句子)
	轻度	听写、自发书写(句子、短文)
其他		计算、绘画、写信、查字典、写作

表 12-11 PACE 评分法

内容	评分
首次尝试即将信息传递成功	5
首次尝试信息未能令接受者理解,再次传递即获成功	4
通过语言治疗师的多次询问,或借助手势、书写等代偿手段将信息传递成功	3
通过语言治疗师的多次询问等方法,可将不完整的信息传递出来	2
虽经多次努力,但信息传递仍完全错误	1
不能传递信息	0
评价不能	U

四、运动障碍的康复

颅脑创伤引起的运动障碍是多种多样的,主要是上运动神经元损伤性障碍。

(一)运动障碍的康复评定

运动障碍的康复通常采用 Brunnstrom 评定法:

Ⅰ期,迟缓性瘫痪。

Ⅱ期,联合反应明显,出现协同运动,肌张力开始增高,出现肌腱反射。

Ⅲ期,以协同运动为主,联合反应减弱,肌张力增高达高峰,肌腱反射增高。

Ⅳ期,随意协同运动减弱,出现部分分离运动,肌张力开始降低。

Ⅴ期,随意分离运动明显,可做一般技巧运动,随意协同运动成分部分消失,肌张力继续降低,接近正常。

Ⅵ期,正常随意运动,可做精细技巧运动,肌张力正常或近似正常。

(二)运动障碍的康复治疗

颅脑创伤运动障碍的康复治疗原则是尽可能地破坏异常的运动模式,促进正常运动模式的建立。

伤后康复治疗的时间越早,伤病员肢体出现随意性运动的时间越早,身体功能恢复的预后越好。强调综合性治疗,器械治疗、传统康复疗法、水疗、高压氧疗法、运动疗法、作业疗法、矫形器使用等对运动障碍的康复均有一定疗效。运动障碍的功能训练包括上肢功能、口面部功能、从仰卧到床边坐起、坐位平衡、站起与坐下、站立平衡、行走等 7 个部分。

1. **上肢功能训练** 采用仰卧位或坐位训练上肢伸向物体的控制能力。进行伸腕、前臂旋后、拇外展和旋转、练习对指等维持肌肉长度,防止挛缩。要正确摆放肢体的位置,防止上肢固定于内旋屈曲位。鼓励伤病员使用患肢,限制健肢不必要的代偿活动。

2. **口面部功能训练** 进行吞咽功能的训练、面部运动的训练、改善呼吸控制的训练,以便使口面部功能早日康复。

3. **从仰卧到床边坐起训练** 从仰卧到床边坐起包括转向侧卧位和从侧卧位坐起两部分。转向侧卧位包括颈的旋转和屈曲、髋和膝屈曲、肩关节屈曲和肩带前伸、躯干的旋转。侧卧位坐起包括颈和躯干侧屈、外展下面的臀、提起双腿向床边放下。坐起时要坚持正确方法,防止代偿。

4. **坐位平衡训练** 取坐位,双手放在大腿上,让伤病员转头和躯干,通过肩膀向后看,然后回到中位,再向另一侧重复此动作。坐位时让伤病员向前、前下方、双侧触摸物体,必要时治疗人员支持其患肢协助完成训练。

5. **站起与坐下训练** 伤病员肩和膝前移练习站位,前移肩和膝,向下向后移动臀部坐下,有困难时需治疗人员协助。

6. **站立平衡训练** 早期练习双腿负重,训练髋关节后伸,防止膝关节屈曲,可使用膝部矫形器,引发股四头肌收缩,训练重心转移时调整姿势,进一步增加难度训练,如向前、向侧方、向下接球,从地上拾起物体,跨过物体等。

7. **行走训练** 站立时伸髋,膝关节控制,骨盆水平侧移,练习行走。行走训练增加难度,如跨过不同高度的物体,改变行走的速度等。

(三)感觉障碍的康复治疗

颅脑战创伤伤病员常伴有感觉障碍,如感觉缺失、感觉减退、感觉过敏、疼痛和感觉异常等。感觉是运动的动力,治疗时常用多感觉刺激法增加伤病员的感觉输入,提高受损神经结构的兴奋性或促进新的通路形成,从而恢复正常功能。与运动直接相关的感觉障碍有偏盲、关节位置觉障碍、运动觉障碍和疼痛等。

1. **偏盲的训练** 偏盲产生视野缺损,看不见盲侧物体,进而产生身体姿势异常和步态异常。训练方法如下。①让伤病员了解自己存在的缺陷,进行两侧活动的训练:将物体放两侧,让伤病员通过转头,将有效部分的视野做水平扫描,以弥补其不足。②用拼板拼排左右两面的图案。③用文字删减法反复训练伤病员,使其认识自己因视野缺损而漏删的部分文字。

2. **深感觉训练** 深感觉如关节位置觉的障碍可产生感觉共济失调、动作不准确、平衡功能差以及姿势异常等,训练方法如下。

(1)早期进行良好姿位系列训练 患肢关节负重、手法挤压关节以及 PNF 训练,使中枢神经系统和外周肌腱、关节感受器得到促通输入信号。

(2)平衡训练 如坐摇椅,训练直立反应、保护性反应。

(3)视觉生物反馈训练 采取镜前训练的方法,使关节位置反馈信号的传递和接收通过视觉得到补偿。

(4)放置训练 将上肢或下肢保持在一定的空间位置,反复训练,直到伤病员自己能完成这一动作。

3. **实体觉训练** 实体觉与本体感觉、两点辨别觉之间有密切联系。实体觉是通过触摸来鉴别手中物体的大小、形状及性质。训练方法如下。

(1)触觉辨认物体 给不同质地、不同大小及不同形状的物品,让伤病员触摸鉴别(也可先用健手感知,再用患手辨认)。

（2）视觉辨认物体 让伤病员看一些图片，再让伤病员从暗箱里找出与图片相似的物体。

4.疼痛的治疗

（1）物理治疗 物理治疗包括电刺激镇痛疗法（如经皮神经电刺激疗法、经皮脊髓电刺激疗法、正弦调制及脉冲调制中频电疗、干扰电疗、音频电疗等）、热疗和冷疗（如电光浴、热敷、蜡疗、超声波等）、光疗（如半导体激光、红外线灯）、运动疗法（如主动和被动运动、松动术、PNF技术等）。

（2）身体支持和支具的应用 保持身体的正常对位、对线可以减缓疼痛。除让伤病员自身矫正、注意姿势外，可以采用支具，如腕部支具，以稳定和支持关节，减少肢体的压力和应力。要注意合理使用支具和穿戴支具的时间。

（3）药物治疗 药物治疗是疼痛治疗中较为基本、常用的方法。常用的有：解热消炎镇痛药，如阿司匹林、对乙酰氨基酚、保泰松、吲哚美辛、萘普生、布洛芬、酮洛芬、双氯芬酸等；麻醉性镇痛药，这类药物很多有成瘾性，仅用于急性剧痛和晚期癌症疼痛，如吗啡、哌替啶、芬太尼、美沙酮、可待因和喷他佐辛等；催眠镇静药，以苯二氮䓬类最常用，如地西泮、硝西泮、艾司唑仑、咪达唑仑等。

（4）针灸、推拿和按摩 针灸可以减轻或缓解疼痛。对关节或肌肉进行推拿、按摩治疗，有助于肌肉的放松，改善异常收缩，纠正关节的紊乱，减轻活动时的疼痛。

（5）神经阻滞治疗 直接在末梢的神经干、丛、脑、脊神经根，交感神经节等神经组织内或附近注入药物或给予物理刺激而阻断神经功能传导称为神经阻滞。神经阻滞疗法的机制是，通过阻断痛觉的神经传导通路、阻断疼痛的恶性循环、改善血液循环、抗炎等达到镇痛的目的。

（唐金树 李建华）

参考文献

[1]关骅,张光铂.中国骨科康复学[M].北京:人民军医出版社,2012.

[2]卓大宏.中国康复医学[M].北京:华夏出版社,2003.

[3]舒彬.创伤康复学[M].北京:人民卫生出版社,2010.

[4]SCHERER M R,WEIGHTMAN M M,RADOMSKI M V,et al. Returning service members to duty following mild traumatic brain injury:exploring the use of dual-task and multitask assessment methods [J]. Phys Ther,2013,93(9):1254-1267.

[5]PAI A B,JASPER N R,CIFU D X. Rehabilitation of injured U. S. servicemember with traumatic brain injury,stroke,spinal cord injury,and bilateral amputations:a case report[J]. J Rehabil Res Dev,2012, 49(8):1191-1196.

[6]WEISBROD A B,RODRIGUEZ C,BELL R,et al. Long-term outcomes of combat casualties sustaining penetrating traumatic brain injury[J]. J Trauma Acute Care Surg,2012,73(6):1525-1530.

[7]SAYER N A. Traumatic brain injury and its neuropsychiatric sequelae in war veterans[J]. Annu Rev Med, 2012,63:405-419.

[8]WHYTE J,VASTERLING J,MANLEY G T. Common data elements for research on traumatic brain injury and psychological health:current status and future development[J]. Arch Phys Med Rehabil, 2010,91(11):1692-1696.

[9]KENNEDY J E,CULLEN M A,AMADOR R R,et al. Symptoms in military service members after blast mTBI with and without associated injuries[J]. NeuroRehabilitation,2010,26(3):191-197.

[10]CIFU D X,COHEN S I,LEW H L,et al. The history and evolution of traumatic brain injury rehabilitation in military service members and veterans[J]. Am J Phys Med Rehabil,2010,89(8): 688-694.

[11]POLITO M Z,THOMPSON J W,DEFINA P A. A review of the International Brain Research Foundation novel approach to mild traumatic brain injury presented at the International Conference on Behavioral

Health and Traumatic Brain Injury[J]. J Am Acad Nurse Pract, 2010,22(9):504-509.

[12]MENON D K,SCHWAB K,WRIGHT D W,et al. Position statement:definition of traumatic brain injury [J]. Arch Phys Med Rehabil,2010,91(11):1637-1740.

[13]DOUGLAS J M. Conceptualizing self and maintaining social connection following severe traumatic brain injury[J]. Brain Inj,2013,27(1):60-74.

[14]ROMESSER J,BOOTH J,BENGE J,et al. Mild traumatic brain injury and pain in Operation Iraqi Freedom/Operation Enduring Freedom veterans[J]. J Rehabil Res Dev,2012,49(7):1127-1136.

[15]ETTENHOFER M L,MELROSE R J,DELAWALLA Z,et al. Correlates of functional status among OEF/OIF veterans with a history of traumatic brain injury[J]. Mil Med, 2012,177(11):1272-1278.

第十三章

脊髓战创伤康复

　　脊髓战创伤(spinal cord trauma,SCT)是可造成伤员终生残疾的严重损伤,根据WHO健康功能国际分类标准,"脊髓损伤可造成器官水平神经功能障碍、伤病员整体水平的各种功能障碍及社会水平的参与障碍"。这些不同层次的障碍给伤病员及家庭、社会带来沉重负担。近半个世纪以来,康复医学的进步使截瘫伤病员平均寿命和正常人已无明显差别,四肢瘫伤病员平均寿命则低于正常人10年左右。目前,尽管脊髓损伤的药物治疗和细胞移植及基因治疗等探索性的试验研究取得的进展提示存在修复损伤脊髓结构的连续性及恢复脊髓神经功能的可能性,但脊髓损伤特别是完全性脊髓损伤目前仍无有效治疗方法。康复治疗仍是改善脊髓损伤伤病员功能的主要方法。

　　脊髓战创伤的康复应从伤后第1天开始,如果由于战场或交通伤后送、救治条件和技术、康复技术人员和设备配置等因素影响不能及时开始康复介入,也应在条件具备的情况下尽早实施康复治疗。脊髓损伤后立即引起全身多系统功能障碍,进行早期康复及预防各种早期并发症对伤病员的预后有重要意义。脊髓损伤可造成部分伤病员终身功能障碍,因此当脊柱稳定性得到确定和临床上的重要问题得以解决之后,康复就成为唯一重要的事情。

　　临床研究结果证实,脊髓损伤伤病员如早期进入脊髓损伤中心或康复中心治疗与康复,则其并发症少,住院时间短,治疗费用较低,治疗和康复效果更好。但是,我国综合和专科康复中心尚在发展阶段,因此我国应加强综合医院脊髓损伤的急救和康复治疗工作。

第一节　脊髓损伤的康复评定

一、脊柱稳定性的评定

　　脊柱脊髓战创伤发生后,伤病员首先会在骨科或者创伤科接受相应的诊断和治疗。常见的脊柱脊髓损伤类型包括:①无骨折脱位型脊柱脊髓损伤,主要发生在颈椎;②骨折基本稳定的脊柱脊髓损伤,如胸、腰椎的压缩性骨折等;③骨折部位不稳定的脊柱脊髓损伤,如爆裂性骨折。伤员到达医院后,骨科医生或创伤科医生需要对骨折部位的脊柱稳定性以及是否存在压迫脊髓组织的情况做出判断。在脊柱稳定性不佳的情况下,需要通过内固定或者外固定辅助以帮助维持脊柱良好的稳定性,从目前治疗习惯看,主要是采用椎弓根钉系统进行内固定;而骨折块或者脱位对脊髓组织造成压迫的情况,则需要采用外科手术减压和复位加以解除。一般情况下,脊柱稳定性不佳以及脊髓组织受压的情况常常是同时存在的,因此,主要采用的术式是椎管减压及脊柱内固定治疗。

二、脊髓损伤神经平面的评定

神经平面指脊髓保留双侧正常感觉、运动功能的最低节段。感觉和运动平面可以不一致,左右两侧也可能不同,可以分别用右侧感觉平面、左侧感觉平面、右侧运动平面、左侧运动平面来表示。$T_2 \sim L_1$ 损伤无法评定运动平面时可以用感觉平面来确定神经平面。神经平面采用关键肌和关键点的方式进行评定。采用积分方式可以对不同平面及损伤分类的伤病员严重程度进行横向比较。

(一)感觉平面

关键点是指标志感觉平面的皮肤标志性部位。感觉检查包括身体两侧 28 对皮区关键点(表 13-1)。每个关键点要检查针刺觉和轻触觉,并按 3 个等级分别评定:0 表示缺失,1 表示障碍(部分障碍或感觉改变,包括感觉过敏),2 表示正常,NT 表示无法检查。正常者两侧针刺觉和轻触觉的感觉总积分均为 112 分。

表 13-1　感觉关键点

平面	部位	平面	部位
C_2	枕骨粗隆	T_8	第 8 肋间(T_7 与 T_9 之间)
C_3	锁骨上窝	T_9	第 9 肋间(T_8 与 T_{10} 之间)
C_4	肩锁关节的顶部	T_{10}	第 10 肋间(脐水平)
C_5	肘前窝的外侧面	T_{11}	第 11 肋间(T_{10} 与 T_{12} 之间)
C_6	拇指	T_{12}	腹股沟韧带中部
C_7	中指	L_1	$T_{12} \sim L_2$ 之间上 1/3 处
C_8	小指	L_2	大腿前中部
T_1	肘前窝的尺侧面	L_3	股骨内上髁
T_2	腋窝	L_4	内踝
T_3	第 3 肋间	L_5	足背第 3 跖趾关节
T_4	第 4 肋间(乳线)	S_1	足跟外侧
T_5	第 5 肋间(T_4 与 T_6 之间)	S_2	腘窝中点
T_6	第 6 肋间(剑突水平)	S_3	坐骨结节
T_7	第 7 肋间	$S_4 \sim S_5$	肛门周围

选查项目:本体感觉(位置觉和深压痛觉)只查左右侧的示指和踇趾。

(二)运动平面

关键肌是指确定运动平面的标志性肌肉。肌力 3 级的关键肌为运动神经平面,但该平面以上的关键肌的肌力必须≥4 级(表 13-2)。运动积分是将肌力(0~5 级)作为分值,将各关键肌的分值相加。正常者两侧运动平面总积分为 100 分。

表 13-2　运动关键肌

平面	关键肌	平面	关键肌
C_5	屈肘肌(肱二头肌、旋前圆肌)	L_2	屈髋肌(髂腰肌)
C_6	伸腕肌(桡侧伸腕长肌和短肌)	L_3	伸膝肌(股四头肌)
C_7	伸肘肌(肱三头肌)	L_4	踝背伸肌(胫前肌)
C_8	中指屈指肌(指深屈肌)	L_5	长伸趾肌(姆长伸肌)
T_1	小指外侧肌(小指外展肌)	S_1	踝跖屈肌(腓肠肌、比目鱼肌)

选查项目:膈肌、三角肌、腘绳肌。肌力分为无、减弱或正常。

(三)创伤平面与预后

创伤平面越高,预后越差(表 13-3)。

表 13-3　脊髓创伤平面与功能预后的关系

神经平面	最低功能肌肉	活动能力	生活能力
$C_1 \sim C_3$	颈肌	依赖膈肌起搏维持呼吸,可用声控方式操纵某些活动	完全依赖
C_4	膈肌、斜方肌	使用电动高靠背轮椅,有时需要辅助呼吸	高度依赖
C_5	三角肌、肱二头肌	可用手在平坦路面上驱动高靠背轮椅,需要上肢辅助支具及特殊推轮	大部依赖
C_6	胸大肌、桡侧伸腕肌	可用手驱动轮椅,独立穿上衣,可以基本独立完成转移,可驾驶特殊改装汽车	中度依赖
$C_7 \sim C_8$	肱三头肌、桡侧屈腕肌、指深屈肌、手内部肌	轮椅实用,可独立完成床-轮椅/厕所/浴室转移	大部自理
$T_1 \sim T_6$	上部肋间肌/背肌	轮椅独立,用长腿矫形器扶拐短距离步行	大部自理
$T_6 \sim T_{12}$	腹肌、胸肌、背肌	长腿矫形器扶拐步行,长距离行动需要轮椅	基本自理
L_4	股四头肌	短腿矫形器扶手杖步行,不需要轮椅	基本自理

三、脊髓损伤程度的评定

(一)脊髓损伤功能分级

ASIA 标准:按照感觉和运动功能障碍的程度进行评定(表 13-4)。

表 13-4　脊髓损伤功能分级(ASIA 标准)

级别	指标
A	完全性损伤:骶段感觉和运动功能均丧失
B	不完全性损伤:神经平面以下包括骶段($S_4 \sim S_5$)有感觉功能,但无运动功能
C	不完全性损伤:神经平面以下有运动功能,大部分关键肌肌力<3 级
D	不完全性损伤:神经平面以下有运动功能,大部分关键肌肌力≥3 级
E	正常:感觉和运动功能正常

（二）不完全性脊髓损伤

1. 中央束综合征 中央束综合征（central cord syndrome）常见于颈脊髓血管损伤。特点是上肢神经受累和功能障碍重于下肢，伤病员有可能步行，但上肢部分或完全麻痹。

2. 半切综合征 布朗-塞卡尔综合征（Brown-Sequard syndrome）常见于刀伤或枪伤。特点是损伤同侧肢体本体感觉和运动丧失，对侧温度觉与痛觉丧失。

3. 前束综合征 前束综合征（anterior cord syndrome）是指脊髓前部损伤，损伤平面以下运动和温度觉与痛觉丧失，而本体感觉存在。

4. 后束综合征 后束综合征（posterior cord syndrome）是指脊髓后部损伤，损伤平面以下本体感觉丧失，而运动和温痛觉存在。

5. 脊髓圆锥综合征 脊髓圆锥综合征（conus medullaris syndrome）主要为脊髓圆锥损伤，可引起膀胱、肠道和下肢反射消失，偶尔可以保留骶段反射，运动正常。

6. 马尾综合征 马尾综合征（cauda equina syndrome）椎管内腰骶神经根损伤，可引起膀胱、肠道及下肢反射消失，表现为外周神经损伤的特征（迟缓型瘫痪）。

7. 脊髓震荡 脊髓震荡（spinal contusion）是指暂时性和可逆性脊髓或马尾神经生理功能丧失，可见于只有单纯性压缩性骨折，甚至放射线检查阴性的伤病员。脊髓并没有机械性压迫，也没有解剖上的损害。另一种假设认为脊髓功能丧失是短时间压力波所致。缓慢的恢复过程提示反应性脊髓水肿的消退。此型伤病员可有反射性亢进，但没有肌肉痉挛。

（三）损伤程度与预后

损伤程度越重，预后越差。完全性脊髓损伤伤病员约1%可以在损伤平面之下恢复功能肌力，而皮肤感觉保留的不完全性损伤伤病员，皮肤感觉保留区的肌力恢复功能肌力的可能性为50%。

四、尿动力学评定

尿动力学是依据液体力学和电生理学的基本原理和方法，检测尿路各部压力、流率及生物电活动，从而了解尿路排尿功能及机制，以及排尿功能障碍性疾病的病理生理学变化。检查的主要内容有以下几个方面。

（一）尿流率

尿流率是指单位时间内排出的尿量，主要反映排尿过程中逼尿肌与尿道括约肌相互作用的结果。主要参数有最大尿流率、尿流时间及尿量等。尿流率受性别、年龄和排尿等因素的影响。

（二）膀胱压力容积测定

膀胱压力容积测定包括膀胱内压、直肠内压（腹压）及逼尿肌压（膀胱压-直肠压）。正常压力容积测定为：①无残余尿；②膀胱充盈期内压维持在0.49~1.47 kPa，顺应性良好；③没有无抑制性收缩；④膀胱充盈过程中，最初出现排尿感觉时的容量为100~200 ml；⑤膀胱总容量400~500 ml；⑥排尿及中止排尿受意识控制。

（三）尿道压力分布测定

尿道压力分布测定的主要参数包括：最大尿道闭合压，男性为4.90~12.75 kPa，女性为5.88~6.87 kPa；功能性尿道长度，男性为（5.4±0.8）cm，女性为（3.7±0.5）cm。

（四）括约肌肌电图

可用表面电极置入肛门，测定肛门括约肌肌电活动，或用针式电极经会阴部直接插入尿道外括约肌，记录肌电活动，从而了解在逼尿肌收缩时尿道外括约肌的协调性活动。正常排尿周期中，膀胱充盈期间，尿道外括约肌呈持续活动，排尿时肌电活动突然中止。排尿完毕，肌电活动重新出现。异常情况可见逼尿肌收缩时，括约肌肌电活动同时增强，即逼尿肌-括约肌协同失调；膀胱充盈过程中，突然出现括约肌的肌电活动静止，伤病员出现不自主漏尿。

(五)尿动力学和 B 超或 X 射线同步联合检查

用稀释的碘溶液代替生理盐水充盈膀胱,在进行尿动力学检测时,同步获得尿动力学及膀胱尿道形态等各项资料。

(六)膀胱容量与残余尿的简易测量方法

不具备尿动力学检测条件时,可用简易的膀胱容量与残余尿测定法,粗略评估膀胱功能。

1. 残余尿测定　伤病员自行排尿后,立即插入导尿管所导出的尿液的量即为残余尿量。

2. 膀胱容量测定　排空膀胱后,缓慢注入生理盐水(温度 37 ℃),直到生理盐水不再滴入时,所灌入的生理盐水体积即为膀胱容积;然后开通膀胱与水柱的通路,所得水柱即为膀胱压力。

简易膀胱功能测定如图 13-1 所示。在留置导尿管的管口连接一个三通管,一端连接空置输液器作为测压管,固定于测压架上,与大气压相通;另一端连接生理盐水或 0.02% 呋喃西林输液瓶(500 ml)。测压架上标有刻度,刻度 0 点平伤病员耻骨联合。

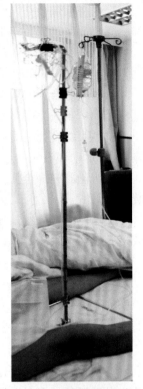

图 13-1　简易尿流动力学测定膀胱容量

五、神经电生理评定

对脊髓创伤常用的神经电生理评定方法有躯体感觉诱发电位(包括皮质体感诱发电位、脊髓诱发电位、节段性体感诱发电位)、运动诱发电位、肌电图及 H 反射。

(一)躯体感觉诱发电位

1. 皮质体感诱发电位　皮质体感诱发电位(cortex somatosensory evoked potential, CSEP)是指连续刺激周围神经引起的冲动,在大脑皮质体感区记录到的时间和空间上的综合电位变化。CSEP 能判定脊髓损伤的严重程度,帮助预测脊髓功能的预后,早期发现脊髓不全损伤,对脊柱、脊髓手术能起到监护脊髓功能的作用。

完全性截瘫伤病员如出现异常 CSEP,则瘫痪有可能部分恢复,因为异常的 CSEP 提示脊髓上传的神经纤维功能尚存在或部分存在。CSEP 消失不能作为永久性截瘫的绝对指标,也有晚至 10 d 以上才恢复者。根据 CSEP 出现的时间,可粗略估计脊髓功能恢复的可能性。

CSEP 主要反映脊髓后索功能,也间接反映前索情况。CSEP 潜伏期延长或消失以及波幅改变等可在脊髓、脑干或大脑不同水平发生,因此不能作为定位诊断。打击、受压、缺血等均可引起 CSEP 改变或消失,因此,尽管 CSEP 能提供有意义的参考数据,但不能单纯根据 CSEP 的改变对脊髓功能做全面判断。

2. 脊髓诱发电位　脊髓诱发电位(spinal cord evoked potential, SCEP)SCEP 有助于判断脊髓损伤的严重性、治疗反应及预后,其波形及曲线倾斜度可估计脊髓感觉功能状态,可决定病变范围及分析症状,还可帮助了解脊髓损伤后病变的发展及程度。

SCEP 可以对损伤定位。此技术可用来同时记录多个硬膜外电位,对监护脊髓较 CSEP 更有效。有研究证明,在脊髓受压时,如出现 CSEP 改变,说明压迫严重。CSEP 不能作为早期诊断的指标,对比之下,SCEP 更敏感、更有帮助。

3. 节段性体感诱发电位　节段性体感诱发电位(segmental somatosensory evoked potential, SSEP)检查多应用于神经根、脊髓节段性感觉损伤的定位,并能判断脊髓损伤的程度。神经根发生轴索变性者,临床和脊髓造影都不能提供可靠的指征,而了解这些神经根的功能状态对预后是非常重要的。目前国外学者多推崇 SSEP,这是因为单纯的 CSEP 检测误差较大,而结合 SSEP 检测误差很小。由于神经根前后支同源于一个脊髓节段,故任何一支 SSEP 异常均可反映神经根病损。研究表明,脊髓受压程度不同,伤后的 SSEP 变化程度不同,因此可根据 SSEP 的变化来判断脊髓受压迫程度。

(二)运动诱发电位

运动诱发电位(motor evoked potential,MEP)主要用于检查运动系统,特别是中枢运动神经通路锥体束的功能,是诊断中枢运动功能障碍性疾病的一种直接和敏感的方法。信号主要沿皮质脊髓束、红核脊髓束和网状脊髓束传导,它们位于脊髓的前索和前外侧索,与后索和后外侧索有着不同的血液供给。由于脊髓内感觉和运动纤维的粗细和位置不同,较细的感觉纤维对外伤的耐受性较强,因此 MEP 对实验性脊髓损伤较 SEP 敏感且与动物运动功能一致,MEP 的恢复先于动物运动功能的恢复。有学者观察脊髓损伤致四肢瘫的急慢性伤病员,证实 ASIA 评分法和 MEP 记录均与结局的行走及手功能显著相关。

(三)其他电诊断方法

1. 肌电图 神经肌电图(neural electromyography,neural EMG)简称肌电图(electromyography,EMG),是将针电极插入肌肉记录电位变化的一种电生理检查。虽然肌电图不能直接对脊髓损伤的性质、程度做出判断,但每一块肌肉由相应的脊髓节段发出的神经根支配,因此肌电图结合神经电生理的其他方法,对脊髓损伤节段的定位具有一定的意义。

2. F 反应和 H 反射 F 反应(F response)是周围神经接受超强刺激后,神经冲动沿近端向脊髓传导,兴奋前角细胞后返回的电位。H 反射(Hoffman reflex)是由 Iα 类感觉传入纤维通过与 α 运动神经元突触联系而产生的单突触反射。H 反射可测定脊髓前角 α 运动神经元的兴奋性及整个传导通路上感觉与运动纤维的功能状态。

F 反应和 H 反射可反映脊髓灰质功能,是判断脊髓损伤后灰质破坏程度的有效方法。F 波和 H 反射波幅的改变可测定运动神经元池的兴奋性。脊髓损伤休克期过后,节段性 F 反应和 H 反射仍然消失,说明中央神经元池因出血而被破坏。

六、ADL 评定

(一)改良巴氏指数评定

改良巴氏指数(meliorate Barthel index,MBI)更适用于脊髓损伤的评定,内容见表 13-5。

(二)四肢瘫功能指数评定

四肢瘫伤病员采用四肢瘫功能指数(quadriplegic index of function,QIF)评定法。QIF 评定共有 10 项,前 9 项主要为与日常生活有关的各项动作,包括转移(16 分)、梳洗(12 分)、洗澡(8 分)、进食(24 分)、穿脱衣服(20 分)、轮椅活动(28 分)、床上活动(20 分)、膀胱功能(28 分)、直肠功能(24 分),第 10 项是护理知识测验(20 分),总分 200 分。总分/200×100% = 四肢瘫功能指数。四肢瘫功能指数能够科学、有效、准确地反映出四肢瘫伤病员经过康复训练而取得的重要功能改善的细微变化。

(三)脊髓损伤的功能独立性评定

脊髓损伤的功能独立性评定在评分依据方面主要评估伤病员实际可操作该活动或任务的能力,而不是生理功能评测。例如,胸髓损伤导致下肢完全性瘫痪的伤病员,下肢神经功能不可能恢复,在进行康复治疗之前,FIM 很低,生活基本不能自理,经过一段时间适当的康复治疗后,多数伤病员可以独立地完成床→轮椅、轮椅→浴室/厕所、轮椅→地等转移,穿衣服和使用轮椅活动等,生活自理程度可以达到 95% 以上,功能独立性评定(FIM 评分)显著提高。

(四)截瘫伤病员步行能力的预测

截瘫伤病员步行能力可通过步行运动指数(ambulatory motor index,AMI)预测。其法是按"0,无;1,差;2,尚可;3,良;4,正常"的标准评定髋屈肌、髋外展肌、髋伸肌、膝伸肌、膝屈肌 5 个肌群的肌力,每个肌群最多可得 4 分,5 个肌群最高可得 20 分(即 AMI 的最高分)。AMI 达 6 分才有可能步行,达 12 分才有可能在社区内步行,大于 6 分但小于 8 分时须借助膝踝足矫形器和双拐才能步行。

表 13-5　改良 Barthel 指数

项目	独立	需辅助①	依赖②
处理项目			
持杯喝水	4	2	0
进食	6	3	0
穿衣	5	3	0
穿裤或裙	7	4	0
穿脱矫形器	0	−2	0
梳理	5	3	0
洗浴	6	3	0
小便控制	10	8③/5	0
大便控制	10	8③/5	0
行动项目			
移动至椅上	15	7	0
如厕	6	3	0
入浴	1	0	0
平地走 45 m	15	10	0
上下一层楼	10	5	0
轮椅行动 45 m	5	0	0

注：①独立完成 1/2 以上；②独立完成 1/2 以下；③借助药物或器械可自理

　　MBI 的判定标准：0 ～ 19,依赖；20 ～ 59,辅助自理；60 ～ 79,辅助轮椅；80 ～ 89,独立轮椅；90 ～ 99,辅助行走；100,独立

（唐金树　李建华）

第二节　脊髓创伤的康复治疗

对脊柱创伤的伤病员,当怀疑其伴脊髓损伤时应立即制动。制动体位有受伤时姿势和平卧位两种。制动目的是防止因体位变动而造成的脊髓二次损伤。制动后立即将伤者转运至医院,尽早开始救治。

一、早 期 康 复

在早期由于脊髓休克,难以确定脊髓损伤严重程度,因此对确定手术往往有一定困难。但脊柱不稳定是永恒的手术指征。对于脊柱不稳定者,无论脊髓休克是否已经结束,均可考虑进行紧急手术。

(一)药物治疗

脊髓损伤早期,药物治疗的核心是减轻脊髓损伤后的继发损害。临床上常用的药物有类固醇激素、啡肽类物质拮抗剂、渗透性利尿剂、东莨菪碱、神经节苷脂等。

1.类固醇激素　类固醇激素是脊髓损伤早期治疗药物,主要作用机制是稳定脊髓白质、抗炎、减轻水肿及纤维细胞的活动、减少纤维素沉积于伤口、防止各种溶酶体的释放,从而维持细胞膜、血管壁

细胞的完整。使用必须在伤后数十分钟至数小时以内,最长一般在 24 h。常用药物为甲泼尼龙,每日 15 ~ 30 mg/kg,静脉滴注,连续使用 1 ~ 3 d。由于使用时间短,停药后一般不会出现撤药综合征和明显副作用。

2. 啡肽类物质拮抗剂 纳洛酮(naloxone)可以阻断内源性啡肽类物质的降压作用,从而提高中等动脉血压及脊髓血流,改善神经功能。用量为 2 mg/(kg·h),静脉注射,连续 4 h,每日给药 1 次,连续使用 2 ~ 3 d。

3. 渗透性利尿剂 速尿或甘露醇等利尿剂能减轻损伤局部的水肿,改善神经功能。

4. 东莨菪碱 东莨菪碱或阿托品可以改善微循环,从而减轻脊髓损伤程度。可肌内注射 0.30 mg/次,每 3 ~ 4 h 一次,连续使用 3 d。

5. 神经节苷脂 神经节苷脂(ganglioside)有 4 种复合物,其中单唾液酸神经节苷脂(GM1)可以通过血-脑屏障,嵌入神经元细胞膜。它在正常人血清中含量很低,在脑脊液中只有微量。在脊髓不完全损伤时,可以增强多巴胺代谢,使轴索再生加快。对完全性脊髓损伤者无明显疗效。

(二)功能训练

1. 翻身训练 脊柱脊髓损伤伤病员要十分注意体位的摆放,不能较长时间处在同一个位置,以免引起褥疮,因此要定时进行翻身活动。给脊柱脊髓损伤伤病员翻身时应遵循的原则是保持局部固定、不弯曲、不扭转。最常用的翻身方法是轴线翻身,防止损伤部位出现扭动而引起不必要的损伤,如给胸椎损伤的伤病员翻身时,要用手托着肩部和髋部同时翻身;而给颈椎损伤伤病员翻身时,则须保持头部和肩部同时翻动,以保持颈部固定不动。

2. 尿路管理 尿路感染是脊髓损伤早期和后期最常见的并发症,如果尿路管理不当,就可能引起尿路感染反复发作,最终导致慢性肾功能衰竭,危及伤病员的生命。建立一个低压储尿(有一定容量)的膀胱及合理的排尿方式,从而防止肾积水及上尿路功能障碍是脊柱脊髓损伤伤病员进行尿路管理(urinary pathways management)的目标。低压储尿是指储尿期膀胱内压力<3.923 kPa(40 cmH₂O)且保持一定膀胱容量(低压者 600 ml,高压者 250 ~ 400 ml),同时选择一种合理的排尿方式,保持无泌尿系统的感染。

(1)留置导尿 在伤后的急救阶段及脊髓休克早期,伤病员需静脉输液且出现尿潴留而需要留置导尿管持续膀胱引流。如病情稳定,停止输液,可改用间歇导尿或同时训练反射排尿。脊髓休克期过后如发生泌尿系统感染,应考虑再应用留置导尿。后期对合并有肾积水等上尿路改变或膀胱输尿管反流者应首先采用留置导尿或耻骨上膀胱穿刺引流。耻骨上膀胱穿刺引流的优点是能避免引起尿道损伤和损伤后的并发症(如尿道瘘、尿道狭窄和尿道糜烂),而且还能利用反射性阴茎勃起进行性生活。不宜采用其他疗法的女性尿失禁伤病员可予以留置导尿。采用留置导尿时,应注意与留置导尿相关的并发症,如尿路感染发生率较高,易形成膀胱结石,可产生阴茎、阴囊并发症如尿道狭窄、憩室、尿漏和附睾炎等。

(2)间歇性导尿 脊髓损伤休克期后约 80% 的伤病员可以应用间歇性导尿(intermittent catheterization)。无张力膀胱或逼尿肌反射低下同时又有足够的膀胱容量者是其最佳适应证,而对于低顺应性膀胱是否适合间歇性导尿取决于膀胱储尿期压力的高低、有无膀胱输尿管反流和膀胱安全容量的大小。间歇性导尿最好由专人负责,每 4 ~ 6 h 导尿一次,要求每次导尿量不超过 500 ml。因此,伤病员每日液体摄入量要适当,要建立定时、定量饮水和定时排尿的习惯。一般将每日的饮水量控制在 2 000 ~ 2 500 ml,伤病员有发热或者周围环境干燥的情况下要适当增加每日的饮水量。每次饮水量以 450 ml 左右为宜,以使其后排尿时的膀胱容量达到 400 ml 左右。饮水和排尿的时间间隔一般在 1 ~ 2 h,与体位和气温有关,卧位和气温低时排尿间隔时间缩短,反之延长。间歇性导尿期间,每两周查尿常规及细菌计数,如尿内发现脓细胞或白细胞计数超过 10 个/高倍视野应使用抗菌药,必要时可改成留置导尿。对于长期间歇导尿的伤病员,应耐心训练家属或伤病员自行导尿。间歇性导尿分为无菌导尿和清洁导尿。清洁导尿可导致菌尿,但是在 4 h 左右导尿一次的前提下,膀胱内细菌因不断稀释而不足以发生能破坏黏膜的细菌感染,其中大约 30% 的伤病员可以避免泌尿系统感染的发生。清洁导尿的意义在于，伤病员掌握了这种导尿技术后才能更好地回归社会、自我护理、独立生活。间歇性导尿的优点有降低感染和尿路结石的发生率，减轻自主神经反射障碍，刺激逼尿肌反射早期恢复，男女伤病员均能继续正常的性生活，阴茎阴囊并发症少，心理上对伤病员有好处。间歇性导尿的禁忌证包括尿道畸形、严重尿道炎及尿道周围脓肿等。严重的双肾积水、膀胱输尿管低压反流伤病员留置尿管优于间歇性导尿。

（3）反射性排尿　每次间歇性导尿前，对骶髓以上损伤不合并逼尿肌括约肌协同失调（detrusor sphincter dyssynergia，DSD）的伤病员应配合使用辅助方法进行膀胱训练，以建立反射性排尿。在反射性排尿建立过程中，重点是要寻找排尿反射的触发点，如叩击耻骨上区、摩擦大腿内侧、牵拉阴毛、挤压阴茎头部和扩张肛门等，促使出现自发性排尿反射。导尿次数可根据排尿恢复情况逐渐减少，残余尿量在 100 ml 以下时，可停止或减少间歇性导尿次数。进行反射性排尿的前提是尿动力学证实其对上尿路是安全的，并定期进行上尿路影像学及尿动力学复查。在反射性排尿训练时，要指导伤病员进行增加腹压的功能训练，常用的是瓦氏（Valsalva）屏气法：伤病员取坐位，放松腹部，身体前倾，屏住呼吸 10 ~ 12 s，用力将腹压传导到膀胱、直肠和骨盆底部，屈曲髋关节和膝关节，使大腿贴近腹部，防止腹部膨出，从而增加腹部压力，促进膀胱的尿液排空。

（4）药物治疗　凡膀胱残余尿较多的伤病员，不论是否有尿频、尿急、急迫性尿失禁等逼尿肌反射性亢进的症状，都可应用 α 受体阻滞剂以减少残余尿。肌肉松弛药物巴氯芬对外括约肌痉挛有缓解作用，有助于降低残余尿量。尿动力学显示有 DSD 者应考虑同时应用抗胆碱能药物（托特罗定）。采用间歇性导尿联合抗胆碱能药物可有效控制膀胱内压，70% 伤病员的尿失禁可得到控制。如药物治疗效果不佳，可使用膀胱壁注射 A 型肉毒素治疗。如以上两种方法均不能有效地松弛过度活动的高压逼尿肌，则可选择外科手术治疗（膀胱扩大术、骶神经去传入术）。对于肾功能有损害的伤病员，应首先采取措施使尿液引流通畅，而不是应用药物改善排尿症状。

3. 直肠管理　脊髓损伤伤病员都会存在不同程度的排便困难或者大便失禁。在损伤初期的脊髓休克期，可以看到大便失禁的情况；而损伤后期更多见到的则是排便困难。排便困难主要与肛门内外括约肌痉挛，交感神经过度兴奋和（或）副交感神经兴奋性降低导致肠道运动减弱，以及粪团过于干燥等因素有关。改变粪团形状以改善肠道排空阻力，最重要的是要改变饮食结构，尽量采用粗纤维饮食，并保证合理的身体水平衡。各种缓泻剂有利于抑制肠道水分的吸收，从而改善粪团的硬度。要利用牵张技术缓解肛门括约肌的痉挛，一般采用手法牵拉，操作者戴手套并用少许润滑剂涂抹后把手指插入肛门，将直肠壁向肛门一侧缓慢持续地牵拉扩张，以缓解内外括约肌的痉挛，促进肠道的蠕动，同时扩大直肠腔。润滑肛门以降低粪团排出阻力可用石蜡油制剂。对于大便失禁伤病员，要加强肛门括约肌和盆底肌的肌力训练，增加括约肌的神经-肌肉控制能力；用药物调整肠道自主神经控制，降低排空动力；控制肠道炎症，减少肠道激惹症状；保持合理的水平衡；改变饮食结构，避免刺激性和难以消化的食物。

二、恢复期康复

伤病员一旦生命体征稳定、骨折部位稳定、神经损害或压迫症状稳定，呼吸平稳后即可进入恢复期康复。但事实上，很难对早期康复和恢复期康复进行严格的时间界定，全面的康复是一个自然衔接的过程。在此过程中，所有有利于伤病员功能和心理恢复的各种康复手段都应在准确的康复评定后采用。

（一）肌力训练

肌力训练的重点是肌力 2 ~ 3 级的肌肉，可以采用渐进抗阻训练；肌力 2 级时可以采用滑板运动或助力运动；肌力 1 级时只能采用功能性电刺激的方式进行训练。肌力训练的目标是使肌力达到 3 级以上，以恢复使用肌肉功能。脊髓损伤者为了应用轮椅、拐杖或助行器，在卧位、坐位时均要重视锻炼肩带肌力，包括上肢支撑力训练、肱三头肌和肱二头肌训练、握力训练。对于使用低靠背轮椅者，还需要进行腰背肌的训练。步行训练的基础是腹肌、髂腰肌、腰背肌、股四头肌、内收肌、臀肌等训练。卧位时可采用举重、支撑等训练方法,坐位时可利用倒立架、支撑架等进行训练。

(二)肌肉和关节牵张训练

肌肉和关节牵张包括腘绳肌牵张、内收肌牵张和跟腱牵张。腘绳肌牵张是为了使伤病员直腿抬高大于90°,以实现独立坐。内收肌牵张是为了避免伤病员内收肌痉挛而造成会阴部清洁困难。跟腱牵张是为了保证跟腱不发生挛缩,以进行步行训练。牵张训练是康复治疗过程中必须始终进行的项目。牵张训练还可以帮助降低肌肉张力,从而对痉挛有一定的治疗作用。

(三)坐位训练

正确的独立坐位是进行转移、轮椅和步行训练的前提。床上坐位可分为长坐位(膝关节伸直)和短坐位(膝关节屈曲)。实现长坐位才能进行床上转移训练和穿裤、袜和鞋的训练,其前提是腘绳肌必须牵张度良好,髋关节屈曲活动范围超过90°。坐位训练还应包括静态平衡训练及躯干向前、后、左、右侧平衡,以及旋转活动时的平衡。这种平衡训练与脑卒中和脑外伤伤病员的平衡训练相似。

(四)转移训练

转移训练包括帮助转移和独立转移。帮助转移是指伤病员在他人的帮助下转移体位,可由两人帮助或一人帮助。独立转移是指伤病员独立完成转移动作,包括从卧位到坐位转移、床上或垫上横向和纵向转移、床至轮椅和轮椅至床的转移、轮椅到凳和凳到轮椅的转移,以及轮椅到地和地到轮椅的转移等。转移时可以借助一些辅助具,例如滑板。

(五)步行训练

步行训练先要进行步态分析,以确定髂腰肌、臀肌、股四头肌、腘绳肌等肌肉的功能状况。完全性脊髓损伤伤病员步行的基本条件是上肢有足够的支撑力和控制力。如果要具有实用步行能力,则神经平面一般在腰或其以下水平。对于不完全性损伤患者,则要根据残留肌力的情况确定步行的预后。步行训练的基础是坐位和站位平衡训练,重心转移训练和髋、膝、踝关节控制能力训练。关节控制肌的肌力经过训练仍然达不到3级以上者,需要考虑使用适当的矫形器以代偿肌肉的功能。伤病员可以开始在平行杠内练习站立及行走,包括三点步和四点步、二点步,并逐步过渡到助行器或双拐行走。行走训练时要求上体正直、步伐稳定、步态均匀。耐力增强后伤病员可以练习跨越障碍、上下台阶、摔倒及摔倒后站立等。

(六)轮椅训练

1. 伤病员选择合适的姿势 伤病员可采用身体重心落在坐骨结节上方或后方(后倾坐姿)或相反的前倾坐姿。前倾坐姿的稳定性和平衡性更好,而后倾坐姿较省力和灵活。伤病员要注意防止骨盆倾斜和脊柱侧弯。

2. 轮椅操纵 上肢力量及耐力是良好轮椅操纵的前提。轮椅操纵在技术上包括前后轮操纵、左右转进退操纵、前轮翘起行走及旋转操纵、上楼梯训练以及下楼梯训练。每坐30 min,必须用上肢撑起躯干,或前倾(侧倾)躯干,使臀部的压力转移,以免坐骨结节处发生褥疮。

三、不同脊髓损伤平面的康复

(一)颈段脊髓损伤的康复

颈段脊髓损伤包括 $C_1 \sim T_1$ 水平的脊髓损伤,多造成伤病员四肢瘫。颈段的不完全脊髓损伤中最常见的是中央综合征和半横断综合征。中央综合征伤病员上肢功能损害重于下肢,运动功能障碍重于感觉功能障碍,可伴有括约肌障碍。不完全损伤伤病员经康复治疗后多有不同程度的功能恢复,预后较好,其康复方案应根据残留功能的情况参照相应水平完全性脊髓损伤的康复方案来制定个体化的方案。由于完全颈髓损伤伤病员多造成下肢的完全性瘫痪和上肢不同程度的功能障碍,生活多不能自理,因此在医疗康复的基础上开展全面康复对颈髓损伤伤病员有重要意义。

1.C₄以上颈段脊髓损伤康复方案 C₃以上的完全性脊髓损伤多造成全部呼吸肌(肋间肌和膈肌)的瘫痪,目前此类损伤伤病员多数因急救条件限制,而于院前或者院后急救期死亡。C₃~C₄脊髓损伤多造成膈肌的不全瘫痪及肋间肌的完全瘫痪,因此早期康复应首先开展呼吸功能的维持与康复,预防呼吸系统并发症。对合并颅脑损伤的伤病员应及时请专科人员会诊。Halo-vest 制动在上颈段有良好的制动作用,对危重的上颈段损伤可应用 Halo-vest 复位固定。对 PO₂过低,呼吸频率超过 32 次/min 及呼吸道可能出现梗阻者应考虑及时气管切开,对呼吸困难者可使用呼吸机,有些伤病员可能终身需要应用呼吸机。在伤病员生命体征相对平稳后,开始康复治疗。如出现并发症,应进行相关的康复治疗及护理。

完全性 C₄以上颈段脊髓损害伤病员生活不能自理,其康复目标主要是减少各种并发症(呼吸、循环等),提高存活率,利用康复工程技术使伤病员尽可能开展力所能及的活动(利用声控电脑进行交流及环境控制,使用气控或颈部活动控制电动轮椅等)。而不完全性 C₄以上颈段脊髓损害伤病员康复训练应强化残留肌力的功能训练,可达到生活自理。对因伤病员病情或医院条件不能进行手术者,可应用颈椎外固定(Halo-vest 或迈阿密围领)暂行非手术治疗。C₄以上颈段脊髓损伤伤病员的康复目标以维持生命体征稳定、防止早期并发症为重点,适时开展早期康复,促进残存功能的最大恢复,以利于回归家庭及社会。

2.C₅以下颈段脊髓损伤康复方案 C₅~T₁的完全性颈脊髓损伤可造成全部肋间肌的瘫痪,膈肌正常或部分瘫痪,此类损伤伤病员如抢救及时,即刻死亡率低。由于可以造成伤病员无自主呼吸并咳痰困难,因此早期康复首先应进行呼吸功能的维持与康复,预防呼吸系统并发症。C₅以下颈段脊髓损伤的伤病员如无肺部并发症,一般无须气管切开。对 PO₂过低、呼吸频率超过 32 次/min 及呼吸道可能出现梗阻者应考虑及时气管切开,必要时使用呼吸机。C₅以下脊柱脊髓损伤伤病员多伴发严重的脊柱不稳定和脊髓压迫,多需手术治疗。在伤病员生命体征相对稳定后,应及时手术并开始早期康复治疗。

C₅、C₆损伤伤病员的康复目标是在维持生命体征稳定的基础上,防止早期并发症,适时开展早期康复,促进残存功能的最大恢复,使生活部分自理,以利于回归家庭及社会。C₅、C₆损伤伤病员多需应用腕部支具及自助具,应用手控电动轮椅。C₇、T₁损伤伤病员的康复目标是生活基本自理,可使用自助具,可应用手动轮椅。不完全性 C₅以下颈段脊髓损伤康复方案应参考完全性脊髓损伤治疗方案做适当调整,C、D 级的脊髓损伤伤病员康复训练应强化残留肌力的功能训练,可使生活完全自理。完全性颈髓损伤中有 3%~10% 可逆转为不完全性损伤,在训练过程中应根据恢复情况调整康复目标及治疗方案。在康复过程中应注重心理康复,使伤病员主动参与康复训练。

(二)胸段脊髓损伤的康复

胸段脊髓损伤多由胸椎骨折脱位或严重爆裂骨折所致。胸廓的存在使胸段脊椎稳定性强,故胸段脊柱损伤多由暴力引起,多合并有脊髓损伤和胸部复合伤(肋骨骨折和血气胸等),在康复治疗中应同时注意胸部复合伤的正确处理。胸段脊柱脊髓损伤多存在严重脊柱不稳定,一般需要外科手术治疗以达到脊柱及胸廓的解剖复位及重建脊柱的稳定性,以利于早期康复、预防脊柱后凸畸形和脊髓损伤加重。近年来的研究结果显示,在胸段保留 10% 左右的皮质脊髓束纤维即可维持下肢的基本功能,硬膜外电刺激合并应用减重步行训练,有利于促进不完全脊髓损伤伤病员下肢功能的恢复。

胸段脊髓损伤伤病员上肢功能良好,其康复目标是生活完全自理,可进行治疗性步行,预防各种并发症。在康复过程中应强化上肢功能训练,这对于胸段脊髓损伤伤病员的全面康复有更重要的意义。不完全性胸段脊髓损伤康复治疗方案应参考完全性脊髓损伤治疗方案做适当调整,C、D 级的脊髓损伤伤病员康复训练应强化残留肌力的功能训练。

(三)胸腰段脊髓损伤的康复

胸腰段(T₁₁~L₂)脊髓损伤多由严重胸腰段脊柱骨折脱位或爆裂骨折脱位所引起。L₂以下的脊柱损伤合并神经损伤的发生率较低,主要表现为马尾神经损伤。胸腰段脊髓损伤伤病员须行前路或后路手术内固定治疗,而单纯压缩性骨折及后柱损伤很少造成神经损伤。胸腰段完全性脊髓损伤

(T_{11}~L_2)时,下肢除髂腰肌外肌力基本丧失,应用各种下肢支具(KAFO等)开展康复训练,重建功能性步行是康复治疗的重要目标。在应用手术内固定或可靠的外固定重建脊柱稳定性后应尽早开始相应的康复训练。胸腰段和腰椎周围附有强有力的肌肉,对维持胸腰段和腰椎脊柱的运动功能及稳定性具有重要作用。由于胸腰段及腰椎活动度及承重大,训练中应选择穿戴胸腰骶支具,后期可改用Jewett支具。在康复过程中应强化上肢、腰背肌及腹肌功能训练,这对重建功能性步行有更重要的意义。

近年来有研究显示,在T_{10}~T_{12}脊椎水平应用硬膜外脊髓电刺激结合减重步行训练有助于改善步态及步行能力,这对胸腰段脊髓损伤的康复有重要意义。不完全性胸腰段脊髓损伤的康复治疗应参考完全性脊髓损伤的治疗方案做适当调整,C、D级的脊髓损伤伤病员康复训练应强化残留肌力的功能训练。

(四)腰骶段脊髓损伤的康复

腰骶段(L_3~S_3)脊髓损伤主要由腰椎损伤所引起,常为严重腰段脊柱骨折脱位或爆裂骨折脱位所致,多造成马尾损伤,须行前路或后路手术内固定治疗。伤病员髂腰肌、股四头肌及其他下肢部分肌肉运动功能多有保留,但多伴有踝关节运动功能、括约肌功能损害。膀胱功能障碍多为低张力无反射膀胱。腰段损伤术后早期须穿戴腰骶支具,后期可改用围腰。由于伤病员上肢功能良好,腰背肌及腹肌肌力良好,腰方肌、髂腰肌及股四头肌均保留一定功能,因此改善下肢功能性步行能力及建立良好排尿方式是康复的重要目标。

近年来研究显示,功能性电刺激联合使用带铰链的踝足矫形器可改善步行速度和耐力,对此类损伤伤病员康复有重要意义。

(唐金树　李建华)

第三节　脊髓损伤后常见并发症处理

脊髓损伤可导致机体多系统多器官功能紊乱,出现各种并发症。脊髓损伤并发症的存在明显影响康复进程和效果,而正确的早期康复和康复护理在脊髓损伤的防治中具有十分重要的作用和意义。一般来说,颈髓损伤的后并发症明显多于胸腰段脊髓损伤的并发症。常见的脊髓损伤并发症包括关节挛缩、痉挛、肺部感染、肺不张、尿路感染、褥疮、低钠血症、深静脉血栓和应激性溃疡等。

一、关节挛缩

脊髓损伤后导致的肢体关节挛缩和僵硬主要与肢体肌肉肌张力增高和所支配肌肉丧失肌力后受累关节的主被动活动不够有关。脊髓损伤后初期的关节活动障碍往往是功能性的,但随着时间的延长,关节周围的皮肤、肌肉、肌腱或韧带就会出现结构性的挛缩。因此,对可能引起挛缩的关节要每天进行全关节活动范围的训练,对于周围肌肉肌张力较高的关节必要时要配合应用支具进行治疗,每天间歇性地穿戴支具。

二、痉　挛

痉挛发生于上运动神经元脊髓损伤伤病员,截瘫水平以下的肌肉受累,以截瘫平面以下的肌肉张力升高、牵张反射过敏和肌肉痉挛为特点。痉挛可因内在和外在因素的诱发而加重,这包括体位改变、褥疮、泌尿系统感染、膀胱结石、便秘及情绪激动。对任何痉挛的异常加重,都应检查伤病员是否存在以上各种病理情况。严重的痉挛可造成肢体肌群肌力不平衡,产生肢体的挛缩畸形,导致移乘和生活自理困难。良好的体位放置,经常性的牵伸活动以及中低频电刺激治疗等可以减轻痉挛的程度。严重痉挛一般需要药物治疗(如巴氯芬)、神经阻滞(如肉毒素 A)、外科手术(运动神经肌支切断)等治疗。

三、肺 部 感 染

脊髓损伤导致受伤平面以下神经所控制的肌肉群(包括呼吸肌)均产生活动障碍,从而导致呼吸功能的异常。膈肌由 $C_3 \sim C_5$ 脊神经控制,肋间肌由 $T_1 \sim T_{12}$ 脊神经控制,腹部肌肉由 $T_8 \sim T_{12}$ 脊神经支配。脊髓损伤伤病员,若损伤位置高于 $C_4 \sim C_5$,便会引起主导吸气的膈肌无力,而须进行气管切开术或使用呼吸机辅助呼吸,其他颈椎损伤伤病员因胸椎神经支配的肋间肌无力收缩,当正常吸气时胸部无法扩张,致使肺活量大大减小,同时又因下半部胸椎神经支配的腹部肌肉无力,在用力呼气时无法产生有效的收缩,故最大呼气量也呈现减小的趋势。颈髓和上半部胸髓损伤后易影响到呼吸功能,因此发生肺部感染和肺不张的可能性较大。如伤病员条件许可,应保持在 45°的半卧位,以防止吸入性肺炎。保持呼吸道通畅,对伤病员进行辅助排痰;进行体位引流,有条件者可以使用体位震荡床;雾化吸入以帮助痰液排出,必要时可通过纤维支气管镜吸痰;保持气道湿化,对于机械通气的伤病员要加强呼吸道管理,使用封闭式吸痰器吸痰,进行声门下分泌物引流;有条件的伤病员可使用自动翻身床,以降低呼吸机相关肺炎的发生。

四、尿 路 感 染

脊髓损伤伤病员泌尿系统感染多为逆行性感染,血行感染较少见。常见的易感因素包括长期卧床、不敢多饮水、机体抵抗力低下、长期留置尿管、膀胱残余尿较多。一般情况下,采用间歇导尿方式管理尿路的伤病员都会有无症状性菌尿,但常常不需要进行特殊的处理。如发现尿常规检查脓细胞计数超过 10 个/高倍视野,细菌计数 $\geq 100\ 000/ml$,应考虑存在尿路感染。预防尿路感染,十分重要的是要根据尿流动力学的检查情况,按照尿路管理的方法建立膀胱低压储尿和选择合适的排尿方式,保持排尿通畅。留置导尿管和耻骨上膀胱造瘘管要保持清洁,并定时更换。伤病员在保持排尿通畅的基础上多饮水。尽管膀胱冲洗是临床护理中常用的针对尿路感染的处理方法,但其效果不能肯定。

五、褥 疮

褥疮(pressure ulcer)是脊柱脊髓损伤的常见并发症,具有易复发性和难治性等特点。局部压迫及持续压迫时间过长是导致褥疮发生的主要原因。超过一定强度范围的局部压迫,并持续足够长的时间,可造成血管血流阻塞。当压强超过正常毛细血管压[静脉端压力为 1.87 kPa(14 mmHg),动脉端压力为 4.67 kPa(35 mmHg)]时,就可能阻止组织的血液供应,导致细胞代谢停止和组织坏死。褥疮最常出现在骨突部位,但有时床上随便放置的物品或者一些硬质的引流管存在较长时间后也会引起局部褥疮。皮肤受压后早期局部可充血、发红,但这种充血用手指轻压后即可消退,这表示皮肤微循环正常。手指轻压充血不消退,表示局部皮肤微循环阻断,这是褥疮发生前期的表现。此时。若继续受压,褥疮发生就难以避免。处理褥疮的关键是预防。定时翻身、更换体位、解除压迫是预防褥疮的主要方法,即应最大可能减小压迫强度,缩短受压时间。解除压迫也是治疗褥疮的首要条件。褥疮一旦发生,即应避免可能继续加重褥疮的体位,或者使用褥疮垫。局部处理的原则是保持伤口清洁,防止感染,局部清创和换药,可采用半导体激光照射等物理因子的治疗以促进创面愈合。经上述处理后仍经久不愈的创面,则可能需要采取外科手术植皮等方法闭合创面。

六、深静脉血栓形成

详见第十四章中骨关节创伤常见并发症的预防及康复。

（唐金树 许光旭）

参考文献

[1]关骅,张光铂.中国骨科康复学[M].北京:人民军医出版社,2012.

[2]卓大宏.中国康复医学[M].北京:华夏出版社,2003.

[3]舒彬.创伤康复学[M].北京:人民卫生出版社,2010.

[4]尤佳,唐金树,杨艳平,等.间歇清洁导尿在脊髓损伤病人膀胱功能障碍中的应用研究[J].护理研究,2007,21(5):1145-1147.

[5]吴志文,刘雪梅,刘根林,等.脊髓损伤伤病员的清洁间歇导尿[J].中国康复理论与实践,2003,9(2):91-93.

[6]WINDER A. Intermittent self-catheterisation[J]. Nurs Times,2002,98(48):50.

[7]PATEL M I,WATTS W,GRANT A. The optimal form of urinary drainage after acute retention of urine[J]. BJU Int,2001,88(1):26-29.

[8]KU J H,JUNG T Y,LEE J K,et al. Influence of bladder management on epididymo-orchitis in patients with spinal cord injury:clean intermittent catheterization is a risk factor for epididymo-orchitis[J]. Spinal Cord,2006,44(3):165-169.

[9]BORZYSKOWSKI M,COX A,EDWARDS M,et al. Neuropathic bladder and intermittent catheterization:social and psychological impact on families[J]. Dev Med Child Neurol,2004,46(3):160-167.

[10]KIYONO Y,HASHIZUME C,OHTSUKA K,et al. Improvement of urological-management abilities in individuals with tetraplegia by reconstructive hand surgery[J]. Spinal Cord,2000,38(9):541-545.

[11]KITAHARA S,IWATSUBO E,YASUDA K,et al. Practice patterns of Japanese physicians in urologic surveillance and management of spinal cord injury patients[J]. Spinal Cord,2006,44(6):362-368.

[12]KOVINDHA A,MAI W N,MADERSBACHER H. Reused silicone catheter for clean intermittent catheterization(CIC):is it safe for spinal cord-injured(SCI) men？[J]. Spinal Cord,2004,42(11):638-642.

[13]WYNDAELE J J. Intermittent catheterization:which is the optimal technique？[J]. Spinal Cord,2002,40(9):432-437.

第十四章

四肢战创伤康复

第一节 骨关节损伤康复

一、骨与关节损伤后功能康复分期

关节部位以及接近关节的骨骼组织损伤后,都需要经历较长时间的康复期,以利于关节功能的康复。根据组织损伤后的基本愈合规律,一般将组织初步愈合期的6~8周定义为早期康复期,而其后的阶段定义为中后期康复期。这样的康复分期只是相对的,因为整个康复过程是一个紧密连接的整体。另外,组织的愈合过程也是相对的,有些组织的愈合时间会比较长,即使是相同的组织,在不同的损伤条件下以及不同的个体中其愈合时间也是不相同的。

（一）骨关节功能的早期康复

骨与关节创伤后功能康复必须坚持早期康复的原则。早期康复介入是恢复骨与关节功能的有效途径。由于涉及创伤后组织的修复以及局部结构稳定性的问题,因此对于早期康复项目、内容和方法的选择十分重要。

早期康复的主要内容是恢复初步的肌力和较好的关节活动范围。早期肌力训练的方法主要是等长肌肉收缩训练。关节活动度训练方法主要为主动的活动训练结合轻柔渐进的被动关节功能训练。过早过大的被动活动训练以及负重等,可能会使修复后的组织重新裂开或者骨折内固定松动、再骨折等;如果失去早期康复时机,则可能引起损伤组织和周围组织粘连及关节僵硬等并发症,影响骨关节功能的恢复。

骨与关节损伤后,临床医师会根据损伤情况采取相应的治疗,不同的损伤情况以及不同的治疗方法都会影响康复时机和康复方法的选择。以四肢长骨骨折的康复为例,如果损伤后对骨折采取手术切开复位内固定治疗,而且内固定非常稳定,周围关节活动不会影响骨折内固定的稳定性,此时就应该早期开始以肌力训练和关节活动度训练为主的早期康复治疗,在肢体允许负重前积极恢复患肢肌力和关节活动度。如果采取保守治疗,如手法复位石膏外固定,或者采取了手术治疗但骨折内固定后不稳定,如骨折端碎裂严重、内固定不够牢固,这些情况都不适宜早期进行相邻关节活动度训练,但可以进行肢体肌肉的等长收缩训练和远端关节的功能训练。

骨折切开复位内固定治疗后骨折局部初始稳定性的判断对于能否开始早期康复功能训练具有十分

重要的意义。骨折局部初始稳定性的判断最好由术者根据术中的情况和术后X射线表现综合评价后做出,对于伤病员的骨质情况、骨折严重程度、内固定类型均应一并加以考虑,以便做出准确和全面的判断。

1.骨折局部稳定性的判断 对于局部稳定性程度可以根据以下标准进行分级。

(1)非常稳定 骨折对位良好,内固定坚强,术中进行各个方向的活动时不出现任何形式的骨折端错移或者微动。

(2)稳定 骨折对位良好,内固定坚强,但是在某些方向活动范围过大时存在少许断端错移或者微动。

(3)不稳定 骨折对位良好或者可以接受,内固定不够坚强,在某些方向活动范围过大时存在较明显的断端错移,需要结合外固定辅助治疗。

(4)极不稳定 骨折对位良好或者可以接受,内固定只是用简单的克氏针或者螺丝钉固定或者骨块用缝合方法进行固定,术后必须结合外固定治疗。

对于判定为非常稳定和稳定的骨折,术后1周内即可以在骨科医师和康复医师的指导下由康复治疗师早期实施康复功能训练,特别是进行与骨折部位相邻的关节活动度训练,尽早恢复全关节活动范围。早期肌力训练以静力等长肌肉收缩训练和抗自身肢体重量的等长肌肉收缩训练为主;关节活动度训练方法应以主动关节活动、辅助主动关节活动和轻柔的被动关节活动训练为主,被动关节活动训练以伤病员可以忍受疼痛和治疗师未感觉到明显的阻力为度。但是,对于负重训练活动仍要严格加以限制,因为事实上负重对早期肌力和关节活动度的恢复并没有太大的帮助,而由于负重的程度掌握不当导致再骨折或者内固定拔出的并发症则时有发生。

2.负重量的确定 确定何时可以负重以及负重量的大小应十分慎重,要随时与手术医师取得联系,征求他对伤病员负重的意见。有关负重量的大小可依以下标准进行确定。

(1)接触性负重 可以将少于10%的体重加在手术侧腿上。

(2)部分负重 可以将少于40%的体重加在手术侧腿上。

(3)可忍受负重 可以将可忍受的体重加在手术侧腿上,包括完全负重。

(4)完全负重 可以将全部体重加在手术侧腿上。

在得到医生的明确许可前不要擅自增加负重量,即使负重时没有出现疼痛。

对于判定为不稳定和极不稳定的术后伤病员以及采取保守治疗的伤病员,则不能过早进行关节活动度训练,肌力训练也只能以静力等长收缩训练为主,待骨折局部有初步骨痂形成后才能进行轻柔的关节活动度训练。此时可以每天将外固定解除进行1~2次主被动关节活动度训练,以减少关节腔内纤维粘连带的形成,每次活动时间为30 min~1 h,其他时间继续采用外固定治疗,以保证损伤组织的进一步修复,这种训练方法称为有限制动(limited immobilization)下的功能训练。这种有限制动下的早期肢体功能训练可以减少骨关节损伤后的绝对制动时间,从而降低肢体残障的发生率。

骨关节功能的早期康复期一般为损伤治疗后6~8周,也有将早期康复期确定为术后3个月的。其基本康复目标为基本恢复正常肌力和全关节活动范围,大部分伤病员可以扶拐或不扶拐行走。

(二)骨关节功能的中后期康复

对于在早期康复阶段仍未恢复良好肌力和关节活动度的伤病员,在骨关节功能的中后期康复中应继续恢复肢体肌力和关节活动度,必要时要结合矫形支具治疗以进一步恢复关节活动度。而对于已经较好地恢复肌力和关节活动度的伤病员,则要继续巩固前期的治疗成果,并进一步提高肌力和增加关节活动度。在允许伤病员进行负重训练和活动后,要特别注意进行平衡能力和协调性的训练,增加日常生活活动能力及工作能力的训练。

1.平衡及协调功能练习 应逐步增加动作的复杂性、精准性,以及速度的练习,恢复静态、动态平衡及防止倾倒的练习。下肢骨折后肌力及平衡协调功能恢复不佳,是引起踝关节损伤或跌倒引起再次骨折及其他损伤的重要原因,且对老年人威胁更大,须特别注意。

2.恢复ADL能力及工作能力 可采用作业治疗和职业前训练,改善动作技能与技巧,增强体能,从而恢复至伤病员伤前的ADL及工作能力。

二、常见四肢骨关节创伤的康复

(一)肩部创伤的康复

肩关节是人体活动范围最大的关节,肩胛盂表面仅为肱骨头的 1/4,这种结构有利于肱骨头的环转运动。肩关节静力性稳定结构由关节囊和盂肱上、中、下韧带及盂唇组成,制约关节活动的作用较弱。肩关节动力性稳定结构有肩袖、肱二头肌、肱三头肌和三角肌。肩部创伤比较常见且较为复杂。常见的肩部创伤有肩部骨折(肱骨近端骨折、锁骨骨折、肩胛骨骨折)、脱位(肩关节前脱位、肩关节习惯性脱位、肩锁关节脱位等)、肌腱伤和腱鞘炎(肩袖损伤、肱二头肌长头腱腱鞘炎)、肩周炎和神经损伤(肩胛上神经、胸长神经损伤)等。易造成关节障碍的创伤包括肩袖损伤、肱骨近端骨折和肩关节脱位。肩关节活动范围大,用于功能活动的运动方向多(前屈、后伸、外展、内收、上举、内外旋和环转活动),因此肩部损伤的康复训练比较复杂,必须针对不同的损伤个体制订具有针对性的康复训练计划。

1. 肩袖损伤的康复 肩袖肌腱包括冈上肌、冈下肌、小圆肌和肩胛下肌的肌腱。其中冈上肌在肩外展外旋时易被肩峰卡压摩擦而受伤,可发生肌腱变性或断裂。肩袖损伤占肩部运动损伤的 75%。症状多为亚急性或慢性,其特征为肩主动或被动外展至 60°~120°时或外旋时疼痛,超过 120°时疼痛减轻或消失。在疼痛明显时应局部休息,用肾上腺皮质激素做痛点及肩峰下滑囊内注射常可取得明显效果,同时可做热疗或超短波、超声等理疗。症状缓解后开始无痛的关节活动度练习。肩部肌肉训练时要注意加强无痛下三角肌的等长或等张肌力练习。慢性病例可进行一般运动,但应避免引起疼痛的动作。90% 的伤病员可治愈,少数救治无效者可考虑肩峰部分切除。

2. 创伤性肩关节前不稳定的康复治疗 创伤性肩关节前不稳定的治疗以微创手术为主,手术原则为盂唇复位固定,关节囊皱缩或关节囊成形术。微创术后康复的目的是增强三角肌肌力和肩袖张力,改善肩周肌肉协调性和肩周肌肉耐力。康复计划分为 4 期:Ⅰ期,制动康复训练;Ⅱ期,保护性康复训练;Ⅲ期,肌力强度康复训练;Ⅳ期,运动功能康复训练。Ⅰ期康复训练包括采用肩外展矫形器固定,肘、腕、手被动活动,患肢肌群的等长收缩训练,局部理疗、消肿、止痛、冰敷;Ⅱ期康复训练主要包括滑轮器训练、钟摆划圈训练、弹力带训练、耸肩训练;Ⅲ期康复训练包括增加关节活动范围和肌肉的抗阻力训练、耐力训练;Ⅳ期康复训练包括恢复运动功能的专项训练,如负重上举、哑铃训练和投掷训练等。康复训练每阶段 2~3 周,每天 2~3 次,每次 30~60 min,一般应连续康复治疗 2~3 个月。

3. 肱骨近端骨折的康复治疗 肱骨近端由肱骨头、大结节、小结节和肱骨干的近端组成。其中大、小结节与肱骨头的交界部位称作肱骨解剖颈,是关节囊的附着部位;大、小结节与肱骨干的交界部位称作肱骨的外科颈,是肱骨上段最薄弱的部位,也是骨折的易发部位。肱骨近端骨折多发生于老年人,尤其是老年女性,常由跌倒引起;年轻人肱骨近端骨折多由高能量创伤所致,常存在多发伤。伤病员受伤后首先由骨科或创伤科医师根据其骨折类型和移位程度给予相应的治疗,可行非手术治疗或手术治疗。非手术治疗包括三角巾悬吊、外展架或者石膏外固定等。对于移位明显的骨折,如 Neer 分型三部位或四部位骨折,应采取手术治疗以恢复良好的骨折对位,为术后的早期功能康复训练建立基础。骨折后能否早期开始康复训练取决于骨折部位内固定的稳定性。如内固定稳定,则可以早期由康复治疗师实施或在康复治疗师的指导下由伤病员自行渐进的肌力和关节活动度训练,待骨折部位有较好的骨性连接后进行负重训练和日常生活活动能力训练,直至完全恢复肩关节的功能。

肱骨近端骨折康复典型病例介绍:女性,72 岁,因摔倒导致左侧肱骨近端骨折,Neer 分型三部位骨折,术后行切开复位解剖型钢板内固定术,骨折部位内固定稳定性评价为稳定。术后 1 周内开始由康复治疗师实施肌力和关节活动度训练,同时积极鼓励伤病员配合治疗师的治疗自行功能训练。待 X 射线检查显示骨折部位有骨痂连接后,伤病员开始负重和抗阻的肌力训练,进一步加大关节活动度训练,并在治疗师指导下进行各项日常生活活动能力训练。术后 6 个月 X 射线检查显示骨折愈合。功能检查显示肌力良好,活动范围基本恢复正常,伤病员可从事乒乓球和游泳等体育活动。

(二)肘部创伤的康复

肘部是连接上臂和前臂的部位,是由肱骨下端和尺桡骨上端构成的复合关节。常见的肘部创伤包括肱骨髁上骨折、尺骨鹰嘴骨折和肘关节脱位等。

1.肱骨髁上骨折的康复 肱骨髁上骨折常发生于儿童,预后良好,但常容易合并血管神经损伤及肘内翻畸形。固定后立即开始握拳、屈伸手指及肩关节的功能练习。康复治疗中应严密观察有无血运障碍。缺血的早期症状为剧痛、桡动脉搏动消失、皮肤苍白、麻木及感觉异常,若处理不及时,可发生前臂肌肉缺血性坏死,造成严重残疾。外固定解除后,主动做肘关节屈伸练习,伸直型骨折主要练习屈肘位的肌肉等张收缩,屈曲型骨折主要练习伸肘位肌肉等张收缩。禁止暴力被动屈伸活动,以避免异位骨化的发生。目前,关于异位骨化与肘关节被动活动的关系没有明确的定论,也未见存在因果关系的相关研究报道。被动活动的目的十分明确,就是针对趋向于短缩的肘关节囊及其周围的软组织。这些短缩的组织必须通过被动活动的力学牵伸作用加以解决,而主动活动的作用往往十分有限。但是,有一点取得共识的是,在肘关节的康复过程中,应避免使用过大的外力牵拉,以免在关节周围组织内发生异位骨化。在肘部损伤的康复过程中,要很好地控制被动活动的力度和引起伤病员疼痛的程度,同时结合训练后的冰敷和合理选择物理因子,从而有效地改进关节功能,减少和防止被动活动引起的异位骨化。

2.尺骨鹰嘴骨折的康复 尺骨鹰嘴骨折是常见的肘部损伤。骨折后,附着于尺骨鹰嘴上的肱三头肌的牵拉,常常会引起明显的分离移位,因此需要实施手术切开复位内固定治疗,张力带钢丝或者钢板固定是经常选择的内固定类型。术后如内固定稳定,应尽早开始康复治疗。早期主要进行伸屈的关节活动度训练,应多进行主动的功能训练,可适当结合被动关节活动度训练。

3.肘关节脱位的康复 肘关节脱位在肘部创伤中十分常见,占肘部损伤的10%~25%,多发生于青少年。在不存在血管神经损伤及其他合并伤的情况下,常用的处理方法是手法复位和石膏外固定,一般固定时间为4~6周。石膏固定期间,要积极进行肩关节、腕关节和手关节的功能训练。有经验的治疗师可以提前1~2周采取有限制动下的功能训练,即每天将外固定解除进行主被动关节活动度训练1~2次,以减少关节腔内纤维粘连带的形成,每次活动时间为20~30 min,也可以根据伤病员情况自行掌握,其他时间继续采用外固定治疗,以保证损伤组织的进一步修复。

(三)膝部创伤的康复

膝关节及其周围结构的损伤很容易导致膝关节功能受限,应十分重视对损伤的处理和康复。常见膝关节损伤包括半月板损伤、前后交叉韧带和侧副韧带损伤、股骨下端和胫骨平台骨折等。

1.半月板损伤后的康复 半月板是膝关节稳定、运动的重要结构。膝关节半月板在膝关节伸直位传递膝关节压力的50%~60%。在膝关节屈曲90°时,半月板承受的压力增至85%,半月板边缘比中央部位承受更大的压力。半月板损伤常常存在膝关节的复合损伤,其生物力学的影响也非单因素。近年来普遍采用关节镜下微创半月板部分切除和解剖修复(半月板缝合术)治疗半月板损伤。

未经手术治疗的半月板损伤的康复主要目的是防止股四头肌的萎缩。急性期初步治疗后即可开始肌肉等长收缩训练,可在矫形器固定下做股四头肌的等长收缩训练、直腿抬高等练习。肿胀消失后按照一般渐进抗阻原则做进一步的肌力训练。恢复运动训练时必须无疼痛、无声响,一般在术后2 d即应开始股四头肌静力收缩练习,术后5 d行直腿抬高训练。术后2周练习不负重的膝屈伸,并扶拐行走,逐步增加患肢负重。一般3周后练习正常行走。术后3个月肌力充分恢复后开始准备性训练,逐步增加运动负荷,先恢复跑步等周期性运动,后练习变速跑、8字形跑、急停、跳跃和非周期性运动。训练计划的进展应当以不引起症状为度。只有活动度、肌力恢复至健侧的90%以上时,才能参加正规的训练和工作。

2.前后交叉韧带损伤后的康复 交叉韧带又称十字韧带,是膝关节的重要组成部分,对维持膝关节的稳定起着不可忽视的作用。交叉韧带的损伤是运动创伤中较为常见和较为严重的一种。

前交叉韧带修复或重建术后早期不宜做完全伸膝的动作,因其有使胫骨前移的倾向,从而增加新愈合韧带或移植物张力。功能练习的早期及初期(术后1周内),因肌力水平较低,组织存在较为明显的炎症反应,且重建的韧带尚较为脆弱,故以静力练习(关节不活动,保持一姿势直至肌肉疲劳)为主。拔出引流管后加强被动主动的关节活动度训练,一般在1周后膝关节主动屈曲到90°。术后2~4周以加强活动度及肌力练习为主,提高关节控制能力及稳定性,逐步改善步态。腘绳肌力量的恢复早于股四头肌,因此在肌力训练中应重点关注股四头肌肌力的恢复。术后 5 周~3 个月康复训练的目标是强化关节活动度至与健侧相同,强化肌力,改善关节稳定性,恢复日常生活各项活动能力;术后 4~6 个月全面恢复日常生活各项活动,强化肌力及关节的稳定性,逐渐恢复运动;术后 7 个月~1 年全面恢复运动或剧烈运动,强化肌力及跑跳中关节的稳定性。

后交叉韧带断裂常常伴发侧副韧带、前交叉韧带或半月板的损伤,其康复治疗原则和前交叉韧带相同,但在肌力训练中要优先发展股四头肌。

3. 膝关节周围骨折的康复 对于发生在膝关节周围的股骨下端、髌骨和胫骨平台骨折等应做到良好的解剖复位和固定,术后尽早开始股四头肌练习和膝关节功能练习,以预防膝关节伸膝装置粘连和恢复关节功能。在骨折愈合前,禁止做直腿抬高运动。术后次日即可开始股四头肌等长收缩和踝关节主动活动及髌骨被动活动。术后早期应强调非负重下的关节功能训练,在负重前尽早恢复良好的关节活动范围和关节周围肌肉的肌力。在没有明确的骨折初步愈合的影像学证据前,术后负重应适当加以限制,可先扶拐部分负重,再逐渐过渡到完全负重。在允许完全负重后应结合平衡能力训练,以恢复关节的本体感受器功能,进而改善行走的步态。

对于一侧下肢同时合并两处或两处以上的骨折,如髌骨骨折合并股骨骨折、髌骨骨折合并胫骨平台骨折等,术后的康复任务常常会面临很大的挑战。术后早期康复的重点仍应强调肌力和关节活动范围的恢复,而不应过早强调负重训练,因为早期负重往往对骨折局部的内固定稳定性有很高的要求。术后可利用连续被动运动机(continuous passive motion machine,CPM)、自身肢体的重力和治疗师辅助下的主被动活动等尽可能大地恢复关节活动范围。在基本恢复肌力和关节活动度的情况下,逐渐进行下肢的负重训练(图 14-1)。在判断骨折部位内固定特别稳定的情况下,也可适当提前负重训练的时间。在康复后期能否进行较大比例的负重或完全的弃拐行走,主要取决于股骨或胫骨的骨折愈合能否完全承重。

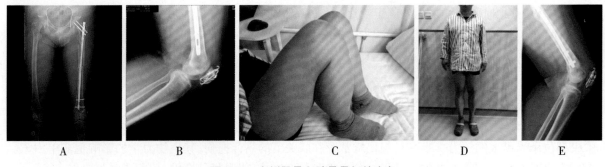

A   B   C   D   E

图 14-1 左侧股骨和髌骨骨折的康复

男性,58 岁,因高处坠落伤导致左侧股骨和髌骨两处骨折。A. 左股骨中下段骨折髓内钉固定术后 B. 左髌骨骨折张力带钢丝内固定术后 C. 术后早期康复训练,恢复良好的关节活动范围 D. 术后负重训练 E. 左股骨干及髌骨骨折愈合良好

(四)踝部创伤的康复

踝部创伤以韧带损伤和踝部骨折多见。由于行走时突然踏在不平的地面上或腾空后足跖屈落地时足部受力不均,致踝关节过度内翻或外翻,从而造成踝关节扭伤。踝关节内翻损伤一般损伤外侧距腓韧带,外翻损伤内侧的三角韧带,但由于三角韧带坚韧不易撕裂,而常常发生内踝的撕脱骨折。外踝韧带损伤比较常见,包括距腓前韧带损伤、跟腓韧带损伤和距腓后韧带损伤。踝关节韧带损伤中有近 70% 为距腓前韧带损伤。伤后踝关节骤然疼痛,尤以内、外翻及走路时疼痛明显。损伤较轻时,仅局部肿胀;损伤较重时,整个踝关节均可出现肿胀。踝关节软组织较少,损伤后可引起血管破裂出血,皮下瘀血明显,尤其在伤后 2~3 d,皮下瘀血青紫更为明显。踝关节活动因疼痛而受限。

韧带的损伤按照严重程度可分为 3 度。轻度损伤时有局部疼痛、压痛和轻度肿胀,但关节仍然稳定,病理变化为少数纤维断裂;中度损伤时有局部肿胀疼痛,做相应的应力试验时有疼痛,提示关节轻度不稳,病理变化为韧带部分纤维断裂;重度损伤时关节失稳,有明显的关节内血肿和关节积血,病理变化为韧带完全断裂。

踝部韧带的轻度损伤多为距腓前韧带单独损伤,肿胀、压痛局限,无须做关节固定,在贴扎带或支持带的保护下可继续从事不引起疼痛的运动。局部症状消除缓慢时可做局部封闭、热疗、超声或超短波治疗。早期进行关节活动度训练和腓骨肌练习。中度损伤早期按照 RICE 原则,即休息(rest)、冷敷(ice)、压迫(compression)和抬高患肢(elevation)。关节轻度不稳时可在支持带下早期运动。如果关节不稳明显,宜用石膏固定踝关节 2~3 周,同时进行等长肌力训练。去除石膏后 3 周内继续在支持带保护下训练,继续加强踝周肌力练习。外侧韧带损伤时加强腓骨肌训练,内侧韧带损伤时加强胫骨前肌和胫骨后肌训练。踝关节本体感觉训练同样重要,可在平衡板上进行静止或活动练习。对于重度损伤的伤病员,是否需要手术目前意见还不统一。一般认为经过保守治疗后仍有关节不稳或已有陈旧性关节不稳者需要手术重建。重建术后继续关节活动度训练、肌力训练和本体感觉训练。

无移位的踝关节骨折可行管型石膏外固定 6~8 周,此后可改行石膏托或支具固定,定时拆下进行关节功能训练。有移位的踝部骨折应按照关节内骨折的处理原则,给予良好的复位和固定。术后早期开始功能训练。在踝关节的功能训练中,应注意背屈功能的恢复和保持踝关节的稳定性,防止创伤关节炎的发生。

三、骨关节创伤常见并发症的预防及康复

(一)静脉血栓形成

静脉血栓形成(venous thrombosis)是创伤常见并发症之一,好发于下肢深静脉。静脉血流滞缓、静脉壁损伤和血液高凝状态是静脉血栓形成的三大因素。静脉血栓形成所引起的病理生理改变,主要是静脉回流障碍所发生的各种影响,可造成血栓远侧静脉压力增高,血管内液体成分向外渗出,移向组织间隙,最后造成肢体肿胀。血栓形成后可机化、再管化和再内膜化,使静脉腔恢复一定程度的通畅。另外,血栓也可能发生脱落而造成肺栓塞等严重并发症。在具备可疑静脉血栓形成临床征象时,应行血管超声波检查或在必要时行静脉血管造影,以帮助明确诊断。深静脉血栓一旦形成,应立即制动,如行石膏固定、矫形器固定等,嘱伤病员卧床休息和抬高患肢。药物治疗可以应用肝素和香豆素类衍生物等抗凝剂及尿激酶等纤维蛋白溶解剂。对于静脉血栓形成,应十分重视预防。创伤后的肢体应及时进行从远端到近端的主动肌肉收缩训练,以利于促进静脉回流。创伤术后肢体穿戴特制的压力袜或压力袖套,或者应用抗血栓空气压力泵等,都具有较好的预防静脉血栓形成的作用。

(二)异位骨化

异位骨化(heterotopic ossification,HO)最常见于严重创伤、烧伤和中枢神经系统损伤后的肢体关节,主要发生在肘关节、膝关节和髋关节。异位骨化的发生机制至今仍不十分清楚,也有各种不同的解释。局部组织损伤后的反应、局部制动和肢体的痉挛状态等都与异位骨化的发生有关。对于局部严重创伤伤病员来说,有学者认为其与局部内源性骨形态发生蛋白(bone morphogenetic protein,BMP)、成纤维细胞生长因子(fibroblast growth factor,FGF)等有利于骨形成的生物因子的增加有关。但是这种理论很难解释中枢神经损伤的肢体关节出现异位骨化的现象。尽管异位骨化的形成有多种因素的参与,但是活动受限或制动可能是一个十分重要和共同存在的因素,这主要包括两个方面的含义,一是由治疗需要给予的各种类型的内外固定导致的活动受限,二是由严重创伤、烧伤产生的致炎因子引起的活动时疼痛和中枢神经系统损伤后肢体肌肉肌张力增高导致的关节被动活动受限。

减少手术创伤,彻底引流切口部位的积血,适当冷敷受伤部位以减少出血和肿胀,尽早开始主被动关节活动训练等,都有助于预防和减少创伤后异位骨化的发生。已有较多的研究证明放疗可以预防异位骨化的发生或者异位骨切除术后的复发,而且单次剂量即可发挥较好的作用,因此对于那些不涉及骨折愈合的伤病员可以应用放疗和口服布洛芬或吲哚美辛进行异位骨化的预防。正确选择物理因子有利于预防异位骨化的发生。尽管没有明确的临床对比研究证明某个理疗因子与异位骨化的发生或者加重异位骨化有直接的相关性,但是目前较为一致的意见认为热疗可以加重异位骨化的发生,所以在关节周围进行康复治疗时尽量不要采用类似蜡疗、红外线或红外光治疗、磁疗、高频电疗等物

理治疗。关于异位骨化与关节被动活动的关系没有明确的定论,也未见存在因果关系的相关研究报道。被动活动的目的十分明确,就是针对趋向于短缩的关节囊及其周围的软组织。这些短缩的组织必须通过被动活动的力学牵伸作用加以解决,而此时主动活动的作用往往十分有限,有时甚至是无效的。但是,有一点取得共识的是,在易发生异位骨化的关节功能康复过程中,应避免使用过大的外力牵拉,以免增加在关节周围软组织内发生异位骨化的概率。如果可以很好地控制被动活动的力度和引起伤病员疼痛的程度,并结合训练后的冰敷和合理选择物理因子,可以在发挥治疗作用的同时有效地减少和防止被动活动引起的异位骨化。

对于需要通过手术治疗的异位骨化伤病员来说,确定何时手术切除异位骨以及如何进行术中关节松解治疗是个需要认真考虑的问题。一般认为要等到异位骨成熟的时候再行手术切除,但是临床上很难制定异位骨成熟的统一标准,通常认可的手术切除异位骨的时机是在发现异位骨后8个月以上,且实验室检查如红细胞沉降率(血沉)、C反应蛋白和碱性磷酸酶指标正常。另外要注意到的问题是,由于等到异位骨成熟并进行手术切除时关节僵硬的时间往往已经较长,松解时必须同时注意到关节囊、关节周围韧带和肌肉肌腱组织出现挛缩和短缩的现象。因此,在对异位骨化伤病员实施外科治疗时,不但要切除影响关节活动的异位骨,还要松解出现挛缩和短缩的关节囊和关节周围软组织,从而为术后的关节功能康复创造良好的条件。尽管切除异位骨和松解软组织后关节的术中被动活动度很好,但术后康复仍是一个十分艰难的过程。这主要表现在:①训练过程中伤病员会出现疼痛,术后伤病员的主被动关节活动度很快变得很小;②关节周围软组织的延展性和顺应性需要较长时间的牵伸和功能性活动才能恢复,因此关节活动度的反弹十分明显,经过训练后伤病员即时的关节活动范围有增加,但经过一夜的休息后即恢复到原来的关节活动度。以上这些情况的出现常常会使治疗师和伤病员感到十分困惑,有时甚至失去康复信心。为了减轻反弹程度,可以结合使用低温板材制作的静力性支具进行治疗,这种支具的特点是可以根据伤病员关节活动度的进展情况及时调节支具的角度,使其可以进一步发挥作用。

(三)创伤后关节僵硬

关节周围骨折或软组织损伤、长时间的关节制动是导致创伤后关节僵硬(post-traumatic joint stiffness)的主要原因。但是其病理改变随损伤轻重程度和范围大小以及僵硬的时间长短而有所不同,常见的病理改变是:①关节内的纤维粘连;②关节周围损伤组织或手术剥离组织瘢痕形成;③关节周围肌肉、肌腱、韧带和关节囊组织等因制动或长期过小的关节活动范围而挛缩;④关节周围异位骨形成或骨性强直。上述病理改变可以单独存在,多数是其中两个或更多的因素合并存在,而某一种是主要的。

肢体创伤后预防关节僵硬的有效方法就是坚持早期康复,尽可能早地开始关节活动度训练,以防止关节内纤维粘连带的形成和减少关节周围软组织挛缩的可能性。

对于早期关节僵硬仍然可以通过积极有效的主被动关节活动度训练和关节松动技术进行治疗。晚期创伤后关节僵硬则需要采取关节松解手术进行治疗。手术治疗时要弄清楚具体的病理改变,有时一个主要病变常合并有未被发现的次要病变,故松解术中要仔细检查和妥善处理才能收效。创伤后关节僵硬的松解术有多种形式,概括起来有3种,即麻醉下手法松解、关节镜下松解和开放手术松解。麻醉下手法松解适用于关节僵硬时间较短的一些病例,一般认为不应超过8周,最好在6周内。有部分学者采用关节镜下的松解手术,一般在僵硬后的3~6个月施行,有时需要同时结合关节外辅助切口来进行关节外松解。松解手术要尽可能减少创伤,尽量利用原切口入路,避免多处切口和较广泛的剥离。不管采取何种方式进行关节的松解治疗,松解后的康复都具有十分重要的作用。如果没有紧密衔接和积极系统的康复治疗,就很难巩固松解手术的效果,甚至可能出现关节活动度的减小,有些伤病员还可能重新发生关节僵硬。肌力、关节活动度、平衡和耐力训练是关节功能康复的4个重要组成部分。在早期阶段应重视肌力和关节活动度的恢复。肌肉的静力收缩、助力运动训练和渐进抗阻运动训练是经常采用的肌力训练方法。在关节活动度的恢复过程中,对于疼痛的控制是十分重要的。对于一些由于无法忍受剧烈的疼痛而放弃治疗的伤病员,不能简单地归咎于伤病员不能配合治疗,而应把重点放在如何控制疼痛这个问题上。术后早期可使用伤病员自控的止痛泵。对后期训练过程中出现的疼痛可口服或外用止痛药物、物理因子治疗和局部封闭治疗。

(四)创伤性关节炎

创伤性关节炎(traumatogenic arthritis,TA)是创伤常见并发症之一,又称外伤性关节炎、损伤性骨关节炎。其病理学基础是创伤引起关节软骨的退行性改变,主要临床表现是关节疼痛、活动受限或障碍。可发生于任何年龄,以青壮年多见,多发生于创伤后、承重失衡及活动负重过度的关节。早期预防和相关医疗知识的普及可以明显减少创伤性关节炎的发生。关节部位骨折或其他创伤后要对骨折进行仔细的复位和固定,减少不必要的副损伤,术后积极康复治疗,防止由于对位不良或愈合不佳导致创伤性关节炎的发生率增加。调整和改变生活方式也是预防创伤性关节炎的重要措施,其目的是减轻受累关节的负荷,减轻或避免受累关节的进一步受损。康复治疗主要采取综合手段,包括休息、器械治疗、运动疗法、药物治疗等,必要时可采取手术治疗。

(唐金树)

第二节　手外伤康复

一、手外伤及康复的特点

手部结构复杂,功能精细,一旦发生损伤很容易遗留不同程度的功能障碍,因此必须对手外伤以及康复的特点有清晰的了解,才能更好地指导损伤后的康复治疗。

首先,手部是多种结构的复合体,如手部的骨与关节、神经、血管、肌腱、韧带等,损伤时常常同时存在上述两种以上结构的损伤,导致康复时经常会顾此失彼,很难照顾到损伤结构的一致恢复。有时候,两种结构在治疗中的原则是有矛盾的,如骨折后需要有手部的休息或者制动,而肌腱损伤又需要尽早开始肌腱在腱鞘中的滑行以防粘连。因此,在康复过程中,如何照顾到所有损伤的愈合方式,同时又不影响术后手功能的恢复是一项具有挑战性的任务。

其次,手部承担着许多精细的功能,而这些精细的功能活动主要由一些细小而灵活的肌肉承担,因此在整个康复过程中应十分重视各项精细功能的主动康复训练。如果忽视肌肉的主动功能训练,这些细小的肌肉就会很快发生萎缩,从而失去功能恢复的机会。

最后,尽管各手指是相对独立存在的,但是手部重要功能的完成,如抓、握、捏等功能都是各手指协调配合的结果,各手指的功能发挥是一个整体,相互之间的功能关系是协调促进的关系,其中任何一指的功能异常都会影响到其他手指的功能发挥。因此,在手部损伤后的康复过程中,对其中的每个手指都应分别进行十分系统的康复训练,不放弃任何一个细小功能的恢复。只有这样,才能保证手部整体功能的恢复。

二、手功能的评定

手功能的评定十分复杂,包括单项功能评定(关节活动度、肌力、感觉等)及综合功能评定。

(一)单项功能评定

1.**手关节活动度评定**　评定主动活动范围时,手指主动屈伸使所有手指屈曲(即呈握拳状态下)使其中相邻的3个手指尽量张开。为排除肌腱因素影响,指屈曲时腕关节背屈,伸展时则掌屈。因此,检查手指应记录腕关节的位置。评定被动关节活动范围则应在肌肉充分放松的状态下进行。手指关节正常活动范围见表14-1。

表 14-1 手指关节正常活动范围

关节	查位项目	正常活动范围	角度计放置位置		
			固定臂	活动臂	轴心
指关节	屈曲 MP	90°	2~5 掌骨	2~5 基节	MP 关节
	伸展 MP	45°	2~5 掌骨	2~5 基节	MP 关节
	屈曲 PIP	100°	2~5 基节	2~5 中节骨	PIP 关节
	伸展 PIP	0°	2~5 基节	2~5 中节骨	PIP 关节
	屈曲 DIP	80°	2~5 中节骨	2~5 末节骨	PIP 关节
	伸展 DIP	0°	2~5 中节骨	2~5 末节骨	PIP 关节
	外展		第 3 指轴	2、3、4 指轴	两轴交点
	内收		第 3 指轴	2、3、4 指轴	两轴交点

MP. 掌指关节;DIP. 远指间关节;PIP. 通指间关节

2. 手部肌肉力量评定 应用徒手肌力检查法(manual muscle test,MMT),在手部测定各指的深浅屈指肌力、伸指肌力、骨间肌力、拇指的外展和对掌肌力、小指的外展肌力等。手部活动有多个肌肉参与,因此很难反映某一肌肉的肌力,测定起来比较困难,也可以采用多种综合测试方法进行肌力测定。常用的有握力和捏力测定。

3. 手部感觉评定 需要对轻触觉、痛觉和两点辨别觉进行测定(具体方法见第十章战创伤的康复评定)。

(二)手部综合功能评定

1. Carroll 手功能测试 Carroll 手功能测试是目前国际上较为常用的手综合功能评定方法(表 14-2、表 14-3)。

表 14-2 Carroll 手功能测试

Ⅰ. 抓	16. 用小指和拇指
1. 抓起 10 cm 见方的木块	第 17~20 项用直径 0.6 cm±的弹球或钢珠
2. 抓起 7.5 cm 见方的木块	17. 用示指和拇指
3. 抓起 5 cm 见方的木块	18. 用中指和拇指
4. 抓起 2.5 cm 见方的木块	19. 用环指和拇指
Ⅱ. 握	20. 用小指和拇指
5. 握 4.5 cm 直径的圆柱体	第 21~24 项用直径 0.4 cm±的弹球或钢珠
6. 握 2 cm 直径的圆柱体	21. 用示指和拇指
Ⅲ. 侧捏	22. 用中指和拇指
7. 像拿扁钥匙那样用拇、示指捏起高 1.0 cm、宽 2.5 cm、长 11 cm 的石板条	23. 用环指和拇指
	24. 用小指和拇指
Ⅳ. 捏	Ⅴ. 放置
8. 捏起直径 7.5 cm 的木球	25. 将垫圈套在钉子上
第 9~12 项用直径 1.6 cm 的弹球或钢珠	26. 将熨斗放在架子上
9. 用示指和拇指	Ⅵ. 旋前和旋后
10. 用中指和拇指	27. 把水从罐倒入杯子
11. 用环指和拇指	28. 把水从杯子倒入另一杯子(旋前)
12. 用小指和拇指	29. 把水倒回第一个杯子(旋后)
第 13~16 项用直径 1.1 cm 左右的弹球或钢珠:	30. 把手放在头后
13. 用示指和拇指	31. 把手放在头顶上
14. 用中指和拇指	32. 把手放在嘴上
15. 用环指和拇指	33. 写名字

各项评分标准:0 分,完全不能完成;1 分,部分完成;2 分,能完成,但慢或笨拙;3 分,能正常完成

将各项评分分数相加,得出总分,然后按照表 14-3 的标准进行评级

表 14-3 Carroll 手功能评定标准

功能级	总分	功能级	总分
Ⅰ微弱	0~25	Ⅳ功能不完全	76~89
Ⅱ很差	26~50	Ⅴ完全有功能	90~98
Ⅲ差	51~75	Ⅵ功能达到最大	99(优势侧手)、96(非优势侧手)

2. 手部肌腱修复后评定 屈指肌腱的治疗评定,宜用 1975 年美国手外科学会推荐的 TAM 系统评定方法,即总主动活动度评定法。将掌指关节(MP)、近指间关节(PIP)、远指间关节(DIP)主动屈曲度之和,减去各关节主动伸直受限之和,即为该手指总主动活动度(TAM)。各关节伸直以 0° 为准,过伸部分不计。

$$总主动活动度(TAM) = 总关节屈曲度之和 - 各关节伸直受限度之和$$

评定标准:活动范围正常者,优;TAM>健侧的 75%,良;TAM>健侧的 50%,可;TAM<健侧的 50%,差。

三、手部肌腱损伤后的康复

单纯的肌腱损伤多见于刀割伤,一般可以进行一期的吻合修复。在战伤和严重的交通伤时,手部肌腱损伤常常合并皮肤软组织缺损以及骨折。在污染较重和组织挫伤较严重的情况下,肌腱损伤不宜一期吻合或者行肌腱移植手术,须等待伤口愈合后的二期治疗。

(一)影响肌腱修复术后康复治疗的因素

1. 损伤的严重程度 肌腱及其周围组织的损伤程度会明显影响到肌腱的重建,如腱纽损伤或者只有皮肤覆盖的情况下,即使肌腱能够勉强吻合,也往往很难重建肌腱的滑行功能。在肌腱周围组织严重损伤时,肌腱重建也很容易出现肌腱与周围组织的粘连,使得术后康复训练很难进行。

2. 修复的时间因素 一般来说,早期修复(一期修复)的效果要好于晚期修复(二期修复)。这是因为晚期修复时会在损伤部位形成较多的瘢痕组织,后者缺少柔软性和弹性,不利于肌腱修复后滑行;同时,晚期修复的伤病员也往往存在组织损伤程度较重的因素。

3. 解剖因素 肌腱损伤的部位与疗效及康复治疗有关。例如,通常情况下,屈指肌腱损伤部位在鞘管以外的治疗效果优于在鞘管内的治疗效果,康复效果也好。另外,滑车因素也会影响肌腱的修复效果,术中应保护好滑车,以防屈曲肌腱出现弓弦样绷起而影响康复效果。

4. 肌腱愈合因素 肌腱愈合的确切机制至今尚不明确,肌腱愈合情况影响康复治疗及效果。肌腱愈合可能是内源性愈合和外源性愈合共同作用的结果。外源性愈合就是在肌腱损伤部位与周围组织之间形成粘连组织,为肌腱提供血供和成纤维细胞,与此同时粘连组织又限制肌腱滑动。内源性愈合依赖滑液提供营养,仅发生于肌腱断端。年龄过大导致血供减少以及感染因素都会影响肌腱的愈合,最终影响肌腱重建后的功能恢复。

5. 手术操作因素 粗暴操作(如用齿镊夹持肌腱)、止血不彻底(形成血肿)均会造成大量瘢痕形成,影响肌腱的滑行。为了防止术后肌腱粘连,同时又能避免肌腱断裂,有研究认为肌腱重建后仅需要滑动 3~5 mm 就能防止影响肌腱活动的粘连,因此,早期开始轻柔的肌腱被动牵伸活动对于防止肌腱的粘连具有十分重要的意义。

(二)肌腱修复术后的康复治疗

1. 屈指肌腱修复术后的康复治疗 一般认为,屈指肌腱Ⅱ区的损伤,即从远侧掌横纹(指纤维鞘管起始处)到中节指骨中远处(指浅屈肌腱抵止处)的损伤,最难处理且最易导致粘连。这是因为,此段肌腱位于鞘管内,指深、浅屈肌腱互相交叉换位,缝合后很容易导致肌腱之间的互相粘连,所以此段屈指肌腱区也称为无人区或危险区。Kleinert 和 Duran 等提出屈指肌腱Ⅱ区损伤后应特别强调术后早期康复的重要性。但事实上,在屈指肌腱其他区的损伤同样可以引起明显的粘连而影响肌腱的活动。在临床上经常可以看到在手掌、腕管部位,甚至腕管以近的部位,屈指肌腱损伤修复后肌腱不能有效滑动,有些表现为与皮肤和皮下组织之间的粘连,有些表现为与其他损伤肌腱之间的粘连。因此,不管屈指肌腱哪个区域损伤,都应十分重视把握损伤修复后的早期康复时机。

屈指肌腱损伤修复后常规应用背侧石膏托或者低温热塑材料制作的夹板将腕部和手指关节固定在屈曲位,以保持修复后屈指肌腱处于松弛状态,防止出现吻合后断裂。因此,在早期康复过程中,应保护吻合部位的安全和防止意外断裂。要做到这一点,必须注意以下几个方面:①与手术医师良好沟通,以了解吻合部位的强度以及可以承受的被动牵伸力量的大小;②应由有经验的康复治疗师实施整个康复训练,在康复过程中必须时刻注意保护屈指肌腱,如在解开外固定时要用治疗师的一只手始终托住伤手在固定时的基础位置,然后小心地逐渐施加被动牵伸的力量使肌腱开始滑动,牵伸力量的大小以伤病员感到轻微的疼痛以及治疗师可以感受轻微的阻力为度,治疗结束后立即重新加以外固定,以免出现意外;③要时刻考虑到肌腱愈合的病理生理过程,如在某个时间段要明确肌腱可能所处的纤维连接、增生、改建以及与周围组织可能形成的纤维粘连,通过上述分析判断损伤部位的愈合强度以及所施加的力量的大小,一般来说,随着时间的延长其愈合强度会逐渐增加。只有牢牢把握以上几点,才能安全而有效地做好屈指肌腱损伤后的早期康复。

术后第几天可以开始进行肌腱的被动牵伸训练,很难形成一致的意见。较普遍的观点是在术后第 5~7 天开始逐渐进行。早期强烈的主动收缩应该避免,以免在肌腱尚没有形成一定的纤维连接前发生吻合部位的断裂。可以辅助应用促进肌腱愈合和防止与周围组织粘连的理疗,如超短波、红外光、激光治疗,而需要接触皮肤的超声波和中低频电刺激治疗应在切口愈合后开始。一般来说,术后3 周是断裂肌腱形成纤维连接和具有一定强度的时间点,此后可以适当加大主被动训练的强度。术后6~8 周应恢复与损伤肌腱相关的全关节活动范围的牵伸。而在后期康复阶段,尽管可以适当减少由治疗师直接实施的康复训练,但仍应在康复医师或康复治疗师的指导下维持较长时间的康复训练,以促进肌腱功能的进一步恢复和避免后期仍然可能出现的粘连。为保证功能的良好恢复,总的康复训练时间应在 6 个月以上。

2. 伸指肌腱修复术后的康复治疗 手背的伸指肌腱表浅,损伤发生率高,修复后骨和皮肤易于发生粘连。屈指肌腱损伤修复后的早期康复原则同样适合伸指肌腱损伤后的康复。在早期康复过程中应注意保护伸指肌腱。在整个康复治疗过程中,治疗师要有良好的保护意识。同样,治疗后即刻行外固定保护也是需要的。伸指肌腱活动范围小于屈指肌腱,在长度方面代偿能力小,而且伸指肌腱结构扁、薄,更容易发生断裂,因此在康复过程中应注意被动牵伸的力量和范围。

关于术后康复治疗可以开始的时间,没有统一的规定时间,可以参照屈指肌腱损伤修复后的康复训练开始时间及其所采用的康复治疗手段。

四、断肢(指)再植的康复

肢体(包括手指)断离是四肢战创伤中非常严重的损伤,如果不能再植成功,将会给伤员的肢体功能带来严重的影响;即使再植成功,恢复血液循环后也会因为肌肉、肌腱和神经功能的不完全恢复而影响功能的最后重建。自 20 世纪 60 年代以来,随着显微外科技术的发展,断肢(指)再植的成功率逐渐提高。目前,断肢(指)再植技术在一些专科医院已经比较成熟,再植手术完成的时间明显缩短,术后处理水平也明显提高。同时,随着康复医学的发展,断肢(指)再植后的康复也逐步得到重视和发展。

(一)断肢(指)再植肢体后的早期康复

从断肢(指)再植成功至术后3~4 周为术后的早期康复阶段。事实上,何时介入康复没有准确的时间分界,但应掌握的原则和其他部位损伤后康复一样,条件允许的情况下应尽量介入康复治疗。

在术后处理的早期,主要由临床医生和护理人员加强观察,及时发现并处理血循环危象,以免影响到肢体和手指的存活。术后48 h 内应每小时观察一次再植肢体的肿胀情况、皮肤温度、颜色和毛细血管反应,48 h 后逐渐延长观察时间。再植肢体由于神经功能障碍一般较健肢红润,如果皮肤苍白或蜡黄,表明动脉供血不足;皮肤呈青紫或暗红并有明显肿胀,是静脉回流障碍的征象;再植肢体的温度一般高于健肢1 ℃左右,如果发生血液循环障碍,无论是动脉还是静脉,均表现为低于健肢2～3 ℃,并有毛细血管充盈时间延长或减弱。康复医师和治疗师可配合临床医生和护理人员开展一些有利于保持肢体温度、改善肢体循环和促进手部创伤愈合的物理因子治疗,如红外光或激光治疗。

术后5～7 d,在确定肢体血液循环基本建立以及肢体再植成活后,应根据损伤组织的修复情况逐渐开始康复功能训练。在掌骨或者指骨骨折部位,如内固定稳定,可先活动离损伤部位较远的关节,并逐渐活动损伤部位的关节,防止因长期固定不动而导致关节僵硬,影响再植肢体功能的恢复。在进行骨折相邻关节的活动度训练时,可以进行主动的关节活动度训练,也可以由治疗师给予适当力量的被动关节活动度训练,施加力量的程度以伤者可以忍受疼痛以及治疗者感觉到明显的阻力对抗为度。针对肌腱的损伤,在进行常规的修复后,可以进行轻柔的主被动牵拉活动训练,促进缝合部位的肌腱在腱鞘内的滑动,防止肌腱粘连的出现。在进行肌腱牵拉时,要注意在增加肌腱张力的方向所施加的力量一定要轻柔,以免引起缝合部位的断裂,一般以治疗者感觉到轻柔的阻力为度,同时要求治疗者必须具有一定的处理类似损伤的康复经验,治疗后应立即再给予外固定,以防意外的出现。可继续选用一些有利于组织愈合和减少并发症的物理因子治疗,冷热敷治疗、中低频电刺激、半导体激光和超声波治疗有利于促进损伤组织的修复,防止关节粘连,也可以缓解功能训练所致的疼痛。

断肢(指)再植后的早期康复过程中,康复治疗师还应配合护理人员进行一些康复教育,如注意休养的环境和对饮食的要求。为了避免感染,保证伤病员有良好的睡眠,避免噪声等不良刺激,术后最好将伤病员置于单独病房,每日对室内进行通风、消毒,室温保持在25 ℃左右。为了防止出现血管危象,应嘱咐伤者禁忌食用含咖啡因的饮料或其他食品,如咖啡、茶、可乐、巧克力等,禁止喝冰冷饮料;要避免情绪激动。术后伤者宜绝对卧床休息2～3 周,保持再植肢体良好的固定位置,抬高10°～15°,以略高于心脏平面为宜,这样既利于静脉回流,又不致影响血液供应。为伤病员进行治疗时,要保护好患肢,平缓移动,避免碰撞或因体位不适而诱发血管痉挛。1 周内应定时、定部位测量肢体周长,观察肢体血循环,并做好各项观察记录。要特别重视有效的镇痛。为伤病员更换敷料时,要尽量避免寒冷和疼痛刺激。

(二)断肢(指)再植后的中期康复

中期康复一般从术后3～4 周开始至术后3 个月,此时肌腱及离断部位吻合的软组织已经达到初步的连接,可以承受一定的力学作用。

但是,此期的康复仍应注意判断离断部位骨的愈合情况及内固定的稳定性。在术后3～4 周骨折断端之间会有纤维连接形成,但骨折端的强度仍然需要依赖于内固定的稳定性。因此,对于仅适用交叉克氏针简易固定的情况,一般认为仍不能承受较大外力的作用,可能需要更长时间的愈合期。而使用钢板或者外固定架固定则往往有较好的固定强度,可以和初步愈合的肌腱一起承受相对较大强度的牵伸和关节活动度训练,以保持肌腱的滑行和全关节活动范围的恢复,但训练中的强度仍应以伤病员可以忍受的疼痛为度,切勿使用暴力,以免出现意外。

此阶段应尽量恢复所有关节的被动全关节活动范围,同时积极鼓励进行主动的关节活动度训练,保持肌腱在全关节活动范围内的滑行。在恢复关节活动范围有困难时,可以借助于一些静力性固定的支具的作用(详见第十一章战创伤功能康复技术)。促进组织修复和防止肌腱粘连的激光、红外光和超声波治疗仍然可以根据伤病员的情况加以选用。

(三)断肢(指)再植后的后期康复

损伤组织愈合后,纤维瘢痕组织形成和改建的时间至少需要持续6 个月甚至更长的时间,因此需要十分重视损伤后期的康复。有时候,损伤的关节可能已经恢复了被动的全关节活动范围,但是主动的关节活动范围仍然很小,这是因为瘢痕没有软化,损伤的软组织还没有恢复良好的顺应性。另外,修复吻合后的肌腱在愈合过程中会在连接部位形成纤维增生性膨大,影响肌腱的滑行。所有这些因素都提醒我们需要建议伤病员进行较长时间的康复治疗,以帮助损伤组织的重建和塑形。

但是,此期的康复应以伤病员自行的康复训练为主。伤病员应在康复医生和治疗师的指导下制订详细可行的康复计划,开展必要的主被动关节活动度训练和肌腱的牵伸训练。同时,要积极开展日常功能活动能力训练,可在康复医师和支具矫形器技师的帮助下设计适合的辅助器具进行诸如吃饭、系扣子、写字、操作计算机键盘等日常生活自理能力和必要的劳动能力训练,增加功能训练的趣味性。

(唐金树)

第三节 周围神经损伤康复

周围神经损伤多见于四肢的开放性损伤、骨折、暴力牵拉和局部压迫等,引起其支配区的运动和感觉功能丧失,导致肢体功能障碍,且损伤后恢复较慢,将给工作和生活带来很大的影响。周围神经损伤后要根据损伤的程度采取相应的治疗。对于不完全性损伤,可以进行随访观察;而对于完全性损伤,则可能需要立即实施外科手术探查修复吻合,必要时要进行神经移植修复治疗。

一、周围神经损伤后的康复评定

(一)损伤原因分析和损伤严重程度分类

周围神经损伤常与骨折或血管损伤同时发生,因此在受伤早期伤病员常因伤口疼痛、出血或休克等因素影响对受伤神经支配区的运动和感觉功能的检查和判断,导致误诊或漏诊。在有骨折或血管损伤的情况下将肢体固定以后,肢体活动受限也会对观察和判断神经损伤带来一定的影响。在周围神经损伤后,需要对导致神经损伤的原因以及损伤的严重程度进行全面的分析和评价,以利于后续的康复治疗。

1.周围神经损伤的原因 在战创伤环境下,多种原因可以导致周围神经损伤的发生,主要的有以下几个方面。

(1)枪弹伤 子弹或者其他爆炸物引起的金属弹片的直接打击,以及爆炸引起的冲击波,都可导致周围神经的损伤,而且常常合并骨折或关节损伤、血管损伤以及肌肉肌腱等软组织损伤。

(2)切割伤 枪刺、玻璃或者其他锐器切割均可以导致周围神经损伤,同时合并有周围其他软组织的损伤。

(3)挤压伤 重物压迫、交通工具变形挤压、骨折端挤压、治疗过程中的石膏或者夹板长时间受压等,都可引起周围神经的损伤。另外,挤压伤所致的骨筋膜间室综合征,也可由于局部压力过高而引起间室内神经组织的缺血坏死。

(4)牵拉伤 如上肢被机器卷入或者肩部受暴力撞击可致臂丛神经的损伤。

(5)其他 如电击伤可以导致皮肤和肌肉组织的凝固变性,也可以导致神经组织的损伤变性。

2.周围神经损伤的分类 周围神经损伤的严重程度主要取决于暴力的严重程度以及暴力所作用的持续时间。根据损伤后神经病理改变的不同,周围神经损伤一般可分为以下几种。

(1)神经失用(neuropraxia) 神经轴索和神经外膜均完整,但神经传导功能暂时丧失。

(2)神经轴索断裂(axonotmesis) 神经外膜完整,神经轴索部分或完全断裂,运动和感觉功能部分或完全丧失。

(3)神经断裂(neurotmesis) 指神经的连续性中断,导致运动和感觉功能完全丧失。

神经失用多由挤压引起,一般可在3 d~3周内自行完全恢复。神经轴索断裂多为挤压或牵拉伤所致,多可自行恢复,但轴突需要自损伤部位向远端再生,因此功能恢复需时较长。神经断裂多由切割伤、枪弹伤和严重的挤压伤所致,部分伤者可存在神经的缺损,必须通过手术吻合或者神经移植重建才能恢复神经的连续性,功能恢复时间较长,且部分伤者功能恢复不完全。

(二)周围神经损伤后的临床表现以及功能评定

周围神经损伤后,主要表现为所支配区域的运动和感觉丧失,受累的肌腱反射功能消失,肌张力减退,血管收缩,汗腺分泌和局部营养障碍,损伤神经分布区的皮肤发红、无汗或少汗,皮肤、肌肉、指甲及骨关节随之出现萎缩和改变。神经损伤的患肢由于知觉丧失和肌肉皮肤的营养障碍,易发生溃疡、烫伤和冻伤,且皮肤损伤后愈合很慢。

全面的康复评定可以准确地判断周围神经损伤的性质、部位、程度、治疗效果以及预后情况,为周围神经损伤提供合理的治疗方案。对周围神经损伤应从解剖定位、感觉功能、运动功能、自主神经功能、使用功能、神经电生理、个人整体能力等方面给予全面评定。

1. 运动功能评定 主要对神经支配区的肌肉功能进行评价,可以通过肉眼观察和肢体周径测量初步判断肌肉的萎缩情况。肌力检查可以采用常用的徒手肌力检查法,肌力分为 0 ~ 5 级。应对支配区的每块肌肉单独进行肌力检查,以便分析损伤的严重程度以及损伤后的恢复情况。对于损伤后期的伤病员,长期的肌肉失神经支配和关节运动的减少可以引起关节的僵硬和肌腱、韧带的挛缩,因此应对肌肉运动相关的关节活动度进行检查。

2. 感觉功能评定 神经受损后,感觉消失区往往较实际支配区小,且边缘有一感觉减退区。感觉功能的测定,除了常见的用棉花或大头针测定触觉、痛觉外,还可做温度觉试验,Von Frey 单丝压觉试验,Weber 两点辨别觉试验,手指皮肤皱褶试验,皮肤定位觉、皮肤图形辨别觉、实体觉、运动觉和位置觉试验,Tinel 征检查等。对于感觉功能的恢复情况,英国医学研究院神经外伤学会将其分为 6 级(表14-4)。

表 14-4 周围神经创伤后的感觉功能恢复等级

恢复等级	评定标准	恢复等级	评定标准
0 级(S0)	感觉无恢复	3 级(S3)	皮肤痛觉和触觉恢复,且感觉过敏消失
1 级(S1)	支配区皮肤深感觉恢复	4 级(S3+)	除感觉达到 S3 水平外,两点辨别觉部分恢复
2 级(S2)	支配区浅感觉和触觉部分恢复	5 级(S4)	完全恢复

3. 神经电生理评定 对周围神经损伤具有重要的诊断和功能评定价值。常用的方法如下。

(1)强度-时间曲线检查 这是一种神经肌肉兴奋性的电诊断方法,以不同强度的电流刺激组织,取引起阈反应所必需的最短时间,将对应的强度和时间标记在直角坐标线上,并将各点连成曲线,即为强度-时间曲线(intensity-time curve)。它通过时值测定和曲线描记判断为完全失神经支配、部分失神经支配及正常神经支配,可对神经损伤程度、恢复程度、损伤部位进行判断,对康复治疗有指导意义。

(2)肌电图检查 通过针级肌电图检查,可判断神经受损的程度是神经失用、轴突断离或神经断离;通过纤颤电位、正峰波数量减少、出现多相新生电位,可判断神经再生;神经传导速度测定,对损伤以外的神经病变具有极为重要的价值。

在肌肉获得神经支配的早期,往往看不到明显的肌肉收缩或肢体运动,此时可用肌电图测定来判断。肌电图一般可比肉眼或手法检查早 1 ~ 2 个月发现肌肉重新获得神经支配。

(3)躯体感觉诱发电位检查 躯体感觉诱发电位(somatosensory evoked potential,SEP)是刺激从周围神经上行至脊髓、脑干和大脑皮质感觉区时在头皮记录的电位,具有灵敏度高、对病变定量估计、对传导通路定位测定、重复性好等优点。对常规肌电图难以查出的病变,SEP 可以较容易做出诊断,如周围神经靠近中枢部位的损伤以及吻合神经的初期测定神经传导速度等。

4.其他功能评定

（1）反射检查 反射检查时需要伤病员的充分合作，并进行双侧对比检查。常用的反射有肱二头肌反射、肱三头肌反射、桡骨骨膜反射、膝反射、踝反射等。

（2）自主神经功能检查 常用发汗试验，包括 Minor 淀粉-碘试验、茚三酮试验。

（3）ADL 能力评定 周围神经损伤后，会不同程度地出现 ADL 能力困难。ADL 能力评定对了解伤病员的能力、制订康复计划、评价治疗效果、安排重返家庭或就业都十分重要。

二、周围神经损伤的康复治疗

（一）康复治疗的目的和作用

周围神经损伤后应尽快开始包括功能训练和物理治疗在内的康复治疗，其目的是促进神经轴突的再生和神经支配区感觉运动功能的恢复。尽管周围神经损伤后最终的和良好的恢复必须依赖于神经轴突的有效再生，但是康复治疗仍然在周围神经损伤恢复过程中发挥着极其重要的作用。其作用主要表现在以下几个方面：①必要的功能康复训练和物理治疗有利于促进损伤神经轴突的再生，对神经支配区肌肉施加的主被动功能练习、皮肤感觉训练以及物理因子治疗，可以促进和加强神经轴芽的生长。②周围神经损伤后其支配区的肌肉由于缺少神经营养会很快发生失用性萎缩，对这些肌肉进行运动训练和功能性电刺激治疗可以在一定程度上缓解肌肉萎缩的发生，有利于神经再生后肌肉功能的尽快恢复。

在神经损伤后的不同治疗阶段，康复治疗的内容和重点有所不同。

1.损伤早期 由于需要保证神经断端在无张力的情况下再生，因此损伤的肢体常常会应用石膏或者支具把关节固定在一个特殊位置。一般认为，在上述位置的固定时间为 4~6 周，以利于再生的神经纤维有足够的时间通过神经断端。此阶段的康复重点是保持和恢复固定关节远侧和近侧的关节，以防止关节僵硬的发生。特别是远侧的关节，由于缺乏肌肉的有效活动，发生关节僵硬的可能性更大，应每天进行保持全关节活动范围的关节功能训练。对于部分损伤的神经，其支配区的肌肉仍有一些主动活动，鼓励伤病员进行肌肉的主动收缩训练，可以防止肌肉萎缩和保持关节活动范围。

2.损伤中后期 在保持神经断端无张力再生的关节固定期结束后，应首先进行恢复固定关节活动范围的关节功能训练，继续进行促进神经支配区运动和感觉功能恢复的功能活动，还可以辅以肌肉功能性电刺激。对于一些短期内不能恢复的神经损伤，为了防止出现远端关节的畸形或挛缩，可以制作一些功能性治疗支具，在非治疗时间将关节固定在功能位。应根据肌力恢复情况进行适宜的日常生活功能活动能力训练，可以通过制作一些功能性辅具来帮助训练。

3.损伤后遗症期 在此阶段应判断神经肌肉功能是否基本恢复或者不再有明显的恢复。由于神经恢复时间的个体差异，即使初步判断伤病员的神经肌肉功能不会再有明显的进步，在有条件的情况下也仍应继续康复一段时间。防止关节僵硬和促进运动感觉功能恢复仍是此阶段的康复重点，但绝大部分康复训练应由伤病员本人或者家属完成。可以帮助伤病员设计并制作用于改进日常功能的有效的辅助器具，提高生活自理能力和恢复一定的工作能力。在外科治疗方面，在损伤的后期阶段会给伤病员进行周围神经的外膜或者束膜的松解治疗，甚至进行神经的移植修复治疗，因此要继续进行康复治疗以配合外科处理，使伤病员恢复更好的效果。

（二）周围神经损伤康复治疗的基本方法

周围神经损伤后功能损害的常见问题是：①水肿；②疼痛；③肌肉瘫痪、萎缩和挛缩；④感觉丧失；⑤关节挛缩；⑥瘢痕形成和肌腱粘连。康复治疗应针对这些问题采取适当的措施，以促进神经功能的恢复和防止并发症的发生。

1.消肿 周围神经损伤后常常会在损伤部位的远侧出现肢体的肿胀，在一些臂丛神经损伤的伤病员可以看到损伤侧的整个肢体都有明显的水肿。这种肿胀常常与周围神经损伤后远侧肌肉失去收缩能力，丧失了对肢体静脉的挤压作用而使促进静脉回流的作用减弱有关；也与肢体在失去运动能力后能有效地抬高肢体,常常处于下垂位而使远端静脉回流减慢有很大的关系。因此,积极消肿不但要注意周围神经损伤肢体的位置摆放,还要积极促进肌肉收缩能力的恢复,对不完全损伤者要积极鼓励其做肌肉的主动性或静力性收缩。

2.灼性神经痛的治疗　灼性神经痛是神经痛中最常见的一种,多见于火器伤,好发生于富有感觉和交感神经纤维的正中神经、坐骨神经和胫神经等的不完全性损伤。疼痛可于伤后立即发生,亦可数日、数周后发生。疼痛可因情绪变化、光线和气候的变化、突然的声响或触摸等引起发作或加剧。有灼性神经痛的伤病员十分痛苦,常处于精神紧张、睡眠不佳、坐卧不安的状态。对这类伤病员,首先须做好伤病员的心理护理,保持稳定的情绪,指导并帮助伤病员采取各种分散注意力的措施,如听音乐、阅读喜欢的小说,避免冷热、光线、噪声等刺激。疼痛发作时,可采取冷敷或冷水浸泡、穴位按压等方法对症处理。如果皮肤苍白冰冷,要用热敷,必要时遵医嘱给予止痛剂。

3.防止肌肉萎缩和促进肌力恢复　周围神经损伤后的功能恢复很大程度取决于肌肉功能的恢复,因此应十分重视恢复肌力。在损伤后修复的早期,肌肉活动的前提条件是不增加神经吻合口的张力。训练中,要对所有可活动的肌肉进行肌力练习,对肌力不足2级的肌肉要进行功能电刺激以促进肌力的恢复。可采取等长肌肉收缩训练、抗阻训练等肌肉训练的方式,具体应根据现有的肌力情况选择适当的康复治疗方法。

（1）0～1级肌力　做电刺激治疗,低频直流电或中频干扰电等可刺激神经肌肉的敏感点(又称"扳机点"),引起神经兴奋和肌肉收缩,使其发生有规律的收缩与舒张运动,又称"电体操"。

在肌肉主动收缩尚未出现时,反复多次地鼓励伤病员做主动运动,也就是使相应的皮质运动中枢及脊髓前角细胞兴奋,发放运动冲动使之沿神经轴传导,直至再生部位。其有可能防止神经元变性,加速轴索流的输出及传导,发挥神经营养作用,从而促进周围神经的再生。这种试图引起瘫痪肌肉运动的练习,称为"传递冲动"练习。

（2）2～4级肌力　此时增强肌力的最好方法是主动运动。周围神经损伤后肌肉出现微弱的收缩时,就应开始主动运动训练,2级肌力时做助力运动或无负荷运动,3级肌力时做静力或动力性收缩练习,4级肌力时做抗阻运动。各主要肌群分别选择适当方式依次进行训练。

当肌肉主动收缩时会出现微弱的肌电活动,用电极引出肌电信号并加以放大后,以声或光的形式显示给伤病员,借以诱导伤病员更有力地进行肌肉主动收缩训练,这种方法称肌电生物反馈训练。目前,这种训练方法已成功地应用于3级肌力以下肌肉的锻炼。一般来讲,运动功能恢复,最先是靠近伤处的肌肉,随后逐渐向支配区以远的肌肉发展。有时表现为肌肉先有触痛,继之肌张力和运动能力逐渐恢复。

4.恢复关节活动度　伤后或者手术后要积极地对患肢的各个关节进行关节活动度训练,以防止关节僵硬、减轻肌肉萎缩和促进神经功能的恢复。在有石膏等辅助外固定的情况下,对未固定的关节,要积极进行全关节范围的活动;对固定的关节,在征求手术医师同意后,在术后经过适当时间后可每天解开外固定1～2次,在不增加神经吻合口张力的前提下进行轻柔的关节活动度训练,每次活动的时间为20～30 min,活动后继续给予外固定。随着术后恢复时间的延长,可逐渐增加解开外固定的次数和延长每次活动的时间,最后实现全关节范围的活动。

5.感觉功能训练　手部感觉(包括触觉、痛觉、冷热觉、两点觉及实体感觉)障碍时,可以利用有计划地接触各种刺激来加以训练,训练可分为3个步骤。

（1）第一步　嘱伤病员睁眼,看着刺激物刺激皮肤,同时刺激健康的相应区域,令伤病员比较体验之。

（2）第二步　嘱伤病员先睁眼,看着刺激物刺激皮肤,然后闭眼,继续刺激皮肤,使伤病员比较体验之;或闭眼进行刺激,然后睁眼继续同样刺激,使伤病员回忆比较之。

（3）第三步　嘱伤病员闭眼,同时刺激患侧与健侧手部,使伤病员比较体验之。如此反复进行训练,一日数次,感觉有进步时刺激的强度逐渐减弱。

此类伤病员皮肤感觉障碍或者下降,因此在日常的生活和治疗中要对伤病员进行严格的康复指导。伤病员用热水、进行热疗(如红外线)时,温度要低于一般伤病员所用的温度;为伤病员清洗伤肢时,不可用力搓,保持手指和脚趾缝间干燥;寒冷季节要加强保暖,防止冻伤。要特别重视对伤病员与家属的指导,避免伤病员自行用热水袋或家属照料时不慎造成皮肤损伤。感觉恢复的顺序,一般先是大体感觉,其次为精细感觉,最后为深感觉。

6. 作业疗法 神经恢复后期,要增加功能性训练的内容,如上肢神经损伤可进行肩、肘、腕等关节参与的联合活动以及握拳、抓球等活动;下肢神经损伤可进行行走、站立和下蹲等活动,可增加肌肉和关节功能的协调性。当手部功能障碍严重时,有时需要特殊的支具帮助伤病员进食、取物、如厕等。需要特别注意的是,由于神经再生的时间较长,因此必须要有足够长的康复时间以促进神经再生的发生,并最终重建良好的运动和感觉功能。

三、四肢主要神经损伤的康复治疗

(一)臂丛神经损伤的康复

臂丛神经损伤多见于牵拉伤或者摩托车事故时的撞击伤。常见的牵拉伤如产瘫,在婴儿分娩时,由于难产,用力牵拉婴儿上肢,暴力使婴儿头与肩部分离,牵引力量常作用于臂丛上部,造成上臂丛神经损伤。在发生车祸伤或者高处坠落伤时,一侧上肢受到向上或者向下或者水平方向的牵拉,也可导致臂丛神经损伤,损伤类型可依损伤机制的不同而表现为上臂丛损伤、下臂丛损伤或者全臂丛损伤。摩托车事故时,驾驶人常常会高速飞离,一侧肩部撞击到树、墙或其他障碍物,损伤类型以上臂丛损伤为主,在暴力过大的情况下也可表现为全臂丛损伤。

臂丛神经损伤后要做出正确的诊断和确定其损伤的部位,需要熟悉臂丛神经的解剖构造,其中包括臂丛神经根、干、股、束及其分支的组成和彼此的解剖位置关系,以及它们所支配的肌肉和感觉分布,通过对病史和受伤机制的了解、对麻痹肌肉和感觉障碍的准确检查,结合神经电生理的检查结果,进行全面的综合分析,才可能做出正确的判断。

1. 临床表现 常常由于损伤类型的不同而有所差异。

(1)上臂丛神经根(C_5、C_6)损伤 肩胛背神经、肩胛下神经、腋神经、肌皮神经完全麻痹,桡神经和正中神经部分麻痹,导致其支配的提肩胛肌、大小菱形肌、冈上肌、冈下肌、肩胛下肌、大圆肌、三角肌、小圆肌、喙肱肌、肱二头肌、肱肌、旋前圆肌、桡侧腕屈肌、肱桡肌和旋后肌瘫痪。临床表现为肩关节内收、内旋,肘关节伸直,前臂旋前畸形。部分伤病员可能出现翼状肩胛,肩关节不能外展和上举,肘关节不能屈曲但能伸直,屈腕和前臂旋后无力,手部运动功能基本正常。上肢伸侧感觉大部丧失。

(2)下臂丛神经根(C_8、T_1)损伤 尺神经、前臂内侧皮神经、臂内侧皮神经完全麻痹,正中神经与桡神经部分麻痹,导致尺侧腕屈肌、指浅屈肌、指深屈肌、全部手内在肌瘫痪,肱三头肌及指伸肌部分瘫痪。临床表现为手内在肌麻痹,呈扁平手畸形,不能屈腕及屈指,拇指不能屈曲和外展,但肩、肘和腕关节活动良好。上臂内侧、前臂和手的尺侧皮肤感觉缺失。下臂丛神经常因合并T_1交感神经损伤而出现霍纳(Horner)综合征。

(3)全臂丛神经损伤 整个上肢除副神经支配的斜方肌可做耸肩动作外,整个上肢的主动运动功能丧失,腱反射消失。感觉方面,因来自第2肋间神经的肋间臂神经参与臂内侧皮神经的组成,所以上臂内侧皮肤感觉存在,其余整个上肢感觉缺失。

2. 康复治疗 应根据损伤的不同类型而采用适当的方法。

(1)上臂丛损伤 采用外展支架保护患肢,防止肩关节因肌肉萎缩无力而出现肩关节的半脱位或者因长期内收位而出现肩关节的僵硬。外展支架可间断穿戴,或者与上肢三角巾悬吊相结合,以减少长期穿戴带来的不便。对于麻痹的肌肉要尽早采取功能性神经肌肉电刺激治疗,以减轻失神经支配引起的肌肉萎缩。对于嘱伤病员进行肌肉收缩时可以检测到肌电信号的主要关键肌,如三角肌、肱二头肌,应采用肌电生物反馈进行肌肉收缩功能训练。在受累肌肉出现较明显的肌肉收缩时,应根据肌力情况选用助力运动、主动运动和抗阻运动。

(2)下臂丛损伤 用支具使腕关节和手部关节保持在功能位。使用特别设计的支具可在不限制手部残留的肌肉功能活动的情况下,维持腕部和手部的功能位,保持各受累关节的被动关节活动度。功能性神经肌肉电刺激、肌电生物反馈肌力训练及治疗师辅助下的主动肌力训练均应根据具体情况加以实施。

（3）全臂丛损伤　这类伤病员常常给康复治疗带来很大的挑战。应同时结合应用上、下臂丛损伤后的康复治疗方法。在损伤后 3～6 个月的有效康复期内均应积极实施康复治疗,以促进神经肌肉功能的恢复。

(二)桡神经损伤的康复

桡神经损伤多见于肱骨下段骨折,或有移位的肘部骨折,神经可被骨折端刺伤或嵌入骨折两断端之间致伤。战伤环境下或者手术中长期使用上臂的止血带也可以引起桡神经损伤。桡骨头脱位可引起桡神经深支麻痹。上臂手术时误伤或者剥离神经时过度牵拉引起的桡神经损伤也常有发生。

1. 临床表现　桡神经损伤后,因前臂伸肌群麻痹,出现垂腕、垂指畸形,腕关节不能背伸,示指、中指、环指和小指的掌指关节不能伸直,拇指不能伸直,手背桡侧皮肤感觉障碍。如发生桡神经深支损伤,因桡侧腕长、短伸肌正常不发生垂腕畸形,而只发生垂指、垂拇畸形。

2. 康复治疗　桡神经损伤后主要的瘫痪肌群位于前臂的背侧,即前臂的伸肌群,因此功能性神经肌肉电刺激和肌电生物反馈肌力训练主要对前臂背侧肌群进行刺激和训练。在损伤后恢复的初期,为减小训练难度可将前臂放置在无地心引力的水平位。

对桡神经损伤后影响到腕部和手部关节者要每日进行被动关节活动度训练,防止长期不动导致的关节僵硬和肿胀。可应用支具将腕手部固定在正常的功能位,防止出现非功能位的强直。也可以使用特别设计的支具,利用橡皮筋和指套进行手指的固定,使手指的屈曲活动不受限制。

(三)尺神经损伤的康复

尺神经由 C_8 和 T_1 神经纤维组成,于胸小肌下缘起自臂丛神经的内侧束。尺神经在腋窝和上臂无分支,在前臂上端分出关节支到肘关节,肌支到尺侧腕屈肌和指深屈肌的环指和小指部分,在前臂下 1/3 先后分出较小的掌侧皮支和较大的手背支。掌侧支分布于小鱼际部的皮肤,手背支分为 5 条指背神经,分布于小指和环指的背侧两缘及中指背侧的尺侧缘。尺神经在穿过尺神经管后分为浅支和深支。浅支除支配掌短肌外,全为感觉神经,在掌腱膜深面分为内外两支,内侧支分布于小指掌面的尺侧缘,外侧支为指掌侧总神经,后分为两条掌侧固有神经,分布于小指和环指掌侧的相对缘。尺神经分支为肌支,在拇内收肌两头间支配拇内收肌和拇短屈肌的深头,深支还发出肌支支配第 3 蚓状肌、第 4 蚓状肌及所有骨间肌。

高位尺神经损伤常由于臂丛神经损伤时累及该神经,在上臂肘部、前臂和腕部多为切割伤、刺伤、枪弹伤或肘部骨折造成,也可见于靠近肘管处的骨质增生、畸形造成的创伤性尺神经炎。

1. 临床表现　尺神经损伤后常因损伤平面的不同而有不同的临床表现。

（1）肘关节以上的尺神经损伤　因尺侧腕屈肌和指深屈肌的环指和小指部分麻痹,临床检查当令伤病员做尺侧屈腕时可发现尺侧腕屈肌无收缩,环指和小指的指深屈肌虽然麻痹,但由于它们的指深屈肌腱与正中神经支配的中指指深屈肌腱有腱的联系,仍可做手指末节屈曲。如将环指、小指及其他手指的近侧指间关节固定于伸直位,再让伤病员屈曲环指及小指末节,可发现其肌力明显减弱或消失。

（2）前臂部或者腕部的尺神经损害　由于小鱼际肌、第 3 蚓状肌、第 4 蚓状肌和所有骨间肌发生麻痹,环指和小指因受正常的屈、伸指肌的牵拉,造成掌指关节过伸、指间关节屈曲,呈现典型的爪形手畸形。

2. 康复治疗　在实施各种恢复肌力的物理治疗的同时,由治疗师实施的主被动手部关节活动有利于手部功能的恢复,也有利于促进肌力和感觉的恢复。应每天将损伤的手部关节进行全关节活动范围的训练,防止关节挛缩的出现。应用支具纠正爪形手畸形,也可以应用功能性支具帮助伤病员恢复必要的生活自理能力,从而有利于伤病员树立进一步康复的信心。

(四)腓总神经损伤的康复

腓总神经来自 $L_{4\sim5}$ 和 $S_{1\sim2}$ 神经前支的后股,在股后部下 1/3 与胫神经分离后,于腘窝的外侧壁,沿股二头肌腱内侧斜向下外,继行于股二头肌与腓肠肌外侧头之间,在腓骨长肌深面绕腓骨小头分为腓浅和腓深两神经。

腓总神经在腘窝处分出两关节支,伴随膝上外和膝下外动脉至膝关节,又在腓浅、深分支处分出一支伴胫前动脉至膝关节和胫腓关节。腓总神经的感觉支在腘窝处分出腓肠外侧皮神经,分布于小腿上部背面外侧的皮肤,分出吻合支或其本干与腓肠内侧神经吻合形成腓肠神经。腓浅神经在小腿下 1/3 的上方穿出深筋膜分为内外两支。腓浅神经尚分出肌支至腓骨长、短肌。腓深神经在踝关节上方分为内外侧两支至足背。腓深神经在小腿发出肌支至胫骨前肌、趾长伸肌、拇长伸肌和第 3 腓骨肌。在踝关节处发出关节支至踝关节。腓深神经在足背的内侧支分为趾背神经,分布第 1、2 趾相邻背侧缘的皮肤。外侧支越跗部向外侧至趾短伸肌与拇短伸肌的深面。

膝上腓总神经的损伤可见于神经的直接外伤或者股骨骨折导致的损伤,也可见于相邻部位手术时的牵拉伤。膝部及膝部以下腓总神经损伤多见于膝部周围有移位的股骨髁上骨折、腓骨小头骨折、不恰当的石膏和夹板固定小腿骨折时被压迫损伤,以及小腿骨–筋膜室综合征的缺血性神经伤和手术误伤。

1.临床表现 腓总神经损伤后,因小腿部伸肌中的胫骨前肌麻痹,引起足外翻的腓骨长、短肌麻痹,患足呈现内翻下垂,不能背屈及外翻。

2.康复治疗 腓总神经损伤后除了应用恢复肌力的各种物理因子的治疗,应防止长期足下垂导致跟腱的短缩,影响日后的站立行走,因此在康复过程中要经常进行足背屈训练。必要时,可制作将踝关节固定在中立位的踝足支具纠正足下垂。在进行行走训练时,穿戴踝足支具也有利于改善伤病员行走步态,防止足下垂引起的摔倒。

(唐金树　许光旭)

第四节　四肢火器伤的康复

现代火器伤是指现代火药燃烧、炸药爆炸等化学能迅速转变为机械能过程中,将弹丸、弹片、弹珠等物体向外高速抛射,击中人体所造成的损伤。一般来讲,枪弹等轻武器所针对的目标多为个体,而炮弹、导弹等重武器所针对的目标多为群体,因此常将前者称为点杀伤武器,将后者称为面杀伤武器。但现代轻武器不仅威力大、精度高,且有"枪炮合一、点面结合"的特征,因而上述"点""面"杀伤的称谓只是一种对武器的相对区分而已。由于精确制导技术的引进,爆炸性武器在现代战争中被大量应用,由此产生了数量众多的爆炸伤伤员。爆炸性武器致伤的主要物理因素为破片和冲击波。就破片而言,破片形状不同,其阻力系数、速度衰减、能量释放、能量传递等也不相同,故损伤特点有异。三角形和方形破片速度衰减快,但能量传递率高,因此常形成入口大、出口小的伤道,或形成没有出口的非贯通伤。球形破片的表面光滑,因此它一方面承受阻力小,速度衰减慢,侵彻组织深,但能量传递率比较低;另一方面在体内遇到不同密度的组织时,常改变弹道方向,形成迂回曲折的复杂伤道,从而伤及多个器官。圆柱体破片损伤特点则介于三角形和球形破片之间。破片的形状不同,形成的伤腔容积亦不相同。当速度相同时,以三角形破片造成的伤腔容积最大,然后依次是方形、圆柱形和球形破片。不同材料具有不同的密度和结构特性,因而击中组织时的能量传递和物理状态也不相同,如此造成的损伤必然不同,所以破片本身的构成材料也是影响破片致伤能力的重要因素之一。就冲击波而言,在正压和负压的直接作用下,机体可因血流动力学变化、内爆效应、碎裂效应、惯性效应以及不同部位之间的压力差而致伤,从而导致冲击伤具有外轻内重、伤情复杂和发展迅速等特点。就破片和冲击波的共同作用而言,其特点是不仅局部损伤范围大,组织缺损多,伤道污染重,伤道弯曲复杂,而且复合伤多,多发伤多,合并伤多,并发症多,因而爆炸伤伤员阵亡率高,伤死率高,残废率高。破片和冲击波也具有相互加重损伤的作用。

一、四肢火器伤与一般创伤的区别

1. **致伤的原因和条件不同**　火器伤是指爆炸性武器的直接伤害所致的创伤,因此对致伤武器致伤机制的认识显得尤为重要,有助于指导对损伤的救治和康复;而一般创伤则无。

2. **伤情不同**　战时火器伤常呈现重伤多、多发伤多、复合伤多的特点,如骨折常合并严重的血管、神经损伤,而骨折本身也常呈现骨缺损、骨折类型复杂和污染严重的特点,同时战时四肢火器伤的发生常合并其他重要脏器的损伤。而这些都是在一般创伤中较为少见的。

3. **救治条件不同**　战伤救治初期多在野战环境中和在战况威胁下进行,工作量大,条件艰苦,不利于开展有效的救治,更谈不上进行康复,而待后送至后方医院医疗时已经耽误了最佳的治疗和康复时机。而一般创伤抢救治疗多在稳定而条件相对优越的医疗机构中进行,便于开展有效的治疗和早期康复。

4. **救治手段和方法不同**　火器伤较多在战场环境下发生,伤员常批量出现,需要借助于卫生勤务组织进行分类检伤和分级救治,并根据伤情实施后送,保证伤员得到合理的救治。随着伤员后送交通工具的发展,直升机被大量应用于战场伤员的后送,分级救治和分级后送的概念正在逐渐淡化,使得伤员可以直接从战术或战役后方送至后方医院,从而得到更好的伤情救治。而一般创伤从收容到转归常在同一医疗机构内完成。

二、软组织火器伤的康复

一般地说,软组织火器伤会有枪弹或者周围环境污染物导致的伤口污染,进而可引起局部组织甚至全身的感染。对感染创面,应根据不同的阶段采取不同的康复治疗。

(一)炎症浸润阶段

物理因子治疗能改善局部血液循环及淋巴循环,提高单核-吞噬细胞系统功能和白细胞的吞噬能力,抑制、杀灭致病菌,控制炎症发展,促进炎症吸收。常用的物理治疗方法有以下两种。

1. **紫外线疗法**　对于早期较浅表的炎症,一般采用红斑量照射,照射野包括病灶周围 1～3 cm 正常皮肤。对于炎症范围较大、感染严重的部位可采用中心重叠法照射。紫外线照射具有镇痛、促进炎症局限的作用。

2. **高频电疗法**　①超短波治疗:小而表浅的炎症采用无热量单极治疗,面积较大、较深的炎症用对置法或并置法,采用无热量治疗,治疗时间每次 5～8 min,每日 1～2 次,3～10 次为 1 个疗程。②微波疗法:用圆形辐射器对准炎症病灶,距离 5～10 cm,无热量,每次 5～10 min,每日 1 次,3～5 次为 1 个疗程。

上述两种治疗方法配合应用,疗效更佳。经治疗,大多数炎症早期浸润可完全逆转。若感染严重,伤病员免疫力低下,治疗不当,炎症不能控制则转入化脓坏死阶段。

(二)化脓坏死阶段

物理因子治疗可使炎症局限,加速其软化,使其形成较小的病灶。

1. **超短波治疗**　采用微热量或温热量,每次治疗时间延长至 10～15 min,便于吸收,每日 1 次,5～10 次为 1 个疗程。

2. **紫外线照射**　采用中心重叠法照射,病灶部位照射剂量可选用Ⅱ～Ⅲ级红斑量,该剂量有促进坏死组织脱落的作用。

3. **光疗**　采用红外线、白炽灯、He-Ne 激光等局部照射,每次照射时间为 10～15 min。

(三)吸收修复阶段

治疗上采用微热量超短波疗法、亚红斑量紫外线疗法、红外线疗法、红光疗法、He-Ne 激光局部照射等。

(四)慢性迁延阶段

可采用红外线、激光、微波等治疗加强局部血液循环,改善组织营养,提高免疫力,促进炎症完全愈合。

(五)溃疡、窦道、瘘管

1.**感染较重时** ①红斑量紫外线,用于较浅表或创底暴露较好的创面。创面分泌物多时应先清创,再行照射。照射范围包括病灶周围 1～2 cm 正常皮肤。②微热量超短波治疗。③直流电离子导入治疗。

2.**创面愈合缓慢,感染不明显时** 物理因子治疗的目的是改善血液循环和组织营养,促进上皮及肉芽组织生长,加速创面愈合。可使用红外线、紫外线、白炽灯、He-Ne 激光、微波、直流电锌离子导入等治疗方法。

3.**产生慢性感染的病症** 可采用气压疗法、中等强度温热疗法,以及紫外线照射。

4.**顽固的溃疡、窦道、瘘管** 急性感染控制后必要时配合手术治疗。

三、四肢火器伤骨折的康复

四肢火器伤骨折的伤情十分复杂,骨折类型多呈粉碎性或者合并骨缺损,骨折端及其周围损伤组织常存在十分严重的污染,同时子弹或碎片进入体内时形成的瞬时空腔压力波可以造成严重的周围组织损伤甚至坏死。清创和对骨折进行固定是整个火器伤骨折处理中的重要环节。在火器伤的伤口处理中,需要遵循"早期清创,延期缝合"的原则,因此对骨折的固定倾向于使用外固定架固定或者管型石膏固定,并以开窗引流换药的方式进行处理,对一些污染较轻的骨折也可以直接采用清创内固定的方法处理。由于火器伤的特殊性,火器伤骨折后骨折延迟愈合、骨不连、骨髓炎和合并邻近关节僵硬的发生率都很高。创面愈合情况、骨折稳定性及愈合过程都将影响康复计划的制订和实施。

(一)康复评定

在实施康复前,应对伤员的全身和局部情况进行全面的评价。四肢火器伤骨折伤员常合并其他重要脏器的损伤,因此应对生命体征、伤员体能、耐受力、其他损伤脏器的恢复情况等进行全面评价,综合判断伤员是否可以配合必要的康复训练以及对康复的耐受程度。

局部情况应重点评价创面愈合、骨折类型、是否累及关节、内外固定的稳定性、周围肌肉和神经的损伤情况等。创口内存留异物或者创面合并感染长期不愈,骨折经治疗后稳定性不佳或存在骨缺损,周围肌肉、神经损伤修复后仍处于早期阶段,这些因素都将影响后续康复计划的制定和实施。

(二)康复计划

1.**促进创面愈合** 对于创面经久不愈甚至合并感染的情况,可参照软组织火器伤的治疗,在配合外科引流和换药的同时应用物理因子促进创面炎症的消退,使得创面尽快愈合。

2.**远侧肢体关节功能训练** 不管是一般创伤还是火器伤,发生损伤部位以远的肢体关节僵硬的现象很常见。在合并中枢神经或肢体周围神经损伤的情况时,由于神经支配区肌肉活动障碍,导致失神经支配肌肉作用的关节发生僵硬的可能性更大。为避免出现上述情况,需要在伤员伤情稳定及火器伤骨折经救治后局部稳定的情况下,按顺序进行关节的主被动活动和主要关节部位的体位摆放,必要时可应用支具将关节放置在功能部位,防止出现非功能位畸形。

3.**损伤部位邻近关节的功能恢复** 对于一些严重的火器伤骨折,特别是累及关节或者邻近关节的骨折,要恢复相邻关节的功能是一件十分棘手的事情。如果关节活动可能干扰到骨折愈合,就应放弃早期恢复关节功能的努力,但应尽可能将关节放置在功能位。如果小范围的关节活动不会影响到骨折的稳定性和骨折愈合,就应每天多次进行该范围的主被动关节活动,或者通过经常变换关节放置角度而起到活动关节的目的,这对防止关节出现完全僵硬是有很大帮助的。大范围的关节活动一般只能等到骨折局部有初步的骨痂形成后再加以考虑,但应注意进行被动关节功能训练时的力度。关节松动技术是肢体关节功能后期康复中常采用的方法,但由于反弹明显,单独应用此技术可能效果不会太明显。在行关节松动手法后结合应用静力型支具固定 1~2 h 甚至更长时间,可能会产生更好的效果,因为静力型支具会在治疗师的治疗结束后继续发挥治疗作用而不会马上出现反弹。应用上述方法仍不能较好地恢复关节功能的伤病员,则可能需要在骨折坚固愈合后采用关节松解手术,再结合术后的关节功能康复,才能收到较好的效果。

膝、肘关节是火器伤骨折后最易发生关节僵硬的两个相邻关节,因此膝、肘关节邻近的火器伤骨折要十分强调骨折的稳定性,以便能够早期开展关节活动度训练。要实现上述治疗和康复目标,需要手术医师、康复医师和康复治疗师的密切合作。

4. 火器伤骨折并发症的康复 一般来说,火器性骨折伤发生并发症的概率要比普通创伤骨折高,这是因火器伤骨折损伤重、污染重的特点造成的。骨折延迟愈合和骨不连是最常发生的并发症。此时能否进行邻近关节的运动治疗是骨科医生和康复医生需要认真考虑的问题。如果骨折的延迟愈合和骨不连是由骨折断端的固定不牢导致的,那么进行邻近关节的活动是应该完全禁止的。不仅如此,还应根据情况对邻近关节进行适当的制动以增加骨折局部的稳定性。但如果骨延迟愈合和骨不连的发生主要是因骨折局部血运破坏、骨缺损和局部感染所致,而骨折断端的稳定性仍然良好,那么可以考虑适当进行相邻关节的活动,保持关节功能,这对后期行诸如植骨手术后肢体的恢复是有帮助的。

关节功能受限是火器伤骨折的又一常见并发症。尽管在以往的医学治疗中,关节的功能位僵直是可以接受的,但随着医学的发展,特别是功能重建技术和康复医学的发展,伤员对火器伤骨折后合并关节功能受限的治疗要求提高,希望能够恢复较好的关节功能,以便适应现代生活和工作的需要。在发生关节功能受限时,即使关节活动范围很小,也应采取各种主被动活动的方法将此关节活动范围保持住,以便保持关节面的完整性,为后期的功能重建和康复创造条件。一旦出现完全僵硬的情况,为了防止发生关节融合和关节面消失,应在条件许可的情况下尽可能早地进行关节功能重建手术和康复治疗。

四、周围神经火器伤的康复

(一)概述

周围神经火器伤与其他神经损伤不同,有其自身的特点。随着武器的现代化,武器的精度和威力都得到明显提高,周围神经火器伤的发生率也呈现了逐渐增高的趋势。第二次世界大战时,美军周围神经火器伤约占伤员总数的 3%,占四肢伤伤员的 15%,上下肢神经伤的比例为 3∶1。越南战争中,17 726 名美军伤员中,周围神经火器伤伤员占 6.6%。在中越边境对越自卫反击战中,我军周围神经火器伤伤员占伤员总数的 8.3%,占四肢伤伤员的 17.0%,上下肢神经伤的比例为 2.6∶1。1991 年海湾战争期间,5 所医疗中心统计的 222 例多国部队伤员中,周围神经火器伤占 44%。1992 年初克罗地亚的局部战争中,周围神经火器伤占四肢伤的发生比例也高达 25%。平时火器性神经伤的比例也相当高。一项调查显示,在 82 例霰弹枪伤中有 23 例周围神经火器伤,占 28%。美国从 1992 年 7 月至 1995 年 12 月,平均每年有 132 687 人遭受火器伤,这显然比一场局部战争所造成的人员伤亡要多。若按美军在第二次世界大战期间 3% 的周围神经火器伤发生率推算,这类伤员每年就有 3 981 人之众,如按越南战争时的 6.6% 计算,则每年高达 8 757 人。

传统上,对周围神经火器伤不在清创时进行 I 期修复,而是在伤口愈合后 3~4 个月内行 II 期修复,主要原因是火器伤伤口污染重,感染率高,因而不宜进行早期修复。而且火器损伤的程度重、范围广,早期难以确定神经损伤的范围。但是数月的延迟处理无疑会使运动终板、肌肉等难以及时恢复神经营养而处于萎缩变性状态,从而使得修复效果不良。另外,后期所形成的广泛纤维化和致密瘢痕组织也影响了修复效果。因此,现在又提出了在伤口愈合后 1~3 个月进行神经修复的概念。利用显微外科技术进行神经松解、神经吻合、神经移植等手术是常用的修复神经的方法。在神经修复后应按照一般神经创伤修复后康复的方法进行系统康复,以促进神经支配区运动、感觉和关节功能的恢复。在延迟修复的 1~3 个月时间内,可以应用功能性神经肌肉电刺激的方法减缓肌肉萎缩的发生,同时要防止出现远侧关节僵硬。

周围神经火器伤后可出现灼性神经痛和刺激性神经痛。灼性神经痛在周围神经火器伤中占 1.8%~13.8%,中越边境对越自卫反击战时的发生率为 12.5%~12.8%。灼性神经痛的病因不明,常见于正中神经、坐骨神经、臂丛和胫神经的不全断裂伤之后。一般认为,早期的创伤和晚期的瘢痕不断刺激交感神经和感觉神经纤维,使其亢奋而引起疼痛,即所谓的"瘢痕学说"或"刺激学说"。神经损伤后的髓鞘消失使得兴奋传导短路,来自丘脑下部借助交感神经纤维下行传导的兴奋可在短路处折返,如此和原上行兴奋叠加而使兴奋加强,从而造成疼痛,形成"短路学说"。有学者认为,神经束膜内的压力增高不仅影响局部血液循环而加重病变,也扰乱神经的"内环境",从而形成强烈的兴奋刺激而引发疼痛,此即"压力学说"。刺激性神经痛包括神经干损伤后疼痛、截肢后和神经恢复过程中出现的残端痛和幻肢觉,主要有以下特点:①浅部位痛,损伤神经支配区的痛觉过敏,表现为轻柔、小面积地触摸受累区时,突然引起患处疼痛、不适和躲闪反应;若用重力和大面积接触患区,如紧握患手或患足,并不引起上述反应。②深部位疼痛,发生在少数伤员,表现为受累区深部位钝痛、挤压痛,天气变化时明显,而当伤病员全神贯注地工作或轻松愉快地娱乐时,仅有轻微的钝痛。③损伤部位 Tinel 征阳性。④发生率比灼性神经痛高,各周围神经均可发生。刺激性神经痛的发生原因主要是神经内外粘连(间接伤)和神经瘤(神经离断伤)。

目前主张将周围神经火器伤后出现的灼性神经痛和刺激性神经痛按照神经病理性疼痛进行康复评定和治疗。发生机制和康复评定详见第十章第五节中神经病理性疼痛的评定。火器伤后神经病理性疼痛的治疗原则包括:①早期干预,积极对因治疗;②有效缓解疼痛及伴随症状,促进神经修复;③酌情配合康复、心理及物理等综合治疗;④恢复机体功能,降低复发率,提高生活质量。

(二)药物治疗

早期进行药物干预,保证伤员睡眠、休息,可促进机体自我恢复而达到阻止疾病进展的目的,因而是主要的治疗手段。药物治疗应建立在保证睡眠、稳定情绪的基础上,并认真评估疼痛性质、治疗前后的症状和体征及治疗反应。药物治疗的目的不仅是缓解疼痛,同时也要治疗抑郁、焦虑、睡眠障碍等共患病。对于难治性神经病理性疼痛可考虑联合用药,联合用药应考虑药物的不同机制、药物疗效相加或协同、药物不良反应不相加等。停药应建立在有效、稳定治疗效果的基础上并采取逐步减量的方法。

1.一线药物

(1)钙离子通道调节剂 钙离子通道调节剂包括加巴喷丁和普瑞巴林。两者作用机制主要为调节电压门控钙通道,减少谷氨酸、去甲肾上腺素和 P 物质释放,除可能减轻疼痛外,也可改善伤员的睡眠和情绪。药物的吸收受食物的影响较小,不与血浆蛋白结合,基本不经肝代谢,没有重要的药物临床相互作用。不良反应主要为剂量依赖的嗜睡和头晕,肾功能不全的伤员应减量。加巴喷丁通常起始剂量为每日 300 mg,分 3 次服用,可缓慢逐渐滴定至有效剂量,常用剂量为每日 900~1 800 mg。普瑞巴林是在加巴喷丁基础上研制的新一代药物,药代动力学呈线性。该药起始剂量为每日 150 mg,分两次使用,常用剂量为 150~600 mg。为避免头晕和嗜睡症状的出现,应遵循晚上开始、小量使用、逐渐加量和缓慢减量的原则。

(2)抗抑郁药 主要为 5-羟色胺、去甲肾上腺素再摄取抑制药,常用的包括文拉法辛、盐酸舍曲林和盐酸曲唑酮等。

1)文拉法辛及其活性代谢物 O-去甲基文拉法辛:它们是 5-羟色胺、去甲肾上腺素再摄取的强抑制剂,是多巴胺的弱抑制剂。体外试验未发现文拉法辛及 O-去甲基文拉法辛对 M 胆碱受体、H_1 组胺受体、α 肾上腺素能受体有明显的亲和力,也无单胺氧化酶(monoamine oxidase,MAO)抑制活性。推荐的起始剂量为每日 75 mg,单次服用,在服用此剂量无用的情况下可逐渐提高剂量到大约每日 225 mg。因为在大部分伤员文拉法辛和主要代谢产物到第 4 天达到稳态浓度,所以增加剂量的用药间隔应在 4 d 以上,每次增加 75 mg。

2)盐酸舍曲林:这是一种选择性的 5-羟色胺再摄取抑制剂。其作用机制与其对中枢神经元 5-羟色胺再摄取的抑制有关。在临床剂量下,舍曲林阻断人血小板对 5-羟色胺的摄取。研究提示,舍曲林是一种强效和选择性的神经元 5-羟色胺再摄取抑制剂,对去甲肾上腺素和多巴胺仅有微弱影响。体外研究显示,舍曲林对肾上腺素能受体、胆碱能受体、γ-氨基丁酸 A 型受体(γ-aminobutyric acid type A receptor,GABA)、多巴胺能受体、组胺受体、5-羟色胺能受体或苯二氮䓬受体没有明显的亲和力。对上述受体的拮抗作用被认为与其他精神疾病用药的镇静作用、抗胆碱能作用和心脏毒性相关。舍曲林可使脑中去甲肾上腺素受体下调,这与临床上其他抗抑郁药的作用一致。舍曲林对单胺氧化酶没有抑制作用。舍曲林的初始治疗剂量为 50 mg,每日早或晚服用。对于每日服用 50 mg 疗效不佳而对药物耐受性较好的伤员可增加剂量。舍曲林的消除半衰期为 24 h,因此调整剂量的时间间隔不应短于 1 周,最大剂量为 200 mg/d。长期用药应根据疗效调整剂量,并维持最低有效治疗剂量。

3)盐酸曲唑酮:为特异性 5-羟色胺的再摄取抑制剂。由于具有肾上腺素能拮抗作用与抗组胺作用,可诱发体位性低血压。曲唑酮不是一种单胺氧化酶抑制剂,而且与苯丙胺类药物不同,对中枢神经系统没有兴奋作用。在人体内,口服后能很好地吸收,峰值血浆水平在空腹服用盐酸曲唑酮片后大约 1 h,与食物同服后 2 h。盐酸曲唑酮的消除呈两相,包括一个初始期(半衰期 3 ~ 6 h)和随后的缓慢相(半衰期 5 ~ 9 h),由于盐酸曲唑酮片的体内消除率变化很大,有些伤员服用盐酸曲唑酮片后可能在血浆内蓄积。建议初始剂量为 50 ~ 100 mg/d,分次服用,然后每 3 ~ 4 d 可增加剂量 50 mg/d,最高用量不超过 400 mg/d(分次服用)。长期维持的剂量应保持在最低有效量。一旦有足够的疗效,可逐渐减量。一般建议治疗的疗程应该持续数月。

2. 二线药物

(1)曲马多　曲马多具有双重作用机制,可同时作用于 μ-阿片受体和去甲肾上腺素/5-羟色胺受体以达到镇痛效果。不良反应与剂量有关,常见的不良反应有恶心、呕吐、头晕等。用药应遵循从低剂量开始,缓慢逐渐加量的原则。起始剂量每次 25 ~ 50 mg,每日 1 ~ 2 次,最大用量为每日 400 mg。应注意不与 5-羟色胺能药物同时使用,以避免 5-羟色胺综合征风险。该药滥用率低,但也会发生身体依赖,应逐步停药。

(2)阿片类镇痛药　常作为二线药,可单独使用,或与一线药联合使用。常用药物有吗啡、氨酚羟考酮和芬太尼等。速释剂型用于爆发痛,缓释剂型用于慢性疼痛的长期治疗。未用阿片药的伤员起始量应从小剂量开始,个体量化。阿片类药物的不良反应有恶心、呕吐、过度镇静、呼吸抑制等,在用药后 1 ~ 2 周内可能发生耐受,需要加以防治,长期使用有可能导致依赖。一旦神经病理性疼痛病因去除或调控治疗有效缓解疼痛后,应缓慢减少药量至撤除用药。

3. 其他药物　除上述药物外,一些药物在临床已广泛应用,包括牛痘疫苗接种家兔皮肤炎症提取物、草乌甲素、局部辣椒素、静脉用利多卡因、美金刚、美西律以及某些抗癫痫药(拉莫三嗪、丙戊酸钠、托吡酯等)。

(三)神经调控技术

神经调控技术主要包括电(磁)刺激技术与鞘内药物输注技术,是神经病理性疼痛推荐治疗技术。

1. 神经电刺激技术　神经电刺激技术的作用路径及治疗目的不尽相同。临床常用的有韩氏穴位神经电刺激(Han's acupoint nerve stimulator,HANS)、经皮神经电刺激(transcutaneous electrical nerve stimulation,TENS)等方法。

HANS 是通过对穴位区域神经电刺激,激发脑、脊髓中的阿片肽和其他神经递质释放,发挥镇痛作用。不同频率刺激所产生的效应不同,如低频(2 Hz)电刺激可以引起脑啡肽和内啡肽的释放,100 Hz 高频率电刺激可引起强啡肽释放,而 2 Hz 和 100 Hz 交替出现疏密波(D-D 频率),可使脑啡肽、内啡肽和强啡肽这 3 种阿片肽同时释放出来,以达到最大的镇痛效果,充分发挥治疗作用。此外,低频电刺激还可以在脊髓背角引起长时程抑制,阻止伤害信息的上传,而高频率刺激会引起背角神经元发生长时程增强。

TENS是针对与传导疼痛信息有关的不同神经进行电刺激,减少疼痛信息的传导和接收,从而缓解疼痛。TENS可能的作用机制为:较弱的高频电刺激兴奋了感觉神经的粗纤维,激活了疼痛闸门控制系统,关闭了闸门,阻止了疼痛向中枢传导。

2. 鞘内药物输注治疗 鞘内药物输注治疗是通过埋藏在体内的药物输注泵,将泵内的药物输注到伤员的蛛网膜下腔,作用于脊髓或中枢的相应位点,从而阻断疼痛信号向中枢传递,使疼痛信号无法到达大脑皮质,达到控制疼痛的目的。常见的鞘内泵配置的药物包括阿片类药物(如吗啡)、局部麻醉药、钙通道阻滞剂、α_2受体激动剂及N-甲基-D-天冬氨酸受体(N-methyl-D-aspartate receptor,NMDA)拮抗剂等,其中吗啡的临床应用最广。可根据镇痛效果与伤员的一般情况逐渐调整用药,以达到最好的镇痛效果,使不良反应最小。

(四)微创治疗

微创治疗的主要目的是去除感觉神经损伤的原因、增加神经血流、促进神经恢复。微创治疗主要包括神经阻滞、射频治疗及神经毁损等技术。微创治疗也是对伤员的一种新的创伤,所以应仔细权衡其利弊后再考虑实施。

1. 神经阻滞 神经阻滞是神经病理性疼痛的常用治疗方法。神经阻滞药物的选择必须考虑以下几个方面的问题:①药物的作用机制与治疗目的;②不良反应;③联合用药的利弊。目前得到广泛认可的神经阻滞治疗用药主要包括局部麻醉药、糖皮质激素、阿片类药物等。

神经阻滞应做好充分的伤员病情评估,把握神经阻滞的适应证,熟悉阻滞部位的解剖结构、阻滞用药的作用机制、规范的穿刺及操作技术、准确的神经阻滞效果评价,并了解可能发生的并发症及预防措施。

2. 射频治疗 射频治疗包括射频热凝术和脉冲射频,它们最大特点是能靠近神经,辨别神经的性质如运动神经或感觉神经,并能评估针尖与神经的距离。最初认为射频过程中产生的温度促使神经纤维变性,从而阻滞了疼痛的传导。但射频治疗后相应的皮肤感觉只出现短暂的缺失,疼痛的缓解时间却往往较其明显持久,故温度可能不是改变疼痛传导的唯一机制。脉冲射频是一种神经调节治疗,其机制为:脉冲射频激发了疼痛信号传入通路的可塑性改变,产生疼痛的抑制作用。使用2 Hz、20 ms的脉冲式射频电流,产生的温度低于42 ℃,对神经纤维解剖结构无破坏作用,而对缓解神经病理性疼痛有一定效果。

3. 神经毁损 神经毁损性治疗包括化学性毁损、物理性(射频、冷冻、放射)毁损和手术性毁损等,为不可逆的治疗,可能产生其所支配区域的感觉麻木甚至肌力下降等并发症,应严格掌握适应证,并取得伤员的知情同意。

(五)手术治疗

在外科临床治疗中可以看到,针对"瘢痕""短路"和"压力"等有关灼性神经痛的病理机制学说而施行的瘢痕切除术、交感神经节切除术和神经束膜切开减压术都能或多或少地治愈火器性神经损伤后发生灼性神经痛。

(唐金树)

参考文献

[1]关骅,张光铂.中国骨科康复学[M].北京:人民军医出版社,2012.

[2]卓大宏.中国康复医学[M].北京:华夏出版社,2003.

[3]舒彬.创伤康复学[M].北京:人民卫生出版社,2010.

[4]朱通伯,戴克戎.骨科手术学[M].北京:人民卫生出版社,1998.

[5]唐金树,李庆梅,石兴明,等.肱骨外科颈骨折术后康复[J].创伤外科杂志,2006,5(3):266.

［6］贾凤荣,周谋望.肘关节骨折术后康复的研究［J］.中国康复医学杂志,2005,20(10):744-746.

［7］覃鼎文,蒋协远.人工桡骨头置换术后的康复治疗［J］.中华物理医学与康复杂志,2006,28(12): 829-830.

［8］唐金树,吴闻文,章亚东,等.膝关节伸直位僵硬的松解治疗与康复［J］.中国康复医学杂志,2009, 24(1):55-58.

［9］陈百成,汪啸风,高石军,等.创伤后肘关节挛缩及其治疗［J］.中华创伤骨科杂志,2005,7(1): 87-88.

［10］刘立峰,张强,王平山,等.火器伤骨折的治疗评价［J］.中国骨伤,2007,20(12):842-844.

［11］李兵仓.现代火器伤研究概览［J］.临床外科杂志,2007,15(11):792-793.

［12］李兵仓.周围神经火器伤的研究进展［J］.中华创伤杂志,2003,19(4):251-254.

［13］赖西南.周围神经火器伤［J］.现代康复,2000,4(12):1788-1799.

［14］樊碧发,傅志俭,韩济生,等.神经病理性疼痛诊疗专家共识［J］.中国疼痛医学杂志,2013,19 (12):705-710.

［15］BLACKARD D,SAMPSON J A. Management of an uncomplicated posterior elbow dislocation［J］. J Athl Train,1997,32(1):63-67.

［16］LINDENHOVIUS A L,VAN DE LUIJTGAARDEN K,RING D,et al. Open elbow contracture release: postoperative management with and without continuous passive motion［J］. J Hand Surg Am,2009,34 (5):858-865.

［17］ELLERIN B E, HELFET D, PARIKH S, et al. Current therapy in the management of heterotopic ossification of the elbow:a review with case studies［J］. American Journal of Physical Medicine & Rehabilitation,1999,78(3):259-271.

［18］RING D,JUPITER J B. Operative release of ankylosis of the elbow due to heterotopic ossification. Surgical technique［J］. J Bone Joint Surg Am,2004,86(A Suppl 1):2-10.

［19］DJURICKOVIC S,MEEK R N,SNELLING C F,et al. Range of motion and complications after postburn heterotopic bone excision about the elbow［J］. J Trauma,1996,41(5):825-830.

［20］ONISHI T,ISHIDOU Y,NAGAMINE T,et al. Distinct and overlapping patterns of localization of bone morphogenetic protein(BMP) family members and a BMP type receptor during fracture healing in rats ［J］. Bone,1998,22(6):605-612.

［21］GORDON A,SOUTHAM L,LOUGHLIN J,et al. Variation in the secreted frizzled-related protein-3 gene and risk of osteolysis and heterotopic ossification after total hip arthroplasty［J］. J Orthop Res,2007,25 (12):1665-1670.

［22］HOLLINGER J O,HART C E,HIRSCH S N,et al. Recombinant human platelet-derived growth factor: biology and clinical application［J］. J Bone Joint Surg(AM),2008,90(Suppl 1):48-54.

［23］PATERNO M V,ARCHDEACON M T,FORD K R,et al. Early rehabilitation following surgical fixation of a femoral shaft fracture［J］. Phys Ther,2006,86(4):558-572.

［24］HANDOLL H H,OLLIVERE B J. Interventions for treating proximal humeral fractures in adults［J］. Cochrane Database Syst Rev,2010,12:CD00043.

［25］VIOREANU M,DUDENEY S,HURSON B,et al. Early mobilization in a removable cast compared with immobilization in a cast after operative treatment of ankle fractures:a prospective randomized study［J］. Foot Ankle Int,2007,28(1):13-19.

［26］LEFEVRE-COLAU M M,BABINET A,FAYAD F,et al. Immediate mobilization compared with conventional immobilization for the impacted nonoperatively treated proximal humeral fracture:a randomized controlled trial［J］. J Bone Joint Surg Am,2007,89(12):2582-2590.

［27］DEEPAK M K,JAIN K,RAJAMANYA K A,et al. Functional outcome of diaphyseal fractures of femur managed by closed intramedullary interlocking nailing in adults:functional outcome of diaphyseal

fractures of femur managed by closed intramedullary interlocking nailing in adults[J]. Ann Afr Med,
2012,11(1):52-57.

[28]BELTRAN M J,BURNS T C,ECKEL T T,et al. Fate of combat nerve injury[J]. J Orthop Trauma,
2012,26(11):e198-e203.

[29]BIRCH R,MISRA P,STEWART M P. Nerve injuries sustained during warfare part Ⅱ:outcomes[J]. J
Bone Joint Surg Br, 2012,94(4):529-535.

[30]TENFORDE A S,SHULL P B,FREDERICSON M. Neuromuscular prehabilitation to prevent osteoarthritis
after a traumatic joint injury[J]. PM R,2012,4(5 Suppl):S141-S144.

第十五章

截肢术后康复

第一节　创伤性截肢

截肢(amputation)是截除没有生机和(或)功能或因局部疾病严重威胁生命的肢体。创伤性截肢(traumatic amputation)是指严重外伤导致无法保留肢体和重建功能,或者在再植重建过程中发生严重的感染而危及生命,因而需要截除肢体的手术操作过程。确切地讲,截肢是经过一根或多根骨将肢体的一部分切除,而特别将通过关节部位的肢体切除称为关节离断。

一、截肢技术的发展和截肢后康复

自人类建立现代外科以来就有了截肢手术,截肢是所有外科手术中最古老的。到17世纪,麻醉和无菌技术的发展以及止血带的应用使截肢技术进一步改进。第二次世界大战以后,新的截肢手术技术得到发展,并且为战后失去肢体的伤员设计出了比较好的假肢。

近年来,生物力学基础理论研究和生物工程学的发展,新材料、新工艺的应用,假肢制作技术水平的提高,截肢后康复的发展,尤其是假肢新型接受腔的应用,使传统的末端开放式接受腔改变为闭合的、全面接触、全面承重式接受腔,从而具有了残肢承重合理、穿戴舒适、假肢悬吊能力强,且不影响残肢血液循环等优点。过去的下肢假肢,尤其是大腿假肢,残肢紧紧地插入末端开口的接受腔中,为了适应插入式的装配,传统的截肢方法是将肌肉环形切断任其回缩,截骨端仅被皮肤覆盖,由于回缩肌肉的失用性萎缩,截骨端显得突出,就形成了圆锥状的残肢,这种截肢方法形成的圆锥状残肢显然已不适应现代假肢的穿戴。残肢情况直接影响假肢的安装和穿戴,对假肢代偿功能的发挥起着关键的作用。为了适合现代假肢的良好穿戴和发挥最佳代偿功能,对残肢条件提出以下要求:残肢为圆柱状的外形、适当的长度、皮肤和软组织条件良好、皮肤感觉正常、无畸形、关节活动不受限、肌肉力量正常、无残肢痛或幻肢痛等。术后硬绷带包扎技术,特别是手术后即刻安装临时假肢技术的发展,已经大大地推动了截肢技术的改进。因此,外科医师一定要重视截肢理论与技术水平的提高,要改变传统的截肢观念,充分认识到截肢不单是破坏性手术,而是重建与修复性手术,截肢手术实际是为伤病员回归到家庭和社会进行康复的第一步。因此,截肢手术应该是有计划的、仔细认真的、用整形或再造手术的熟练技术操作过程。截肢手术要为安装假肢做准备,外科医师要了解假肢和截肢康复的知识,为残肢创造良好的条件,以便安装较为理想的假肢,发挥更好的代偿功能,给伤病员的生活和工作以积极的补偿。

截肢康复是个复杂的系统工程,应该由专业人员监督和指导。它应用医学与工程相结合的多种康复手段,包括各种医疗和康复方法,如外科手术、药物、中医按摩与针灸、物理疗法(运动疗法)、作业疗法、理学疗法(声、光、电、水和蜡疗等)、假肢装配、心理疗法、职业前训练与社会工作的参与等综合措施,对截肢者进行共同服务,使其残肢或假肢发挥最佳的代偿功能,努力达到生活自理和从事力所能及的工作,尽快回归家庭与社会。所以截肢康复是指从截肢手术到术后处理,康复训练,临时与正式假肢的安装、训练和使用,直至重返社会的全过程。

二、创伤性截肢的适应证

创伤导致肢体血运丧失,且不可能重建和恢复是截肢手术的唯一绝对适应证。目前截肢手术仍然是骨科处理严重肢体外伤的一种方法。近 20 年来,骨科理论和技术水平的提高,尤其是显微外科领域中的显微血管、神经外科、各种皮瓣移植、骨移植和后期功能再造的飞速发展,康复技术的应用,使很多严重外伤肢体得以存活,并恢复一定的功能,截肢手术的发生率已明显降低。创伤性截肢的适应证包括以下几个方面。

1. **不可修复的严重创伤** 一些严重的辗压伤与压砸伤,使肢体皮肤、肌肉、神经、血管等软组织严重损伤,骨骼粉碎或缺损,以致损伤无法修复。一些外伤诊断明确,可以立即进行截肢手术,但是对某些判断不明确的外伤,需要先进行必要的清创处理,观察几天后再进一步做出明确的判断,是否进行截肢手术。

2. **肢体坏死** 血管损伤后肢体血液循环障碍是造成肢体坏死的主要原因。肢体主要血管的断裂伤,没有及时吻合或吻合后血管痉挛、血栓形成;血管捻挫伤,尤其是广泛的血管捻挫伤,致血管内壁损伤,血栓形成;血管挤压伤,当损伤造成肢体严重肿胀时,影响血液循环,没有及时减压或减压方法不正确;肢体外在压迫,如石膏或夹板压迫等,影响肢体血运,没有早期发现和妥善处理,轻者造成缺血挛缩,重者肢体坏死。

3. **开放性损伤造成的严重感染** 威胁伤病员生命的急性感染,如常见的气性坏疽及非气性坏疽性感染,当用药物和切开引流仍不能控制感染的蔓延,以至威胁伤病员生命时;某些慢性感染,如慢性骨髓炎,长期反复发作,引起广泛破坏和肢体严重畸形、功能障碍,甚至诱发癌变者。

4. **肢体离断伤** 外科医师必须永远记住伤病员为保存肢体所付出的代价和痛苦,他需要进行多次外科手术,受伤和非受伤肢体可能留有广泛的瘢痕,住院时间延长,费用大量支出。外科医师还要将存活肢体的功能与现代假肢的功能相比较,当所有的因素都被考虑到的时候,截肢可能仍然是最好的选择。

三、截肢平面的选择

首先应该对伤病员截肢后的康复能力做出比较符合实际的评估,要从年龄及全身状态等方面来考虑,即截肢后是否能穿戴假肢,能否进行穿戴假肢后的康复训练,能否恢复到独立活动和生活自理的程度。选择截肢水平时一定要从病理与功能两方面来考虑,病理是要将全部病变、异常和无生机组织切除,在软组织条件良好、皮肤能达到满意愈合的部位,即最远的部位进行截肢。功能水平是指在这个部位截肢可以获得最佳的功能。在过去,为了安装适合的假肢,需要在特殊部位进行截肢。近年来,假肢全面接触式接受腔的应用和精良的假肢装配技术,使得截肢部位的选择与以往比较有了显著的改变,截肢水平主要是以手术需要来决定,其条件是截肢部位的组织应该能达到满意的愈合,并且能将病变和其他异常的组织彻底切除。一般的原则是,在达到截肢目的的前提下,尽可能地保留残肢长度,使其功能得到最大限度的发挥。截肢部位与假肢装配、代偿功能的发挥、下肢截肢穿戴假肢行走时的能量消耗、伤病员生活活动能力、就业能力等有着直接关系,所以外科医生对截肢水平要极为审慎地选择。

（一）上肢截肢部位的选择

上肢截肢部位的选择原则是尽量保留残肢长度。

1. **肩部截肢** 应尽可能保留肱骨头，而不进行通过肩关节的离断。因为肱骨头的保留，可以保持肩关节的正常外形，从美观上讲也是需要的，圆的肩关节外形有利于假肢接受腔的适配、悬吊和稳定，有助于假肢的穿戴；从假肢观点看，虽然保留了肱骨头，它仍需要安装与肩关节离断同样的肩关节离断假肢；而从生物力学观点来看，肱骨头的保留有助于假手的肘关节与手钩的活动。

2. **上臂截肢** 要尽量保留长度，因上臂假肢的功能取决于残肢的杠杆力臂长度、肌力和肩关节活动范围。长残肢有利于对假肢的悬吊和控制，因此，应尽量保留残肢长度。然而应该注意的是，肘上截肢伤病员的假肢装配必须包括一个内部的肘关节绞锁装置和一个肘关节旋转盘。肘关节绞锁装置的目的是使肘关节在完全伸直位、充分屈曲位或在伸屈之间的某一个位置上稳定关节，旋转盘装置则用以代替肱骨旋转。肘关节绞锁装置位于接受腔远端大约 3.8 cm 处，为了美观，假肢的肘关节应与健侧肘关节在同一水平，因此，在进行肘上截肢时截骨的水平应该至少在肘关节线近端 3.8 cm 处，为安装这个装置保留足够的空间。经过肱骨髁的截肢，其假肢装配和功能与肘关节离断是相同的，所以当条件准许通过肱骨髁水平截肢时就不要在肱骨髁上部位进行截肢，因为肘关节离断假肢在各个方面都要优于上臂假肢。

3. **肘部截肢** 如果可以保留肱骨远端，肘关节离断是理想的截肢部位。近年，由于肘关节侧方铰链的设计，肘关节离断假手得到了有效的应用。由于肱骨内外髁部的膨隆，肱骨远端比较宽大，对假肢的悬吊及控制能力都是有利的，并且肱骨的旋转可以直接传递到假肢，而肘关节以上部位的截肢肱骨的旋转不能直接传递到假肢，它是通过假肢肘关节旋转盘来完成的，所以肘关节离断是良好的截肢部位，比肘上截肢更可取。

4. **前臂截肢** 要尽量保留长度，即使是很短的残端也要保留。通过前臂近端的截肢，甚至仅保留很短的前臂残肢，如仅有 4~5 cm 长，也比肘关节离断或肘上截肢更可取。从功能观点来讲，保留伤病员自己的肘关节是非常重要的。应用改进的假肢装配技术，例如一个带有倍增式铰链的分开的接受腔，通过熟练假肢技师的安装可以提供比肘关节离断假肢更好的功能。残肢越长，杠杆功能越大，旋转功能保留得也越多。当残肢长度保留 80% 时，残肢旋转活动角度为 100°；残肢长度保留 55% 时，残肢旋转活动仅为 60°；残肢长度保留 35% 时，残肢旋转活动角度为 0°。前臂远端呈椭圆形，有利于假手旋转功能的发挥。残肢肌肉保留得越多，就越容易获得良好的肌电信号，对装配肌电假手是非常有益的。

5. **腕部截肢** 无论何时，经过腕关节的截肢或腕关节离断，都要优于经前臂截肢。因为它保留了前臂远端的下尺桡关节，可以保留前臂全部的旋转功能，尽管只有 50% 的旋前和旋后运动被传递到假肢，但是这些运动对伤病员是非常重要和有价值的。现在已经可以安装性能良好和美观的经腕关节截肢的假肢或腕关节离断的假肢。所以，腕关节离断或经腕关节的截肢是理想的截肢部位，它可以使残肢功能得到最大限度的发挥。

6. **腕掌关节离断** 桡腕关节的屈伸运动应该被保留，这些腕关节的运动可以被假肢应用，所以腕掌关节离断是可以选择的截肢部位。

7. **手掌与手指截肢** 以尽量保留长度为原则，尤其是拇指更应想方设法保留长度。当多手指损伤需要截肢时，要尽量保留手的捏和握功能。

（二）下肢截肢部位的选择

近年来，下肢截瘫与上肢截肢相同，也以保留较长残肢为基本趋势，但是小腿截肢除外。

1. **半骨盆切除** 假肢的悬吊功能差，行走时接受腔的唧筒活动比较大，髂嵴对接受腔的适合及悬吊非常重要，缺少坐骨结节也对负重非常不利，因此，应根据条件设法保留髂嵴和坐骨结节。

2. **髋部截肢** 如果有条件应保留股骨头和股骨颈，在小转子的下方截肢，而不做髋关节离断。从假肢观点看，它属于髋关节离断假肢，但有助于接受腔的适配和悬吊，增加假肢的侧方稳定性，增加负重面积。

3. **大腿截肢** 要尽量保留残肢长度,即使是短残肢也应保留。

4. **大腿远端截肢** 应尽量保留残肢长度,因为现代假肢四联杆膝关节的结构,可以无困难地用于任何大腿长残肢,取得良好的功能和步态。距离股骨髁关节面 5 cm 以内的截肢均可以安装膝关节离断假肢。

5. **膝关节离断** 膝关节离断是理想的截肢部位,它提供了极好的残肢端负重。它是股骨髁的残肢端承重,而非坐骨结节承重,股骨髁的膨隆有助于假肢悬吊,残肢长对假肢的控制能力强,且残肢皮肤有软的内套与硬的假肢接受腔相隔离,而大腿截肢的残肢皮肤是直接与假肢接受腔相接触。大腿假肢的主要负重部位是坐骨结节。坐骨结节承重的假肢,体重力线是通过坐骨结节的前外侧,引起骨盆前倾,同时伴有腰前突加大。当断端负重时,力线接近正常,故不造成腰前突增大。再者,由于残肢末端负重,当站立或行走时其信息传递是直接的,而不是经过接受腔间接的传递,反作用力被残肢末端感觉,容易获得假肢膝关节的稳定性,对假肢控制有利。而且大腿截肢使一部分内收肌被切除,减弱了大腿的内收力量,导致假肢侧单独负重时不能保持大腿处于正常的位置,身体就会向假肢侧倾斜,从而造成不同程度的侧倾步态。与此相反,膝关节离断是残肢端负重,其负重力线是正常的,因而不需要增加腰前突,也没有侧倾步态。因此,膝关节离断假肢的代偿功能明显优于大腿假肢。

6. **小腿近端截肢** 只要能保留髌韧带附着,在胫骨结节以下截肢即可安装小腿假肢。膝关节的保留对下肢功能是极其重要的,其功能明显优于膝关节离断假肢。因此,在条件具备时应该尽量保留膝关节,尤其是儿童下肢截肢时,保存胫骨近端的骨骺更为必要。如果需要,可以采取成形再造手术,如皮瓣移植、血管手术等。

7. **小腿截肢** 小腿截肢以中下 1/3 交界处为佳,一般保留 15 cm 长的残肢就能够安装较为理想的假肢。因小腿远端软组织少、血运不良,故不适合在此部位进行截肢。通常因周围血管病而进行的小腿截肢一般不应该超过膝关节下 15 cm 的水平。

8. **赛姆截肢** 赛姆截肢为理想的截肢部位。虽然截肢水平相当于踝关节离断,但残端被完整、良好的足跟皮肤所覆盖,稳定、耐磨、不易破溃,故残肢端有良好的承重能力,行走能力良好,有利于日常生活活动,其功能明显优于小腿假肢。但踝关节离断却是不可取的。

9. **足部截肢** 足部截肢同样要尽量保留足的长度,也就是尽量保留前足杠杆力臂的长度,这在步态周期中静止时相的末期使前足具有足够的后推力是非常重要的。前足杠杆力臂的长度缩短,将对快步行走、跑和跳跃造成极大的障碍。

四、截肢外科处理原则

截肢手术同样遵守矫形外科手术的基本原则,要认真周密地设计、仔细地进行组织处理,为切口良好愈合、获得满意功能的残肢创造条件。截肢手术的外科处理原则如下。

(一)止血带的应用

除了血管病缺血肢体的截肢不能应用止血带以外,其他截肢手术都要应用止血带,因为可使手术视野清楚、不出血,手术操作更容易进行。在止血带充气前先要用橡皮驱血带驱血,然而在感染肢体截肢时就不能用这种方法驱血了,在这样的情况下应该让肢体先抬高 5 min,再将止血带充气。

(二)皮肤的处理

不论在什么水平截肢,残端都要有良好的皮肤覆盖。良好的残肢皮肤应有适当的活动性、伸缩力和正常的感觉。伤口愈合所产生的瘢痕,在假肢接受腔的活塞运动中可能会造成残肢疼痛和皮肤损伤。创伤性截肢应根据皮肤存活情况进行处理,不要为了满足常规截肢手术时皮肤切口的要求而短缩肢体,经常采用的是非典型的皮肤切口和皮瓣。

1. **上肢截肢皮肤的处理** 残肢的前后侧皮瓣等长。但是,前臂长残肢或腕关节离断时,屈侧的皮肤瓣要长于背侧,目的是使瘢痕移向背侧。

2. **下肢截肢皮肤的处理** 小腿截肢,前长后短的鱼嘴形皮瓣目前已不再被普遍采用,更多应用的是需要加长的后方皮瓣。其皮瓣带有腓肠肌,实际上是带有腓肠肌内外侧头的肌皮瓣。该瓣的血运比较丰富,并且给残肢端提供了更好的软组织垫。

(三)肌肉处理

现代的肌肉处理方法是行肌肉固定术(myodesis)和肌肉成形术(muscle angioplasty)。

1. 肌肉固定术　将肌肉在截骨端远侧方至少 3 cm 处切断,形成肌肉瓣,在保持肌肉原有张力的情况下,经由骨端部钻孔,将肌肉瓣与骨相邻侧通过骨孔缝合固定,使肌肉获得新的附着点,防止肌肉在骨端滑动和继续回缩。但是,当截肢部位的血液循环处于边界线时禁忌固定肌肉。14 岁以下儿童和小腿供血不良的伤病员禁止施行肌肉固定术。

2. 肌肉成形术　将相对应的肌瓣互相对端缝合,截骨端被完全覆盖包埋,保持肌肉于正常的生理功能状态,形成圆柱状残肢,可以满足全面接触全面承重假肢接受腔的装配要求。

(四)神经处理

为了预防被切断神经伴行的血管出血和神经瘤形成,目前主张采用将较大的神经干在切断前用丝线结扎后再切断的方法;或将神经外膜纵向切开,把神经束剥离,切断神经束,再将神经外膜结扎闭锁,使神经纤维被包埋在闭锁的神经外膜管内,以免切断的神经残端向外生长而形成神经瘤。

(五)骨骼处理

一般骨与骨膜在同一水平切断,禁止骨膜剥离过多以避免骨端环形坏死。小腿截肢时,为获得残端良好的负重、增加残端负重面积、避免腓骨继发外展畸形,并且增加残肢外侧方的稳定性,截骨端的处理方法是胫腓骨等长,用保留的胫腓骨骨膜瓣互相缝合,最好使其骨膜瓣带有薄层骨皮质,骨膜瓣在胫腓骨端之间架桥,使胫腓骨端融合。这种方法被称为骨成形术。应该强调的是,16 岁以下的儿童禁止施行此手术。

(六)引流

闭合切口前除了要放松止血带彻底止血外,还应该根据截肢部位、创面大小与深度合理地放置引流,如橡皮引流条或引流管等,进行持续负压引流。一般于手术后 48 ~ 72 h 拔除引流,以避免手术后血肿形成。

五、开放性截肢

开放性截肢是指残肢皮肤不能一期闭合、关闭创面,至少要进行两期手术才能获得比较满意闭合的残肢,因此必须进行延迟手术闭合创口,如二期修复术、再截肢术或成形手术等。开放性截肢的目的是预防和减少感染的发生,最终可以闭合残肢伤口。所以,开放性截肢的手术适应证是感染肢体以及有严重广泛组织创伤并有严重异物污染的肢体。开放性截肢分为两大类,即翻转皮瓣的开放性截肢和环形开放性截肢。一般应用翻转皮瓣的开放性截肢,因为它引流充分,并且可以在 10 ~ 14 d 后不需要缩短残肢的情况下闭合伤口。其方法是,按照截肢部位的要求设计好前后方皮瓣,要比正常截肢皮瓣略长,将皮瓣边缘向内翻转,与皮瓣根部的筋膜相缝合,使皮瓣变成封闭的皮管,暴露的创面用凡士林油纱布和无菌敷料包扎,经过换药处理,创面新鲜、条件允许时即可以行二期手术,将皮管铺开,闭合伤口。与此相反,环形开放性截肢,伤口闭合的时间要延长,因为它需要持续牵引皮肤和软组织,直到有足够的长度覆盖残肢端,才能闭合伤口,且留有较大的瘢痕,给假肢装配造成困难。故一般环形开放性截肢的二期处理方法是再截肢术,后者使残肢短缩。

以上两种开放性截肢的二期处理都有一定困难,故主张半开放式截肢术,即在彻底清创的基础上将皮肤简单对拢缝合,放置冲洗引流管,手术后应用抗生素持续冲洗,一直到伤口愈合。

(崔寿昌　王安庆)

第二节 各部位截肢手术操作要点

一、下 肢 截 肢

下肢截肢手术占全部截肢手术的85%,目前从统计学角度来看它是非常重要的。当前截肢技术、术后处理,特别是硬绷带包扎和现代假肢技术的应用,使得截肢手术和截肢后康复工作比以前有了很大的进步。现在要求截肢后的残肢和假肢必须达到承重和行走的功能,Burgess曾反复强调通过截肢手术必须形成一个强有力的和动力型的残肢,将其作为运动和感觉的终末器官。他的这个功能性残肢的概念是指残肢要作为"足"一样的末端器官,假肢起到"鞋"的作用,这个"足"是使人兴奋和具有挑战性的。很多以往与截肢水平、瘢痕部位、手术方法有关的旧观念已经被抛弃,换句话说,按目前发展的观点看它已经不再那么重要了。新的全面接触全面承重式假肢接受腔能够令人满意地安装在软组织愈合良好的残肢上,通常都会获得良好的功能。

大量文献已经证实,截肢以后康复的效果是与截肢水平直接相关的,膝下截肢伤病员至少有90%能够应用假肢,而膝上截肢伤病员仅有25%或更小的应用假肢的成功率,虽然有一些因素对这个明显的差别起作用,但主要的因素是在行走时膝上假肢比膝下假肢伤病员耗能明显增加。因此,很明显,在下肢截肢的康复中要想取得更大的成功,就要尽可能地在最远的水平进行截肢。

(一)足部截肢

单独一个足趾截肢,通常对站立及步行的干扰较小,在正常步态周期中的站立时相大趾起到稳定作用。大趾截肢后对正常步行中的站立和行走虽然影响较小,但是对快速行走或跑却有一定影响,对跳跃的影响更明显,因为失去了正常时由大趾提供的推力。第二趾截趾后会伴有踇趾外翻畸形,因为大趾很容易向第三趾侧倾斜,填充截趾后存留的空隙。其他趾的截肢所造成的干扰比较少。小趾截肢是最常见的,通常小趾截肢的适应证要比其他4个足趾更多,小趾截肢一般不受影响,小趾很少进行再造手术,因为小趾截肢简单易行。全部足趾截肢的伤病员一般在慢走时产生的影响并不明显,但是当快速行走和跳跃需要足的弹性时就会表现出明显的障碍,并且下蹲及踮脚尖站立影响也很大。这些伤病员不需要穿戴假肢,只要穿比较合适的鞋就可以。

通过跖骨的截肢将造成足残疾,残疾的程度与截肢的水平相关,越靠近跖骨近端部位的截肢残疾也就越严重。足的支点第一和第五跖骨头起着主要推开力量的作用。这一作用的丧失,对步态会产生影响。这样的截肢也不需要穿戴假肢,但是要穿矫形鞋。

比通过跖骨更近水平的截肢,由于失去了前足的支撑和推开力,所以对行走产生了更大的影响,走路会很不方便。前足的大部分截肢或中足截肢将使足丧失更多的功能,而仅存有后足或踝的功能。但有时这样的手术是适宜的,特别在糖尿病伤病员或是在足部严重创伤时。

跖跗关节离断(Lisfranc截肢),由于足背伸肌附着点的丧失,后期将造成足的马蹄畸形。中跗关节离断(Chopart截肢)可能造成严重的马蹄内翻畸形。当需要进行这两种截肢时,一定要做肌力再平衡的肌腱移位和跟腱延长或切断手术。甚至有人提出放弃这两种截肢,改为更近端水平的截肢。如果对这两种截肢手术在术中和术后处理正确的话,其还是可以得到较为满意结果的。

(二)小腿截肢

目前小腿截肢(膝下截肢)手术已经广泛开展,成为很常见的截肢手术。在下肢截肢伤病员的成功康复中膝关节的保留是非常重要的。一个小腿截肢的健康成年人,如果残肢条件及穿戴的假肢都比较好,那么他走路的姿态几乎可以接近正常,当以一般的速度行走时,可能别人不会发现他是一个小腿截肢者,并且可以跑和跳。而在膝关节离断或更高水平的截肢,其功能表现则会完全不同。

随着截肢技术和理论的发展,为了适合现代小腿假肢的穿戴,要求残肢为圆柱状的外形,残端皮肤和软组织条件良好和有改善截骨端直接负重的能力,增加小腿残肢外侧的稳定性。因此,小腿截肢技术与传统方法相比有了很大的改进,主要是:皮肤切口为小腿后方加长的肌皮瓣;肌肉固定和肌肉成形;胫腓骨端成形融合术;神经残端结扎术或将神经外膜纵向切开,把神经束剥离,切断神经束,再将神经外膜结扎闭锁,使神经纤维被包埋在闭锁的神经外膜管内。

1. **皮肤处理**　对非缺血肢体的小腿截肢时,假如不因为应用小腿后方加长的肌皮瓣而需要减少残肢长度,仍然以应用小腿后方加长的肌皮瓣为最理想,此主张现已被普遍接受。皮肤切口开始是在与截骨端同一水平的小腿内侧或外侧前后各 1/2 的中线上,半环形横过小腿前侧半,切口与截骨端在同一水平,而小腿后侧半切口需要加长的后方皮瓣,后方切口同样是开始在这内外侧两点,沿中线向远端切开,其皮瓣长度略大于截肢水平的小腿前后径。在做后方肌皮瓣时要强调必须保持皮肤与肌肉之间的完全连接,绝对不能进行皮下组织剥离,要形成肌皮瓣,则在做后方皮瓣切口时一定要连同腓肠肌一起切开,并且应该在切开的同时将腓肠肌、深筋膜和皮下组织进行间断缝合固定,这样就保证了皮肤不会与肌肉分离。其皮瓣实际上是带有腓肠肌内外侧头的肌皮瓣。此皮瓣不但血运良好,且对残肢端负重有利。在缺血肢体,截肢部位的选择通常是在比非缺血肢体较高的水平,其长度一般不要超过膝下 15 cm;皮瓣的样式是强调应用小腿后方加长的肌皮瓣,因为小腿前方的血液供应比小腿后方要差很多;当小腿血运处在临界状态时不要进行张力下的肌肉固定术,因为这样做可能使血液供应已经处于临界状态的情况进一步恶化,所以只应做肌肉成形术。

2. **肌肉固定和肌肉成形**　小腿肌群于截骨远端 1 cm 处切断,在胫骨和腓骨断端的前外侧用钻和克氏针分别钻 2~3 个骨孔,将肌肉在生理张力下通过骨孔缝合固定,最后关闭伤口时再将腓肠肌瓣的边缘与这些前外侧已固定好的肌肉断端及骨膜相缝合。截骨残端完全被肌肉包埋,使残肢呈圆柱状,更适合现代假肢的装配要求。

3. **骨的处理**　传统的做法是残肢端腓骨比胫骨多截除 1~2 cm。腓骨残留越短,在晚期腓骨发生外展畸形的可能性就越大,且外展畸形的程度也越严重。腓骨的保留是非常重要的,腓骨头对假肢的悬吊起作用,且腓骨头部水平断面更能使小腿近端呈三角形,对假肢旋转稳定性控制有利,因此腓骨即使残留很短也不要切除。近年来,为了获得残肢端的良好负重及小腿假肢的侧向稳定性(假肢对腓骨的侧向压力,腓骨越长承受外侧压力的面积越大,单位面积所受压力就越小,故能获得更佳的侧向稳定性),主张行胫腓骨远端融合术,其优点是:断端稳定;断端可以负重且增加断端负重面积;避免发生腓骨外展畸形;增加腓骨的侧向稳定性;骨膜成形后可保持正常的骨髓腔内压力,有助于改进骨端的循环状态。胫腓骨端骨膜成形融合术的方法是:胫腓骨端截骨在同一水平,于要行截骨部位的远端先将胫腓骨的骨膜做瓣状切开,最好是用娥眉凿将一薄层鱼鳞样的骨皮质与骨膜瓣一同掀起,胫骨内侧瓣长 5~6 cm、外侧瓣长 2~3 cm,腓骨内侧瓣长 2~3 cm、外侧瓣长 3~4 cm;骨膜瓣取好后,于骨膜瓣的根部将胫腓骨在同一个水平面横行截断,将胫骨端的外侧骨膜瓣与腓骨端的内侧骨膜瓣缝合,再将胫骨端的内侧骨膜瓣与腓骨端的外侧骨膜瓣相缝合,此时胫腓骨端的髓腔被骨膜封闭,同时形成胫腓骨间的骨膜骨皮质桥。当截肢部位较高、残肢较短、腓骨不稳而易发生外展时,可以将腓骨用一枚螺丝钉与胫骨固定,在骨膜成形后做肌肉固定和肌肉成形术。

4. **神经的处理**　将较大的神经干在切断前用丝线结扎后再切断;或将神经外膜纵向切开,把神经束剥离,切断神经束,再将神经外膜结扎闭锁,使神经纤维被包埋在闭锁的神经外膜管内,以免切断的神经残断向外生长而形成神经瘤。

5. **手术后处理**　要应用硬绷带包扎技术,即应用长腿 U 形石膏前后托固定,膝关节位于完全伸直位。48~72 h 打开 U 形石膏,拔出引流,换药包扎后重新用 U 形石膏前后托固定。伤病员可以借助双拐离床活动,手术后 4~6 周可以装配临时假肢。如果有条件,最好在截肢术后即装临时假肢。

(三)膝关节离断

膝关节离断是理想的截肢部位,股骨髁提供了极好的残肢端负重平台,新型接受腔和四联杆膝关节假肢的设计及应用提供了步行摆动期可控制的膝关节结构,解决了这个部位截肢后有关假肢穿戴的一系列问题。四联杆膝关节的应用使走路时关节更加稳定,虽然这个水平截肢的许多优点已经在儿童和青年人被证明,但它同样也适合老年人和因周围血管病需要截肢的伤病员。目前已把膝关节离断作为理想的截肢部位,这个手术已得到普遍的认同。膝关节离断的优点是:①被皮肤和其他软组织覆盖的股骨远端具有自然合适的、面积大的负重特点;②创造了一个被强壮肌肉控制的长的杠杆力臂,对假肢稳定性的控制能力明显增强;③股骨髁部的膨隆,对假肢的悬吊能力良好;④手术简单,出血量少;⑤由于保留了股骨远端骨骺,对儿童是有利的;⑥残肢皮肤不与假肢接受腔壁直接接触,而是由一层柔软的内套相隔,假肢穿戴比较舒服。实践证明,膝关节离断假肢在穿戴舒适度、行走功能以及步态等方面都明显优于大腿截肢所装配的假肢,并且对假肢应用的步行训练也比大腿假肢要容易得多。

Mazet 和 Burgess 等人叙述了减少残肢骨端膨隆的技术。这种技术可以穿戴样式更好的假肢,而仍能保持负重、悬吊和控制旋转的残肢特征,而且改良的皮肤切口使缺血肢体也能安全地进行此种截肢手术。

作者认为,膝关节离断是理想的截肢部位,其手术方法应选择后方加长的腓肠肌肌皮瓣;一定要将髌骨切除;股骨髁不需要再塑形;将髌韧带及腘绳肌腱与十字韧带相缝合;胫神经和腓总神经残端结扎或将神经外膜纵向切开,把神经束剥离,切断神经束,再将神经外膜结扎闭锁,使神经纤维被包埋在闭锁的神经外膜管内。这将会形成一个适合假肢穿戴、功能良好的截肢残端。

手术后处理:可以应用软绷带包扎,最好是用硬绷带包扎,或手术后即刻安装临时假肢。

(四)大腿截肢

大腿截肢(膝上截肢)占第2位,仅次于小腿截肢。因为这个截肢手术使伤病员丧失了膝关节,所以在穿戴假肢的康复训练方面更加困难,并且需要花费更长的时间,假肢的代偿功能要比小腿假肢弱很多,行走的安全性和步态也明显较差,行走时的能耗几乎比小腿截肢多1倍。在大腿截肢中尽可能保留残肢长度是极其重要的,因为长的残肢可以提供强有力的杠杆力臂,对假肢的控制能力是非常有利的。传统的假肢膝关节位于假肢接受腔末端 9 ~ 10 cm 处,所以被截肢的骨端必须为安装这个关节保留足够的空间,因而截肢水平就要更向近端。当截肢水平超过这个安装膝关节的要求水平时,假肢的膝关节就比对侧腿的膝关节要低,当伤病员在坐位时就更明显,这样的假肢是不符合要求的。现代假肢四联杆膝关节结构可以无困难地用于任何大腿长残肢,取得良好的步态,距离股骨髁关节面 5 cm 以内的截肢均可以安装膝关节离断假肢。当股骨近端的截肢水平在距离小转子不到 5 cm 时,需要安装髋关节离断假肢。

随着假肢技术的改进,对大腿残肢生物力学的研究,要求残肢末端负重,其优点是:坐骨结节承重的假肢,体重力线是通过坐骨结节的前外侧,引起骨盆前倾,同时伴有腰前突加大,当残肢端负重时,力线接近正常,故不造成腰前突增大;残肢末端负重,反作用力被残肢末端感觉,容易获得假肢膝关节的稳定性,对假肢控制有利。为了获得残肢末端负重,肌肉的处理方法是:分深浅两层固定和成形,深层是将内收肌、股外侧肌、阔筋膜张肌向远端牵拉,在适当的张力下将两组肌肉与骨相邻部分用 7 号丝线通过钻好的骨孔行骨端固定,再将肌肉对端缝合,覆盖截骨断端;浅层是将股四头肌与腘绳肌用同样方法缝合固定及对端缝合成形。

腘绳肌和内收肌被切断使髋关节内收和后伸的能力减弱,坐骨包容式的假肢接受腔试图控制股骨在更加符合生理功能的内收位。由负重位拍摄的 X 射线片检查发现,假肢接受腔的形状对残肢股骨的位置不产生影响,假肢接受腔不能维持股骨于生物力学轴线的内收位置,它的动力对线主要取决于外科技术。将内收肌固定在股骨残端的外侧,利用肌肉张力拉股骨于内收位,可以减少在一般经股骨截肢伤病员所见到的向外侧倾步态。目前皮肤切口应用内侧为基础的长的肌皮瓣的方法已被接受,以内收肌为基础的肌肉筋膜皮瓣的利用对维持股骨于生物力学轴线的内收位置也是有利的。四头肌腱是在髌骨近端横断,将附着于股骨的内收大肌从股骨干剥离,显露股骨干,做股骨截骨,将内收大肌在张力下缝合固定到截骨残端通过钻孔的外侧骨皮质上,将股骨放在内收位,把四头肌腱缝合固定到截骨残端通过钻孔的后侧骨皮质上,保持股骨干于正常的伸直位(注意,不要形成医源性的髋关节屈曲挛缩),再将后侧和外侧肌肉与这两组肌肉相缝合,关闭皮肤。此手术可使肌肉保持生理紧张状态,由于肌肉可以发挥生理功能,减少肌肉萎缩,保持残肢周径,形成圆柱状的残肢,有利于假肢接受腔的适应和悬吊。

儿童大腿截肢与成人不同,一定要考虑到残肢的生长发育,尽量保留残肢长度。膝关节离断比经股骨截肢更可取。股骨远端骨骺是股骨纵向生长的主要骨骺,约占70%。股骨截肢后,股骨生长发育滞后,而周围软组织发育滞后的较少。肌肉断端的生长使残肢端肥胖臃肿,而相对的骨骼支架变小;即使儿童行膝关节离断,股骨的生长发育也会相对延迟;在大腿截肢,髋关节周围肌肉张力的改变可以导致髋臼发育不良,甚至可能造成髋关节半脱位。

(五)髋部截肢

髋部截肢包括通过股骨近端在距离小转子 5 cm 以内的截肢和髋关节离断。髋关节离断术从解剖学意义而言是将股骨从髋臼部位分离,切除整个下肢的一种手术,但就功能的假肢学观点,却将接近股骨转子以下部位截肢也包括在内。从假肢安装角度来看,臀大肌覆盖的坐骨结节部位为主要负重面,断端的下外侧部及骶尾部作为辅助负重面有很大作用,行此手术时应尽可能在小转子以下截肢,这样可以利用大转子的突出对假肢接受腔的悬吊起辅助作用,可以增加假肢的侧向稳定性,对控制旋转也有利。如果行小转子水平以下截肢,可将髂腰肌自小转子切断,将内收肌最后缝合固定在截骨端,并于残留的股外侧肌缝合包埋截骨断端,这样可以避免术后残端屈曲和外展畸形,有利于假肢穿戴。这个部位的截肢不建议手术后立即安装临时假肢,通常应用软绷带包扎技术,待局部肿胀消退后才可以安装加拿大式的髋离断假肢。

(六)半骨盆截肢

半骨盆截肢有很多不同的名称,如髋骨腹部间截肢、髂骨腹部间截肢、骨盆腹部间截肢、髂腹截肢、经髂骨截肢、经骨盆截肢、半骨盆切除等,主要用于大腿近端和盆骨的恶性肿瘤。

从假肢安装的角度来看,半骨盆截肢的特征是:前方的腹直肌、腹斜肌与后方的臀大肌缝合,将腹膜包埋,断端的外下侧方为主要负重面;胸廓下部为辅助的负重部位;作为假肢接受腔的悬吊部位是健侧髂骨翼上部与患侧的对称部位;如果有可能,半骨盆切除时应设法保留髂嵴和坐骨结节,以利于假肢的悬吊和负重。由于假肢技术的改进,用于半骨盆截肢术后的假肢能获得较为理想的装配,可以步行。

保守的半骨盆切除术在严格意义上讲不是半骨盆切除,它保留髂骨翼的后部与骶髂关节的连接,对假肢的悬吊很有利。如有可能,应保留坐骨结节,这对残端承重是非常有利的。

半骨盆截肢术是将一侧骨盆,前面从耻骨联合、后面到骶髂关节的近外侧面,将髂骨纵向切开,用以切除半侧骨盆和下肢,是破坏性极大的一种手术。

半骨盆截肢术创伤大,对伤病员的心理打击严重,因此,手术前一定要做好充分的准备,要进行全身情况的全面检查和评定,要做好输血的充分准备,手术前要应用抗生素,选择好麻醉,要做清洁灌肠的肠道准备和用弗雷(Foley)导尿管留置导尿。皮肤准备的范围是从肋缘的近端到膝关节的远端。要配好足够量的血,一般在 3 000 ml 左右。在手术室要将阴囊固定到对侧大腿,可以利用缝合或粘膏固定。要将肛门缝合关闭或用黏合剂使之封闭。因为失血休克可能随体位发生变化,伤病员的体位是健侧在下,完全侧卧位或略向后倾斜,用架子或悬吊带将患足吊起。为了保持体位和固定肢体,在手术台的外面应有一名助手协助进行操作。

二、上 肢 截 肢

每一位进行上肢截肢的外科医生都要牢牢地记住,仅保留一个正常功能的小手指也比前臂截肢后安装目前世界上最高级假肢的功能好得多。上肢假肢与下肢假肢的代偿功能完全不同:下肢的主要功能是站立和行走,所以对下肢假肢的最主要要求是稳定、能负重、悬吊好、假肢的关节活动可以被残肢随意控制;而上肢的主要功能是完成人的日常生活活动和劳动,手具有非常灵巧的特点和协调能力,可以从事精细的作业,手又是非常重要的感觉器官和与他人交流的器官,目前即使是最高级的智能型假手也不能完成上述要求,不能较好地代偿手的功能。因此,在施行上肢截肢一定要慎之又慎,经过外科判断和根据实际情况做出必须截肢的决定时,要想方设法地尽量保留肢体长度。现代假肢装配技术和新型的假肢部件已经完全改变了需要在上肢某个确定水平截肢的旧观念,今天几乎只要是一个有良好皮肤愈合和有满意软组织覆盖的残肢就能装配一个发挥较好代偿功能的假肢。

上肢截肢后的残肢功能和假肢的代偿功能随着截肢水平的提高而逐渐减少,与此同时,伤病员对假肢的拒绝率也在提高。对高位上臂截肢、肩关节离断和肩胛带离断者应该应用外能源的假肢,即电动假肢,因为每天大部分的日常生活活动只用一个上肢就能比较满意地完成。对高位截肢者而言,穿戴假肢的重量问题可能超过了假肢给他带来的好处,即使高级的外能源假肢也不例外。

截肢手术后即刻安装的临时假肢或术后早期安装的临时假肢对腕关节离断、前臂截肢或肘上截肢的伤病员都是十分有价值的。这些临时假肢的应用可以进行早期康复训练,使伤病员早期恢复使用双手的活动,减少肢体丧失对患者造成的心理打击,降低患者对假肢的拒绝率。

(一)手部截肢

对手的急性外伤性截肢在条件允许时要应用显微外科技术进行再植手术。而通过手指和手掌的截肢应该是一个拯救性的手术,它的手术目的是尽可能保留受损伤与未受损伤部分的手功能,缩短愈合时间,减少永久性的残疾和防止持续性的疼痛。在可能的情况下要努力做到保留残肢的长度、关节的活动度和皮肤的感觉,当需要进行多指截肢时要尽量保留手的捏和握的功能。

(二)腕部截肢

经腕截肢和腕关节离断的残肢,其功能要优于经前臂截肢的残肢,因为它保留了正常的远端尺桡关节,保留了前臂的全部旋前和旋后功能。尽管只有50%的旋前和旋后被传递到假肢,但是这些旋转活动对伤病员是非常重要和有价值的,所以为了保留下尺桡关节应该做出最大的努力。腕部截肢还提供了一个比较长的杠杆臂,使得对假肢的控制能力更强。经腕截肢后保留了桡腕关节的屈伸活动,这个运动也能被假肢所利用,虽然经腕截肢的假肢装配有一定的困难,但是技术熟练的假肢技师完全可以完成。比较薄的人工腕关节假肢已被制造和应用,它克服了以前人工手或假肢钩手比健侧手长出来很多的缺点,现在已可以安装既美观又有良好功能的腕关节离断假肢。

(三)前臂截肢

前臂截肢(肘下截肢)在功能上根据残肢的长度分为以下几种类型。①前臂极短残肢:残肢长度短于健侧的35%,保留了肘关节屈伸力量,但是旋前圆肌力弱,由于肱二头肌的存在,残肢易处于旋后位。②前臂短残肢:残肢长度为健侧的35%~55%,前臂旋前方肌的全部和旋前圆肌的一部分被切除,而旋后肌保留,旋后力强。③前臂中残肢:残肢长度为健侧的55%~80%。④前臂长残肢:残肢长度超过健侧的80%。在前臂中、长残肢,前臂的旋前肌和旋后肌几乎都被保留,因此在功能上是较理想的残肢。前臂的旋转角度与残肢长度有关,残肢越短,前臂的旋转角度越小。为了保留前臂的旋转活动、肘关节的屈伸活动和力量,应尽量保留前臂的长度。若能保留充分长度,尚可以考虑行前臂分叉手术或行足趾移植再造手功能的手术。通过前臂近1/3的截肢,甚至很短的肘下截肢,如残肢长度仅剩3.8~5.0cm,这样短的前臂残肢也比肘关节离断或肘上截肢的残肢功能要好。从功能的观点出发,保留伤病员自己的肘关节是非常重要的。应用改进的假肢装配技术,例如安装一个带有倍增式铰链的分开型接受腔的假肢,可以使很短的前臂残肢获得比较满意的功能。

虽然前臂截肢也像其他部位截肢一样要尽可能地保留残肢长度,但是,当上肢循环有严重障碍时,通过前臂远端1/3的截肢皮肤愈合就会出现问题,因为前臂远端的皮肤很薄,皮下组织少,而且远端的组织主要是缺少血运的筋膜和肌腱。在这个特殊的情况下,截肢部位选择在前臂的中和远端1/3交界处更为适当,

(四)肘关节离断

肘关节离断因保留了正常的肩关节活动,上臂的活动性能良好。由于肱骨髁的骨性膨隆,对假肢

的悬吊和控制能力强,所以可以安装肘关节离断假肢。以肱骨内外髁为起点,做前后舌形皮瓣,后方皮瓣比前方皮瓣略长,大约到达尺骨鹰嘴的远端 2.5 cm 处,前方皮瓣大约到达肱二头肌腱附着部的远侧,将皮瓣向近端翻开到肱骨髁的水平,将屈肌群从肱骨内上髁于距离起始部位 1 cm 处切断,将肱动、静脉在肱骨髁水平的近端双重结扎和切断。确定正中神经和尺神经,将神经向远端牵拉,在肱骨髁水平的近端,将神经结扎后切断或将神经外膜纵向切开,把神经束剥离,切断神经束,再将神经外膜结扎闭锁,使神经纤维被包埋在闭锁的神经外膜管内,被切断的神经断端要回缩到截肢残端的近侧。从桡骨游离肱二头肌腱的附着点并切断,从尺骨的冠状突游离肱肌腱的附着点并切断,然后在肱肌和肱桡肌之间找到桡神经并切断,起于肱骨外髁部的前臂伸肌群在肘关节远端 5~6 cm 处横行切断,在尺骨鹰嘴的顶端切断肱三头肌,沿着肱三头肌腱切开后方筋膜,切开前后关节囊,关节完全离断。要保留完整的肱骨关节面,将肱三头肌腱与肱二头肌腱、肱肌残端缝合,将肱骨外髁部的伸肌群肌膜瓣修整后与肱骨内上髁残留屈肌断端相缝合,覆盖肱骨远端。闭合筋膜和皮下组织,放置橡皮引流条,间断缝合皮肤,应用 U 形石膏固定的硬绷带包扎技术。

(五)上臂截肢

上臂截肢(肘上截肢)是被确认为从肱骨远端的髁上到肱骨近端的腋窝皱褶区域内任何水平的截肢。超出此范围更远的截肢,像经肱骨髁的截肢,其假肢装配和功能与肘关节离断相同;而在腋窝皱褶以上近端的截肢,其假肢装配和功能与肩关节离断相同。虽然在腋窝皱褶水平或更近端的截肢必须安装肩关节离断假肢,但是由于肱骨近端被保留,那是非常有价值的。它保留了肩关节的正常外形,从美观上是需要的,同时也对肩关节离断假肢的适配、悬吊和稳定性能有利。

当残肢长度不足 30%,其残肢端接近腋窝水平时,在解剖学上即使有肱骨,一般也只能应用肩关节离断假肢;上臂短残肢(残肢长度为 35%~50%),在此长度假肢接受腔的适应也是有困难的,稳定性差,断端的活动范围仅为健侧的 1/2;上臂标准残肢(残肢长度为 50%~90%),上臂残肢的长度、形状对接受腔比较适合,残肢的活动度也大致接近正常,可以安装标准上臂假肢;上臂长残肢(残肢长度为 90%~100%),因在断端部位有肱骨髁的骨性膨隆,接受腔的悬吊及控制能力均较好,要安装肘关节离断假肢。

(六)肩部截肢

肩部截肢包括在腋窝皱褶水平或其近端的截肢、肱骨外科颈截肢、肩关节离断和肩胛带离断。这个部位截肢的假肢装配均为肩关节离断假肢。虽然为该部位截肢伤病员设计了较好的假肢,但是假肢的功能很差,一般这些假肢只是在双手活动时起到辅助支持的作用,成为支持工具。

三、儿童截肢

儿童截肢,在操作技术上虽然与成人没有很大的差别,但是一定要考虑儿童肢体解剖结构和生长发育的因素,因此,其截肢的原则与成人有所不同。儿童截肢的理想水平没有作为限定的常规,但儿童要比成人采取更加保守的方法,应尽可能保留残肢的长度。特别是关节离断和邻近骨骺部位的保留比该部位以上水平的截肢更可取,而保留关节和关节远侧骨骺的截肢,比关节离断更可取。一个 5 岁儿童的大腿中段截肢,由于股骨远端骨骺被切除,到 14 岁时就变成了大腿短残肢。而一个 5 岁儿童小腿截肢的短残肢,因为小腿近端骨骺的生长,到 14 岁时就可能形成一个比较满意长度的小腿残肢,而可以穿戴合适的小腿假肢。

长骨干截肢端的过度生长是由于新骨同位生成,而与近端的骨骺生长无关。骨过度生长的长度在不同的截肢儿童中差异很大,有 8%~12% 的患儿需要进行一次或多次残端修整手术。试图用骨骺阻滞方法来防止骨端的过度生长绝不会成功,而且应该被严格禁止。这一并发症最经常发生在肱骨和腓骨,发生较少的依次是胫骨、股骨、桡骨和尺骨。对此最有效的治疗是将多余的骨切除。为了尽量推迟再截肢的时间,应教会儿童及其家长用手向残端推移残肢皮肤的方法,并嘱其经常推移。

儿童生长发育及代谢旺盛,截肢后残肢的耐压和耐摩擦能力比成人强得多,有些成人不能耐受的儿童却可以耐受。儿童的皮肤和皮下组织更能耐受在张力下缝合关闭伤口的操作,中厚层皮肤游离植皮时比成人更容易提供永久的皮肤覆盖,即使是植皮的皮肤对假肢的耐压性能也较强。儿童术后的并发症一般不像成人那样严重,儿童甚至可以耐受大面积的瘢痕。儿童截肢后很少有心理问题。断端肌肉的处理应行肌肉成形术,用以覆盖骨端,而不是行肌肉固定术。肌肉固定术对骨远端有损伤,可能造成骨端的过度生长,导致骨端呈钉尖样,可能穿破皮肤,造成感染。用骨膜骨皮质瓣覆盖骨端的方法可以限制骨端不良的过度生长。神经瘤一般很少引起不适,很少因神经瘤需要手术治疗。儿童截肢后很少有幻肢感的烦恼。截肢时年龄较小者,幻肢感模糊不清,很少发生幻肢痛。儿童的小腿截肢残端胫腓骨不要行骨成形术(即胫腓骨端融合)。因腓骨近端骨骺生长长度所占比例比胫骨近端骨骺生长长度所占比例大,行胫腓骨端融合后,由于腓骨长得比胫骨长,晚期可造成胫内翻畸形或腓骨头向近端脱位。

儿童对假肢的应用也比成人好,对假肢应用的熟练程度随着年龄增长而增加。儿童的活动能力强,再加上生长因素,所以假肢可能需要经常修理和调整,接受腔也要更换或安装新的假肢。

(崔寿昌 王安庆)

第三节 截肢康复评定

评定在截肢康复中是非常关键的。评定工作贯穿在截肢康复流程的全过程,它是截肢康复的核心。评定的内容和范围比较广泛,应该对截肢者做全面的功能评定,但在康复流程中的不同阶段应有其重点评定内容,以利于判断残肢、假肢、训练及身体各方面的情况,确定下一步的康复目标。在有条件的情况下,应该由康复协作组共同参加康复评定工作。

评定是指利用各种仪器、设备、技术和手段,以及徒手检查等方法对伤病员的全身情况、残肢状况及假肢功能做出系统、全面、正确的评价。它对制订康复目标和计划、开出康复处方都是非常重要的,既是对前一段康复工作的总结,又是制订修改下一步康复计划和处方的依据。评定进一步强调了对生活自理、学习劳动有关的综合性功能,如日常生活活动能力的评定,广泛采用指数法或量表法进行评定。对上肢与下肢截肢者有不同的检查指标和评定标准,分别设计了专门的功能评定量表,能较确切而全面地反映伤病员的功能状态。

一、常用评定手段

常用的评定手段有各种临床化验、X 射线、CT、核磁及各种造影、肌电图、诱发电位、多普勒超声、骨密度、红外热像、等速肌力测试(Cybex)、负荷限制平衡和步态分析等,但最重要的是徒手检查。

二、评定内容

对截肢者在不同时期的评定内容是不同的。除了对全身健康和体能进行评定以外,也要对其他肢体的功能进行评定,包括对准备截肢肢体的评定,截肢后残肢的评定,假肢的适配、训练和功能评定,以及假肢质量的评定等。另一项重要内容是日常生活活动能力(简称 ADL)的评定,使用对多种日常生活活动完成的量化指标进行评分的表格式评定方法。所谓日常生活活动能力,是指人们为了独立生活而每天必须反复进行的、最基本的、具有共同性的身体动作群,即进行衣、食、住、行、个人卫生等基本的动作和技巧。测定的内容较多,要根据上肢或下肢截肢的不同特点确定具体的评定内容。上肢截肢的评定一般有以下内容,如个人卫生(洗脸、刷牙等)、进食动作、更衣动作、排便动作、器具使用、床上运动、移动动作、步行动作、认识交流动作等,每一项再分成若干小项,根据完成的程度进行打分,满分 100 分。能独立完成,每项 2 分;能独立完成,但时间长,每项 1.5 分;能完成,但需辅助,每项 1 分;不能完成,每项 0 分。对下肢截肢者,除了以上内容以外还要有步行能力等的评定。康复的基本目的是改善伤病员的日常生活活动能力。日常生活活动能力的评定,是功能评定和康复诊断的重要组成部分,是确立康复目标、指导康复计划、评定康复疗效的依据。评定工作不是一个主管伤病员的医生能完成的,往往需要一组人的共同协作。

三、截肢手术前的评定

(一)全身情况评定

手术前要对伤病员的全身情况进行认真、仔细、全面的检查和评定,包括伤病员的神志、精神状态、认知能力及主观能动性;心、肺、肝、肾等重要脏器的功能,合并损伤、并发症及合并症,血液流变学检查等。首先要了解截肢的原因,对不同病因的截肢伤病员做出不同的评定,对外伤截肢者,要排除身体其他部位的合并损伤;要确定是否伴有糖尿病、动脉硬化、脑血管病,以及主要脏器的功能情况;伤病员能否经受麻醉和手术的打击;尤其是年老体弱者更要加倍注意;要通过生化检查(如血浆总蛋白和淋巴细胞计数)了解伤病员的营养状况和免疫水平;判断截肢后能否装配假肢,能否承受穿戴假肢后的康复功能训练和有无利用假肢活动的能力。

(二)准备截肢肢体评定

对准备截肢的患者要根据不同的截肢原因进行评定,如外伤伤病员首先要根据肢体损伤严重程度评分和一些综合因素来判断是截肢还是保肢,一般损伤肢体严重程度评分为 7 ~ 12 分者是截肢的适应证,评分 3 ~ 6 分者可以保肢。在决定截肢水平时,首先要设计好保证截肢残端有良好的皮肤及软组织覆盖,为了尽量保留残肢的长度,一般在外伤截肢时采用非典型的皮瓣。对血管损伤截肢者要首先确定患肢的血液循环情况、血运障碍的部位和水平,如因气性坏疽感染而截肢,就要根据情况决定是否实行开放性截肢手术。

(三)心理评定

截肢术前心理评定和治疗是非常重要的。截肢对人造成重大创伤,尤其是急性外伤而引起的截肢,伤病员没有精神准备,突然的打击会使伤病员极度痛苦、悲观、焦虑、恐慌,甚至无法生活。截肢必然会带来终身的缺陷等一系列的问题。开始时,伤病员家属及单位往往不能接受这种新的现实,他们会千方百计地要求医师保留肢体,甚至因此延误了治疗时机。所以做好截肢者的心理康复是非常重要的。首先要向伤病员讲明白截肢的重要性,这是抢救生命的必要措施,要使伤病员知道截肢的水平、手术前后如何配合训练、术后可能会出现的并发症、如何安装和穿戴假肢。心理工作者要因人而异,通过各种方式,不断增强他们继续生活和工作的勇气和信心。只有做好心理康复工作,才能调动伤病员的主观积极性,使其更好地配合治疗。

(四)家庭和工作情况评价

要对伤病员的家庭经济状况、居住和生活环境、截肢后是否有安装假肢的要求等情况进行详细了解和评价。

四、截肢后的康复评定

(一)各部位截肢后的主要功能障碍

截肢后肢体的正常解剖结构部分缺如,缺如部分的生理功能随之丧失。缺如越多,生理功能丧失也越多,功能障碍越严重,故越靠近躯干水平的截肢(即截肢水平越高)功能丧失就越严重。相应地,安装和穿戴假肢的难度就越大,伤病员对假肢穿戴的要求就越少,假肢的应用率也就越低。下肢截肢穿戴假肢行走所消耗的能量比正常人多得多,消耗的能量随着下肢截肢水平的升高而增加,当条件完全相同时,以同样的速度行走同样的距离,一侧小腿截肢者消耗的能量比正常人多30%,大腿截肢者消耗的能量比正常人多50%或更多,双侧小腿截肢者消耗的能量比正常人多60%,双侧大腿截肢者消耗的能量比正常人多1倍以上。

1. 上肢截肢后的功能障碍 上肢的主要功能是完成人的日常生活活动和劳动,这些功能主要通过手来实现。手具有非常灵巧的特点和协调能力,可以从事精细的作业。手又是非常重要的感觉器官,它不但有精细的感觉,而且对不同性质物体及温度的分辨觉、位置觉,此外,手还是与他人交流的器官。即使是目前最高级的智能型假手也不能达到上述要求,较完全地代偿手的功能。即使是一个小指缺如也将使手的握力减少。假如缺小指的是一个演奏乐器的音乐工作者,他将不能再灵活地演奏。一个拇指的缺如将使手的功能丧失40%,因为它失去了对掌功能,手不能捏握。仅残留手掌时,它只有推、拉、托、提、压的功能。当前臂截肢时,手的功能全部丧失,仅有在肩关节和肘关节的协同下进行按压和提物的能力。

2. 下肢截肢后的功能障碍

(1)足部截肢后的功能障碍 单独一个足趾截肢,通常对站立及步行的干扰较小。在正常步态周期中的站立时相跚趾起到稳定作用,跚趾截肢虽然对正常步行中的站立和行走影响较小,但是对快速行走或跑则会产生影响,对跳跃的影响更明显,因为失去了正常由跚趾提供的推力。第二趾截趾后会伴有跚趾外翻畸形,因为跚趾很容易向第三趾侧倾斜,填充截趾后存留的空隙。其他趾的截肢所造成的干扰比较少,小趾截肢一般不产生影响。全部足趾截肢的伤病员一般在慢走时影响并不明显,但是当快速行走和跳跃需要足的弹性时就会表现出明显的障碍,下蹲及踮脚尖站立也受到很大影响。这些伤病员不需要穿戴假肢,只需穿比较合适的鞋就可以。

通过跖骨的截肢将造成足残疾,残疾的程度与截肢的水平相关,越靠近跖骨近端部位的截肢残疾也越严重。足的支点第一和第五跖骨头主要推开力量的丧失,对步态会产生影响。这样的截肢伤病员也不需要穿戴假肢,但是要穿矫形鞋。

比通过跖骨更近水平的截肢,由于失去了前足的支撑和推开力,对行走会产生较大的影响,走路会更不方便。前足的大部分截肢或中足截肢将使足丧失更多的功能,仅存有后足或踝的功能。跖跗关节离断(Lisfranc 截肢),由于足背伸肌附着点的丧失,后期将造成足的马蹄畸形。中跗关节离断(Chopart 截肢)可能造成严重的马蹄内翻畸形。当需要进行以上两种截肢时一定要做肌力再平衡的肌腱移位和跟腱延长或切断手术。

(2)踝部截肢(Syme 截肢)后的功能障碍 踝部截肢(Syme 截肢)虽然保留了负重的残端,但是,全足的丧失使肢体短缩、负重面积减少,造成足的稳定作用减弱、足对地面的缓冲机制丧失、踝关节和足趾跖屈,导致后推及登踏功能丧失。如果不穿戴假肢对站立及行走将产生极大影响,故必须穿戴特殊的赛姆(Syme)假肢才能得到功能代偿。

(3)小腿截肢后的功能障碍 小腿截肢比踝部截肢的功能障碍更严重,截肢者必须穿戴小腿假肢才能完成双下肢的站立平衡及行走功能。

(4)大腿截肢后的功能障碍 大腿截肢后因为丧失了膝关节,所以在穿戴假肢的康复训练方面就更困难,并且需要花费更长的时间,假肢的代偿功能比小腿假肢差很多,行走的安全性和步态也明显地差,行走时的能耗几乎比小腿截肢者多1倍,将导致严重残障,对日常生活活动能力产生极大影响。

(二)穿戴临时假肢前的评定

1. 全身情况、家庭与社会环境的评定 主要是全身健康状况和体能的评定,一般包括伤病员年龄、性别、截肢日期、截肢原因、截肢部位、截肢水平、伤口处理情况,截肢前是否能正常行走,有否其他合并症,伤病员心理素质及精神状态,认知能力的评定,主动性能力的评定,心理评定,家庭和工作情况、经济状况、住院及假肢费用来源等的评定。目的是判断伤病员能否装配假肢,确定患者能否承受穿戴假肢后的康复功能训练和穿戴假肢后是否可以改善伤病员的日常生活活动能力,有无今后终身利用假肢活动的能力。

2. 残肢的评定 残肢状况对假肢的安装和穿戴假肢后的代偿功能有着直接的影响。理想残肢穿戴假肢后,经过康复训练会得到良好的代偿功能,非理想残肢则相反。

(1)理想残肢的概念　理想残肢(ideal stumps)能够为安装、穿戴、使用假肢和发挥假肢最佳功能提供良好的条件,这样的残肢应该具备以下几点要求:①残肢要有一定的长度,残肢越长对假肢的悬吊和控制能力越强。但是这也与残肢周径有关,在同样长度的残肢,周径越大对假肢的悬吊和控制能力越弱,反之则越强。②圆柱状的外形,而不是传统的圆锥状,这是为了满足现代全面接触、全面承重、闭合式假肢接受腔的需要,只有圆柱状的外形才能符合这一需要,而传统的圆锥状外形已经不能满足现代假肢接受腔的需要。为了达到圆柱状的外形就要改变以往的截肢手术方法,也就是要进行截肢残端的肌肉固定和肌肉成形术。③残肢无畸形,这是为了满足假肢适合穿戴和假肢对线的需要。残肢畸形将对假肢的穿戴和对线产生影响,残肢畸形达到一定的程度将不能穿戴假肢。④关节活动正常。关节活动受限将影响假肢功能。⑤皮肤及软组织条件良好,这是穿戴假肢的基本条件,当残肢皮肤有较大范围的瘢痕或溃疡时,可能就无法穿戴假肢。⑥皮肤感觉正常。当残肢皮肤感觉减退或消失时,穿戴假肢后很容易发生褥疮,一旦出现褥疮就很难愈合。⑦肌力正常。肌肉力量减弱时不能很好带动假肢,尤其是上肢的内源动力型假肢就无法使用。⑧无幻肢痛和残肢痛。符合以上几点要求就能使残肢对假肢有良好的悬吊、承重和控制能力,并能提供假肢正确对线的条件,这样的残肢就被称为理想残肢。

(2)非理想残肢的概念　非理想残肢(non-ideal stumps)是相对理想残肢而言的。非理想残肢不完全满足理想残肢的条件,给假肢穿戴带来困难。一部分非理想残肢穿戴假肢后代偿功能发挥不理想,如短残肢、关节挛缩畸形和残肢其他并发症等,但这部分非理想残肢是可以穿戴假肢的。其中一部分非理想残肢影响假肢的穿戴,甚至不能穿戴假肢,对这些非理想残肢就需要应用各种康复处理手段,为穿戴假肢创造较为良好的条件,以利于假肢的穿戴,使之变为可以穿戴假肢的非理想残肢或相对理想的残肢。

(3)残肢评定的内容

1)残肢外形:残肢形状对假肢穿戴和功能发挥非常重要。为了适合现代假肢接受腔的穿戴,残肢形状以圆柱状为佳。圆柱状的残肢,可以与假肢的接受腔适合良好,实现残肢与接受腔的全面接触、全面负重,对假肢的悬吊功能和控制能力也较好。而圆锥状的残肢残端不能负重,故不符合现代假肢接受腔全面接触和全面负重的要求,且圆锥的尖端一般是突出于皮肤下面的骨端,穿戴假肢后很容易引起局部压迫、皮肤破溃,形成溃疡,甚至残端骨外露,形成骨髓炎,限制了假肢的穿戴。如果残肢的某一部分皮肤因为瘢痕挛缩而向内凹陷,则假肢的接受腔与这部分凹陷之间就不能互相接触,从而形成空隙,产生负压,这对残肢是很不利的。小腿截肢,尤其是小腿短残肢经常见到的一种不良外形是腓骨外展突出于皮下,残肢越短腓骨发生外展的机会越多,外展畸形的角度也越大。还有人为的因素,就是小腿截肢时保留的腓骨相对比胫骨长,长的骨端突出于皮下,在穿戴假肢时这些突出部位的压力就会增加,以致破溃形成溃疡。所以残肢外形不良将影响假肢接受腔的适配。

2)关节活动度:关节活动度对穿戴假肢后的代偿功能发挥也十分重要,如肩、肘关节活动度受限直接影响上肢假肢的代偿功能,髋或膝关节活动度受限对下肢假肢的代偿功能将产生不良影响,甚至不能安装和穿戴假肢。要对关节活动度受限的残肢进行运动训练治疗,经运动训练的伤病员要定期测量关节活动度,观察关节活动度是否有改善,以此来判断对假肢功能的影响。

3)残肢畸形:残肢畸形一般是因为截肢手术后残肢没有应用硬绷带包扎而使残肢未能固定在良好的体位,且由于疼痛或不正确的护理而没有进行早期功能训练,以及不良的生活习惯,长时间坐轮椅等,使残肢长期处于畸形位,造成关节挛缩。常见的畸形有在上臂截肢后的肩关节内收畸形,前臂截肢后的肘关节屈曲畸形,大腿截肢后的髋关节屈曲外展外旋畸形,小腿截肢后的膝关节屈曲畸形。其他原因还有关节周围的皮肤瘢痕挛缩等。残肢畸形对假肢的穿戴影响很大,当畸形严重时假肢的穿戴很困难。在同样的畸形条件下,残肢越长对假肢穿戴的影响越大,残肢越短其影响相对越轻。当髋关节有40°的屈曲畸形时,大腿短残肢可以安装假肢,而大腿长残肢就不能安装假肢。膝关节的屈曲畸形也是如此,同样是40°的膝关节屈曲畸形,在小腿短残肢,就可以安装假肢,在一个极短的残肢甚至膝关节有90°的屈曲畸形也能穿戴假肢,而小腿长残肢就不能安装假肢了。在制订训练计划时,首先要针对畸形进行被动矫正。进行假肢安装时就要调整好假肢的工作台对线、静力对线和动力对线。小腿截肢伴有同侧股骨干骨折向侧方成角畸形愈合者,将对假肢的动力对线造成影响,甚至不能穿戴假肢。

4)皮肤和软组织情况:皮肤是骨骼与假肢接受腔之间的传递界面,所以,在穿戴假肢尤其是负重行走时,皮肤要受到很大的压力,除了压迫以外还受到与接受腔之间的剪力摩擦,所以皮肤条件直接影响假肢的穿戴。要评定皮肤是否有大片容易破溃的瘢痕,瘢痕是否与肌肉或骨粘连或瘢痕向深部凹陷,是否为大面积游离植皮的皮肤。溃疡、窦道、角化等。皮肤与皮下软组织过多造成松弛、皱褶与臃肿也影响假肢的正常穿戴。皮肤的血液循环状态和皮肤的神经营养状况的评定更为重要,当残肢皮肤失神经支配,感觉减弱甚至丧失时,假肢对皮肤的压迫很容易出现溃疡,且长期不愈合,假肢的穿戴就很困难。

5)残肢长度:残肢长度对假肢种类的选择,残肢对假肢的控制能力、悬吊能力、稳定性、步态和代偿功能等有着直接的影响。残肢越长杠杆力臂也就越长,对假肢的控制能力、悬吊能力、稳定性就越好,步态和代偿功能的发挥也就越好,而短残肢则与之相反。按照残肢长短,一般将残肢长度分为 3种,即短、中、长残肢。短残肢尤其是极短残肢对假肢的悬吊能力差,故仅靠接受腔的负压悬吊可能不理想,这就需要附加悬吊带增加悬吊能力。小腿截肢的残肢长度为 15 cm 时可以安装比较满意的小腿假肢;小腿短残肢,只要在保留胫骨结节髌韧带附着点以下水平,就可以安装小腿假肢。位于腋窝皱褶水平的上臂短残肢需要安装肩关节离断假肢。前臂残肢越短,保留的前臂旋转功能越少。前臂短残肢悬吊能力很差,所以要安装带有肘关节的上臂假肢。

ⅰ.上肢截肢残肢长度的测量与确定:通常以肩峰、肱骨外上髁、尺骨茎突等处为标识,测量其长度。上臂与前臂的残肢长度以与健侧长度的比值来表示,以下列方式计算。

$$上臂残肢长度 = \frac{残肢长度(肩峰至残肢末端部)}{健侧上臂长度(肩峰至肱骨外上髁)} \times 100\%$$

$$前臂残肢长度 = \frac{残肢长度(肱骨外上髁至残肢末端部)}{健侧前臂长度(肱骨外上髁至尺骨茎突)} \times 100\%$$

上肢残肢长度的确定以相当于健肢长度的百分比来表示。

上臂短残肢:残肢长度小于上臂长度的 50%。

上臂中残肢:残肢长度为上臂长度的 50%～90%。

上臂长残肢:残肢长度大于上臂长度的 90%。

前臂极短残肢:残肢长度小于前臂长度的 35%。

前臂短残肢:残肢长度为前臂长度的 35%～55%。

前臂中残肢:残肢长度为前臂长度的 55%～80%。

前臂长残肢:残肢长度大于前臂长度的 80%。

ⅱ.下肢残肢长度的测量与确定:①大腿残肢长度,从会阴(相当于耻骨联合)到残肢末端的长度,或者从坐骨结节到残肢末端的长度。②小腿残肢长度,从膝关节间隙或髌韧带的中点到残肢末端的长度。

关于下肢残肢长度的概念有必要进一步明确,在大腿截肢时取坐骨高度为测定位,测定残肢的横径。在这个位置测定的残肢长度比横径小的称为短残肢,大于横径 2 倍的称为长残肢,介于两者之间的称为中残肢。在小腿截肢时取胫骨髁关节面为测定位,测定残肢的横径。残肢长度比横经小的称为短残肢,大于横径 2 倍的称为长残肢,界于两者之间的称为中残肢。

另外一种确定下肢残肢长度的方法:在大腿截肢时,残肢长度按照股骨的长度来划分,位于上、中、下 1/3 范围内的残肢分别称为短、中、长残肢;而在小腿截肢时,一般是将小腿 1/2 以下部位截肢的残肢称为长残肢,在小腿 1/4 以上部位截肢的残肢称为短残肢,介于二者之间的称为中残肢。

6)肌力　肌肉力量强弱对假肢穿戴和功能发挥十分重要,麻痹的残肢穿戴假肢后只起到装饰作用,不论穿戴上肢假肢还是下肢假肢都需要有良好的肌肉力量。上臂或前臂截肢的伤病员,要检查上臂或前臂残留的屈伸肌力,同时还要检查双侧肩关节周围的肌力,才能判断是否能安装功能性的内源动力假手,因为假手的开闭动作是由肩胛部肌肉收缩活动带动牵引索装置来完成的,如果肩部肌肉无力或麻痹,假手的开闭动作就不能完成;前臂截肢,残存肌肉的多少直接与肌电信号有关,如果前臂残存的肌肉很少或肌肉力量不够大,甚至肌肉麻痹,不能产生足够的肌电信号或肌电信号弱,电位差小,就不能安装肌电假手,因此,对肌力的功能评定是判断能否穿戴肌电假手的重要依据。对下肢截肢者,要检查髋关节周围的肌力,如屈髋肌肉、臀大肌、臀中肌等;对小腿截肢者,除了要有良好的髋部肌力以外,还要有强壮的股四头肌和屈膝关节的腘绳肌,只有当这些肌肉力量良好时,才能使下肢假肢发挥良好的代偿功能,肌力不良者穿戴假肢后会出现异常步态,且代偿功能不良。

7)残肢痛 残肢疼痛的程度不同,引起残肢痛的原因也多种多样。在进行残肢痛的评定时,一定要认真和详细地了解疼痛的程度、疼痛发生的时间、什么诱因可以造成或加重疼痛,进一步确定引起残肢痛的原因,如残肢端骨刺或骨端突出于皮下等。残肢端皮肤张力较大、残肢端血液循环不良、残肢端神经瘤等都是造成残肢痛的原因,这些都会影响假肢的穿戴,应该设法妥善解决。

神经瘤是造成残肢痛的最常见原因。截肢时将神经干横断,裸露的神经纤维再生,向远端生长,同时周围有大量纤维结缔组织包裹,这样就形成了假性神经瘤。神经瘤造成残肢痛的原因是:当神经瘤位于皮下的体表部位时,很容易受到外界的压迫和刺激;神经瘤位于瘢痕组织内,与瘢痕或骨组织粘连使神经瘤受到牵拉;神经瘤可以使神经元异常放电,造成刺激后痛觉过敏和非刺激性神经痛;神经瘤可以使交感神经发生病变和神经干炎;长期的神经瘤性疼痛可以使脊髓后角神经元过敏化,产生中枢性疼痛。

8)幻肢痛 幻肢痛在截肢伤病员中是比较常见的,尤其是在截肢前就存在严重肢体疼痛的伤病员,如肢体的恶性肿瘤、血栓闭塞性脉管炎。外伤性神经撕脱粘连也可以造成严重的幻肢痛,截肢后伤病员可能仍然感觉到原有肢体的疼痛,甚至疼痛非常严重。严重的幻肢痛也影响假肢的穿戴,因此要确定幻肢痛的原因,并予以妥善处理。

(4)其他肢体的评定 其他肢体的状况直接影响截肢后的康复过程,所以其他肢体的评定是非常重要的。一侧上肢麻痹,将影响对侧上肢假肢的穿戴,影响下肢假肢的功能训练,不论是在平衡杠内进行步行训练或是应用双拐的步行训练都需要正常的上肢功能来参与。当一侧下肢功能障碍时就会严重影响对下肢假肢的安装,如一侧小腿截肢,而对侧股骨干骨折不愈合,且膝关节功能障碍,这将影响小腿截肢侧假肢穿戴后的功能训练和假肢的使用。因此,其他肢体的功能障碍程度及能否进一步改善,对另一侧截肢肢体的假肢安装是有直接影响的。

通过以上对截肢伤病员的全面评定制订出整体的、全过程的康复治疗、训练方案,假如可以安装假肢则根据这一方案提出临时假肢及其他技术性辅助用具的需要,并开出临时假肢处方。

临时假肢处方应写出对假肢的品种、部件、主要制作材料等具体要求。处方的书写应在康复协作组讨论之后由医生负责。有些因条件所限而由康复医生单独开的处方转交假肢技师后,如有执行困难,技师应及时提出修改意见,并征得医生的同意,修改处方后执行。

假如残肢因某些并发症或其他原因而暂时不能安装假肢,需要进一步康复处理,则应由主管医生开出具体的康复处方,如理疗(水疗、电疗、蜡疗等)、运动疗法等,也可能需要进一步矫形手术处理。

(三)穿戴临时假肢后的评定

一般假肢分为临时假肢与正式假肢。临时假肢是在截肢术后,残肢尚未定型良好,为穿着训练制作的接受腔,也即训练用的临时接受腔。这种接受腔多使用石膏或高分子材料制作而成。在这种训练用临时接受腔上安装骨骼式支撑部件等而用于训练的假肢称为临时假肢或试验用假肢。

临时假肢又分为普通临时假肢和手术后即装临时假肢。一般截肢手术后待切口拆线、切口愈合良好时,大约术后3周即可安装穿戴临时假肢。手术后即装临时假肢是一种更加积极有效的方法,是在截肢手术后立即在手术台上安装的临时假肢,它有利于残肢尽早定型及早期离床进行功能训练,对减少幻肢感是有益的,对伤病员的心理也产生积极影响。

截肢伤病员安装好临时假肢后就要进行训练,这就要求康复专业人员对临时假肢进行评定,以指导伤病员训练,解决伤病员应用临时假肢过程中出现的问题。

临时假肢评定包括接受腔适合情况、假肢悬吊能力、假肢对线(工作台对线,静态对线、动态对线)、步态、上肢假肢背带与控制索系统、假手功能。除此之外还要对穿戴假肢后的残肢进行评定。

1. 临时假肢接受腔适合情况的评定 临时假肢接受腔应该与残肢完全适合,也就是接受腔内壁与残肢间无孔隙。大腿假肢残肢皮肤与假肢接受腔内壁直接接触,所以要求残肢表面整体与接受腔内壁紧密接触相适配,不产生局部压迫和疼痛,尤其是残肢末端与接受腔底部要紧密接触,无孔隙。在某些重点部位的适合更加重要,如大腿假肢的坐骨结节部位、小腿假肢的髌骨下方(也就是髌韧带部位)、胫骨内外侧髁的下方以及腘窝部位。接受腔的外口是否对皮肤及软组织产生压迫,引起局部红肿和疼痛,尤其是大腿假肢接受腔的外口内侧方是否过高、有无压迫内收肌腱,外口后方为坐骨结节负重而塑造的平台是否与坐骨结节相适应。坐骨结节一定要牢牢地坐在平台上,而不要滑脱,不要产生压痛。刚开始穿戴假肢行走时,坐骨结节部位会有不适和轻度疼痛,但一般经过 2 ~ 3 周后就会逐渐减轻或消失。如果仍然疼痛,影响假肢应用,就必须查明原因,予以解决。对坐骨包容式大腿假肢接受腔,坐骨结节与接受腔的适合就更为重要。当临时假肢穿戴应用训练一段时间后,因残肢萎缩接受腔变松动,穿戴小腿假肢者可以用增加残肢袜套的方法来解决,而大腿假肢的接受腔就需要进一步修整。接受腔的修整工作要在假肢制作的专门部门来完成,修整后的接受腔是否适合要进一步评定。如果接受腔已明显不适合,就需要重新更换接受腔。

2. 假肢悬吊能力的评定 良好的假肢悬吊是非常重要的。应观察在行走时假肢是否有上下串动(也就是唧筒现象),穿戴大腿假肢的伤病员坐在椅子上时假肢是否向远端松脱。对于下肢假肢的悬吊能力,可以通过站立位残肢负重与不负重时拍摄残肢的 X 射线片、测量残端皮肤或骨端与接受腔底部的距离变化来判断。一般在负重与不负重位的距离变化不应超过 2 cm,超过 2 cm 时为悬吊能力不良。如果悬吊能力不良,就要对假肢进行处理,找出原因,如是否因接受腔松动或残肢太短而使残肢对假肢接受腔的负压吸引作用力弱等。要根据产生的原因进行处理,可修整接受腔,或加用辅助的悬吊带来增加悬吊能力,否则当行走时除了假肢上下串动外,还会发出“扑扑”的打气样声响。

3. 假肢对线的评定 所谓假肢对线(prosthestic alignment),是指为使假肢发挥出所期望的功能,确定关节、支撑部件及其他部件相对于接受腔所构成的位置(包括角度)关系。下肢假肢的对线,包括工作台对线、静态对线和动态对线。良好的假肢对线是非常重要的,它不但要求工作台对线、静态对线,而且还要求有良好的动态对线。要了解假肢的对线就要了解人体站立位与重心线的关系。人体在立正姿势站立时,身体的重心线通过什么位置、哪些主要的肌肉在与重力保持平衡。了解这些知识,对理解下肢假肢的对线是十分重要的。身体重心位于骨盆之中,距地面高度在身高的 55% ~ 58% 处,其位置约在第一骶椎的前缘、骨盆的中央。毫无疑问,重力线通过身体的重心,重力线通过髋关节股骨头中心稍稍偏后的位置,通过膝关节髌骨的后面,到足部重力线落到踝关节的前方。所以在组装假肢时,首先要考虑其与重力线的关系,尤其是当残肢存在一定程度的畸形时,下肢假肢的对线就更加重要,对线不良有可能造成假肢的膝关节出现内外翻、膝关节不稳、容易跪倒、假脚的足底一侧触地等,这些都导致站立位不稳定、异常步态或残肢部位出现压迫和疼痛。此外,还要了解伤病员站立时有无身体向前或向后倾倒的感觉等。

4. 步态的评定 步态就是行走时人体的姿势,不同的人行走的姿势是不一样的。用下肢假肢代偿人体的步行功能,要求下肢假肢步行时的步态与正常人的步态越接近越好。通常可以用肉眼观察的方法来初步对步态进行判断,更精确的、量化的评定步态方法是利用步态分析仪进行。步态与截肢水平、残肢状况、其他肢体情况、假肢种类、装配技术、康复训练、伤病员年龄及心理素质等有着直接的关系,也是综合的因素造成的。当其他条件大致相同时,一般规律是截肢水平越高,其步态越差,以双侧大腿截肢的假肢步态为最差。在小腿截肢时,多数情况都能保留正常的膝关节功能,因此,与大腿截肢时使用人工膝关节的大腿假肢步态相比,小腿假肢的步态更为接近正常人。步态的评定要观察行走时的各种异常步态,分析产生异常步态的原因并予以纠正。

5. 上肢假肢背带与控制索系统的评定 对背带与控制索的安装是否符合要求,开闭假手时所需要的拉力是否合适,假手捏和握的力量是否满意及控制索的性能、质量,均要进行认真的评定。

6.假手功能的评定　要评定假手位于身体各个部位,特别是在口与会阴部位的开闭功能、协调性、灵活性,尤其是日常生活活动能力。一侧上肢截肢穿戴假肢者,其假肢主要是辅助正常手的功能。

7.穿戴临时假肢后残肢情况的评定　穿戴临时假肢后通过残肢情况的评定可以进一步判断残肢与假肢接受腔的适合程度,残肢有无局部受压,皮肤有无红肿、硬结、破溃、皮炎及疼痛。如果残肢局部皮肤受压,就要修整接受腔,解除局部皮肤受压问题。如果残肢末端与接受腔接触不良、有空隙,因接受腔内负压,就会像拔火罐一样造成局部软组织肿胀。这种情况是常见的,需要修整接受腔,或者在接受腔与残肢端的空隙间填充柔软的物质,消灭空腔和负压,这样才能使局部软组织的肿胀消退。对因血管疾病而截肢者,特别要注意残肢的血液循环状况。随着临时假肢的穿戴,残肢很快会出现萎缩现象,要观察残肢的萎缩变化,确定残肢是否已定型。如果由于残肢皮肤不良或残肢骨突出等而在穿戴临时假肢后出现问题,确实证明其影响假肢穿戴,就需要对残肢进行康复处理。

通过以上评定,对发现的问题要认真处理,经过穿戴临时假肢的康复训练,待残肢已定型良好,即残肢的周径在连续穿戴临时假肢2周后不再改变时,就可以安装和穿戴正式假肢。

(四)穿戴正式假肢后的评定

当残肢基本稳定和定型良好,而且经过穿戴临时假肢的功能训练后已基本掌握假肢的使用功能时,一般要在穿戴临时假肢后2~3个月,可改换正式假肢。使用耐久性强的材料制作接受腔,并且支持部和外装饰用材料也选择可长期使用的材料,由这些假肢部件制作的假肢称为正式假肢或永久假肢。

为使穿戴假肢者在日常生活中,能与健康者一样活动,对其假肢的评定应考虑:假肢穿着感觉、功能、步态、外观、耐久性等因素,通过精确的适配和对线来确定。除去对临时假肢的评定内容外,还应该强调的评定内容如下。

1.上肢假肢评定　假肢长度是否与健侧肢体长度相适应;接受腔适合满意程度;肘关节屈伸活动范围;前臂旋转活动范围;肘关节完全屈曲所需要的肩关节屈曲角度;肘关节屈曲所需要的力;控制系统的效率是否在50%以上;肘关节屈曲90°假手动作;假手在身体各部位的开闭动作;肘关节组件的不随意动作,即步行时及外展60°位时,肘关节是否不锁定;对旋转力和拉伸力的稳定性。

2.上肢假肢日常生活活动能力的评定　上肢假肢日常生活活动能力的评定是检验上肢假肢代偿功能的最好方法。对于一侧假手,主要是观察其辅助正常手动作的功能,如:刷牙的动作,是用假手持住牙刷,正常手拿牙膏,将牙膏挤在牙刷上,再用正常手持牙刷完成刷牙动作;打电话的动作,是用假手持电话筒,用正常手拨电话号码,再用正常手持电话筒放在耳朵上,完成拨打电话的动作;写字时用健手持笔,假手压住纸张,完成写字动作;完成日常穿脱衣服的动作;进食动作等。

3.下肢假肢功能的评定

(1)假肢的评定　包括下肢假肢是否严格按照假肢处方制作;接受腔上缘及接受腔内壁加工的情况是否良好;重量是否控制在最小限度;与健肢侧比较,长度是否合适;假肢的对线;膝关节及踝关节的动作;关节活动时有无异常声音等。

(2)站立位的评定　大腿假肢要检查残肢是否完全纳入接受腔内,即坐骨结节是否在规定的位置上。检查的方法是:嘱截肢者向前弯腰,检查者用手触摸伤病员的坐骨结节,确定坐骨结节是否已坐在假肢接受腔上后方预制好的坐骨结节窝中,达到承重的要求;观察假肢接受腔底部是否与残肢端完全接触,方法是:将接受腔底部的阀门打开,观察从阀门口挤出的软组织情况是否适当,并且用手指伸入阀门口,触模残肢末端是否与接受腔底面已紧密贴合;然后使双足跟部间隔5~10 cm,在双腿平均承重状态下,检查假肢侧肢体长度(小腿假肢,双侧下肢应等长;大腿假肢,假肢侧一般较健侧短1~2 cm)、坐骨承载面、膝关节轴、假脚底部是否呈水平(足底的内外侧是否完全与地面接触)、膝关节前后方向及内外侧方向的稳定性、有无身体向前或向后倾倒的感觉。

(3)坐位的评定　坐位时,接受腔是否有脱出现象;膝关节90°屈曲时,假肢侧膝部比健侧高出的最小量;接受腔前上缘有无压迫;接受腔坐骨承载部位对大腿后肌群的压迫;坐在椅子上时,小腿部分是否垂直等。

（4）步态的评定 分析下肢假肢步行姿势时，应从截肢者前后和左右来观察，一般的方法是寻找步行过程中出现的异常步态，大腿假肢的步态分析比小腿假肢的步态分析要困难得多。首先存在截肢者方面的问题，大腿截肢与小腿截肢相比下肢功能缺损大，再加上假肢方面的问题，所以步态问题就复杂多了。对异常步态首要先客观正确地判断，并分析产生异常步态的原因，比如对大腿假肢步态异常的原因进行分析时，要考虑两个方面的问题。一是截肢者方面的问题，如心理影响（怕跌倒，对假肢功能有疑问、依赖心理等）、全身状态（视觉、听觉功能降低，平衡感差等）、髋关节与残肢异常（髋关节屈曲或外展挛缩、外展肌力不足、残肢痛等）；二是假肢方面的问题，如接受腔适配不良，接受腔外口对内收肌腱压迫造成疼痛；对线不良，假肢重量及重心位置不合适，关节、假脚结构及功能不合适。要针对原因进行认真处理。常见的大腿假肢异常步态有假肢膝关节不稳定、假脚拍地、踵扭转、腰椎过度前凸、外展步态躯干侧倾、外甩、内甩、提踵异常、划弧步态、踮脚步态、步幅不均、膝撞击、摆臂异常等。对下肢假肢步态的评定除了一般通过肉眼进行观察外，在有条件时应该用步态分析仪进行更客观的、有量的数据和图形分析的检查。

（5）行走能力的评定 一般以行走的距离、上下阶梯、过障碍物等指标，对行走能力进行评定。截肢部位不同、水平不同者行走能力各异。除去其他因素，通常赛姆截肢和小腿截肢穿戴假肢者的行走能力几乎接近正常，当然跑和跳会受到较大的影响；膝关节离断穿戴假肢者一般可以步行 5 km 以上；大腿长残肢穿戴假肢者也可以行走 3 ~ 5 km；大腿中残肢穿戴假肢者可以行走 1 ~ 3 km。一般截肢水平越高，行走能力越差，而一侧小腿另一侧大腿截肢者行走能力更差，以双侧大腿截肢的行走能力为最差。双侧大腿截肢者一般只能进行室内或室外的近距离走动，尤其是双大腿短残肢者一般需要手杖辅助行走。

4. 假肢质量的评定 假肢及其他技术性辅助用具的终检应当在可能给予的医学治疗、各种技术性辅助用具服务、康复训练工作完成后进行。假肢制作部门要对假肢质量负责，并且要达到满意和及时服务，没有通过终检批准的产品不允许正式交付截肢者使用；对假肢部件及整体质量进行评定，如假肢外装饰材料、形状、色泽等，尤其是假手，要求假手的大小、颜色、外形，甚至假手的指甲、皮纹等都要尽量接近正常手，使伤病员能获得满意的、质量可靠的、代偿功能良好的假肢。

在以上 4 个阶段的评定中都要进行日常生活活动能力的评定，使用对多种日常生活活动完成的量化指标进行评分的表格式评定方法。它可以反映出穿戴假肢后代偿功能的水平。

五、评定时间

一般对住院康复伤病员的评定工作至少要进行 3 次或 3 个阶段。

（一）初期评定

初期评定即穿戴临时假肢前的评定，是在制订康复计划和开始康复治疗前进行的第 1 次评定。目的在于了解致残原因、截肢部位和水平、全身及其他肢体功能状况、残肢条件、是否可以安装假肢、安装什么类型的假肢、康复潜力，估计康复的预后，是制订康复目标、计划和开出康复处方的依据。

（二）中期评定

中期评定即穿戴临时假肢后的评定，目的是了解穿戴临时假肢后存在哪些问题，根据具体情况制订进一步的康复工作计划，如假肢的调整、残肢的处理、功能恢复进展情况，为调整康复训练计划和实施提供依据。

（三）终期评定

终期评定即穿戴正式假肢后的评定，是在伤病员出院前进行的评定，主要是假肢代偿功能的评定、假肢质量的评定、是否达到预期康复目标的评定，可以确定康复效果、目前状态，并指导伤病员出院后在社区及家庭进一步的康复处理。

六、评定方式

(一)参加评定的人员

虽然截肢康复协作组包括多方面与截肢康复有关人员,但是在进行每次评定时不是所有人员都要参加,而是只限于与评定内容有关的人员参加,所以每次参加的人员不同。如果伤病员没有心理与社会问题,这两组人就不需要参加。一般必须参加的评定者主要是主管伤病员的医师、负责给伤病员制作假肢的技师、负责指导训练的运动疗法师及有关人员,如:伤病员进行了负荷限制平衡仪和步态分析等测定,那么这些测试的负责人也要临时参加评定工作;当涉及非理想残肢需要手术矫治时应该请有经验的临床骨科医师参加,以便制订手术方案。

(二)评定的组织形式

根据截肢伤病员人数多少采取不同的评定组织形式。如果是在设有专门从事截肢康复专业的康复机构,就应该每周或隔1周定期进行截肢评定;在没有专门从事截肢康复专业的康复机构,可以根据截肢伤病员的具体情况来决定,应该由主管伤病员的医师负责组织和召集有关人员参加评定。

(三)评定的方法

首先需要提供伤病员的完整病历和有关检查的全部必要资料,由主管伤病员的医师向大家介绍伤病员的情况,如康复处理情况、目前存在问题等;再由对伤病员进行康复治疗的有关人员如运动疗法师和假肢技师介绍近一段时间的康复情况和问题;对伤病员进行检查,如残肢、假肢、步态、假手功能等;根据伤病员存在的问题进行讨论,并开出进一步处理的康复处方。

(崔寿昌 王安庆)

第四节 截肢康复治疗

一、截肢后的康复护理

在截肢后的康复治疗中护理工作是一个重要的环节。良好的护理可以预防和减少一些不应有的并发症,缩短康复时间,使假肢发挥更好的代偿功能。手术后对全身情况的处理非常重要,主要是改善和提高身体的健康状况,预防手术后的各种并发症,促使伤口愈合,尽量降低感染的发生率,使伤病员的精神和体能都能得到很好的康复。要鼓励伤病员尽早地离床活动,为尽早穿戴临时假肢和穿戴假肢后的功能训练提供最有利的保证。

(一)综合护理

首先要改善伤病员的营养状况,可以进食者应该尽量食入营养较高的饮食,尤其是维生素 C 含量高的水果等食品;血红蛋白和血浆蛋白比较低或暂时进食有困难的伤病员应通过静脉或其他途径进行高营养的补充,必要时可以输血或血浆等。

综合护理要针对创伤性截肢的复合伤进行护理,并要对全身系统疾病做好护理工作。要根据伤病员的具体情况进行针对性的处理:对糖尿病伤病员,血糖偏高时要适当应用胰岛素类药物将血糖控制到接近正常水平;对气性坏疽截肢者除了应用大量抗生素外,还要应用大量抗气性坏疽血清进行治疗或高压氧治疗等。

适当地选用抗生素是减少伤口感染的重要手段,特别是对坏死肢体或已有感染的肢体截肢者更应该合理地应用抗生素。

（二）残肢护理

1. 截肢术后一般护理　截肢术后应常规在伤病员床头备好止血带,严密观察残肢的渗血量,以防残肢端的大量出血。残肢抬高时不要使近端关节过多地屈曲。应用石膏固定的残肢要做好石膏护理,避免石膏压迫造成溃疡,避免发生石膏松脱。

2. 术后残肢体位　术后要保持合理的残肢体位,避免发生关节挛缩。膝上截肢,髋关节应伸直且不要外展;膝下截肢,膝关节应保持伸直位。每天应让伤病员俯卧位 3 次,每次保持 15 min 以上。大腿截肢术后残肢下方不要垫高。

3. 换药和拆线　一般截肢手术后 48～72 h 应该将硬绷带包扎(石膏夹板)打开,拔除引流,观察皮瓣血运及是否有感染的征象,换药后重新将硬绷带包扎好。如果石膏夹板已与残肢不适合,应该更换新的硬绷带包扎。拆除硬绷带包扎的时间是根据手术方法来决定的,单纯的残端肌肉固定和成形一般需要硬绷带包扎 3 周。如果是小腿截肢的胫腓骨远端融合骨成形术,则一般需要硬绷带包扎5～6 周。拆线时间一般由伤口具体情况而定,通常是手术后两周拆线。如果是开放性截肢的残肢,就要根据创面情况进行换药,对半开放性伤口可能要利用带有抗生素的液体进行持续灌注冲洗。

4. 弹力绷带的应用　当残肢去除石膏后,为了减少残肢肿胀和过多的皮下脂肪沉积,使残肢尽早定型成熟,弹力绷带的正确使用是非常关键的。应由医护人员正确指导使用弹力绷带技术,其要点如下:弹力绷带的标准是小腿及上肢须使用 10 cm 宽、大腿使用 12～15 cm 宽,2～4 m 长;缠绷带的步骤是,先沿残肢长轴方向缠绕 2～3 次,而后斜行从远端向近端缠绕成螺旋状,大腿残肢须缠绕骨盆部位,小腿残肢须缠绕到膝关节以上,上臂残肢应缠绕至胸廓,前臂残肢要缠绕到肘关节以上;全日缠绕,但是每天要更换缠绕 4～5 次,夜间一定不能除去;弹力绷带的压力以远端比近端大为宜。凡是穿戴假肢的伤病员,只要是脱掉假肢的时间,残肢都要用弹力绷带包扎,不然的话,只要有一段时间没有应用弹力绷带包扎,残肢的体积就可能增加,从而给假肢穿戴造成困难。

5. 肌力训练　术后应尽早离床,在指导下进行关节活动和肌力训练,尤其是臀大肌、内收肌和股四头肌的训练。

6. 残肢的运动训练　在不影响残肢手术效果的情况下应尽早地进行残肢运动训练,小腿截肢伤病员应尽早进行股四头肌的等长收缩训练,大腿截肢者应尽早进行臀大肌和内收肌的等长收缩训练,前臂截肢者要进行屈伸肘关节和肩关节周围肌肉的训练。当硬绷带包扎去除以后应尽早在运动疗法师的指导和监督下进行恢复和增加肌肉力量及关节活动度的训练,这是预防关节挛缩、防止畸形的重要措施,也可为尽早穿戴假肢创造有利条件。

同时伤病员应该对残肢端进行手法按摩,每天按摩的次数和强度逐渐增加,尤其是手部截肢后的残端按摩更为重要。对手指截肢的残端除了按摩以外还可以进行适当的拍打和敲击,从轻轻地敲击柔软物体开始过渡到敲击比较硬的物体,以加速残肢端对外界物体接触时的适应能力。对下肢截肢的残端还要进行残端承重训练,可以在垫子上进行训练,根据残肢的不同长度也可以利用其他辅助用具,如椅子等,且应从开始时的部分负重逐渐过渡到完全负重。这些训练对穿戴假肢是非常有利的。

二、硬绷带包扎的应用

硬绷带技术(rigid dressing)是指截肢手术后用石膏绷带作为主要材料缠绕在已用敷料包扎好的残肢上,一般方法是用 U 形石膏固定,它可以有效地预防血肿和减少肿胀,促进静脉回流,固定肢体,对施以肌肉固定和肌肉成形术者将有利于肌肉组织愈合,使残肢尽早定型,为尽早安装正式假肢创造条件。由于石膏固定确保了肢体的正确体位,小腿截肢的 U 形石膏应该在残肢的前后方呈 U 形,石膏夹板超过膝关节,将膝关节固定在伸直位;大腿截肢的 U 形石膏应该在残肢的内外侧呈 U 形,外侧石膏夹板应该增加厚度并且超过髋关节,保持髋关节伸直、股骨放在 15°的内收位,避免髋关节发生屈曲外展挛缩畸形。手术后 48 h 或 72 h 将石膏固定暂时去除,打开敷料,拔除引流,换药后重新包扎并应用 U 形石膏夹板固定。硬绷带包扎应用的时间与截肢手术的方法有关:在没有应用残端肌肉固定和肌肉成形术残肢,一般应用两周到伤口拆线后为止;在应用残端肌肉固定和肌肉成形术的残肢,一般应用硬绷带包扎 3 周,以使肌肉达到愈合。

三、手术后即刻临时假肢的应用

从 20 世纪 80 年代开始,安装临时假肢有了更加积极有效的方法。临时假肢的安装在手术台上完成者,称为截肢术后即刻临时假肢。目前,这种方法在发达国家已广泛应用,尤其是在小腿截肢的伤病员。由于接受腔的压迫,限制了残肢肿胀,加速了残肢定型,减少了幻肢痛,术后尽早离床可以减少卧床并发症,对伤病员心理也起到较好的作用。

四、截肢后的运动训练

截肢后的运动训练有两个方面,一是对全身,二是对残肢本身。就全身而言,并不是指全身各系统的疾病,而是指身体健康情况,尤其是穿戴下肢假肢,在行走时较正常人要消耗更多的能量,截肢水平越高耗能越多,因此,要求截肢伤病员全面提高身体素质,尤其是年老体弱者。如果截肢者穿上假肢后没有得到系统的训练,假肢就不能发挥其应有的代偿功能,因此,对截肢者进行最有效的康复训练,是有关人员的重要任务。

(一)训练目标与训练计划的制订

根据截肢后不同阶段的功能评定结果,可以对截肢者制订截肢后穿戴假肢前、穿戴临时假肢后和穿戴正式假肢后 3 个不同阶段的训练目标与计划。为了使截肢者能完全掌握假肢的使用方法,需要根据每个截肢者的不同情况制订相应的康复训练目标和计划,既要有系统的专人指导,又需要本人的努力。对截肢者进行训练时,要明确训练目标,对截肢者提出较高的要求,使其有不满足于低水平的欲望。在训练每一个截肢者之前,都要先挖掘截肢者本身的潜力,设定训练目标,有计划地进行训练指导。即使按照正确的顺序严格训练,要使截肢者完全掌握假肢而达到运用自如的程度,也是很困难的,所以需要长时间的刻苦努力训练。

(二)使用假肢前的训练

使用假肢前的训练目标是从身体上和精神上为使用假肢做好准备。

1. 身体方面的训练目标 ①改善残肢关节活动度(消除挛缩),增强肌力;②增强残肢皮肤强度(特别是负重部分的皮肤);③消除残肢肿胀;④增强健侧上肢、下肢和躯干的肌力;⑤提高平衡感觉能力;⑥增强全身体能。

2. 精神方面的准备 ①树立使用假肢的思想和意识;②了解护理残肢的必要性和方法;③了解假肢的构造和功能;④了解训练程序、训练内容和训练目的。

3. 增加全身体能的运动训练 地震伤伤病员全身体能明显下降,应该尽快恢复和增强伤病员的体能。下肢截肢者穿戴假肢行走时要比正常人消耗更多的能量,截肢水平越高,耗能越多,双侧下肢截肢者比单侧下肢截肢者耗能更多。以同样的速度在平地行走,一般小腿截肢者比正常人多消耗能量 10% ~ 40%、而大腿截肢者要多消耗 65% ~ 100% ,双侧大腿截肢者平均比正常人多消耗 110% 以上。这样大的能量消耗,要求下肢截肢者有比较强壮的体格,尤其是截肢水平较高或双下肢截肢、年老体弱、多病的患者,加强体能训练更加重要。可以进行各种适合伤病员的运动训练,如轮椅篮球、坐地排球、引体向上、上肢拉力训练、水中运动、利用残肢端在垫上站立负重训练等。要进行躯干肌和未截肢肢体的强化训练,增强背肌和腹肌的训练,可在俯卧位和仰卧位进行。单腿站立训练,既可以加强肌力,又可以训练平衡能力,可在平衡杠内面对镜子站立,骨盆保持水平,由双手扶杠到单手扶杠最后双手离杠,逐渐延长单腿站立的时间,最后练习单腿跳。

4. 残肢训练 残肢训练包括残肢端训练、关节活动训练、肌力训练、增强残肢皮肤强度(特别是负重部分皮肤的训练)、使用助行器的训练、站立与步行训练。

(1)残肢端训练 要做强化残肢端皮肤的训练,增加残端皮肤的耐压和耐摩擦强度,可以用按摩、拍打和敲击的方法,从轻轻地敲击柔软物体开始过渡到敲击比较硬的物体,以加速残肢端对假肢接受腔接触时的适应能力及耐压和耐摩擦强度。对下肢截肢的残端除了以上训练外还要进行残端承重训练,可以在垫子上进行训练,根据残肢长度也可以利用其他辅助用具,如椅子等,可由开始的部分负重过渡到完全负重。这些训练对穿戴假肢是非常有益的。

(2)关节活动范围训练 关节活动范围训练应尽早开始。关节活动范围训练是避免关节发生挛缩畸形最有效的方法。上臂截肢要早期训练肩关节活动范围,防止肩关节挛缩,以免影响肩关节外展功能;前臂截肢后应加强肩、肘关节活动训练,防止肘关节僵直;大腿截肢后,如不注意,很快即可发生髋关节屈曲外展畸形,短残肢发生畸形的机会更多,畸形更严重,从而影响假肢的穿戴,因此截肢术后早期一定要强调髋关节的内收和后伸运动训练;当小腿截肢时,膝关节的屈伸运动训练是很重要的,尤其是伸直的运动训练更重要,一旦发生膝关节屈曲畸形,将严重影响假肢的穿戴。在进行关节活动训练时,要以主动功能训练为主;但是,被动关节活动训练也是非常重要的,尤其是不能进行主动活动的关节,或是已有关节挛缩发生者。

(3)增强肌力的训练 增强肌力训练与关节活动度训练同样重要,具有良好肌力的残肢才能很好地带动和控制假肢。上肢假肢者,假手的开闭动作、日常生活活动能力、协调性与灵活性等与残肢及健侧肢体的肌力强弱有着明显的关系,尤其是双肩关节周围的肌肉一定要强壮有力,才能带动假肢上的操纵索,进一步带动假手开闭,以行使其功能;在前臂截肢的肌电假手,需要有良好的肌电信号和肌电电位差,这就需要在专业人员指导下进行特殊的训练。下肢截肢者,残肢对假肢的悬吊能力、控制能力、步态及行走能力与残肢的肌力密切相关。当臀大肌无力时,严重影响髋关节的稳定性。由于髋关节不稳,在站立和行走时,身体后倾,为了平衡,就以腰前凸加大来代偿。当臀中肌无力时,由于臀中肌不能稳定骨盆,所以在假肢侧单腿负重时,身体要向患侧倾斜,且患肢的负重期明显缩短。当屈髋肌无力时,不能很好地带动假肢向前迈步。在小腿截肢时,股四头肌无力,影响对小腿假肢的控制能力。这就要求在专业人员的指导下进行合理的肌力训练,利用各种器械进行抗阻力的肌力训练。上臂截肢主要训练双肩关节周围肌力,可以做抗阻力的外展、前屈、后伸、抬高肩胛的活动;前臂截肢应做抗阻力的肘关节屈伸活动来增加肘关节屈伸肌力,同时要训练前臂截肢后前臂残留的肌肉,方法是进行幻手的用力握拳和伸直手指的活动,虽然手已截除。大腿截肢主要训练髋关节的屈、伸、外展和内收肌肉,可以做抗阻力的外展、前屈、后伸活动;小腿截肢主要训练股四头肌,可以做抗阻力的膝关节伸直活动,同时要训练小腿残留的肌肉,方法是进行幻足的屈伸活动训练,以避免残肢肌肉萎缩。

(4)增强残肢皮肤强度的训练 增强残肢皮肤强度的训练,特别是应着重加强负重部分皮肤强度的训练。刚开始训练时可以使用治疗泥在残端进行挤压训练,每天 10~20 次。也可将残端放在治疗泥上做按压及支撑等动作,逐渐过渡到使用细砂、米粒内挤压、旋转,每次 5 s,反复多次练习。还可以使用粗糙布片(如粗牛仔裤)放在残端处用手按摩、揉搓使皮肤耐磨抗压。

(5)使用助行器的训练 单侧下肢截肢伤病员为了尽早离床下地借助拐杖行走,一定要学会双拐的使用,所以应对截肢者进行使用拐杖的指导。要教会伤病员使用腋拐或肘拐的方法。使用拐杖行走时身体易前屈,因此应特别注意纠正身体的姿势。另外,截肢者为保持平衡,其残肢多呈屈曲位,应注意纠正。

(6)站立与步行训练 单腿站立训练,既加强了肌力又训练了平衡,可让截肢者在平衡杠内面对镜子站立,骨盆保持水平,由双手扶杠到单手扶杠最后双手离杠,延长单腿站立的时间,最后让伤病员练习单腿跳。利用双拐进行步行训练,既训练了双拐的使用,又训练了健侧下肢的肌肉力量,对截肢后尽早离床活动和增强全身体力也是非常有利的。

(三)穿戴假肢后的训练

1.穿戴临时假肢的训练

(1)穿戴临时假肢后的训练目标与训练计划的制订

1)训练目标:①掌握穿脱假肢的正确方法;②站立位平衡、假肢侧站立时间要至少达到 3 s;③不使用辅助用具行走;④可以上下阶梯、跨门槛、左右转;⑤具有一定的行走能力。

2)训练计划:①穿脱假肢方法的训练;②站立位平衡训练;③平衡杠内的步行训练;④应用动作训练。

(2)穿戴临时假肢的训练　截肢手术后要根据伤病员的具体情况决定安装临时假肢的合适时间。如果全身情况及残肢条件准许,截肢术后应尽早穿戴临时假肢,一般术后 3 周即可以安装临时假肢。穿戴临时假肢后的康复训练首先要说明训练目的,让截肢伤病员充分理解训练的重要性,了解如何训练才能尽早达到使用假肢的预定目标。对穿戴下肢假肢的伤病员,必须强调的是,如果没有达到稳定的站立平衡,尤其是假肢侧肢体的单腿站立平衡没有训练好,就不要急于进行迈步的行走训练,如果在这种情况下提前进行迈步行走训练,将导致明显的异常步态,而且不可能顺利地行走。这种观点对训练初期尤其重要,截肢者本身都有早日用假肢开始行走的迫切愿望,但在训练初期,不能让截肢者过于着急。要指导截肢者掌握使用下肢假肢行走的技巧。

1)穿戴临时假肢方法的训练:大腿假肢的接受腔内壁与残肢皮肤直接接触,在穿戴大腿临时假肢时,假肢接受腔内壁和大腿残肢皮肤要涂抹滑石粉。利用一块绸子将大腿残肢包裹,残肢插入接受腔后,使绸子的尾端穿过接受腔底部的气孔,残肢用力向接受腔内插入时,同时用力向外牵拉绸子,使残肢完全进入接受腔底部,达到与接受腔全面接触,初期可能需要在伤病员家属或他人的帮助下才能完成假肢的穿戴。当残肢萎缩而使接受腔变松时,可用石膏填充接受腔的内壁,使接受腔与残肢完全相适配。小腿临时假肢的穿戴方法是,残肢先穿戴柔软的袜套,再穿上软衬套,最后将残肢插入接受腔内。若在软衬套上再套上一层尼龙袜套则更便于穿上假肢。同样要求达到残肢与接受腔的全面接触,当小腿残肢萎缩而使接受腔变松时,可以利用增加残肢袜套层数的方法来与假肢接受腔相适配。在赛姆假肢接受腔小腿下端的一侧有一个开窗的活门,目的是使赛姆截肢后保留的比较大的残端能够顺利地通过假肢接受腔下部比较狭窄的部位,所以当穿脱赛姆假肢时应该先将此窗打开,穿好假肢后再将此窗关闭。上臂假肢和肩关节离断假肢的穿戴比较复杂,必须由专业人员反复地指导穿戴方法,并且还要使伤病员家属学会穿脱假肢的方法。

2)站立位平衡训练:一般开始在步行双杠内进行站立位平衡训练,首先训练双下肢站立位平衡,根据伤病员年龄、体质、截肢水平、单侧或双侧截肢等不同的条件进行有指导的训练,可从双手扶杠到单手扶杠,最后不用手扶杠。当双下肢站立位平衡比较稳定时,可进一步加强训练,方法是与伤病员做传接篮球或排球的活动,也可以向前后左右轻轻推动伤病员,使之达到更良好的站立位平衡。对双侧大腿截肢伤病员站立位平衡训练更为重要。单侧肢体站立位平衡训练,要从健侧肢体单腿站立训练开始,过渡到假肢侧单腿站立。假肢侧单腿站立位平衡训练是非常重要的,只有当假肢侧单腿站立平衡良好时才能进行迈步训练。要求假肢侧单腿站立时骨盆保持水平,不要向健侧倾斜;身体保持直立,不要向患侧倾斜,不然在行走时就会出现身体向假肢侧倾斜的侧倾步态;要求假肢侧单腿站立能保持一定的时间,一次以站立 5~10 s 为标准。如果假肢侧单腿站立时间缩短,即在步行周期中假肢侧单腿支撑期时相减少,那么健侧腿的摆动期时相也会相应减少,从而造成步幅不均的步态。在提起健肢时,内收髋关节,将健肢置于假肢前方,有利于增强臀中肌和骨盆水平移动训练。

3)迈步训练:开始在平衡杠内进行,双足间隔保持 10 cm 左右。

ⅰ假肢的迈步训练:将假肢退后半步,使假肢承重;在假肢脚尖接触地面的状态下,将体重移向健肢侧;迈出下肢假肢,使其跟部落在健肢脚尖前面;为使膝关节保持伸展位,这时臀大肌要用力收缩,防止膝打软而致腿向前跪倒。此项训练既要体会用力屈曲残肢使小腿摆出,又要体会伸展膝关节的感觉。

ⅱ健肢的迈步训练:此项训练比假肢的迈步训练更困难。先将健肢后退半步,使假肢完全承重;再将体重移向假肢侧,腰部挺直迈出健肢,尽量使迈步距离大些;然后提起假肢跟部,使脚尖部位承重,弯曲假肢膝关节。此项训练是通过大幅度迈出健肢来伸展假肢侧的髋关节,掌握假肢后蹬时的感觉。

ⅲ步行训练:在完成迈步训练以后,在平衡杠内进行交替迈步训练,即步行训练。注意健肢步幅不要过短,腰部要挺直,残肢要向正前方摆出。此外,在假肢支撑期中,要使骨盆在假肢上方水平移动。如果能保持骨盆水平,身体上部就不会向假肢侧倾斜,为此,应当尽量减少双脚之间的步宽。在练习转换方向时,可指导截肢者将体重放在处于身后的假肢足趾部,在这一位置上做180°旋转(以足趾为支点)。另外,还可以双足跟部为轴进行旋转。在平衡杠外的步行训练,开始时站在平衡杠一侧,先用单手扶杠进行交替迈步训练,然后再进行完全单独步行训练。在平衡杠外,开始也可以借助手杖进行行走训练,注意手杖一定要由健侧手使用,还可以借助其他辅助步行用具进行行走训练,也可以应用轮椅进行步行训练。为了安全起见,可以让人坐在轮椅上,训练者站在轮椅后方双手持住轮椅的两个手柄,向前推动轮椅,练习行走。应该强调的是,一旦穿用临时假肢就不要再坐轮椅,更不要每天仅仅进行1 h的运动训练,而应该坚持每天5~6 h的各种训练。

2. 穿戴正式假肢的训练 穿戴正式假肢后,应加强假肢应用的训练,进一步矫正假肢应用中存在的问题,提高协调性与灵活性,使之获得最佳的代偿功能。

(1)穿戴正式假肢的训练目标和训练计划

1)训练目标:①尽量减少行走的异常步态;②跌倒后可以自己站立,对突然发生的意外有做出反应的能力;③提高行走能力;④假手能达到日常生活活动能力自理。

2)训练计划:①在砂石、泥土、不平路面行走训练;②跨过障碍,跌倒后站立训练;③矫正各种异常步态;④假手拿起较小物体,灵活性和协调性训练。

(2)穿戴正式假肢的条件

1)残肢条件:残肢成熟定型是最基本的条件,即:经过临时假肢的应用、残肢弹力绷带的缠绕,残肢已无肿胀,皮下脂肪减少,残肢肌肉不再继续萎缩,连续应用临时假肢2周以上残肢无变化,接受腔适配良好,不需要再修改接受腔。

2)训练情况:经过穿戴临时假肢后的各种康复训练已达到基本目的和要求,当穿戴上永久假肢后可以立即很好地应用假肢。

(3)上肢假肢的训练:上肢假肢的使用训练比下肢假肢的训练复杂和困难得多,因此,正确的指导和训练以及选择最适合残肢情况的假肢是非常必要的。现仅就功能性索控式上肢假肢的使用训练介绍如下。

索控式上肢假肢是利用人体的力源,通过控制索系统控制关节和手部装置动作的上肢假肢。为了使索控式上肢假肢能在截肢者日常生活活动中充分发挥作用,正确的指导和训练以及选择最适合残肢情况的假肢也是非常必要的。索控式上肢假肢的手部装置有钩状手和索控假手。基本操作训练方法是,先从训练截肢者熟悉的假肢和假肢控制系统开始,同时检查调整背带和接受腔等的适配情况,然后训练手部开闭动作,先在工作台上做简单的开闭动作,再练习增加水平移动、变化高度动作,直到截肢者熟练为止。训练手部装置开闭动作所使用物体也应该从最容易抓握的东西开始,逐渐改变所使用物体的形状和大小,过渡到不易抓握的物体。一般使用玻璃球、乒乓球、1 cm³的积木、3 cm³的积木、5 cm³的积木、小圆盘和大圆盘等,来训练手部抓握的熟练程度。用插桩板训练是一种有效的方法,改变不同大小、形状(方杆、圆杆等)的插桩,让截肢者在训练中感到很有兴趣,以此来熟练各种动作,在此训练基础上,变换动作的位置及高度,在各种位置熟练手部动作。对使用上臂假肢的伤病员,要增加肘关节的动作训练。在训练中假肢侧肩部的功能起着很大的作用,如果肩部有疾病,如肩关节活动受限或肌力减弱,则操纵效率也会降低,因此要找出切实的解决方法。与普通的控制系统相比,采用滑轮部件可使效率有很大提高,应使截肢者(尤其是上臂高位截肢者)认识到这是一种提高实用效果的好方法。肘关节的动作训练通常在手部动作训练已经比较熟练,并且对背带的使用也比较习惯以后再开始进行。上肢假肢的应用训练是,训练截肢者吃饭、化妆、更衣等日常生活动作。从这个阶段开始,截肢者穿用假肢的时间要尽可能延长,在病房或家庭环境中,让截肢者积极使用假肢,习惯使用不美观的假手,这对伤病员能够满意地接受假肢和提高假肢的实用性具有良好的效果。应该强调的是,在单侧上肢截肢的伤病员,先要进行利手交换的训练,使原来不是利手的健肢变成功能性更强的利手,而假手主要起到辅助手的作用。对双侧上肢截肢穿戴假肢的伤病员来说,假肢的功能训练更加困难和复杂,训练要求达到的标准也相对高得多,通常还要为截肢者选用各种工具型手部装置,进行实际操作训练。

（4）下肢假肢的训练　在训练初期,不能让截肢者过于着急。必须强调,没有稳定的站立平衡就不能顺利地行走。这种观点在训练初期尤其重要。在平衡问题上,额状面与矢壮面相比,额状面的平衡较难掌握。在指导截肢者使用臀中肌的方法时,让截肢者掌握只用假脚外侧站立的方法会收到较好的效果。下肢假肢的训练让截肢者具有快步行走的欲望。可让截肢者面对镜子观看自己用假肢行走的步态,对各种异常步态予以纠正。还要能在石子路、砂土地等不平路面上行走,要进行上下阶梯、迈门坎、跨过窄沟和障碍物的训练及灵活性训练,倒地后站起、搬运物体、对突然发生的意外做出快速反应能力的训练等。

五、穿戴假肢后的注意事项

（一）保持适当的体重

现代假肢接受腔的形状、容量十分精确,一般体重增减超过3 kg就会引起接受腔的过紧、过松,使接受腔变得不适合。下肢截肢穿戴假肢行走消耗的能量比正常人多得多,如一侧大腿截肢穿戴假肢行走时,同样的速度和距离,就要比同样体重的正常人多消耗能量0.5~1.0倍。体重越大能耗越多,所以保持适当的体重是非常重要的。而且肥胖者残肢长度与残肢横径的比值减小,残肢外形接近半球形,残肢的杠杆作用减弱,对假肢的控制能力减弱,不利于假肢的代偿功能。

（二）防止残肢肌肉萎缩

训练残肢肌肉,防止萎缩是非常重要的,但残肢残留部分肌肉的训练常被忽略,从而导致残肢继续萎缩,不利于假肢接受腔的适配及功能。小腿截肢要训练小腿残肢的肌肉,具体方法是做幻足的伸屈训练,虽然足已截除。大腿截肢要训练大腿残肢的肌肉,方法是做幻膝关节的伸直和屈曲训练,即残留的股四头肌和腘绳肌的训练,以防止大腿残肢的肌肉萎缩。

（三）防止残肢肿胀及脂肪沉积

截肢者只要穿戴假肢,就要求在不穿戴假肢时一定要缠绕弹力绷带,尤其是夜间或某些原因致一段时间不能穿戴假肢时,更要坚持用弹力绷带包扎残肢。这是防止残肢肿胀及脂肪沉积的好方法。

（四）保持残肢皮肤和假肢接受腔的清洁

保持残肢皮肤健康是非常重要的。要保持残肢皮肤和假肢接受腔的清洁,防止残肢皮肤发生红肿、肥厚、角化、毛囊炎、疖肿、溃疡、过敏、皮炎等。残肢袜套要经常清洗,接受腔也要经常清理干净。

（五）早期不应该长时间坐轮椅

早期不应该长时间坐轮椅,以避免发生髋关节屈曲外展畸形。

六、截肢并发症及其处理

良好的残肢条件对假肢穿戴与代偿功能的发挥起着重要的作用。受截肢前伤病员全身或肢体条件的限制、截肢水平选择有误、截肢技术或手术后处理不当等因素的影响,可能产生截肢并发症。这些并发症对于假肢穿戴和康复是非常不利的。

（一）早期并发症及处理

1. 出血和血肿　出血和血肿的一般原因是术中没有仔细认真地止血、血管结扎不牢或血管断端的血栓脱落等。出血量大者可以出现休克,血肿可以延迟伤口愈合,这些是造成感染和皮肤坏死的原因,一定要认真对待和处理。截肢术后应常规在伤病员床头备好止血带,较少量的出血可以局部加压包扎止血,出血量大者应立即应用止血带,到手术室进行手术探查和彻底止血。一般的血肿可以局部穿刺,将血抽出后加压包扎;也可以根据情况拆除一两针缝线,将血肿引流后加压包扎。

2. 感染　造成感染的常见原因是:在抢救严重危及伤病员生命的多发复合伤时,急诊截肢手术比较匆忙;严重污染的开放性损伤手术中清创不彻底;已坏死肢体或已感染肢体的截肢手术;伴有糖尿病的周围血管病截肢;截肢术后血肿感染;截肢残端血运不良,切口裂开不愈合等。感染使切口裂开,可以导致骨髓炎、伤口不愈合、窦道形成,最后瘢痕愈合,影响假肢穿戴。

一旦感染应及时处理,除了全身应用对致病菌敏感的抗生素外,彻底引流是非常重要的。应该做细菌培养和敏感实验,选择有效的抗生素。可以配合物理治疗,如超声波等。对长期不愈的慢性感染灶,必要时可以手术彻底清创,并应用含有抗生素的溶液持续冲洗,直到炎症完全被控制。

3. 皮肤坏死 截肢水平选择不当,截肢皮肤血运不良,如皮肤捻挫、剥脱,手术时皮肤剥离范围大、皮肤缝合时张力较大、血肿等都可以造成皮肤坏死。小面积的皮肤坏死可以换药处理,但是将造成伤口愈合延迟;较大面积的皮肤坏死,就要根据情况进行游离植皮或皮瓣移植,甚至需要进行更高水平的再截肢手术。

4. 溃疡和窦道 溃疡和窦道,常用感染、皮肤坏死、异物等原因所致。根据病因进行治疗,可以行刮除术、中西药物换药治疗,可以彻底清创、缝合皮肤、放置引流管进行持续灌洗。如果皮肤缺损,可以应用皮瓣移植关闭伤口。

(二)常见晚期并发症及处理

1. 常见晚期并发症

(1)残肢外形不良 一般为不适当的手术所致,如圆锥状残肢,即骨端突出于皮下;小腿截肢腓骨残留比胫骨长,并且腓骨端突出于皮下;腓骨外展畸形。这些都影响假肢接受腔的适配。

(2)皮肤瘢痕和皮肤增生角化 当病变区皮肤受到假肢接受腔壁的压迫和摩擦时很容易破溃,且不易愈合。较大面积的瘢痕,尤其是增生的早期瘢痕,将影响假肢穿戴。

(3)残肢端皮肤红肿、皮肤增生角化 一般是在穿戴假肢时残肢端没有到达接受腔的最底端,而留有一定的空隙,接受腔内部产生的负压像拔火罐一样,长时间作用造成残肢端皮肤红肿、皮肤增生角化、疼痛,影响假肢的穿戴。

(4)残肢肿胀 残肢肿胀多由静脉淋巴回流障碍、深部静脉炎、深部静脉栓塞或炎症等原因所致。

(5)皮肤及软组织臃肿 皮肤及软组织臃肿影响对假肢接受腔的适配和对假肢的控制能力。

(6)关节挛缩畸形 较多表现为上臂截肢后肩关节内收挛缩,前臂截肢后肘关节屈曲挛缩,大腿残肢的髋关节屈曲、外展、外旋挛缩和小腿残肢的膝关节屈曲挛缩,足部残肢的马蹄内翻等。轻度畸形影响假肢的对线,当畸形较严重时则不能穿戴假肢。截肢手术后早期预防关节挛缩是非常关键的,肢体应放在正确的体位,早期进行功能锻炼。

(7)残肢合并损伤 残肢合并骨折、骨折不愈合、畸形愈合或关节损伤,如小腿截肢合并股骨骨折或髋、膝关节损伤等。

(8)残肢痛 残肢痛的原因较多,可分为下列4类:神经断端刺激所致,神经瘤粘连或位于瘢痕内受到牵拉是造成疼痛的原因;残肢端循环障碍所致;残肢端肌肉紧张异常所致;残肢端骨刺所致。

(9)幻肢及幻肢痛 几乎每个截肢后的伤病员都有或多或少的被截肢部分肢体仍然存在的感觉,这个感觉可能逐渐模糊,但是很少有疼痛。一般这种幻觉会逐渐消失,特别是穿戴假肢以后。截肢术后仍存有已截除的手和脚的幻觉称为幻肢,发生在该幻肢的疼痛称为幻肢痛。幻肢痛的性质常有不同表现,如痒、针刺状、火灼感、冰冷感、蚂蚁蠕行感等。幻肢痛严重者可伴有同侧感觉过敏、出汗异常、自主神经系统功能不稳定等,可能在排尿或性交时引起幻肢痛加重。

2. 晚期并发症的康复处理

(1)理疗的应用 物理疗法可以使挛缩畸形的关节周围组织软化,为挛缩关节的被动牵拉矫正创造条件,起到协同的作用,如水中运动疗法,即在水疗的同时进行主动和被动的关节运动训练;或者先进行理疗,随后进行运动疗法。这都可以使挛缩畸形的关节加快矫正的速度。激光治疗瘢痕有较好的疗效,如CO_2激光、氩离子激光、Nd:YAG激光等。

(2)运动疗法的应用 运动疗法的主要目的是矫正关节挛缩畸形,增加关节活动度,增加肌力,防止肌肉萎缩。对关节挛缩畸形的矫正,主要是通过主动和被动关节运动疗法,可以应用持续牵引、砂袋加压、被动手法牵拉等。为了增加肌力,一般应用抗阻力肌肉收缩,可以在运动器械的帮助下进行训练,如 Cybex 仪是有客观肌力指标的运动疗法仪,对改善肌力很有帮助。

（3）管形石膏楔形矫正的方法　对小腿中下段截肢合并膝关节屈曲畸形,经运动疗法畸形矫正困难时,采用此方法可以使膝关节屈曲畸形逐渐得到改善。

（4）应用外固定架在膝关节屈曲侧逐渐撑开矫正的方法　当用其他非手术方法均不能达到矫正目的时,可以用此方法获得膝关节屈曲畸形的矫正。

（5）药物、针灸和按摩的应用　对残肢的皮肤创面、溃疡和窦道可以应用中药治疗,促进早期愈合。对不稳定的皮肤瘢痕可以应用中药熏洗和局部按摩,以改善局部血液循环,使瘢痕软化,提高瘢痕的稳定和耐压、耐摩擦能力,从而利于穿戴假肢,如用复方艾叶煎浸及丁艾油外敷、用当归注射液 8 ml 及 1% 普鲁卡因 20 ml 在瘢痕周围封闭、去炎松 A 局部注射、曲尼司及嘌呤醇口服等。针灸对减轻幻肢痛有一定的疗效,如体针、耳针和头针等。

（6）手术处理　只有对采用各种康复疗法和从假肢安装开始改进处理仍不能穿戴假肢的非理想残肢,才利用手术方法来改善非理想残肢条件,使其可以穿戴良好的假肢,发挥应有的代偿功能。如残肢外形不良、瘢痕挛缩造成严重关节屈曲畸形、严重圆锥状残肢、残端骨突出于皮下经常破溃、神经瘤所致疼痛、不愈合的溃疡窦道等,要根据不同的情况进行手术处理,如再截肢手术、残端修整术、神经瘤切除术、瘢痕松解游离植皮或皮瓣移植术、窦道切除、骨畸形矫正术等。对残端骨突出于皮下经常破溃的残肢、严重的圆锥状残肢,只要残肢有足够的长度,就可以将突出的骨端部分切除,同时行肌肉固定及肌肉成形术,使之成为圆柱状的残肢;当残肢端腓骨比胫骨长时,可以将过长的腓骨缩短,同时行胫腓骨远端融合;对较僵硬的髋、膝关节屈曲畸形,可利用软组织松解皮瓣移植或截骨术矫正畸形;腓骨外展畸形可用螺丝钉将胫腓骨间固定以矫正畸形,同时行植骨融合术;小腿截肢合并股骨干成角或旋转畸形愈合,必要时手术矫正;小腿截肢合并股骨颈骨折不愈合,可以行人工股骨头置换术;当残肢软组织过多和松弛时,可以手术切除多余的软组织;皮肤瘢痕面积不大,可以术前手法推拉皮肤或牵引皮肤,待皮肤松弛后将瘢痕切除缝合皮肤;面积较大的瘢痕,可先将皮肤扩张器置入瘢痕周围的皮下,根据瘢痕情况置入不同数量和容积的扩张器,待皮肤扩张达到预期的要求时,切除瘢痕,缝合皮肤;当大面积皮肤瘢痕不能利用以上方法时,可行植皮或皮瓣移植,但是尽可能不用植皮或皮瓣移植,因为移植的皮肤不耐磨,且没有感觉,仍影响假肢的穿戴。

（7）假肢处理　假肢处理是指通过假肢技术的改进使一些带有并发症的非理想残肢能够穿戴假肢并发挥较好的代偿功能。

1）残肢畸形的假肢处理:正确调整工作台对线、静态对线和动态对线,解决残肢畸形造成的假肢穿戴困难。

2）残肢皮肤大面积瘢痕的假肢处理:自硅凝胶用于瘢痕的治疗被 Perkins（1993 年）首次介绍以来,现已被广泛应用。其作用机制可能是通过保持瘢痕水分、减少毛细血管活动、早期炎症细胞浸润和胶原沉积,达到抑制瘢痕增生的目的,也有人认为与静电作用有关。硅橡胶袜套对保护皮肤起到良好作用,它具有使瘢痕软化和预防破溃的作用。此外,硅橡胶套与皮肤有黏着功能,且减少皮肤与接受腔内壁的剪切力,可减少皮肤摩擦,增强假肢的悬吊能力,还能改善残肢的承重能力。硅橡胶的质地柔软,可适应残肢骨突起的变化。

3）残肢端皮肤红肿、皮肤增生角化的假肢处理:一种方法是使残肢与接受腔达到全面接触,消灭无效腔;另一种方法是将接受腔及其内套打孔,使其开放,避免产生负压。

4）残肢外形不良的假肢处理:利用硅橡胶具有柔软和可塑性强的特点,对外形不良、不适合安装全面接触可吸附式假肢接受腔的残肢,如圆锥状残肢或残肢表面凹凸不平有向内的凹陷等,用硅橡胶采形制作接受腔内套,并带有金属插销与接受腔相连接,使残肢获得良好的适配和悬吊,这样就可以使接受腔与残肢达到全面接触,从而安装较为理想的可吸附式假肢,改善残肢的代偿功能。

5）残端骨突出疼痛的假肢处理:应使接受腔与骨突出疼痛部位不直接接触。该部位不负重,在空隙内用海绵或其他柔软的物质填充即可。

6）假肢与矫形器联合应用:假肢与矫形器联合应用是解决影响假肢穿戴的小腿截肢问题的好方法。只要是因为残肢负重问题影响小腿假肢穿戴的非理想残肢,都可以通过此方法得到解决。当小腿截肢,残肢皮肤广泛瘢痕,影响假肢穿戴时,当小腿截肢合并股骨干骨折尚未愈合或迟延愈合时,就需要将小腿假肢与大腿矫形器联合应用,使残肢负重变成坐骨结节承重,小腿残肢完全免荷或部分免荷;当小腿截肢合并股骨颈骨折不愈合或股骨头缺血坏死时,小腿假肢与坐骨结节承重的大腿矫形器联合应用,对股骨头坏死的免荷治疗是非常有益的。联合应用解决了小腿截肢伤病员早期离床行走问题,又对并发症起到了积极的治疗作用。

7)机械式肘关节与肌电假手联合应用:当上臂截肢或肘关节离断,而上臂肌肉部分麻痹,不能提供肌电信号使假肢屈伸肘关节时,可以利用对侧的肩部活动带动假肢的屈伸肘活动,当肘关节屈曲到90°时要自动锁住肘关节,通过肩部的外展、内、外旋肌收缩产生的肌电信号带动肌电假手的旋前、旋后和开闭手功能。

(8)残肢痛的处理 除应用镇痛药物等保守对症治疗外,还要根据病因进行治疗,如对残端骨刺,可行骨刺切除;对痛性神经瘤,可行神经瘤切除;神经瘤切除后断端结扎或将断端的神经外膜纵向切开,把神经束切断后再将神经外膜结扎闭锁神经外膜管;神经断端相互吻合法;神经束吻合法,将神经干分成相等的两束,互相吻合;用硅橡胶帽覆盖神经断端的方法或将神经断端植入钻孔的骨内等。

(9)幻肢痛的治疗 目前对幻肢痛的机制仍不十分清楚,对严重的顽固性幻肢痛的治疗仍较困难,现将常用的一些方法介绍如下:①物理治疗,可进行经皮神经电刺激(transcutaneous electrical nerve stimulation,TENS)、超声、低频脉冲电疗、干扰电、按摩、水疗等;②中枢性镇痛剂治疗,一般性疼痛可以从阿米替林、丙咪嗪、奋乃静任选一种,较严重疼痛可以应用卡马西平、丙戊酸钠、苯妥英钠,神经妥乐平的大剂量应用对严重幻肢痛有较好的治疗效果;③心理治疗,利用催眠、松弛、合理情绪疗法等;④针灸治疗;⑤穿戴假肢,截肢术后尽早穿戴假肢有减轻幻肢痛的效果;⑥手术治疗,如为神经瘤所致,可以手术将神经瘤切除,或以残肢肌肉成形修整术使疼痛减轻;⑦神经干周围置管,应用局麻药物连续进行神经干阻滞疗法。但是经常需要强化的综合治疗方法,对幻肢痛者要进行心理评定,然后试验治疗,如用局部神经阻滞或不同的脊椎麻醉方法来进行评定。

(崔寿昌　王安庆)

参考文献

[1]泽村诚志.假肢学[M].孙国风,译.北京:中国社会出版社,1992:12-42.

[2]陆裕朴,胥少丁,葛宝丰,等.实用骨科学[M].北京:人民军医出版社,1991:1023-1035.

[3]卡纳尔.坎贝尔骨科手术学[M].卢世璧,译.9版.济南:山东科学技术出版社,2001:513-551.

[4]王亦璁.骨与关节损伤[M].3版.北京:人民卫生出版社,2001.

[5]卓大宏.中国康复医学[M].2版.北京:华夏出版社,2003.

[6]加仓井周一.矫形器学[M].孙国风,译.北京:华夏出版社,1996.

[7]舒彬.创伤康复学[M].北京:人民卫生出版社,2010.

[8]关骅,张光铂.中国骨科康复学[M].北京:人民军医出版社,2012.

[9]崔寿昌,赵辉三,赵利,等.要重视截肢理论与技术水平的提高[J].中华骨科杂志,1997,17(3):183.

[10]崔寿昌.现代截肢康复[J].中国康复理论与实践,1995,1(10):41-42.

[11]SMITH D G. Principles of partial foot amputations in the diabetic[J]. Instr Course Lect,1999,48:321-329.

[12]PINZUR M S,BOWKER J H,SMITH D G,et al. Amputation surgery in peripheral vascular disease[J]. Instr Course Lect,1999,48:681-691.

[13]BOHNE,WALTHER H O. Atlas of amputation surgery[M]. New York:Thieme Medical Publishers,1987.

[14]GOODGOLD J. Rehabilitation Medicine[M]. St Louis:Mosby Company,1988:601.

第十六章

烧伤康复

烧伤(burn)是由热力(火焰、灼热气体、液体或固体等)、电能、化学物质、放射线等引起的组织损伤。烧伤后,组织器官的损害、治疗过程中的制动、并发症的出现等会给伤病员带来很多肢体功能、面容面貌以及由此产生的心理问题,因此对烧伤伤员,特别是一些严重烧伤伤员,需要由专业的康复团队进行系统的康复治疗。

第一节 烧伤后康复评定

一、烧伤后常见功能障碍

烧伤后的常见功能障碍均是烧伤后的瘢痕增生和治疗过程中的制动导致的,如瘢痕增生挛缩可以导致附近关节活动受限,进而出现僵硬。增生性瘢痕不仅关系到伤病员的机体功能和容貌,还会对其情绪和心理带来长期消极的影响,因此积极的康复治疗非常重要。烧伤后的常见功能障碍包括增生性瘢痕、关节挛缩等。

1.增生性瘢痕 增生性瘢痕是皮肤真皮损伤后结缔组织过度增生而形成的病理结构,以胶原过度沉积为其病理特征,一般在烧伤后3个月开始出现,在半年到1年的时候最明显,最后自行变软、变薄。深度烧伤后创面形成大量的肉芽组织,其中包括丰富的毛细血管、成纤维细胞、胶原和弹性蛋白等。随着病程进展,肉芽组织内毛细血管网消退,Ⅰ型胶原含量显著增加,胶原纤维交联增加,角质形成细胞(上皮细胞)等分泌胶原酶降解多余的胶原纤维,逐渐形成瘢痕组织。由增殖到成熟整个过程可以持续2~3年,最终为部分缓解或完全缓解,也可能终生不缓解。影响增生性瘢痕形成和严重程度的因素很多,瘢痕体质、人种、烧伤的部位、年龄、烧伤的深度等被认为是无法控制的或内在的因素,而感染、伤口的处理等被认为是可控制的或外在的因素。深二度烧伤后形成增生性瘢痕的可能性较大,创面感染可加速其形成,胸骨区、上背部位、三角肌区等部位以及年轻伤病员易形成增生性瘢痕。

2.关节挛缩 二度以上烧伤的创面必须通过肉芽组织的形式修复创面。肉芽组织中存在丰富的成纤维细胞和细胞外基质成分,胶原纤维增生,排列紊乱,产生大量瘢痕,导致皮肤延展性下降。此外,当全层皮肤损伤后,组织缺损深于皮肤附件,伤口收缩是创伤愈合的重要步骤,最大可能是伤口缩小40%,更进一步导致皮肤张力增高、关节活动受限。在伤后的卧床阶段,伤病员由于疼痛等因素会不自主地采取舒适体位,即蜷曲体位:双腿屈曲,双上肢交叉置于胸前,颈前屈,躯干屈曲。严重烧伤伤病员由于创面需要植皮,植皮部位及远、近端关节内纤维组织的挛缩或瘢痕粘连,进一步加重肢体活动障碍。儿童烧伤后,瘢痕组织通过关节,导致骨骺板部分或全部提早闭合、骨生长障碍或畸形生长,造成关节活动障碍。

二、增生性瘢痕的康复评定

对增生性瘢痕的严重程度进行客观评定,有助于正确地选择治疗方案及评价康复治疗的有效性。目前,临床上常用的评价方法是温哥华瘢痕量表。此量表采用血管分布、色泽、柔软度及厚度等 4 个指标对瘢痕进行描述性评价,评分标准如下。

1. 血管分布　0 分,瘢痕肤色与身体正常部位近似;1 分,肤色偏粉红;2 分,肤色偏红;3 分,肤色呈紫色。

2. 色泽　0 分,瘢痕颜色与身体正常部位皮肤颜色近似;1 分,色泽较浅;2 分,混合色泽;3 分,色泽较深。

3. 柔软度　0 分,正常;1 分,柔软的(在最小阻力下皮肤能变形);2 分,柔顺的(在压力下能变形);3 分,硬的(不能变形,移动呈块状,对压力有阻力);4 分,弯曲(组织如绳状,瘢痕伸展时会退缩);5 分,挛缩(瘢痕永久性短缩,导致残疾与扭曲)。

4. 厚度　0 分,正常;1 分,<1 mm;2 分,1～2 mm;3 分,2～4 mm;4 分,>4 mm。

量表总分为 15 分,评分越高表示瘢痕越严重。

温哥华瘢痕量表主要特点:操作简单,内容相对全面,且用于评定增生性瘢痕时具有良好的内部一致性和重测信度(test-retest reliability)。此外,在临床中,常采用一些客观的测量方法对某一指标进行评价,如应用光电检测技术评定瘢痕色度、应用硬度计评定硬度、应用超声波测量瘢痕厚度、应用弹性测量仪评定瘢痕伸展性等。但这些方法只能对瘢痕的某一方面进行评定,且需要特定的工具,操作较为烦琐。

三、关节挛缩的康复评定

对烧伤所致的关节挛缩进行康复评定,有助于对挛缩关节制订合适的康复治疗计划。康复评定的内容应包括关节活动范围、肌力、关节周围瘢痕形成的范围和程度、关节挛缩的时间、关节周围深层软组织短缩的程度和异位骨化等。

1. 关节活动范围　在进行关节活动范围评定时,应参照各关节的正常活动范围标准对挛缩关节进行仔细检查和比较。关节挛缩常常会累及一个或者多个关节,而挛缩关节的活动受限也会出现在一个或者多个关节活动角度上,如上肢的烧伤常常会出现肩关节和肘关节的同时挛缩,而肘关节的挛缩常常会出现屈曲和伸直两个角度同时受累。受限关节的活动范围与正常关节活动范围的差距,可以反映关节活动受限的严重程度。如果受累部位较多,应进行上肢或下肢整体功能的评价。

2. 肌力　正常的肌力对于关节活动范围的恢复具有十分重要的意义。在烧伤深度较浅的伤病员,往往不太会影响到关节活动相关肌群的肌力,部分伤病员由于长期缺乏肢体功能的训练,可能会存在一定程度的肌肉失用性萎缩,但对肌力往往影响不大或者仅受到轻度影响。对于一些烧伤程度较深的伤病员,如果有些植皮区域与深层的肌肉出现粘连,或者烧伤的肌肉瘢痕修复,肌肉的活动就会受到影响,从而影响到肌力的正常发挥。

3. 关节周围瘢痕形成的范围和程度　瘢痕形成的范围和程度在一定程度上反映了关节挛缩的程度以及后续需要康复治疗时间的长短,要对瘢痕形成的范围和程度进行检查和评价,以明确瘢痕软化需要的时间以及可能影响的主要关节活动角度。

4. 关节挛缩的时间　关节挛缩时间较长的伤病员,往往会伴有深层软组织的短缩,特别是关节周围的韧带和深层的肌肉、肌腱组织,进而可能伴随关节僵硬。僵硬时间不超过 6 个月甚至更短的,常可以通过康复的关节松动技术结合伤病员的主动活动训练得到改善,但可能需要较长的康复治疗时间。关节僵硬时间超过 1 年的,往往合并严重的深层组织短缩,因此很难通过采用康复手法治疗加以改善,而需要手术松解的可能性很大。

5.关节周围深层软组织短缩的程度 深层软组织的短缩程度,除了可以通过了解关节挛缩时间加以判断外,还可通过关节活动度检查到终末端时检查者的感觉加以判断。如果终末端感觉(end feel)关节缺少弹性或者感觉很紧,则说明深层组织挛缩程度较重;如果感觉弹性活动较大或者稍加用力的情况下继续有关节活动度的改善,则说明深层组织挛缩程度较轻,也常常预示着可以通过保守治疗的方法加以改善和恢复。

6.异位骨化 关节部位的烧伤、电击伤等可引起关节周围组织(如肌肉、肌腱、韧带、关节囊等)发生异位骨化,导致关节僵硬。异位骨化早期在 X 射线上不明显,或只有较淡的成骨影像,后期常有较明显的影像学改变。

(唐金树)

第二节 烧伤后康复治疗

一、烧伤后临床治疗期的康复治疗

在烧伤的临床治疗过程中,应十分重视康复治疗的实施,应把康复治疗与积极的临床治疗作为一个整体对待,要对烧伤伤病员进行宣传教育,鼓励其接受和配合康复治疗。烧伤康复治疗不是创面愈合后才开始的,而是从伤病员入院时甚至更早就开始进行的。因此,不应人为地将烧伤的治疗过程分为急性期(临床救治阶段)和康复期(康复治疗阶段)。

严重烧伤不仅改变了伤病员的外观,影响其功能,还给伤病员心理上造成极大的创伤,在生活自理、社会交往、恢复工作等方面留下了诸多后患。因此,对烧伤伤病员在抢救生命成功的前提下实施全面的康复治疗具有十分重要的意义,应尽可能使伤病员达到功能恢复、生活自理、容貌和心理康复、体能康复、职业康复。

(一)烧伤早期的康复治疗

此阶段是指烧伤创面愈合以前,其治疗目的主要是预防和控制感染,促进肉芽和上皮生长,加速创面愈合。

1.物理治疗

(1)冷疗 烧伤后立即用冷水冲洗、冷敷创面,以减轻疼痛,减少渗出,并防止热力继续损伤。温度以 5~10 ℃为宜,适合于小面积或较浅的烫伤,尤其是四肢。

(2)水疗 可以采用盆浴或淋浴,以清洗坏死组织和分泌物,保持创面的清洁。伤病员全身情况允许时,还可利用水的浮力进行水中的主动和被动运动。

(3)光疗

1)电光浴、红外线照射疗法 大面积烧伤用全身或局部电光浴,小面积烧伤用红外线照射,主要作用是使创面干燥结痂,减少血浆渗出,预防和控制感染。

2)紫外线疗法 创面坏死组织或脓性分泌物多,肉芽生长不良,用中或强红斑量照射。当分泌物减少或者脱痂露出新鲜肉芽组织时,应减量至阈红斑量。浅平而新鲜的创面,可用亚红斑量紫外线照射。

3)激光疗法 二度烧伤早期,以低能量氦-氖激光分区照射创面,可抑制渗出、减轻水肿和疼痛,也能促进伤口的修复愈合。

2.**体位摆放** 烧伤后受累的各个关节,特别是易导致关节僵硬的肩、肘、膝、踝等关节,应经常变换摆放的角度和位置,以避免长期处于同一角度和位置而出现关节内粘连和软组织短缩。

3.**早期的主被动关节活动度训练** 在不影响创面愈合和不引起伤病员明显疼痛的情况下,应鼓励伤病员配合治疗师每天进行一段时间的主被动关节活动。关节活动度训练时,活动范围的大小以及活动时间的长短均可以根据临床治疗的需要以及伤病员的全身和局部情况进行调整。有时候,由于手术治疗的要求或者伤病员创面较差时,可以适当停止一段时间的治疗,但一旦病情允许即应开始主被动的关节活动度训练。随着伤情的好转,应逐渐增加关节活动的角度及训练时间。

4.**肌力训练** 在烧伤治疗的同时,应进行全身各部位特别是受累关节部位的肌力训练。肌力训练的方式可采用等长肌肉收缩训练或者抗阻的等长收缩训练。对受累关节部位肌肉的肌力训练有助于配合关节活动度训练,尽快恢复理想的关节功能。

5.**步行和转移训练** 在伤情允许的情况下,应进行步行和转移能力的训练。在训练过程中,可借助于辅助器具或者在治疗师的协助下进行。

6.**早期应用压力治疗** 压力治疗有助于防止增生性瘢痕的形成,应尽早采用。早期在创面治疗的同时,可在覆盖敷料后进行弹力绷带的加压包扎。在伤情治疗允许的情况下也可以应用弹力袖套或者弹力服。

(二)烧伤后期的康复治疗

烧伤后的瘢痕形成期较长,因此在烧伤后期的康复治疗中仍应注意加强关节活动和肌力的训练,以保持或者进一步恢复关节等肢体功能;注意体位的摆放,必要时应用支具等矫形器具,防止影响功能活动的一些畸形出现;积极开展恢复日常生活活动能力的训练,如梳头、穿脱衣、吃饭、沐浴等;积极进行增加耐力和步行能力的训练,进一步开展恢复劳动能力的职业训练;同时,要积极针对烧伤后期并发症开展治疗。

二、烧伤后期并发症的治疗

(一)增生性瘢痕的康复治疗

浅二度烧伤不会形成增生性瘢痕,因此,康复治疗的重点应放在深二度、三度和四度烧伤。增生性瘢痕是烧伤常见的并发症,既影响美容和发汗散热功能,而且生长于关节附近的增生瘢痕,又可以影响关节的活动以及伤病员的运动功能。

1.**物理疗法** 物理疗法简称理疗。理疗可以改善局部血液循环、软化瘢痕、松解粘连、减轻挛缩,并能减轻疼痛、瘙痒等症状,结合功能锻炼,可以促进身体功能的康复。在烧伤早期应用理疗不仅能加速创面的愈合、抗感染,而且能减轻瘢痕的形成与粘连。常用的方法有下列几种。

(1)音频电疗 主要机制是电流使结缔组织纤维振动,产生细微的按摩作用,达到瘢痕松解及软化的效果,并且有一定的镇痛与止痒作用。

(2)超声波治疗 超声波是一种压缩和伸展交替的机械振动波,对细胞有轻微的按摩作用,能使坚硬的结缔组织变软,有利于瘢痕软化,尤其适合瘢痕粘连深、软组织有明显机化的关节部位。

(3)磁疗 一般用脉冲磁场法。磁场的作用是止痛、止痒,促进瘢痕软化,也有一定的消肿作用。

(4)蜡疗 通过蜡疗使瘢痕变软,有弹性。

(5)水疗 在大面积烧伤脱痂期间,常常用浸浴疗法。浸浴的水温以高于体温1 ℃为宜,室温维持在28~30 ℃,用于局部烧伤治疗的水温为37.7~38.8 ℃,每次治疗时间30 min。伤病员可在水中先浸泡5~10 min,清理创面后开始主动运动,从小关节开始至大关节逐步进行,然后由治疗师对伤病员每个关节进行被动运动,活动至最大范围,每次治疗30~60 min。浸浴可以与换药相结合,内层敷料在浸浴后容易去除,并可减轻疼痛。浸浴又能起到机械性清洗作用,减少创面细菌含量。出浴时用1:2 000氯己定溶液冲洗创面,然后用药包扎。每次浸浴时间不超过60 min,每隔1~2 d浸浴一次。植皮手术后1周内暂停水疗。

（6）冷冻治疗　多数瘢痕疙瘩经过 2 个或更多疗程的冷冻治疗后，表面可明显变平。该方法对痤疮引起的瘢痕疙瘩有特效。冷冻疗法的缺点在于局部治疗部位需数周才能愈合，而且愈合后遗留有局部"白斑"或局部色素沉着等。此外，研究发现，冷冻疗法可促进局部瘢痕和瘢痕疙瘩治疗中肾上腺皮质激素的局部吸收，因此，冷冻疗法也常被作为肾上腺皮质激素局部注射前的辅助治疗在临床上应用。冷冻疗法主要适用于体表小型瘢痕。

2. 压力疗法　压力疗法是一种器械疗法，所施加的压力应该超过毛细血管压。其机制是：在一定压力下，瘢痕组织中增生的毛细血管栓塞、数量减少，造成瘢痕组织缺氧，使成纤维细胞合成胶原的速度下降。在第 1 次采用压力疗法治疗时，施加的压力强度与胶原合成下降的速度成正比。压力疗法使组织血流量减少，结果局部血液中抑制胶原酶的 α_2-巨球蛋白相应减少，从而加速胶原降解；肌成纤维细胞退化，释放出能水解蛋白多糖的溶酶体酶，使相互融合缠结成团块状或轮生样的胶原结节与皮肤表面平行，接近于正常皮肤胶原排列的样式。压力治疗是目前公认的预防和治疗增生性瘢痕最有效的办法之一。

治疗增生性瘢痕，压力疗法应用越早效果越好，伤后 3 个月内应用效果最佳。治疗必须持续进行，除洗涤、进食（去手套和面具）外，每天宜加压治疗 23 h，持续 6 ~ 18 个月，直至瘢痕成熟。伤病员的依赖性是影响治疗效果的一个重要因素。

早期、持续应用压力治疗，可以促使瘢痕成熟，且有减轻痒痛的作用。压力治疗的方法主要有弹性包裹、弹力布及弹力服等。

弹性包裹是用弹性绷带由远至近做 8 字形缠绕，圈间重叠 1/3 ~ 1/2，四肢包扎 2 ~ 3 层，躯体则须包扎 3 ~ 4 层，其内可覆盖敷料。加压程度可根据边缘隆起的程度判断，包扎后若表面凹凸不平则表示压力不均，包扎 1 层可产生 1.33 ~ 2.00 kPa 的压力，包扎 2 ~ 3 层可产生 2.67 ~ 5.33 kPa 的压力。此法简便易行，可促进血液回流，减轻水肿。缺点是不够美观，压力不均，易松散脱落。

弹力布是由含有橡皮筋的纤维织物织成布料，裁剪后制成套状应用。由于橡皮筋较粗，具有较强的弹性，可产生 1.33 ~ 2.93 kPa 的压力，弹性持续时间较长，耐用。

弹力服是目前预防和治疗增生性瘢痕的主要方法，在烧伤部位着弹力服可以通过促进瘢痕成熟而减少其生成，使瘢痕区紊乱的皮肤结构再排列而趋于整齐，使得治疗后的瘢痕区域更接近正常皮肤（未治疗过的烧伤过的皮肤呈轮生状排列）。弹力服应根据不同伤病员、不同部位量体裁制，由涤纶纤维制成，其尺寸应比实际数据小 10%，从而能产生 3.33 kPa 的体表压力。压力治疗的效果取决于压力合适与否以及伤病员的合作程度，两者缺一不可。弹力服除制作时仔细测量尺寸外，还应经常检查，一般每套弹力服可持续约 3 个月，当伤病员体重增加或减轻或小儿发育时均应重新测量尺寸，更换弹力服，以保持足够压力。对于高低不平的部位，如鼻周、唇周、腋窝、乳房、剑突、指蹼等，须使用轻而可塑的弹性物，塑成体表形状，如硬性透明面具用于鼻和口颊周围，弹性面具用于额、颞、下颌。面部面具 1 d 至少戴 20 h，直到瘢痕成熟。矫形器下的缝隙部位可垫以可塑的弹性物或注入可迅速固化的硅酮凝胶，以保持持久均匀加压。但该物透气性和吸水性较差，应每隔几小时取出清洗一次。

3. 矫形器疗法　合适的矫形器配合压力疗法对烧伤后瘢痕，特别是手部瘢痕有明显的预防和治疗效果，既能控制瘢痕的发展，又能减少手部畸形的发展。穿戴矫形器的要求如下。

（1）尺寸合适　太松会使固定位置发生变化，且可能使创面浸渍；太紧会导致血液循环受阻，甚至软组织压力性坏死和神经损伤。

（2）避免骨突起受压　若无法避免，则内置硅胶于突起部位。运动和清洗时去掉矫形器，以免长期固定导致关节挛缩和肌肉萎缩。

（3）其他　暴露的肌腱应使用矫形器固定于松弛位以防断裂，而暴露的关节也应使用矫形器加以保护。使用矫形器长期固定可能产生关节挛缩，所以需要经常评价伤病员的关节活动度。

4. 硅凝胶疗法　硅凝胶有促进瘢痕软化和减轻痒痛的作用，目前被广泛应用于增生性瘢痕的治疗。但其作用机制仍不十分清楚，可能是硅凝胶有促进瘢痕水化的作用，可促进瘢痕角质层水合，有助于分离坏死组织，促使瘢痕组织恢复稳定的内环境，从而加速瘢痕成熟。对于散在、小块的瘢痕或者不适合加压部位的瘢痕、加压疗法影响发育的婴幼儿以及加压疗法不合作者，均可采用硅凝胶治疗。

5.药物治疗 常用药物如下。

(1)肾上腺糖皮质激素 常用的有曲安西龙、康宁克通、德宝松等。激素抑制胶原α-肽链和脯氨酸羟化酶的合成,使胶原合成减少,同时诱导成纤维细胞产生胶原酶,使胶原降解增加。

(2)秋水仙碱 秋水仙碱是一种细胞有丝分裂的抑制剂,阻止胶原蛋白分泌到细胞外,促进胶原降解。

(3)苯海拉明 苯海拉明能去除肉芽组织中成纤维细胞的收缩性,抑制瘢痕增生过程中的免疫反应。

(4)胶原酶 胶原酶促进胶原降解,使瘢痕缩小、质地变软。

(5)积雪苷 积雪苷是从中药积雪草中提取出来的无色晶体,具有抑制成纤维细胞增殖的作用。

(6)维A酸 维A酸是维生素A的衍生物,能促进角质形成细胞生长和分化,干扰胶原代谢。常外用0.05%的维A酸霜剂。

6.放射治疗 由于生物细胞被X射线照射后会出现损伤,尤其是正处于增殖、分裂状态的细胞对X射线更为敏感,所以常用浅层X射线照射来治疗瘢痕。也可用核素制备成敷贴器,产生β射线对瘢痕进行较长时间的照射,从而抑制成纤维细胞的增殖分化,进而抑制瘢痕过度增生;还可以破坏瘢痕内血管,使血管内皮细胞萎缩,阻断瘢痕内血液供应,从而治疗瘢痕。此法不太适用于大面积瘢痕,因容易诱发恶性肿瘤及全身不良反应。

7.按摩 上皮比较娇嫩,易起水疱,对新愈合的瘢痕组织进行按摩时,要求动作轻柔,用按压、摩揉等手法,治疗前需要涂抹羊脂膏。随着瘢痕组织的不断成熟,可适当加大按摩力度,增加推、提、拿、捏等手法。

8.磨削治疗 磨削术是对表皮层和真皮乳头层进行磨削,以改善皮肤表面的不规则部分,使其变得光滑平整及颜色近似为目的的一种手术方法,适用于痤疮、天花、带状疱疹、湿疹、外伤、烧伤或手术后遗留的表浅瘢痕。必要时可与手术切除同时进行,效果优于单纯磨削术。

9.手术治疗 由于手术切除对皮肤造成二次创伤,而且切片手术治疗受供区皮源短缺的限制,所以只适用于小面积的瘢痕或有功能障碍时。大面积的增生性瘢痕发生挛缩时,只能行切开或部分切开以松解挛缩。张力较大部位、瘢痕方向与皮肤张力线不一致时,采用"Z"成形术、局部皮瓣转移或加皮片移植的方法,以减少局部张力。手术时机一般选择在瘢痕成熟后。若在手术同时于切口边缘注射激素,术后配合压力疗法或放疗,则可以减少瘢痕复发。

(二)关节挛缩的康复治疗

烧伤后最常见也是最重要的并发症就是烧伤后引起的皮肤挛缩,并进一步引起关节挛缩,甚至导致关节畸形和功能的丧失,因此,预防关节挛缩是烧伤早期康复的主要任务。在烧伤后期,除继续针对关节挛缩进行各种康复治疗外,还应将康复治疗与功能恢复、日常生活活动能力的训练及职业前培训等结合起来,为伤病员早日回归家庭、走向社会打下基础。尽管身体不同部位的烧伤须采用不同的有针对性的处理方法,但其处理原则和治疗方法是相似的,主要包括以下几个方面。

1.体位摆放 在烧伤急性期,适当的体位摆放是预防挛缩形成的基础。烧伤后,伤病员会下意识地移动肢体和躯干,使肢体保持在一种屈曲和内收的舒适体位,以减轻来自烧伤组织的牵拉。然而,长时间保持在这种体位,会导致或加重关节挛缩,因此,应早期给予伤病员抗畸形体位。影响体位摆放的另一个重要因素是床的类型,很多烧伤病房使用气、液垫床。这些类型的床可以预防褥疮、均匀地分布创面和移植处的压力。虽然压力被很好地分散了,但却促进挛缩的形成,因为伤病员陷入床中或常采取胎儿式的体位。Roho床垫可以像气、液垫床一样起到分散压力的作用,但可以有效地预防挛缩。

根据深度烧伤后瘢痕挛缩的好发部位,及早注意这些体位的摆放,使之保持在功能位或对抗挛缩位,以预防瘢痕挛缩所致的畸形和功能障碍。具体做法是:伤后48 h内应平卧,休克期过后若头面部有创面,床头应抬高30°左右,以利于头面部消肿,减少疼痛;1周后恢复平卧;2~4周后,可在肩后垫垫子保持头后仰位。双上肢最好能外展90°,若上肢伸侧有深度烧伤则保持在屈肘位。前臂取中立位,手术或换药时注意前臂不能旋前、旋后。腕部背屈,虎口张开,掌指关节屈曲,拇指外展对指位,指间关节伸直。双下肢外展,膝前深度烧伤保持屈膝,双踝关节保持背屈位,防止跟腱挛缩而出现足下垂。

2.**矫形器** 临床上常用的热塑矫形器协助伤病员摆放体位和固定关节,以保持关节处于功能位或者能对抗已经出现的畸形。以下是全身各重要部位关节在烧伤后应固定的位置。

(1)颈前 矫形器置于下颏至锁骨上,保持颈部过伸位。颈一侧有瘢痕时,头向健侧偏斜。

(2)肘、膝关节 矫形器置于肘前、腘窝后,保持肘、膝关节伸直位。

(3)肩关节 保持上肢外展90°,前屈100°,制成架形矫形器以防止上臂内收致矫形器变形。

(4)手的各关节 保持腕背屈10°~20°,掌指关节屈曲70°~90°,指间关节伸直,拇指外展对掌。若手掌烧伤,手的全部关节保持在伸直位。

(5)足的各关节 保持在中立位,趾伸直,足跟垫棉垫或海绵,以防止出现褥疮。

伤病员应注意每日取下矫形器,观察创面愈合情况,并进行运动治疗。

根据伤病员受伤的时间、部位、深度,创面愈合情况,关节活动度大小,肿胀程度,是否瘢痕体质等因素选择采用不同的矫形器。以手为例,在烧伤早期,特别是手的水肿阶段,为保持抗畸形体位、维持手的功能位,此期伤病员应使用静态矫形器(又称保护性矫形器),尤其是夜间,直至水肿消退、手指能自主运动。水肿消退后期,应以减少瘢痕挛缩、关节僵硬、畸形,以及增加关节活动范围为目的,可交替使用动态掌指关节屈曲矫形器和静态掌指关节屈曲矫形器,起到动态和持续牵引的作用。

静态矫形器是利用人体软组织应力松弛原理,将挛缩关节的两端保持在一定的角度,随着时间的延长,关节周围软组织被拉长,同时使之产生应力松弛,直至挛缩软组织出现塑性变形,达到矫形的目的。动态矫形器则是应用人体软组织的蠕变原理,对挛缩关节近、远端肢体施加一弹性应力,使关节周围的组织发生有时间依赖关系的伸长变形,从而对关节挛缩起到治疗作用,增加关节的活动范围。

3.**主动运动** 运动目的是维持关节活动范围,防止关节挛缩,保持肌肉力量和功能。在众多的功能锻炼手段中,主动活动是非常重要的。通过主动活动可以预防和减轻各关节的功能障碍,还可以强身健体,增加体力,改善心肺功能。主动活动应尽早开始。疼痛是主动活动最大的障碍,此时应鼓励伤病员坚持活动。活动先从不痛部位开始,活动度从小到大,活动范围逐渐扩展到疼痛部位。方法是:伤病员卧床闭眼,张口深呼吸,双臂上举、外展,屈伸肘、腕,前臂旋前、旋后,握拳,伸指;双下肢练习静力肌肉收缩,外展,直腿抬高,屈伸髋、膝、踝,尤其注意练习足背屈。

主动活动以每天2次为宜,每次15~30 min。长期卧床的大面积烧伤伤病员在下床之前应先坐在床边,双下肢下垂,每天2~3次,每次20~30 min,能下地时下肢戴弹力套,首先练习站立,继而走路、弯曲肢体、下蹲以及爬楼梯等,同时利用康复器械进行各种锻炼,如站立床。因敷料包扎不能进行活动时,可一日数次做静力性肌肉收缩运动,以利于血液循环和防止肌肉萎缩。裸露肌腱和关节的部位应制动,以免因活动导致进一步损伤。植皮手术后1周内暂停活动。在进行主动活动时,可适当辅以轻柔的被动活动,但切忌用力过猛,以免造成新的损伤。

4.**被动运动** 在伤病员不能进行主动活动或者主动活动范围不能达到功能需求时,需要辅助进行被动活动。常用的被动活动方式包括手法关节松动技术、关节牵引以及按摩推拿等。

5.**其他形式的运动疗法**

(1)徒手体操运动 按肢体关节的轴位方向进行逐渐扩大关节活动范围的主动练习,如肩关节的上举、外展、外旋、后伸,肘关节的屈伸,腕关节的背屈,手指的握拳、伸直、分指、对掌,下肢髋、膝关节的屈伸,踝关节的背屈等。

(2)器械运动 这是借助器械来改善肢体功能的运动方式。对挛缩性瘢痕可以采用滑轮重锤牵拉及沙袋加压牵伸。功能障碍的关节不同,应用的器械也不相同。对手指伸直障碍可采用分指板。对手指屈曲和握拳障碍可采用握力器、橡皮球等。对肩、肘关节功能障碍可采用滑轮装置进行上举运动和体操运动等。对下肢髋、膝关节功能障碍应采用功率自行车进行运动。对踝关节功能障碍,可采用半圆形滚动器来练习屈伸踝关节运动。

（3）传统运动疗法　太极拳、五禽戏、八段锦等民族形式的医疗体操,多加练习既可以改善患肢的功能,又可以增强伤病员的体力,应提倡在创面基本愈合后广泛应用。

6.手术治疗　经保守康复治疗,效果不明显,或对伤病员移动及日常生活活动能力造成严重影响的挛缩,常选择手术松解。手术松解的方式较多,整体效果较满意。

对于引起关节挛缩的深部组织应进行切断或者延长,如引起膝关节伸直位僵硬的挛缩和纤维化的股中间肌可行切断(图 16-1),引起肘关节伸直位僵硬的挛缩的肱三头肌腱可行延长。对于关节周围形成的异位骨化应尽量切除,特别是影响关节活动和引起疼痛的部分。对于挛缩和紧张的皮肤应区别对待。瘢痕形成较多且挛缩明显的皮肤组织,在对深部软组织松解的同时应行植皮;对于瘢痕形成较少、皮下组织保持完好的皮肤组织可不行植皮,可以通过对深浅筋膜层之间的游离和术后的康复恢复皮肤的延展性,但是在松解后的固定角度选择方面应十分注意,防止固定角度过大引起皮肤的缺血坏死。无论实施何种形式的松解手术,在重视术中松解术式的同时必须十分强调术后康复的重要性。术后积极和有效的康复治疗是保证烧伤后合并膝关节挛缩或僵硬在松解手术治疗后取得较好疗效的重要步骤。松解后康复中所做的主被动牵伸对关节功能康复和皮肤延展性的恢复具有十分重要的作用。如果没有紧密衔接和积极系统的康复治疗,则很难巩固松解手术的效果,可能出现关节活动度的减少,有些伤员还可能重新发生关节僵硬。在术后康复过程中,既要重视关节活动度训练,也要重视肌力、平衡能力和耐力的训练,以促进关节功能的全面恢复。

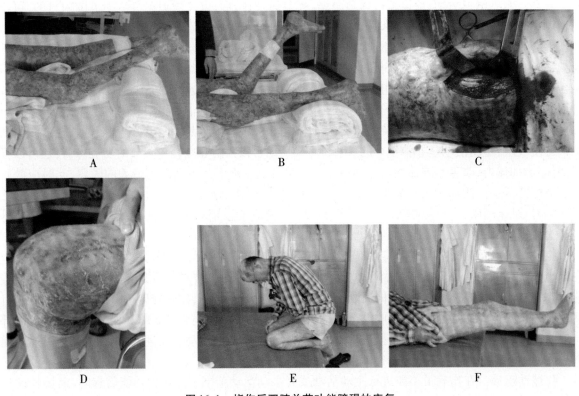

图 16-1　烧伤后双膝关节功能障碍的康复

病例,男性,44 岁,全身烧伤后致双膝关节伸直位僵硬 18 个月。A.术前双膝关节僵硬,左膝屈曲度 20°　B.右膝关节屈曲度 40°　C.术中显示纤维化并短缩的股中间肌　D.术后 6 周关节屈曲功能基本恢复　E、F.随访 28 个月双膝关节屈伸功能基本恢复正常

（唐金树）

参考文献

［1］关骅,张光铂.中国骨科康复学[M].北京:人民军医出版社,2012.

[2]舒彬.创伤康复学[M].北京:人民卫生出版社,2010.

[3]卓大宏.中国康复医学[M].北京:华夏出版社,2003.

[4]唐金树,许明火,吴闻文,等.烧伤后膝关节伸直位僵硬的治疗与康复[J].中国骨与关节杂志,2014,3(1):30-34.

[5]SCHNEIDER J C,HOLAVANAHALLI R,HELM P,et al. Contractures in burn injury:defining the problem[J]. J Burn Care Res,2006,27(4):508-514.

[6]SUKSATHIEN R,SUKSATHIEN Y. A new static progressive splint for treatment of knee and elbow flexion contractures[J]. J Med Assoc Thai,2010,93(7):799-804.

[7]SCHNEIDER J C,QU H D,LOWRY J,et al. Efficacy of inpatient burn rehabilitation:a prospective pilot study examining range of motion,hand function and balance[J]. Burns,2012,38(2):164-171.

[8]UYGUR F,DUMAN H,ULKÜR E,et al. Are reverse flow fasciocutaneous flaps an appropriate option for the reconstruction of severe postburn lower extremity contractures[J]. Ann Plast Surg,2008,61(3):319-324.

[9]YILDIRIM S,AVCI G,AKAN M,et al. Anterolateral thigh flap in the treatment of postburn flexion contractures of the knee[J]. Plast Reconstr Surg,2003,111(5):1630-1637.

[10]PRAKASH V,MISHRA A. Use of posterior calf fascial flap:a new concept for the management of knee contracture with unstable scar[J]. Plast Reconstr Surg,2003,111(1):505.

[11]ROBSON M C,BARNETT R A,LEITCH I O,et al. Prevention and treatment of postburn scars and contracture[J]. World J Surg,1992,16(1):87-96.

[12]MCHUGH A A,FOWLKES B J,MAEVSKY E I,et al. Biomechanical alterations in normal skin and hypertrophic scar after thermal injury[J]. J Burn Care Rehabil,1997,18(2):104-108.

[13]PRAKASH V,BAJAJ S P. Flap stretching for management of postburn knee contracture with unstable scar[J]. Plast Reconstr Surg,2001,108(2):587-588.

[14]CHOWDRI N A,DARZI M A. Z-lengthening and gastrocnemius muscle flap in the management of severe postburn flexion contractures of the knee[J]. J Trauma,1998,45(1):127-132.

[15]PRAKASH V. Postburn flexion contractions of the knee[J]. Plast Reconstr Surg,2004,113(7):2240-2241.

[16]ERTAS N M,BOZDOǦAN N,ERBAS O,et al. The use of subcutaneous pedicle rhomboid flap in the treatment of postburn scar contractures[J]. Ann Plast Surg,2004,53(3):235-239.

[17]BARQUET A,SUERO C,CORTÉS O,et al. Slow,gradual external fixation distraction for treatment of postburn knee flexion contracture[J]. Plast Reconstr Surg,1993,91(5):946-949.

[18]SAGHIEH S,EL BITAR Y,BERJAWI G,et al. Distraction histogenesis in ankle burn deformities[J]. J Burn Care Res,2011,32(1):160-165.

附 录

伤残等级评定标准

一、军人残疾等级评定标准

(一)一级

具有下列残情之一,器官缺失或功能完全丧失,其他器官不能代偿,存在特殊医疗依赖和完全护理依赖的,为一级:

1. 植物状态;

2. 极重度智能减退;

3. 四肢瘫肌力3级或三肢瘫肌力2级;

4. 重度运动障碍;

5. 双肘关节以上缺失或功能完全丧失;

6. 双下肢高位及一上肢高位缺失;

7. 肩、肘、髋、膝关节中5个以上关节功能完全丧失;

8. 全身瘢痕占体表面积>90%,四肢大关节中6个以上关节功能不全;

9. 双眼球摘除;

10. 双眼无光感或仅有光感但光定位不准;

11. 双侧上、下颌骨完全缺损;

12. 呼吸困难Ⅳ级,需终生依赖机械通气;

13. 小肠切除90%以上;

14. 慢性肾功能不全(尿毒症期)6个月以上需终生血液透析维持治疗。

(二)二级

具有下列残情之一,器官严重缺损或畸形,有严重功能障碍或并发症,存在特殊医疗依赖和大部分护理依赖的,为二级:

1. 重度智能减退;

2. 后组脑神经双侧完全麻痹;

3. 三肢瘫,肌力3级,或截瘫、偏瘫,肌力2级;

4. 器质性精神障碍、精神分裂症经系统治疗终结后,劳动、生活和社交能力仍基本丧失;

5. 双前臂缺失或双手功能完全丧失;

6. 双下肢高位缺失;

7. 双膝、双踝僵直于非功能位或功能完全丧失;

8. 肩、肘、髋、膝关节中 4 个关节功能完全丧失;

9. 全身瘢痕占体表面积>80%,四肢大关节中 4 个以上关节功能不全;

10. 全面部瘢痕并重度毁容;

11. 一眼有或无光感,另眼矫正视力≤0.02 或双眼视野≤8%(或半径≤5°);

12. 双眼矫正视力<0.02 或双眼视野≤8%(或半径≤5°);

13. 双侧上颌骨或双侧下颌骨完全缺损;

14. 一侧上颌骨并对侧下颌骨完全缺损;

15. 肺功能严重损害,呼吸困难Ⅳ级,需依赖氧疗维持生命;

16. 食管损伤后无法行食管重建术,依赖胃造瘘或空肠造瘘进食;

17. 双肺或心肺联合移植术后;

18. 慢性心功能Ⅳ级;

19. 恶性室性心动过速治疗无效;

20. 小肠移植术后;

21. 肝切除≥3/4 或胆道损伤,并肝功能重度损害;

22. 肝切除后原位肝移植;

23. 肝硬化失代偿,肝功能重度损害;

24. 肝外伤后发生门脉高压三联症或布-加(Budd-Chiari)综合征;

25. 全胰切除;

26. 慢性肾功能不全(肾功能衰竭期)6 个月以上,终生依赖药物治疗或间断透析治疗;

27. 尘肺Ⅲ期伴肺功能中度损害,或呼吸困难Ⅲ级;

28. 放射性肺炎后,两叶以上肺纤维化,伴肺功能中度损伤或呼吸困难Ⅲ级;

29. 急性白血病治疗后未缓解;

30. 重型再生障碍性贫血;

31. 骨髓增生异常综合征 RAEB-T 型;

32. 淋巴瘤Ⅲ~Ⅳ期,治疗后病情继续进展。

(三)三级

具有下列残情之一,器官严重缺损或畸形,有严重功能障碍或并发症,存在特殊医疗依赖和部分护理依赖的,为三级:

1. 中度运动障碍;

2. 截瘫或偏瘫,肌力 3 级;

3. 双手全肌瘫,肌力 3 级;

4. 四肢深感觉丧失;

5. 后组脑神经双侧不完全麻痹,或单侧完全麻痹;

6. 器质性精神障碍、精神分裂症经系统治疗终结后,生活、劳动和社交能力大部分丧失或有危险、冲动行为;

7. 一手缺失(腕关节平面),另一手拇指缺失(含掌骨);

8. 双手拇、示指(含掌骨)缺失或功能完全丧失;

9. 利侧肘上缺失;

10. 利手腕关节平面缺失或利手功能完全丧失,另一手功能不全≥50%;

11. 双髋、双膝关节中,有一个关节缺失或无功能及另一关节功能不全≥50%;

12. 一侧髋、膝关节畸形,功能完全丧失;

13. 非同侧腕上、踝上缺失;

14. 全身瘢痕占体表面积>70%,四肢大关节中 2 个以上关节功能不全;

15. 面部瘢痕>80% 并中度毁容;

16. 一眼有或无光感,另一眼矫正视力≤0.05 或视野≤16%(或半径≤10°);

17. 双眼矫正视力<0.05 或双眼视野≤16%(或半径≤10°);

18. 一侧眼球摘除或眶内容剜出,另一眼矫正视力<0.3 或视野≤24%(或半径≤15°);

19. 呼吸完全依赖气管套管或造口;

20. 无吞咽功能,完全依赖胃管进食;

21. 同侧上、下颌骨完全缺损;

22. 一侧上或下颌骨完全缺损,伴口腔、颜面软组织缺损> 30 cm²;

23. 肺功能重度损害,呼吸困难Ⅲ级;

24. 一侧全肺切除并胸廓改形术后或一侧胸廓改形术后(切除肋骨≥6 根);

25. 慢性心功能Ⅲ级;

26. 二度房室传导阻滞,未安装永久起搏器;

27. 主动脉夹层动脉瘤(未行手术者);

28. 高血压 3 级伴心、脑、肾任一脏器严重损害;

29. 大面积心肌梗死,EF≤40%;

30. 肝切除≥2/3,中度肝功能损害;

31. 小肠切除≥3/4;

32. 慢性肾功能不全(肾功能失代偿期)6 个月以上;

33. 肾移植术后,移植肾功能不全(肾功能不全代偿期);

34. 永久性输尿管腹壁造瘘;

35. 膀胱全切除;

36. 肝硬化失代偿,肝功能重度损害;

37. 重度炎症性肠病;

38. 腹内结核广泛肠粘连,伴有反复发作的肠梗阻;

39. 尘肺Ⅲ期;

40. 尘肺Ⅱ期伴肺功能中度损害或呼吸困难Ⅲ级;

41. 尘肺Ⅰ、Ⅱ期伴活动性肺结核;

42. 放射性肺炎后两叶肺纤维化,伴肺功能中度损伤或呼吸困难Ⅲ级;

43. 粒细胞缺乏症,长期依赖药物治疗;

44. 淋巴瘤Ⅲ～Ⅳ期,需定期化疗;

45. 重度尿崩症伴一个以上腺垂体靶腺轴功能重度损害;

46. 两个以上腺垂体靶腺轴功能重度损害;

47. 胰岛细胞瘤(含增生)术后复发或不能手术;

48. 糖尿病出现下列并发症之一者:心功能Ⅲ级、肾功能不全失代偿、双眼增殖性视网膜病变、下肢坏疽致截肢。

(四)四级

具有下列残情之一,器官严重缺损或畸形,有严重功能障碍或并发症,存在特殊医疗依赖和小部分护理依赖的,为四级:

1. 中度智能减退;

2. 重度癫痫;

3. 完全混合性失语或完全感觉性失语;

4. 双手部分肌瘫肌力 2 级;

5. 单肢瘫肌力 2 级;

6. 双足全肌瘫肌力 2 级;

7. 脑脊液漏,不能修补;

8. 二肢深感觉丧失;

9. 器质性精神障碍、精神分裂症经系统治疗终结后,仍有突出的妄想、持久或反复出现的幻觉、思维贫乏、意志减退、情感淡漠等症状,生活、劳动和社交能力部分丧失;

10. 双拇指腕掌关节平面完全缺失或无功能;

11. 利手前臂缺失或利手功能完全丧失;

12. 非利侧肘上缺失,不能安装假肢;

13. 一侧膝以下小腿缺失,另一侧前足缺失;

14. 一侧下肢高位截肢,不能安装假肢;

15. 一足踝平面缺失,另一足畸形,行走困难;

16. 双膝以下缺失;

17. 脊柱骨折后遗30°以上侧弯或后凸畸形,伴严重根性神经痛,或有椎管狭窄;

18. 全身瘢痕占体表面积>60%,四肢大关节中一个关节功能不全;

19. 面部瘢痕>60%并轻度毁容;

20. 一眼有或无光感,另一眼矫正视力<0.3或视野≤32%(或半径≤20°);

21. 一眼矫正视力<0.05,另一眼矫正视力≤0.1;

22. 双眼矫正视力<0.1或视野≤32%(或半径≤20°);

23. 双耳听力损失≥90 dB;

24. 吞咽障碍,仅能进流食;

25. 一侧上颌骨部分缺损,伴口腔、颜面软组织缺损>20 cm²;

26. 下颌骨缺损6 cm以上,伴口腔、颜面软组织缺损>20 cm²;

27. 双侧颞下颌关节强直,完全不能张口;

28. 舌缺损>全舌2/3;

29. 双侧完全性面瘫;

30. 肺功能中度损害,呼吸困难Ⅱ级;

31. 一侧全肺切除或双侧肺叶切除;

32. 严重胸部外伤后伴有呼吸困难Ⅱ级;

33. 食管重建术后狭窄,仅能进流食;

34. 心脏移植术后;

35. 单肺移植术后;

36. 莫氏二度Ⅱ型房室传导阻滞或病态窦房结综合征,需安装永久起搏器;

37. 高血压3级伴心、脑、肾任一脏器中度损害;

38. 心肌炎伴心室扩大并EF≤40%;

39. 全胃切除;

40. 小肠切除≥2/3,包括回盲部或右半结肠切除;

41. 全结肠、直肠和肛门切除,回肠造瘘;

42. 外伤后重度肛门排便失禁;

43. 胆道损伤致中度肝功能损害;

44. 胰次全切除合并有胰岛素依赖;

45. 甲状旁腺功能重度低下;

46. 肾移植术后;

47. 永久性膀胱造瘘;

48. 神经源性膀胱伴双肾积水;

49. 尿道狭窄需定期行扩张术;

50. 双侧肾上腺缺损;

51. 阴茎缺失;

52. 50 岁以下未育妇女双侧卵巢切除或功能丧失;

53. 阴道闭锁;

54. 慢性胰腺炎伴胰腺功能损害;

55. 肺尘埃沉着病Ⅱ期;

56. 肺尘埃沉着病Ⅰ期伴肺功能中度损害或呼吸困难Ⅱ级;

57. 肝硬化失代偿,肝功能中度损害;

58. 重度外照射亚急性放射病;

59. 慢性粒细胞白血病;

60. 慢性再生障碍性贫血,血红蛋白持续低于 60 g/L,需长期治疗;

61. 频繁发作的阵发性睡眠性血红蛋白尿,血红蛋白持续低于 60 g/L,需长期治疗;

62. 骨髓增生异常综合征[除难治性贫血伴原始细胞增多转化型(refractory anemia with excess blasts in transformation,RAEB-t)外],血红蛋白持续低于 60 g/L,需长期治疗;

63. 两个以上腺垂体靶腺轴功能中度受损;

64. 功能性垂体瘤无法进行手术或术后复发;

65. 肾上腺功能性肿瘤或增生(原发性醛固酮增多症、皮质醇增多症、嗜铬细胞瘤等)无法手术;

66. 糖尿病合并神经、心血管、脑血管、肾、视网膜等两种以上器官明显损害或致严重体位性低血压。

(五)五级

具有下列残情之一,器官大部缺损或明显畸形,有较重功能障碍或并发症,存在一般医疗依赖的,为五级:

1. 完全运动性或不完全感觉性失语;

2. 完全性失用、失写、失读、失认;

3. 四肢瘫,肌力 4 级;

4. 单肢瘫,肌力 3 级;

5. 利手全肌瘫,肌力 3 级;

6. 双足全肌瘫,肌力 3 级;

7. 后组脑神经单侧不完全麻痹;

8. 双手部分肌瘫,肌力 3 级;

9. 一肢深感觉丧失;

10. 器质性精神障碍、精神分裂症经系统治疗终结后,残留部分幻觉、妄想、情感反应迟钝、意志减退等症状,劳动和社交能力小部分丧失;

11. 脊柱骨折后遗小于 30°畸形,伴根性神经痛(神经电生理检查异常);

12. 非利手前臂缺失;

13. 非利手功能完全丧失;

14. 一手拇指缺失(含掌骨),另一手除拇指外 3 指缺失;

15. 一手拇指无功能,另一手除拇指外 3 指功能丧失;

16. 双前足缺失;

17. 一髋(或一膝)功能完全丧失;

18. 全身瘢痕占体表面积>50%;

19. 面部瘢痕>40% 并有毁容标准 6 项中之一;

20. 50 岁以下未育妇女双侧乳房完全缺损或严重瘢痕畸形;

21. 50 岁以下未育妇女双侧乳腺切除;

22. 会阴部瘢痕致阴道狭窄、尿道外口狭窄、肛门狭窄不能修复(达其中 2 项);

23. 一眼矫正视力<0.05,另一眼矫正视力<0.3 或双眼视野≤40%(或半径≤25°);

24. 一眼矫正视力<0.1,另一眼矫正视力<0.3;

25. 双眼矫正视力<0.3 或双眼视野≤40%(或半径≤25°);

26. 一侧眼球摘除,另眼矫正视力≥0.3 而<0.8;

27. 双耳听力损失≥80 dB;

28. 鼻缺损>1/3 或双耳郭完全缺损;

29. 一侧上颌骨部分缺损,伴口腔、颜面软组织缺损>10 cm²;

30. 下颌骨缺损长度 4 cm 以上,伴口腔、颜面软组织缺损>10 cm²;

31. 上唇或下唇缺损>1/2;

32. 面颊部洞穿性缺损>20 cm²;

33. 舌缺损>全舌 1/3;

34. 心脏瓣膜置换或成形术后;

35. 冠状动脉旁路移植术和室壁瘤切除术;

36. 血管代用品重建胸主动脉,术后仍有其他胸主动脉夹层或动脉瘤;

37. 心脏穿透伤修补术后心肌缺血或心肌梗死;

38. 双侧肺叶切除术后或肺叶切除并胸廓改形术后,肺功能轻度损害;

39. 严重胸部外伤,并轻度肺功能损害;

40. 气管食管瘘;

41. 莫氏二度Ⅱ型房室传导阻滞或病态窦房结综合征,无须安装永久起搏器;

42. 心功能Ⅱ级;

43. 高血压 3 级伴心、脑、肾任一脏器轻度损害;

44. 高原性心脏病;

45. 腹壁全层缺损≥1/2;

46. 肛门、直肠、结肠部分切除,结肠造瘘;

47. 小肠切除≥2/3(回盲部保留);

48. 肝切除≥1/2 并轻度肝功能损害;

49. 胰腺切除 2/3;

50. 慢性肾功能不全(肾功能不全代偿期 6 个月以上);

51. 肾疾病致 24 h 尿蛋白定量>2.0 g 持续 6 个月以上,长期依赖药物治疗;

52. 原发性完全性肾小管酸中毒,终生依赖药物治疗;

53. 肝硬化失代偿,肝功能轻度损害;

54. 重度慢性活动性肝炎;

55. 中度炎症性肠病;

56. 反复急性发作的慢性胰腺炎;

57. 尿道瘘不能修复;

58. 两侧睾丸及附睾缺损,生殖功能重度损害;

59. 双侧输精管缺损,不能修复;

60. 双侧肾上腺皮质功能重度减退;

61. 50 岁以下未育妇女子宫切除或次全切除;

62. 50 岁以下未育妇女双侧输卵管切除;

63. 50 岁以下已育妇女双侧卵巢切除或无功能;

64. 甲状腺功能重度低下;

65. 重度排尿障碍;

66. 淋巴瘤Ⅰ期、Ⅱ期,需要定期化疗;

67. 血小板持续减少(≤40×10⁹/L)伴反复出血倾向;

68. 重度尿崩症;

69. 中度尿崩症伴一个腺垂体靶腺轴功能中度受损。

(六)六级

具有下列残情之一,器官大部缺损或明显畸形,有中度功能障碍或并发症,存在一般医疗依赖的,为六级:

1. 轻度智能减退;

2. 中度癫痫;

3. 轻度运动障碍;

4. 三肢瘫,肌力4级;

5. 非利手全肌瘫,肌力2级;

6. 双足部分肌瘫,肌力2级;

7. 单足全肌瘫,肌力2级;

8. 脊髓空洞症;

9. 象限盲或偏盲;

10. 器质性精神障碍、精神分裂症,经系统治疗终结后,精神症状缓解但仍需维持治疗;

11. 情感性精神障碍、分裂情感性精神障碍、偏执性精神病经系统治疗终结后,仍需继续维持治疗;

12. 难治性强迫症;

13. 人格改变表现为情绪不稳,缺乏自我控制能力,易激惹,反复的暴怒发作和攻击行为,行为不顾及后果,社会功能明显受损;

14. 一拇指掌骨以远缺失;

15. 一拇指无功能,另一手除拇指外有两指功能完全丧失;

16. 一手三指(含拇指)掌指关节以远缺失;

17. 除拇指外其余四指掌指关节以远缺失或功能完全丧失;

18. 肩、肘、腕关节之一功能完全丧失;

19. 一髋或一膝关节功能不全;

20. 一侧踝以下缺失;

21. 一侧踝关节畸形,功能完全丧失;

22. 下肢骨折成角畸形>15°,并有肢体短缩>4 cm;

23. 四肢大关节人工关节置换术后;

24. 鼻缺损>1/4或一侧耳郭全缺损;

25. 全身瘢痕占体表面积>40%;

26. 面部瘢痕>20%;

27. 女性双侧乳房完全缺损或严重瘢痕畸形;

28. 会阴部瘢痕导致阴道狭窄或尿道外口狭窄或肛门狭窄,不能修复;

29. 一眼矫正视力≤0.05,另一眼矫正视力等于0.3或双眼视野≤48%(或半径≤30°);

30. 双眼矫正视力等于0.3或双眼视野≤48%(或半径≤30°);

31. 一侧眼球摘除,另一眼矫正视力≥0.8;

32. 双耳听力损失≥70 dB;

33. 前庭功能障碍,睁眼行走困难,不能并足站立;

34. 双侧颞下颌关节强直,张口度(上、下中切牙切缘间距,下同)<1 cm;

35. 口腔、颜面软组织缺损>20 cm²;

36. 一侧完全性面瘫;

37. 肺爆震伤后肺功能轻度损害,呼吸困难Ⅰ级;

38. 气管成形术后气管狭窄；

39. 喉返神经损伤致饮食呛咳、误吸；

40. 吞咽障碍仅能进半流食；

41. 食管重建术后狭窄,仅能进半流食；

42. 支气管胸膜瘘；

43. 心房纤颤；

44. 冠心病伴心绞痛；

45. 冠状动脉旁路移植术后；

46. 冠状动脉疾病介入治疗术后；

47. 胃切除≥2/3；

48. 小肠切除≥1/2,包括回盲部或右半结肠切除；

49. 胰腺切除≥1/2；

50. 腹壁缺损≥1/4,不能修复；

51. 甲状腺功能中度低下；

52. 甲状旁腺功能中度低下；

53. 内分泌浸润性突眼；

54. 原发性甲状旁腺功能亢进术后伴中度骨质疏松；

55. 肾损伤致高血压；

56. 一侧肾切除；

57. 双侧睾丸萎缩,血睾酮低于正常值；

58. 外伤后阴茎勃起功能障碍；

59. 50岁以下未育妇女单侧卵巢切除；

60. 肺尘埃沉着病Ⅰ期,肺功能轻度损害；

61. 肺纤维化,肺功能轻度损害；

62. 重度哮喘；

63. 支气管扩张症伴反复感染或咯血；

64. Ⅳ型肺结核(活动性)；

65. 高血压2级；

66. 肾疾病致24 h尿蛋白定量0.5～1.9 g持续6个月以上,长期依赖药物治疗；

67. 原发性不完全性肾小管酸中毒,需终生依赖药物治疗；

68. 肝硬化；

69. 轻、中度慢性活动性肝炎；

70. 消化道息肉病；

71. 反复发生的不明原因的消化道出血并中度以上贫血；

72. 白血病完全缓解或造血干细胞移植术后；

73. 淋巴瘤完全缓解；

74. 外照射慢性放射病Ⅱ度；

75. 类风湿关节炎3个以上关节X射线平片Ⅱ期改变；

76. 强直性脊柱炎或血清阴性脊柱关节病,X射线平片或CT片双骶髂关节Ⅱ期以上改变；

77. 中度尿崩症；

78. 一个腺垂体靶腺轴功能中度受损；

79. 肾上腺皮质功能中度损害需依赖激素替代治疗；

80. 糖尿病需口服降糖药或需依赖胰岛素治疗；

81. 异物色素沉着或色素脱失超过颜面总面积的1/2。

(七)七级

具有下列残情之一,器官大部分缺损或畸形,有轻度功能障碍或并发症,存在一般医疗依赖的,为七级:

1. 不完全性失用、失写、失读、失认或不完全性运动性失语;

2. 截瘫或偏瘫肌力 4 级;

3. 双手全肌瘫肌力 4 级;

4. 单手部分肌瘫肌力 3 级;

5. 双足部分肌瘫肌力 3 级;

6. 单足全肌瘫肌力 3 级;

7. 骨盆骨折致产道狭窄(50 岁以下未育者);

8. 骨盆骨折严重移位,影响功能;

9. 脊柱椎体骨折,前缘高度压缩 1/2 以上;

10. 一侧前足(跖骨以远)缺失,另一足仅残留踇趾;

11. 一侧前足(跖骨以远)缺失,另一足除踇趾外,2~5 趾畸形,功能丧失;

12. 一侧全足功能丧失,另一足部分功能丧失;

13. 一手拇指指间关节以远缺失或功能完全丧失;

14. 一手除拇指外,其他 2~3 指(含示指)近侧指间关节离断,或功能完全丧失;

15. 双足踇趾全失或一足踇趾全失兼有其他足趾失去两个以上;

16. 肩、肘、腕、踝关节之一功能不全;

17. 髂骨、跟骨骨髓炎,反复发作 1 年以上;

18. 肢体短缩>4 cm;

19. 鼻缺损>1/5;

20. 一耳或双耳郭累计缺损>2/3;

21. 全身瘢痕占体表面积>30%;

22. 面部瘢痕>15%;

23. 女性一侧乳房缺损或严重瘢痕畸形,另一侧部分缺损或瘢痕畸形;

24. 一眼有或无光感,另一眼矫正视力≥0.8;

25. 一眼矫正视力≤0.05,另一眼矫正视力≥0.6;

26. 一眼矫正视力≤0.1,另一眼矫正视力≥0.4;

27. 双眼矫正视力≤0.4 或双眼视野≤64%(或半径≤40°);

28. 眼球内金属异物不宜取出;

29. 单眼第Ⅲ或第Ⅳ对脑神经完全性麻痹;

30. 双耳听力损失≥60 dB;

31. 牙槽骨损伤长度>8 cm,牙齿脱落 10 颗以上;

32. 双侧不完全性面瘫;

33. 肺叶切除术,并轻度肺功能损害;

34. 部分胸廓改形术后;

35. 食管重建术后合并反流性食管炎;

36. 气管成形术后气管狭窄,行腔内支架术;

37. 小肠切除≥1/2;

38. 左或右半结肠切除或结肠切除≥1/2;

39. 外伤后肛门排便轻度失禁;

40. 胆道损伤并肝功能轻度损害;

41. 脾切除;

42. 轻度排尿障碍伴膀胱容量缩小；

43. 男性生殖功能轻度损害；

44. 肾上腺皮质功能中度减退；

45. 50 岁以下未育妇女单侧乳腺切除；

46. 女性双侧乳腺切除；

47. 已育女性子宫切除或部分切除；

48. 已育女性双侧输卵管切除；

49. 已育女性单侧卵巢切除；

50. 阴道狭窄；

51. 肺尘埃沉着病Ⅰ期，肺功能正常；

52. 放射性白细胞减少，$\leqslant 3 \times 10^9/L$；

53. 放射性血小板减少，$\leqslant 80 \times 10^9/L$；

54. 外照射慢性放射病Ⅰ度；

55. 轻度外照射亚急性放射病。

（八）八级

具有下列残情之一，器官部分缺损，形态明显异常，有轻度功能障碍，存在一般医疗依赖的，为八级：

1. 轻度癫痫；

2. 单肢瘫或单手全肌瘫，肌力 4 级；

3. 双手部分肌瘫，肌力 4 级；

4. 双足全肌瘫，肌力 4 级；

5. 单足部分肌瘫，肌力 4 级；

6. 颅骨缺损 $\geqslant 25\ cm^2$；

7. 脑叶切除术后；

8. 三个节段脊柱内固定术后；

9. 一手除拇指、示指外，有两指近侧指间关节离断或功能完全丧失；

10. 一足蹬趾缺失，另一足非蹬趾 1 趾缺失或功能完全丧失；

11. 一足除蹬趾外，其他 3 趾缺失或功能完全丧失；

12. 四肢骨折非关节活动方向成角畸形 10°～15°；

13. 四肢长骨慢性骨髓炎，反复发作 1 年以上；

14. 关节创伤性滑膜炎，长期反复发作 6 个月以上；

15. 下肢短缩>2 cm；

16. 全身瘢痕占体表面积>20%；

17. 面部瘢痕>10%；

18. 女性一侧乳房完全缺损或严重瘢痕畸形；

19. 一眼矫正视力≤0.2，另一眼矫正视力≥0.5；

20. 双眼矫正视力≤0.5 或双眼视野≤80%（或半径≤50°）；

21. 双侧睑外翻合并睑闭合不全；

22. 外伤性青光眼；

23. 双耳听力损失≥50 dB 或一耳听力损失≥90 dB；

24. 发声及构音困难；

25. 一耳或双耳郭缺损累计>1/3；

26. 双侧鼻腔或鼻咽部闭锁；

27. 牙槽骨损伤长度>6 cm，牙齿脱落 8 颗以上；

28. 舌缺损<全舌 1/3；

29. 双侧颞下颌关节强直,张口度<2 cm；

30. 肺叶切除术后；

31. 双侧多根多处肋骨骨折伴胸廓畸形；

32. 血管代用品重建胸主动脉术后(其余胸主动脉无夹层或动脉瘤)；

33. 食管外伤或成形术后咽下运动不正常；

34. 膈肌破裂修补术后伴膈神经麻痹；

35. 肺内多处异物存留；

36. 气管损伤成形术后；

37. 胃部分切除；

38. 小肠部分切除；

39. 肝部分切除；

40. 胆道修补或胆肠吻合术后；

41. 胰腺部分切除；

42. 甲状腺功能轻度低下；

43. 甲状旁腺功能轻度低下；

44. 女性单侧乳腺切除；

45. 一侧睾丸、附睾切除；

46. 一侧输精管缺损,不能修复；

47. 一侧肾上腺缺损；

48. 单侧输卵管切除；

49. 异物色素沉着或色素脱失超过颜面总面积1/3。

(九)九级

具有下列残情之一,器官部分缺损,形态明显异常,有轻度功能障碍的,为九级：

1. 颅骨缺损 9~24 cm^2；

2. 一手示指两节缺失；

3. 一拇指指间关节功能不全；

4. 一手示、中指两指末节缺失；

5. 一足踇趾末节缺失；

6. 跗骨骨折影响足弓；

7. 跟骨、距骨骨折；

8. 指(趾)骨慢性骨髓炎,反复发作 1 年以上；

9. 脊椎滑脱,椎间盘、髌骨、半月板切除术后；

10. 膝关节交叉韧带修复重建术后；

11. 陈旧性肩关节脱位肩关节成形术后、肩袖损伤修复术后；

12. 关节外伤或因伤手术后,残留创伤性关节炎,无积液；

13. 脊柱椎体骨折,前缘高度压缩<1/2；

14. 全身瘢痕占体表面积>10%；

15. 面部瘢痕>5%；

16. 女性一侧乳房部分缺损或瘢痕畸形；

17. 一眼矫正视力≤0.3,另一眼矫正视力>0.6；

18. 双眼矫正视力≤0.6；

19. 放射性及外伤性白内障Ⅲ期；

20. 眼球内非金属异物不宜取出；

21. 泪器损伤,手术无效;

22. 一侧睑外翻合并睑闭合不全;

23. 睑球粘连影响眼球转动;

24. 双耳听力损失≥40 dB 或一耳听力损失≥80 dB;

25. 发声及构音不清;

26. 一耳或双耳郭缺损累计>1/5;

27. 牙槽骨损伤长度>4 cm,牙脱落4颗以上;

28. 食管切除重建术后;

29. 心脏异物滞留或异物摘除术后;

30. 心脏、大血管损伤修补术后;

31. 肺段切除或修补术后;

32. 支气管成形术后;

33. 阴茎部分切除术后;

34. 肾部分切除术后;

35. 脾部分切除术后;

36. 子宫修补术后;

37. 一侧卵巢部分切除;

38. 阴道修补或成形术后。

(十)十级

具有下列残情之一,器官部分缺损,形态异常,有轻度功能障碍的,为十级:

1. 颅脑创伤半年后有发作性头痛伴脑电图异常(3次以上);

2. 颅脑创伤后,边缘智能;

3. 颅脑创伤后颅骨缺损 3～9 cm² 或颅骨缺损≥9 cm² 行颅骨修补术后;

4. 颅内异物;

5. 全身瘢痕占体表面积>5%;

6. 面部瘢痕>2%;

7. 一眼矫正视力≤0.5,另一眼矫正视力≥0.8;

8. 双眼矫正视力<0.8;

9. 放射性或外伤性白内障Ⅰ～Ⅱ期;

10. 眶内异物未取出;

11. 第Ⅴ对脑神经眼支麻痹;

12. 外伤性瞳孔散大;

13. 双耳听力损失≥30 dB 或一耳听力损失≥70 dB;

14. 前庭功能障碍,闭眼不能并足站立;

15. 严重声音嘶哑;

16. 一耳或双耳再造术后;

17. 嗅觉完全丧失;

18. 单侧鼻腔或鼻孔闭锁;

19. 一侧颞下颌关节强直,张口度<2.5 cm;

20. 颌面部有异物存留;

21. 一侧不完全性面瘫;

22. 肋骨骨折>3根并胸廓畸形;

23. 肺内异物存留;

24. 腹腔脏器损伤修补术后;

25.异物色素沉着或色素脱失超过颜面总面积1/4。

注：

1.医疗期满系指经过"系统治疗"，即住院治疗，或每月2次(含)以上到医院进行门诊治疗并坚持服药一个疗程(精神病患者一般为3个月)以上，以及恶性肿瘤在门诊进行放射或化学治疗。

2.航空病、减压病、放射性疾病、火箭推进剂中毒、肺尘埃沉着病等特殊行业现役军人易患的职业病，引起器官损伤、功能障碍、心理障碍及对医疗护理依赖的，依据本标准相关残情进行等级评定。

3.本标准未列载的各种恶性肿瘤及其他伤、病致残情况，可参照相应残情进行等级评定。

4.对于同一器官或系统多处损伤，或一个以上器官同时受到损伤者，应先对单项伤残程度进行鉴定。如几项伤残等级不同，以重者定级;两项以上等级相同，最多晋升一级。

——民政部、劳动和社会保障部、卫生部、总后勤部2004年11月5日发布《军人残疾等级评定标准》(试行)

二、工伤伤残等级评定标准

(一)一级

1.极重度智能损伤;

2.四肢瘫肌力≤3级或三肢瘫肌力≤2级;

3.第4颈椎以上截瘫，肌力≤2级;

4.重度运动障碍(非肢体瘫);

5.面部重度毁容，同时伴有B2中二级伤残之一者;

6.全身重度瘢痕形成，占体表面积≥90%，伴有脊柱及四肢大关节活动功能基本丧失;

7.双肘关节以上缺失或功能完全丧失;

8.双下肢高位缺失及一上肢高位缺失;

9.双下肢及一上肢严重瘢痕畸形，活动功能丧失;

10.双眼无光感或仅有光感但光定位不准者;

11.肺功能重度损伤和呼吸困难Ⅳ级，需终生依赖机械通气;

12.双肺或心肺联合移植术;

13.小肠切除≥90%;

14.肝切除后原位肝移植;

15.胆道损伤原位肝移植;

16.全胰切除;

17.双侧肾切除或孤肾切除术后，用透析维持或同种肾移植术后肾功能不全尿毒症期;

18.肺尘埃沉着病Ⅲ期伴肺功能重度损伤和(或)重度低氧血症[$PO_2<5.3$ kPa(40 mmHg)];

19.其他职业性肺部疾病，伴肺功能重度损伤和(或)重度低氧血症[$PO_2<5.3$ kPa(40 mmHg)];

20.放射性肺炎后，两叶以上肺纤维化伴重度低氧血症[$PO_2<5.3$ kPa(40 mmHg)];

21.职业性肺癌伴肺功能重度损伤;

22.职业性肝血管肉瘤，重度肝功能损害;

23.肝硬化伴食管静脉破裂出血，肝功能重度损害;

24.肾功能不全尿毒症期，内生肌酐清除率持续<10 ml/min，或血浆肌酐水平持续>707 μmol/L(8 mg/dl)。

(二)二级

1.重度智能损伤;

2.三肢瘫，肌力3级;

3.偏瘫，肌力≤2级;

4.截瘫,肌力≤2级;

5.双手全肌瘫,肌力≤3级;

6.完全感觉性或混合性失语;

7.全身重度瘢痕形成,占体表面积≥80%,伴有四肢大关节中3个以上活动功能受限;

8.全面部瘢痕或植皮伴有重度毁容;

9.双侧前臂缺失或双手功能完全丧失;

10.双下肢高位缺失;

11.双下肢瘢痕畸形,功能完全丧失;

12.双膝、双踝僵直于非功能位;

13.双膝以上缺失;

14.双膝、踝关节功能完全丧失;

15.同侧上、下肢瘢痕畸形,功能完全丧失;

16.四肢大关节(肩、髋、膝、肘)中4个以上关节功能完全丧失者;

17.一眼有或无光感,另眼矫正视力≤0.02,或视野≤8%(或半径≤5°);

18.无吞咽功能,完全依赖胃管进食;

19.双侧上颌骨完全缺损;

20.双侧下颌骨完全缺损;

21.一侧上颌骨及对侧下颌骨完全缺损,并伴有颜面软组织缺损>30 cm^2;

22.一侧全肺切除并胸廓成形术,呼吸困难Ⅲ级;

23.心功能不全三级;

24.食管闭锁或损伤后无法行食管重建术,依赖胃造瘘或空肠造瘘进食;

25.小肠切除3/4,合并短肠综合征;

26.肝切除3/4,并肝功能重度损害;

27.肝外伤后发生门脉高压三联症或发生Budd-Chiari综合征;

28.胆道损伤致肝功能重度损害;

29.胰次全切除,胰腺移植术后;

30.孤肾部分切除后,肾功能不全失代偿期;

31.肺功能重度损伤和(或)重度低氧血症;

32.肺尘埃沉着病Ⅲ期伴肺功能中度损伤和(或)中度低氧血症;

33.肺尘埃沉着病Ⅱ期伴肺功能重度损伤和(或)重度低氧血症[PO$_2$<5.3 kPa(40 mmHg)];

34.肺尘埃沉着病Ⅲ期伴活动性肺结核;

35.职业性肺癌或胸膜间皮瘤;

36.职业性急性白血病;

37.急性重型再生障碍性贫血;

38.慢性重度中毒性肝病;

39.肝血管肉瘤;

40.肾功能不全尿毒症期,内生肌酐清除率<25 ml/min,或血浆肌酐水平持续>450 μmol/L(5 mg/dl);

41.职业性膀胱癌;

42.放射性肿瘤。

(三)三级

1.精神病性症状表现为危险或冲动行为者;

2.精神病性症状致使缺乏生活自理能力者;

3.重度癫痫;

4. 偏瘫,肌力3级;

5. 截瘫,肌力3级;

6. 双足全肌瘫,肌力≤2级;

7. 中度运动障碍(非肢体瘫);

8. 完全性失用、失写、失读、失认等具有两项及两项以上者;

9. 全身重度瘢痕形成,占体表面积≥70%,伴有四肢大关节中两个以上活动功能受限;

10. 面部瘢痕或植皮≥2/3并有中度毁容;

11. 一手缺失,另一手拇指缺失;

12. 双手拇、示指缺失或功能完全丧失;

13. 一侧肘上缺失;

14. 一手功能完全丧失,另一手拇指对掌功能丧失;

15. 双髋、双膝关节中,有一个关节缺失或无功能及另一关节伸屈活动达不到0°~90°者;

16. 一侧髋、膝关节畸形,功能完全丧失;

17. 非同侧腕上、踝上缺失;

18. 非同侧上、下肢瘢痕畸形,功能完全丧失;

19. 一眼有或无光感,另眼矫正视力≤0.05或视野≤16%(半径≤10°);

20. 双眼矫正视力<0.05或视野≤16%(半径≤10°);

21. 一侧眼球摘除或眶内容剜出,另眼矫正视力<0.1或视野≤24%(或半径≤15°);

22. 呼吸完全依赖气管套管或造口;

23. 静止状态下或仅轻微活动即有呼吸困难(喉源性);

24. 同侧上、下颌骨完全缺损;

25. 一侧上颌骨完全缺损,伴颜面部软组织缺损>30 cm²;

26. 一侧下颌骨完全缺损,伴颜面部软组织缺损>30 cm²;

27. 舌缺损>全舌的2/3;

28. 一侧全肺切除并胸廓成形术;

29. 一侧胸廓成形术,肋骨切除6根以上;

30. 一侧全肺切除并隆凸切除成形术;

31. 一侧全肺切除并血管代用品重建大血管术;

32. 三度房室传导阻滞;

33. 肝切除2/3,并肝功能中度损害;

34. 胰次全切除,胰岛素依赖;

35. 一侧肾切除,对侧肾功能不全失代偿期;

36. 双侧输尿管狭窄,肾功能不全失代偿期;

37. 永久性输尿管腹壁造瘘;

38. 膀胱全切除;

39. 肺尘埃沉着病Ⅲ期;

40. 肺尘埃沉着病Ⅱ期伴肺功能中度损伤和(或)中度低氧血症;

41. 肺尘埃沉着病Ⅱ期合并活动性肺结核;

42. 放射性肺炎后,两叶肺纤维化,伴肺功能中度损伤和(或)中度低氧血症;

43. 粒细胞缺乏症;

44. 再生障碍性贫血;

45. 职业性慢性白血病;

46. 中毒性血液病,骨髓增生异常综合征;

47. 中毒性血液病,严重出血或血小板含量≤2×10^{10}/L;

48. 砷性皮肤癌;

49.放射性皮肤癌。

(四)四级

1.中度智能损伤；

2.精神病性症状致使缺乏社交能力者；

3.单肢瘫肌力≤2级；

4.双手部分肌瘫肌力≤2级；

5.一手全肌瘫肌力≤2级；

6.脑脊液漏伴有颅底骨缺损不能修复或反复手术失败；

7.面部中度毁容；

8.全身瘢痕面积≥60%,四肢大关节中1个关节活动功能受限；

9.面部瘢痕或植皮≥1/2并有轻度毁容；

10.双拇指完全缺失或无功能；

11.一侧手功能完全丧失,另一侧手部分功能丧失；

12.一侧膝以下缺失,另一侧前足缺失；

13.一侧膝以上缺失；

14.一侧踝以下缺失,另一侧足畸形行走困难；

15.双膝以下缺失或无功能；

16.一眼有或无光感,另眼矫正视力<0.2或视野≤32%(或半径≤20°)；

17.一眼矫正视力<0.05,另眼矫正视力≤0.1；

18.双眼矫正视力<0.1或视野≤32%(或半径≤20°)；

19.双耳听力损失≥91 dB；

20.牙关紧闭或因食管狭窄只能进流食；

21.一侧上颌骨缺损1/2,伴颜面部软组织缺损>30 cm²；

22.下颌骨缺损长6 cm以上的区段,伴口腔、颜面软组织缺损>30 cm²；

23.双侧颞下颌关节骨性强直,完全不能张口；

24.面颊部洞穿性缺损>30 cm²；

25.双侧完全性面瘫；

26.一侧全肺切除术；

27.双侧肺叶切除术；

28.肺叶切除后并胸廓成形术后；

29.肺叶切除并隆凸切除成形术后；

30.一侧肺移植术；

31.心瓣膜置换术后；

32.心功能不全二级；

33.食管重建术后吻合口狭窄,仅能进流食者；

34.全胃切除；

35.胰头、十二指肠切除；

36.小肠切除3/4；

37.小肠切除2/3,包括回盲部切除；

38.全结肠、直肠、肛门切除,回肠造瘘；

39.外伤后肛门排便重度障碍或失禁；

40.肝切除2/3；

41.肝切除1/2,肝功能轻度损害；

42.胆道损伤致肝功能中度损害；

43. 甲状旁腺功能重度损害;

44. 肾修补术后,肾功能不全失代偿期;

45. 输尿管修补术后,肾功能不全失代偿期;

46. 永久性膀胱造瘘;

47. 重度排尿障碍;

48. 神经源性膀胱,残余尿≥50 ml;

49. 尿道狭窄,需定期行扩张术;

50. 双侧肾上腺缺损;

51. 未育妇女双侧卵巢切除;

52. 肺尘埃沉着病Ⅱ期;

53. 肺尘埃沉着病Ⅰ期伴肺功能中度损伤或中度低氧血症;

54. 肺尘埃沉着病Ⅰ期伴活动性肺结核;

55. 病态窦房结综合征(需安装起搏器者);

56. 肾上腺皮质功能明显减退;

57. 免疫功能明显减退。

(五)五级

1. 癫痫中度;

2. 四肢瘫,肌力4级;

3. 单肢瘫,肌力3级;

4. 双手部分肌瘫,肌力3级;

5. 一手全肌瘫,肌力3级;

6. 双足全肌瘫,肌力3级;

7. 完全运动性失语;

8. 具有完全性失用、失写、失读、失认等其中一项者;

9. 具有不完全性失用、失写、失读、失认等其中多项者;

10. 全身瘢痕占体表面积≥50%,并有关节活动功能受限;

11. 面部瘢痕或植皮≥1/3并有毁容标准之一项;

12. 脊柱骨折后遗30°以上侧弯或后凸畸形,伴严重根性神经痛(以电生理检查为依据);

13. 一侧前臂缺失;

14. 一手功能完全丧失;

15. 肩、肘、腕关节之一功能完全丧失;

16. 一手拇指缺失,另一手除拇指外3指缺失;

17. 一手拇指无功能,另一手除拇指外3指功能丧失;

18. 双前足缺失或双前足瘢痕畸形,功能完全丧失;

19. 双跟骨足底软组织缺损瘢痕形成,反复破溃;

20. 一髋(或一膝)功能完全丧失;

21. 一侧膝以下缺失;

22. 第Ⅲ对脑神经麻痹;

23. 双眼外伤性青光眼术后,需用药物维持眼压者;

24. 一眼有或无光感,另眼矫正视力≤0.3或视野≤40%(或半径≤25°);

25. 一眼矫正视力<0.05,另眼矫正视力≤0.2;

26. 一眼矫正视力<0.1,另眼矫正视力等于0.1;

27. 双眼视野≤40%(或半径≤25°);

28. 一侧眼球摘除者;

29.双耳听力损失≥81 dB;

30.一般活动及轻工作时有呼吸困难;

31.吞咽困难,仅能进半流食;

32.双侧喉返神经损伤,喉保护功能丧失致饮食呛咳、误吸;

33.一侧上颌骨缺损> 1/4,但< 1/2,伴软组织缺损>10 cm²,但<20 cm²;

34.下颌骨缺损长4 cm以上的区段,伴口腔、颜面软组织缺损>10 cm²;

35.舌缺损>1/3,但<2/3;

36.一侧完全面瘫,另一侧不完全面瘫;

37.双肺叶切除术;

38.肺叶切除术并血管代用品重建大血管术;

39.隆凸切除成形术;

40.食管重建术后吻合口狭窄,仅能进半流食者;

41.食管气管(或支气管)瘘;

42.食管胸膜瘘;

43.胃切除3/4;

44.十二指肠憩室化;

45.小肠切除2/3,包括回肠大部;

46.直肠、肛门切除,结肠部分切除,结肠造瘘;

47.肝切除1/2;

48.胰切除2/3;

49.甲状腺功能重度损害;

50.一侧肾切除,对侧肾功能不全代偿期;.

51.一侧输尿管狭窄,肾功能不全代偿期;

52.尿道瘘不能修复者;

53.两侧睾丸、副睾丸缺损;

54.生殖功能重度损伤;

55.双侧输精管缺损,不能修复;

56.阴茎全缺损;

57.未育妇女子宫切除或部分切除;

58.已育妇女双侧卵巢切除;

59.未育妇女双侧输卵管切除;

60.阴道闭锁;

61.会阴部瘢痕挛缩伴有阴道或尿道或肛门狭窄;

62.未育妇女双侧乳腺切除;

63.肺功能中度损伤;

64.中度低氧血症;

65.莫氏二度Ⅱ型房室传导阻滞;

66.病态窦房结综合征(不需安起搏器者);.

67.中毒性血液病,血小板减少(≤4×10¹⁰/L)并有出血倾向;

68.中毒性血液病,白细胞含量持续<3×10⁹/L(3 000/mm³)或粒细胞<1.5×10⁹/L(1 500/mm³);

69.慢性中度中毒性肝病;

70.肾功能不全失代偿期,内生肌酐清除率持续<50 ml/min,或血浆肌酐水平持续>177 μmol/L(2 mg/dl);

71.放射性损伤致睾丸萎缩;

72.慢性重度磷中毒;

73.重度手臂振动病。

(六)六级

1.轻度智能损伤;

2.精神病性症状影响职业劳动能力者;

3.三肢瘫肌力4级;

4.截瘫,双下肢肌力4级伴轻度排尿障碍;

5.双手全肌瘫,肌力4级;

6.双足部分肌瘫,肌力≤2级;

7.单足全肌瘫,肌力≤2级;

8.轻度运动障碍(非肢体瘫);

9.不完全性失语;

10.面部重度异物色素沉着或脱失;

11.面部瘢痕或植皮≥1/3;

12.全身瘢痕面积≥40%;

13.撕脱伤后头皮缺失1/5以上;

14.脊柱骨折后遗小于30°畸形伴根性神经病(神经电生理检查不正常);

15.单纯一拇指完全缺失,或连同另一手非拇指2指缺失;

16.一拇指功能完全丧失,另一手除拇指外有2指功能完全丧失;

17.一手三指(含拇指)缺失;

18.除拇指外其余四指缺失或功能完全丧失;

19.一侧踝以下缺失;

20.一侧踝关节畸形,功能完全丧失;

21.下肢骨折成角畸形>15°,并有肢体短缩4 cm以上;

22.一前足缺失,另一足仅残留跗趾;

23.一前足缺失,另一足除跗趾外,2~5趾畸形,功能丧失;

24.一足功能丧失,另一足部分功能丧失;

25.一髋或一膝关节伸屈活动达不到0°~90°者;

26.单侧跟骨足底软组织缺损瘢痕形成,反复破溃;

27.一眼有或无光感,另一眼矫正视力≥0.4;

28.一眼矫正视力≤0.05,另一眼矫正视力≥0.3;

29.一眼矫正视力≤0.1,另一眼矫正视力≥0.2;

30.双眼矫正视力≤0.2或视野≤48%(或半径≤30°);

31.第Ⅳ或第Ⅵ对脑神经麻痹,或眼外肌损伤致复视的;

32.双耳听力损失≥71 dB;

33.双侧前庭功能丧失,睁眼行走困难,不能并足站立;

34.单侧或双侧颞下颌关节强直,张口困难Ⅲ°;

35.一侧上颌骨缺损1/4,伴口腔、颜面软组织缺损>10 cm²;

36.面部软组织缺损>20 cm²,伴发涎瘘;

37.舌缺损>1/3,但<1/2;

38.双侧颧骨并颧弓骨折,伴有开口困难Ⅱ°以上及颜面部畸形经手术复位者;

39.双侧下颌骨髁状突颈部骨折,伴有开口困难Ⅱ°以上及咬合关系改变,经手术治疗者;

40.一侧完全性面瘫;

41.肺叶切除并肺段或楔形切除术;

42.肺叶切除并支气管成形术后;

43. 支气管(或气管)胸膜瘘;

44. 冠状动脉旁路移植术;

45. 血管代用品重建大血管;

46. 胃切除2/3;

47. 小肠切除1/2,包括回盲部;

48. 肛门外伤后排便轻度障碍或失禁;

49. 肝切除1/3;

50. 胆道损伤致肝功能轻度损伤;

51. 腹壁缺损面积≥腹壁的1/4;

52. 胰切除1/2;

53. 脾切除;

54. 甲状腺功能中度损害;

55. 甲状旁腺功能中度损害;

56. 肾损伤性高血压;

57. 膀胱部分切除合并轻度排尿障碍;

58. 两侧睾丸创伤后萎缩,血睾酮低于正常值;

59. 生殖功能轻度损伤;

60. 阴茎部分缺损;

61. 已育妇女双侧乳腺切除;

62. 女性双侧乳房完全缺损或严重瘢痕畸形;

63. 肺尘埃沉着病 I 期伴肺功能轻度损伤和(或)轻度低氧血症;

64. 放射性肺炎后肺纤维化(<两叶),伴肺功能轻度损伤和(或)轻度低氧血症;

65. 其他职业性肺部疾病,伴肺功能轻度损伤;

66. 白血病完全缓解;

67. 中毒性肾病,持续性低分子蛋白尿伴白蛋白尿;

68. 中毒性肾病,肾小管浓缩功能减退;

69. 肾上腺皮质功能轻度减退;

70. 放射性损伤致甲状腺功能低下;

71. 减压性骨坏死Ⅲ期;

72. 中度手臂振动病;

73. 工业性氟病Ⅲ期。

(七)七级

1. 偏瘫,肌力4级;

2. 截瘫,肌力4级;

3. 单手部分肌瘫,肌力3级;

4. 双足部分肌瘫,肌力3级;

5. 单足全肌瘫,肌力3级;

6. 中毒性周围神经病重度感觉障碍;

7. 具有不完全性失用、失写、失读和失认等其中一项者;

8. 符合重度毁容标准之两项者;

9. 烧伤后颅骨全层缺损≥30 cm^2,或在硬脑膜上植皮面积≥10 cm^2;

10. 颈部瘢痕挛缩,影响颈部活动;

11. 全身瘢痕面积≥30%;

12. 面部瘢痕、异物或植皮伴色素改变占面部10%以上;

13. 女性两侧乳房部分缺损；

14. 骨盆骨折后遗产道狭窄（未育者）；

15. 骨盆骨折严重移位，症状明显者；

16. 一拇指指间关节离断；

17. 一拇指指间关节畸形，功能完全丧失；

18. 一手除拇指外，其他 2～3 指（含示指）近侧指间关节离断；

19. 一手除拇指外，其他 2～3 指（含示指）近侧指间关节功能丧失；

20. 肩、肘、腕关节之一损伤后活动度未达功能位者；

21. 一足 1～5 趾缺失；

22. 一足除蹈趾外，其他 4 趾瘢痕畸形，功能完全丧失；

23. 一前足缺失；

24. 四肢大关节人工关节术后，基本能生活自理；

25. 四肢大关节创伤性关节炎，长期反复积液；

26. 下肢伤后短缩>2 cm，但<3 cm 者；

27. 膝关节韧带损伤术后关节不稳定，伸屈功能正常者；

28. 一眼有或无光感，另一眼矫正视力≥0.8；

29. 一眼有或无光感，另一眼各种客观检查正常；

30. 一眼矫正视力≤0.05，另一眼矫正视力≥0.6；

31. 一眼矫正视力≤0.1，另一眼矫正视力≥0.4；

32. 双眼矫正视力≤0.3 或视野≤64%（或半径≤40°）；

33. 单眼外伤性青光眼术后，需用药物维持眼压者；

34. 双耳听力损失≥56 dB；

35. 咽成形术后，咽下运动不正常；

36. 牙槽骨损伤长度≥8 cm，牙齿脱落 10 颗及以上；

37. 一侧颧骨并颧弓骨折；

38. 一侧下颌骨髁状突颈部骨折；

39. 双侧颧骨并颧弓骨折，无功能障碍者；

40. 单侧颧骨并颧弓骨折，伴有开口困难Ⅱ°以上及颜面部畸形经手术复位者；

41. 双侧不完全性面瘫；

42. 肺叶切除术；

43. 局限性脓胸行部分胸廓成形术；

44. 气管部分切除术；

45. 肺功能轻度损伤；

46. 食管重建术后伴反流性食管炎；

47. 食管外伤或成形术后咽下运动不正常；

48. 胃切除 1/2；

49. 小肠切除 1/2；

50. 结肠大部分切除；

51. 肝切除 1/4；

52. 胆道损伤，胆肠吻合术后；

53. 成人脾切除；

54. 胰切除 1/3；

55. 一侧肾切除；

56. 膀胱部分切除；

57. 轻度排尿障碍；

58. 已育妇女子宫切除或部分切除;

59. 未育妇女单侧卵巢切除;

60. 已育妇女双侧输卵管切除;

61. 阴道狭窄;

62. 未育妇女单侧乳腺切除;

63. 肺尘埃沉着病Ⅰ期,肺功能正常;

64. 放射性肺炎后肺纤维化(<两叶),肺功能正常;

65. 轻度低氧血症;

66. 心功能不全一级;

67. 再生障碍性贫血完全缓解;

68. 白细胞减少症[白细胞数量持续<4×10^9/L(4 000/mm³)];

69. 中性粒细胞减少症[中性粒细胞数量持续<2×10^9/L(2 000/mm³)];

70. 慢性轻度中毒性肝病;

71. 肾功能不全代偿期,内生肌酐清除率<70 ml/min;

72. 三度牙酸蚀病。

(八)八级

1. 人格改变;

2. 单肢体瘫,肌力4级;

3. 单手全肌瘫,肌力4级;

4. 双手部分肌瘫,肌力4级;

5. 双足部分肌瘫,肌力4级;

6. 单足部分肌瘫,肌力≤3级;

7. 脑叶切除术后无功能障碍;

8. 符合重度毁容标准之1项者;

9. 面部烧伤植皮≥1/5;

10. 面部轻度异物沉着或色素脱失;

11. 双侧耳郭部分或一侧耳郭大部分缺损;

12. 全身瘢痕面积≥20%;

13. 女性一侧乳房缺损或严重瘢痕畸形;

14. 一侧或双侧眼睑明显缺损;

15. 脊椎压缩骨折,椎体前缘总体高度减少1/2以上者;

16. 一手除拇、示指外,有两指近侧指间关节离断;

17. 一手除拇、示指外,有两指近侧指间关节无功能;

18. 一足跚趾缺失,另一足非跚趾1趾缺失;

19. 一足跚趾畸形,功能完全丧失,另一足非跚趾1趾畸形;

20. 一足除跚趾外,其他3趾缺失;

21. 因开放性骨折感染形成慢性骨髓炎,反复发作者;

22. 四肢大关节创伤性关节炎,无积液;

23. 急性放射性皮肤损伤Ⅳ度及慢性放射性皮肤损伤手术治疗后影响肢体功能;

24. 放射性皮肤溃疡经久不愈者;

25. 一眼矫正视力≤0.2,另一眼矫正视力≥0.5;

26. 双眼矫正视力等于0.4;

27. 双眼视野≤80%(或半径≤50°);

28. 一侧或双侧睑外翻或睑闭合不全者;

29. 上睑下垂盖及瞳孔 1/3 者；

30. 睑球粘连影响眼球转动者；

31. 外伤性青光眼行抗青光眼手术眼压控制正常者；

32. 听力损失,双耳≥41 dB 或一耳≥91 dB；

33. 体力劳动时有呼吸困难；

34. 发声及言语困难；

35. 牙槽骨损伤长度≥6 cm,牙齿脱落 8 颗及以上；

36. 舌缺损<舌的 1/3；

37. 双侧鼻腔或鼻咽部闭锁；

38. 双侧颞下颌关节强直,张口困难Ⅱ°；

39. 上、下颌骨骨折,经牵引、固定治疗后有功能障碍者；

40. 双侧颧骨并颧弓骨折,无开口困难,颜面部凹陷畸形不明显,不需手术复位；

41. 肺段切除术；

42. 支气管成形术；

43. 双侧多根多处肋骨骨折致胸廓畸形；

44. 膈肌破裂修补术后,伴膈神经麻痹；

45. 心脏、大血管修补术；

46. 心脏异物滞留或异物摘除术；

47. 食管重建术后,进食正常者；

48. 胃部分切除；

49. 十二指肠带蒂肠片修补术；

50. 小肠部分切除；

51. 结肠部分切除；

52. 肝部分切除；

53. 胆道修补术；

54. 腹壁缺损面积<腹壁的 1/4；

55. 脾部分切除；

56. 胰部分切除；

57. 甲状腺功能轻度损害；

58. 甲状旁腺功能轻度损害；

59. 输尿管修补术；

60. 尿道修补术；

61. 一侧睾丸、附睾切除；

62. 一侧输精管缺损,不能修复；

63. 性功能障碍；

64. 一侧肾上腺缺损；

65. 已育妇女单侧卵巢切除；

66. 已育妇女单侧输卵管切除；

67. 已育妇女单侧乳腺切除；

68. 其他职业性肺疾病,肺功能正常；

69. 中毒性肾病持续低分子蛋白尿；

70. 慢性中度磷中毒；

71. 工业性氟病Ⅱ期；

72. 减压性骨坏死Ⅱ期；

73. 轻度手臂振动病；.

74.二度牙酸蚀。

（九）九级

1. 癫痫轻度；

2. 中毒性周围神经病轻度感觉障碍；

3. 脑挫裂伤无功能障碍；

4. 开颅手术后无功能障碍者；

5. 颅内异物无功能障碍；

6. 颈部外伤致颈总、颈内动脉狭窄，支架置入或血管搭桥手术后无功能障碍；

7. 符合中度毁容标准之2项或轻度毁容者；

8. 发际边缘瘢痕性秃发或其他部位秃发，需戴假发者；

9. 颈部瘢痕畸形，不影响活动；

10. 全身瘢痕占体表面积≥5%；

11. 面部有≥8 cm² 或3处以上≥1 cm² 的瘢痕；

12. 两个以上横突骨折后遗腰痛；

13. 3个节段脊柱内固定术；

14. 脊椎压缩前缘高度<1/2者；

15. 椎间盘切除术后无功能障碍；

16. 一拇指末节部分1/2缺失；

17. 一手示指2~3节缺失；

18. 一拇指指间关节功能丧失；

19. 一足拇趾末节缺失；

20. 除拇趾外其他趾缺失或瘢痕畸形，功能不全；

21. 跖骨或跗骨骨折影响足弓者；

22. 患肢外伤后1年仍持续存在下肢中度以上凹陷性水肿者；

23. 骨折内固定术后无功能障碍者；

24. 外伤后膝关节伴月板切除、髌骨切除、膝关节交叉韧带修补术后无功能障碍；

25. 第Ⅴ对脑神经眼支麻痹；

26. 眶壁骨折致眼球内陷、两眼球凸出度相差>2mm 或错位变形影响外观者；

27. 一眼矫正视力≤0.3，另一眼矫正视力>0.6；

28. 双眼矫正视力等于0.5；

29. 泪器损伤，手术无法改进溢泪者；

30. 双耳听力损失≥31 dB 或一耳损失≥71 dB；

31. 发声及言语不畅；

32. 铬鼻病有医疗依赖；

33. 牙槽骨损伤长度>4 cm，牙脱落4颗及以上；

34. 上、下颌骨骨折，经牵引、固定治疗后无功能障碍者；

35. 肺修补术；

36. 肺内异物滞留或异物摘除术；

37. 膈肌修补术；

38. 限局性脓胸行胸膜剥脱术；

39. 食管修补术；

40. 胃修补术后；

41. 十二指肠修补术；

42. 小肠修补术后；

43. 结肠修补术后；

44. 肝修补术后；

45. 胆囊切除；

46. 开腹探查术后；

47. 脾修补术后；

48. 胰修补术后；

49. 肾修补术后；

50. 膀胱修补术后；

51. 子宫修补术后；

52. 一侧卵巢部分切除；

53. 阴道修补或成形术后；

54. 乳腺成形术后。

（十）十级

1. 符合中度毁容标准之一项者；

2. 面部有瘢痕、植皮、异物色素沉着或脱失>2 cm^2；

3. 全身瘢痕面积<5%，但≥1%；

4. 外伤后受伤节段脊柱骨性关节炎伴腰痛，年龄在 50 岁以下者；

5. 椎间盘突出症未做手术者；

6. 一手除拇指外，任何一指远侧指间关节离断或功能丧失；

7. 指端植皮术后（增生性瘢痕 1 cm^2 以上）；

8. 手背植皮面积>50 cm^2，并有明显瘢痕；

9. 手掌、足掌植皮面积>30% 者；

10. 除拇指外，余 3～4 指末节缺失；

11. 除蹰趾外，任何 1 趾末节缺失；

12. 足背植皮面积>100 cm^2；

13. 膝关节半月板损伤、膝关节交叉韧带损伤未做手术者；

14. 身体各部位骨折愈合后无功能障碍；

15. 一手或两手慢性放射性皮肤损伤Ⅱ度及Ⅱ度以上者；

16. 一眼矫正视力≤0.5，另一眼矫正视力≥0.8；

17. 双眼矫正视力≤0.8；

18. 一侧或双侧睑外翻或睑闭合不全行成形手术后矫正者；

19. 上睑下垂遮盖及瞳孔 1/3 行成形手术后矫正者；

20. 睑球粘连影响眼球转动行成形手术后矫正者；

21. 职业性及外伤性白内障术后人工晶状体眼，矫正视力正常者；

22. 职业性及外伤性白内障Ⅰ～Ⅱ度（或轻度、中度），矫正视力正常者；

23. 晶状体部分脱位；

24. 眶内异物未取出者；

25. 眼球内异物未取出者；

26. 外伤性瞳孔放大；

27. 角巩膜贯通伤治愈者；

28. 听力损失，双耳≥26 dB，或一耳≥56 dB；

29. 双侧前庭功能丧失，闭眼不能并足站立；

30. 铬鼻病（无症状者）；

31. 嗅觉丧失；

32.牙齿除智齿以外,切牙脱落1颗以上或其他牙脱落2颗以上;

33.一侧颞下颌关节强直,张口困难Ⅰ度;

34.鼻窦或面颊部有异物未取出;

35.单侧鼻腔或鼻孔闭锁;

36.鼻中隔穿孔;

37.一侧不完全性面瘫;

38.血、气胸行单纯闭式引流术后,胸膜粘连增厚;

39.开胸探查术后;

40.肝外伤保守治疗后;

41.胰损伤保守治疗后;

42.脾损伤保守治疗后;

43.肾损伤保守治疗后;

44.膀胱外伤保守治疗后;

45.卵巢修补术后;

46.输卵管修补术后;

47.乳腺修补术后;

48.免疫功能轻度减退;

49.慢性轻度磷中毒;

50.工业性病Ⅰ期;

51.煤矿井下工人滑囊炎;

52.减压性骨坏死Ⅰ期;

53.一度牙酸蚀病;

54.职业性皮肤病久治不愈。

——中华人民共和国国家标准《职工工伤与职业病致残程度鉴定标准》(GB/T 16180—2006)

三、交通伤伤残等级评定标准

(一)Ⅰ级

1.颅脑、脊髓及周围神经损伤致:

(1)植物状态;

(2)极度智力缺损(智商20以下)或精神障碍,日常生活完全不能自理;

(3)四肢瘫(三肢以上肌力3级以下);

(4)截瘫(肌力2级以下)伴大便和小便失禁。

2.头面部损伤致:

(1)双侧眼球缺失;

(2)一侧眼球缺失,另一侧眼严重畸形伴盲目5级。

3.脊柱胸段损伤致严重畸形愈合,呼吸功能严重障碍。

4.颈部损伤致呼吸和吞咽功能严重障碍。

5.胸部损伤致:

(1)肺叶切除或双侧胸膜广泛严重粘连或胸廓严重畸形,呼吸功能严重障碍;

(2)心功能不全,心功能Ⅳ级,或心功能不全,心功能Ⅲ级伴明显器质性心律失常。

6.腹部损伤致

(1)胃、肠、消化腺等部分切除,消化吸收功能严重障碍,日常生活完全不能自理;

(2)双侧肾切除或完全丧失功能,日常生活完全不能自理。

7.肢体损伤致：

(1)三肢以上缺失(上肢在腕关节以上,下肢在踝关节以上);

(2)二肢缺失(上肢在肘关节以上,下肢在膝关节以上),另一肢丧失功能50%以上;

(3)二肢缺失(上肢在腕关节以上,下肢在踝关节以上),第三肢完全丧失功能;

(4)一肢缺失(上肢在肘关节以上,下肢在踝关节以上),第二肢完全丧失功能,第三肢丧失功能50%以上;

(5)一肢缺失(上肢在腕关节以上,下肢在踝关节以上),另二肢完全丧失功能;

(6)三肢完全丧失功能。

8.皮肤损伤致瘢痕形成,占体表面积76%以上。

(二)Ⅱ级

1.颅脑、脊髓及周围神经损伤致：

(1)重度智力缺损(智商34以下)或精神障碍,日常生活需随时有人帮助才能完成;

(2)完全性失语;

(3)双眼盲目5级;

(4)四肢瘫(二肢以上肌力2级以下);

(5)偏瘫或截瘫(肌力2级以下)。

2.头面部损伤致：

(1)一侧眼球缺失,另一眼盲目4级,或一侧眼球缺失,另一侧眼严重畸形伴盲目3级以上;

(2)双侧眼睑重度下垂(或严重畸形)伴双眼盲目4级以上,或一侧眼睑重度下垂(或严重畸形),该眼盲目4级以上,另一眼盲目5级;

(3)双眼盲目5级;

(4)双耳极度听觉障碍伴双侧耳郭缺失(或严重畸形),或双耳极度听觉障碍伴一侧耳郭缺失,另一侧耳郭严重畸形;

(5)全面部瘢痕形成。

3.脊柱胸段损伤致严重畸形愈合,呼吸功能障碍。

4.颈部损伤致呼吸和吞咽功能障碍。

5.胸部损伤致：

(1)肺叶切除或胸膜广泛严重粘连或胸廓畸形,呼吸功能障碍;

(2)心功能不全,心功能Ⅲ级,或心功能不全,心功能Ⅱ级伴明显器质性心律失常。

6.腹部损伤致一侧肾切除或完全丧失功能,另一侧肾功能重度障碍。

7.肢体损伤致：

(1)二肢缺失(上肢在肘关节以上,下肢在膝关节以上);

(2)一肢缺失(上肢在肘关节以上,下肢在膝关节以上),另一肢完全丧失功能;

(3)二肢以上完全丧失功能。

8.皮肤损伤致瘢痕形成,占体表面积68%以上。

(三)Ⅲ级

1.颅脑、脊髓及周围神经损伤致：

(1)重度智力缺损或精神障碍,不能完全独立生活,需经常有人监护;

(2)严重外伤性癫痫,药物不能控制,大发作平均每月1次以上,或局限性发作平均每月4次以上,或小发作平均每周7次以上,或精神运动性发作平均每月3次以上;

(3)双侧严重面瘫,难以恢复;

(4)严重不自主运动或共济失调;

(5)四肢瘫(二肢以上肌力3级以下);

(6)偏瘫或截瘫(肌力3级以下);

(7)大便或小便失禁,难以恢复。

2.头面部损伤致:

(1)一侧眼球缺失,另一眼盲目 3 级,或一侧眼球缺失,另一侧眼严重畸形伴低视力 2 级;

(2)双侧眼睑重度下垂(或严重畸形)伴双眼盲目 3 级以上,或一侧眼睑重度下垂(或严重畸形),该眼盲目 3 级以上,另一眼盲目 4 级以上;

(3)双眼盲目 4 级以上;

(4)双眼视野接近完全缺损(直径小于5°);

(5)上颌骨、下颌骨缺损,牙齿脱落 24 颗以上;

(6)双耳极度听觉障碍伴一侧耳郭缺失(或严重畸形);

(7)一耳极度听觉障碍,另一耳重度听觉障碍,伴一侧耳郭缺失(或严重畸形),另一侧耳郭缺失(或畸形)50% 以上;

(8)双耳重度听觉障碍伴双侧耳郭缺失(或严重畸形),或双耳重度听觉障碍伴一侧耳郭缺失,另一侧耳郭严重畸形;

(9)面部瘢痕形成 80% 以上。

3.脊柱胸段损伤致严重畸形,严重影响呼吸功能。

4.颈部损伤致:

(1)瘢痕形成,颈部活动度完全丧失;

(2)严重影响呼吸和吞咽功能。

5.胸部损伤致:

(1)肺叶切除或胸膜广泛粘连或胸廓畸形,严重影响呼吸功能;

(2)心功能不全,心功能Ⅱ级伴器质性心律失常;或心功能Ⅰ级伴明显器质性心律失常。

6.腹部损伤致:

(1)胃、肠、消化腺等部分切除,消化吸收功能障碍;

(2)一侧肾切除或完全丧失功能,另一侧肾功能中度障碍,或双侧肾功能重度障碍。

7.盆部损伤致:

(1)女性双侧卵巢缺失或完全萎缩;

(2)大便和小便失禁,难以恢复。

8.会阴部损伤致双侧睾丸缺失或完全萎缩。

9.肢体损伤致

(1)二肢缺失(上肢在腕关节以上,下肢在踝关节以上);

(2)一肢缺失(上肢在肘关节以上,下肢在膝关节以上),另一肢丧失功能 50% 以上;

(3)一肢缺失(上肢在腕关节以上,下肢在踝关节以上),另一肢完全丧失功能;

(4)一肢完全丧失功能,另一肢丧失功能 50% 以上。

10.皮肤损伤致瘢痕形成,占体表面积 60% 以上。

(四)Ⅳ级

1.颅脑、脊髓及周围神经损伤致:

(1)中度智力缺损(智商 49 以下)或精神障碍,日常生活能力严重受限,间或需要帮助;

(2)严重运动性失语或严重感觉性失语;

(3)四肢瘫(二肢以上肌力 4 级以下);

(4)偏瘫或截瘫(肌力 4 级以下);

(5)阴茎勃起功能完全丧失。

2.头面部损伤致:

(1)一侧眼球缺失,另一眼低视力 2 级,或一侧眼球缺失,另一侧眼严重畸形伴低视力 1 级;

(2)双侧眼睑重度下垂(或严重畸形)伴双眼低视力 2 级以上,或一侧眼睑重度下垂(或严重畸形），该眼低视力2级以上，另一眼低盲目3级以上；

（3）双眼盲目3级以上；

（4）双眼视野极度缺损（直径小于10°）；

（5）双耳极度听觉障碍；

（6）一耳极度听觉障碍，另一耳重度听觉障碍伴一侧耳郭缺失（或畸形）50%以上；

（7）双耳重度听觉障碍伴一侧耳郭缺失（或严重畸形）；

（8）双耳中等重度听觉障碍伴双侧耳郭缺失（或严重畸形），或双耳中等重度听觉障碍伴一侧耳郭缺失，另一侧耳郭严重畸形；

（9）面部瘢痕形成60%以上。

3. 脊柱胸段损伤致严重畸形愈合，影响呼吸功能。

4 颈部损伤致：

（1）瘢痕形成，颈部活动度丧失75%以上；

（2）影响呼吸和吞咽功能。

5. 胸部损伤致：

（1）肺叶切除或胸膜粘连或胸廓畸形，影响呼吸功能；

（2）明显器质性心律失常。

6. 腹部损伤致一侧肾功能重度障碍，另一侧肾功能中度障碍。

7. 会阴部损伤致阴茎体完全缺失或严重畸形。

8. 外阴、阴道损伤致阴道闭锁。

9. 肢体损伤致双手完全缺失或丧失功能。

10. 皮肤损伤致瘢痕形成，占体表面积52%以上。

（五）V级

1. 颅脑、脊髓及周围神经损伤致：

（1）中度智力缺损或精神障碍，日常生活能力明显受限，需要指导；

（2）外伤性癫痫，药物不能完全控制，大发作平均每3个月1次以上，或局限性发作平均每月2次以上，或小发作平均每周4次以上，或精神运动性发作平均每月1次以上；

（3）严重失用或失认症；

（4）单侧严重面瘫，难以恢复；

（5）偏瘫或截瘫（一肢以上肌力2级以下）；

（6）单瘫（肌力2级以下）；

（7）大便或小便失禁，难以恢复。

2. 头面部损伤致：

（1）一侧眼球缺失伴另一眼低视力1级，一侧眼球缺失伴一侧眼严重畸形且视力接近正常；

（2）双侧眼睑重度下垂（或严重畸形）伴双眼低视力1级，或一侧眼睑重度下垂（或严重畸形），该眼低视力1级以上，另一眼低视力2级以上；

（3）双眼低视力2级以上；

（4）双眼视野重度缺损（直径小于20°）；

（5）舌肌完全麻痹或舌体缺失（或严重畸形）50%以上；

（6）上颌骨、下颌骨缺损，牙齿脱落20枚以上；

（7）一耳极度听觉障碍，另一耳重度听觉障碍；

（8）双耳重度听觉障碍伴一侧耳郭缺失（或畸形）50%以上；

（9）双耳中等重度听觉障碍伴一侧耳郭缺失（或严重畸形）；

（10）双侧耳郭缺失（或严重畸形）；

（11）外鼻部完全缺损（或严重畸形）；

(12)面部瘢痕形成40%以上。

3.脊柱胸段损伤致畸形愈合,影响呼吸功能。

4.颈部损伤致:

(1)瘢痕形成,颈部活动度丧失50%以上;

(2)影响呼吸功能。

5.胸部损伤致:

(1)肺叶切除或胸膜粘连或胸廓畸形,轻度影响呼吸功能。

(2)器质性心律失常。

6.腹部损伤致:

(1)胃、肠、消化腺等部分切除,严重影响消化吸收功能;

(2)一侧肾切除或完全丧失功能,另一侧肾功能轻度障碍。

7.盆部损伤致:

(1)双侧输尿管缺失或闭锁;

(2)膀胱切除;

(3)尿道闭锁;

(4)大便或小便失禁,难以恢复。

8.会阴部损伤致阴茎体大部分缺失(或畸形)。

9.外阴、阴道损伤致阴道严重狭窄,功能严重障碍。

10.肢体损伤致:

(1)双手缺失(或丧失功能)90%以上;

(2)一肢缺失(上肢在肘关节以上,下肢在膝关节以上);

(3)一肢缺失(上肢在腕关节以上,下肢在踝关节以上),另一肢丧失功能50%以上;

(4)一肢完全丧失功能。

11.皮肤损伤致瘢痕形成,占体表面积44%以上。

(六)Ⅵ级

1.颅脑、脊髓及周围神经损伤致:

(1)中度智力缺损或精神障碍,日常生活能力部分受限,但能部分代偿,部分日常生活需要帮助;

(2)严重失读伴失写症;或中度运动性失语或中度感觉性失语;

(3)偏瘫或截瘫(一肢肌力3级以下);

(4)单瘫(肌力3级以下);

(5)阴茎勃起功能严重障碍。

2.头面部损伤致:

(1)一侧眼球缺失伴另一眼视力接近正常,或一侧眼球缺失伴另一侧眼严重畸形;

(2)双侧眼睑重度下垂(或严重畸形)伴双眼视力接近正常,或一侧眼睑重度下垂(或严重畸形),该眼视力接近正常,另一眼低视力1级以上;

(3)双眼低视力1级;

(4)双眼视野中度缺损(直径小于60°);

(5)颞下颌关节强直,牙关紧闭;

(6)一耳极度听觉障碍,另一耳中等重度听觉障碍,或双耳重度听觉障碍;

(7)一侧耳郭缺失(或严重畸形),另一侧耳郭缺失(或畸形)50%以上;

(8)面部瘢痕形成面积在20%以上;

(9)面部大量细小瘢痕(或色素明显改变)75%以上。

3.脊柱损伤致颈椎或腰椎严重畸形愈合,颈部或腰部活动度完全丧失。

4.颈部损伤致瘢痕形成,颈部活动度丧失25%以上。

5. 腹部损伤致一侧肾功能重度障碍,另一侧肾功能轻度障碍。

6. 盆部损伤致:

(1)双侧输卵管缺失或闭锁;

(2)子宫全切。

7. 会阴部损伤致双侧输精管缺失或闭锁。

8. 外阴、阴道损伤致阴道狭窄,功能障碍。

9. 肢体损伤致:

(1)双手缺失(或丧失功能)70%以上;

(2)双足跗跖关节以上缺失;

(3)一肢缺失(上肢在腕关节以上,下肢在踝关节以上)。

10. 皮肤损伤致瘢痕形成,占体表面积36%以上。

(七)Ⅶ级

1. 颅脑、脊髓及周围神经损伤致

(1)轻度智力缺损(智商70以下)或精神障碍,日常生活有关的活动能力严重受限;

(2)外伤性癫痫,药物不能完全控制,大发作平均每6个月1次以上,或局限性发作平均每2个月2次以上,或小发作平均每周2次以上,或精神运动性发作平均每2个月1次以上;

(3)中度失用或中度失认症;

(4)严重构音障碍;

(5)偏瘫或截瘫(一肢肌力4级);

(6)单瘫(肌力4级);

(7)半身或偏身型完全性感觉缺失。

2. 头面部损伤致:

(1)一侧眼球缺失;

(2)双侧眼睑重度下垂(或严重畸形);

(3)口腔或颞下颌关节损伤,重度张口受限;

(4)上颌骨、下颌骨缺损,牙齿脱落16颗以上;

(5)一耳极度听觉障碍,另一耳中度听觉障碍,或一耳重度听觉障碍,另一耳中等重度听觉障碍;

(6)一侧耳郭缺失(或严重畸形),另一侧耳郭缺失(或畸形)10%以上;

(7)外鼻部大部分缺损(或畸形);

(8)面部瘢痕形成,面积在24 cm^{2}以上;

(9)面部大量细小瘢痕(或色素明显改变)50%以上;

(10)75%以上头皮无毛发。

3. 脊柱损伤致颈椎或腰椎畸形愈合,颈部或腰部活动度丧失75%以上。

4. 颈部损伤致颈前三角区瘢痕形成75%以上。

5. 胸部损伤致:

(1)女性双侧乳房缺失(或严重畸形);

(2)心功能不全,心功能Ⅱ级。

6. 腹部损伤致双侧肾功能中度障碍。

7. 盆部损伤致:

(1)骨盆倾斜,双下肢长度相差8 cm以上;

(2)女性骨盆严重畸形,产道破坏;

(3)一侧输尿管缺失或闭锁,另一侧输尿管严重狭窄。

8. 会阴部损伤致:

(1)阴茎体部分缺失(或畸形);

(2)阴茎包皮损伤,瘢痕形成,功能障碍。

9.肢体损伤致:

(1)双手缺失(或丧失功能)50%以上;

(2)双手感觉完全缺失;

(3)双足足弓结构完全破坏;

(4)一足跗跖关节以上缺失;

(5)双下肢长度相差 8 cm 以上;

(6)一肢丧失功能75%以上。

10.皮肤损伤致瘢痕形成,占体表面积28%以上。

(八)Ⅷ级

1.颅脑、脊髓及周围神经损伤致:

(1)轻度智力缺损或精神障碍,日常生活有关的活动能力部分受限;

(2)中度失读伴失写症;

(3)半身或偏身型深感觉缺失;

(4)阴茎勃起功能障碍。

2.头面部损伤致:

(1)一眼盲目 4 级以上;

(2)一眼视野接近完全缺损(直径小于5°);

(3)上颌骨、下颌骨缺损,牙齿脱落 12 颗以上;

(4)一耳极度听觉障碍;或一耳重度听觉障碍,另一耳中度听觉障碍,或双耳中等重度听觉障碍;

(5)一侧耳郭缺失(或严重畸形);

(6)鼻尖及一侧鼻翼缺损(或畸形);

(7)面部瘢痕面积 18 cm^2 以上;

(8)面部大量细小瘢痕(或色素明显改变)25%以上;

(9)头皮无毛发 50%以上;

(10)颌面部骨或软组织缺损 32 cm^3 以上。

3.脊柱损伤致:

(1)颈椎或腰椎畸形愈合,颈部或腰部活动度丧失50%以上;

(2)胸椎或腰椎两个椎体以上压缩性骨折。

4.颈部损伤致前三角区瘢痕形成50%以上。

5.胸部损伤致:

(1)女性一侧乳房缺失(或严重畸形),另一侧乳房部分缺失(或畸形);

(2)12 肋以上骨折。

6.腹部损伤致:

(1)胃、肠、消化腺等部分切除,影响消化吸收功能;

(2)脾切除;

(3)一侧肾切除或肾功能重度障碍。

7.盆部损伤致:

(1)骨盆倾斜,双下肢长度相差 6 cm 以上;

(2)双侧输尿管严重狭窄,或一侧输尿管缺失(或闭锁),另一侧输尿管狭窄;

(3)尿道严重狭窄。

8.会阴部损伤致:

(1)阴茎龟头缺失(或畸形);

(2)阴茎包皮损伤,瘢痕形成,严重影响功能。

9.外阴、阴道损伤致阴道狭窄,严重影响功能。

10.肢体损伤致:

(1)双手缺失(或丧失功能)30%以上;

(2)双手感觉缺失75%以上;

(3)一足弓结构完全破坏,另一足弓结构破坏1/3以上;

(4)双足10趾完全缺失或丧失功能;

(5)双下肢长度相差6 cm以上;

(6)一肢丧失功能50%以上;

11.皮肤损伤致瘢痕形成,占体表面积20%以上。

(九)IX级

1.颅脑、脊髓及周围神经损伤致:

(1)轻度智力缺损或精神障碍,日常活动能力部分受限;

(2)外伤性癫痫,药物不能完全控制,大发作1年1次以上,或局限性发作平均每6个月3次以上,或小发作平均每月4次以上,或精神运动性发作平均每6个月2次以上;

(3)严重失读或严重失写症;

(4)双侧轻度面瘫,难以恢复;

(5)半身或偏身型浅感觉缺失;

(6)严重影响阴茎勃起功能。

2.头面部损伤致:

(1)一眼盲目3级以上;

(2)双侧眼睑下垂(或畸形),或一侧眼睑重度下垂(或严重畸形);

(3)一眼视野极度缺损(直径小于10°);

(4)上颌骨、下颌骨缺损,牙齿脱落8颗以上;

(5)口腔损伤,牙齿脱落16颗以上;

(6)口腔或颞下颌关节损伤,中度张口受限;

(7)舌尖缺失(或畸形);

(8)一耳重度听觉障碍,或一耳中等重度听觉障碍,另一耳中度听觉障碍;

(9)一侧耳郭缺失(或畸形)50%以上;

(10)一侧鼻翼缺损(或畸形);

(11)面部瘢痕面积12 cm^{2}以上,或面部线条状瘢痕20 cm以上;

(12)面部细小瘢痕(或色素明显改变)面积30 cm^{2}以上;

(13)头皮无毛发25%以上;

(14)颌面部骨及软组织缺损16 cm^{3}以上。

3.脊柱损伤致:

(1)颈椎或腰椎畸形愈合,颈部或腰部活动度丧失25%以上;

(2)胸椎或腰椎一椎体粉碎性骨折。

4.颈部损伤致:

(1)严重声音嘶哑;

(2)颈前三角区瘢痕形成25%以上。

5.胸部损伤致:

(1)女性一侧乳房缺失(或严重畸形);

(2)8肋以上骨折或4肋以上缺失;

(3)肺叶切除;

(4)心功能不全,心功能I级。

6. 腹部损伤致：

(1)胃、肠、消化腺等部分切除；

(2)胆囊切除；

(3)脾部分切除；

(4)一侧肾部分切除或肾功能中度障碍。

7. 盆部损伤致：

(1)骨盆倾斜,双下肢长度相差 4 cm 以上；

(2)骨盆严重畸形愈合；

(3)尿道狭窄；

(4)膀胱部分切除；

(5)一侧输尿管缺失或闭锁；

(6)子宫部分切除；

(7)直肠、肛门损伤,遗留永久性乙状结肠造口。

8. 会阴部损伤致：

(1)阴茎龟头缺失(或畸形)50%以上；

(2)阴囊损伤,瘢痕形成75%以上。

9. 肢体损伤致：

(1)双手缺失(或丧失功能)10%以上；

(2)双手感觉缺失50%以上；

(3)双上肢前臂旋转功能完全丧失；

(4)双足10趾缺失(或丧失功能)50%以上；

(5)一足足弓结构破坏；

(6)双上肢长度相差 10 cm 以上；

(7)双下肢长度相差 4 cm 以上；

(8)四肢长骨一骺板以上粉碎性骨折；

(9)一肢丧失功能25%以上。

10. 皮肤损伤致瘢痕形成,占体表面积12%以上。

(十) X级

1. 颅脑、脊髓及周围神经损伤致：

(1)神经功能障碍,日常活动能力轻度受限；

(2)外伤性癫痫,药物能够控制,但遗留脑电图中度以上改变；

(3)轻度失语或构音障碍；

(4)单侧轻度面瘫,难以恢复；

(5)轻度不自主运动或共济失调；

(6)斜视、复视、视错觉、眼球震颤等视觉障碍；

(7)半身或偏身型浅感觉分离性缺失；

(8)一肢体完全性感觉缺失；

(9)节段性完全性感觉缺失；

(10)影响阴茎勃起功能。

2. 头面部损伤致：

(1)一眼低视力 1 级；

(2)一侧眼睑下垂或畸形；

(3)一眼视野中度缺损(直径小于60°)；

(4)泪小管损伤,遗留溢泪症状；

（5）眼内异物存留；

（6）外伤性白内障；

（7）外伤性脑脊液鼻漏或耳漏；

（8）上颌骨、下颌骨缺损，牙齿脱落4颗以上；

（9）口腔损伤，牙齿脱落8颗以上；

（10）口腔或颞下颌关节损伤，轻度张口受限；

（11）舌尖部分缺失（或畸形）；

（12）一耳中等重度听觉障碍；或双耳中度听觉障碍；

（13）一侧耳郭缺失（或畸形）10%以上；

（14）鼻尖缺失（或畸形）；

（15）面部瘢痕形成，面积6 cm²以上，或面部线条状瘢痕10 cm以上；

（16）面部细小瘢痕（或色素明显改变）面积15 cm²以上；

（17）头皮无毛发40 cm²以上；

（18）颅骨缺损4 cm²以上，遗留神经系统轻度症状和体征；或颅骨缺损6 cm²以上，无神经系统症状和体征；

（19）颌面部骨及软组织缺损8 cm³以上。

3.脊柱损伤致：

（1）颈椎或腰椎畸形愈合，颈部或腰部活动度丧失10%以上；

（2）胸椎畸形愈合，轻度影响呼吸功能；

（3）胸椎或腰椎一椎体1/3以上压缩性骨折。

4.颈部损伤致：

（1）瘢痕形成，颈部活动度丧失10%以上；

（2）轻度影响呼吸和吞咽功能；

（3）颈前三角区瘢痕面积20 cm²以上。

5.胸部损伤致：

（1）女性一侧乳房部分缺失（或畸形）；

（2）4肋以上骨折，或2肋以上缺失；

（3）肺破裂修补；

（4）胸膜粘连或胸廓畸形。

6.腹部损伤致：

（1）胃、肠、消化腺等破裂修补；

（2）胆囊破裂修补；

（3）肠系膜损伤修补；

（4）脾破裂修补；

（5）肾破裂修补或肾功能轻度障碍；

（6）膈肌破裂修补。

7.盆部损伤致：

（1）骨盆倾斜，双下肢长度相差2 cm以上；

（2）骨盆畸形愈合；

（3）一侧卵巢缺失或完全萎缩；

（4）一侧输卵管缺失或闭锁；

（5）子宫破裂修补；

（6）一侧输尿管严重狭窄；

（7）膀胱破裂修补；

（8）尿道轻度狭窄；

(9)直肠、肛门损伤,瘢痕形成,排便功能障碍。

8.会阴部损伤致:

(1)阴茎龟头缺失(或畸形)25%以上;

(2)阴茎包皮损伤,瘢痕形成,影响功能;

(3)一侧输精管缺失(或闭锁);

(4)一侧睾丸缺失或完全萎缩;

(5)阴囊损伤,瘢痕形成50%以上。

9.外阴、阴道损伤致阴道狭窄,影响功能。

10.肢体损伤致:

(1)双手缺失(或丧失功能)5%以上;

(2)双手感觉缺失25%以上;

(3)双上肢前臂旋转功能丧失50%以上;

(4)一足足弓结构破坏1/3以上;

(5)双足10趾缺失(或丧失功能)20%以上;

(6)双上肢长度相差4 cm以上;

(7)双下肢长度相差2 cm以上;

(8)四肢长骨一骺板以上线性骨折;

(9)一肢丧失功能10%以上。

11.皮肤损伤致瘢痕形成,占体表面积4%以上。

——中华人民共和国国家标准《道路交通事故受伤人员伤残评定》(GB 18667—2002)

(唐金树)

汉英对照索引

C

K

英汉对照索引

A

M